常用护理设备的临床使用与管理

主　编　岳丽青　李映兰

副主编　张　虹　李黎明　李洁琼　徐小群　林　莉

编　者（以姓氏笔画为序）

尹世玉（华中科技大学同济医学院附属同济医院）
石　琳（中南大学湘雅医院）
叶　磊（四川大学华西医院）
田　丹（武汉大学人民医院）
刘彩霞（浙江医院）
刘晓惠（中南大学湘雅医院）
刘海微（中南大学湘雅医院）
闫　城（中南大学湘雅医院）
李洁琼（西安交通大学第一附属医院）
李映兰（中南大学湘雅医院）
李黎明（河南省人民医院）
杨　丽（广西医科大学第一附属医院）
张　虹（浙江医院）
张春梅（四川大学华西医院）
陈　华（中南大学湘雅医院）
陈　雁（南京鼓楼医院）
邵乐文（浙江大学医学院附属第一医院）
林　莉（中南大学湘雅医院）
岳丽青（中南大学湘雅医院）
周建辉（中南大学湘雅医院）
周金平（中南大学湘雅医院）
郑从军（中南大学湘雅医院）
胡　蓉（中南大学湘雅医院）
胡硕婷（中南大学湘雅医院）
徐小群（温州医科大学附属第一医院）
曹　扬（中南大学湘雅医院）
隗　强（河南省人民医院）
彭　欢（中南大学湘雅医院）
彭小贝（中南大学湘雅医院）
廖竹君（中南大学湘雅医院）
戴薇薇（中南大学湘雅医院）

编写秘书　廖竹君（中南大学湘雅医院）

绘　图（以姓氏笔画为序）

朱　芳（中南大学湘雅医院）
肖　攀（中南大学湘雅医院）

人民卫生出版社

·北　京·

图书在版编目（CIP）数据

常用护理设备的临床使用与管理 / 岳丽青，李映兰主编．—北京：人民卫生出版社，2023.7

ISBN 978-7-117-33991-9

Ⅰ. ①常… Ⅱ. ①岳…②李… Ⅲ. ①护理—医疗器械 Ⅳ. ①R472.5

中国版本图书馆 CIP 数据核字（2022）第 208567 号

人卫智网	www.ipmph.com	医学教育、学术、考试、健康，购书智慧智能综合服务平台
人卫官网	www.pmph.com	人卫官方资讯发布平台

常用护理设备的临床使用与管理

Changyong Huli Shebei de Linchuang Shiyong yu Guanli

主　　编：岳丽青　李映兰
出版发行：人民卫生出版社（中继线 010-59780011）
地　　址：北京市朝阳区潘家园南里 19 号
邮　　编：100021
E - mail：pmph @ pmph.com
购书热线：010-59787592　010-59787584　010-65264830
印　　刷：廊坊十环印刷有限公司
经　　销：新华书店
开　　本：787 × 1092　1/16　　印张：29
字　　数：857 千字
版　　次：2023 年 7 月第 1 版
印　　次：2023 年 7 月第 1 次印刷
标准书号：ISBN 978-7-117-33991-9
定　　价：88.00 元
打击盗版举报电话：010-59787491　E-mail：WQ @ pmph.com
质量问题联系电话：010-59787234　E-mail：zhiliang @ pmph.com
数字融合服务电话：4001118166　E-mail：zengzhi @ pmph.com

序

现代医院医疗设备的使用率成倍增长，各类设备的技术含量不断提高，使得医疗设备在医疗诊断、病情监测、治疗处置等各个环节的重要应用价值愈发凸显。护理工作中使用的设备在医疗设备中占有较大比重，护理设备的有效管理和安全使用越来越受到医疗机构的重点关注，护理设备管理也逐渐成为医院管理的重要组成部分之一。如何确保新形势下护理设备的安全使用和管理，是目前护理专业领域重点关注的主题之一。

中国医学装备协会受国家卫生行政部门的委托，承担了医学装备技术评估、选型及推荐工作，为各地卫生行政部门的集中招标工作提供技术服务。中国医学装备协会致力于促进医疗机构各专业设备的规范、安全使用。中国医学装备协会护理装备与材料分会护理设备相关专家，历时两年多，编著了本书。全书分为绪论、常用护理设备、专科病房护理设备三篇，共十五章，包括医院不同区域护理设备的配置及基本要求、护理设备的管理与维护、病床单位、通用护理设备、急危重症护理设备、静脉治疗护理设备、伤口造口专科护理设备、呼吸专科护理设备、内分泌专科护理设备、神经专科护理设备、骨科设备、血液净化专科护理设备、新生儿专科护理设备、产科护理设备、肿瘤科护理设备。本书有助于临床护士全面了解相关设备的发展历史、工作原理、操作规程等，让护士真正做到使用设备时知其然和知其所以然。

护士是医疗设备使用和管理的重要执行者。《常用护理设备的临床使用与管理》一书，旨在帮助临床护士及临床相关工作人员提高使用护理设备的胜任力和安全性。本书可作为护理设备使用、管理及培训的有效指导书籍。

相信《常用护理设备的临床使用与管理》一书的出版会对我国医疗设备的规范使用起到良好的推动作用。

李阳东

中国医学装备协会护理装备与材料分会常务副会长兼秘书长

2023 年 2 月

前　言

现代化医院医疗设备的使用日渐广泛，随着我国医疗水平的提高，越来越多的医疗设备被引入医院。新医疗设备性能先进，体现出医院现代化建设的发展水平，成为医疗护理新技术开展的有力支撑。医疗设备的正常运行关乎医疗效果及医疗安全。保障医疗设备的完好，提高医疗设备的使用效率，发挥医疗设备更快速、更精确的检查或治疗作用，对患者的康复及医疗安全的保障意义重大，同时也能提升医疗机构的社会效益和经济效益。医院管理人员和专业技术人员需要对医疗设备使用及管理的实际状况进行分析、总结，提出可行性管理措施，为相关工作的顺利开展及发展提供借鉴，确保患者的安全。护理人员是使用和管理医疗护理设备的重要成员之一，各医院针对护理人员开展了大量医疗设备的使用、管理和培训工作。然而，护理设备的使用、管理和培训缺乏统一有效的指导标准，部分护理人员对护理设备使用和管理的安全意识依旧不足，护理设备相关不良事件仍然时有发生。不同医院在护理设备使用、设备相关安全事件管理和预防性维护管理等工作上与患者的需求存在较大差距，不规范的护理设备使用和管理行为会给患者带来巨大的安全隐患，所以迫切需要护理人员不断总结和分享护理设备使用和管理有关的经验。

中国医学装备协会护理装备与材料分会组织护理设备相关专家，通过全面梳理和总结，编写了本书。本书从常用护理设备及专科病房护理设备的基本简介、发展历史、基本分类、工作原理、临床适应证和禁忌证、基本结构及配套部件、基本使用程序、各项参数调节、参数报警及仪器故障处理、仪器设备使用相关并发症、日常维护与管理等方面进行详细介绍。希望此书能提供护理设备相关使用、管理与培训的蓝本，帮助护理同道及相关医疗专业的工作人员提高对护理设备使用的胜任力，丰富护理专业的内涵，促进护理专业的进步，确保患者安全。

由于编者水平有限，虽然我们对内容进行了认真的总结，但仍存在局限和不足之处，恳请各位读者指正。

岳丽青　李映兰

2023年2月

目 录

第一篇 绪 论

第二篇 常用护理设备

第三篇　专科病房护理设备

第一篇　绪　论

第一章　医院不同区域护理设备的配置及基本要求

第一节　普通病房护理设备的配置及基本要求

一、普通病房的特点

在综合医院内，病房一般分为普通病房、急诊科病房、重症监护病房等，普通病房在医院病房中占绝大部分数量，与急诊科病房和重症监护病房相比，其医疗服务的范围相对较局限，主要根据专科诊疗功能和任务需求，收治病情相对稳定的患者，其医疗服务的特点主要包括以下几个方面：

（一）病种相对固定且专科性强

普通病房主要收治某一类或几类的专科疾病，病种相对比较固定，如呼吸科主要负责肺部感染性疾病、肺部占位性疾病、胸膜疾病等疾病，内分泌科主要负责糖尿病、甲状腺疾病、肾上腺疾病等疾病的临床诊治，神经科主要诊治脑血管疾病如脑梗死、脑出血、脑部炎症性疾病等神经性疾病。在普通病房内，医护人员需具备相应的专业知识和技能，利用专科特有的诊疗技术和仪器设备，给予相应的专科治疗和护理。

（二）病情相对稳定且治愈率较高

普通病房收治的患者病情相对稳定，对于急危重症的患者，前期主要收治在急诊科或重症监护病房进行紧急救治，待病情稳定后转入普通病房治疗，因而在普通病房，治疗的重点在于促进疾病的治愈和康复；对于易复发、无法根治的疾病，则主要是控制并减轻疾病的症状。

二、普通病房的设置与布局

病房是医院的基本组成单位，是住院患者接受诊疗和护理的场所。病房的设置与布局很大程度上影响着患者住院期间的治疗与康复效果。病房设置与布局的中心目标是为患者创造一个清洁、整齐、安全、安静的医疗环境，以提供优质的服务。

普通病房的每个病区为一个独立的护理单元，病区要求布局合理，通风采光良好，消毒隔离设施符合预防医院感染要求，地面平整、易清洁、易干燥，有排水孔，设有防滑、扶手等设施，有防火设备及安全通道。普通病房分病房和附属用房两部分。病房包括普通病房、抢救室、隔离室。附属用房包括治疗室、处置室、换药室（内科病房设诊疗室）、医生办公室、护士办公室（站）、医生值班室、护士值班室、主任办公室、护士长办公室、更衣室、示教室、会客室（接待室）或活动室、库房、配餐室、杂物间、洗涤间、洗手间、洗漱间（浴室）、污衣室等。

同时，部分病房根据其专科功能和诊疗任务需求，病房的设置与布局要求有所不同。如产科病房应设在产房、新生儿科相邻近区域，相对分为产前区、母婴同室区、工作用房（同普通病房）外，根据新生儿护理需求，应附设有新生儿治疗室、沐浴室、产科宣教室等。新生儿病室的建筑布局应当符合医院感染预防与控制的有关规定，应当设置在相对独立的区域，靠近产科，接近新生儿重症监护病房。做到洁污区域分开，功能流程合理。病区分为医疗区和辅助区，医疗区包括新生儿室和治疗室等，有条件的医院可以设置早产儿室。辅助区包括清洗消毒间、接待室、配奶间、新生儿沐浴室等。肿瘤科病房在具备普通病房配备基础上，还应考虑建筑布局具有减轻职业危害的良好通风要求，设置化疗药配制室。

三、普通病房护理设备配置及要求

(一) 设备配置的基本原则

在普通病房，不同类型、规模和功能的专科病区，设备配备类型和数量有所不同，但设备配置时应遵循基本的原则：优先配置基本设备，再考虑专科仪器设备。基本设备是诊断和治疗经常、大量使用的设备，或称常规设备；专科设备配置的类型和数量须与病房的专科功能定位、诊疗技术水平、服务量、学科发展和患者需求相匹配，并遵循有计划、按比例发展的规律，并充分发挥已有仪器设备的作用。而且设备配备应根据医学科技进步和临床诊疗工作需要，实行动态调整的原则。

(二) 设备配置类型及基本要求

1. 基本设备　普通病房一般设 30~50 张病床，抢救床 1~2 张。病房内应配有通用护理设备和急救护理设备。通用护理设备如血压计、听诊器、体温计、病床、空气消毒机、吸氧装置、负压吸引装置等。急救护理设备如抢救车、心电监护仪、除颤器、复苏囊等。而且对于急救护理设备应做到四定，即定位放置、定量储备、定人管理、定期检查与维护，以保持可随时启用的状态。

2. 专科护理设备　不同的病区专科护理设备配备各不相同，专科护理设备以适应病区发展规模为宜，同时根据病区空间布局需要合理放置。如骨科病房在病床配备方面，需要根据专科诊疗的需要配备一定数量的骨科牵引床，同时有条件的医院可设置单独的康复治疗室，并配备必要的骨科康复设备。在产科病房的待产室除备有中心供氧装置、血压计、听诊器等基本设备外，还应配置胎心听筒、多普勒胎心监测仪、骨盆测量仪等专科设备。内分泌科病房常需备有胰岛素泵、动态血糖监测系统等。

四、普通病房人员的要求

普通病房的护士配备原则上依据护理工作量、患者病情、专科需求等合理配置，但随着大量的仪器设备引入临床工作中，仪器的日常维护与管理越来越复杂，临床护士承担了护理设备的日常管理与维护工作，因而在普通病房，为保证护理设备有效使用和规范管理，人员的配备也应当适应护理设备管理与维护的要求。

(一) 设置专职设备管理人员，并按要求开展相关工作

1. 加强对专职设备管理人员的培训，使其掌握仪器的性能和维护方法，能初步处理简单故障，并能对临床护士进行指导，确保对仪器设备开展有效的日常管理工作。

2. 专职人员定期对护理设备开展维护和检查工作，确保仪器设备处于良好状态。发现使用的设备存在安全隐患时，立即停止使用，及时通知检修。经检修仍不能达到使用安全标准的，不得继续使用，并按照有关规定处置。

3. 按要求定位放置和储存仪器设备。病房具备与仪器设备品种、数量相适应的贮存场所和条件。对温度、湿度等环境条件有特殊要求的，应当采取相应措施，维持仪器设备的安全性和有效性。

4. 定期清洁与消毒。专职人员严格执行《医院感染管理办法》等有关规定，根据仪器设备的材质选择合适的清洁和消毒液，对设备定期进行清洁和消毒。

(二) 建立和完善使用人员的技术培训与技术准入制度

对于较先进和复杂的仪器设备，要充分发挥设备的作用，还需要合理健全的人才结构。未经过培训使用仪器设备，不仅容易导致仪器的复杂功能得不到充分利用，而且还有可能导致仪器的损坏。因而各病区应对临床护士进行仪器设备使用与维护的规范化岗前培训，使护士能够遵守仪器设备适用范围，以确保仪器操作的安全性和有效性。尤其对于大型复杂、精密的医疗设备，需要有医学工程技术人员进行

专业的培训和技术支持，操作使用人员考核合格后方能使用。

（岳丽青 石 琳）

第二节 急诊科病房护理设备的配置及基本要求

急诊医学（emergency medicine）是一门临床医学专业，其主要任务是对不可预测的急危病（症）、创伤等进行初步评估判断、急诊处理、治疗和预防，或对人为及环境伤害给予迅速的内外科及精神心理救助。

一、急诊医学的特点

（一）急诊医学的范畴

1. 初步急救 主要包括急症患者的现场急救、患者转运及院内急诊救治。

2. 灾害救治 指突发灾害状况下的医疗救治行为。有效、迅速地组织抢救、减少灾害造成的人员伤亡是其主要目标和作用。

3. 危重症救治 是急诊医学的重要核心内容，指利用先进的诊断检测、监护技术，连续动态地定性定量收集、评价高危、重症伤病患者病情信息，并给予相应的生命体征支持和病因综合治疗。

4. 心肺脑复苏 是急诊医学的重要组成部分，重点研究心搏骤停患者的救治方法和策略，并对心搏骤停相关的组织器官缺氧、缺血后病理生理变化和再灌注后器官损伤进行研究。

5. 急性中毒 是急诊医学的重要内容，主要研究如何诊断、治疗和预防急性中毒。

6. 创伤救治 为急诊医学的新增范畴，主要针对多发伤和复合伤，以及突发事件的群体伤。

（二）急诊医学的特点

1. 多学科性 急诊患者常常存在多种症状，伴发有多个专科的问题，这种多学科性要求在急诊救治过程中必须强调整体思维，必须将急诊患者的生命、机体的功能作为一个整体来研究。

2. 强调生命第一 急诊医学以急性危重症的救治为核心内容，强调“先救命后诊断”的逆向思维程序。抢救生命是其第一要务。

3. 注重时效性 早期干预、尽快控制病情发展才可能为急诊患者带来积极的结果。急诊治疗很大程度上也必须遵循时效性的原则，在时间窗内实行目标治疗和护理。

二、急诊科的设置与布局

（一）急诊科设置原则

1. 急诊科应设置在医院门诊醒目处，便于就诊，并配有专用救护通道。
2. 设有“绿色通道”，对于急、危、重患者，直接进入抢救室先行急救处理。
3. 急诊科应有直接通道与住院部和门诊部相连，有单独的出入口。
4. 急诊大厅应宽敞，设有患者候诊空间，分诊台应设在大厅明显位置。
5. 急诊科各科室系列应是独立设施，门口加宽，通道宽敞。
6. 急诊科及各诊疗室和辅助部门的标志必须醒目、突出。
7. 内部单元安排既要考虑医疗流程，也要考虑有效利用。

（二）急诊科布局

1. 分诊台应设在大厅入口的醒目位置，就诊记录实行信息化管理。
2. 设立内科、外科、儿科、神经科等专科诊室，外科诊室附近设立清创室。
3. 观察室原则上按医院内正规病房设置及管理，有独立治疗室、换药室等。
4. 抢救室能够适应各种大型抢救，抢救室内单间面积不应 $<50m^2$，应有足够的空间和充足照明。
5. 急诊监护室应选在急诊楼较中心位置，邻近急诊抢救室与急诊手术室。

6. 急诊手术室位置应与抢救室毗邻，危重创伤患者经过抢救后情况不稳定者须在急诊手术室进行手术。

7. 传染病隔离室设置为 20~30m²，以便疑似有传染病的急诊患者暂留待转送时使用，防止交叉感染。

三、急诊科设备配置及基本要求

(一) 设备配置

急诊科作为急危重患者接收救治的第一站，须紧密围绕急诊科的功能及任务进行设备配备。

1. 分诊台备有对讲机、呼叫系统、电话，各种检查用品如生命体征测量仪、听诊器、手电筒、压舌板、基本止血包扎物品等，同时为了应对突发事件，配备有隔离衣、面屏等防护用品，以及成批伤患者标识等。

2. 急诊科各科诊室内按照专科诊疗需要配置相应的诊疗器械。

3. 观察室按医院内标准病房配备必要设施设备。

4. 抢救室内备齐各种抢救设备(如床边多参数监护仪、心电图机、除颤器、起搏器、呼吸机、心肺复苏机等)，最好配置 2 张多功能抢救床，床旁备有墙式氧气装置、负压吸引装置、输液架；备齐全套气管插管和气管切开用物、各种无菌用品、吸氧管、导尿管、胃管、三腔管、吸痰管等；备齐常用输液溶液及常用抢救药品。室内有操作台、一般物品柜和无菌物品柜，备齐各种消毒物品，安装空气消毒机，以方便护士进行治疗护理。

5. 注射室内有配剂操作台、无菌物品柜、患者注射床或椅。

6. 急诊输液室设立输液床或椅，为一般急诊患者需输液治疗而设立。应备有轨道式输液架、中心供氧装置、负压吸引装置、常用急救药物及物品。

7. 急诊监护室床位数一般为 4~6 张，常见圆形、长方形或 U 形布局。从中央监护台能观察到所有患者，病床排列宽敞，便于抢救；应备有重症多功能监护装置，心肺脑复苏用物、呼吸机、除颤器、心电图机、输液泵、微量注射泵、有创血流动力学监测装置、中心供氧和吸引装置以及各种抢救药品和物品。有条件的可增设动脉血气分析机。

8. 急诊手术室设立无菌手术间和清创手术间各 1 间，并有配套的设备设施。

9. 传染病隔离室内应配备隔离防护的设施设备。

(二) 基本要求

急诊科所有设备均应做到四定，即定位放置、定量储备、定人管理、定期检查与维护，从细节入手，缩短护理人员取用半径，提高救治效率。

四、急诊科人员的要求

1. 急诊护士应当具有 3 年以上临床护理工作经验，经规范化培训合格。

2. 掌握急救设备的使用，如洗胃机、呼吸机、除颤器、胸外按压机、降温毯等。

3. 熟练掌握急救护理技能，洗胃、吸痰、电除颤、动静脉采血、呼吸球囊、喉罩、血液净化、骨髓腔输液等急救技术，并能配合医生完成气管插管、呼吸机使用及止血包扎等创伤急救操作。

4. 熟悉急诊护理工作内容与流程，并定期接受急救技能的再培训。再培训间隔时间原则上不超过 2 年。

(李洁琼)

第三节 重症监护病房护理设备的配置及基本要求

一、重症医学的特点

重症医学是负责危及生命的急性疾病或创伤患者诊断与治疗的临床医学专科；主要负责对危重患

者及时提供全面、系统、持续、严密的监护和救治；以综合性重症患者救治为重点，独立设置，床位向全院开放。

重症监护的医疗服务特点：重症医学负责在重症监护病房和重症过渡病房中对病情有可能逆转的重症患者提供医疗护理服务。重症监护病房与医院普通病房的区别在于以下三个方面：第一，护士与患者的比例高；第二，具有多种有创监测设备；第三，广泛使用机械性和／或药物性生命支持治疗措施。通常，根据患者所需的医疗和护理服务强度可以将重症患者进行分类。其中，0 级是指急性病医院普通病房可以提供所需医疗护理服务的患者；1 级是指具有病情恶化风险的患者（包括病情危重的患者病情好转后），普通病房配备额外设备后或在重症医学团队支持下可以满足其医疗护理需求；2 级是指普通病房无法提供患者所需的监测和／或治疗强度，包括对于单一器官系统功能衰竭提供支持治疗；3 级是指患者需要高级呼吸功能支持，或除基本呼吸功能支持外，至少需要其他两个器官系统的支持治疗。高依赖病房或者重症监护病房可以提供 2 级的重症监护治疗，而 3 级重症治疗仅能在重症监护病房中进行。

二、重症监护病房的设置与布局

（一）重症监护病房的设置

重症监护病房（ICU）设置的区域应以方便患者快速转运、进行各种检查和治疗等医疗活动为主，同时兼顾院内各辅助科室如检验、检查科室等能够为重症监护病房提供快速方便的服务与支持。一般来说，重症监护病房的地理位置应该考虑以下因素：

1. 接近主要服务对象病房　这是选址的首要因素。

2. 接近手术室　对于主要为外科系统服务的重症监护病房而言，这是一个重要因素；对于为全院服务的综合性重症监护病房而言，则应该综合医院相关科室的功能和规模进行考虑。

3. 接近血库　有条件时应该把重症监护病房设计在靠近血库或者与血库的交通比较快捷方便的区域。

4. 接近临床实验室　各种检验标本必须在最短的时间内送到实验室以免导致结果的误差。

5. 接近影像医学科　对危重患者进行影像学方面的评估，是重症医学临床工作的重要组成部分，所以重症监护病房的选址应该考虑接近影像医学科这个因素。

以上“接近”要素的实现可通过楼内、楼间的电梯、连廊等便捷连接实现。

（二）重症监护病房布局要求

重症监护病房空间设计的总要求是要有足够的空间，具备良好的通风、采光和照明环境；物流、气流、污水和污物的流向和排放必须设计合理；要保障病房有适当的温度、湿度，使之能减少污染，降低院内感染的发生，提高治疗效果，有条件的病房可配备空气净化层流设备。ICU 空间的大小决定其基本用房和辅助用房的空间和数量，对 ICU 的规模及其整体功能都将产生重要影响。

1. 基本用房　必须满足医护人员从工作站或治疗室、配药室等主要医疗辅助用房可以观察到患者状况并迅速到达病床的要求。此外，ICU 病房应按照不同的功能要求，分为若干功能区域，大体分为医疗区域和辅助功能区域。

⑴ ICU 的病床空间：病房中的床位设置可分为开放式和单间病房。开放式病床每床面积应有 12~16m^2，床与床之间的距离应该有 1.5~3m，以方便抢救治疗仪器的摆放，并有足够的空间可以使抢救顺利进行。病床之间、病床与中心工作站之间尽可能保持视觉通透，病房之间可使用半玻璃隔断，中间装配窗帘。单间病房应有 18~25m^2 的空间，病房中的间隔尽可能使用透明玻璃。为了减少交叉感染发生，应该安装足够的洗手和手消毒设施，尽可能每床配置一套洗手设施，至少每两张床配置一套。

⑵ ICU 的隔离病房：有条件的医院最好每个 ICU 均应该设计具有隔离作用的单间病房，最好有正负压切换功能。该隔离病房设计应该足够大，有前室和污物处置室。

(3) 医护工作站：应在适中位置，并与病房同处一空间，视线通畅，便于观察患者病情变化。医护工作站一般设有中央监护报警系统及危重患者床边实时录像监视系统。

(4) 配药室和治疗室：这个区域是封闭的，以减少无关人员的进出，面向病床的一面设计成玻璃墙面。呼吸机、心电图机、抢救车等物品的放置应有专用区域。配药室要有配制药品的洁净台面和放置药品的储物柜，配有冰箱和冷热水池。

(5) 清洁物品间：ICU 的清洁物品间用来储存清洁和无菌的物品，其地理位置应尽量靠近 ICU 医护工作站，以方便医务人员取用物品。

(6) 污物处理室：通常设置于 ICU 的后半部分。应将处理患者生活污物的区域和处理医疗污物的区域分开，通道应该合理、顺畅。

(7) 内镜消毒存放室：为了保障 ICU 中内镜的使用与存放，应该在 ICU 中设置内镜的冲洗和初消毒区域，并配备相关存放设施。

2. 其他辅助用房 按照《中国重症加强治疗病房（ICU）建设和管理指南》(2006) 的建议，辅助用房面积和病房面积之比应达到 1.5∶1 以上。辅助用房包括更衣室、阅片室、仪器室、实验室、库房等，具体配置根据 ICU 科室建筑空间和实际使用情况决定。

三、重症医学科设备配置及基本要求

不同类型、规模和功能的重症监护病房，其设备的类型和数量也不相同，但设备的类型和数量必须与病房的工作量相适应。重症监护病房为了满足综合救治的需求配备相应设备与仪器，建议有必配设备与选配设备。

（一）必配设备

1. 每监护床位配备功能完善的设备带或功能架，提供电、氧气、压缩空气和负压吸引等功能支持。每监护床位配置电源插座 12 个以上，氧气接口 2 个以上，压缩空气接口 2 个和负压吸引接口 2 个以上。医疗用电和生活照明用电线路分开。每床位电源应该是独立的反馈电路供应。重症监护病房应有备用的不间断电力系统和漏电保护装置；每个电路插座都应该在主面板上有独立的电路短路器。

2. 每监护床位应配备适合的病床，配备防压力性损伤床垫。

3. 每床配备床旁监护系统，进行心电、血压、脉搏、血氧饱和度、有创压力监测等基本生命体征监护。为方便患者安全转运，重症监护单元应至少配置便携式监护仪 1 台。

4. 三级医院的重症医学科应该每床配备 1 台呼吸机，二级医院根据实际需要配备适当数量的呼吸机。每监护床位配备简易呼吸器。为便于安全转运患者，监护病房至少应有便携式呼吸机 1 台。

5. 每监护床位均应配置输液泵和微量注射泵。其中微量注射泵每床 4 台以上。另配备一定数量的肠内营养输注泵及防止下肢深静脉血栓（DVT）发生的静脉压力泵。

6. 其他必配设备，如心电图机、血气分析仪、除颤器、心肺复苏抢救装备车（车上备有喉镜、气管导管、各种管道接头、急救药品以及其他抢救用具等）、纤维支气管镜、升降温设备等。三级医院必须配置血液净化装置、血流动力学与氧代谢监测等设备。

（二）选配设备

除上述设备之外，有条件者，视需要可选配以下设备：简易生化仪和乳酸分析仪、闭路电视探视系统，每监护床位配备一个成像探视头、输液加温设备、胃黏膜二氧化碳张力与 pH 测定仪、呼气末二氧化碳等监测设备、体外膜肺氧合（ECMO）、床边脑电图和颅内压监测设备、主动脉内球囊反搏（IABP）和左心辅助循环装置、亚低温治疗仪、胸部震荡排痰装置、动态血糖监测设备。

（三）基本要求

重症医学科的设备必须保持随时启用状态，做到四定，即定位放置、定量储备、定人管理、定期检查与维护，定期进行质量控制，有专人负责维护和消毒，清洁物品有固定的存放地点。

四、重症监护病房人员的要求

1. 重症监护病房必须配备足够数量、受过专门训练、掌握重症医学的基本理念、基础知识和基本操作技术，具备独立工作能力的医护人员，并经考核合格。

2. 重症监护病房的护士人数与床位数之比应为 3∶1 以上；可以根据需要配备适当数量的医疗辅助人员，有条件的医院还可配备相关的设备技术与维修人员。

3. 护士长具备中级及以上专业技术资格，在重症监护领域工作 3 年以上，具有一定管理能力。

4. 护士需掌握重症监护专业技术，具备病情动态观察及应急处理能力。重症监护专业技术包括呼吸系统、循环系统及中枢神经系统监测技术，除颤技术，血液净化技术，水、电解质及酸碱平衡监测技术，胸部物理治疗技术，重症患者营养支持技术，危重患者抢救配合技术等。

5. 护士需要掌握重症监护及急救设备的使用技能，如无创 / 有创监测设备、呼吸机、血液净化机、各类给药泵、排痰仪、除颤器、降温仪等。

6. 能够运用护理程序对患者实施整体护理，每年参加该领域新进展、新业务专项培训与考核。

（李洁琼）

第二章 护理设备的管理与维护

第一节 护理设备的检测与维护

随着医学模式的转变和临床护理技术的发展，越来越多的医疗仪器、设备伴随着新技术、新方法应用于临床。为使护理设备能及时安全地为患者服务，加强护理设备的检测与维护，使护理设备的使用具有科学性、合理性、计划性、经济性，尤为重要。

一、质控检测

对所有护理设备进行三级质量监控，各级质控职责如下：

一级：负责使用，并记录使用时间、使用人员、仪器使用情况，发现问题，及时报告。

二级：根据医学装备部年度质量控制检测工作的安排，按时送检各种仪器，并填写“科室计量器具登记本”，学习仪器维护知识和常见问题的处理方法。对各种仪器定期检查，每个月第一个星期定期检查一次，检查仪器性能是否良好、是否能正常使用及使用效果，并记录于“仪器使用、保养、维修记录本”。

三级：定期组织召开护理设备质量控制会议，讨论使用中存在的问题。负责设备的更新与淘汰处理。所有护理设备更新均应遵从技术先进、经济合理、功能实用的原则。所涉及的护理设备更新是指对国家已明令淘汰或已报废不能满足目前使用要求的现有设备进行的更新。

进行护理设备质量控制，一方面是要保障设备在使用过程中的安全。另一方面，要通过对设备质量控制来提高医院的整体效益，如提高设备使用率；降低消耗成本；提高护理设备的使用寿命；提升患者自信心；提升医院综合效益。

二、维护保养

随着科学的发展进步，先进的医疗设备已成为医学科学技术发展的物质保障，是医学技术发展的推动力与重要支柱。设备维护保养工作是护理设备质量保证的关键，是设备使用完好率的保障，直接影响医院的社会效益和经济效益。

（一）医疗设备维护保养的分类

医疗设备的维护保养工作可分为日常维护保养和定期维护保养两类。

1. 日常维护保养　细致的日常维护保养对保障仪器设备的正常运转至关重要。日常保养主要由临床使用人员负责，应做到：保持仪器表面清洁，使用前应检查电压、电源或稳压装置是否正常；在使用的过程中注意观察仪器的功能、性能是否正常并及时填写使用记录；仪器设备发生故障时，除做好必要的记录外，要及时通知维修人员，不得私自拆卸。

2. 定期维护保养　为了确保仪器设备的正常使用，应根据仪器设备的性能要求，对仪器设备进行定期除尘和清洁，并进行性能检测，及时检查和更换易损部件，检查设备的稳压状况和接地情况是否良好等。详细的预防性维护内容应包括：

(1)外观检查：首先检查仪器各按钮、开关、接头插座有无松动及错位，插头插座的接触有无氧化、生锈或接触不良，电源线有无老化，散热排风是否正常，各种接地的连接和管道的连接是否良好。

(2)清洁保养：是对仪器表面与内部电气部分、机械部分进行清洁，包括清洗过滤网及有关管道，对仪器有关插头插座进行清洁，防止接触不良。

(3) 更换易损件：对已达到使用寿命及性能下降、不合要求的元器件或使用说明书中规定要求定期更换的配件进行及时更换，排除设备明显的和潜在的各种故障，预防可能发生的故障扩大或造成整机故障。

(4) 功能检查：开机检查各指示灯、指示器是否正常，通过调节、设置各个开关及按钮，进入各功能设置，以检查设备的基本功能是否正常。通过模拟测试，检查设备各项报警功能是否正常。

(5) 性能测试校准：根据说明书的要求进行必要的校准和调整，以保证仪器各项技术指标达到标准，确保仪器在医疗诊断与治疗中的质量。

(6) 安全检查

1) 电气安全检查：检查各种引线、插头、连接器等有无破损，接地线是否牢靠。

2) 机械检查：检查机架是否牢固，机械运转是否正常，各连接部件有无松动、脱落或破裂现象。

(二) 设备巡查

巡查是对设备的运行情况、磨损和老化程度进行检查，以便早期发现设备存在的隐患，及时进行修理，避免或减少突发故障，提高设备使用率。

1. 巡查周期　原则上每个月巡查一次。

2. 巡查内容　设备摆放位置检查，设备外观检查，设备开机运行状态（功能、性能、噪声等）检查，设备安全检查，使用人员操作设备情况检查，同时询问设备日常使用人员有关设备的日常使用与保养的情况，做好相关记录。

（曹　扬）

第二节　护理设备的安全管理

为改善设备在临床护理工作中的安全应用现状，应该将护理设备的安全管理纳入医院质量考核部分，建立健全相关管理制度，定期组织培训，加强管理，提高护士对临床医疗设备安全使用的意识。

在护理工作中，时常存在着医疗设备“带病”工作、损坏、故障等情况。以上情况的存在有一定的风险隐患，可能会伤害患者的切身利益，甚至导致患者死亡，损害医护人员形象，增加医护人员心理压力，造成恶劣的社会影响。

在医疗设备的安全文化中认为，出现医疗安全不良事件是受到整个体系的影响，是个体、设备相互作用的结果，而整个体系由组织中的结构、文化、意识、政策构成。在护理质量、预防和识别不良事件中，护理安全文化是关键。目前在国内外对患者所处环境安全性的评价以及检验中，已经逐渐使用安全文化量表进行评价。在医疗系统、安全系统中，医疗设备的布局设计是不可缺少的重要组成部分。

医疗设备的安全管理对策包括：注重医疗设备的安全管理，针对护理人员以及护理管理人员对医疗设备的使用、识别、评估进行相关的培训；针对临床中使用风险较高的、重要的医疗设备，如麻醉机、除颤器、呼吸机、输液泵、加速器、注射泵、高频电刀等，应在制度和技术上采取控制措施，应用相关医疗设备时，评估相关风险因素，及时、有效地处理出现的问题，保证其在使用过程中的安全性。

一、使用安全管理

1. 为加强医疗设备临床使用安全管理工作，降低医疗设备临床使用风险，提高医疗质量，保障医患双方合法权益，根据《医疗器械临床使用安全管理规范》的规定和要求，由医院医疗设备质量安全管理委员会制订制度。

2. 医疗设备临床使用安全管理是指医疗机构医疗服务中涉及的医疗设备产品安全、人员、制度、技术规范、设施、环境等的安全管理。

3. 从事医疗设备相关工作的人员，应当具备相应的专业学历、技术职称或者经过相关培训，并获得国家认可的执业技术水平资格。

4. 对医疗设备临床使用人员建立培训考核制度。组织开展新产品、新技术应用前规范化培训，开展医疗设备临床使用过程中的质量控制、操作规程等相关培训，建立培训档案，定期检查评价。

5. 临床使用科室对医疗设备的使用应当严格遵照产品使用说明书、技术操作规范和规程、产品禁忌证及注意事项；需向患者说明的事项应当如实告知，不得进行虚假宣传，误导患者。

6. 发现医疗设备出现故障，使用科室应当立即停止使用，并通知医学装备部按规定进行检修；经检修达不到临床使用安全标准的医疗设备，不得再用于临床。

7. 发生医疗设备临床使用不良反应及安全事件，临床科室应及时处理并上报。必要时上报上级卫生行政部门及药品食品监督管理相关部门。

8. 严格执行《医院感染管理办法》《医用耗材管理制度》的有关规定，对消毒设备和一次性使用医疗设备相关证明进行审核。一次性使用的医疗设备按相关法律规定不得重复使用；按规定可以重复使用的医疗设备，应当严格按照要求清洗、消毒或者灭菌，并进行效果监测。医护人员在使用各类医用耗材时，应当认真核对其规格、型号、消毒或者有效日期等，并进行登记及处理。

9. 临床使用的大型医用设备、植入与介入类医疗设备名称、关键性技术参数及唯一性标识信息应当记录到病历中。

10. 对在用设备类医疗设备的预防性维护、检测与校准、临床应用效果等信息进行分析与风险评估，保证在用设备类医疗设备处于完好与待用状态，保障所获临床信息的质量。预防性维护方案的内容与程序、技术与方法、时间间隔与频率应按照相关规范和实际情况制订。

11. 在大型医用设备使用科室的明显位置，公示有关医疗设备的主要信息，包括医疗设备名称、注册证号、规格、生产厂商、启用日期和设备管理人员等内容。

12. 遵照医疗设备技术指南和有关国家标准与规程，定期对医疗设备使用环境进行测试、评估和维护。

13. 对于生命支持设备和重要的相关设备，制订相应的应急备用方案。

14. 医疗设备保障技术服务全过程及其结果均应当真实记录并存入医疗设备信息档案。

二、警报安全管理

警报安全管理的目的是加强护理设备安全管理，及时发现和处理临床警报，确保在用设备安全。其内容具体包括：

1. 重视护理设备安全使用培训，准备有关设备警报的详细目录，并检查默认设置。

2. 在高风险区域建立设备警报的设置指南，提升医务人员设备仪器操作的正确性和安全性。

3. 建立针对患者个体化调整的设备警报指导方针，其中应包括修改调整警报信号和警报分级应答的解决方案。

4. 检查、核对和维护设备警报，以保证提供精确恰当的警报设置、正确的操作和监测能力。

5. 为临床护理团队的所有成员提供安全警报管理、高危信号处理以及依赖警报的医疗设备安全使用相关培训。针对新的医疗设备和升级后的医疗设备，提供持续性培训，并保证团队新成员接受这些培训。

6. 减少有害警报，根据制造商的建议更换一次性传感器（如心电图导联），某些禁忌除外。

7. 评估患者护理区域的声学环境，保证关键警报可以被听到。

三、信息化管理

1. 医疗设备信息化管理的必要性　随着医院医疗水平的不断增强，众多高科技含量的医疗设备的广泛使用，医疗设备的管理成为异常重要的问题。医疗设备的信息化管理可以有效地提高医院医疗设备的使用效益，降低医疗设备的维护费用和使用消耗，最大限度地保证医疗设备的充分使用和有效维护。

2. 医疗设备使用的信息化 对医疗设备的购置、使用、维护、修理采用信息化的方式进行信息录入和管理。这些录入信息不但可以反馈给生产厂家，而且可以实时监测设备的使用情况，进行后期排查，为设备后期的有效经济运行提供科学的数据支持。这都将提高设备使用的经济性、可靠性，提高设备的使用效率。

3. 医疗设备管理、维修的专业化、网络化 现今医院规模不断扩大，国内外大型先进医疗设备不断被引进，医院对医疗设备的可靠性、安全性要求越来越高，医疗设备的维修保养体系也在不断健全，传统的管理方式已不能满足时代的发展需要，对医疗设备管理的专业化、网络化是适应时代要求的必然选择。为保证设备可靠、有效、安全运行，必须建立专业化、网络化的设备管理和维修保养体制。

4. 医疗设备的信息化管理趋势 随着技术的不断发展和社会信息化水平的不断提高，医疗设备的信息化管理将向自动化、数字化、智能化方向发展。以医疗设备的维修为例，要坚持定期对医疗设备的安全情况、设备使用情况进行检查和分析预测，对相关情况进行仔细的信息化录入，便于后面的分析和管理，增强维修保障工作上的有效性、针对性。在这个基础上，积极改善信息化工作手段，努力构建科学、高效的信息管理系统，实现信息管理的实时化、网络化、多媒体化、智能化将是未来发展的趋势，这将大大提高信息管理和相关应用能力。此外，构建信息管理系统实现了信息共享，大大提高了工作效率，保证了信息传递的及时性和安全性。医疗设备的信息化管理必将不断深入，快速发展。

（曹 扬）

第三节 护理设备的应急管理

为适应医院治病救人的特点和未来发展需要，提高医院应对突发护理设备故障停机或紧急启用时的应急能力，保障患者的生命安全，结合医院实际情况，需制订护理设备的应急管理预案。

一、应急预案的制订

（一）工作原则

以人为本，预防为主；统一领导，分级负责；依法规范，加强管理；快速反应，协同应对；依靠科技，资源整合。

（二）适用范围

护理设备的应急管理预案适用于突发性设备故障应急、自然灾害、事故灾难及非战争突发公共卫生事件而造成群体人员伤害的医疗救援工作。

（三）组织机构与职责

医院应急医疗保障组是科室应急保障小组的领导机构，负责医院应急保障工作的开展；科室应急保障小组负责本科室应急保障任务的执行，科主任为科室应急保障小组负责人。突发设备事件应急管理工作由医院统一领导。在突发设备事件发生时，按照“谁分管，谁负责”的原则，承担相应工作；指导和协助医院做好突发设备事件的预防、处置和恢复重建工作。

（四）工作机制

各科室要建立应对突发设备事件的预测预警、信息报告、应急处置、恢复重建及调查评估等机制，提高应急处置能力和水平，医院要会同有关科室，整合各方面资源，建立健全快速反应机制，形成统一指挥、分类处置的应急平台，提高基层应对突发设备事件的能力。各科室针对各种可能发生的突发设备事件，完善预测预警机制，开展风险分析，做到早发现、早报告、早处置。要做好对各类突发设备事件的预测预警工作，整合监测信息资源，建立重点设备的预测预警系统。

(五) 应急保障

医院有关部门要按照职责分工和相关预案,切实做好应对突发设备事件的人力、物力、财力、交通运输及通信保障等工作,保证应急工作需要,以及恢复重建工作的顺利进行。有关部门要加强应急抢修队伍的业务培训和应急演练,建立协调机制,提高装备水平;用于突发设备事件应急管理工作机制日常运作和保障、信息化建设等所需经费,应通过各有关单位的预算予以落实。建立科学规划、统一建设、平时分开管理、用时统一调度的应急物资储备保障体系。医院保卫部门按照有关规定,参与应急处置和治安维护工作。加强对重点地区、重点场所、重点人群、重要物资和设备的安全保护,依法采取有效管制措施。

1. 日常工作状态下,应做好一定数量的应急保障器材物资的储备,以备应急状态下紧急使用。定期查看和更新储备物资,使之处于有效和正常的工作状态。

2. 应急状态下,设备和器材料采取先调拨、后议价的方式,以最快的速度保障供应及维持正常的工作状态。

3. 应急状态下,设备的维修保障采取先维修、后报告的方式,以满足技术保障需求。

4. 应急状态下,医疗设备应急保障组可临时调配临床科室闲置设备,供应急保障使用。

二、护理设备的应急处理

(一) 处理过程

1. 信息报告和通报 建立突发设备事件的信息通报、协调渠道,一旦出现突发大型设备事件,要根据应急处置工作的需要,及时通报、联系和协调。

2. 先期处置 按照“精简、统一、高效”的原则,科室在各自职责范围内负责突发设备应急的先期处置工作。通过组织、指挥、调度、协调各方面资源和力量,采取必要的措施,对突发设备事件进行先期处置,并确定事件等级,上报现场动态信息。

3. 应急响应 一旦发生先期处置仍然不能控制的紧急情况,医院应急事件管理委员会需直接决定,明确应急响应等级和范围,启动相应应急预案。

(二) 指挥与协调

1. 组织协调有关部门负责人、专家和应急队伍参与应急抢修。
2. 制订并组织实施抢修和替代方案。
3. 协调有关单位和部门提供应急保障,调度各方应急资源等。
4. 部署做好维护现场治安秩序和其他部门的稳定工作。
5. 及时向医院报告应急处置工作进展情况。
6. 研究处理其他重大事项。

(三) 应急结束

突发设备事件应急处置工作结束,或者相关因素消除后,由负责决定、发布或执行机构宣布解除应急状态,转入常态管理。

(四) 恢复与重建

设备主管部门会同事发部门,对突发设备事件的起因、性质、影响、责任、经验教训和恢复重建等问题进行调查评估,并向医院做出报告。认真制订重建和恢复生产、生活的计划,迅速采取各种有效的措施,明确程序,规范管理,组织恢复、重建。

(曹 扬)

第二篇　常用护理设备

第一章　病 床 单 位

第一节　医　用　床

一、基本简介

医用床，是医院专用病床的简称，是在医院、养老院、社区门诊等场所使用的病床。在医院，病床是患者住院时用以休息、睡眠、饮食、排泄、活动与治疗的最基本的生活单位。床单位（bed unit）是患者住院期间最基本的治疗、生活空间，如病床、病服、床单、被罩、床垫、被、褥及枕芯、枕套等。由于患者大多数时间均在病床上休息和活动，因此，护士必须注意病床的整洁与安全，并安排足够的日常休息空间。病床的设备及管理要以患者的舒适、安全和有利于患者康复为前提。

二、发展历史

自 1990 年以来，伴随着我国医疗器械的标准化，病床逐渐被规范起来。随着技术的发展、电动病床的出现，旧标准不能充分确保产品安全，继而多次引进 ISO 标准，推出了 GB 9706.1—2007、YY 0571—2013 等医用电器安全方面的标准。目前市场上的医用床都有相应的规范，总体都满足以下要求：性能可靠、价廉实用；满足基本医疗需要，操作容易；治疗成本低，患者乐于接受。

三、基本分类

目前，各大医院、各个科室使用的病床规格和种类繁多。这里主要介绍一些更新换代快、功能较齐全、技术先进的多功能病床，如急救床、监护床、烧伤翻身床、产床、新生儿床等。医用床可按材质分类，也可按用途和功能分类。

按材质分类：ABS 树脂病床、全不锈钢病床、半不锈钢病床、全钢制喷塑病床等。

按使用场所分类：医用病床、家用病床。

按结构分类：板床、手动床、电动病床。

按功能分类：普通病床、急救床、监护床、烧伤翻身床、产床、新生儿床等。

四、工作原理

1. 病床　病床是病室中的主要设备，是患者睡眠和休息用具，须符合实用、耐用、舒适、安全原则。病床种类根据医院及患者的特点设置，一般规格为长 2m、宽 0.9m、高 0.6m。设计的理念需满足患者的生活、治疗、护理的需求，如床头、床尾高度可调整，方便患者采取舒适体位、搬运及特殊操作等。

2. 床垫　床垫的长度与病床规格相同，厚度一般为 10cm。传统床垫内芯常为棕丝、棉花、木棉、马鬃、海绵等材料，外以结实的材料做包布。住院患者卧床时间较长，床垫需坚固耐用，避免受压形成凹陷，影响舒适感。特殊的床垫可分为气囊垫、气垫、水垫。气囊垫具备可移动、充气方便等特点，可根据患者情况选择压力，一般用于足跟部、膝关节、肩关节以及俯卧位手术等。缺点是气圈或皮圈不透气，妨碍汗液蒸发，造成皮肤表面湿润，容易引起压力性损伤。水垫塑型能力强，波动性好，能有效缓解骨突与床的垂直压力、摩擦力及剪切力，充分与接触部位结合，有效缓解皮肤压力，常用于手术或者特殊治疗需采取强迫体位者。

气垫床又可分为普通气垫床、悬浮式气垫床。气垫床材质为尼龙橡胶面料，采用交替充气、放气的方式，间断分散患者承受的自身重力，减轻或释放皮肤和隆突部位所受压力，不断变换身体与气垫床的接触位置，促进局部血液循环，常用于老年、伤残和危重患者，以解决长期卧床引起的压力性损伤问题。普通气垫床为波浪式充气，硬度调整较为粗糙，悬浮式气垫床为整体充气，硬度可调。气垫床透气性较差，床单易松动滑脱、凌乱，形成皱褶，虽然能有效缓解部分压力，但仍可能造成压力性损伤，尤其充气强度过高时，使用过程中应注意观察。

3. 床褥　长宽与床垫相同，通常以棉花做褥芯，吸湿性好，并可防止床单滑动。

4. 枕芯　长 0.6m、宽 0.4m，内装木棉、蒲绒、羽绒或人造棉等。

5. 被套　长 2.5m、宽 1.7m，用棉布制作，开口在尾端并缝有布带或固定纽扣。

6. 枕套　长 0.65m、宽 0.45m。

7. 大单　长 2.5m，宽 1.8m，用棉布制作。

8. 中单　长 1.7m、宽 0.85m，用棉布制作。

9. 橡胶垫　长 0.85m、宽 0.65m 的橡胶布，两端各加长 0.4m 的棉布。

五、临床适应证和禁忌证

1. 适应证　普通住院患者、ICU 住院患者、其他患者。

2. 禁忌证　无。

六、基本结构及配套部件

医用床一般包括可拆卸床头板、床尾板、中部三折框架板（配有输液架插孔），床下部可配有置物架及脸盆架、手摇升降装置及手摇把 2~3 个，可使背部床板抬高 0°~75°，可使膝部抬高 0°~45°，可使整床上升 0~75cm。根据不同的作用，不同医用床的基本结构及配套部件如下：

1. 医用平型床　包括床头框架、床尾框架或板、中部框架，床下部配有置物架或脸盆架，可配置护栏和中控脚轮，适用于普通轻症患者或者病情对病床无特殊要求的患者。

2. 手摇医用床　分为单摇床、多摇床和三摇床。单摇床包括床头框架、床尾框架或板、中部两折框架（配有输液架插孔），置物架及脸盆架置于床下部，另有手摇升降装置及手摇把 1 个，可使床头抬高 0°~75°，可配置护栏和中控脚轮，适用于平卧患者或上身部抬高的患者。多摇床除可抬高床头外，还可使膝部抬高 0°~45°，适用于上身部及膝部需单独或同时抬高的患者。三摇床除了具备多摇床的功能外，还可使整床上升 0~75cm。

3. 医用侧翻床　包括可拆卸床头板、床尾板，中部两折框架板（配有输液架插孔），床下部配有置物架及脸盆架，手摇左右侧翻装置及手摇把，可使左右床板侧翻 0°~30°，适用于左右侧翻患者。

4. 电动医用床　包括可拆卸床头板、床尾板、中部三折框架板（配有输液架插孔）、床边护栏、手持开关及电动装置 1 套、中控脚轮，适用于需上身部及膝部单独或同时抬高的患者。

5. 液压、电动医用床　包括电子按钮控制、患者手动控制板等，可控制全身升降，包括背部、膝部升降、头脚升降等。另外还包括电动锁床、急救（CPR 控制）等，内置数字式电子秤，可监测患者体重。床面可伸展、侧翻，局部气垫可控制，便于患者上下床。

6. 医用称重床　由快卸式床架、侧翻扶栏、中控脚轮、电机构成，尾部附设有抽屉式称重控制器。床体背部折起角 > 35°，称重精度为 100g，适用于患者的出入量动态平衡监测，主要用于血液透析治疗、重症烧伤护理等。

7. 层流医用床 层流医用床是一种垂直单向流局部空气净化设备,包括空气净化系统、照明灭菌系统、操作控制系统等。整体结构为金属框架,顶部为空气净化系统,四周以高透明度的防静电塑胶垂帘围护。适用于医院血液病患者、放化疗患者及其他免疫力低下的患者。

8. 多功能医用床 由床体、可调节床面、X线照相盒、体重秤和电控系统组成。多功能床的背部床板、膝部床板的角度及床的整体高度可用电动操作进行调节,床边护栏可折叠,输液架置于床架的收藏处。左右两边可安装氧气瓶支架,头部护板及脚部护板均可以拆卸。

9. 骨科牵引床 骨科牵引床是根据牵引需要而研制的一种特殊床。骨科牵引的目的是牵拉关节或骨骼,使脱位的关节或错位的骨折复位,并维持复位的位置;牵拉及固定关节,以减轻关节面所承受的压力,缓解疼痛。

七、基本使用程序

床单位是病房的基础设备,使用频率高,部分主体结构复杂、材料特殊、价格昂贵。医护人员在使用中要注意使用方法、保养、消毒、维护及故障排除等,以确保临床医疗设备的安全、高效使用,减少因维护及保养不当造成床单位损毁。患者的床单位应保持整洁舒适,床上用品需定期整理和更换。铺好的床应平整、扎实、耐用、安全。通常有备用床、暂空床和麻醉床三种铺法,下面具体介绍。

(一)备用床

【评估】

1. 患者准备 同病室患者是否正在进行治疗或进餐。

2. 环境准备 清洁、干净、明亮,检查床及床上用物有无污损、潮湿等,是否符合铺床要求;同病室无患者进餐或进行治疗。

3. 用物准备 备好清洁干燥的床褥、枕芯、棉胎或毛毯、大单、被套、枕套等,病床完好无损,床垫无凹陷。

4. 护士准备 衣帽整齐,洗手,戴口罩。

【操作步骤】

1. 携用物至病房,评估环境是否整齐干净,检查床、床垫有无损坏。

2. 移开床旁桌,距床20cm,移开床旁椅至床尾正中、距床尾约15cm,将用物按使用顺序放椅面上。

3. 铺床褥,将床褥平铺于床头,牵拉至床尾。

4. 铺大单,正面朝上,大单中缝与床中线对齐,向床头床尾一次打开。先近侧后对侧展开大单,先铺床头,右手托起床垫,左手伸过床头中线将大单塞入床垫下,后铺床尾,左手距床尾30cm处,向上提起大单边缘使其呈一等边三角形。以床缘为界,将下半三角平整塞在床垫下,再将上半三角塞入床垫下。两手下拉大单中部边缘,将大单塞入床垫下。转至对侧,同法铺大单,铺第四个角时,双手用力绷紧大单,使大单及四角平整紧绷,拉紧大单边缘,将大单塞入床垫下。

5. 套被套,将被套放于床上,正面向上,被套中缝与床中线对齐,先床头后床尾打开,先近侧后对侧展开,将被套尾部开口端上层打开至1/3处,将S形棉胎放入被套开口内,底边同被套开口边缘平齐,拉棉胎上边至被套封口处,对好两上角,打开棉胎,使棉被上缘与床头平齐,提拉盖被使上端距床头15cm,系带,将盖被边缘与床沿平齐向内折叠成筒状,将尾端塞于床垫下。

6. 套枕套,在床尾将枕套套于枕芯外,使四角充实,牵拉至床头,横放于床头棉被上,开口背门。

7. 检查床单位是否整齐、干净。

8. 移回床旁桌、床旁椅。

(二)暂空床

【评估】

1. 患者准备 新入院患者或暂时离床患者的年龄、病情、自理能力等,同病室无患者进餐或进行治疗。

2. 环境准备 清洁、干净、明亮,检查床及床上用物有无污损、潮湿等,是否符合铺床要求。

3. 用物准备　同备用床,需暂时备橡胶单、中单等。

4. 护士准备　衣帽整齐,洗手,戴口罩。

【操作步骤】

1. 按备用床要求整理好床单位后,将盖被三折于床尾部。

2. 根据患者的病情要求,可在床头部、床中部(距床头 45~55cm)和床尾部铺橡胶单和中单,橡胶单和中单的中线对齐床头线,将边缘平整地塞入床垫下。

(三) 麻醉床

【评估】

1. 患者准备　评估患者的病情、诊断、手术和麻醉方式,术后可能出现的病情变化等。

2. 环境准备　患者已送往手术室,同病室无患者进餐或进行治疗。

3. 用物准备　同备用床。另备橡胶单和中单各两条,必要时备热水袋等保暖用物。麻醉护理盘、输液架、吸痰器等。

4. 护士准备　衣帽整齐,洗手,戴口罩。

【操作步骤】

1. 撤去患者原有的枕套、被套、大单等,检查床、床垫、床褥、被套、枕芯等是否污染,必要时更换。

2. 按备用床方法,将用物按使用顺序置于床旁椅上。

3. 按暂空床方法铺好近侧大单,根据患者的麻醉方式和手术部位可在床头部、中部、尾部按需要铺橡胶单及中单,中单必须完全遮盖橡胶单,边缘整齐地塞入垫下。

4. 转至对侧,以同样的方法铺好大单、橡胶单和中单。

5. 按备用床方法铺好被套。

6. 盖被上端平齐床头,两侧内侧与床平齐,被尾内折与床尾齐,然后将盖被三折叠于一侧床边。

7. 套好枕套后,将枕头横于床头,开口背门。

八、故障处理

床单位故障处理,见表 2-1-1。

表 2-1-1　床单位故障处理

常见故障	故障原因	处理
床头摇把损坏	1. 螺丝松动 / 掉落 2. 使用不当,摇把断裂	1. 专业人员维修 2. 更换摇把
刹车失灵	1. 螺丝丢失 2. 车轮磨损	1. 专业人员维修 2. 换车轮
床栏拉不起	1. 生锈、磨损等引起的润滑油不足 2. 拉手断裂	1. 专业人员维修 2. 更换拉手

九、仪器设备使用相关并发症

跌倒 / 坠床。

十、日常维护与管理

1. 手摇医用床　定期予以干布清洁,防尘防锈,避免在床上站立、跳动,防止发生意外。根据医用床的材质选择合适的清洁液、消毒液进行消毒,避免使用挥发性的溶剂(稀料、挥发油、汽油等)擦拭,避免变色、变质。

2. 电动医用床 基本清洁、消毒同手摇医用床，开关、电动装置等电器部分要防水、防漏电，注意用电安全。

3. 层流医用床 患者在病床上动作要慢，以免引起大的气流波动，医护人员通过透明垂帘操作，动作要轻缓，幅度不宜太大。在层流医用床中操作时，医护人员均需戴口罩、帽子、无菌手套，保持病房内的整洁，做好层流医用床的定期消毒工作。机体发生故障时，应立即通知专业人员，待故障排除后继续使用，层流医用床的过滤器 2~3 年更换一次，更换时与厂家联系。

4. 多功能医用床 日常维护过程中，为防止误操作被夹住，需拔下电源插头后，再进行维护。不能直接用水清洗，否则有触电危险，床主体、床边护栏、床用桌清洁时，先将水稀释后的中性洗涤剂抹布不拧干擦拭，再用干布擦干净，不要用具有挥发性的溶剂(稀料、挥发油、汽油等)，以免变色、变质。床垫清洁时根据使用状态和出汗多少，每 2~4 周进行一次维护，仅需在通气良好的阴凉处晾干，不需要臭氧灭菌器或者高压蒸汽等。长时间不使用时，应将背部床板、膝部床板置于水平位置，并将床下降到最低位置，床上不要放置除床垫以外的任何东西，床垫上也不要放置物件，避免床垫变形。避开高温、潮湿、多尘土的场所，并将电源拔下。

5. 骨科牵引床 根据医用床的材质选择合适的清洁和消毒液，避免在床上行走、站立、跳动，避免意外。升降装置的轴节部分注意定时润滑、清洁。防尘防锈。

(徐小群)

第二节 急 救 床

一、基本简介

我国大多数医院的急救床都是集急救、抢救到集中治疗，同时将转运、治疗、静养等集合一体的多功能现代化医疗床。

二、工作原理

1. 运输 医院急诊科每天都有各种各样需急诊抢救的患者。急救床可以灵活方便地控制车轮和方向，床身灵巧，可折叠、调高和调低，方便协助医护人员把患者从医院外运送到医院内。

2. 转移 在将患者安全地从院外转移到院内的过程中，急救床护栏设计可以有效地避免患者急救、转运途中坠床。护栏可以水平放置在转运车旁边的床上，可用作转移板或 CPR 垫背板，转运车与病床之间零间隙，便于快速地转移和抢救。

3. 治疗 急救床护栏板中间部位有 T 形凹槽设计，方便管道顺利通过护栏。护栏水平固定时，患者手臂可以放置，护士能够轻松地对患者行静脉穿刺治疗。

三、临床适应证和禁忌证

1. 适应证 需心肺复苏者，昏迷患者，需洗胃、清创缝合的患者；院外转入院内各种需要急诊抢救的患者。

2. 禁忌证 仅适用于患者的临时抢救、治疗和转运，不适用于长时间住院使用。

四、基本结构及配套部件

急救床主要由床体、床垫、护栏、车轮等基本结构组成，配套部件由点滴杆、背板调节手柄、转运床垫、托盘、引流挂钩、中心轮转换踏板、脚轮操作踏板、高度调节摇柄、脚轮系统、双重安全锁等部件组成，如图 2-1-1 所示。

1. 床体由优质钢材组成，位置可调节，可供患者变换体位。

2. 床垫由海绵泡沫组成，柔软舒适，使患者平躺更舒服。

3. 转动式护栏可水平放置，易于静脉穿刺，护栏板上的凹槽设计可固定导管。

4. 车轮可 360° 灵活转动。

5. 配套部件如点滴杆、背板调节手柄、转运床垫、托盘、引流挂钩、中心轮转换踏板、脚轮操作踏板、高度调节摇柄、脚轮系统、双重安全锁等部件集合一体于急救床中，既节省空间又方便医护人员进行急诊抢救。

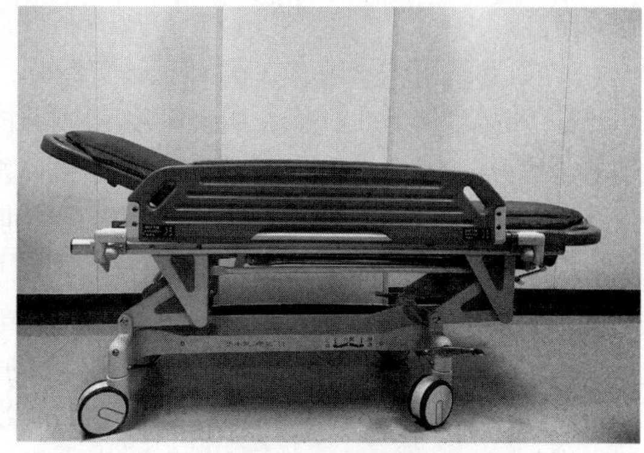

图 2-1-1　急救床

五、基本使用程序

【评估】

1. 患者准备　评估患者病情和意识情况，告知家属需要抢救和转运，取得患者和家属配合。

2. 环境准备　急救环境安全，宽敞明亮，便于急救。

3. 用物准备　急救床、带套的毛毯或棉被、各种抢救用品（如心电监护仪、氧气袋、气管插管用物、静脉穿刺包或胸腔穿刺包等）、急救记录单、笔。

4. 护士准备　知晓急救床的使用方法；穿戴整齐，修剪指甲，洗手，戴口罩。

【操作流程】

1. 携带急救用品，核对患者信息，做好解释工作。

2. 评估患者病情。

3. 将患者转移到抢救床。

4. 根据患者病情选择合适的体位。

5. 为患者做好保暖措施，适当遮挡患者，避免暴露患者隐私。

6. 医护相互配合，为患者进行急诊急救。

7. 如为院外，待患者情况稳定后尽快将患者转运到院内，进行进一步抢救。

8. 如为院内急救，则根据患者病情需要转运到重症监护病房等，开展进一步治疗和护理。

9. 整理床单位，清理用物。

10. 做好急救记录，登记急救床开始和使用时间。

11. 清洁、消毒、整理物品。

【注意事项】

1. 检查急救床各部件如车轮、车面、制动闸等性能，保证患者舒适、安全。

2. 根据室外温度适当地增加衣服、盖被（或毛毯），以免患者着凉。

3. 根据患者病情及体重，确定将患者转移到急救床上的方法。

4. 搬运和移动患者时动作应轻稳，协调一致，不可拖拉，以免擦伤皮肤。

5. 在急救、运输、转运患者途中，推动急救床时，护士和医生位于患者头部，随时观察患者病情变化。

6. 急救车在推行中，保证小轮端在前，转弯灵活，转运速度不易过快；在上、下坡时，保持患者头部位于高位，以减轻患者不适。

7. 在运送患者途中，保持输液管道、引流管道通畅。

8. 如患者为颅脑损伤、颌面部外伤以及昏迷者，应将头偏向一侧，避免分泌物阻塞气道引起窒息；在抢救或转移颈椎损伤的患者时，头部应保持中立位。

9. 保证患者的治疗在转运过程中不受影响。

六、各项参数调节

(一) 床体调节

1. 通过高度调节手柄可实现床体整体升降,升降范围为560~890mm。合适的高度方便医护人员治疗和护理,也便于患者上下床。

2. 可通过背调节手柄实现背部升降,升降范围0°~70°,配备角度显示器可以精确调整角度,可精确调节患者体位,方便医护人员行气管插管、洗胃等操作。

3. 转动式护栏可水平放置,易于护士进行静脉穿刺等操作,承压为10kg。护栏板上T形凹槽设计,方便通管道并起到固定作用。

4. 床体前后都配有折叠升降式点滴杆,可收纳和升起,方便使用。

(二) 安全设置

1. 可通过床体前、后、左、右的脚轮操作踏板进行刹车和锁定,安全方便。

2. 调节护栏锁扣,采用双重安全锁,防止患者误操作,提高操作的安全性。

七、仪器设备使用相关并发症

常见并发症主要有坠床、压力性损伤、交叉感染。其预防及处理方法包括:

1. 昏迷、意识不清患者要上护栏,必要时需要适当约束,防止患者坠床。

2. 高热、意识不清、不能自主翻身的患者要及时更换病服和被套,保持皮肤的清洁干燥,勤翻身,一般2h翻身一次。

3. 及时更换和定期消毒床单和被罩,定期用含氯消毒剂擦拭床体,防止交叉感染。

八、日常维护与管理

1. 定点放置急救床,定期清点急救床及配套部件是否完好,定期维修检查,定期清洁床体及配套部件。

2. 床单位保持整洁,患者被服一旦被伤口渗出液、尿液、粪便等污染,应及时更换。

3. 床体定期用湿布进行清洁,可以选择稀释温和的肥皂水或含氯消毒液擦拭,后用干布抹净,不能直接将水泼洒或喷射到床体上,以防生锈,影响性能。

(杨 丽)

第三节 多功能电动监护床

一、基本简介

目前,各大医院重症监护病房多已淘汰传统手动监护床,多功能电动监护床因其智能、安全、方便等性能得到各大医院重症监护病房的广泛使用。市场上多功能电动监护床样式较多(图2-1-2)。

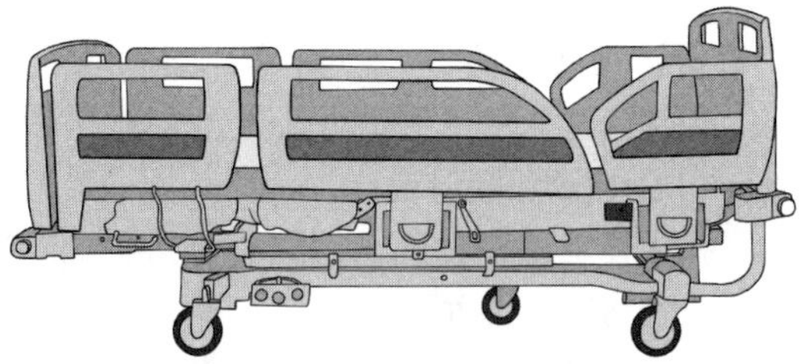

图2-1-2 多功能电动监护床

二、工作原理

(一) 心脏支持系统

危重症患者的生命功能支持是重症监护病房的首要任务。多功能电动监护床具有心脏椅体位,能优化肺部通气和增强心脏功能。患者处于该体位时,能增加肺活量,改善肺通气;同时可以减少心脏负荷，增加心排血量。病床背板采用可透X线材质，下方安装了X线照相盒固定支架，通过床上X线肺部摄片，可以及时发现医院获得性肺炎和肺不张，配合使用C臂机，能够直接在病床上实施多种介入检查和手术。

（二）安全防护

独特的三段式护栏由头部护栏、中部护栏和尾部护栏组成，使病床成为一个安全区域，医护人员可依照患者的个人情况优化护栏使用，提供全面防护。除机械防护装置外，床尾还配置了多区域离床报警系统和智能刹车系统，为患者安全提供了可靠保障。

（三）预防压力性损伤

通过独特的病床结构和功能设计使压力性损伤的预防和治疗更容易，而且配置了高性能充气床垫，能更有效地预防压力性损伤。调整病床体位时，能降低骨盆和骶骨区域所受压力，并最大限度地减少患者背部同床垫之间的摩擦。护栏的结构和高度支持大部分治疗性床垫的使用。

（四）辅助康复

使用辅助离床装置帮助患者尽早自主离床活动，以消除长期卧床不运动带来的不良后果和并发症，如肌肉萎缩、坠积性肺炎、深静脉血栓等。同时，辅助装置的安全设计和可靠性能很好地保障了患者离床活动的安全性。

（五）感染控制

采用独特的电机柱结构，平滑无缝，底座和整床结构平整，可使用蒸汽清洁器，有效预防院内感染。

（六）人性化设计

诸多智能化设计（第五脚轮、智能刹车系统、内置称重系统等）极大地方便了医护人员的工作。

三、临床适应证和禁忌证

1. 适应证　危重症患者，其他需要监护的患者。
2. 禁忌证　无。

四、基本结构及配套部件

（一）床体和床垫

床体采用优质钢材，结实牢固；床垫舒适透气，还配备有主动充气床垫。

（二）固定高度床头板

床头板固定高度（不随背板调节而升降），医护人员可以快速方便地接触到患者的头部。

（三）分段式护栏

提供安全防护，防止患者跌落，支撑患者自主活动。

（四）内置称重系统

内置称重系统控制面板，位于床尾板下方，其独特设计能有效防止撞击。

（五）支撑手柄

使患者离床和自主活动更安全高效，手柄可滑动收藏至床面下方。

（六）自动双回退设计

按人体工程学原理设计的双回退系统，预防患者发生压力性损伤，增加舒适度和保持良好的肺通气。

（七）护士控制面板

对病床的体位进行调节，包含各种常用体位、GO安全启动键、STOP即时停止键、电池电量和电池寿命提示。

（八）电机柱结构

通过两个电机柱升降结构调节病床高度和其他体位，确保病床运行具有一流的稳定性。

(九) 护栏控制面板

方便患者调节病床的部分基本功能,增加其独立性。

(十) 第五脚轮

在狭小的空间,也能轻松将病床转过墙角或快速移动到位,长距离推行时,可作为定向轮保持直行。

(十一) 病床延伸

可根据患者的身高,延展床面长度。

(十二) 床单搁架

放置被单,也可以用来搁放护士控制面板。

(十三) 床头床尾板安全锁

安全锁定床头板和床尾板,可防止其在病床转向或移动过程中被意外拉出。

(十四) 脚踏控制器

调节病床高度和检查体位,带机械保护杆,防止意外启动。

(十五) X 线照相盒固定支架

特殊的滑动和定位结构,可将 X 线照相盒由患者侧面轻松插入床面下方。

(十六) 控制系统

1. 护栏控制面板　内置于护栏,无论坐、卧体位,患者都可轻松操作并调节病床的部分基本功能。

2. 护士控制面板　符合人体工程学设计,图形化按键设计简洁直观、方便使用。该面板具有多种功能,包括五组一键式预设自动体位:CPR 位、完全头低脚高位、心脏椅体位、离床体位和检查体位。

3. 手控制器　护士和患者可以调节病床的基本位置,包括背板、腿板和病床高度调节等。

4. 脚踏控制器　位于病床底座两侧,能用脚方便地调节病床高度和检查体位。带机械保护装置,防止意外启动。

5. 即插即用插座　位于配件杆上,控制器通过插口和其他连接,插上和拔下都很容易。某些情况下,尤其当患者意识障碍时,应避免患者误操作。

五、基本使用程序

【评估】

1. 患者准备　评估患者病情和意识情况,解释,取得患者和家属配合。
2. 环境准备　环境安静、清洁,宽敞明亮,温湿度适宜。
3. 用物准备　多功能电动监护床、带套的毛毯或棉被、各种监护仪器(如心电监护仪等)、监护记录单、笔。
4. 护士准备　知晓多功能电动监护床的使用方法;穿戴整齐,修剪指甲,洗手,戴口罩。

【操作流程】

1. 携带用品,核对患者信息,做好解释工作。
2. 评估患者病情。
3. 将患者转移到监护床。
4. 根据患者病情选择合适的体位。
5. 为患者保暖,保护患者隐私。
6. 关注患者病情变化,遵医嘱为患者进行治疗和护理。
7. 患者出院后,整理床单位,清理用物。
8. 做好护理记录,登记监护床开始和使用时间。
9. 清洁、消毒、整理相关物品。

【注意事项】

1. 使用前检查多功能电动监护床性能是否完好，保证患者舒适、安全。抬高或者降低整张病床或局部的高度至极限时，需要立即停止操作，以免损坏床体。

2. 推动多功能电动监护床时，须拔出电源并将电线放置在合适的位置。

3. 除治疗或操作需要外，多功能电动监护床在任何时候都必须保持在最低水平。除运转状态下，床脚的轮子必须保持上锁状态。

4. 根据患者病情需要，为患者选择适宜的体位。

5. 视觉障碍、意识改变、镇静或麻醉恢复阶段、躯体移动障碍、儿童等患者需要上床栏，护士必须向患者及家属解释使用床栏的目的及必要性。如患者及家属拒绝使用床栏，应在护理记录上注明，必要时由患者或者家属签字。

6. 适当固定患者身上的管道，定时挤压管道，保持管道通畅。

7. 定时巡视患者，及时发现患者病情变化，及时治疗或抢救。

六、各项参数调节

(一) 床体功能设置

1. 电动操作方式有有线主控面板控制器、有线手持控制器、背部护栏内侧控制器、背部护栏外侧控制器、脚踏控制器五种控制方式。

2. 电动功能包括整体升降、背部上升、膝部上升、头低脚高及头高脚低、背膝同步联动、电动 CPR、一键电动心脏椅体位、一键检查体位。

3. 电动 CPR 功能具有使床面恢复水平的同时床面降至最低的功能。

4. 具有患者辅助离床功能，床体两侧配有患者离床辅助手柄，手柄处可调节床体上升下降。

5. 具有一键式检查体位，在床面恢复水平的同时，床面升至最高，无须拆卸护栏，医生即可快速对患者进行诊断检查及行紧急气管切开插管手术。

6. 具备一键式紧急头低脚高功能，在进行头低脚高的同时可实现床面平整。

7. 有线手持控制器具有手电筒功能，方便夜间操作。

8. 床体基座两侧配有脚踏控制系统，可控制床体升降，并具有一键脚踏检查体位。

9. 标配内置电子称重系统，可自动测量患者的体重及可同时显示体重变化值，具有重量冻结和矫零功能。

10. 病床标配有内建蓄电池，在没有外部电源时，仍可操控病床。

11. 背板下方设有侧拉式 X 线照相盒，便于 X 线拍片。

12. 配有中控刹车功能，四个方向进口脚轮，脚轮直径 150mm，脚轮具有抗静电功能。

13. 配有第五脚轮，第五脚轮有电动起降功能，床体可原地 360° 旋转，方便床体转向和推行。

14. 床体两侧均配有手动 CPR，紧急状态下可快速操作。

15. 床体下方需配有夜灯功能，便于医护人员夜间观察。

16. 床体具有可延长功能。

17. 床体安全载重可达 250kg，注意不可超过病床的超载范围。

(二) 安全设置

1. 床体升降采用垂直双立柱式设计，静音安全，清洁方便。

2. 主控面板具有体位锁定功能，防止患者误操作。

3. 主控面板具有一键停止键，紧急状况时可快速停止运作。

4. 所有控制器均配有启动按键，防止误操作，提高使用安全性。

5. 床体具有患者离床报警功能，可设定患者已离床报警和患者准备离床报警两种报警模式，并且报警声音大小可调节。

6. 具备双回退功能，即背板上升时，位于坐板两边的背板和腿板会自动向外延伸，以减少对患者的二次创伤和防止患者下滑。

7. 床体两侧共配有6片式侧护栏，背部、臀部侧护栏需配有气压棒，具有缓降功能，脚部侧护栏需具有可拆卸功能，全部护栏包围整床长度，确保患者的最大安全。

8. 具备电动刹车功能，接通外部电源后，60s不移动床体能够自动刹车。

9. 具备未刹车报警功能，当外部电源供电时，床体未刹车需有声音报警。

七、仪器设备使用相关并发症

常见并发症主要有坠床、压力性损伤、脱管、坠积性肺炎等。预防及处理措施如下：

1. 昏迷、意识不清、烦躁的患者要上护栏，必要时需要适当约束。

2. 及时更换病服和被套，增加营养，加强抵抗力，注意检查患者皮肤的完整性，保持皮肤的清洁干燥，勤翻身，一般2h为患者翻身一次。

3. 管道适当固定，定期挤压或冲洗管道，避免管道堵塞，为患者翻身前应将管道安置妥当，翻身后仔细检查管道是否脱落、移位、扭曲、受压等，以便及时处理。

4. 及时更换和定期消毒换床单和被罩，定期用含氯消毒剂擦拭床体。

5. 根据患者病情需要，为患者翻身、拍背、吸痰，预防坠积性肺炎的发生。

八、日常维护与管理

1. 定点放置、定期检查、定期维修、定期清洁。

2. 禁止超载，防止强烈冲击、震动、挤压等。

3. 定期做活动部位关节检查（一般为每季度一次），如螺丝坚固件、润滑油添加等。

4. 避免使用接触强酸、碱、盐类。

5. 床体定期用湿布进行清洁，可以选择稀释温和的肥皂水或含氯消毒剂擦拭，后用干布抹净，不能直接将水泼洒或喷射到床体上，防止生锈和电路短路。

6. 确认维修部门至少每年对病床进行一次预防性维护。

7. 对在使用中发生故障的病床，及时向维修部提出修理要求，并根据问题考虑患者是否需要转至其他病床。

（杨 丽）

第四节 烧烫伤翻身床

一、基本简介

烧烫伤翻身床为烧伤病床，主要用于医院烧伤、烫伤病员抢救、治疗、转运。目前市场新出种类繁多，现烧伤科主要运用烧烫伤翻身床和空气流动床。

二、基本分类

按功能分类，烧烫伤翻身床分为电动翻身床和手动翻身床。

三、工作原理

1. 使烧伤创面充分暴露，促进皮肤和创口干燥，避免长时间受压。

2. 助力升降、手动翻身系统，轻便助力转盘。转动灵活，锁止牢靠，床面可连续 360° 单双侧任意翻转，协助护士帮助患者更换体位。

3. 床体两端的转盘中间各设有一个圆孔，可供输氧管、鼻饲管和导尿管等穿过，而不用在翻身时取下，以免给患者造成二次痛苦，同时减轻了医护人员的工作强度，利于患者大小便的护理、体位引流、创面观察等。

四、临床适应证和禁忌证

1. 适应证　大面积烧伤、烫伤患者；严重压力性损伤的患者；不能自主翻身的患者，如截瘫、截肢患者；皮肤不完整的围手术期行皮瓣修复术者。

2. 禁忌证　休克；呼吸功能障碍；心血管系统不稳定；全身严重水肿；创面或内出血较多而未停止者，暂停翻身；冬眠患者等。

五、基本结构及配套部件

烧烫伤翻身床主要由翻身床体、翻转机构、支撑结构、搁手搁脚板、升降系统、脚轮系统组成，其他配套部件由输液架、输液架滑铁、海绵垫和托头带等组成，如图 2-1-3 所示。

（一）翻身床体

床体全不锈钢结构，床体两端的转盘中间各设有一个圆孔，可供输氧管、鼻饲管和导尿管等穿过。

（二）翻转机构

床头和床尾均设有翻转机构。转动装置为电机驱动，实现了非接触式转换，360° 任意翻身、噪声小、灵活方便、安全可靠，一人可独立完成翻身操作，在停电状态下可转换为手动模式。

（三）支撑结构

两轴联动铺板支撑结构，最大限度地保持床面平整。

（四）搁手搁脚板

搁手搁脚板水平旋转角度为 180°，且为自然向上调整设计；上下、前后、左右可自由移动，锁止牢靠；末端向上抬起可调整角度为 0°~30°（可选配），方便患者上、下肢抬高，避免患者上、下肢充血，减轻水肿和局部压迫，方便手术和换药。

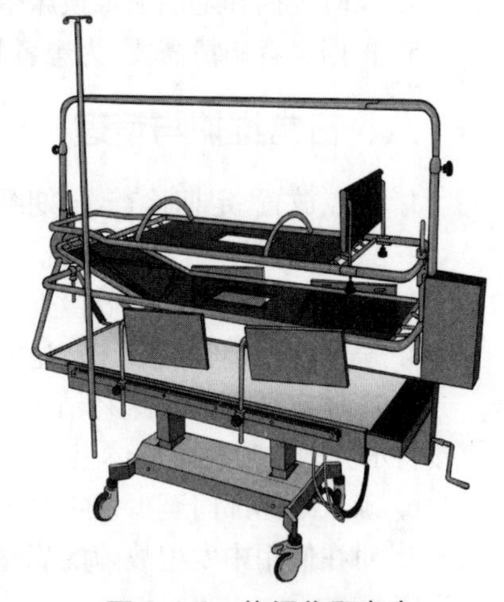

图 2-1-3　烧烫伤翻身床

（五）升降系统

双立柱电动升降结构，两端电动升降无级可调，床体两端既可同时升降，也可分别升降，以便患者调整体位，且头部始终不低于足部，以确保安全。

（六）脚轮系统

采用万向轮及制动装置，减小噪声，双轮制动便于病床移动和定位锁紧。

（七）其他配套部件

输液架，两级升降可调，锁止牢靠；高弹高泡大孔海绵垫、硬质托头带、安全带、软质托脚带、脚蹬板等使患者更加舒适安全。

六、基本使用程序

【评估】

1. 患者准备　评估患者病情和皮肤情况，做好心理护理，给患者讲解使用翻身床的目的、意义，如何配合，解除患者顾虑，使患者在治疗护理过程中配合良好。

2. 环境准备 病室通风明亮，定期消毒，室内温湿度适宜。

3. 用物准备 翻身床床单位及抢救用物，如有孔床垫、中单、消毒棉垫、托头带、呼吸囊、吸引器及抢救车等。

4. 护士准备 知晓烧烫伤翻身床的使用方法、翻身注意事项，衣帽整洁，做好手卫生，戴口罩。

【操作流程】

1. 护士携用物至床旁，核对床号、姓名。

2. 通电操作，将辐射架体电源插头与翻身床的电源插头插入接地良好的220V插座内，打开开关，指示灯亮，设备进入待机翻身操作。

3. 翻身操作，排除影响翻身的铺板支撑、脚手板及脚挡板后，包裹好患者，确保安全时按下正转键或反转键翻身。

4. 架体操作，调整机体与患者适宜高度，保持感温探头自然垂直，打开1、2、3区键相应指示灯亮，表示该区工作。设定以人体温度为参考，以患者舒适为宜。

5. 照明与净化操作

(1) 按下照明键，指示灯亮，开始延迟20min照明，20min后自动熄灭。重复使用，只需重复操作即可。

(2) 当达到设定温度与患者周围实际温度一样，设备进入净化消毒工作，理化亮灯。

6. 不用时拔下电源线，放置库房中。

7. 整理床单位，清理用物。

8. 做好护理记录，记录患者开始和停止使用时间。

9. 清洁、消毒、整理物品。

【注意事项】

1. 使用翻身床前应与患者充分沟通，取得患者配合并告知患者翻身过程中的注意事项。患者翻身前要重点检查翻身床是否处于良好的功能状态、螺钉及紧固装置是否完好及床体支撑结构是否正常。

2. 移动翻身床时，需注意查看路面是否平整，以防发生翻倒等事故。同时，移动前还应注意保护依托床体放置的电源设备及线路等，以免损坏。

3. 防窒息。翻身前应观察患者呼吸道是否通畅，有无分泌物、异物，如有应先清除；有气管切开者，翻身前、后应检查气管导管口是否堵塞，导管内是否通畅。注意清理气道的分泌物，检查系带松紧度，妥善固定氧气管，注意氧气管管径不宜过粗、插入不宜过深，以免阻塞气管导管，造成供氧不足。注意避免翻身时氧气管和气管导管拉脱。翻身俯卧后，可给予拍背，促进呼吸道内分泌物、脱落坏死组织的排出。

4. 防压力性损伤。每次翻身前必须检查附件、杂物是否移去，检查床片、固定螺丝是否安放妥当。翻转时速度不宜过快或过慢，骨突处特别是骶尾处、脚跟、枕部等，均垫以小棉垫悬空，防止发生压力性损伤。

5. 防足下垂。注意足背勿受压，可在胫骨前缘放置棉垫一块，平卧时足底支撑，使足部保持90°功能位置，防止足下垂。翻身间隔时间一般以2h为宜。

6. 防止各种管道脱出。烧伤患者在治疗过程中所用管道有很多，如气管导管、导尿管、输液管道及胃管等。在翻身过程中，应妥善处理并及时调整这些管道的位置，避免发生意外致其脱落。

7. 防植皮皮片移位。皮片移植是烧伤患者治疗的重要手段。植皮术后要进行必要的翻身，这时要重点预防植皮皮片的移位。在翻身过程中上下床面间的压力要适当，尽量减少躯体和床面之间的摩擦，必要时可填塞部分纱垫。

8. 防坠床。烧伤患者在治疗和康复过程中，由于身体功能障碍及疼痛等原因，较容易发生自我认知障碍并出现情绪波动。此时，患者可能由于烦躁、意识模糊等原因发生坠床。对于有此类倾向的患者，应使用护架或约束带等进行保护。同时，需对其进行心理安慰及疏导，以缓解患者不安的状态，必要时可报告医生对其使用镇静药物。

9. 防外伤。翻身床体积较大，零部件较多，使用过程需要协同配合。在翻身过程中容易发生患者或医务人员受伤的情况。因此，参与使用翻身床的医护人员在使用前应详细了解翻身床的结构性能及使用方法。翻身时患者手掌及膝关节应使用安全带防止肢体滑出，翻身后首先固定安全装置，确保床体稳定并将患者置于舒适位置。

10. 观察并记录患者的生命体征及体位、血氧饱和度，询问患者有无不适；检查大小便孔位置是否合适。

七、日常维护与保养

1. 定期检查设备，主要检查烧烫伤翻身床装置是否良好，脚轮是否灵活。
2. 使用含氯消毒剂擦拭床体，清洗后用柔软干布擦拭干净。
3. 翻身床垫的海绵垫要加强消毒，使用一次性的海绵垫，随脏随换。

（杨　丽）

第五节　空气流动床

一、基本分类

空气流动床分为颗粒型悬浮床和空气搏动型悬浮床。

二、工作原理

（一）固态液化技术

空气流动床是利用固态液化技术，使床体内微颗粒在空气动力的作用下呈现出液体流动性质，看起来像水样，产生很大的悬浮力，为患者提供柔软而有力的支撑。

（二）减少接触压力，保证微循环

空气流动床在环境湿度(80% ± 5%)RH 的条件下运行时，床面中心的相对湿度为 46% RH 以下；与普通病床相比，空气流动床能够有效降低人体表面接触压强 90% 以上，不仅能够保证患者身体与床面接触部位的正常微循环，而且可以减轻患者痛苦。

（三）舒适气流，加快愈合

床面具有良好的透气性能、干燥性能，流经人体表面的气流舒缓温暖、分布均匀、清洁干净，有助于创面迅速愈合。

（四）微颗粒吸收渗液，减少感染

床内的微颗粒除了能够为人体提供柔软而有力的支撑之外，还可以吸收患者的渗出液，吸附后的微颗粒形成大的结晶体，由于重力的原因而沉降到流化舱的底部，不再参与流化过程，未吸附渗出液的微颗粒继续保持正常流化，阻止细菌繁殖和交叉感染，保证患者能够在洁净环境下治疗与康复。

三、临床适应证和禁忌证

1. 适应证　烧烫伤；创伤患者（特别在背部、臀部、双下肢者）；深度、多发压力性损伤；皮肤溃疡、重症药物性皮炎或大疱性表皮松解症；背侧活动受限或障碍，手术后及长期卧床患者的护理。

2. 禁忌证　骨折外伤需要固定者；颈部牵引；非稳定的脊髓损伤；体重超过 115kg 或者身高超过 2.05m 的患者；可能存在尚不知道或者未观察到的并发症者。

四、基本结构及配套部件

空气流动床的基本结构由上床体与下床体两部分组成。下床体由空气动力系统、温控系统、称重系统、自动化控制系统、脚踏开关、手动开关和电源线组成。如图 2-1-4 所示。

(一) 上床体

上床体主要组成部分为玻璃钢床体，包括微颗粒、滤单、流化舱、透气板以及高压舱等。

(二) 下床体

下床体有控制系统以及分别与控制系统电连接的空气动力系统、温控系统、称重系统、自动化控制系统、脚踏开关、手动开关和电源线，还包括边框，边框包括基座等。

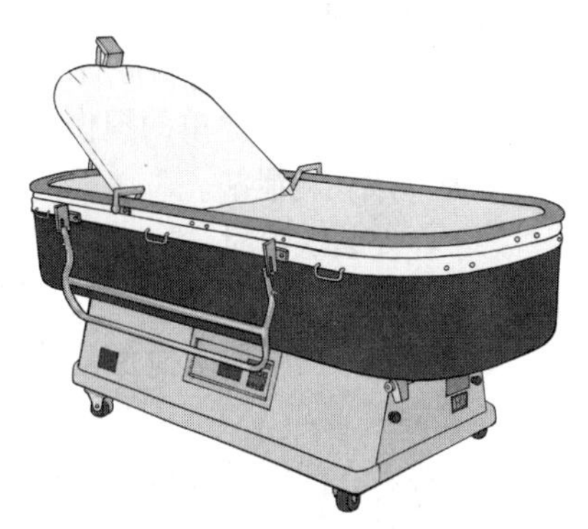

图 2-1-4　空气流动床

1. 空气动力系统　有效降低进入床面的气流湿度，有效降低人体表面与床面接触压强。

2. 温控系统　能够对进入床体的气流行准确的温度控制，具有超温报警功能。

3. 称重系统　能够准确及时反映出患者的体重变化情况。

4. 自动化控制系统　能够对设备运行状态、患者信息进行采集和打印，还可调节工作模式。

5. 脚踏开关和手动开关　具有两种开关系统，安全方便切换。

6. 电源线　电源电压 0~220V，电源频率为 50Hz，电源线与地面安全接触。

7. 基座　两端分别向上下方向延伸形成上、下卡槽；下卡槽紧箍流化舱与上床体，上卡环一侧设有粘扣环带，滤单与粘扣环带相粘结，还包括嵌入上卡槽并将滤单周边紧压在上卡槽与弹性压条之间的弹性压条，使流化舱内的微颗粒不易流失，保证了患者在洁净的环境下治疗。

五、基本使用程序

【评估】

1. 患者准备　评估患者病情、意识、皮肤情况；对于清醒患者告知其使用空气流动床的目的和注意事项，取得患者合作。

2. 环境准备　全净化空调单人房，减少无关人员走动，定期空气消毒，保持空气流通和室温恒定在 20~24℃。

3. 用物准备　电源，空气流动床，滤单，消毒床单、毛刷、记录单、笔。

4. 护士准备　知晓空气流动床的使用方法；操作前穿戴整齐，修剪指甲，洗手，戴口罩。

【操作流程】

1. 检查空气流动床设备，对各用品进行严格的杀菌消毒。
2. 检查滤单的完整性，避免颗粒泄漏。
3. 携用物至床旁，核对床号、姓名，解释。
4. 连接并启动空气流动床电源。
5. 遵医嘱调整床温至适宜温度，一般可调节在 30~36℃。
6. 根据医嘱设置好空气流动床的各项模式和参数。
7. 空气流动床充气完毕后，在滤单上铺装经过消毒的床单。
8. 协助患者躺入空气流动床，体位以患者感觉舒适为原则。
9. 观察患者出入量和病情变化情况，维持体液和电解质平衡，遵医嘱为患者合理补液。
10. 治疗完毕后关闭空气流动床。

11. 协助患者下床。

12. 更换滤单,整理床单位,清理物品。

13. 记录患者使用情况和停止使用时间。

14. 清洁、消毒、整理物品。

【注意事项】

1. 使用时应将医院消毒后的床单放在滤单的上方并加以固定,该床单要经常更换。

2. 为了避免对滤单的损伤,应特别注意对滤单的防护,不允许滤单上出现任何空洞甚至细小的针孔,以免造成颗粒泄漏。

3. 在安装滤单时,操作者应避免佩戴戒指、手表等金属物品或尖锐物品,特别是在对患者进行护理的过程中,严格禁止如注射器具、外科手术器具和有尖锐棱角的物品接触滤单,以防损伤滤单。

4. 医护人员应仔细检查患者,确保患者身上没有佩戴或使用有可能损伤滤单的物品,如钥匙、皮带、发卡、首饰等。

5. 患者在使用时必须脱掉鞋子。

6. 切忌将患者直接放在设备滤单上,应在滤单上铺装经过消毒的床单,以吸收患者体液,床单应经常更换。

7. 患者移入空气流动床前,必须使空气流动床升温至适宜温度(一般为30~36℃)。

8. 切忌将患者长期置于颗粒无法正常流态化的空气流动床上。

9. 患者卧于空气流动床时,应保证滤单可以在患者身体下方随意挪动,不要被颗粒和人体压皱。

10. 在进行必要的护理操作或设备处于间隔工作模式之外,要保证空气流动床始终处于流化状态。

11. 深度烫伤患者在治疗初期或尿频 / 大小便失禁患者使用空气流动床时,应当避免大量的血浆渗出物等进入床内,否则会污染颗粒,影响床层流化,甚至床层完全失去流化特性。温暖干燥的气体围绕患者的身体不断循环,会增加患者水分的丢失。医护人员应特别注意这种现象,并且选择最为合理的方法补偿所丢失的水分。禁止在强磁场环境下使用。

12. 如需对设备进行移动,首先要把床内二分之一或者三分之二的颗粒回放到专用容器并切断外接电源,同时将脚轮的紧锁装置打开。禁止在床内填满颗粒的情况下移动床体,否则会损坏元件影响称重精度甚至影响设备正常运转。

13. 如果有微颗粒残留在滤单上,要用柔软毛刷或湿布清理干净。

14. 下一位患者使用前,必须更换洁净的滤单。

15. 空气流动床进气口的过滤器要定期检查并清理其中的灰尘,建议每2~3个月更换。

六、各项参数调节

(一) 控制仪表

控制仪表位于下床体,包括打印机、液晶显示器、功能键等,用于设备各项功能的显示与操作。按键功能分别有:

1. 增加按键　数字变化功能按键,数字从0~9,呈递增变化。

2. 减少按键　数字变化功能按键,数字从9~0,呈递减变化。

3. 左移按键　光标闪烁移位键,光标闪烁从左到右的移动。

4. 右移按键　光标闪烁移位键,光标闪烁从右到左的移动。

5. 校准按键　校准传感器参数及标定,属于系统校正用。

6. 设定按键　系统设置,包括目标控制温度、上限报警温度、去皮重量及是否重新去皮的设定。

7. 时钟按键　系统时间的校正和设定。

（二）运行模式设置

工作模式可选择连续工作方式和间隔工作方式两种。间隔工作方式可设置工作时间、间隔时间及是否周期重复的设定。

（三）参数设置

按“设定”键，可设置目标控制温度、设置报警温度、去皮重量。如需自动采集数据，按“确定”键后存储；参数设置完成后，按“确定”键返回主页显示。

（四）目标控制温度设定

按“设定”键，即可显示目标控制温度，如需改变目标控制温度，可通过左移/右移键和增加/减少键来修改，修改后按“确定”键，保存此设定值，此时光标移动到设定报警温度。

（五）报警温度设定

光标移到设定报警温度后，如果显示41.0℃，按“确定”键，光标移动到下一位置。如显示值不足41.0℃时，可通过左移/右移键和增加/减少键修改为41.0℃，修改后按“确定”键，保存此设定值，此时光标移到下一位置。

（六）重新去皮设定

光标移到此位置后，可通过增加/减少键选择是或否，再按“确定”键保存并且返回主页。

（七）时钟功能参数设置

按“时钟”键，显示校对系统时钟，此参数设置完成，按“确定”键，返回主页显示。

（八）工作模式参数设置

按“模式”键，即可出现工作模式（连续方式和间隔方式）、工作时间（0~90min）、间隔时间（0~90min）、周期重复（是或否）四种显示，可通过增加/减少键和左移/右移键设置工作模式，此参数设置完成，按“确定”键，返回主页显示。

（九）连续方式的参数设置

按“模式”键，显示工作模式，选择连续方式后，按“确定”键返回主页。

（十）打印方式参数设置

按“打印”键，显示打印方式，通过增加/减少键选择定时打印和按键打印两种方式，按“打印”键后打印，此参数设置完成，按“确定”键，返回主页显示。如需定时打印，则需要设定定时时间，设定后按“确定”键，光标移动到定时时间位置，此时可通过左移/右移键和增加/减少键改变定时时间，再按“确定”键返回主页。

（十一）空气流动床的工作与停止

按“开始/停止”键，按一下即在主页显示正在工作，再按一下即在主页显示停止工作。

（十二）ID编码设置

按“ID设置”键，输入密码，即可设置患者的ID号码或设置温度控制精度、背光控制和声音报警。

（十三）系统通电自动显示

按自动通电显示，自动进入主页显示，“第一屏”显示内容有ID号、设置温度、实际温度、床体重量、患者重量、累计工作时间等，“第二屏”显示内容有ID号、工作方式、打印方式、倒计时间、开始时间、累计工作时间等，按动增加/减少键。可以在“第一屏”和“第二屏”之间切换。

（十四）手动开关和脚踏式开关的使用

将手动开关、脚踏开关插头插入控制器相应插孔内，就可以正常操作。使用脚踏时，踩一下即可停止风机运行，再踩一下即可启动风机运行。手动开关也是如此，按下停止，再按下启动。

（十五）称重系统

空气流动床称重系统是通过四个安装在上、下床体间的称重传感器及位于控制箱内的信号处理系统完成对上床体、微颗粒和患者总重量的测量或患者体重的测量。

1. 空气流动床接通电源以后，称重系统开始工作，实时显示包括上床体、微颗粒和患者体重在内的总重量或者患者的体重。

2. 称重系统显示精度可达 0.1kg，绝对误差小于 1.0kg。

3. 称重显示清零是为了仅显示患者的实际体重，在将患者放置在空气流动床之前，将称重系统清零，然后把患者放到空气流动床上，称重系统显示的便是患者的实际重量。

七、参数报警及故障处理

空气流动床作为烧烫伤患者重要的辅助治疗设备，现已广泛运用于临床，对患者的治疗、护理起重要作用。但在临床使用过程中，各种原因引起的仪器报警及仪器障碍如不能及时正确处理，可能会延误患者治疗甚至威胁生命。作为一名临床护士，及时发现患者病情变化，排除报警和协助处理仪器故障尤为重要，详见表 2-1-2 和表 2-1-3。

表 2-1-2　空气流动床参数报警及处理

参数报警	报警原因	处理
温度报警	1. 温度传感器故障 2. 目标温度参数设置过低 3. 患者可有发热、水电解质紊乱、酸碱平衡失调 4. 患者情绪激动或动作幅度大导致升温快	1. 评估患者，若为患者因素，报告医生，及时处理以保证患者安全 2. 检查是否为仪器故障，及时处理 3. 如为目标温度设置过低应及时调整

表 2-1-3　空气流动床故障原因及处理

常见故障	故障原因	处理
无法启动空气流动床	1. 电源插座无电或保险丝烧断 2. 电源板故障	检查并连接电源，请专业人员进行维修
屏幕无法显示、按键无法操作	1. 控制板故障 2. 屏幕和主控板接触不良 3. 按键出现接触不良 4. 屏幕、按键损坏	检查屏幕和按键接触线连接是否良好，必要时更换屏幕和按键及其连接线路
床层失去流化特性	1. 空气流动床故障 2. 患者体液大量进入床内影响流化 3. 空气流动床在强磁场环境	检查空气流动床，排除强磁场干扰，避免患者大量体液进入床内，及时更换微颗粒和滤单

八、仪器设备使用相关并发症

常见并发症为脱水、感染，其预防及处理措施如下：

1. 床温的调节以患者感到舒适为宜。

2. 注意观察患者的出入量、皮肤、末梢循环情况，遵医嘱及时补充液体。

3. 保持皮肤清洁，定期消毒更换微颗粒和滤单，有污染随时更换。

九、日常维护与管理

（一）空气流动床的管理

1. 检查、维修空气流动床必须是具有相应资质的人员。

2. 保持室温恒定在 20~24℃，温控范围在 32~38℃，相对湿度不大于 80% RH，以减轻悬浮床的工作负荷。

3. 工作人员未经培训不得随意使用空气流动床。

4. 空气流动床不得在强磁场环境下使用，勿将手表或仪器浸入颗粒中。

(二) 空气流动床的清洁维护

1. 在清洁、维护、检查或更换电器元件时，必须首先切断电源，确保电源插头脱离电源插座。

2. 防止脂类或油脂类产品(如治疗表皮损伤药)以及患者血液和治疗过程中残剩的过量液体流入空气流动床的颗粒中，防止影响流化。

3. 定期消毒滤单，保持滤单清洁干燥，可用温和肥皂水或60倍稀释的双氧水和微热的水及消毒剂洗涤滤单。

4. 及时清除滤网上的颗粒团块，定期净化、更换和补充微颗粒。

5. 定期清洁和更换空气滤器，每个月清洁一次，可重复使用2~3次，4~6个月必须更换。用毛刷将吸附在滤器周边的粉尘去除，禁止用水直接进行清洗，以防损坏空气滤器。

(杨 丽)

第六节 产 床

一、基本简介

产床(obstetric table)是妇产科常用的医疗器械之一，是用来帮助孕妇产下婴儿的辅助床体。

二、发展历史

我国产床经历了从木制产床—铁喷塑手提式产床—不锈钢手动产床—液压产床—电动产床—全功能豪华电动产床的转变。

三、基本分类

(一) 按功能分类

1. 简易产床 背板和腿板都采用手提式升降，背板可调节角度为0°~80°，腿板可调节角度为0°~90°，座板不能调节角度。

2. 多功能产床 具有产科分娩、妇科手术、诊断及检查，包括紧急剖宫产在内的多种功能。

3. 豪华智能型产床 集微电脑控制、电动液压、机电一体化于一身，完全根据产妇在待产、分娩、哺乳时的人体工程学原理设计，既有触摸式操作系统、整体倾斜装置、心肺复苏抢救功能和隐藏式扶手，又配有聚氨酯护栏、感应式照明、电子感应秤和音乐播放设备等。

(二) 按驱动类型分类

1. 不锈钢手动产床 背板和座板都采用手摇式升降，背板可调节角度为0°~80°，座板可调节角度为0°~30°。座板能调节角度，方便产妇分娩。活动式辅助台，辅助台上设有脚踩，方便产妇分娩时发力，床面为不锈钢，便于清洁，见图2-1-5。

2. 多功能电动产床 是一种以电动液压为动力，由控制开关、调速阀和电磁阀组成主体控制结构的手术设备产品。该床的整体水平升降、背板折转、前后倾由微型触摸控制操纵，使用方便(另可配脚踏开关)灵活。动力系统全部采用进口线性电机，噪声低、性能稳定、使用环境好；背板采用线性调节，角度任意；配有隐藏式活动辅助台面，方便医生和助产人员操作。底座的固定与移动采用手动控制。所有外罩、污水盆，均为不锈钢制成，外表美观，易于清洁。供产妇分娩、施行一般产科手术用，也可以作为门诊妇科检查用。

3. 液压产床 可根据实际情况调节患者的体位(平卧式或坐姿体位)，注重工作人员操作的舒适性，配合整体升降功能、坐垫与背部旋转功能，辅助护工调节背部床板角度，座板可上翘、下倾，阻挡产妇下滑。两侧脚托配备两种搁脚方式，可方便向两侧摆开以调节产妇的两腿高度及扩张度，便于工作人员进行各种医疗操作，见图 2-1-6。

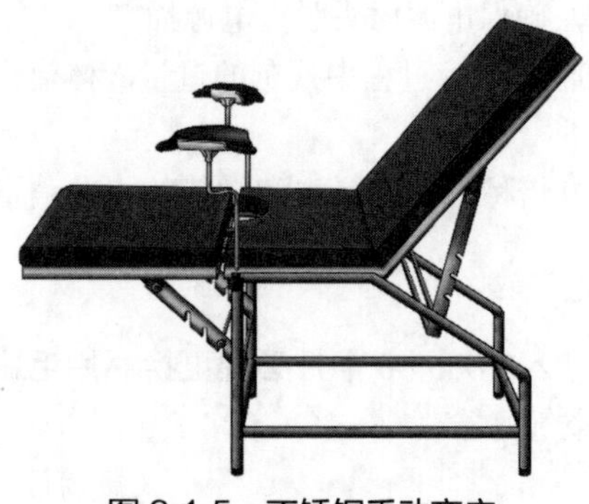

图 2-1-5　不锈钢手动产床

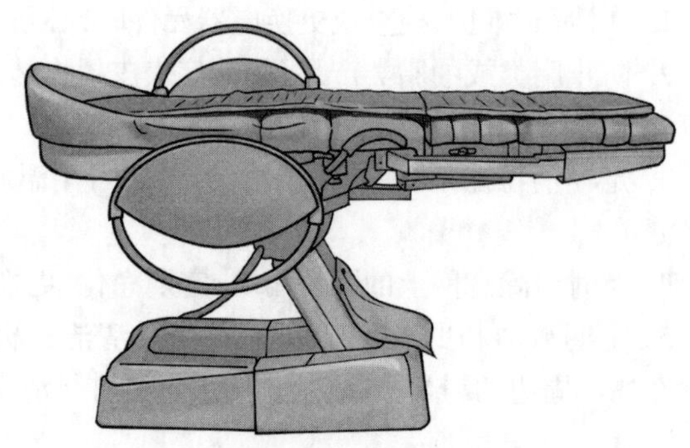

图 2-1-6　液压产床

四、工作原理

电动产床采用了微电脑控制，先进的电动液压传动技术，替代了传统的电动推杆传动技术，通过电动液压齿轮泵提供液压动力源，控制各个双向液压油缸的往复运动，并通过手柄按键控制手术床进行各种位置的变换，如升降、左右倾、前后倾、腰背部升降、移动固定等功能，使之达到手术操作的要求，也使体位摆放更精准，运行速度更均匀、平稳。

（一）液压系统

液压系统具有结构紧凑、体积小、质量轻、噪声低、控制平稳、便于安装及总体布局等特点。液压系统包括油箱、单向阀、电磁阀、溢流阀、囊式储能器、压力表、节流阀和油缸等。囊式储能器可作为动力源，用于储存压力油并在需要时释放能量，根据压力表实现压力的自动补偿。驱动电动机由各自配套的驱动器独立驱动。手术床的两侧装有近距离控制的床控器，可通过手控器完成各种运动控制。

（二）电路系统

电动手术床的各项参数均由微处理器控制。微处理器经过控制驱动部分连接到液压及电动机执行部分，液压和电动机执行部分用来完成手术床的各种运动，如前后移动、纵向移动、升降运动和床面自转等。采用微处理器设计可以简化电路设计，大大减少线路故障点，保障动作的可靠性。

五、临床适应证和禁忌证

1. 适应证　产妇分娩；妇产科实施手术；妇科检查、诊治。

2. 禁忌证　无。

六、基本结构及配套部件

电动产床基本结构及配套部件包括：

（一）台面

1. 由多块不同功能的支撑板组成，如背板、臀板、抽拉式辅助台等。

2. 床台尺寸为 1 850mm × 600mm，适用于任何分娩、接生、诊断及检查。与普通产床相比，有更加优越的功能。

3. 辅助板尺寸为 560mm × 520mm，隐藏式，由不锈钢面与床垫可脱卸式连接，方便处理分娩中的各种问题，操作简单方便，适用于任何方式的分娩。

4. 背板上折角度 ≤ 72°，方便各种特殊分娩及检查。

5. 座板可上翘角度 ≤ 15°，方便不同体位的分娩。

6. 床面前后倾角度，前倾 ≤ 12°，后倾 ≤ 18°。

7. 靠背（上段）有圆柱状不锈钢（加皮套）护栏，直径为 2.1cm；腿部（下段）为不锈钢可伸缩托腿板，外包可拆装皮套，脚蹬（踏）固定在座板（中段）末端靠边缘处，制作成脚状，不锈钢质，向后倾斜 30°，大小为 25cm × 11cm；污物收集器为不锈钢，其中心中轴须向头部方向倾斜 20°，上口为 32cm × 16cm，下口为 24cm × 10cm（大小与座板污物排出口大小吻合，利于污物导流，无渗漏）。

（二）底座部分

1. 包括脚轮和刹车锁定装置；传动部分采用电动（电动推杆）传动结构形式。四个双重锁定脚轮（12cm），中央制动及定向。

2. 纵转角度，附有四只四寸脚轮，可以做到任何角度的纵转。

3. 全电动控制，适用于各种体位分娩，配有不锈钢护栏和单独移位的不锈钢脚蹬。

4. 分娩升降范围为 0~100cm。

（三）附件

1. 附件包括麻醉、输液架、臂托、手把、腿托（带脚蹬）、污物盆等。

2. 搁腿架固定器锁住腿根支柱后，具有承受 15kg 以上扭力。

3. 搁臂架具有 180° 调节范围，临床实用性强，操作简单。

4. 护栏折转角度 0° ~180°。

5. 其他特点包括床身配有防水垫，具有防羊水、抗污、耐酸碱、防紫外线功能。

6. 具有头高脚低功能，设备最低高度为 75cm，此高度不会对产妇上下床造成不便，而头高脚低不会影响顺产。

7. 具有头低脚高功能，以便紧急状况下急救处理。

8. 具有坚固稳定的功能，床身不会前后左右晃动。

9. 根据医院要求可选配脱卸式脚蹬，便于不同体位分娩时使用。

七、基本使用程序

【评估】

1. 患者准备　评估患者病情、意识、皮肤及指甲情况，告知患者使用产床的目的和方法，取得患者合作。

2. 环境准备　环境清洁，宽敞明亮，温度 22~26℃，减少无关人员走动，必要时备屏风遮挡。

3. 用物准备　电源，产床，中单。检查产床性能是否完好；产床的额定电压是否与电源电压相符，接地是否可靠，无误后方可使用。

4. 护士准备　知晓产床的使用方法；操作前穿戴整齐，剪指甲，洗手，戴口罩。

【操作流程】

1. 接通电源，检查及调试产床是否完好。

2. 用脚轻踩脚踏开关上相应的开关，可以完成对产床的控制。

3. 产床具备的功能有台上升、台下降、背板上升、背板下降、抬高头部、抬高臀部。

4. 铺好中单，使产床处于备用状态。

5. 协助患者移至产床上，取截石位。向患者讲解注意事项及配合要点。

6. 根据需要，使患者处于舒适体位。

7. 切断产床电源，再关闭总开关。

8. 使用完毕，清洁、消毒产床。臀垫每次接生后，取下清洁消毒，用含氯消毒剂（500g/L）浸泡 30min

后，清洗，晾干备用；当产床的表面受到病原菌污染时，必须采取严格的消毒处理：含有效氯 200~500g/L 的消毒剂溶液、0.2% 过氧乙酸溶液、含有效碘 250~500g 的碘伏，可擦拭或喷洒产床表面。也可采用紫外线灯消毒，消毒时紫外线灯离污染物表面不宜超过 1m，消毒有效区为灯管周围 1.5~2m。照射时间根据灯管强度及所杀病原微生物而定，时间不得少于 30min；一般情况下，床垫、枕芯、毛毯、床单在日光下暴晒 6h 可达到消毒目的。

【注意事项】

1. 产床调至不同的位置具有不同的作用。直立坐位：护士在床尾部即可提供方便的护理。截石位：有助于产妇的体位调节，侧切术、使用产钳或者麻醉产妇时，有极好的视野和入路。麦氏位：如预产有肩部难产，可调高腿部床板，便于骨盆打开。膝胸位：可以降低腿部床板，增加背部的伸展性，有助于减轻背部张力和转动胎儿。侧卧位：固定产妇的腿部，增加盆骨的伸展性，有助于减少背部张力。前倾跪位：使产妇骨盆更倾斜，有利于胎儿较好地下滑，以及朝后位的转动。使用时应注意位置的选择和调节。

2. 不用或待机时，将机台降到最低点；长时间不用时将电源线插头拔下。

3. 切记脚踏开关未操作时，不可被任何物品压住，以免机台误动。长时间做动作到极限使电磁阀线圈一直处于通电状态，会使电磁阀线圈烧毁或马达过热。

4. 马达具有过热保护装置，长时间转动时会使马达产生过热而自动停止运转，则需待机约 30min 后马达冷却，才可再次正常运转。

5. 在使用的过程中，应注意电源线、控制器及线放在固定位置，防止脚轮的滚压或升降护栏的挤压而造成损害。

6. 在升降达到初始位置或者最终位置时，最好能及时松开所按位置，以免长时间使用损害产床上的电动推杆或部件。

八、各项参数调节

1. 启动方式　需制动时踩下橙色圆点指示，脚轮立即锁定到位，需释放制动时踩下踏板至中间水平处。

2. 锁定 / 启动控制键　如需禁止患者和护士对电动床的升降 / 倾斜控制，按下床头端的“锁定控制键”。如需启动控制，再次按下“锁定控制键”即可控制电动床，启动锁定功能并不影响紧急 CPR 的释放。

3. 产床升降　双侧护栏上都配有升 / 降控制键，正常情况下采用低位，对患者进行处置时可使用高位。

4. 产床倾斜　根据需求按下相应倾斜控制键，即可调整电动床倾斜度。

5. 分娩把手启用　升起分娩把手时请抓住把手，将其从床下旋转，直到发出“咔哒声”。需要降下来时，需拉动释放锁。

6. CPR 释放　临床紧急情况需要时可以使用 CPR 释放功能，拉出产床左侧或右侧的紧急释放把手，当头部床段下降到最低位置时放手（启动 CPR 时可将头部和臀部床段放低到平放位置，可以得到一个支撑 CPR 板的坚实平面）。

九、仪器故障处理

产床仪器故障处理，详见表 2-1-4。

十、仪器设备使用相关并发症

常见并发症有皮肤发红或破损、受伤，其预防及处理措施如下：

1. 产床上铺防水床垫。

2. 保证产床床垫、床单平整，无褶皱，如床单潮湿应及时更换。

3. 拉上产床护栏，密切观察产妇，谨防摔伤。

表 2-1-4　常见产床故障原因及处理

常见故障	故障原因	处理
产床无法升降,电动推杆不运转	1. 停电 2. 未接电源 3. 插头松脱 4. 电源线断线或插头损坏 5. 控制器保险丝断路	1. 检查插座 2. 插头插电 3. 插头重插或检修 4. 更换电源线 5. 更换保险丝
产床无法升降,电动推杆有运动声,推杆不动	1. 控制器插头脱落 2. 电动推杆损坏 3. 控制器损坏	1. 检查控制器插头 2. 检查电动推杆 3. 检查控制器或更换
电动推杆只能内缩,无法外伸	电动推杆心轴或齿轮损坏	电动推杆送修
电动推杆运动太慢	电动推杆安全螺帽松动	电动推杆检修
护栏无法升降	1. 电压不足;电力不足 2. 护栏开关卡住	1. 检查电源 2. 拆下护栏,检修开关

十一、日常维护与管理

(一) 定期维护

1. 每 3 个月应执行事项　检查床头 / 尾的锁紧固定是否松动、脱落;检查护栏的锁紧装置,有无损坏或松动情况;检查床体升降连接螺栓和螺帽有无松动、有无脱落;滑动部件及滑轨用凡士林擦拭;各活动部件及电动推杆裸露部分涂润滑油,以保证轻便灵活;检查脚轮固定螺栓是否松动。

2. 每 6 个月应执行事项　检查电源线有否破损;检查电动推杆外壳、推杆有无变形、裂痕,功能是否正常。

(二) 日常护理

1. 塑料材质部分　使用干布或拧干水分的抹布擦拭;可用中性清洁剂擦拭;可用 ≥ 75% 乙醇擦拭;禁用汽油、有机溶剂(松香水)、化学物质清洗;禁止烘烤,并避免暴晒。

2. 钢制烤漆部分　使用干布或拧干水分的抹布擦拭;可用中性清洁剂擦拭;可用 ≥ 75% 乙醇擦拭;禁用漂白剂、有机溶剂(松香水、甲苯、丙酮等)、化学物质清洗;请勿用瓜果布、砂布等粗糙布擦洗。

(三) 储存条件、方法

长期不使用应置于温度 5~50℃,相对湿度 ≤ 80%,免阳光直射的地方。保持环境通风,阴凉,干燥。

1. 每次用过后(包括与患者接触部件),用 1 000mg/L 的含氯消毒剂消毒所有受污染的表面,再用清洁剂擦拭,最后用清水擦拭即可。

2. 切勿直接用水冲洗,以免损坏电气部分或有触电危险。

3. 清洁产床用软布、海绵、湿布或洗洁精。勿用硬毛刷、钢丝刷,也不要将去污粉、油漆、乙醚、酸碱液等使用到任何一个表面。

4. 床垫用乙醇、乙醚、紫外线等消毒(切忌高温消毒)。

5. 严禁用锐器敲击或划伤床板的表面或漆层,如有腐蚀性的液体不慎接触床板,应尽快去除,并用清水冲洗干净。

6. 严禁在床板升降过程中对床板的末端施加过重的力,以免造成床板变形。

7. 当机台发生故障时,立即停止使用,报请技术人员处理。

(杨　丽)

第七节　新 生 儿 床

一、基本简介

新生儿床(neonate bed)即婴儿床,是指给婴幼儿使用的床。医用新生儿床是一种能够将新生儿进行妥善安放且便于医护人员进行管理的装置。

二、基本分类

(一) 按材质分类

按材质分类,可分为实木婴儿床、竹婴儿床、藤制婴儿床、多种材料混合婴儿床。

(二) 按方式分类

1. 可折叠便携式婴儿床　采用机械结构将其折叠,折叠后成为紧凑的婴儿用品旅行包装袋,可盛装许多婴儿用品或其他物品,实用方便。

2. 多功能婴儿床　其中包括用可拆式书架组装的两用婴儿床;可互换成桌、椅、摇床的婴儿床;高度可调节,使喂奶方便的婴儿床;能变换为成人床的成长婴儿床。

3. 智能婴儿床　带有微电脑控制和电磁驱动装置。具有自动摇摆、音乐催眠、尿湿报警、定时提醒、声控启动、模仿心跳、身姿塑造、早教开发等 8 大功能。

4. 脚踏式婴儿床　脚踏板为驱动装置。脚踏板通过拉绳带动摇篮摇荡,不用时收拢踏板,即可悬挂,结构简单,使用方便。

三、工作原理

可调节婴儿床升降及调节部分巧妙地配置气动控制系统,使整体稳定安全并控制自如。气压泵的基本原理是内部充有高压氮气,由于在活塞内部设有通孔,活塞两端气体压力相等,而活塞两侧的截面积不同,一端接有活塞杆而另一端没有,在气体压力作用下,产生向截面积小的一侧的压力,即气压棒的弹力,重量改变给升降轴以压力,升降轴就平缓地下降,速度均匀,可以降到最低点。不给升降轴外力,升降轴升回到最高点。

四、临床适应证和禁忌证

1. 适应证　用于医疗机构护理、诊疗或转运新生儿、婴儿时使用。
2. 禁忌证　无。

五、基本结构及配套部件

婴儿床通常由支架、睡盆安置框、睡盆、床垫、网篮和脚轮组成,见图 2-1-7。

1. 静音脚轮设置,推送轻便,移动升降平稳安全,方便母婴交流。
2. 钢制车架,静电喷塑,整体设计合理,美观大方。
3. 婴儿垫采用健康环保的海绵材料,柔软透气,有助睡眠。
4. 底部有杂物架,可放置杂物箱。

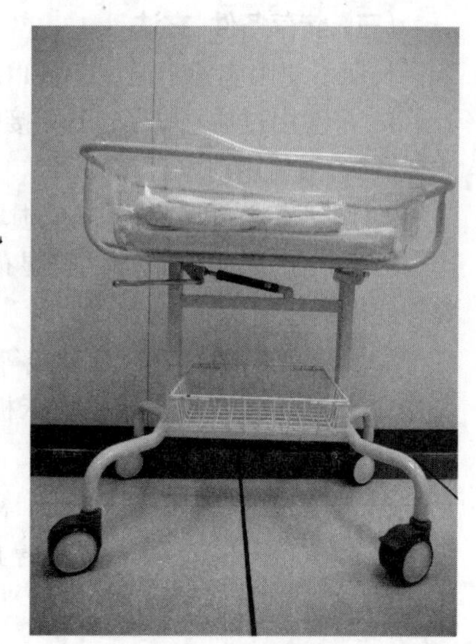

图 2-1-7　婴儿床

六、基本使用程序

【评估】

1. 患者准备　评估新生儿病情和意识情况,解释,取得患者和家属配合。

2. 环境准备　产房温度应适宜，保持在 25~28℃，避免对流风，相对湿度保持在 55%~65%；床单元（一张母亲床加一张婴儿床）所占面积不应少于 $6m^2$。

3. 用物准备　新生儿床、毛毯或包被。

4. 护士准备　知晓新生儿床的使用方法；穿戴整齐，修剪指甲，洗手，戴口罩。

【操作流程】

1. 检查床板、床垫、护栏是否完好。

2. 垫床单、被套，必要时备枕头。

3. 接收新生儿、幼儿。

【注意事项】

1. 婴儿床的使用对象为新生儿、儿童（体重不超过 10kg 的幼儿）。婴儿床不得放置超过 10kg 的物品，以免因承载过重而发生意外。

2. 紧定螺钉必须拧紧，以免输液架滑落，输液架上不得挂置超过 2kg 的吊瓶或其他物品，以免输液架因承载过重而发生意外，并且要确保悬挂物都被牢固地挂在输液架上。

3. 当婴儿床有任何异常（如脚轮损坏、床体倾斜等）时，应立即停止使用。为了防止婴儿床脚轮发生滑动现象，必须确保婴儿床的脚轮处于锁住状态。

4. 为确保患者安全，婴儿床不可处于无人看管状态，或在没有远程监控的情况下使用。

5. 婴儿床无加热功能时，当患儿处于婴儿床内时，必须注意保暖，防止患儿受凉，定时测量新生儿体温；室温保持在 25~28℃，如室温较低，要注意包裹，或者给予母婴皮肤接触，如母亲胸前怀抱、母亲“袋鼠式”怀抱等。

6. 首次使用婴儿床或已完成使用，须进行彻底清洁和消毒处理。

婴儿应穿着柔软、干燥、清洁的衣物，并用毛毯或棉被盖好，但不宜包裹太紧。出生后几天内可戴帽子以减少热量散失，特别是出生体重较低者。

七、各项参数调节

婴儿床的最大承载重量为 10kg。床体上的输液架最大承载重量为 2kg。隐藏式气动升降系统，内含精密排珠行程，优质气缸保证升降安全，780~980mm 高度位置可调节，方便母婴交流。防吐奶微倾斜控制，气动结构 0°~12° 角度可调整，防止婴儿进食后出现呕吐现象。与患者皮肤直接接触的材料，细胞毒性不大于 1 级，无皮肤刺激和无迟发型超敏反应。

八、参数报警及仪器故障处理

婴儿床参数报警及仪器故障处理，详见表 2-1-5。

表 2-1-5　婴儿床参数报警及仪器故障处理

异常情况	可能原因	解决办法
婴儿床不能升降	气压柱损坏	更换气压柱
输液架滑落	螺钉未拧紧	拧紧螺钉
床体倾斜	婴儿车损坏	更换婴儿车
婴儿床滑动	未固定脚轮	脚轮刹车
	脚轮损坏	更换脚轮
婴儿车不易推行	脚轮刹车固定	松开刹车
	放置物品过多	合理放置物品

九、仪器设备使用相关并发症

常见并发症主要包括坠床受伤、窒息，其预防及处理措施如下：

1. 若婴儿床有防护栅栏，根据婴儿大小，选用合适宽度的婴儿床。

2. 警惕婴儿床上的危险物品，如枕头、毯子、被褥等蓬松柔软的物品，以防睡觉时堵住婴儿的口鼻，使婴儿呼吸不畅，甚至窒息。婴儿床应尽可能简洁，不放置非必要的物品。

3. 使用婴儿床时，保证其身体低于床沿；操作尽量在床单位内进行，如将其移出床单位，应放置在平稳、宽敞的基础护理台面上，远离边缘，操作中途不得离开，保证新生儿在视线范围内或有手扶或约束等保护性动作或措施，亦可请他人协助。

十、日常维护与管理

1. 首次使用婴儿床应进行彻底清洁和消毒处理。

2. 婴儿床每日用清水擦净，如婴儿床上睡有新生儿，擦拭外壳即可，遇有污迹，应随时擦干净；内部被血液、体液污染时，应先将新生儿移出，用500mg/L的含氯消毒剂擦拭消毒，再用清水擦净，后用干燥抹布擦干水渍。同一患儿长期连续使用时，每周至少更换1次清洁消毒过的婴儿床套，用后终末消毒。

3. 经常用微湿的软布除去灰尘，再用干抹布擦去水渍。尽量不使用清洁剂，以免残留物被婴幼儿摄入。

4. 有机玻璃制品不得用乙醇、丙酮或其他的有机溶液进行清洁，也不得让其处在紫外线的直接辐射下。

5. 每次使用完毕，婴儿床必须进行清洁和消毒。必须使用中性清洁/消毒溶剂或溶液（如84消毒液）彻底地清洁所有表面，包括各角落、凹处。床套必须卸下清洗，并用清洁剂进行刷洗，再用清水漂洗后晒干。存放在相对湿度≤80%、无腐蚀性气体和通风良好的室内。

（杨　丽）

第八节　充　气　床　垫

一、基本简介

充气床垫又叫防压力性损伤床垫，是预防长期卧床人员发生压力性损伤的床垫。其特点包括：定期对两个气囊轮换充气和放气，从而使卧床者身体的着床部位不断变化；既起到了人工按摩的作用，又能促进血液流通、防止肌肉萎缩；工作起来连续不断，不需人工干预。具有很强柔韧性和弹性，经过充气后膨胀体积变大。通过充气泵的充气作用在床体形成足够的空气悬浮力，以使患者的体重平均分布于身体的各个部位，关节处于合适的功能位置，满足舒适卧位的需求。临床上，长期卧床患者由于其长期卧床，身体局部受压部位长期受到自身重力和坚硬床板的挤压力作用，极易引起皮肤损害甚至压力性损伤。使用充气床垫，可使长期卧床患者皮肤体压分散，降低局部压力，同时可保持患者皮肤舒爽干燥，减少汗液浸渍，从而减少皮肤局部浸润，降低压力性损伤的发生率，甚至对压力性损伤患者的症状有很好的缓解作用。充气床垫由于其有效地减轻皮肤受压、增进舒适及便于储存携带以及减轻护士及家属工作压力的优点，在临床上受到推广使用。

二、发展历史

压力性损伤是指由于患者长期卧床，身体局部皮肤长期处于受压状态，局部血液循环受阻而引起的皮肤缺血坏死。压力性损伤长期以来一直是护理工作中较为棘手的问题，是护理工作者需要攻克的顽症。压力性损伤不仅给患者带来痛苦、引起并发症、延长住院时间、增加护理工作压力，还会增加家庭和社会的经济负担。国内外一直致力于压力性损伤护理研究，力求降低压力性损伤发生率。此前，临床上主要通过减少对皮肤的压力如重力、剪切力，增加患者营养以提高皮肤抵抗力，保持患者皮肤清洁及减轻应激反应等方式预防压力性损伤，具体措施包括："六勤"（勤翻身、勤观察、勤整理、勤擦洗、勤按摩、勤更换），要求护士至少每 2h 协助患者翻身一次，避免"拉、推、擦"等动作。然而，由于临床护士工作多繁杂，每 2h 给患者翻身一次不仅给护士带来繁重的工作负担，导致护士职业损伤疾病发生，而且频繁的翻身活动影响了患者的休息，不利于患者的舒适及预后。

19 世纪左右，气垫床开始诞生，刚开始只用于卧具、露营等。1997 年，同济医科大学黎河鲜教授将充气床垫原理运用于医疗，经过改良，发明了适宜临床患者使用的防压力性损伤充气床垫。自此，充气床垫开始应用于医疗行业。

三、基本分类

（一）按结构分类

1. 波动型充气床垫　具备波动换气功能，改变患者身体受压部位，预防压力性损伤。条形波动，透气性能好，防水性良好，弹性佳，各条可单独替换。患者躺在充气床垫上可以 24h 连续充气，床垫表面波动起伏，具有通气、换气，转移身体重力的优点，长期使用可起到预防压力性损伤的作用，如图 2-1-8 所示。

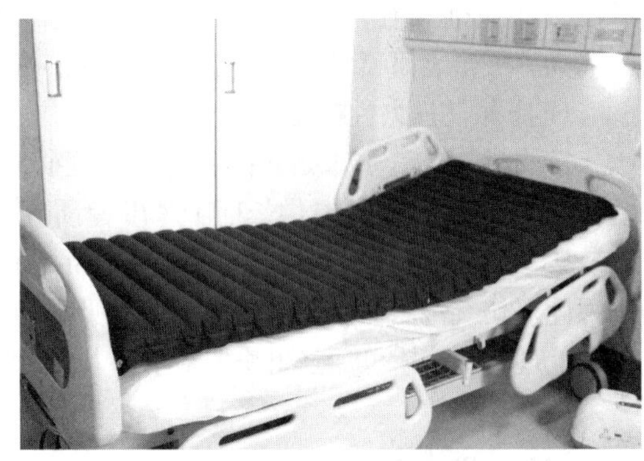

图 2-1-8　波动型充气床垫

2. 喷气型充气床垫　由气垫、气泵和连接导气管道组成，具备喷气和体压分散的结构。它的表面设计成具有许多微孔波浪形，充气后可以柔软地支撑患者的身体。空气可以通过表面的微孔连续不断地喷出，在气垫与患者的皮肤之间形成了流动，起到了置换污浊空气、分散皮肤体压、干燥患者皮肤、循环血液和防止细菌繁殖的作用，从而有效地防治压力性损伤。

3. 波动喷气型充气床垫　微波喷气气垫具有喷气结构和体压分散结构，其独特的喷气结构能降低被褥中的湿度，阻止细菌生长，保持皮肤干爽。结合气垫的柔软支撑，有效地分散体压，从而达到预防和辅助治疗压力性损伤的作用。这是一种集波动换气与喷气于一体的新型充气床垫，可有效预防压力性损伤。波动通气和换气使患者皮肤免受汗液、分泌物等的浸润。

（二）按功能分类

1. 整体型充气床垫　由气囊、电控充气泵、床罩、电源线等组成。气囊不可拆卸，不可调节软硬，目前临床上已较少使用。

2. 带便孔型充气床垫　便孔使用灵活，操作方便，容易保持皮肤清洁，达到减轻照护者劳动强度的目的。可拆卸气囊，便于卧床患者排便护理，有利于臀部干燥，减轻臀部受压，提高患者舒适度，减轻照护者照护压力，临床上使用较广。

3. 自动翻身按摩型充气床垫　一种可防治压力性损伤的自动翻身气垫，包括翻身垫，在翻身垫上依次加有带通气网的通气垫和电热垫；通气垫的一端和翻身垫两端分别设有气嘴，且通过气管与气泵相接；气泵的充气口连接电磁阀，电磁阀和电热垫内的电热丝分别与置于控制箱内的充放气及气泵控制电路和加热电路相接，通过自动充气泵的自动充气换气功能实现患者受压部位的转换和按摩，促进受压部位血液循环，预防压力性损伤的发生。

四、工作原理

(一) 基本工作原理

充气床垫全部采用国际上先进的生理和动力学原理,进口材料锻压而成的高科技医用产品。充气床垫是利用定期对气囊轮流充气、放气的方法通过充气泵的充气功能给气囊提供合适的空气悬浮力,使卧床患者的身体受压部位不断变化,既能起到人工按摩的作用,又能促进血液流通、防止肌肉萎缩;同时波浪间产生间隙,使空气自然流通,皮肤24h呼吸新鲜空气。当患者躺卧于床垫时,由于空气的流动,使患者体重均匀分布于身体的各部位,关节位于良好的功能位置,提高患者的舒适度,预防压力性损伤的发生。

(二) 波动换气

波动型充气床垫上有很多的气室,充气床垫充气后柔软舒适,气道循环充气,便于通风换气,转移患者身体受力点。每一个单独气室都能够单独控制,可以实现每一个单独气室气压的单独调节,从而让充气床垫的表面产生波动。若调节固定时间进行一次循环波动,即可实现自动翻身功能。

(三) 波动喷气

通过两根导气管与22个独立的管状气垫相连接,可使气垫分为两组交替轻微波动,人体受压部位每隔4~5min变换一次,相当于给患者每小时翻身10余次,每天翻身300次左右。高频率的翻动起到周身按摩、促进血液循环、松弛肌肉的作用;同时,轻微波动产生间隙,使空气自然流通,让皮肤24h呼吸新鲜空气。气垫表面喷出的微量空气可降低被褥中的潮气和浊气。

(四) 预防压力性损伤

压力性损伤气垫床是根据物理学原理研制的,采用三段式循环气流设计;随气流的波浪起伏,可自动改变人体受压部位,专供长期卧床患者预防压力性损伤使用。其主要具有两个基本功能:一是较好地分散压力,可避免压力集中及持续受压,促进血液循环;二是承重的界面有良好的透气和散热的功能。压力性损伤气垫床在制作材质上采用不吸水的纤维布料,汗渍及其他液体不易附着于气囊,且易于擦拭。泼水处理透气床罩可加强阻止尿液下渗。设计优良的气垫床还可以依据个人的体重,调整适合个人的压力系数。

(五) 快速放气

需要进行心肺复苏时,气垫具备快速放气功能,即拨下CPR开关,气垫能实现快速放气。快速放气阀(带有CPR字样的吊牌)位于气垫头部位置(与软管在同侧)。需要紧急放气时,拉下阀门及充气泵上软管,方便医护人员对患者进行抢救。再次充气时,只需将阀门重新闭合,并将软管连接至充气泵出气口。

五、临床适应证和禁忌证

1. 适应证 瘫痪、昏迷、骨折牵引、严重烧伤(背部大面积烧伤除外)、冻伤者,行动不便的老年患者以及重大手术后患者。

2. 禁忌证 脊柱损伤、背部大面积烧伤或皮损伤、髋关节严重移位、严重多发性骨折、严重心力衰竭患者慎用。

六、基本结构及配套部件

充气床垫的基本结构由气囊、充气泵、充气管、排气管、床罩、控制器(包括按摩控制区、翻身控制区、软硬控制区等)、电源线、按摩电机等构成。

1. 气囊 是充气床垫的核心部分,主要作用是储存气体,有单囊、双囊、多囊等多种气囊类型。现代充气床垫的气囊多采用优质PVC材料制成,不仅柔软度好、耐用,透气性强,安全性能较高,且易于清洗、擦拭、风干,有利于保持患者皮肤的清爽舒适。

2. 充气泵　可分为自动充气泵、手动充气泵、静音充气泵等，是充气床垫的动力来源。使用过程中要注意保养，避免气泵吸入灰尘，避免在潮湿的地方使用以及使用时间过长，如图 2-1-9 所示。

3. 充气管　是充气泵与气囊的连接部分，是空气进入的通道，多采用柔软的材料制成，易于折叠。

4. 排气管　是气体排出的通道，当充气床垫使用完毕或暂不用时，可打开排气管口将床垫内气体排出，以利于充气床垫的保养。当患者需要进行心肺复苏抢救时，还可通过快速放气管实现快速抢救功能。

5. 控制器　是充气床垫的控制部分。控制床垫的充气放气，实现自动按摩、翻身及调节床垫软硬度的功能，翻身控制区能实现 30、60、105、150min 共 4 挡侧翻功能，空载状态下侧翻角度可达 32°，误差 ±10°，分别有 10、15、20、25min 共 4 个挡位对功能气囊进行交替充气、换气。按摩控制区可调节 4 挡按摩强度，软硬控制区可实现根据患者体重调节气垫软硬，以达到最佳舒适度。

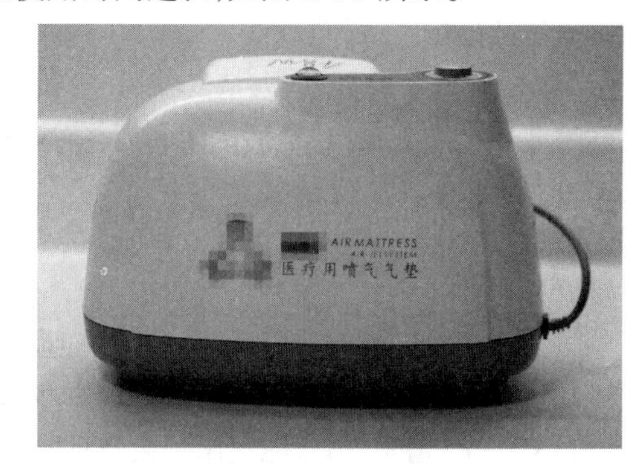

图 2-1-9　充气泵

七、基本使用程序

【评估】

1. 患者准备　评估患者病情、意识、皮肤情况、指甲情况，对于清醒患者告知其使用充气床垫的目的和方法，取得患者合作。

2. 环境准备　环境清洁，宽敞明亮，温度 0~40℃，湿度 20%~80%。

3. 用物准备　评估床垫有无破损和漏气，各部位衔接是否完好。床单，充气泵，电源是否完好、安全。

4. 护士准备　操作前穿戴整齐，无长指甲，洗手，戴口罩。

【操作流程】

1. 携用物至床旁，核对床号、姓名，解释。

2. 打开充气床垫，检查充气床垫有无漏气，电源电压是否相配。

3. 放置气垫。展开气垫放置于床头，注意勿弄错方向及床面，将印有脚板图案的一端放至脚一方；确保通气管道无打折扭曲，应将各段床板放置水平位置，并铺上床罩、床单。

4. 连接气管。分别将充气管、排气管连接床垫和控制器，使用前检查是否和气垫及控制器连接牢固，保持气管自然通畅，避免缠绕、挤压。

5. 开机充气。将控制器电源插头插在电源插座上，打开控制器开关，控制器即开始工作。开机后，控制器控制面板的所有指示灯会同时亮，1s 后水平状态指示灯及气垫充气压力指示灯保持亮，其他指示灯全熄灭。第一次充气从开始到气垫完全充盈并"嘟嘟嘟"鸣叫三声提示后，就可以调节翻身及按摩时间间隔和设置患者体重，定时充气、放气。

6. 观察气垫是否正常工作，有无漏气。

7. 铺清洁大床单。

8. 设置按摩、翻身、调节软硬度功能，按按摩开关键，该键可启动按摩及停止振动按摩功能，开启按摩后自动设置为 2 挡，根据患者需要调节按摩强度，指示灯左边第二个灯亮，按摩功能会在开启 15min 后自动停止；根据患者病情需要选择合适的翻身角度及气垫软硬度。

9. 再次核对患者床号、姓名，协助患者取舒适卧位。

10. 记录充气床垫的使用时间、按摩强度、频率、翻身角度及频率、气垫软硬度、患者反应等。

11. 停用充气床垫，拔下电源、分离气泵和气垫，放出气囊内气体。

12. 75% 乙醇擦拭清洁消毒、整理充气床垫。

13. 充气。摊开气垫,连接充气、排气管,接通充气泵电源,开启充电泵,开始充气,调节空气压力,调整至舒适硬度。

14. 排气。打开气嘴,从气嘴另一端卷起,压出空气,关闭气嘴,由另一端将充气床垫卷起,再次打开气嘴使残余空气排出,最后关闭阀门,将床垫卷起保存于适宜环境中。

【注意事项】

1. 充气床垫购回后可以立即充气,但首次充完气 8h 后(最好 12h)才可以使用,因为气床内拉带和接缝处需要一个缓冲过程;新床使用前 2d 尽量不要充足气。

2. 初次使用时应摊开气垫、打开气嘴,使充气床垫自动膨胀。关闭气嘴,把气垫反复对折,然后用力压几下,再打开阀门,让充气床垫自动膨胀起来,使其完全恢复弹性及形态。

3. 一次充完气后,充气床垫会有些松懈,这是正常现象。充气床垫的材料有些弹性,充完气后有些胀大变软,才感觉松懈,再充气就可以达到期望效果,但不要充气过饱。

4. 任何时候都不能充气过饱(尤其是夏天),否则床身内的拉带将超负荷而断裂,造成床面鼓包,这种情况将无法修补。

5. 远离火源及尖锐物品(如钥匙、金属拉链、金属纽扣、发卡等),高温物品和明火会损坏气垫,影响其正常工作。

6. 患者不能直接躺在气垫上,表面应该覆盖单层床单使用。

7. 床上照护时需要先将气垫压力调至最低,切勿直接站在充满气的气垫上以免造成破损。

8. 快速放气功能仅在 CPR(心肺复苏术)情况下使用,使用时先撤掉床内气体,尤其是胸腔部位,快速向外拉下带有 CPR 字样的吊牌。

9. 如果气垫放在背部或者腿部能折起的手摇或电动床上使用,床板背部抬起角度应小于 30°,腿部抬升角度应小于 10°,过大的弯折角度会使气垫不能正常工作。

10. 充气泵应在通风、清洁卫生的环境中使用,如有不适,应立即停止使用,在正确使用的同时应进行规范的基础护理。

11. 连接管、电源线应避免重压或弯曲牵拉,以防损坏。

12. 建议每周清洗或更换一次床罩。

13. 为达到理想的翻身功能及波动功能效果。建议患者体重不超过 180kg。

14. 为避免按摩单元产生不舒适感,应在水平状态下进行按摩,翻身状态下尽量不要启动按摩功能。

15. 气垫长时间不使用,应将床垫完全放气并拔掉电源线,存放在阴凉干燥的地方,储存温度为 -10~60℃,湿度为 20%~80%,以避免塑料制品老化,存放气垫的周围避免尖锐物品,注意使用的温度,气垫在低温条件下变硬、变脆,若直接使用易折断漏气,因此当从低于 10℃环境中取出,应将气垫置于 10℃以上环境 30min,待其充分回温变软恢复常态后再使用。

16. 波动型充气床垫、喷气型充气床垫等能减少翻身次数,但不能完全代替翻身。

八、各项参数调节

1. 气垫材质　PVC 垫子材料为尼龙 PVC,尼龙 PVC 面料易于清洗且较耐用。

2. 充气泵重量　充气泵外形尺寸 295mm × 190mm × 175mm。外包装尺寸 350mm × 230mm × 340mm。整套重量 5.8kg。气垫充气尺寸(长 × 宽 × 高)1 850mm × 800mm × 80mm。

3. 翻身角度调节　气垫在任何工作状态下按角度选择键可切换水平及左右侧翻充盈度。临床上根据患者病情需要选择翻身角度及翻身的频率等。

4. 气垫软硬度调节　按硬度增减键进行气垫软硬度调节,在翻身状态按方向键可同时调节气垫的软硬度,主要通过调节硬度对气囊内气体的充盈度进行调节从而实现患者对床垫软硬度的需求,满足患者的舒适。

5. 按摩强度调节　总共有4挡按摩强度,按摩开关键启动后自动设置为2挡,通过强度增大/减弱键实现按摩强度的转换,根据指示灯亮起判断按摩强度,临床上多根据患者病情、耐受程度进行调节,实现对患者受压部位进行按摩,从而促进局部组织血液循环,预防压力性损伤的产生。

九、仪器故障处理

(一)常见故障及处理

充气床垫常见故障及处理,见表2-1-6。

表2-1-6　充气床垫常见故障及处理

故障现象	可能的引发原因	处理
控制器无显示	电源插头松动 控制系统损坏	插紧插头或拔下重插 联系制造商售后服务
气垫不能动作	气路松动或脱落 控制系统损坏	联系制造商售后服务
气垫部分不充气	内部气囊损坏 气路松动或脱落	联系制造商售后服务
侧翻方向不正确	左右气管与控制系统连接错误	拔下气管,按标识重新连接
没有按摩动作	按摩单元损坏 按摩控制线松动	联系制造商售后服务 插紧控制线
床垫漏气	气囊与床垫未连接好 气囊或气管被划破	先检查气泵与气垫连接是否脱落,如脱落可重新连接 若气囊或气管被划破可用修补包材料修补或更换气管、更换气囊
床垫太硬或太软	压力泵未调节到合适位置	调节软硬度程度改变气泵压力,直到患者感觉软硬度适宜为止
床垫充气很久仍未饱满	充气管与床垫或充气泵连接处脱落 CPR接口未盖好 气泵充气气压不足	检查充气管与床垫或充气泵连接处是否紧密,有无漏气或脱落 将CPR接口接上 重新调节气压大小,当气泵压力调节到最大后,还出现该问题,判断气泵工作是否不正常
充气泵振动剧烈	充气泵未放置在平整的位置上或未挂好	将充气泵底部放平整或将充气泵挂牢固

(二)充气床垫的修补

1. 修补针眼　若充气床垫被针或木刺扎了一个或多个小针眼,可进行如下操作:将床放气后盖好气嘴,减少床内气体流动;将修补包中的胶水取出,在针眼处滴上一滴胶水;若针眼较大,则取一根牙签,用牙签尖蘸点胶水,将其涂入破损的针眼内,再用胶把针眼口涂满;修补完成,等12h后再充气。

2. 修补划破口或烫坏口　充气床垫被刀划破或被火烫破了一个大口子,按以下操作进行修补:将床放气后盖好气嘴,减少床内气体流动;在修补包内找出补丁材料,剪下一块,需足够覆盖破缝口;把胶涂在毁坏处,压上补丁,用胶把补丁的边缝粘好;施以压力,确保胶面上没有缝隙,用光滑、沉重的物件将其压牢；12h 后再充气，修补完成。

十、仪器设备使用相关并发症

1. 坠床 保证护栏的高度合适，防止患者坠床。

2. 皮肤浸渍 及时更换护垫，防止积水积液导致皮肤浸渍，降低患者的舒适度。

十一、日常维护与管理

在日常使用中主要进行清洁维护保养，同时在使用期间需定期（每个月一次）进行维护检查保养，具体内容如下：

1. 检查控制器气垫间的气管等连接是否松动，外观是否破损，如有须及时更换。

2. 检查气垫内部气囊、管路连接是否松动，外观是否破损，如有须及时更换。

3. 上述检查正常后，重新通电检查控制盒功能是否异常，如有须及时保修。

4. 每天打扫房间时，请务必关掉气泵电源半小时以免气泵吸进灰尘。

5. 在移动、保养、维修充气床垫时应首先切断气泵电源，停止充气。

6. 面罩清洗需用清洁布配合中性清洁剂在充气床垫满气的情况下对床罩擦拭去污。

7. 气囊清洗需用清洁布配合中性清洁剂擦拭去污。

8. 使用医用常规消毒剂进行消毒。消毒后，用蒸馏水洗去产品上（控制器除外，控制盒只能用拧干的清洁布擦拭去污）的污物。

9. 使用充足气，季节转换气温上升，床内气体膨胀，注意放气。

10. 如果药物或其他液体打翻在充气床垫上，应立刻用毛巾或卫生纸以重压方式用力吸干，再用吹风机吹干。当充气床垫沾染污垢时，可用肥皂及清水清洗，切勿使用强酸、强碱性的清洁剂，以免造成充气床垫的受损。

（徐小群）

第二章　通用护理设备

第一节　血　压　计

一、基本简介

体循环动脉血压简称血压(blood pressure,BP)。血压是血液在血管内流动时作用于血管壁的压力,是推动血液在血管内流动的动力。心室收缩,血液从心室流入动脉,此时血液对动脉的压力最高,称为收缩压(systolic pressure,SBP)。心室舒张,动脉血管弹性回缩,血液仍慢慢继续向前流动,但血压下降,此时的压力称为舒张压(diastolic pressure,DBP)。血压计是用来测量血压的一种重要工具。

血压计主要有听诊法血压计和示波法血压计。听诊法血压计分为人工听诊法血压计、半自动听诊法血压计和自动听诊法血压计。人工听诊法血压计有水银血压计(压力计)、弹簧表式血压计(压力表)、数显血压计、光柱血压计、光显血压计、液晶血压计等。自动听诊法血压计使血压测量更方便、更精准。示波法又叫振荡法,简单说就是获取在放气过程中产生的振荡波,通过一定的算法换算得出血压值。绝大多数的电子血压计均是采用示波原理设计的,电子血压计有上臂式、手腕式、指套式之分。

二、发展历史

1628 年,威廉·哈维(英国科学家)注意到当动脉被割破时,血液就像被压力驱动那样喷涌而出。通过触摸脉搏的跳动,会感觉到血压。

1733 年,一位叫海耶斯的牧师,首次测量了动物的血压。他用尾端接有小金属管、长 270cm 的玻璃管插入一只马的颈动脉内,此时血液立即倾入玻璃管内,高达 270cm,这表示马颈动脉内血压可维持 270cm 的血柱高,高度会因马的心跳而稍微升高或降低,心脏收缩时血压升高(收缩压),心脏松弛时血压下降(舒张压)。

1835 年,尤利乌斯·埃里松发明了一个血压计,它能把脉搏的搏动传递给一个狭窄的水银柱;当脉搏搏动时,水银(汞)会相应地上下跳动。医生第一次能在不切开动脉的情况下测量脉搏和血压。但由于它使用不便,制作粗陋,并且读数不准确,因此其他科学家对它进行了改进。

1860 年,艾蒂安 - 朱尔·马雷(法国科学家)研制成了一个当时最好的血压计。它能将脉搏的搏动放大,并将搏动的轨迹记录在卷筒纸上。这个血压计也能随身携带。马雷用这个血压计来研究心脏的异常跳动。

如今医生使用的血压计是希皮奥内·里瓦罗奇(意大利科学家)在 1896 年发明的。它有一个能充气的袖带,用于阻断血液的流动。医生用一个听诊器听脉搏的跳动,同时在刻度表上读出血压数。

三、基本分类

(一) 按原理分类

血压计分为水银血压计、无液血压计、电子血压计。

(二) 听诊法血压计分类

1. 人工听诊法血压计　常见的有水银血压计和血压表。

2. 半自动听诊法血压计　如助读式血压计。

3. 自动听诊法血压计　如听诊法自动血压计。

(三) 示波法电子血压计

1. 第一代电子血压计技术基本上处于被淘汰的边缘。

2. 第二代电子血压计技术主要用于上臂式电子血压计，见图 2-2-1。

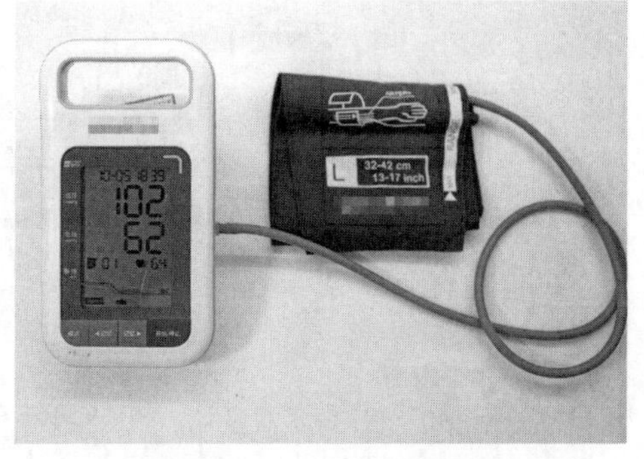

图 2-2-1　上臂式血压计

3. 第三代电子血压计技术主要用于手腕式电子血压计。

(四) 动态血压监测仪

动态血压监测仪可以较长时间地监测血压，不但能够反映一段时间内的血压变化，而且能通过电子计算机对所测得的数据进行处理分析，从而用于 24h 血压监测和药物疗效观察。

四、工作原理

血压计的工作原理可分为直接测量法和间接测量法两种。

(一) 直接测量法

直接测量法又称有创测量法，是通过穿刺在血管内放置导管后测得的血压，比如做心脏介入诊断及治疗时要监测患者的有创血压。

(二) 间接测量法

间接测量法又叫无创测量法，是不通过穿刺在血管内放置导管而是通过间接测得的血压。间接测量法又分为听诊法和示波法。

1. 听诊法　用听诊器听取血压柯氏音进行人体血压测量的方法叫听诊法，用听诊法测量血压的血压计叫听诊法血压计。国际上就有学者把听诊法称为血压测量的金标准。一百多年来，人们一直在探索血压测量更可靠的方法和器具。历史事实证明，听诊法迄今无可替代。听诊法血压计是科学的、经典的血压计量和测量的器具。

(1) 人工听诊法血压计：是用水银(汞)等作为压力计，测量者用人耳通过听诊器听取原始血压柯氏音(由重到轻，再到消失或变音)，并根据听到的柯氏音配合压力计读出收缩压和舒张压。人工听诊法受以下几个因素影响：接受训练的水平、听力、注意力、判断时的目击差。

(2) 半自动听诊法血压计：是用类似于听诊器一样的电子探头，听取血压柯氏音，并通过电子技术把音量放大，在血压计旁边的人都能听到节律鸣叫的血压柯氏音(都是一样重的声音)，并根据听到的柯氏音配合压力计读出收缩压和舒张压。这种方法排除了接受训练的水平、听力、注意力等影响，但仍然受判断时的目击差影响。

(3) 自动听诊法血压计：是用类似于听诊器一样的电子探头，听取血压柯氏音，并通过现代数字技术把血压柯氏音转化为数字信号，最后显示在血压计的显示器上，即实现了血压测量自动化。这种血压计也有半自动和全自动之分：手动打气、自动放气的叫半自动；自动打气，自动放气的叫全自动。这种血压计没有接受训练的水平、听力、注意力和判断时的目击差影响，人人都能用它准确测量血压。

2. 示波法　示波法也叫振荡法，是 20 世纪 90 年代发展起来的一种比较先进的电子测量方法。其原理简述如下：首先把袖带捆在手臂上，对袖带自动充气，到一定压力(一般比收缩压高出 30~50mmHg)后停止加压，开始放气。当气压到一定程度，血流就能通过血管，且有一定的振荡波；振荡波通过气管传播到压力传感器，压力传感能实时检测到所测袖带内的压力及波动；逐渐放气，振荡波越来越大；放气时由于袖带与手臂的接触越松，因此压力传感器所检测的压力及波动越来越小。选择波动最大的时刻为参考点，以这点为基础，向前寻找是峰值 0.45 的波动点，这一点为收缩压，向后寻找是峰值 0.75 的波动点，这一点所对应的压力为舒张压，而波动最高的点所对应的压力为平均压。值得一提的是 0.45 与 0.75 这个常数，对于各个品牌的血压计来说不尽相同，且应该以临床测试的结果为依据，个别还有可能对不同血压进行分段处理，设定不同的常数。

3. 电子血压计　电子血压计技术从使用原理上经历了听诊法和示波法两个阶段的发展，只有极少数电子血压计使用听诊法原理，而绝大部分主流电子血压计使用示波法原理。按照电子血压计的加压方式，电子血压计可分为全自动电子血压计与半自动电子血压计。在电子血压计发展的初期，曾经有过半自动电子血压计，即手动加压的电子血压计。使用半自动电子血压计自测血压时，手动加压将影响到被测者的血压，从而影响到血压测量的精度，若有第三者帮助加压，则血压测量的精度没有什么问题。相对于半自动电子血压计，后来开发的全自动电子血压计，无须被测者手动加压而是由血压计内部的电子加压泵加压。它不仅克服了半自动电子血压计的缺点，而且在此基础上开发出了“电子血压计的智能加压技术”。

五、临床适应证和禁忌证

1. 适应证　需监测血压的患者或者健康人群血压的测量。

2. 禁忌证　无。

六、基本结构及配套部件

1. 电子血压计　由测量部分、气泵部分、主控制部分、显示部分和电源等部分组成。电子血压计是根据水银柱式血压计工作原理设计程序，以压力传感器为主要的检测器件，按照设计的程序进行充气、放气检测，以达到控制、分析、计数和数字显示结果。

2. 水银柱式血压计　主要部件有气囊，加压用橡皮球及水银柱，听诊器。

七、基本使用程序

【评估】

1. 患者准备　评估患者病情、意识状态及配合度；建议排空膀胱，不饮酒吸烟，不喝咖啡和浓茶；询问患者 30min 内有无剧烈活动、进食、洗澡、情绪不稳定等情况，如有这些影响因素需稳定后再测量；查看患者测量部位肢体情况，有无肿胀、皮肤损伤。

2. 环境准备　清洁，安静，明亮，温度适宜。

3. 用物准备　血压计，听诊器，纸，笔。

4. 护士准备　着装整洁、规范，无长指甲，洗手，戴口罩，知晓血压计的使用方法。

【操作流程】

（一）上臂式电子血压计测量流程

1. 向患者解释测量血压的方法。

2. 患者取坐位或卧位均可。测量时手臂应放在与心脏同一水平（坐位：平第四肋，卧位：平腋中线），并外展 45°。协助患者将衣袖上卷至腋窝，或脱掉一侧衣袖，以便于测量。

3. 量血压前，应驱尽血压计袖带内空气，平整无折地将袖带缠于患者上臂中部，不可过松或过紧，以袖带能伸入一指为宜，以免影响测量值的准确性。气袋中部对肘窝的肱动脉（大部分的电子血压计都在袖带上用箭头标出这个位置），袖带下缘距肘上窝 2~3cm。

4. 开启电子血压计，并在测量完毕后记录血压测量结果。

5. 第一次测量完成后应完全放气，至少等 1min 后，再重复测量 1 次，取 2 次的平均值为所得的血压值。此外，如果要确定是否为高血压，最好在不同时间进行测量。一般认为，至少有 3 次不同时间的血压值，才可以定为高血压。

6. 如果需要每天观察血压变化，应在同一时间，采用相同体位，用同一血压计测量同一侧手臂的血压，这样测得的结果才更为可靠。

(二) 腕式电子血压计测量流程

1. 向患者解释测量血压的方法。

2. 患者取坐位或卧位均可，一般测量左腕，使血压计与心脏保持同一水平，袖带气囊紧贴皮肤，下缘距手掌弯横纹 1cm，不要过紧或过松。测量开始后，不要说话，不能有体动。

3. 人体血压是一个变化的参数，每次测量结果会有少许差异，可在松袖带后间隔 30~60s 再次测量 1~2 次，取平均值。

(三) 水银血压计测量流程

1. 向患者解释测量血压的方法。

2. 患者取坐位或卧位均可。测量时手臂位置(肱动脉)与心脏在同一水平(坐位：平第四肋，卧位：平腋中线)并外展 45°。协助患者将衣袖上卷至腋窝，或脱掉一侧衣袖，以便于测量。

3. 保持血压计“零”点。选择经过定期校准的水银血压计，使用长度为 22~26cm 的气囊，宽度为 12cm 的标准规格袖带。

4. 平放血压计，驱尽袖带内空气，将袖带气袋中部连接橡胶管的部位对准肘窝，将袖带平整地缠在上臂。袖带下端在肘窝上方 2~3cm 处，松紧度以能够往里放入一指为宜。

5. 打开水银槽开关，将听诊器的胸件置于肘窝肱动脉处用手固定，然后关闭气门，向袖带内充气，边充气边听诊，待肱动脉搏动消失，再将水银柱升高 20~30mmHg 后，开始缓慢平稳放气，两眼平视水银柱缓慢下降，以 Korotkoff 第Ⅰ音和第Ⅴ音(消失音)确定收缩压和舒张压水平。

6. 首诊时测量两上臂血压，以后通常测量较高读数一侧的上臂血压。对疑似有体位性低血压者，应测量直立位后血压。

7. 测量结束后，取下袖带，挤压排尽空气，关闭输气球阀门，折叠后放入盒子里。将血压计的盒盖向右倾斜 45°，使水银(汞)完全回流槽内，再关闭水银槽的开关，阖上盒盖(如果不回流，就会导致下一次使用时水银柱出现断裂。现在有的水银血压计有明确说明，可以不用回流，也可根据具体说明书考虑是否需要回流)。

8. 整理床单位，协助患者取舒适体位，健康宣教。

【注意事项】

1. 对于需要密切观察血压的患者，应做到四定，即定时间、定部位、定体位、定血压计。患者有症状时需即刻测量血压。

2. 偏瘫、一侧肢体外伤或手术的患者，测血压时应选择健侧肢体测血压，因患侧肢体肌张力减低及血液循环障碍，不能真实反映血压的变化。

3. 排除影响血压值的外界因素

(1) 选择血压计袖带宽窄应符合标准，袖带太窄需要较高的空气压力才能阻断动脉血流，故测得血压值偏高；袖带过宽使大段血管受压，以致搏动音在达到袖带下缘之前已消失，故测出的血压偏低。

(2) 操作时袖带缠绕过松，或操作者视线低于水银柱(向上看)，可致测得的血压偏高；袖带缠绕过紧，或操作者视线高于水银柱刻度(向下看)，可使测得的血压偏低。

(3) 血压计本身造成的误差，水银(汞)不足则测得的血压偏低，水银柱上端通气小孔被阻塞空气进出困难，可导致收缩压偏低，舒张压偏高。

(4) 患者情绪激动、运动、吸烟、进食、膀胱充盈、手臂位置低于心脏水平时可使测得的数值偏高；手臂高于心脏水平可使测得的血压数值偏低。

(5) 室温应该适中，避免过冷或过热，寒冷环境下血压测值会偏高，高热环境下血压测值可能会偏低。

4. 测量血压需要一次完成，测量过程中如果发现血压指标有异常(若两次测量结果差别比较大,>5mmHg 以上),应该再测量一次。两次测量的时间间隔不得少于 5min,测量的部位和体位要一致。

八、各项参数调节

中国人平均正常血压参考值,见表 2-2-1。

表 2-2-1　中国人平均正常血压参考值

年龄/岁	收缩压(男)	舒张压(男)	收缩压(女)	舒张压(女)
16~20	115mmHg	73 mmHg	110mmHg	70mmHg
21~25	115mmHg	73 mmHg	110mmHg	71mmHg
26~30	115mmHg	75mmHg	112mmHg	73mmHg
31~35	117mmHg	76mmHg	114mmHg	74mmHg
36~40	120mmHg	80mmHg	116mmHg	77mmHg
41~45	124mmHg	81mmHg	122mmHg	78mmHg
46~50	128mmHg	82mmHg	128mmHg	79mmHg
51~55	134mmHg	84mmHg	134mmHg	80mmHg
56~60	137mmHg	84mmHg	139mmHg	82mmHg
61~65	148mmHg	86mmHg	145mmHg	83mmHg

九、仪器故障处理

(一) 电子血压计常见故障及处理

电子血压计常见故障及处理,见表 2-2-2。

表 2-2-2　电子血压计常见故障及处理

常见故障	故障原因	处理
无法充气测量	1. 袖带/臂带中出现破损漏气现象,或者袖带/臂带与仪器充气端口有漏气现象 2. 电量不足	1. 检查漏气原因,包括袖带/臂带的插口是否完好,仪器充气端口是否完好,重新拔插,并旋转几圈,保证气密性,或更换袖带/臂带 2. 查看电池/更换电池/充电/维修部维修
测量中途停止	1. 系统控制问题 2. 压力传感器灵敏度降低	1. 检查电路板有无开焊/虚焊短路及电源情况,当这些方面没有问题时,再考虑该部分集成电路是否损坏,请维修部维修 2. 如果系统控制不能按程序进行,必须更换血压计
测定结果误差大	1. 操作不当 2. 测量环境的影响 3. 测量带有漏气处 4. 压力传感器故障	1. 按照使用说明要求进行测量 2. 温度适宜 3. 检查漏气原因,进行处理或更换血压计 4. 更换压力传感器或联系维修部维修

(二) 水银血压计常见故障及处理

水银血压计常见故障及处理,见表 2-2-3。

表 2-2-3　水银血压计常见故障及处理

常见故障	故障原因	处理
水银柱断柱	1. 水银(汞)不足 2. 血压计玻璃示管、水银开关阀、玻璃示管下端的橡胶垫有污垢	1. 打开血压计上盖与底盒成 90°,打开贮汞瓶,用注射器注入水银(汞),或者通知厂家维修 2. 清洁橡胶垫污垢
充气缓慢	血压计玻璃管压片上的橡胶垫堵塞	清洁橡胶垫污垢
水银(汞)泄漏	1. 人为因素　操作者未关闭水银槽开关 2. 血压计部件因素　开关轴心与贮汞瓶基座两者吻合不好,加压时压力过大导致水银外喷	1. 规范操作 2. 及时更换开关轴心或贮汞瓶基座
无法充气测量	1. 袖带 / 臂带中出现破损、漏气现象,或者袖带 / 臂带与仪器充气端口有漏气现象 2. 电量不足	1. 检查漏气原因　袖带 / 臂带的插口是否完好,仪器充气端口是否完好,重新拔插,并旋转几圈,保证气密性,或者更换袖带 / 臂带 2. 查看电池 / 更换电池 / 充电 / 专业维修
测定结果误差大	1. 操作不当 2. 血压计玻璃管压片上的橡胶垫堵塞	1. 规范操作 2. 将玻璃管上堵塞的橡胶垫清洁干净
零位失准	测量时水银未零位准确范围	用针在贮汞瓶上穿几个小孔,过滤水银,清洗或更换贮汞瓶

十、日常维护与管理

1. 血压计应该放置于干燥的地方,定点放置、定人管理、定期检测、定时消毒,确保血压计清洁干净,定时维护保养。

(1)一级维护保养:仪器表面的污渍,将软布蘸适量的水或浸在稀释后的中性洗涤剂中,彻底拧干后擦拭;如果臂套粘有污垢,拆下清洗。

(2)二级维护保养:每周对设备进行巡检,开机检查设备状态,检查各功能模式是否正常;设备科需每年对血压计进行一次检查和校准。

2. 出现故障及时维修。

(徐小群)

第二节　听　诊　器

一、基本简介

听诊器是医生常用的医疗诊断工具,是医生的典型标志,通过听诊器听诊是对呼吸系统、心血管系统等的疾病进行无创诊断的重要手段。自 19 世纪初期听诊器被发明以来,听诊器广泛应用于疾病的诊断中,肺听诊学、心脏听诊学等学科得以形成。因此,听诊器的出现对近现代医学科学的发展起到了重要推动作用。目前传统的声学听诊器依然是各大医院临床上广泛使用的听诊工具。传统的声学听诊器由胶皮导管、共振腔和共振片构成,有着操作简单、成本低廉、使用广泛等优势。听诊器自应用于临床以来,外形及传音方式在不断改进,但其基本结构变化不大,主要由听音部分(耳件)、传导部分(胶管)及拾音部分(胸件)组成。常见听诊器见图 2-2-2。

二、发展历史

听诊器(stethoscope)是最常用的诊断用具。1816 年,法国医生雷奈克(René-Théophile-Hyacinthe Laennec,1781—1826)发明了听诊器,并率先使用听诊器来诊断各种胸部疾病。

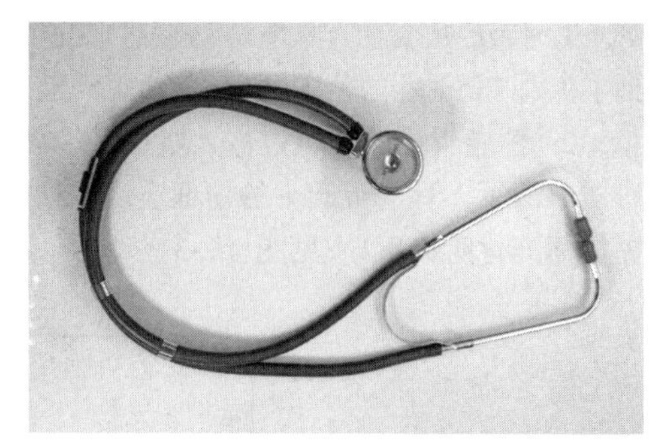

图 2-2-2　听诊器

1840 年,英国医师乔治·菲力普·卡门改良了雷奈克设计的单耳听诊器。卡门认为,双耳能更正确地诊断疾病。他发明的听诊器将两个耳栓用两条可弯曲的橡皮管连接到了可与身体接触的听筒上。卡门的听诊器,有助于医师听诊静脉、动脉、心、肺、肠内部的声音,甚至听到母体内胎儿的心音。1851 年,听诊器胸件安装了有弹性的薄膜。1855 年,双耳听诊器出现可弯曲的管子。1894 年,带硬质震动膜的听诊器出现,称为“扩音听诊器”。

1937 年,凯尔再次改良了卡门的听诊器,增加了第二个可与身体接触的听筒。改良后的听诊器可产生立体音响的效果,被称为复式听诊器,能更准确地找出患者的病灶所在。可惜凯尔的改良品未被广泛采用。

21 世纪初,听诊器进入了电子数字化时代,能将声音通过电子放大并加以存储,为医疗教学和科研提供了便利。

三、基本分类

听诊器类型目前包括单用听诊器、双用听诊器、三用听诊器、立式听诊器、多用听诊器以及最新出现的电子听诊器。

(一) 按听诊头结构分类

1. 扁形听诊头听诊器　常用于听诊高音调杂音大小,双功能扁形听诊头用于探测低频心音、扩张音和第三音,以及第一、第二心音,可以听到小儿的心音。

2. 钟形听诊头听诊器　常用于听诊低音调杂音,可以听到腹中的胎儿心跳。

3. 表式听诊头听诊器　常用于听诊手腕的脉搏声响。

4. 多功能型听诊器　根据需要,可转换为 5 种不同方式。

(二) 按功能分类

1. 声学听诊器　最早的、最常用的听诊器,也是为大多数人所熟悉的医用诊断工具。

2. 电子听诊器　利用电子技术放大身体的声音,克服了声学听诊器噪声高的缺陷。电子听诊器需要转换声波的电信号,然后放大和处理,以获得最佳聆听。与声学听诊器相比,它们都是基于相同的物理原理。电子听诊器通过蓝牙模块连接智能终端,把采集到的听诊音数据传输到电脑 / 平板电脑或手机做进一步分析,也可将有关数据上传到医疗电子病历,实现在线查看。此外,部分带蓝牙的电子听诊器可支持远程医疗,实现异地诊断。

3. 拍摄听诊器　某些电子听诊器设有直接音频输出,可用于与外部的记录装置(如笔记本电脑)连接,并保存这些声音。通过听诊器耳机听先前录制的声音,医生可做更深入的研究,甚至是远程诊断。

4. 胎儿听诊器　声学听诊器的一种,超过了普通的声学听诊器,可以听到孕妇腹中胎儿的声音。

5. 多普勒听诊器　一种电子装置,测量从身体器官内的超声波的反射波的多普勒效应,检测运动时频率的变化,特别适合处理运动物体,如跳动的心脏。

6. 智能听诊器　取消了人耳与听诊头的物理连接,采用蓝牙无线等通信手段传输音频,配合智能算法,利用智能手机应用程序为患者提供标准化听诊引导,并能将远程医生服务接入产品。

四、工作原理

1. 传统听诊器 原理是听诊器中的铝膜参与物质间的振动传导，改变了声音的频率、波长，使其达到了人耳“舒适”的范围，同时遮蔽了其他声音。

2. 智能听诊器 通过嵌入听诊音智能识别算法帮助医生和患者更快更准确地判定听诊音，智能听诊器取消了人耳与听诊头的物理连接，通过无线通信手段，配合智能算法，利用智能手机应用程序为患者提供标准化听诊引导，见图 2-2-3。

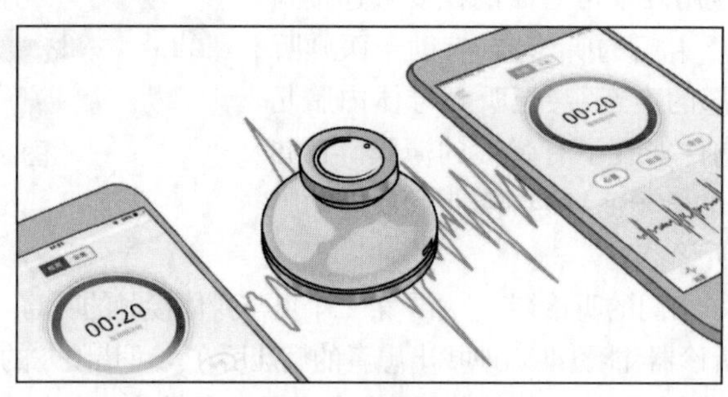

图 2-2-3 智能听诊器

五、临床适应证和禁忌证

1. 适应证 常用来听诊人体的心、肺、腹等器官的声响变化；测量血压时用来放大脉搏声音，便于医生诊断；呼吸系统方面，可用来听肺的呼吸音，以判别肺内病变；心血管方面，可用来听心率、心音、血管杂音等；可用来听诊胎儿的心音。

2. 禁忌证 基本无不适合人群，但心理精神异常者使用时应注意。

六、基本结构及配套部件

传统听诊器的基本结构由听音部分（耳件）、传导部分（胶管）及拾音部分（胸件）三部分组成。

（一）听音部分（耳件）

耳件由耳管、耳件簧和耳塞各 2 枚组成。

1. 耳管 与耳塞相连的部件。

2. 耳件簧 新式听诊器耳件簧使用韧性好的钢材造就，可调到合适的松紧度，佩戴较舒适，调整耳塞的朝向也很方便。由于耳道与侧面并非完全 90° 垂直，而是稍向后倾斜，因此佩戴时耳塞朝向应稍向前倾斜。高品质听诊器的耳塞朝向可以按解剖学方向预先固定，称为解剖学正确位耳件。

3. 耳塞 耳塞能否与耳朵良好适配非常重要，若耳塞不合适，音响会漏出，同时外界杂音也能进入混淆听诊效果。专业听诊器一般选配密封性及舒适性均极佳的密闭式耳塞。

（二）传导部分（胶管）

胶管管路的内径越大、长度越短、管壁越厚，听诊器的效果越好，国际标准长度为 27 英寸（68.58cm）。现代听诊器的传音管路的材质一般为 PVC，音效好、美观，但抗拉伸性差，经常弯曲、拉伸后容易折断。听诊器在使用后应该将其平展悬挂于颈项两侧，这是佩戴优质听诊器的标准方法。

（三）拾音部分（胸件）

胸件是听诊器中直接放置于听诊者需要听诊部位的部件。一副传统的听诊器有钟式、膜式之分。钟式听诊器多用来与皮肤轻轻接触听取低频音源；而膜式听诊器用来与皮肤重压接触听取高频音源。

现代听诊器含有悬浮式可调震动膜技术，这种技术把两种频率的听诊模式（听取低频音的钟式和高频音的膜式)结合在同一胸件上。通过改变听诊头接触压力的大小,可以听到不同频率的音源,而无须反转听诊头。

听诊头与身体的接触面越大,拾取的音效越好。但是,人体表面有弧度,若胸件过大,听诊头不能完全与人体接触,音响不仅不能很好地拾取,还会从空隙泄漏出去,因此,听诊头的大小应基于临床需要。

插入式单用A型听诊器配置一只普通扁形听诊头。

插入式二用A型听诊器配置扁形听诊头、钟形听诊头各一只。

插入式三用A型听诊器配置扁形听诊头、钟形听诊头、表式听诊头各一只。

新型单用听诊器配置一只草帽式听诊头。

新型二用听诊器配置带转动螺杆的双头听诊头。

多功能型听诊器配置多功能扁形听诊头两只,并配置有三种不同尺寸的钟形胸部听诊头。

目前,听诊器胸件的直径几乎都统一在45~50mm,特殊的如儿科胸件的直径一般为30mm,新生儿为18mm。面积较大的听诊膜用来为成人听诊,面积较小的听诊器用来为儿童、体型瘦小者、袖带下或颈动脉听诊。

可录音听诊器的核心装置主要包括4部分,拾音器、放大及滤波电路、处理芯片以及蓝牙模块。采集到的听诊音数据可以传输到电脑,也可以接入医院的HIS系统(医院信息系统)。

1. 拾音器 采集听诊音,功能相当于“麦克风”。
2. 放大及滤波电路 功能相当于“音箱”,把听诊音放大。
3. 处理芯片 用于降低杂音的干扰,保证获得理想的声音数据。
4. 蓝牙模块 将声音信号传递到计算机中存储。

七、基本使用程序

【评估】

1. 患者准备 评估患者病情、意识、皮肤情况;告知患者及家属听诊的目的和方法,取得合作。
2. 环境准备 环境清洁,宽敞明亮,温度适宜:22~26℃,注意隐私遮挡。
3. 用物准备 完整听诊器一副,检查听诊器密闭性。
4. 护士准备 着装整洁、规范,无长指甲,洗手,戴口罩,并知晓听诊器的使用方法。

【操作流程】

1. 携听诊器至床旁,核对床号、姓名,解释。
2. 将患者安置平卧位或半卧位。
3. 将听诊器的耳管向外拉。
4. 金属耳管应向前倾斜,调节耳件簧至适合松紧度,将耳管戴入外耳道,使耳窦与耳道紧密闭合。
5. 检查听诊器的膜片是否松动,如膜片松动,以适当力度旋紧螺纹圈固定膜片。
6. 听诊。
7. 清洁、消毒、整理物品。
8. 若是多功能型听诊器,将双功能大、小扁形听诊头装在可转双头鼓上,其中包括精密的防漏杆阀。轻轻用手拍动膜片,可以听到声音,这样可确定听诊器正处于待用状态。如果听不到振动声,可将听诊头转动180°,听到“咔嗒”声表示入位,朝相反一侧再用手轻拍膜片,此时应该听到振动声,表示听诊器已设定好待用。如需换用另外的听诊头,也按上述方法和步骤进行。

若是智能听诊器,则将听诊器的硬件和对应应用程序的软件用手机蓝牙配对成功后,打开听诊按钮,应用程序可为用户进行全流程操作指导。完成一次听诊后,用户的听诊音文件会通过网络传到云端服务器进行识别,识别结果会返回应用程序上并向用户提示是否有病理性的听诊音。如果有,系统会建议用户去医院治疗。如果患者对听诊的结果有疑问,可以在应用程序上向医生发起问诊。在医生的终端,医生可以通过软件，模拟在线听诊。因此，医生可以在在线听诊的基础上，根据患者描述的问题，给出相关建议。医生的反馈以及听诊音文件将保存在后台。这样，患者会拥有连续性的信息流，形成相应电子病历。

【注意事项】

1. 请根据不同的需要，选择所需的听诊器，以便得到准确的诊断结果。

2. 听诊前检查听诊器的密闭性。听诊器的高品质传音效果与听诊器和患者体表、听诊器到听者耳道间的密合度有关。听诊头零件松动、Y 管松动、Y 管受损都会影响密合度。密合度越好越能准确地将患者体内的声音传入听者耳中。所以要经常检查听诊器状态。

3. 听诊环境应安静、温暖，在寒冷季节应使听诊器胸件暖和后再接触被检查者体表，以免患者由于肌束颤动而出现附加音。

4. 患者体位，一般为坐位或卧位。有时要配合呼吸运动或变换体位后再听诊。

5. 检查部位应充分显露，切忌隔着衣服听诊，以免衣服摩擦发出音响。胸件应紧贴体表，避免与皮肤摩擦产生附加音。

6. 听诊应与视诊、触诊、叩诊结合起来。

八、日常维护与管理

（一）听诊器的日常保养

1. 听诊器需要保持膜片完好不受损、不松动。乳胶管老化与听诊头膜片破损应立即更换，以免影响听音效果。

2. 听诊器应放置在干燥、通风的室内，严禁接触酸碱或腐蚀性物体，以防器械受到腐蚀缩短使用寿命。听诊器贮存环境温度：-40~+55℃。相对湿度：10%~80%。

3. 使用时听诊器要轻拿轻放，防止乳胶管和膜片变形与破损。

4. 听诊头部分要经常用棉签或酒精棉球擦拭消毒，以防污染。

5. 耳塞应取下单独清洁，同时可以对听诊管与耳塞交界处进行清洁灭菌处理。

6. 听诊器使用期限为 5 年（易损易耗品除外）。

7. 耳塞若损坏及时更换。更换方法为螺纹配合，将原有旧耳塞旋下，新耳塞与耳管对正后，旋转到位。

8. 膜片若损坏及时更换。更换方法为将听诊头上压圈旋下，取下旧膜片，将新膜片放入压圈，旋入听诊头压紧。若为多功能型听诊器，则需要将更换的膜片划破、拉出，再将盖圈拧下，将新膜片放入压圈，旋入听诊头压紧。

（二）听诊器的清洁消毒

1. 听诊前清除杂物。如果听诊器一直放置在口袋或没有定期保养，那衣物的棉絮、纤维或灰尘可能会阻塞听诊器耳管。定期维修保养和清洁能避免以上情况的发生。

2. 听诊器使用后用清水抹布清洗干净，再用 75% 乙醇棉纱布擦拭消毒，用干抹布抹干。必要时使用紫外线灯管照射 30min。

3. 传染病患者使用过的听诊器按照传染病管理相关规范先进行以上清洁步骤后再用 1∶200 含氯消毒剂消毒。

（徐小群）

第三节　体　温　计

一、基本简介

常用的体温计是最高温度计，是记录测量的过程中最高温度值的一种温度计，又称“医用温度计”。

体温计的工作物质是水银(汞)。它的玻璃泡容积比上面细管的容积大得多。玻璃泡里的水银,由于受到体温的影响,产生微小的变化,水银体积的膨胀,使管内水银柱的长度发生明显的变化。人体温度的变化一般在 35~42℃,所以体温计的刻度通常是 35~42℃,而且每摄氏度的范围又分成 10 份,因此体温计可精确到 0.1℃。由于水银(汞)为有毒元素,目前水银体温计正逐渐被电子体温计所替代。电子体温计具有测温速度快、数字化、不易破碎、自动储存记录等优点。

二、发展历史

温度计的发明是近代科学革命的产物,伽利略在 16 世纪时利用空气热胀冷缩原理发明了第一个气体温度计。由于这种温度计会受到空气温度以及外界气压的影响,误差比较大。受伽利略的启发,意大利的桑克托留斯在 1612 年发明了一种蛇形的气体温度计。这是世界上最早的体温计。

1714 年,加布里埃尔·华伦海特研制了在水的冰点和人的体温范围内设定刻度的水银体温计。

1867 年,奥尔伯特设计了一个能快速而准确测量体温,长度只有约 15cm 的体温计。

随着科学技术的发展以及显示测温条件的需要,诞生了多种多样的温度计,大致可分为接触式与非接触式两类。在接触式温度计中,又分为像水银温度计这样的膨胀式温度计,利用电阻随温度变化而改变的热电阻式温度计等。在非接触式温度计中,又分为利用物体热辐射测温的辐射式温度计,利用红外线照射导致原件温度变化的红外线温度计等。

1980 年前后,发明了膜状液晶体温计。膜状液晶体温计在体温正常时呈现绿色,低热呈现黄色,高热呈现红色。

1988 年,出现了电子呼吸脉搏体温计,可以进行遥测。

三、基本分类

(一) 玻璃体温计

玻璃体温计是最常见的体温计,可随体温升高的水银柱保持原有位置,便于使用者随时观测。由于玻璃的结构比较致密,水银的性能非常稳定,所以玻璃体温计具有示值准确、稳定性高的特点,还有价格低廉、不用外接电源的优点。但玻璃体温计的缺陷也比较明显,易破碎,存在水银(汞)污染的可能,测量时间比较长,急重症患者、老年人、婴幼儿等使用不方便,读数比较费事等。

(二) 电子体温计

电子体温计利用某些物质的物理参数(如电阻、电压、电流等)与环境温度之间存在的确定关系,将体温以数字的形式显示出来,读数清晰,携带方便。其不足之处在于示值准确度受电子元件及电池供电状况等因素影响。电子体温计由温度传感器、液晶显示器、纽扣电池、专用集成电路及其他电子元器件组成,能快速准确地测量人体体温。与传统的玻璃体温计相比,具有读数方便、测量时间短、测量精度高、能记忆并有蜂鸣提示的优点。电子体温计不含水银(汞),对人体及周围环境无害,适合家庭、医院等场合使用,见图 2-2-4。

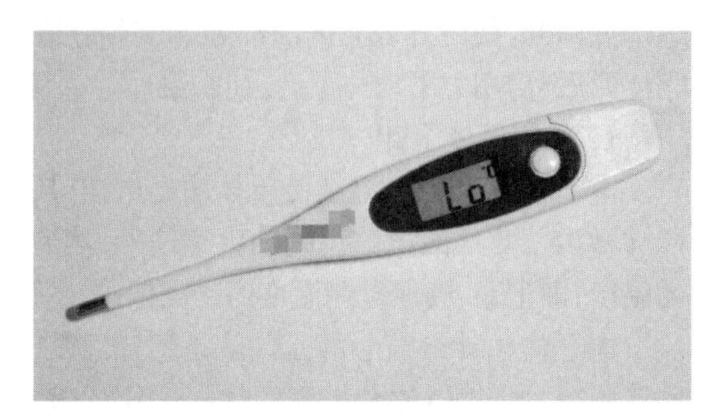

图 2-2-4　电阻型体温计

(三) 多功能红外体温计

多功能红外体温计既可以测量耳温,也可以测量额温,适合不同情况下测量使用。

1. 耳式体温计　一般在腋下、口腔、直肠等处使用。耳式体温计是通过测量耳朵鼓膜的辐射亮度,非接触地实现对人体温度的测量,见图 2-2-5。使用时只需将探头对准内耳道,按下测量钮,仅几秒钟就可得到测量数据,非常适合急重症患者、老年人、婴幼儿等使用,但 10 个月内的婴儿以及中耳炎患者比较特殊。因为 10 个月内的婴儿耳道小,耳道较成人更弯曲,故耳温测量起来更困难。中耳炎患者因为耳道有液体，会大大影响耳式体温计的精度，故不适用。

2. 额式体温计　额温是通过红外线照射到额头表面反射回来的情况与光谱温度对应表对照，从而得出准确的温度值。很多红外线体温计兼有测量耳温、额温的功能，见图 2-2-6。额温在前额处采集体温，方便且简单，快捷，测量时间短，但其专业性高，普及不方便，不适合家庭用户使用，而且在室温超出 25℃及室温低于 20℃时，额式体温计易受环境温度影响，出汗、吹风、开空调等都会对额部采集温度产生一定的影响。

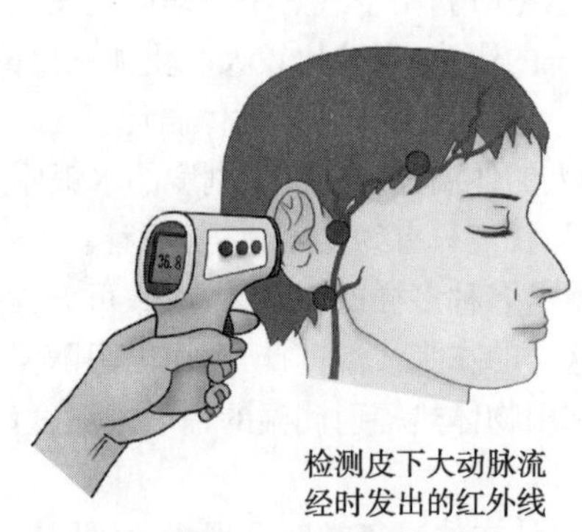

图 2-2-5　耳温测量原理图

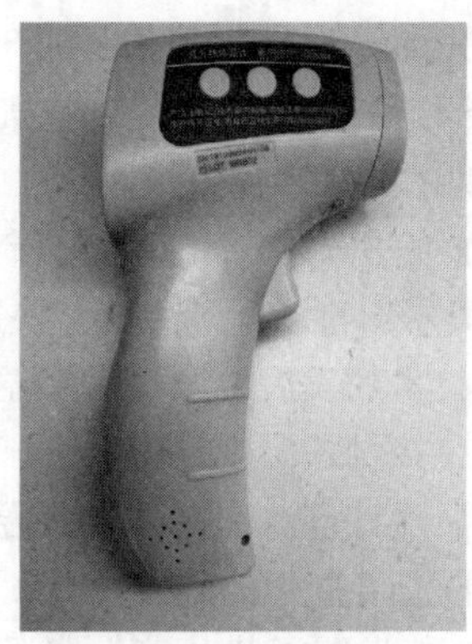
图 2-2-6　红外线体温计

3. 片式体温计　又称点阵式体温计。这种体温计只有名片大小，长 6~7cm、宽 0.5cm 左右，上面布满了一些附有数字的排列整齐的圆点。进行体温测试后，某一数值以下的圆点会全都变暗，而其余圆点颜色不变，使用者即可根据上述变化确定体温。这种温度计价格不高，体积较小，便于携带和储存，本身污染非常小，适用于医疗机构，可以一次性使用，避免交叉感染。

四、基本原理

（一）水银体温计

水银体温计利用了物体热胀冷缩的原理。水银体温计的下部靠近液泡处的管颈是一个很狭窄的曲颈，在测体温时，液泡内的水银（汞），受热体积膨胀，水银（汞）可由颈部分上升到管内某位置，当与体温达到热平衡时，水银柱恒定。当体温计离开人体后，外界气温较低，水银（汞）遇冷体积收缩，就在狭窄的曲颈部分断开，使已升入管内的部分水银（汞）退不回来，仍保持水银柱在与人体接触时所达到的高度。量完体温后，需用力甩动体温计，使水银（汞）回到水银球内，才能进行下次测量。

（二）电子体温计

电子体温计利用温度传感器输出电信号，直接输出数字信号或者再将电流信号（模拟信号）转换成能够被内部集成的电路识别的数字信号，然后通过显示器（如液晶、数码管、LED 矩阵等）显示数字形式的温度，即记录、读取被测温度的最高值。

电子体温计最核心的元件就是感知温度的 NTC（negative temperature coefficient，即负温度系数）温度传感器。传感器的分辨率可达 ±0.01℃，精确度可达 ±0.02℃，反应速度<2.8s，电阻年漂移率≤0.1%（相当于小于 0.025℃）。

（三）红外线电子体温计

红外线电子体温计的工作原理是将人体的红外热辐射聚焦到检测器，检测器将辐射功率转换为电信号，该电信号在被补偿环境温度之后可以以℃（或℉）为单位显示。红外线进行信号转化用时短，所以使用红外线电子温度计测体温无须等待，可以立即得出体温。

五、临床适应证和禁忌证

(一) 适应证

疾病常规观察指标,人体体温测量。

(二) 禁忌证

1. 口温　婴幼儿,精神异常、昏迷、口腔疾患、口鼻手术、张口呼吸者。

2. 腋温　腋下创伤、腋下手术、腋下炎症、腋下出汗较多、肩关节受伤、消瘦夹不紧体温计者。

3. 肛温　直肠或肛门手术、腹泻、心肌梗死患者。

六、基本结构及配套部件

1. 水银体温计　体温计一般由玻璃制成,内有随体温升高的水银柱。

2. 电子体温计　电子体温计一般由温度传感器、量温棒、显示屏、开关、按键以及电池组成。

3. 红外线电子体温计　一般由光学系统、光电探测器、信号放大器及信号处理、显示输出等部分组成。

七、基本使用程序

【评估】

1. 患者准备　评估患者的年龄、病情、神志、意识和治疗情况等;测温部位皮肤黏膜状况;测温前患者若有进食、洗澡、活动、情绪激动、灌肠、冷热疗等,应休息 30min 后再测量。

2. 环境准备　清洁、温度适宜,符合操作要求。

3. 用物准备　体温计(35℃以下)、含消毒液纱布、带有秒针的表、记录本、笔。若测肛温,另备润滑油、棉签、卫生纸;生活垃圾桶、医用垃圾桶。

4. 护士准备　着装整洁、规范,无长指甲,洗手,戴口罩。

【操作流程】

操作流程见表 2-2-4。

表 2-2-4　体温测量的操作流程

操作要点	操作步骤	说明
1. 核对解释	携用物至床旁,核对患者及腕带并解释	确认患者
2. 正确测量	根据患者情况选择合适的测温方法 安置患者于合适体位 测肛温可取侧卧位、俯卧位或屈膝仰卧位	
口温测量	嘱患者张口,将温度计水银端斜放于舌下热窝(图 2-2-7) 嘱患者紧闭口唇,用鼻呼吸,勿咬体温计,勿讲话 测量时间为 3min	舌下热窝位于舌系带两旁,是口腔中温度最高的部位
腋温测量	擦干腋下汗液 将体温计水银端放在腋窝处,屈臂过胸,使体温计紧贴皮肤 测量时间为 10min	形成人工体腔,保证测量的准确性
肛温测量	润滑温度计水银端,轻轻插入肛门 3~4cm,幼儿 2.5cm,婴儿 1.25cm(图 2-2-8) 测量时间为 3min	用油剂或肥皂液润滑,动作轻柔、避免损伤直肠黏膜;为婴幼儿、昏迷、精神异常者测温时,应专人守护

续表

操作要点	操作步骤	说明
电子体温计测量	使用期间,用乙醇对体温计头部进行消毒 按压开关,蜂鸣器马上发出蜂鸣音,显示器显示上次测量温度,时间约 2s 体温计测量体温 显示屏停止闪烁,同时发出蜂鸣提示音,体温测量完毕,读取显示的体温值 测量结束后,按压电源键关闭电源	
3. 读数记录	取出体温计,用含消毒液纱布擦干 准确读数并记录于记录本上	从手端擦向水银端 若体温与病情不符,应重新测量并在床旁监测
4. 安置整理	协助患者整理衣、裤,取舒适体位 整理床单位	若测肛温,用卫生纸擦净肛门
5. 清理用物	用过的物品按医疗废物处理原则进行处理 按体温计消毒法消毒体温计 洗手,将测得的体温绘制于体温单上	防止交叉感染

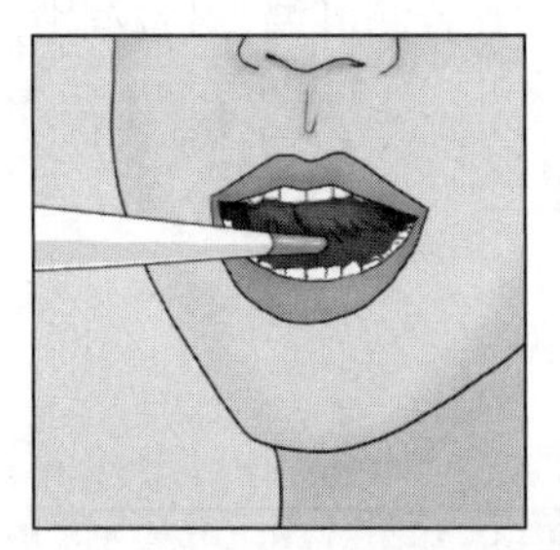
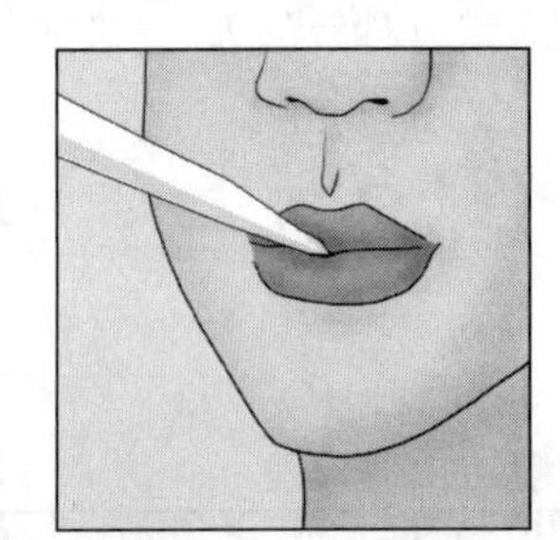

图 2-2-7 口温测量

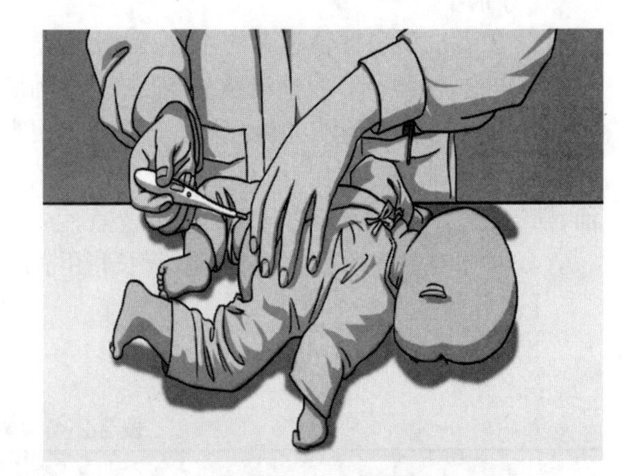

图 2-2-8 肛温测量

【注意事项】

1. 婴幼儿,昏迷、精神异常、口腔疾患、口鼻手术、张口呼吸者不宜测口温;腋下有伤、手术或炎症,腋下出汗较多,肩关节受伤或消瘦夹不紧体温计者不宜测腋温;直肠或肛门疾患及手术、腹泻、心肌梗死患者不宜测肛温。

2. 测口温时,若患者不慎咬碎体温计,首先应及时清除玻璃碎屑,以免损伤唇、舌、口腔、食管及胃肠道的黏膜;口服蛋清或牛奶以减缓水银(汞)的吸收;若病情许可,可进食大量粗纤维食物(如韭菜、芹菜等),以加速水银(汞)的排出。

3. 体温计的消毒采用乙醇,不能用高温消毒。

4. 除了更换电池,请勿拆卸体温计。

5. 新入院患者每日测体温 3 次,连续测 3d,3d 后体温正常者改为每日测量 1 次。手术患者术前一晚测体温,术后连续 3d 每日测量 3 次,体温正常后改为每日测 1 次。

6. 测体温前应清点体温计数目,并检查体温计是否完好,水银柱是否在 35℃下。切忌将体温计放入热水中清洗或放在沸水中煮,以防爆裂。

八、各项参数调节

1. 水银体温计使用前需甩至35℃以下。

2. 电子体温计或红外线电子体温计可以根据使用情况选择℃或℉。

九、仪器故障处理

(一) 水银温度计

水银温度计最常见的故障是破损。故障原因主要是人为破坏或者损耗。水银汞为内聚力大的银白色液态金属,因此散落于地面时会呈滴状,若破坏其内聚力则会使其变成更多的小水银汞滴,不但会导致清理的困难,亦会使其更易于蒸发。处理方法如下:

1. 处理人员以外的非相关人士(特别是儿童)需远离水银汞散落区域或房间,保持水银汞散落处的原状,并注意不要踩到污染的区域。

2. 打开窗户以确保室内长时间通风。最好同时打开风扇、换气扇等排风装置,加快排除空气中的水银汞蒸气。

3. 关掉屋内加热电器及其他的空调系统。

4. 关闭与被污染房间相通的房门,以使被污染的房间与屋内其他房间隔离,避免水银汞蒸气扩散至其他房间。

5. 以眼药水滴管、注射管、书签、名片或塑胶片、湿润的棉棒(如医用棉签)、胶带纸等收集洒落在地面上的水银汞,然后将水银汞放入可以封口的小瓶(如饮料瓶)中,加入少量水,避免水银汞蒸发。绝对不要使用吸尘器,甚至以任何方式加热(会使其更易蒸发)。不要使用扫帚或任何毛巾来处理或擦拭散落处,避免水银汞扩散。收集的时候,手尽量不跟水银汞有接触。可以撒一些硫黄粉,以降低在地面不能完全收集起来的水银汞的毒性。

6. 收集到的水银汞应用气密坚固的容器贮存,将瓶盖用胶带封死并加以标示。在清理的过程中被污染到的物品,也必须放到气密的容器中。

7. 以手电筒在散落处附近检查是否有小的滴状水银汞残存,如尚有水银汞残存,重复步骤5和6。

8. 将收集的水银汞及相关的受污染物品暂存在屋外坚固的容器中,避免儿童及宠物碰触,联络当地环保局或乡镇市公所清洁队,并依其指定的方式排出。

9. 持续(几个小时)使被污染的房间与室外保持通风,并与其他房间隔离。如果房间受到污染,可以用碘加乙醇点燃熏蒸,使得碘与空气中的水银(汞)合成难挥发的碘化汞。被水银汞污染的地面,可以用10%的漂白剂来冲洗。

10. 勿将收集起来的水银汞倒入下水道,以免污染地下水源。如果水银汞渗入地下水,人们饮用了含有重金属的水,就会危害人体健康。

水银温度计常见的故障是测量不准确。可能的故障原因:腋窝测量时未能夹紧;测量前水银柱未甩到35℃以下;测量时体温计附近有热源等。处理方法:将体温计水银柱甩到35℃以下,然后把体温计头部放置于腋窝当中,使其夹紧;如果腋下有汗,应先将汗擦干;去除体温计附近的热源。

(二) 电子体温计

电子体温计常见故障及处理,见表2-2-5。

十、仪器设备使用相关并发症

(一) 水银(汞)中毒

1. 发生原因　体温计质量不符合要求,有破损;患者在测量体温时不慎将体温计损坏;选择测体温的方法不正确。

表 2-2-5　电子体温计常见故障及处理

常见故障	故障原因	处理
电子温度计开机自检不能通过	红外传感器的状态异常	打开电池仓盖，抠掉电池使其关机，用手捂住整个探头外壳约 30s 后，重新装回电池并开机
电子温度计就绪状态不能进入	金属弹片与主板贴片接触不到位	将探头帽套上进行测试，如果仍然存在相同故障，可用手指将“小红点”位置压下，使体温计进入就绪的“---”状态，根据力度判断是否需要增加金属弹片形变量和锡层厚度
电子温度计测量不能完成或测量不准确	测量按钮故障或者传感器数据采集异常	测量按钮内部污损，可卸下电池，取下后壳，使用 100% 乙醇对测量按钮进行清洗，清洗过程中不断按下，使乙醇能渗入按钮内部进行清洁，最后使用风枪吹干或自然晾干后，进行测量

2. 临床表现　咽部肿痛、流涎、口渴、腹痛、腹泻。严重者出现呕血、便血。部分患者还可出现视物模糊、视野缩小、听力减退、体温升高等症状。

(二) 皮肤破损

1. 发生原因　体温计质量不符合要求，有破损；患者在夹体温计时用力不当或夹放位置不合适；测量腋温时卧位方法不正确；插入肛表用力过大。

2. 临床表现　皮肤有划痕、戳伤。

(三) 交叉感染

1. 发生原因　水银体温计使用后终末消毒不彻底，循环使用易导致交叉感染；电子体温计擦拭消毒不到位。

2. 临床表现　寒战、发热等。

十一、日常维护与管理

(一) 体温计的消毒

1. 水银体温计的消毒　常用的消毒液有 75% 乙醇、1% 过氧乙酸等。方法是将使用后的体温计放入盛有消毒液的容器中浸泡(肛表需先用卫生纸或消毒纱布擦净)，5min 后取出，清水冲洗、擦干后用离心机甩至 35℃以下(人工甩表注意站在空旷处，勿触及他物)，再放入另一消毒液容器内浸泡 30min，用冷开水冲洗干净，消毒纱布擦干，存放于清洁盒内备用。口表、肛表、腋表应分别消毒、冲洗、存放；消毒液每日更换一次，离心机、容器每周消毒一次。

2. 电子(数字)体温计的消毒　只需消毒电子感温探头部分，根据材料的性质选择同消毒方法，如紫外线照射、熏蒸、浸泡、擦拭等。

(二) 体温计的检测

为保证测量的准确性，应定期检测体温计。方法是将全部体温计的水银柱甩至 35℃以下，于同一时间放入已测好的 40℃温水中，3min 后取出检查。凡误差在 0.2℃以上、玻璃管有裂痕、水银柱自行下降者，不能再使用。

(三) 体温计的保养

使用完毕，将体温计擦拭干净放入保护盒内，待下次使用。远离磁场、强电环境。

(徐小群)

第四节　空气消毒机

一、基本简介

空气消毒机(air disinfecting machine)是利用物理、化学或其他方法杀灭或除去空气中微生物,并能达到消毒、灭菌要求,具有独立能力、能独立运行的装置。

二、发展历史

空气消毒是指采用消毒因子对空气中细菌的杀灭和/或清除。消毒因子包括物理因子、化学因子、生物因子或者混合组成的复合因子。

在远古时代,人类就懂得用水清洁身体,开始了最初的消毒活动。随着人类开始用火,逐渐出现了以火烤、水煮、蒸煮等为特色的热力学消毒发展。1676年,荷兰的列文虎克通过显微镜发现,胡椒粉可以迅速杀死微生物,从此开始了化学因子在消毒史的发展。1855年,英国的南丁格尔(Florence Nightingale)通过建立医院管理制度,加强护理,通过病房通风、清洁卫生等,极大地降低了伤员的死亡率。20世纪70年代,开始生物酶在消毒中的运用研究。目前较为成熟的是溶葡萄球菌酶和溶菌酶,迄今为止,人类已从生物界分离到750多种抗菌肽。近现代,随着射线的发展,空气消毒学有了长足的发展。

三、基本分类

1. 按工作原理分类　分为物理因子空气消毒机、化学因子空气消毒机、其他因子空气消毒机。
2. 按安装方式分类　分为壁式机、柜式、移动柜式、嵌入式。

四、工作原理

1. 物理因子空气消毒机　利用静电吸附、过滤技术和紫外线等方法杀灭或除去空气中微生物,达到消毒要求。可用于有人情况下的室内空气消毒,如静电吸附式空气消毒机、高效过滤器、紫外线空气消毒器等。

2. 化学因子空气消毒机　利用产生的化学因子杀灭空气中微生物,达到消毒要求。一般用于无人情况下室内空气消毒,如二氧化氯空气消毒机、臭氧空气消毒机、过氧化氢空气消毒机、过氧乙酸空气消毒机等。

3. 其他因子空气消毒机　利用其他因子杀灭空气中微生物,达到消毒要求,如等离子空气消毒机、光触媒空气消毒机等。

五、临床适应范围

(一) 标准

空气消毒机使用标准应遵循《空气消毒机通用卫生要求》(WS/T 648—2019),室内空气消毒效果应遵循《医院消毒卫生标准》(GB 15982—2012)、《医院洁净手术部建筑技术规范》(GB 50333—2013)等要求。

1. 消毒原则　消毒器的循环风量(m^3/h)应是房间体积的8倍以上,使用臭氧、紫外线灯或者化学及中草药制剂进行空气消毒时,室内不得有人,甲醛不得用于室内空气消毒。

(1) Ⅰ类环境空气消毒:包括层流洁净手术室、层流洁净病房,要求空气中细菌菌落数≤10CFU/m^3。消毒方法只能采用层流的空气净化方法。

(2) Ⅱ类环境空气消毒：包括普通手术室、产房、婴儿室、早产儿室、普通保护性隔离室、供应室无菌区、烧伤病房、重症监护病房，要求空气中细菌菌落数≤200CFU/m^3。消毒方法可采用紫外线空气消毒器或静电吸附式空气消毒器。

(3) Ⅲ类环境空气消毒：包括儿科病房、妇产科检查室、注射室、换药室、治疗室、供应室清洁区、急诊室、化验室、各类普通病房和房间，要求空气中细菌菌落数≤500CFU/m^3。消毒方法除了采用紫外线和静电吸附式空气消毒器外，还可采用紫外线消毒、高压静电脉冲电场消毒、纯二氧化氯消毒、次氯酸空气消毒、过氧化氢空气消毒。

2. 命名　商品名 -B-1-2，商品名 -G-1-2，商品名 -Y-1-2，商品名 -Q-1-2。说明：B- 壁挂式空气消毒机的代号，G- 柜式空气消毒机的代号，Y- 移动式空气消毒机的代号，Q- 嵌入式空气消毒机的代号；1- 通用名，2- 属性名。示例：XX 牌 Q-1-2 表示 XX 牌嵌入式 300 臭氧空气消毒机。

(二) 技术要求

1. 一般要求　外观应平整光滑，各部件连接牢固，保证正常使用安全，不会引起对人员和周围环境的危害。紫外线空气消毒机的有效寿命、工作噪声、循环风量应符合《紫外线消毒器卫生要求》(GB 28235—2020) 要求，臭氧空气消毒机应符合《臭氧消毒器卫生要求》(GB 28232—2020) 中有效寿命要求，空气消毒机的电气安全应符合《医用电气设备》(GB 9706.1—2020) 的要求，适用体积不得少于 30m^3。

2. 物理因子空气消毒机的技术要求　紫外线空气消毒机的原材料、材质、元器件、紫外线灯辐照强度、紫外线和臭氧泄漏量应符合上述要求。

3. 化学因子空气消毒机的技术要求　臭氧空气消毒机的臭氧发生器及其臭氧发生单元的技术要求、臭氧的浓度应符合上述要求，消毒时间≤1h。

4. 其他因子空气消毒机的技术要求　原材料、元器件等应符合相应标准，没有相应标准的应达到产品质量标准。对人体有害物质的泄漏应符合相应标准的要求，等离子体空气消毒机内部不得装有中、高效过滤器和紫外线杀菌灯。消毒作用时间应≤2h，工作噪声≤60dB。

六、基本结构及配套部件

空气消毒机种类较多，结构也随原理不同而不同，常见的空气消毒机见图 2-2-9，一般包括：

1. 过滤网　除去空气中尘埃、微粒。

2. 活性炭网　除臭功能。

3. 光触媒网　一般采用纳米级的光触媒材料（主要是二氧化钛），配合紫外线灯的照射，最终分解空气中的甲醛、苯，并形成活性氧，起到一定灭菌作用。

4. 紫外线灯　破坏细菌、病毒等微生物体内的 DNA 结构，起到灭菌效果。

5. 负离子发生器　除尘、灭菌、分解有害气体。

6. 等离子发生器　通常由气体放电产生，富含电子、离子、自由基和原子，能有效杀灭微生物和细菌。

7. 臭氧发生器　把空气中的氧气电解成臭氧，起到除臭、杀菌、病毒灭活等作用。

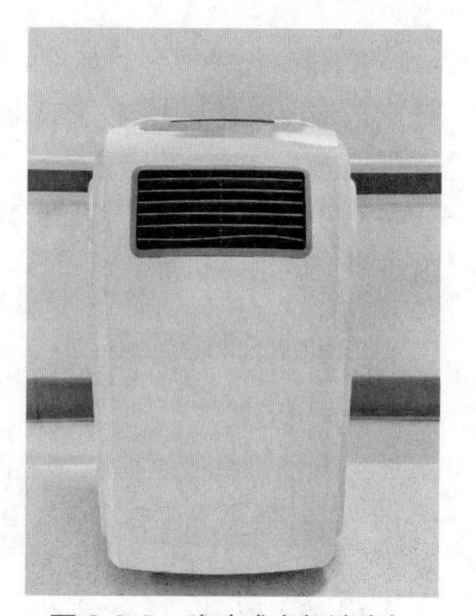

图 2-2-9　移动式空气消毒机

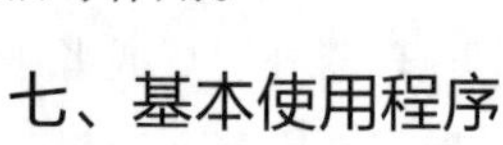

七、基本使用程序

按各种空气消毒机的使用说明书要求使用，消毒效果要求一般可按照空气消毒模拟现场试验结果，即在 20~25℃，相对湿度 50%~70% 条件下，开机作用至说明书规定时间，对白色葡萄球菌的杀灭率应≥99.9%。或者按空气现场试验，在自然条件下，用空气消毒机进行现场空气消毒，开机作用至说明书规定时间，空气中自然菌的消亡率≥90.0%。

【操作流程】

1. 在安装装置前，先检查室内环境及卫生；柜式或移动式，在清扫干净后方可放入室内相应位置。

2. 选择带有接地线的三孔插座，然后接入空气消毒器电源，对设备进行充电，设备通电后开启主机。

3. 触摸开 / 关键或遥控器开 / 关键，设备进入运行状态，选择模式和功能，一般内设自动模式、定时模式和手动模式，可参考说明书。

4. 消毒工作完成后，按开 / 关键，设备运行停止，处于待机模式。

【注意事项】

1. 使用空气消毒机对消毒场所进行空气消毒时，应在密闭环境中进行，避免与室外空气流通，以确保消毒效果。使用臭氧空气消毒机消毒室内空气时，室内相对湿度宜≥70%，以确保消毒效果。

2. 使用产生二氧化氯、过氧化氢、过氧乙酸、臭氧等对人体有害因子的空气消毒机消毒室内空气时，应在室内无人条件下进行，消毒结束后应等待室内消毒因子降低至对人体无影响（一般停机 30min 以上）人方可进入；情况允许可开窗通风，以使消毒因子尽快扩散、中和；要注意对室内物品的保护，避免强氧化剂对物品的损坏。

八、各项参数调节

消毒空间≤60m^{3}或≤80m^3。循环风量≥600m^3/h 或≥800m^3/h。机外紫外线泄漏<5μw/cm^2（距空气消毒机 30cm 处）。臭氧浓度≤7.4×10^{-3}mg/m^3（距空气消毒机 20cm 处）。噪声≤55dB（距空气消毒机 1m 处）。输入功率≤350W。

九、仪器故障处理

空气消毒机常见故障及处理，见表 2-2-6。

表 2-2-6　空气消毒机常见故障及处理

常见故障	故障原因	处理
出风量小或噪声过大	初效过滤器积尘或渗漏	初效过滤器积尘取出初效过滤器清洁卫生或更换
显示屏闪烁	故障和损坏时显示屏就会闪烁	1. 过滤器累计清洁时间到，请及时清洁处理或更换过滤器 2. 催化灯损坏或使用时间到，更换光催化灯
设备不工作	1. 电源无电或电源插座接触不良 2. 保险管熔断 3. 控制器不工作	1. 检查电源及电源插座或电源线 2. 保险管熔断，更换保险管 3. 控制器不工作，断电，重新供电
遥控器不灵敏	1. 电池用尽 2. 遥控的位置角度偏差太大	1. 检查电池是否有电 2. 遥控的位置角度是否偏差太大
百叶不摆动	电机未转动或滑丝	调节百叶窗，检查电机是否转动或滑丝
机器外壳有触电感	机器漏电，接地不可靠或输入电源没有保护接地	接通地线

十、仪器设备使用相关并发症

采用紫外线和臭氧消毒的空气消毒机，在正常情况下，对人体的影响很低，除非浓度很高，会稍有刺鼻感。

十一、日常维护与管理

1. 按照说明书操作，注意用电安全，未经指导不能使用。

2. 设备需保持干燥，工作时手或者物体不要接近消毒机通风进出口。

3. 定期对设备进行检查、消洗，设备上方不能有任何遮盖物，避免影响通风消毒效果，移动时应轻推轻放，减少震动。

4. 发生故障显示或者报警时，应关闭电源拔出插头，再检查相关事故。

5. 设备使用累计超过规定时长后，应做好及时更换。一般情况，消毒机使用累计时间达 1 000h，应清洗过滤布和紫外线灯管；紫外线灯管累计使用时间达 5 000h 须更换，注意备用紫外线灯管启动使用情况，及时记录并告知。

（徐小群）

第五节　吸氧装置

一、基本简介

氧气疗法（oxygen therapy，简称氧疗）是指通过给氧提高动脉血氧分压（PaO_2）和动脉血氧饱和度（SaO_2），增加动脉血氧含量，预防和纠正各种原因造成的缺氧状态，促进组织的新陈代谢，维持机体生命活动的一种治疗方法，是临床上针对缺氧状态而采取的一种重要的治疗方法。氧气疗法需要通过吸氧装置来实现，吸氧装置主要由压力表、流量计和湿化瓶组成。氧气从氧气钢瓶出来进压力表或由中心供氧管道出来，然后流经流量计，进入湿化瓶，一次性湿化后供给吸氧者。

二、发展历史

氧疗的发展可追溯至 18 世纪 80 年代。1798 年，医生 Beddoes 在英格兰创办了肺病研究所，并开始了氧疗。第一次世界大战期间，霍尔丹（Haldane）用氧气成功地治疗了氯气中毒患者，引起医疗界的轰动，自此氧疗被确立为一种疗法。1924 年，霍尔丹给受伤士兵吸氧，战伤的死亡率大大降低，使人们对氧疗更加重视。之后，随着医学研究的不断深入，制氧技术的不断发展，补给氧气逐渐成为医院的重要常规治疗手段，各种各样的吸氧装置也相继出现。20 世纪 60 年代后期，美国医学家开始系统观察氧疗对慢性低氧血症的疗效。从 20 世纪 70 年代开始，氧疗渐渐进入家庭，家用制氧机不断被重视。20 世纪 80 年代初期，由于世界制氧技术的革命性突破——分子筛制氧机的成功研制以及制造技术的不断提高，家庭氧疗开始成为许多疾病出院康复期患者的一种重要治疗手段和预防病情急性发作的生命保障手段。20 世纪 90 年代初，真正意义上的医用小型制氧机产品开始出现。

三、基本分类

（一）根据给氧源分类

1. 中心供氧　开关设在墙壁上，连接压力表、流量计和湿化瓶，见图 2-2-10。

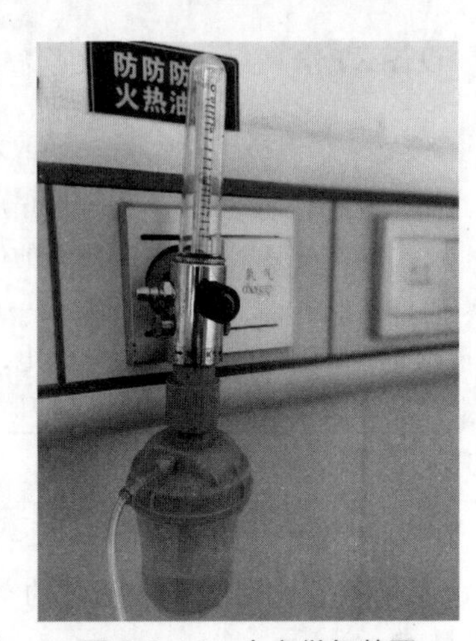

图 2-2-10　中心供氧装置

2. 氧气钢瓶　安装有压力表表明瓶内的储氧量，供氧时安装流量表，根据需要调节氧流量。

3. 氧气枕（袋）　为一长方形橡胶枕，枕的一角有橡胶管，上有调节器以调节流量。使用前先将枕内灌满氧气，接上湿化瓶、导管或漏斗，调节流量即可给氧。

(二) 根据给氧浓度分类

1. 低浓度吸氧装置 提供固定的氧流量，不一定高于患者的分钟通气量。在患者用力吸气时，同时会吸入部分空气，所以即便给氧条件一致，患者的 FiO_2 会因人而异。适用病情稳定，呼吸型态正常。分钟通气量<10L/min，呼吸频率<20~25 次 /min，潮气量<700~800ml，如鼻导管、普通面罩、储氧面罩。

2. 高浓度吸氧装置 提供氧流量大于患者分钟通气量的 3 倍，FiO_2 固定，如文丘里面罩、经鼻高流量吸氧装置。

(三) 根据给氧连接方式分类

1. 鼻塞和鼻导管 该吸氧方法设备简单，使用方便。鼻塞法有单塞和双塞两种：单塞法选用适宜的型号塞于一侧鼻前庭内，并与鼻腔紧密接触(另一侧鼻孔开放)，吸气时只进氧气，故吸氧浓度较稳定。双塞法为两个较细小的鼻塞同时置于双侧鼻孔，鼻塞周围尚留有空隙，能同时呼吸空气，患者较舒适，但吸氧浓度不够稳定。鼻导管法是将一导管(常用导尿管)经鼻孔插入鼻腔顶端软腭后部，吸氧浓度恒定，但时间长了会有不适感且易被分泌物堵塞。

2. 普通面罩 可分为开放式和密闭面罩法。开放式是将面罩置于距患者口鼻 1~3cm 处，适宜小儿，可无任何不适感。密闭面罩法是将面罩紧密罩于口鼻部并用松紧带固定，适宜较严重缺氧者，吸氧浓度可达 40%~50%，感觉较舒适，无黏膜刺激及干吹感觉。但氧耗量较大，存在进食和排痰不便的缺点。

3. 储氧面罩 由普通面罩 + 储氧气囊组成，气囊容积 750~1250ml，气囊与面罩之间无单向活瓣，气囊内充满氧气，面罩上有单向活瓣可提高氧浓度，当呼气流量大于氧流量时呼出气与气囊内氧气混合，可提供高浓度给氧，但是气囊与面罩之间无单向活瓣造成二氧化碳潴留概率大，需要密闭。

4. 头罩式 将透明的头罩放在新生儿、婴儿的头部，根据病情变化调节罩内氧浓度。此法安全、简单、舒适、有效。

5. 文丘里面罩 是根据文丘里(Venturi)效应制成，即氧气经狭窄的孔道进入面罩时在喷射气流的周围产生负压，携带一定量的空气从开放的边缘流入面罩，面罩边缝的大小改变空气与氧的比率。由于喷射入面罩的气流大于患者吸气时的最高流速和潮气量，所以吸氧浓度恒定，因高流速的气体不断冲洗面罩内部，呼出气难以在面罩中滞留(多余的气体和 CO_2 通过侧孔排出面罩)，故基本无重复呼吸，在治疗低氧血症伴高碳酸血症的患者需要选择文丘里面罩，能准确地控制好氧浓度。

6. 经气管导管 是用一较细导管经鼻腔插入气管内的供氧方法，也称气管内氧疗。主要适宜慢性阻塞性肺疾病(简称慢阻肺)及肺间质纤维化等所致慢性呼吸衰竭需长期吸氧而一般氧疗效果不佳者，由于用导管直接向气管内供氧，故可显著提高疗效，只需较低流量的供氧即可达到较高的效果，且耗氧量很小。

7. 电子脉冲氧疗法 是近年开展的一种新方法。它通过电子脉冲装置可在吸气期自动送氧，而呼气期又自动停止送氧。这比较符合呼吸的生理状态，又大大节省了氧气。适宜鼻塞、鼻导管和气管内氧疗。

8. 机械通气 即用各种人工呼吸机进行机械通气时，利用呼吸机上的供氧装置进行氧疗。可根据病情需要调节供氧浓度(21%~100%)。

9. 高压氧 指在高压氧舱中进行吸氧的治疗方法。一般是进入高压氧舱，在高于大气压的氧气压力下吸氧，有时可以在舱外进行高浓度(60%)的吸氧。

(四) 常见不同类型的吸氧装置优缺点比较

常见不同吸氧装置优缺点比较见表 2-2-7。

表 2-2-7 常见不同吸氧装置优缺点比较

吸氧装置	优点	缺点	注意事项
鼻导管	1. 使用方便 2. 耐受良好 3. 活动自如，方便进食及交谈	1. 分钟通气量大的患者很难达到高的吸入氧浓度（<0.40） 2. 不能用于鼻道完全梗阻的患者 3. 可能引起头痛或黏膜干燥 4. 容易移位	氧流量最大 5~6L/min（氧流量再大会引起不适感），如>5L/min，应更换其他吸氧装置
普通面罩	吸入氧浓度略高于鼻导管，但差别不显著	1. 分钟通气量大的患者很难达到高 FiO_2 2. 影响饮食及交谈 3. 可能导致皮肤刺激	1. 氧流量至少 6L/min（冲走呼出气中的 CO_2，防止重复吸入 CO_2） 2. 将面罩覆盖口、鼻及下巴，并将可弯曲金属条固定在鼻梁 3. 调整头上的弹力带，以利固定并保证患者舒适
储氧面罩	1. 更好控制 FiO_2 2. 非插管及机械通气条件下提供最高的 FiO_2 3. 短期应用有效 4. 不会导致黏膜干燥	1. 需要密闭 2. 可能导致不适 3. 可能刺激皮肤 4. 影响进食及交谈 5. 无法进行雾化治疗	1. 任何时候储气囊必须保持充满状态（如果吸气时储气囊塌陷超过一半，增加吸入氧流量，直至观察到吸气时有少量放气） 2. 防止气囊打折 3. 随时保持气囊自由膨胀 4. 确保气囊与面部贴合良好，单向活瓣工作正常 5. 不应使用湿化瓶
文丘里面罩	1. 提供恒定的 FiO_2 2. 适用于 COPD 患者	不能提供高的 FiO_2	确保氧流量与 venturi 装置标记一致，才能保证 FiO_2 准确

四、工作原理

（一）中心供氧设备

中心供氧是指利用集中供氧系统将氧气气源的高压氧气经减压后，通过管道输送到各个用气终端，在各个用气终端利用呼吸机、出氧管等设备供气，以满足用氧需求。集中供氧系统主要用于医院病房、急救室、观察室和手术室等处的氧气供给。

(1) 气源可以是液氧，也可以是高压氧气瓶。当气源是高压氧气瓶时，可根据用气需要选用 2~20 个氧气瓶。氧气瓶分为两组，一组供氧，另一组备用。

(2) 控制装置包括气源切换装置，减压、稳压装置和相应的阀门、压力表等。

(3) 供氧管道是将氧气从控制装置出口输送至各用氧终端。空气是由氧气瓶输送出去。

(4) 用氧终端设在病房、手术室和其他用氧部门。在用氧终端安装有快速插拔式密封插座，使用时只需将供氧设备（氧气湿润器、呼吸机等）的接头插入插孔内，即可供氧，并可靠地保证密封；不用时，可以拔下供氧设备的接头，也可关闭手动阀门。

(5) 报警装置安装在控制室、值班室或用户指定的其他位置。当供氧压力超出使用压力的上下限时，报警装置即可发出声、光报警信号，提醒有关人员采取相应措施。

（二）氧气钢瓶

氧气储存在专用的高压气体钢瓶中，使用时通过减压阀使气体压力降至实验所需范围，再经过其他控制阀门细调，使气体输入使用系统。最常用的减压阀为氧气减压阀，简称氧气表。氧气表的高压腔与钢瓶连接，低压腔为气体出口，并通往使用系统。高压表的示值为钢瓶内贮存气体的压力。低压表的出口压力可由调节螺杆控制。进口的高压气体由高压室经过节流减压后进入低压室，并经出口通往工作系统。转动调节螺杆，改变活门开启的高度，从而调节高压气体的通过量并达到所需的压力值。减压阀都装有安全阀，是保护减压阀并使之安全使用的装置，也是减压阀出现故障的信号装置。如果由于活门垫、活门损坏或由于其他原因，导致出口压力自行上升并超过一定许可值时，安全阀会自动打开排气，见图 2-2-11。

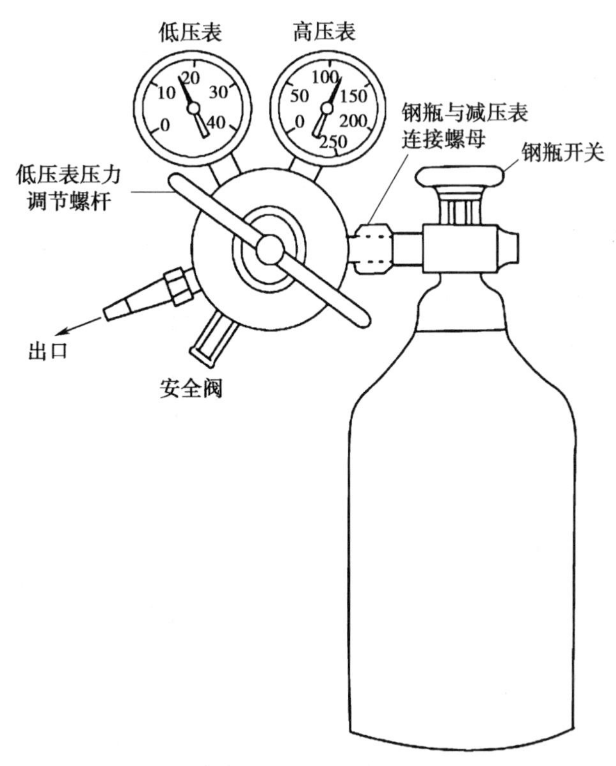

图 2-2-11 氧气钢瓶减压阀的外观及工作原理

（三）高压氧舱

高压氧舱是一种特殊的载人压力容器，其使用安全事关患者的生命安全。高压氧舱由氧舱壳体、供排氧系统、加减压系统、空调系统、通信与照明系统、监控系统、消防与安全系统、电气系统、控制系统组成。吸氧装置位于供排氧系统中，是控制患者吸氧通断的关键设备。吸氧装置由下壳、上壳、膜片、感应探头（调节螺杆）、密封弹簧、供氧管路、装置内腔、阀杆、阀芯组成。供氧管路通过螺纹接头与吸氧装置连接，供氧管路内的氧气压力将阀芯关闭。阀芯和密封弹簧共同组成供氧活门。吸氧装置下方连接患者吸氧蓝管。在螺纹接头内，阀杆通过密封弹簧在阀芯处固定，阀杆上方是膜片，膜片将吸氧装置分成内外 2 个部分，外部与舱内大气相通，内部通过吸氧蓝管及三通阀与面罩相通。由于供氧压力大于舱内压力，所以阀芯在压力差作用下被压紧并将供氧管路关闭。患者吸氧时，先在面罩内形成负压，由于面罩与吸氧装置的膜片下方相通，所以在装置内腔形成负压，此时由于膜片上下压力差使得膜片向下运动，从而移动阀杆并开启阀芯，氧气进入吸氧装置达到压力平衡后膜片上移，并关闭密封垫，同时患者完成一次吸氧动作。

（四）文丘里面罩

文丘里效应（venturi effect）是当风吹过阻挡物时，在阻挡物的背风面上方端口附近气压相对较低，从而产生吸附作用并导致空气的流动。由于热空气比冷空气密度小，向上升腾产生气压差，从而促进气流产生自下而上的流动,这是烟囱效应。文氏管的原理就是把气流由粗变细,以加快气体流速,使气体在文氏管出口的后侧形成一个"真空"区。当这个真空区靠近工件时会对工件产生一定的吸附作用(进口内产生一个真空度,致使周围空气被吸入文氏管内)。文丘里面罩是根据文丘里(venturi)效应制成。文丘里面罩见图 2-2-12。

(五) 家用制氧机

家用制氧机是利用分子筛等物理吸附和解吸的气体分离技术,制备高纯度氧气的设备。制氧机内装填分子筛,在加压时可将空气中氮气吸附,剩余的未被吸收的氧气被收集起来,经过净化处理后成为高纯度的氧气。分子筛在减压时将所吸附的氮气排放回环境空气中,在下一次加压时又可以吸附氮气并制取氧气,整个过程为周期性动态循环过程,分子筛并不消耗。其一般使用寿命在 3 000~5 000h。常见家用制氧机如图 2-2-13 所示。

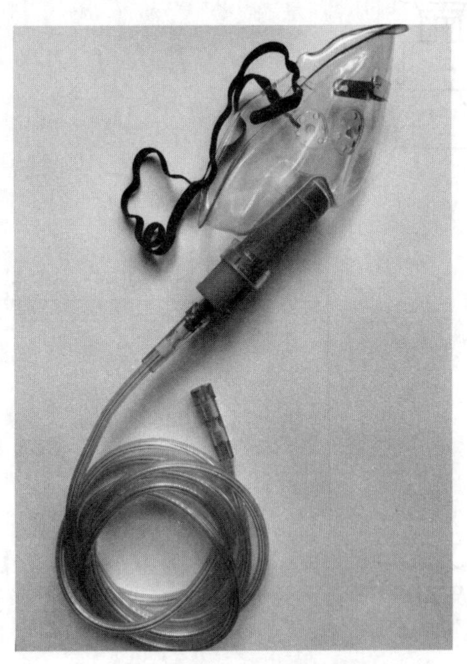

图 2-2-12 文丘里面罩

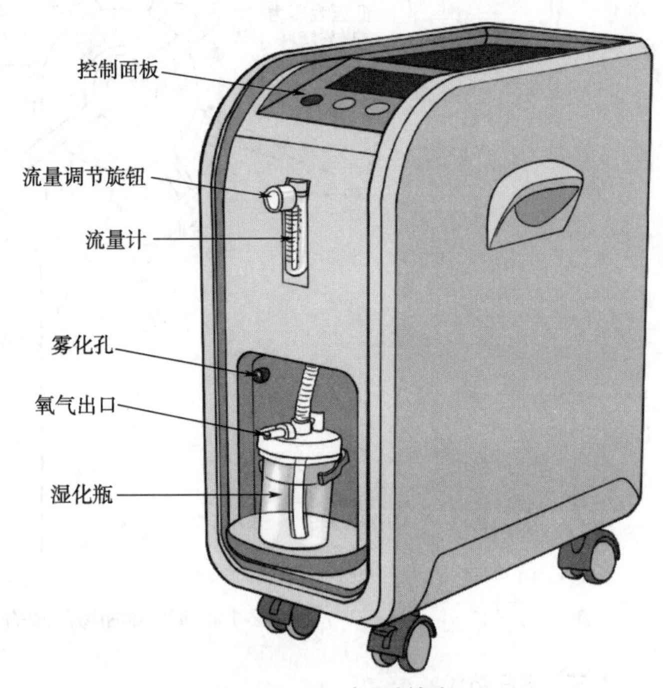

图 2-2-13 家用制氧机

五、临床适应证和禁忌证

(一) 吸氧的适应证

美国胸内科医师学会国立心肺和血液研究所(ACCP-NHLBI)推荐意见:心搏骤停;低氧血症(PaO_2<60mmHg,SaO_2<90%);呼吸窘迫(RR>24 次 /min);低血压(SBP<100mmHg);低心排血量及代谢性酸中毒(HCO_3^-<18mEq/L);其他,如严重贫血、CO 中毒、围手术期。

(二) 吸氧的目的

1. 纠正缺氧 缺氧的指标:指脉氧、PaO_2(动脉血气)、组织缺氧(乳酸升高、动静脉氧分压差、憋气症状、心率加快、意识不清)。组织缺氧的分类见表 2-2-8。

2. 预防或减轻心肺负荷,减少呼吸做功。

(三) 吸氧的相对禁忌证

肺泡增大不宜吸氧;面部充血时不宜吸氧;刚进行剧烈运动后不宜吸氧。

表 2-2-8 组织缺氧的分类

类型	病因
低氧型缺氧	FiO_2 或 PiO_2 过低、低通气、V/Q 失调（肺炎、COPD）、弥散障碍（ARDS、肺间质病变）、分流（肺内 / 肺外）
贫血型缺氧	Hb 下降、CO 中毒、失血过多、高铁血红蛋白
循环型缺氧	心率下降、心排血量下降、休克、栓塞
组织中毒性缺氧	氰化物中毒、酒精中毒、线粒体功能障碍

（四）高压氧治疗的适应证

糖尿病患者难以愈合的下肢及足的深部感染溃疡；急性 CO 中毒；减压病；进行性坏死性软组织感染，包括需氧和厌氧菌感染；氰化物中毒（和同时存在 CO 中毒）；慢性顽固性骨髓炎；断肢再植、急性创伤性周围组织缺血性疾病（包括挤压伤、骨筋膜室综合征以及受损的皮瓣和移植物）；急性气栓病；放射性坏死（放射性骨坏死、放射性肌坏死和其他软组织的放射性坏死）作为传统方法的辅助治疗；特殊情况的失血性贫血（由于没有血源无法输血）；坏死性肠炎；放射性损伤颌骨外科手术前后预防性治疗；急性脑水肿；特发性突聋、听力损伤、噪声诱发听觉丧失（3 个月内）。

（五）高压氧治疗的禁忌证

1. 绝对禁忌证 未经处理的气胸、纵隔气肿；肺大疱；活动性内出血及出血性疾病；结核性空洞并咯血者。

2. 相对禁忌证 重症上呼吸道感染、中耳炎、鼻窦炎咽鼓管堵塞者；重度肺气肿、支气管扩张；高热（体温 38℃以上者）；精神分裂症、癫痫大发作；心脏二度以上房室传导阻滞、心动过缓（50 次 /min）；血压过高者（140/90mmHg 以上者）；未经处理的恶性肿瘤；视网膜剥离、高度近视（度数 600 度以上者）；月经期、早期妊娠（3 个月内）。

（六）家庭氧疗的适应证

家庭氧疗是医院外治疗低氧血症的重要手段之一，通常适用：呼吸系统疾病、心血管疾病、脑血管疾病引起缺氧状态的人群，如慢性支气管炎、支气管哮喘、心慌、胸闷、头晕、头痛、梅尼埃病，尤其是肺心病，长期氧疗可延长患者的寿命；脑力透支、剧烈运动或在缺氧环境下工作的人士，可进行适当的氧疗保健；其他疾病或因素引起的缺氧状态，如高血压、高血脂、糖尿病、血液病、颈椎病、贫血、孕妇保健等。

六、基本结构及配套部件

详见基本分类及工作原理。

七、基本使用程序

（一）中心给氧

【评估】

1. 患者准备 评估患者病情、意识、缺氧状况、鼻腔状况，有无分泌物堵塞或异常等，评估患者合作程度及心理反应，同时告知患者吸氧注意事项。

2. 环境准备 室温适宜，光线充足，环境安静，远离火源及热源。

3. 用物准备 治疗盘内放氧气装置一套、湿化瓶（内盛灭菌注射用水）、棉签、弯盘、一次性吸氧管 1 根、治疗碗 2 个（一个碗内放镊子及纱布，另一个碗内盛灭菌注射用水）、胶布、速干手消毒剂。

4. 护士准备 着装整洁，洗手、戴口罩。

【操作流程】

1. 备齐用物，携至床旁，核对床号、姓名，向患者或家属解释操作目的，取得患者的配合。

2. 安装流量表，湿化瓶内盛灭菌注射用水 1/3~1/2。

3. 检查并清洁鼻孔，连接吸氧管，调节氧流量，调节至所需流量，检查吸氧管是否通畅，将鼻塞插入鼻孔。

4. 将吸氧管妥善固定。

5. 记录用氧时间及流量，询问患者感觉，指导患者有效呼吸，注意用氧安全，并告知勿随意调节流量。

6. 停用氧气，向患者说明，拔出鼻塞，擦净分泌物，关好流量表调节阀，卸表，盖好氧气管道出口帽。

7. 帮助患者取舒适体位，整理床单位。

8. 清理用物，洗手，记录停止用氧时间。

（二）氧气钢瓶给氧

【评估】

1. 患者准备 评估患者病情、意识、缺氧状况、鼻腔状况，有无分泌物堵塞或异常等，评估患者合作程度及心理反应，同时告知患者吸氧注意事项。

2. 环境准备 同中心给氧操作。

3. 用物准备 供氧装置 1 套（配“四防”标识的流量表）、湿化瓶（内盛 1/2~2/3 灭菌注射用水）、一次性吸氧管 2 条、氧气吸入装置 1 套、治疗碗（装纱布、通气管）、手消毒液、内铺清洁治疗巾的治疗盘 1 个，棉签、用氧记录单、笔、手表、盛有温开水的小杯子、污物桶。

4. 护士准备 着装整洁，洗手、戴口罩。

【操作流程】

与中心给氧操作有以下差异：

1. 装流量表 打开氧气筒上总开关清洁气门，立即关好→接上氧气表并旋紧→将通气管、湿化瓶与氧气表连接→检查小开关是否关闭→开总开关，检查装表后有无漏气。

2. 停氧 携用物核对患者床号、姓名（床头卡、手腕带）→询问患者感受，观察吸氧效果→向患者告知停氧的原因→取下氧气管，擦净鼻部→关流量表小开关，关大开关、打开小开关放出余氧后关闭。

【注意事项】

1. 注意用氧安全，严格遵守操作规程，切实做好“四防”（防火、防油、防热、防震）。

2. 用氧过程中应密切观察给氧疗效，有无氧疗不良反应发生等。

3. 持续用氧者应每日更换吸氧管 1~2 次，并由另一鼻孔插入。

4. 常用的湿化液有灭菌注射用水。急性肺水肿用 20%~30% 乙醇，以改善肺部通气。

5. 氧疗监护

(1) 缺氧症状：患者由烦躁不安变为安静、心率变慢、血压上升、呼吸平稳、皮肤红润、温暖、发绀消失，说明缺氧症状改善。

(2) 实验室检查：实验室检查指标可作为氧疗监护的客观指标，主要观察氧疗后 PaO_2（正常值 12.6~13.3kPa 或 95~100mmHg）、$PaCO_2$（正常值 4.7~5.0kPa 或 35~45mmHg）、SaO_2（正常值 95%）等。

(3) 氧气装置：有无漏气，管道是否通畅。

(4) 氧疗的副作用：当氧浓度高于 60%，持续时间超过 24h，可出现氧疗副作用，氧中毒、肺不张、呼吸道分泌物干燥、晶状体后纤维组织增生、呼吸抑制。

（三）家用制氧机

【评估】

1. 患者准备 评估患者病情、意识、缺氧状况、鼻腔状况，有无分泌物堵塞或异常等，评估患者合作程度及心理反应，患者知晓吸氧注意事项。

2. 环境准备　室温适宜，光线充足，环境安静，远离火源及热源。

3. 用物准备　内铺清洁治疗巾的治疗盘1个，供氧装置1套（配“四防”标识的流量表）、湿化瓶（内盛1/2~2/3无菌注射用水）、一次性吸氧管1根、氧气吸入装置1套、治疗碗（装纱布、通气管）、棉签、用氧记录单、笔、手表、盛有温开水的小杯子、污物桶。

【操作流程】

1. 吸氧前用棉签蘸清水清洁吸氧者鼻孔，注意不要把棉签掉在鼻孔内。

2. 一定要先调好流量再使用。购买制氧机者使用前应仔细阅读说明书后再使用。

3. 合理选择吸氧时间，对严重慢性支气管炎、肺气肿、明确肺功能异常的患者，注意控制氧气流量在每分钟1~2L，因为高流量吸氧可加重慢性阻塞性肺气肿患者的二氧化碳蓄积，引发肺性脑病；部分患者平时无或仅有轻度低氧血症，在活动、紧张或劳累时，短时间给氧可减轻“气短”的不适感。

4. 注意用氧安全。氧气瓶搬运时要避免倾倒撞击，防止爆炸，氧气瓶应放于阴凉处，并远离烟火和易燃品，至少距离火炉5m，距暖气1m。

5. 氧气瓶内氧气不能用尽，一般需留1kPa，以防再次充气时灰尘、杂质等进入瓶内引起爆炸。

6. 鼻塞、面罩、湿化瓶等均应定期消毒。

【注意事项】

1. 购买制氧机的患者应仔细阅读说明书后再使用。

2. 使用制氧机时要避开明火，避免发生火灾。

3. 制氧机要放置平稳，否则会增加制氧机运转的噪声。

4. 湿化瓶中的水位不宜太高（水位以瓶体的一半为宜），否则瓶中的水易逸出或进入吸氧管。一般在湿化瓶的1/2。

5. 制氧机较长时间不用时，请切断电源，倒掉湿化瓶中的水，制氧机表面擦拭干净，用塑料罩罩好，置于无阳光照射的干燥处保存。

6. 制氧机开启工作时，切勿使流量计浮球置于零位上。

7. 用制氧机灌装氧气袋时要特别注意，氧气袋灌满后要先拔掉氧气袋插管后，再关闭制氧机开关，否则易造成湿化瓶的水负压反吸进入制氧机，造成制氧机故障。

8. 在运输和存放过程中，严禁横放、倒置、潮湿或阳光直射。

八、各项参数调节

（一）鼻导管

鼻导管吸氧的吸入气中的氧浓度分数（fraction of inspiration O_2，FiO_2）的估算公式：FiO_2=21%+4×氧流量；导管氧流量不变时，分钟通气量越大，FiO_2越低，见表2-2-9。

表2-2-9　分钟通气量与FiO_2的关系（导管氧流量不变时）

氧流量/（L·min^{-1}）	分钟通气量/（L·min^{-1}）	FiO_2/%
6	5	60
6	10	44
6	20	32

（二）普通面罩

储氧部分（reservoir）：FiO_2高于鼻导管，但仍不固定；当FiO_2为60%，氧流量<6L/min时，CO_2可能蓄积体内，造成高碳酸血症。普通面罩的氧流量与FiO_2值见表2-2-10。

表 2-2-10　普通面罩的氧流量与 FiO_2 值

吸氧装置	储氧部分容量 /ml	氧流量 /(L·min^{-1})	FiO_2/%
普通面罩	150~250	5~10	40~60
		6	35~40
		10	50
		<6	(重复吸入死腔内气体)

(三) 储氧面罩

储氧面罩由普通面罩和储氧气囊组成，见图 2-2-14。储氧气囊内充满氧气以提高 FiO_2，部分重复吸入储氧面罩，呼出气与气囊中氧气混合(呼气流量大于氧流量时)。储氧面罩(部分重复吸入 / 非重复吸入)的氧流量与 FiO_2 值见表 2-2-11。

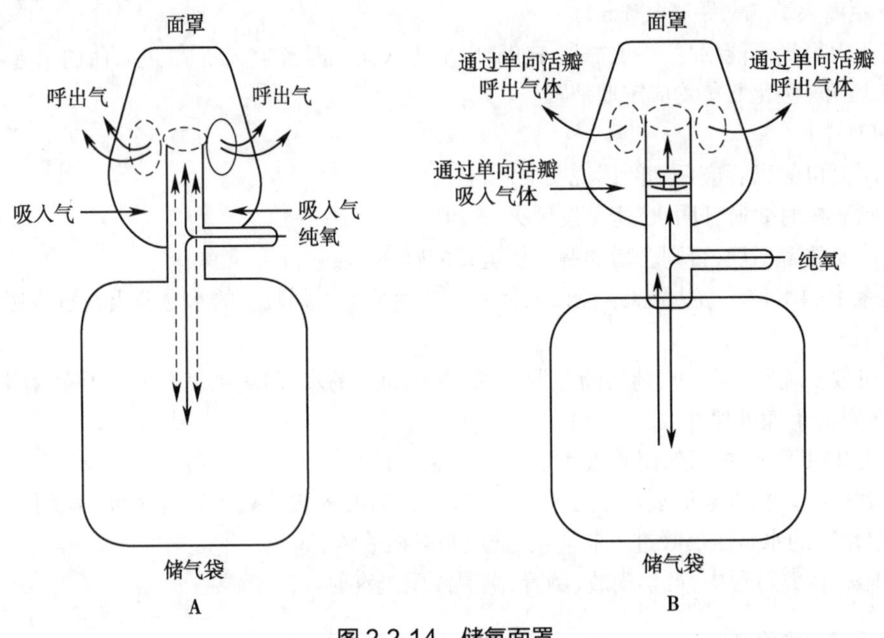

图 2-2-14　储氧面罩

A. 部分重复呼吸面罩；B. 无重复呼吸面罩。

表 2-2-11　储氧面罩(部分重复吸入 / 非重复吸入)的氧流量与 FiO_2 值

吸氧装置	储氧部分容量 /ml	氧流量 /(L·min^{-1})	FiO_2/%
部分重复吸入	750~1 250	5~7	35~75
		6	40~50
		10~15	60
非重复吸入	750~1 250	6	60
		7	70
		8	80
		9	80+
		10	80+

（四）文丘里面罩

1. 不同种类的 venturi 面罩　FiO_2 为 24%~28%（4L/min），FiO_2 为 35%~40%（8L/min）。

2. 吸入氧浓度不受患者呼吸形式的影响，气流流速>最大吸气流速。

3. 在面罩与导管连接处有一个调节装置，可以调节至 7 个浓度：26%，28%，31%，35%，40%，45%，50%，一定要确保氧流量与 Venturi 装置标记一致，才能保证 FiO_2 准确。例如，要提供 31% 的 FiO_2，氧流量只能是 6L/min 或 9L/min。文丘里面罩的氧流量与 FiO_2 值见表 2-2-12。

表 2-2-12　文丘里面罩的氧流量与 FiO_2 值

FiO_2/%	空气 / 氧气比	建议氧流量 /（$L \cdot min^{-1}$）	总流量 /（$L \cdot min^{-1}$）
24	25.0∶1	3	78
28	10.0∶1	6	66
30	8.0∶1	6	54
35	5.0∶1	9	54
40	3.0∶1	12	48
50	1.7∶1	15	43

九、仪器故障处理

吸氧装置使用过程中，因为设备、人员等原因，可能出现故障。吸氧装置常见故障、原因及处理见表 2-2-13。

表 2-2-13　吸氧装置常见故障、原因及处理

常见故障	故障原因	处理
氧气压力表安全孔有氧气逸出	氧气压力表的弹性元件破裂	需重新更换或者重新焊接弹簧管破损处进行修理
氧气压力表指针不归零位或者示值存在误差	机芯、示值调节螺钉与连杆松动	将游丝调节到适当张力、重新安装指针或者调节机芯位置
流量计中的浮子在工作状态下不浮动，或者浮子浮动不灵敏	流量计玻璃管内壁的密封胶垫老化，与浮子粘结	取下浮子，用医用棉签将浮子与流量计内壁擦拭干净
关闭流量调节阀时仍有氧气输出	流量计调节阀内部有污浊，导致密封不严合	将流量计调节阀取下，用细砂纸将流量计调节阀锥形体表面打磨光洁
吸入器输出量值小于被测量值，而且伴有漏气现象	湿化瓶密封圈和螺纹有破损	检查后应重新进行检定
家用制氧机出氧口有水珠流出	湿化水箱装水太满，超过最高水位线，导致水珠进入输氧管	把水倒出，不超过最高水位线
家用制氧机开机后，水箱冒气泡，出氧口没有氧气	湿化水箱的胶塞没有塞好	将湿化水箱的胶塞塞好

十、仪器设备使用相关并发症

（一）呼吸道分泌物干燥

1. 从供氧装置出来的氧气是干燥的，吸入后可使呼吸道黏膜干燥，分泌物干燥，不容易排出。

2. 预防与处理　氧气吸入前一定要先湿化，以预防呼吸道黏膜和分泌物干结。

(二) 呼吸抑制

1. 低氧血症时，PaO_2 的降低可刺激周围化学感受器，反射性兴奋呼吸中枢，增加肺部通气。如果患者长期靠这一反射性兴奋维持呼吸（如肺源性心脏病、Ⅱ型呼吸衰竭患者），吸入高浓度氧气后，PaO_2 的升高可使这一反射机制消除，抑制患者的自主呼吸，甚至出现呼吸停止。

2. 预防与处理　对这类患者需进行低流量、低浓度的控制性给氧，并监测 PaO_2 的变化，维持患者的 PaO_2 在 60mmHg 即可。

(三) 吸收性肺不张

1. 患者吸入高浓度氧气后，肺泡内氧气被大量置换，一旦支气管阻塞，肺泡内的氧气可被循环的血流迅速吸收，导致肺泡塌陷，引起肺不张。

2. 预防与处理　预防呼吸道阻塞是防止吸收性肺不张的关键，预防措施包括：鼓励患者深呼吸和咳嗽、加强痰液的排出、常改变体位、降低给氧浓度（<60%）等。

(四) 晶状体后纤维组织增生

1. 使用高浓度氧后，过高的动脉氧分压（PaO_2 达到 140mmHg 以上）是引起新生儿（特别是早产儿）晶状体后纤维组织增生的主要危险因素。

2. 预防与处理　新生儿给氧浓度应严格控制在 40% 以下，并控制吸氧时间。

(五) 氧中毒

1. 氧中毒　指机体吸入高于一定浓度或压力的氧气一定时间后，所引起的某些系统或器官功能与结构的病理变化和临床病症。大于 0.05MPa（近半个标准大气压）的纯氧环境对人类所有的细胞都有毒害作用，吸入时间过长，就可能发生“氧中毒”。

(1) 眼型氧中毒：若长时间吸入较高压力（70~100kPa）的氧气，氧的毒性将突出地表现在视觉系统。

(2) 肺型氧中毒：较长时间吸入更高压力（100~200kPa）的氧气，人最多只能存留 24h，否则会引起严重肺部损害，导致呼吸衰竭、死亡。开始为鼻黏膜充血，有发痒感觉，即可出现口干、咽痛、咳嗽、胸骨后不适；发生频繁咳嗽、吸气时胸骨后灼痛；胸骨后剧痛、难以控制的咳嗽，肺活量已出现下降，危及生命。

(3) 脑型氧中毒：吸入 200kPa 以上的氧气，人至多只能坚持 1.5~2h，否则可引起严重中枢神经系统损伤，以惊厥为主要表现，最初出现额、眼、鼻、口唇及面颊肌肉的纤维性颤动，也可累及手的小肌肉；面色苍白、有异味感。继而可有恶心、呕吐、眩晕、出汗、流涎、上腹部紧张；也可出现视力丧失、视野缩小、幻视、幻听；还会有心动过缓、心悸、气哽、指（趾）端发麻、情绪反常（忧虑、抑郁、烦躁或欣悦）。接着出现极度疲劳、嗜睡、呼吸困难等。少数情况还可能发生虚脱。

2. 预防与处理　预防氧中毒的主要措施是控制吸入氧的压力、浓度和时间。给氧期间应经常监测动脉血液中的氧分压和氧饱和度，密切观察给氧的效果和副作用。

(六) 气压伤、减压病

1. 高压氧舱氧疗常见的副作用有中耳气压伤、副鼻窦气压伤和肺气压伤。高压氧舱氧疗减压速度过快，幅度过大，使气体在血液和组织中游离出形成气泡，造成血管气栓。

2. 预防与处理　医用高压氧舱的操作人员及维护人员应严格遵照操作规程办事，加强日常维护工作，每天开舱前应细致检查每个环节。

十一、日常维护与管理

(一) 中心供氧装置

1. 做好“四防”，即防火、防油、防热、防震。

2. 供氧系统应处于完好备用状态。

3. 清洁与消毒　供氧装置部件的常规消毒已被列入医院日常消毒管理规范，但由于中心供氧装置的氧气出口是嵌入墙壁内的，且长期暴露于危险环境中，因此不易消毒清理，极易成为医院感染隐患。

中心供氧装置氧气出口处长期暴露于危险环境中，且其部件难以装卸，因此医护人员通常会忽视氧气出口处的消毒，可采用5%聚维酮碘、75%乙醇进行消毒。

（二）氧气钢瓶吸氧装置

1. 做好“四防”，防火、防油、防热、防震。

2. 氧气钢瓶放于阴凉处，周围严禁烟火、易燃品，至少距离明火5m，距离暖气1m；搬运时避免倾倒撞击，氧气表及螺旋口勿上油，也不能用带油的手装卸。

3. 氧气钢瓶氧气切勿用空，以免灰尘进入钢瓶内，再次充气引起爆炸。已用完的氧气筒，应悬挂“空”的标志。

（三）高压氧舱设备

1. 日常保养制度

(1)保证各舱室正常开舱使用所必备的条件。

(2)保证高压氧舱各附属系统设备正常运行所必备的条件。

(3)保证压缩空气系统和供氧系统所规定的压力值及贮气量。

(4)定期对动力机械系统添加或更换润滑油，对空调装置添加制冷剂。

(5)操作人员应严守岗位，随时巡视设备运行情况，并对各系统设备在安全运行中进行外部巡视。

(6)设法排除设备在运行中出现的一般性故障。

(7)对贮气罐、油水分离器、空气过滤器、空气冷凝器等，定期进行排污处理。

(8)开机及停机时应检查各阀门开关位置是否正确。

(9)经常擦拭设备以保持清洁，不得留有油污及水滴。

(10)各种仪表应按期送检。

(11)做好每班工作记录。

2. 维修工作制度

(1)维修工作要尽量保持设备的完整性。安装时，要注意清除异物；安装后，注意检查有无漏装、错装，特别要注意电气设备的正确接线。

(2)维修时，带电设备一定要先断电源，并挂上警示标志，以防他人合闸。带电作业时，除选用合适的安全工具外，还需一人监护，一人工作。

(3)拆卸压力容器时，一定要先行卸压，防止伤人事故。加压舱系统需维修时，一定要在患者出舱后，方可进行。

(4)机器设备安装完毕后，须反复试机。试机前，应清理好场地；试机时，要有专业人员在场。大修后的空气压缩机还要进行磨合运行。

(5)机器设备大检修时，对调整或更换的器材、零件，改换的项目等，均应详细记录，作为本单位高压氧治疗设备的技术档案资料。

（廖竹君）

第六节　负压吸引装置

一、基本简介

“负压”是低于常压（一个大气压）的气体压力状态，负压吸引装置是医院比较简单但又必不可少的设备之一。它是医疗、护理环节中用于缓解某些疾病的症状、减轻患者痛苦以及辅助治疗的常用设备，在保持危重患者呼吸道通畅、外科手术、胃肠减压以及复杂伤口处理等过程中起着重要作用。

负压吸引装置由调压器、集液瓶、软管等组成。集液瓶上有两个软管接口，一个接负压终端，一个接入工作腔体。它利用真空工作原理，在腔体内产生负压，当负压终端接通时，集液瓶内将产生空气负压，该负压将引导污物(如污血、痰等)从另一个软管流入集液瓶内，当集液瓶内液体高度达到一定高度时，集液瓶盖上的止流阀将开始工作，切断液体流入管路，从而防止集液瓶内液体过盈而溢出。负压吸引装置主要用于医学引流、排痰、排污血及分泌物等。

二、发展历史

1992 年德国乌尔姆大学 Fleischman 博士首创负压封闭引流技术。1993 年该技术开始在骨科广泛应用于治疗开放性骨折并软组织缺损及各种急性感染创面。1994 年在国内开始应用推广。

三、基本分类

(一) 按物理分类

1. 分散系统 脚踏式机械或电动吸引装置。
2. 集中系统 中心负压吸引装置。

(二) 按结构分类

1. 分体式负压吸引装置 调压器与集液瓶分开，通过软管连接。气体终端插头与调压器连接在一起。
2. 一体式负压吸引装置 调压器与集液瓶合为一体，气体终端插头与调压器集成在一起。

(三) 按形态结构分类

负压引流球、负压引流袋、高真空负压引流瓶。

(四) 按功能分类

1. 电动负压吸引器 人工流产型电动负压吸引器、洗胃型电动负压吸引器、普通型电动负压吸引器。
2. 脚踏式负压吸引器。

四、工作原理

负压吸引装置是利用大气压原理，形成负压，吸引手术中的渗出物、脓液、出血、空腔脏器中的内容物、冲洗液等。负压吸引装置集液瓶上有两个软管接口，一个接负压终端，一个接入工作腔体。当负压终端接通时，集液瓶内将产生空气负压，该负压将引导污物(如污血、痰等)从另一个软管流入集液瓶内。当集液瓶内液体高度达到一定高度时，集液瓶盖上的止流阀将开始工作，切断液体流入管路，从而防止集液瓶内液体过盈而溢出。考虑到引流量的不同，可以将多个集液瓶级联，从而实现多量液体的抽取及储存。

负压吸引装置根据负压源分为分散系统和集中系统。分散系统采用脚踏式机械或电动吸引器的构造，主要由马达、偏心轮、气体过滤器、压力表及安全瓶和储液瓶组成。工作原理：踩下吸引器脚开关或接通电源后，马达带动偏心轮，从吸气孔吸出瓶内的空气，并由排气孔排出，这样不断地循环转动，使瓶内产生负压。集中系统由中心吸引站、负压吸引管网和终端结构等组成。中心吸引站由真空泵机组、缓冲罐、循环水泵、集油装置、集污装置和排气装置组成，并与外管网形成系统。终端结构由简易负压表、耐用蓄瓶组、安全瓶、连接管组成。该装置利用管道通路到达各病室单位，应用时开动终端结构小开关，即可抽吸。

五、临床适应证和禁忌证

(一) 适应证

1. 负压吸引装置在吸痰中的应用。负压吸引装置在保持危重患者呼吸道的通畅中起着重要作用。掌握正确的吸痰方法、把握吸痰时机、选用适合的吸痰皮条、注意消毒隔离和调节合适的吸引压力是安全吸痰的关键。

2. 负压吸引装置在高压氧舱内的应用。目前多采取利用舱内外压力差的负压吸引器。这种吸引器构造和原理简单，在舱壁上装一根内径 5mm 的紫铜管贯穿氧舱壁，舱内的吸引瓶排气口与紫铜排气管相连接,使舱内外相通。高压氧舱内不能使用电动吸引器。

3. 负压吸引装置在临床各科中的应用广泛,如气胸、结核性脓胸、外科手术及术后引流、人工流产术、肠瘘、皮肤组织损伤、血肿、压力性损伤护理、延迟愈合伤口护理。

4. 负压吸引装置在自体血回输中的应用。采用负压吸引装置回收患者体腔血,回收后经洗涤、过滤浓缩或不洗涤经标准输血器直接回输。

(二) 禁忌证

无。

六、基本结构及配套部件

大多数医院病房多采用集中系统,即中心负压吸引装置。部分基层医院采用分散系统。负压吸引装置由调压器、集液瓶、软管等组成。

(一) 调压器

调压器采用优质铝合金材料,经数控机床精密加工而成集液器容积,自带防溢阀,在液体注满时自动关闭管路,防水污物盈满时溢出调压器的调节范围。调压器也是真空吸引表的量程:调压器自带启闭装置,可以接通或切断负压吸引的管路。集液瓶自带不锈钢支架,用于悬挂集液瓶,可以置于平面台板上,也可以悬挂于设备带或其他托架上,可以选配各种标准的负压气体快速插头,与相应的气体终端配套使用。

(二) 集液瓶

集液瓶又称负压吸引用收集装置,采用耐压透明聚酯塑料,容积有 1L、1.2L、2L 等规格,目前多采用的一次性使用软袋 + 透明硬瓶配件。一次性使用软袋部分产品含保险装置,具有安全、便捷的特点。在装满液体的情况下软袋从 10m 高度垂直跌落不爆袋、不漏液,可最大承受 60kg 压力。软袋抽入口为单向阀设计,只可抽入而不会反流,透气滤芯避免导致废液进入负压设备或者中心负压吊塔而造成的设备污染,见图 2-2-15。透气滤芯的优势:只通气体不通液体,当液体接触到透气滤芯时,透气滤芯瞬间发生分子变化而起到止溢的效果,并且可以在使用过程当中过滤有毒有害气体和杂质,符合环保要求。

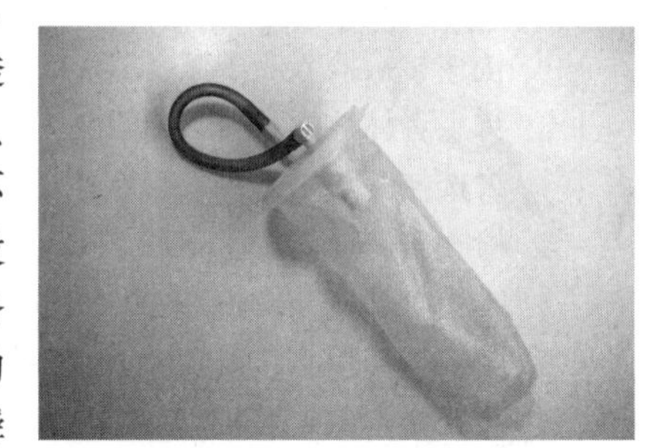

图 2-2-15 一次性使用软袋

透明硬瓶配件常见的有挂壁式透明硬瓶,见图 2-2-16。双瓶立挂式透明硬瓶见 2-2-17。

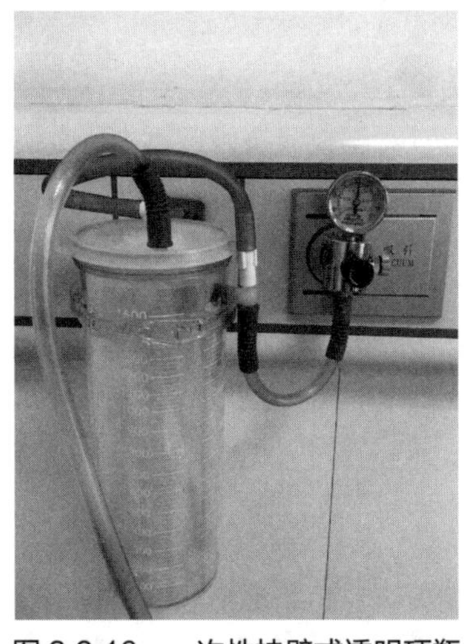

图 2-2-16 一次性挂壁式透明硬瓶

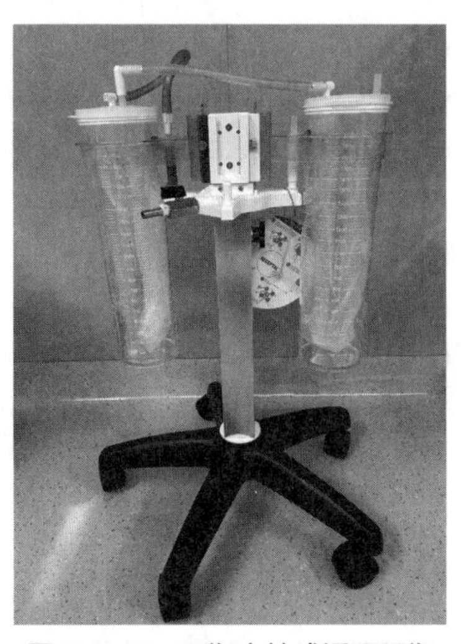

图 2-2-17 双瓶立挂式透明硬瓶

(三) 软管

采用优质橡胶管进行液体导流。

(四) 其他

负压引流球、负压引流袋、负压引流瓶、负压引流器(图 2-2-18)、高真空负压引流瓶。

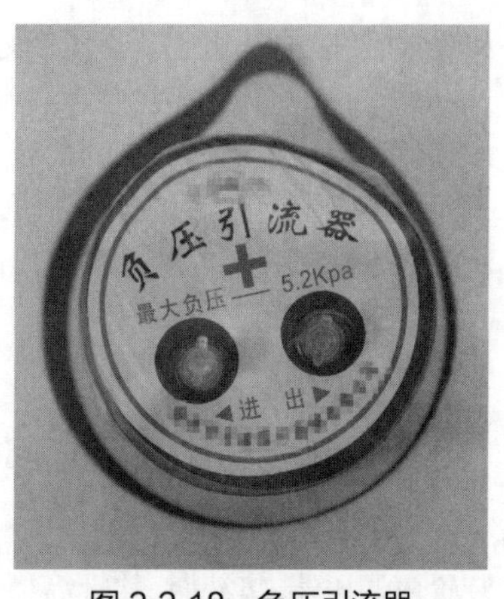

图 2-2-18 负压引流器

七、基本使用程序

(一) 中心负压吸引装置应用于吸痰

【评估】

1. 患者准备　评估患者病情,意识,口腔、鼻腔及肺部情况,对于清醒患者告知其吸痰的目的和方法,取得患者合作。

2. 环境准备　环境清洁,宽敞明亮,必要时备屏风遮挡。

3. 用物准备　中心负压吸引装置完好。吸引器的气压应能在 -0.07~0MPa 范围内任意调节,最大流量应不小于 2.5L/min;瓶体在不大于 -0.07MPa 负压作用下,不应产生吸瘪或变形。当吸液至瓶体最大刻度标定容量时,浮子应封住吸引口,自动停止吸引;吸引器与气源接头的配合应有良好的互换性,装卸方便,锁紧可靠,在最高工作压力与接头连接不应有泄漏现象。记录单、笔。

4. 护士准备　操作前穿戴整齐,无长指甲,洗手,戴口罩。

【操作流程】

1. 快速接头插入吸引气源接头内,准备好吸引器,连接中心负压、集液瓶及吸引管。
2. 将患者体位摆放好,头偏向一侧,提高吸入氧流量。
3. 将选择好规格的一次性吸引管插入吸引导管。
4. 检查管路连接是否正确。
5. 缓缓打开调节阀旋钮,真空表显示工作状态的吸引器负压值,调节吸引器负压值。
6. 戴好无菌手套,连接一次性无菌吸痰管,同时检测吸痰管是否通畅及吸引力大小。
7. 按顺序为患者进行吸痰,同时注意观察患者生命体征变化。
8. 吸痰完毕,冲洗吸引管,处理用物,关闭负压调节钮、开关。
9. 整理床单元,调低吸入氧流量,洗手,记录。
10. 吸引完毕后应首先关闭调节旋钮,再将快速接头拔下。
11. 每次吸引完毕后,应将吸引导管拔下,拆开瓶体,及时清洗。

【注意事项】

1. 保持浮子清洁,防止因污物造成浮子和导向架粘贴失灵。

2. 遇脓痰、黏液阻塞吸痰管时,应迅速关闭调节阀放掉负压,调换吸痰管后再进行吸痰。

3. 如吸引器长时间不使用,仔细检查各零件状况,关闭调节旋钮、负压调节旋钮,清洁浮子,所有塑料件应使用消毒液浸泡并吹干,重新包装。

4. 吸引器应存放于湿度不大于 80%,无腐蚀性气体和通风良好的室内。

5. 为保证吸引术的安全,应用调节阀调节吸引压力。操作步骤:开启截止调节旋钮,用手堵住吸引导管,缓慢开启负压调节阀,当真空表显示吸引安全压力时(根据吸引要求确定安全负压值)方可使用。当吸引压力不足时,适当调节截止调节旋钮,但必须按上述要求重新调节负压调节旋钮,使吸引压力不超过安全压力。

(二) 电动负压吸引器应用于吸痰

【评估】

1. 患者准备　评估患者病情,意识,口腔、鼻腔及肺部情况,检查口、鼻腔黏膜情况,气管插管位置和固定情况;检查呼吸状况,有无呼吸困难、发绀,SpO_2 是否下降,有无痰鸣音等。对于清醒患者告知其吸痰的目的和方法，取得患者合作。

2. 环境准备 环境清洁，宽敞明亮，温度 22~26℃，必要时备屏风遮挡。

3. 用物准备 电动吸引器（图 2-2-19）（备安全瓶和储液瓶）。吸痰盘：有盖罐 2 个（放置无菌生理盐水）、无菌吸痰管数根、无菌手套、弯盘、纱布、听诊器、电筒、消毒浸泡桶、手消毒液，必要时备压舌板、开口器、简易呼吸器，检查用物的有效期，检查管道连接是否正确，吸引器性能是否良好。

4. 护士准备 着装整洁，洗手，戴口罩。

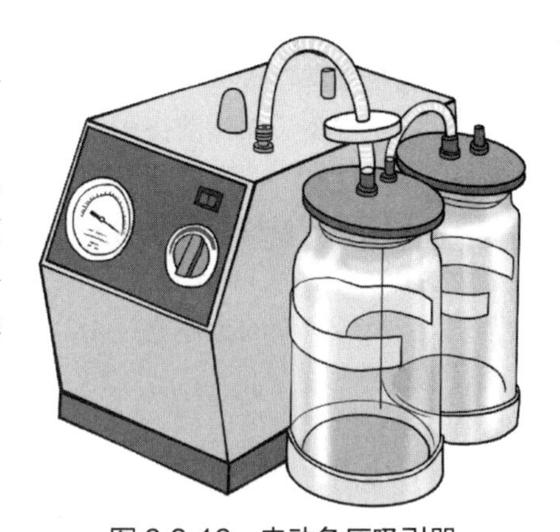

图 2-2-19 电动负压吸引器

【操作流程】

1. 查对患者床号、姓名。

2. 患者头转向一侧，颌下铺垫巾，将弯盘置于颌下，纱布置于垫巾上，调节负压，机械通气患者吸痰前后给予高浓度氧气（5L/min）吸入 2min。

3. 取吸痰管，在包装顶端撕一小口，左手持吸痰管，右手戴一次性无菌手套，将吸痰管缠绕于右手，左手取吸引器与吸痰管连接，左手打开吸引器开关。

4. 持吸痰管吸取少许生理盐水湿润吸痰管前端，并查看抽吸负压。

5. 在无吸力状态下，当患者深吸气时，平稳迅速地将吸痰管插入，先鼻腔后口腔的顺序。吸完鼻腔后需要冲洗吸痰管，再次进入口腔吸痰。须完成 2 次吸痰循环，更换 1 次吸痰管（吸痰前向患者解释“吸痰会有点呛咳，不要紧张”）。插入深度：经口插管深度为 14~16cm，经鼻腔插管深度为 20~25cm。

6. 吸痰前嘱患者深呼吸，脚踩电动吸引器开关，放松吸痰管末端或堵住 Y 形管侧孔，旋转上提吸痰管以吸净分泌物，吸痰时间小于 15s。

7. 吸痰时观察痰液性状，吸痰操作时注意观察生命体征。

8. 观察患者呼吸改善情况，根据需要再次吸痰。

9. 有心电监护者严密观察生命体征、SpO_2 情况（根据情况，给予高浓度氧气吸入）。

10. 冲洗吸痰管，使管壁无痰液附着，浸泡吸痰管，将吸引管头放于装有消毒液的小瓶内。

11. 关闭吸引器。

12. 擦净患者鼻腔、口腔及面部，撤除治疗巾、弯盘（低流量吸氧 2L/min）。

13. 肺部听诊，痰鸣音减弱或消失（未闻及痰鸣音、呼吸音清晰）。

14. 协助患者取舒适卧位，整理床单位。

15. 正确处置仪器，洗手，脱口罩，记录痰液量、性状、呼吸情况。

【注意事项】

1. 操作前检查吸引器各管道连接是否正确，吸引器的性能是否良好，打开开关。

2. 一般成人吸痰的负压为 40~53kPa（300~400mmHg）；小儿为 33~40kPa（250~300mmHg）。

3. 未吸痰前使橡胶管折成 V 形，吸痰时将橡胶管恢复原状。

4. 吸痰毕，吸生理盐水冲洗导管，取下吸痰管放进消毒液内浸泡，贮液瓶及时清洗。

5. 缓冲瓶起缓冲气流作用，严禁当作贮液瓶使用，避免液体进入泵体，损坏机器。

6. 用完后，先关掉吸引器上的开关，再从电源插座上拔下电源插头，切断电源。

7. 停止使用时，清洁、浸泡消毒贮液瓶及橡胶管，干燥备用。

（三）负压引流球的使用

【评估】

1. 患者准备 评估患者病情、意识，引流部位情况。对于清醒患者告知其引流的目的和方法，取得患者合作。

2. 环境准备　环境清洁,宽敞明亮,温度 22~26℃,必要时备屏风遮挡。

3. 用物准备　负压引流球完好。

4. 护士准备　操作前穿戴整齐,无长指甲,洗手,戴口罩。

【操作流程】

1. 负压引流球初始负压约为 12kPa,随着液体的吸入负压逐渐减少。

2. 留置时间为 1~7d。

3. 当负压盘内的液体超过 1/2 时,应及时倾倒,以免影响引流效果。

【注意事项】

1. 在有效期内使用,一次性使用,包装破损严禁使用。

2. 一般用于抽吸封闭伤口,适用于手术后引流积血、积液。

3. 严禁自行扩大或增加孔眼,不能用针、线洞穿管壁予以固定。

4. 临床记录引流液时需要将负压引流球完全充气后才能精确读数。

5. 引流管较细、软,要定时挤管,避免堵管,妥善固定,避免折叠。

(四) 负压引流护理操作

【评估】

1. 患者准备　评估患者病情、意识,局部皮肤及引流管情况(局部皮肤有无肿胀,引流液量、颜色、性质、是否通畅);负压引流器是否处于负压状态,是否需要倾倒。对于清醒患者告知其引流的目的和方法,取得患者合作。

2. 环境准备　环境清洁,宽敞明亮,温度适宜,必要时备屏风遮挡。

3. 用物准备　负压引流装置完好。

4. 护士准备　操作前穿戴整齐,无长指甲,洗手,戴口罩。

【操作流程】

1. 双人核对医嘱。

2. 床旁评估解释。

3. 洗手及用物准备。

4. 床旁患者身份识别。

5. 用两把血管钳将引流管夹闭。

6. 倒取引流液。

7. 消毒负压引流器末端,盖紧保持负压。

8. 松开止血钳挤压引流管,保持通畅,妥善固定。

9. 再次评估、核对。

10. 洗手记录。

【注意事项】

1. 正确使用吸引装置,勿使逆流、受压,引流器位置低于伤口水平。适当调节好吸力,保持负压状态。

2. 注意观察引流液的性质、颜色、量,如有异常通知医生。

3. 凡游离组织瓣移植术后行中心吸引系统负压引流者,应特别注意负压吸引力不能过大,以免回流静脉被压迫闭锁;反之,亦不可过小,致使创口积液,两者均将影响皮瓣成活。

4. 倾倒负压引流液时要注意无菌操作,伤口引流的橡皮管使用血管钳夹紧,防止引流液外漏引起污染。

5. 一般患者引流管安放 4~5d,引流量每 24h 在 20~30ml 以下时,可停止吸引,拔除引流管。拔除引流管后,创口加压包扎,并观察创口肿胀情况。

八、各项参数调节

1. 电动负压吸引器　一般吸痰的负压值：一般成人吸痰的负压为 40~53kPa（300~400mmHg）；小儿为 33~40kPa（250~300mmHg）。

2. 中心负压吸引器　气压应能在 -0.07~0MPa 范围内任意调节，其最大流量应不小于 2.5L/min，瓶体在不大于 -0.07MPa 负压作用下，不应产生吸瘪或变形。

3. 负压封闭引流技术　持续高负压是负压封闭引流技术的重要特点，负压的高低和有无中断直接影响到引流效果，一般应维持负压值在 60~80kPa（450~600mmHg）。

九、仪器故障处理

负压吸引器常见故障及处理，见表 2-2-14。

表 2-2-14　负压吸引器常见故障处理

常见故障情况	故障原因	处理
吸引封口失灵	封口处有污物或喇叭垫过期	1. 关闭调节阀拔下快速接头 2. 清除污垢或更换喇叭垫
真空表指针不回零	真空表损坏	及时更换真空表
无负压产生	电源线路未连接 管路泄漏	1. 检查管路是否泄漏 2. 检查电源线路是否连接正确 3. 检查吸引器开关是否打开 4. 检查各处接头连接是否妥当 5. 吸引瓶水位是否妥当 6. 立即启用备用装置，必要时使用 50ml 空针吸引 7. 通知检查、维修、记录、交接

十、仪器设备使用相关并发症

1. 引流管脱出

（1）预防：妥善固定引流管，并留有足够长度，以防翻身时脱出；严格交接班，做好活动指导，避免牵拉。

（2）处理：立即用敷料包裹伤口，通知医生，安慰患者及家属，协助医生做进一步的伤口处理，记录。

2. 引流管阻塞

（1）预防：定时挤压引流管，保持引流通畅；妥善固定，防止打折、受压。

（2）处理：检查引流管是否扭曲、折叠、受压、堵塞，及时解除引起引流不畅的原因。确认引流管堵塞，接闭式负压引流装置，给予 0.04MPa 负压，无效则通知医生进行处理。

3. 引流袋关闭阀关闭不全

（1）预防：定时检查引流袋，保持引流通畅；妥善固定，严密衔接，防止打折、受压。

（2）处理：检查引流袋是否漏液漏气；引流袋是否无止水夹；引流袋和导尿管是否衔接不紧；引流管与引流袋或集液器是否分离；盖上吸入口接头与盖体连接处是否裂开。

十一、日常维护与管理

（一）电动负压吸引装置

1. 每周定期维修，保持备用状态，每次使用后用 75% 乙醇擦拭。

2. 停止使用时,清洁、浸泡消毒贮液瓶及橡胶管,干燥备用。

3. 缓冲瓶起缓冲气流作用,严禁当作贮液瓶使用,避免液体进入泵体,损坏机器。

4. 电动吸引器保持清洁、干净、无尘,做好防潮、防高温,避免剧烈振动。

(二) 中心负压吸引装置

1. 如吸引器长时间不使用,仔细检查各零件状况,关闭调节旋钮、负压调节旋钮,清洁浮子,所有塑料件应使用消毒液浸泡并吹干,重新包装。

2. 包装后的吸引器应存放于湿度不大于 80%,无腐蚀性气体和通风良好的室内。

(三) 清洁与消毒

1. 用物专人专用,吸痰管“一用一更换”。

2. 吸痰瓶每班清倒、冲洗、更换消毒液。吸痰瓶(一次性使用软袋)内的液体达瓶体 2/3 时,更换新的软袋或者清倒、冲洗,更换消毒液。吸痰瓶中装 0.05% 含氯消毒剂 200ml 以杀死病原微生物,防止痰液附着于瓶体。

3. 无菌托盘内吸痰盅、冲管用生理盐水每天更换消毒 1 次;吸痰瓶及连接管每周更换消毒 1 次。

4. 终末消毒时吸痰瓶装满 0.5%~1% 含氯消毒剂或 0.5% 过氧乙酸浸泡 30min 后用清水冲净,晾干备用。

5. 电动负压吸引器、负压表需每周用含氯消毒剂清洁擦拭 1 次并设专人管理维护。

(廖竹君　刘海微)

第七节　轮　　椅

一、基本简介

轮椅是康复的重要工具。它不仅是肢体伤残者和行动不便人士的代步工具,也能帮助他们借助轮椅进行身体锻炼和参与社会活动。

二、发展历史

世界公认的轮椅历史中,最早的记录是中国南北朝石棺上带轮子的椅子的雕刻,也是现代轮椅的前身。约在 18 世纪,出现接近现代造型设计的轮椅:由两个大的木质前轮与后面单一小轮,中间配上一张有扶手的椅子组成。第一次世界大战后,英国发展出手摇式的三轮轮椅,不久之后在上面加上了动力驱动装置。1932 年,一位名叫 Hebert Everest 的截瘫残疾人与他的朋友 Harry Jennings 发明了第一部现代的可折式轮椅。该轮椅骨架由航空金属管材构成,配上帆布式的座椅。第二次世界大战后,英国的 Sir Ludwig Guttmann 开始将轮椅运动当作康复工具。

三、基本分类

1. 按驱动方式分　手动轮椅、电动轮椅。
2. 按大致结构分　折叠型轮椅、固定型轮椅。
3. 按使用对象分　成人用轮椅、儿童用轮椅、婴幼儿用轮椅。
4. 按主要用途分　标准型轮椅、偏瘫用轮椅、竞技用轮椅、站立轮椅。

四、工作原理

手动轮椅车是两个驱动轮和两个小脚轮,以手驱动或陪伴者推动。电动轮椅车是一种以蓄电池为能源、电子装置控制驱动的动力轮椅车。使用者可通过控制装置自行驱动轮椅车行进。

五、临床适应证和禁忌证

（一）适应证

1. 步行功能减退或丧失者，如截肢、下肢骨折未愈合、截瘫、神经肌肉系统疾病引起双下肢麻痹、严重的下肢关节炎症或疾病等。

2. 非运动系统本身疾病但步行对全身状态不利者，如严重的心脏疾病或其他疾病引起的全身性衰竭等。

3. 中枢神经系统疾病使独立步行有危险者，如痴呆、空间失认、脑损伤、严重帕金森病或脑瘫者。

4. 高龄老年人、步履困难易出意外者、长期卧床者。

（二）禁忌证

1. 严重的臀部压力性损伤或骨盆骨折未愈合者，不宜使用坐式轮椅。

2. 缺乏足够视力、判断力和运动控制能力者，不宜选用电动轮椅。

六、基本结构及配套部件

普通轮椅一般由轮椅架、车轮、刹车装置、座靠四个部分组成，见图 2-2-20。手摇轮椅在普通轮椅基础上，增加手摇装置。电动轮椅在普通轮椅基础上，增加电子助力系统，减轻了使用者的体力消耗。智能轮椅在电动轮椅的基础上，增加了定位移动、站立移动、遥控移动以及相关“互联网 + 辅助生活”。

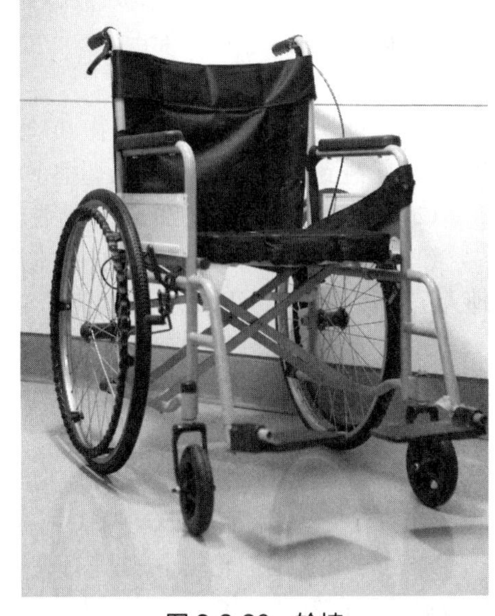

图 2-2-20　轮椅

1. 大车轮　承载主要的重量。轮的直径有 51、56、61、66cm 数种。除了少数使用环境要求而用实心轮胎外，多用充气轮胎。

2. 小车轮　直径有 12cm、15cm、18cm、20cm 数种，直径大的小轮易越过小的障碍物和特殊的地毯。

3. 手轮圈　为轮椅所独有，直径一般比大轮圈小 5cm。

4. 轮胎　有实心的、有充气内胎和无内胎充气型。

5. 刹车　①凹口式刹车：此刹车安全可靠，但较费力。②肘节式刹车：利用杠杆原理，通过几个关节而后制动，其力学优点比凹口式刹车强，但失效较快。

6. 椅座　其高、深、宽取决于患者的体型，其材料质地也取决于病种。一般深为 41cm、43cm，宽 40cm、46cm，高 45cm、50cm。

7. 坐垫。

8. 脚托、腿托　腿托可为横跨两侧式或两侧分开式。这两种托都以采用能摇摆到一边和可以拆卸的最为理想。

9. 靠背　靠背有高矮、可倾斜和不可倾斜之分。例如，患者对躯干的平衡和控制较好，可选用低靠背的轮椅，使患者有较大的活动度。反之，要选用高靠背轮椅。

10. 扶手或臂托　一般高出椅座面 22.5~25cm，有些臂托可调节高度。还可在臂托上架上搭板，供读书、用餐。

11. 裙板（网）　根据不同的对象，可选用护裙板、护裙网，防止使用者的裙子或衣摆卷入车轮。

12. 另外，电动轮椅还由电池、电动轮椅电机、控制器、电磁刹车等组成。

七、基本使用程序

【评估】

1. 患者准备　评估患者病情、生命体征、意识状态、皮肤情况、活动耐力、配合程度、自理能力；患者排空大小便。

2. 环境准备　环境清洁，宽敞明亮，无障碍物。

3. 用物准备　轮椅（各部件性能完好，将其移动到方便转移的位置，关紧车闸，抬起脚踏板）、毛毯和别针（根据季节酌情准备）、软枕（必要时）。

4. 护士准备　着装整洁、规范，无长指甲，了解患者病情和需求，并知晓轮椅的使用方法。

【操作流程】

1. 上车

（1）将展开的车平放在地上。

（2）扳动驻立刹车，刹住左右后轮。

（3）把脚踏板收起，移近轮椅，扶住左右扶手，慢慢坐到坐垫上。

（4）坐上轮椅后，展开脚踏板，放脚到脚踏板上，系好安全带。

（5）松开驻立刹车即可推行。

2. 行驶

（1）在行驶过程中，如遇障碍物，护理人员需双手握住把手套，同时用脚踩脚踏套，使前轮抬起越过障碍物，后轮碰到障碍物时，双手紧握把手套，向上提起后轮，即可越过障碍物。

（2）行驶过程中，如遇大的障碍物或台阶，需要两人紧握轮椅两侧大架，将轮椅平抬越过障碍物。

（3）下坡时须倒行，用双手握住手推圈，以力大小控制下坡速度，坡度过陡时需要有护理人员控制，护理人员应该倒行缓慢下坡，上坡即为正常推行。

3. 下车　刹住驻立刹车，翻起脚踏板，双脚踩稳地面，松开安全带，手握扶手或由护理人员搀扶站离轮椅。

【注意事项】

1. 注意安全，进出门或遇到障碍物时，勿用轮椅撞门或障碍物。

2. 推轮椅时，嘱患者手扶轮椅扶手，尽量靠后坐，勿向前倾身或自行下车；以免跌倒，必要时加约束带。

3. 由于轮椅的前轮较小，快速行驶时如遇到小障碍物（如小石子、小沟等）易造成轮椅突停而导致轮椅或患者向前倾翻而伤害患者，推轮椅者一定要小心，必要时可采用后拉的方式（因后轮较大，越障碍的能力较强）。

4. 推轮椅下坡时速度要慢，患者的头及背应向后靠并抓紧扶手，以免发生意外。

5. 随时注意观察病情。患者如有下肢水肿、溃疡或关节疼痛，可将脚踏板抬起，垫以软枕。

6. 天气寒冷时注意保暖，将毛毯直铺在轮椅上，还要用毛毯围在患者颈部，用别针固定，同时围着两臂，别针固定在腕部，再将上身围好，脱鞋后用毛毯将双下肢和两脚包裹。

7. 应经常检查轮椅，定时加润滑油，保持完好备用。

8. 要细心，定期对轮椅进行体检，切忌粗心大意。

八、各项参数调节

根据轮椅使用需求、说明书进行合理调节。

九、仪器故障处理

临床上手动轮椅使用广泛，常见故障及处理见表 2-2-15。

表 2-2-15 手动轮椅常见故障及处理

常见故障	故障原因	处理
走偏,无法直行	1. 后轮内的空气不足(左右胎压不同) 2. 刹车没有解除 3. 万向轮松动,万向轮无法顺畅滚动	1. 给轮胎打气 2. 解除刹车 3. 回厂修理
刹车失灵	1. 后轮内的空气不足 2. 制动片沾上油污 3. 后轮磨损 4. 刹车有响声(本体松动) 5. 制动片碰不到轮胎	1. 给轮胎打气 2. 擦去制动片上的油污 3. 回厂修理 4. 回厂修理 5. 回厂修理
刹把失效	1. 后轮内的空气不足 2. 后轮磨损 3. 刹车线变长或断开 4. 制动片有磨损	1. 给轮胎打气 2. 回厂修理 3. 回厂修理 4. 回厂修理
后轮打不进气	1. 打气筒与轮胎不匹配 2. 轮胎爆胎 3. 轮胎气门嘴有裂缝	1. 请使用正规的打气筒 2. 回厂修理 3. 回厂修理
轮椅无法折叠	1. 脚踏板没有收好 2. 轮椅上有东西被夹住 3. 轮椅的折叠部分太紧 4. 刹把的刹车线等挂在折叠部分上	1. 请将轮椅开至正常状态再试一次 2. 请将轮椅开至正常状态再试一次 3. 回厂修理 4. 回厂修理
轮椅无法展开	1. 后轮抵在路基上 2. 轮椅的折叠部分太紧 3. 夹住坐垫 4. 钩住刹把的刹车线	1. 请在平地上再试一次 2. 回厂修理 3. 回厂修理 4. 回厂修理
有异味	坐垫与扶手肮脏	与厂商进行联系
有异响,轮椅晃动	1. 由于坐垫的变长而产生的影响 2. 生锈、磨损、灰尘等引起的润滑油不足 3. 后轮的固定处有松动	1. 回厂修理 2. 回厂修理 3. 回厂修理

十、仪器设备使用相关并发症

1. 碰伤 多见于截瘫和四肢痉挛、运动共济失调的患者,由于他们肢体的活动功能减弱、不协调或丧失,在上下轮椅时容易与车碰撞,所以应将车的扶手、坐垫制成钝角或包上软边以防止碰伤。

2. 脊柱侧弯 多发生于脊髓损伤后腰背部肌肉瘫痪者,腰背肌肉无力稳定脊柱,产生异常变位而侧弯。

3. 压力性损伤 脊髓损伤的患者,臀部肌肉萎缩,皮肤感觉消失,坐骨结节更为突出。坐轮椅时间较久后会使臀部坐骨结节表面的皮肤长时间受压,缺血缺氧坏死而形成压力性损伤。

十一、日常维护与管理

轮椅需要检查和保养,以确保轮椅的最佳状态。

1. 首先要完全了解轮椅如何使用,各处按钮的功能,以便需要时能够灵活运用,尤其是如何启动和如何快速停止,当遇到突发事情可以起到关键作用。

2. 保持车身清洁,放于干燥通风处,防止配件锈蚀。

3. 轮椅使用前及1个月内,应检查各螺栓是否松动,若有松动,要及时紧固。正常使用中,每3个月进行一次检查,确保所有部件均良好,检查轮椅上各种坚固螺母(特别是后轮轴的固定螺母),如发现松动,需及时调整、紧固。

4. 定期检查轮胎使用状况,及时维修转动部件,定期加注少量润滑油。

5. 出门轮椅免沾上泥水或被雨淋湿,注意及时清洗擦拭泥土并涂上防锈蜡。

6. 轮胎保持气压充足,不能与油、酸性物质接触,以防变质。

7. 轮椅车座架的连接螺栓为松连接,严禁旋紧。

8. 对于电动轮椅车要养成及时充电的习惯,使电池电量保持饱满。禁止亏电存放;如长时间不使用电动轮椅,亏电存放会严重影响使用寿命,而且闲置时间越长,电池损坏越严重。闲置的电动轮椅要养成定期充电的习惯,使电池长期处于"吃饱状态"。需避免雨淋,使用时轻拿轻放等。

9. 经常检查活动、转动结构的灵活性,并涂润滑剂。如果由于某种原因,需要将轮子的轴拆去,在重新安装时应确保螺母拧紧,不会松动。

(徐小群)

第八节　转　运　床

一、基本简介

转运床是一种用于患者进行床与床之间转运的医疗器具,常用于将患者从手术台转运到病房,以及从救护车转运至医院的专用医用床,是医院的必备医用设备。主要应用于急重症病房、住院部、当日手术与常规医疗场所,亦可用于一般和急诊治疗、检查、X线诊断和初步治疗。转运床改变了传统转运患者的方式,减少了医务人员转移患者的困难和患者的痛苦。

二、发展历史

简易担架可以说是转运床的前身。随着科学技术的快速发展,简易担架已经不能满足危重患者转运的需求,于是出现了转运床。随着时代的发展,各种方便患者转运的转运床逐渐被广泛应用。

三、基本分类

转运床主要按功能用途分类,可分为:

1. 普通医用转运床。

2. 多功能雨棚转运床　多功能雨棚由雨篷主体、主支撑杆、底座、左右端拉链门、前后端拉链门、仪器外罩、子母扣组成,具有为患者挡雨遮阳,便于室外、野外急救观察患者病情等作用,可减少转运风险,节约人力且便于病情观察,使重症患者转运变得高效安全。

3. 无磁转运床　供患者行磁共振检查时使用(在强磁环境下,不会产生运动或转移,无吸力,见图2-2-21)。

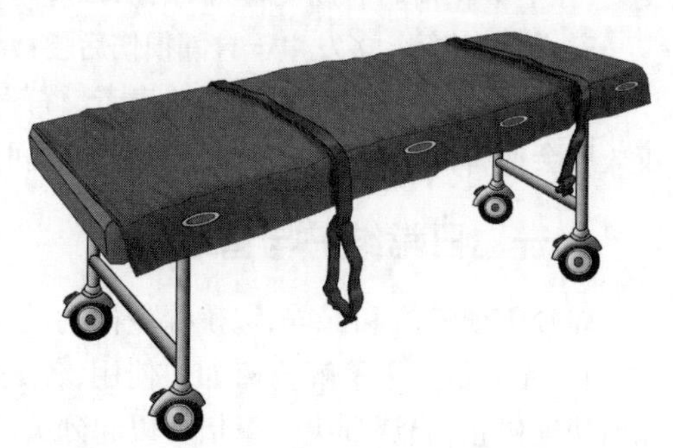

图2-2-21　无磁转运床

四、工作原理

利用稳定的液压控制床不同体位的调节和升降。

五、临床适应证和禁忌证

1. 适应证　用于在检查或手术前后实现将患者(如

骨折、心脏及全麻手术患者或重症患者）从病床、担架车、手术台或检查台之间的搬动。

2. 禁忌证　超最大安全承重者禁止使用。

六、基本结构及配套部件

转运床的基本结构由转运床、床垫、可调输液杆架、安全支架、脚踏板、安全护栏、摇杆机构、脚轮等组成。

七、基本使用程序

【评估】

1. 患者准备　评估患者病情、意识、体型、有无管道，对于清醒患者告知其转运安全事项，取得患者合作。

2. 环境准备　环境清洁、宽敞明亮，符合操作要求。

3. 用物准备　检查转运床是否完好，配有床垫、枕头、盖被、一次性大单、输液架等。

4. 护士准备　着装整洁、规范，无长指甲，洗手、戴口罩，了解患者病情和需求，了解病床使用目的。

【操作流程】

1. 推转运床至患者床旁，踏板制动控制，核对床号、姓名，解释。
2. 调节转运床的高度和倾斜度、靠背。
3. 转运前检查患者静脉通路是否通畅，管道须固定妥善，并测量患者生命体征。
4. 使用适宜的搬运法将患者搬运至转运床。
5. 拉起安全护栏，盖好盖被，妥善安置、固定患者。
6. 松开转运床固定锁，匀速转运患者。
7. 转运途中密切观察患者生命体征，如有突发情况应及时处理，并记录。
8. 转运患者结束，整理、清洁、消毒转运床。

【注意事项】

1. 应将尺寸和型号匹配的床垫用于转运床。
2. 切勿将设备（特别是床垫）暴露于燃着的香烟等明火中。
3. 在操作转运床之前确保患者姿势正确，以避免卡夹与不平衡。
4. 操作转运床时，检查并确保所经之处无障碍物存在。
5. 转运特殊患者（如婴儿、神志不清或躁动患者等）须用约束带约束患者，确保患者安全。

八、仪器故障处理

转运床的常见故障及处理见表 2-2-16。

表 2-2-16　转运床常见故障及处理

常见故障	故障原因	处理
床头摇把损坏	1. 螺丝松动 / 掉落 2. 使用不当，摇把断裂	1. 专业人员维修 2. 更换摇把
刹车失灵	1. 螺丝丢失 2. 车轮磨损	1. 专业人员维修 2. 换车轮
床栏拉不起	1. 生锈、磨损等引起的润滑油不足 2. 拉手断裂	1. 专业人员维修 2. 更换拉手

九、仪器设备使用相关并发症

常见并发症有跌倒、压力性损伤。预防及处理：注意安全防护；做好皮肤护理、避免皮肤长时间受压。

十、日常维护与管理

（一）转运床的清洁

1. 转运床使用蘸有单一成分（中性）的清洁剂和水的布擦拭清洁所有裸露表面并清除所有有机碎屑，彻底干燥。

2. 床垫使用温水浸湿的一次性抹布和中性清洗剂，擦拭所有表面，用清水冲洗，并用一次性纸巾拭干。

（二）转运床的消毒

1. 使用0.5%含氯消毒剂擦拭所有清洗过的表面，然后彻底洗净并干燥。

2. 可以使用70%乙醇作为替代消毒品。

3. 消毒前与化学品供应商确认消毒剂适用性。

（三）转运床的保养和预防性维护

1. 建立转运床物品管理手册，专人管理。

2. 每天做好清洁与消毒，早晚各用清水擦拭一遍，并登记。

3. 每天检测床垫，检查护罩（尤其是接缝周围）是否存在有可能导致液体流入的切口或裂缝，必要时更换护罩，拉开拉链检查床垫，内芯是否出现液体流入的迹象（如污点或潮湿），必要时更换整个床垫。

4. 每周检查安全护栏状况，目测脚轮，检查安全护栏垫（如已安装）。

5. 每年检查升降装置的运行情况，靠背升降情况，脚轮的运行情况（特别注意制动和转向功能），检查液压泵是否泄漏，检查所有螺母、螺栓和其他紧固件是否到位并正确拧紧，检查所有附件（特别注意紧固件和移动部件）。

6. 转运床应放在清洁、干燥、通风良好且应满足下列条件的区域：环境温度 -10~+50℃；30℃条件下相对湿度20%~90%，非冷湿；大气压力70~106kPa。

（徐小群）

第九节 医用过床器

一、基本简介

医用过床器又称“过床易”，是将患者从手术台、推车、病床、CT台换床、移位、护理的最佳工具，能使患者平稳、安全地过床，并减轻其被搬运时所产生的痛苦。既避免在搬运患者过程中造成不必要的损伤，又提高了护理质量，极大地降低了护理工作人员的劳动强度。

二、发展历史

卧床患者转移困难是困扰医疗护理行业多年的问题，将患者从病床、手术台和运输车之间相互转移不仅需要多人参与，而且十分不方便，特别是对于重症、肥胖和术后患者等，并且在患者转移过程中甚至会因不恰当的搬运方法导致患者受伤，导致病情加重。为解决这一问题，医护人员创新出采用呈薄板状的过床器进行患者在病床、手术台和运输车之间的相互转移。

三、基本分类

过床器分为常规型和高落差型。

1. 常规型　利用过床板与过床板外套之间的摩擦滑动而使过床板外套循环滚动，从而使躺在过床器的患者轻松转移到另外一张床上（或手术台、推车、病床、CT台换床），见图2-2-22。目前国内基本每家医疗、康复等机构都有使用，尺寸为1 700mm×500mm×15mm，能对折，携带操作方便，不足之处是床与其他设备之间落差不宜大于10cm。

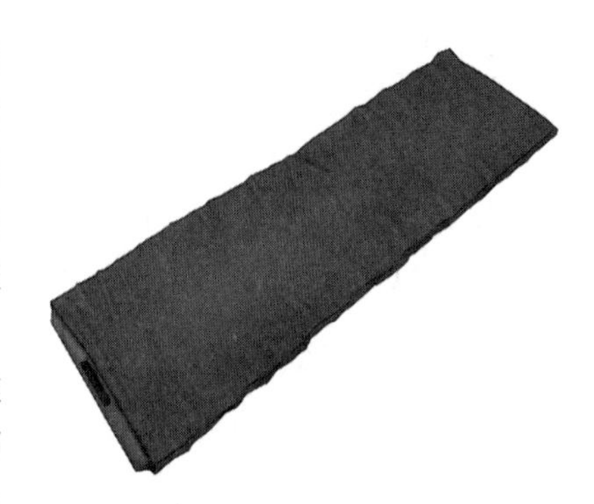

图 2-2-22　常规型过床器

2. 高落差型　通常采用树脂材料制造。当床与手术台、推车、病床、CT台换床等出现高落差时，过床器利用自身独特的韧性、适中的弹性使患者平稳、安全过床，并减轻其被搬运时所产生的痛苦。

四、工作原理

通过过床板与过床板外套之间的摩擦滑动而使过床板外套循环滚动，从而使躺在过床器的患者轻松转移到另外一张床上。医用过床器主要是通过高科技材料的平滑滚动，实现医护人员将患者平稳安全搬运过床。

五、临床适应证和禁忌证

1. 适应证　手术、危重、肥胖患者转运，其他活动不便需要转运的患者。
2. 禁忌证　无。

六、基本结构及配套部件

过床器主要构造由内板及外罩构成，内板由高分子树脂材料制造，外罩材料由极特殊的高质尼龙制造。高落差型由高分子树脂材料制造。

七、基本使用程序

【评估】

1. 患者准备　评估患者病情、意识、皮肤情况，告知过床的目的、方法，取得患者配合。
2. 环境准备　环境清洁，宽敞明亮，移去障碍物。
3. 用物准备　检查过床器是否完好，平铺展开。
4. 护士准备　着装整洁、规范，无长指甲，洗手、戴口罩。

【操作流程】

1. 首先把推车的高度升降到和病床（或手术台）一样的高度（落差不能超过15cm），推车紧靠病床，两侧各站一人。

2. 患者从床上过床到推车上时，动作轻柔，避免拖、拉、推等动作，近侧的医护人员应两手各扶持患者的肩部和臀部，将患者侧搬超过30°左右，对侧的医护人员将过床器滑入患者身体下方1/3或1/4处，病床近侧的医护人员托住患者肩部和臀部向上45°左右用力慢慢往下推，对侧的医护人员也要托住患者的肩部和臀部，防止滑得太快，发生意外。当患者完全过床到推车上时，推车一侧的人员要侧搬患者，另一人将过床器取出，实现安全、平稳、省力的过床。

3. 如果床和推车之间有落差，过床时可利用患者身体下方的中床单，操作和之前的步骤大致一样，侧搬患者时，提起中床单的两角，放入过床器。过床时，两人同时拉起中床单的四角，一侧向前推，另一侧轻拉。当患者完全过床到推车上时，和之前的操作一样，取出过床器。

【注意事项】

1. 护理人员要熟练掌握操作过床器的使用方法，才能发挥过床器的作用。
2. 床和推车之间不能有缝隙，高度差应在 15cm 以内，间距应在 10cm 以内。
3. 过床时要把推车的四轮锁住，以免过床时推车移位。
4. 操作时不能用太大力向前或大力提中床单，以免发生意外。
5. 颈椎损伤患者注意保护颈椎。

八、仪器故障处理

使用前检查完整性，有破损立即更换过床器，以避免对患者造成伤害。

九、仪器设备使用相关并发症

1. 擦伤　可出现身体擦伤，如出血点、局部表皮损伤破皮、组织液渗出等。
2. 跌倒　过床时床与床之间的缝隙大，床未固定所致。

十、日常维护与管理

可以用湿布或清水清洗，尽量不要用硬刷在灰色材质上使用，外罩可以用 60℃的水清洗，可以用常用的消毒方法进行消毒。

（徐小群）

第十节　洗　头　车

一、基本简介

洗头车是为卧床患者专门设计的床上洗头工具，可为患者提供方便的床上洗头功能。卧床患者由于日常自理能力下降，常需护士或家庭照护者协助洗头，以保证头发清洁，提高患者舒适度。洗头车主要由推车、加热器、净水箱、喷头、污水箱、电脑控制系统等构成。新型头发护理设备不仅能够进行头发护理，还能实现床上擦浴功能。洗头车能减轻照护者的工作量，促进患者头部清洁卫生，保证患者舒适。

二、发展历史

以前，临床及教学中洗头使用的均为简易洗头装置，其用物准备项目繁多，如橡胶马蹄型卷或自制马蹄形垫、水壶、脸盆或污水桶等，而且需要一人洗头一人提水冲洗，占用护理人力资源较多，且需要反复提水，增加护士工作负担。

1980 年，王效魁等人设计了一种移动式床边洗头车，其结构由外槽箱、车轮、净水吊瓶、撑杆、头枕、污水桶、备用抽屉、推手、水开关、橡皮管等部件构成。吊瓶可装水 10 000ml，供 2~3 人洗头使用；撑杆有 2 个锁扣，可供升降，以利于高低床和不同患者的调整；头枕带有螺旋升降，以适应不同高度床位及体位使患者舒适；污水桶容积大于吊桶，排水管垂直而粗大，以防脏物堵塞。用毕后吊瓶、头枕可以放入污水桶内，关闭上盖。其优点是体积小、重量轻、操作简单、使用方便、节省人力，一般由一人就可以操作；洗头效率高；洗头时患者头部可以舒适地枕在洗头车的头部，净水可以冲洗到头的各个部位。

1992 年，任秀玲等人研发了床边洗头车，其结构可以分为四个部分。①热水箱：其上端设注水孔，下端装有出水管及喷头。②升降式洗头盆：盆的边缘有头部软垫锁紧旋钮，可调节洗头盆的升降。③污水箱及污水排出管。④车架、车架支撑底板及扶手，热水箱可手动加入热水，取代了吊瓶，护士可通过手控制洗头开关。该洗头车的优点在于只需将热水加入热水箱即可推车至患者床旁进行操作，改变了几十年来护士洗头前繁杂的用物准备工作，大大缩短了洗头时间，减少了护士的工作劳动强度。

2004年，梁燕娜等人研发了轻便型多功能床上洗头车，能使操作用物、集热水箱、污水箱、洗头盆、储物架于一体，洗头盆、热水箱按需旋转或上下移动，该洗头车能使操作用物、洗头水、污水排流等一次性到位，缩短了操作时间和减轻了护士劳动强度，可适用于不同体位的患者。其材料采用不锈钢钢板和圆管、塑胶万向轮、花洒等，热水箱可升降，适合不同高度的护理工作者和调节水压，进而可以控制水的流速；热水箱配有固定的洗头专用花洒，便于将头发污垢和肥皂泡沫冲走，增加了清洁度，减少了院内感染；污水箱内套上一次性胶袋，剪一个小孔与可控污水开关相通，污水排完后将胶袋取出丢掉，该洗头车曾在医院、社区大力推广使用。

2010年，刘琼丽等人研发的经济型床上护理洗头车投入使用。该洗头车采用不锈钢材料制成，根据病床高度及操作需要设计，洗头车分为两层，上层为操作台，放置洗头垫，洗头垫排水管通过孔道连接于放置于下层的污水桶中，下层有置物平台，可放置热水壶及污水桶，车底设置带有静音及刹车功能的万向轮，车正面可放置各种护理用品，背面设置有活动折叠板，使用时拉起与床沿稳固衔接，用后放下。其特点是实用，能够保障患者及护理工作者的安全，便于携带及固定且造价便宜。

此后，随着经济及科技水平的提高，洗头车也逐渐向方便、智能化发展，各种智能护理洗头车如雨后春笋般纷纷涌入市场，不仅应用于医院，更多地应用于社区、家庭护理；洗头车的设计越来越人性化且向高科技发展，深受各大医疗机构、社区、家庭特别是老年人的喜爱，各种电动护理洗头车已成为家喻户晓的老年人护理仪器。

三、基本分类

1. 不锈钢护理洗头车　主要由清水桶、洗头盆、推车、污水桶、喷头、靠垫等组成，洗头盆可拉出，水盆两侧有专门垫头的头垫，使卧床患者洗头时感到清洁舒适；洗头时洗头污水一次性排放到污水桶，缩短操作时间，减少护士的劳动强度。容器容量大的可供3~4人使用，容量小的仅能供1人使用。其特点为材质防锈防腐、易于消毒处理，结构简单合理，坚固耐用，价格合理。

2. 电动自控洗头车　主要由推车、方向支架、清水箱、污水箱、喷淋头、加热器、微型水泵、温控器、水泵开关、微电脑控制系统等组成一体，是一种全自动多功能轻便型护理洗头车，具有自动注水、定时加热、温度设定、注水水位设定、防空烧、制水报警等功能，除人机对话功能及自带微小型电源外，功能基本与增强型护理洗头车一致，可以说是增强型护理洗头车的前身，如图2-2-23所示。

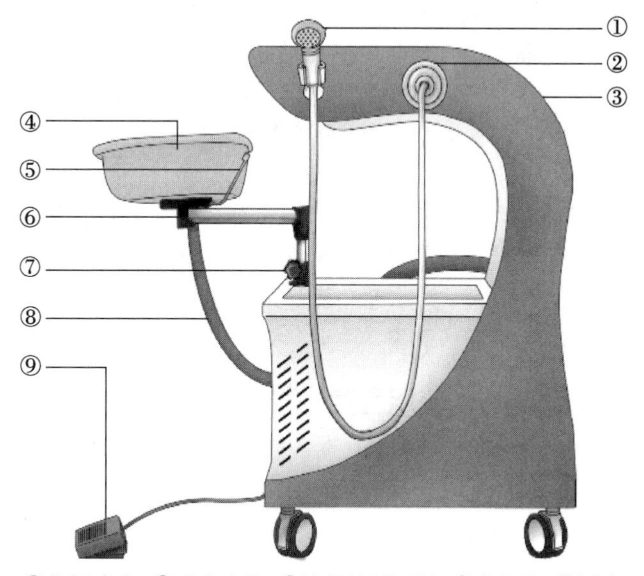

①花洒喷头；②喷头连接；③液晶控制面板；④洗头盆；⑤固定架；⑥方向支架；⑦高度调节器；⑧污水下水管；⑨脚踏开关。

图2-2-23　电动自控洗头车

3. 增强型护理洗头车　由推车、高材质不锈钢净水箱、污水箱、专用洗头盆、喷淋头、微型水泵、脚踏开关、微电脑控制系统等组成，具备自动注水、自动加热、温度设定、注水水位设定、防空烧、缺水报警、脚踏开关控制喷水等功能，用于长期卧床、行动不便的患者、老年人患者。此外还具备有语音提示功能，可实现人机对话。洗头盆可内置，可缩小占地空间。增强型护理洗头车自带小型电源，洗头时无须连接外接电源，洗头车可随意放置，采用彩色 LED 显示，可预设加热温度、时间等，参数具有断电记忆功能，开机无须重新设定参数。配备电吹风，洗头后可立即协助患者吹干头发，避免患者着凉或不适。

四、工作原理

以电动自控洗头车为例。洗头车开机通上电，在电脑控制系统的预先设置下自动运行，自动完成注水、加热等功能。电磁阀自动上水至清水箱，通过清水箱的加热管加热，在加热的同时，搅动泵工作搅匀热水，水温达到设置温度后，自动停止加热，并且启动恒温功能。加热过程中，系统实时检测水箱内水位状态，若发现水位内无水，会立即停止加热并报警。保温水箱固定在保温洗头车体内的保温水箱固定架上，保温水箱内有测温装置，使用时打开温水箱放入热水，洗头车的外部显示器实时显示水温温度，可根据患者病情、喜好调节水温。踩下脚踏开关，清水箱的吸水泵工作，通过喷头喷出热水，即可开始给患者进行床上洗头。清洗过程中污水不断流入污水箱，排出的脏水通过洗头盆排到污水箱，洗头盆配备有下水堵头，可将洗头盆堵头从内侧堵住洗头盆出口，实现擦浴及淘洗功能。也可根据患者需求对洗头车的各项参数进行设置，通过参数的设置调节水量水温、加热间隔时间、水位报警线等功能。洗头车上配备有洗头盆方向支架，可将洗头盆调节到适合的位置以适应患者不同体位的要求。

同时，采用温控原理，即当前温度与预先设定温度进行比较时，如果设定温度超过当前温度，则继续加热。例如，显示屏幕显示当前温度 42℃，而预设温度为 42℃，则温控器控制加热器使加热器停止工作，加热停止，恒温器开始工作。

五、临床适应证和禁忌证

1. 适应证　行动不便的患者或老年人，长期卧床患者。
2. 禁忌证　头部手术后、饥饿患者。

六、基本结构及配套部件

洗头车的基本结构由推车、方向支架、清水箱、污水箱、喷淋头、加热器、微型水泵、温控器、水泵开关、微电脑控制系统等组成，配套部件有电吹风、梳子、专用头垫、进水管、隔水垫等。

1. 推车　由万向轮组成，万向轮多由静音材料组成，可实现洗头车移动的同时尽量减少噪声的产生，可减少护士的工作强度。
2. 方向支架　可调节洗头盆的方向及高度，以适应患者不同病情、体位、舒适的要求。
3. 清水箱　清水储存和加热的部位，洗头车内有专门的固定清水箱的支架，洗头车电源接通开机后，清水箱可根据断电记忆时的参数设置自动加水至预设水位，当水位达到预设水位后，清水箱内加热器开始工作，同时搅动器搅动热水达到预设温度。清水箱内有测温装置，水温通过显示屏幕实时显示。
4. 污水箱　污水储存装置，洗头过程中污水可直接通过洗头盆流入清水箱。
5. 电脑控制系统　洗头车的“大脑”部分，控制注水、加热、保温等功能。

七、基本使用程序

(一) 洗头程序

【评估】

1. 患者准备　了解患者病情、自理能力、治疗、用药、卫生情况。向患者解释洗头目的、方法及配合要点，取得患者合作。
2. 环境准备　环境清洁，宽敞明亮，温度 22~26℃，必要时备屏风遮挡。
3. 用物准备　洗头车、浴巾、一次性使用清洁垫巾、毛巾、眼罩、棉球、小橡胶单、梳子、洗发液、别针、面巾、胶布。

4. 护士准备 操作前穿戴整齐，无长指甲，洗手、戴口罩。

【操作流程】

1. 携用物至床旁，核对床号、姓名，解释。

2. 检查洗头车性能。

3. 移去枕头，解开衣领向内反折，颈部围毛巾，协助患者移至床对侧，头部倾向近侧，冬天注意患者保暖。

4. 移动洗头盆方向支架，将胶单及垫巾垫于患者头下。

5. 患者双耳塞干棉球，双眼盖干纱布。

6. 为患者梳理头发，用手背测水温，先用温水将头发湿透，用洗发液揉洗头发与头皮，最后用热水冲净头发及橡胶垫。

7. 操作中评估患者有无头晕、心慌等不适，如有异常应停止操作。

8. 撤去眼罩和棉球，脸盆盛热水，用面巾为患者洗净面部、耳部及颈部，擦去头发上的水，松开颈部毛巾包住头发，协助患者睡正，头枕在浴巾上。

9. 用包头发的毛巾和浴巾擦干及吹干头发，为患者梳发，撤去浴巾及小橡胶单。

10. 洗头完毕，协助患者取舒适卧位。

11. 记录患者洗头时间及反应。

12. 整理用物。

(二) 床上擦浴程序

【评估】

1. 患者准备 了解床上擦浴目的、方法及配合要点，取得患者合作，询问患者二便情况，按需给予便器。

2. 环境准备 环境清洁，宽敞明亮，温度 22~26℃，必要时备屏风遮挡。

3. 用物准备 治疗盘内放毛巾两条、浴巾、香皂、清洁衣裤、清洁被单、屏风等。

4. 护士准备 操作前穿戴整齐，无长指甲，洗手、戴口罩。

【操作流程】

1. 携用物至床旁，核对床号、姓名，落实患者就餐时间，告知患者沐浴在用餐 1h 后进行，以免影响消化。解释床上擦浴的目的、配合方法、注意事项。

2. 检查洗头车性能。

3. 移去枕头，协助患者移向对侧，取舒适卧位。

4. 床上垫防水治疗巾，协助患者脱去衣物，注意保暖。

5. 床上擦洗 擦洗步骤如下：

(1)脸、颈部：手套式持巾→眼睛(内侧到外侧)→脸部→颈部→耳后→换水。

(2)胸腹：肥皂毛巾擦洗(需要时)→清水湿毛巾擦洗→清洗毛巾并且换水。

(3)肩部→锁骨中线→乳房→腋中线→下腹部。

(4)胸骨上窝→脐部→耻骨联合→大毛巾擦干→换水。

(5)双手：由近侧到远侧，由颈外侧到肘部再到手背，最后由腋窝到肘窝和手心，协助患者面向护士侧卧，泡手后擦干，换水。

(6)背部：颈部后面→背部→骶尾部→大毛巾擦干→穿衣洗患侧后健位→换水。

(7)下肢：协助患者平卧位→脱裤子→擦洗髂嵴→擦洗大腿外侧→擦洗外踝→擦洗腹股沟→擦洗大腿内侧→擦洗内踝→擦洗臀下→擦洗腘窝→擦洗足跟→换水泡足(双足分别泡于盆中)→大毛巾擦干。

(8)会阴擦洗：左手戴手套→消毒阴阜→会阴(自上而下、由内向外)。女性会阴擦洗顺序：擦洗尿道口→擦洗阴道口→擦洗小阴唇→擦洗大阴唇→擦洗阴阜→擦洗大腿内侧→擦洗会阴→擦洗肛门。男性会阴擦洗顺序：擦洗尿道口周围绕阴茎旋转至根部→擦洗阴囊→擦洗肛门。

6. 擦浴结束，协助患者穿衣，妥善固定好各种管道，修剪指甲，更换床单。

7. 询问患者擦浴感受，讲解注意事项。

8. 观察并记录患者擦浴的反应，擦浴时间。

【注意事项】

1. 洗头及擦浴过程中随时了解患者感受及需求，观察患者皮肤情况、擦浴效果、病情变化，如出现异常及时停止操作及相应处理。

2. 擦浴过程中主要保护伤口及各种管路。

3. 病房温度适宜，避免患者感冒，擦浴过程中注意保护患者隐私。

4. 洗头及擦浴力度适宜，避免过于用力损伤患者头皮及皮肤，引起患者不适。特别是老年人，动作应轻柔。

5. 不宜在饭后、饥饿、高热、手术日及术后 3d 内、头部皮肤损伤及病情变化时洗头。

6. 床上擦浴在更换部位前应清洗毛巾、换水，以避免感染。

7. 洗头车应避免与化学药品、有毒气体、腐蚀物品接近。

8. 洗头车不用时，应将水箱内的水放出。

9. 每次使用完后要清洗洗头盆，并把污水箱内污水排出，彻底清洗。

10. 清洗时不得使用强溶剂，如丙酮消毒。为避免交叉感染，每次使用过后，应对垫头的毛巾清洗消毒，最好一人一巾。

11. 水箱内无水或者水箱内水量少于 50%，系统不会进入加热状态。

12. 洗头车使用一段时间后，污水箱可能会沾有一些污物，长时间会产生异味，因此应对污水箱进行定时清洗。

13. 净水箱长时间使用会产生水垢，影响加热及喷水效果，因此应定时检查净水箱，及时清理。

14. 每次使用前最好将污水箱的污水排空，以免使用时污水溢出污水箱。

八、各项参数调节（电动自控洗头车）

1. 开机自检　控制器接通电源后，显示屏幕全显并发出提示音，对水温水位传感器及相应的部位进行检测，如测试系统有故障后，数码显示故障代码。

2. 水温显示　显示设备水箱内的实际水温（0~99℃）。

3. 水位显示　显示四挡（20%，50%，80%，100%）仪器水箱内的实际水位。

4. 北京时间显示　实时显示北京时间。

5. 工作状态显示。

6. 水温水位设置　按下“设置”键，水温和水位显示将开始闪烁，此时表示进入水温水位设置状态。每按下“加热”键，温度将增加 5℃，到达 80℃后将回到 30℃，如此循环。每按下“加水”键，水位将增加一挡，到达 100% 后，将回到 50%，如此循环。

7. 加热水循环时间设置　按下“设置”键进入加热水循环设置。按“加热”键或“加水”键调整循环延时时间。此功能是为了使加热时温度探测更准确，在加热的同时，利用水泵让净水箱内的水进行流动。该参数出厂已设置好，一般无须再重新设置。

8. 定时上水　再按下“设置”键进入定时上水 1 设置，定时上水点亮，时钟显示“8：00”，表示 8 点钟上水；再按“设置”键进入定时上水 2 设置，定时上水点亮，时钟显示“24：00”，表示定时关闭；若要开启或调整定时时间，按“加热”键或“加水”键。

9. 定时加热　再按下“设置”键进入定时加热 1 设置，定时加热点亮，时钟显示“16：00”，表示 16 点钟加热；再按“设置”键进入定时加热 2 设置，定时加热点亮，时钟显示“24：00”表示定时关闭，若要开启或调整定时时间，按“加热”键或“加水”键。

10. 时钟设置 再按“设置”键进入时钟设置，时钟“h”闪烁，按“加热”键或“加水”键设置“h”；再按“设置”键，时钟“min”闪烁，按“加热”键或“加水”键设置“min”。

11. 水质设置 再按“设置”键进入水质设置，数量显示“C1”点亮，表示设置为普通水，若要调整水质，按“加热”键或“加水”键。“C0”表示为较差（导电差）。

12. 复位 若要取消全部设定，按“设置”键 3s，即可恢复出厂设置［水温 50℃，水位 100% 定时上水 1（8：00），定时上水 2（关闭），定时加热 1（16：00），定时加热 2（关闭），水质为普通水］。

13. 干烧报警 当水位低于 50% 时蜂鸣器鸣叫报警提示。

14. 水满自停 当水位到达设置水位或到达 100% 水位后，控制器延时 20s 自动停止上水。

15. 自动上水 当水位低于 50% 时蜂鸣器鸣叫提示，50% 水位闪烁显示，控制器延时 30min 自动上水至设置水位。

16. 手动上水 当水位低于设置水位时，按上水键上水，上水指示灯亮上水至设置水位。当水位等于或高于设置水位时上水至 100% 自动停止，上水过程中按上水键可停止上水。

17. 强制上水 当水位传感器出现故障时，按上水键可实现强制上水。控制器每分钟提示一次，8min 自动停止上水。

18. 手动加热 当水位低于设置（第一次定时加热温度）温度时，按“加热”键，加热指示灯亮，加热至设置温度后自动停止，在加热过程中，按“加热”键可以停止电加热。

19. 漏电保护 控制器检测加热器约定漏电动作电流后，自动关闭相应的输出，显示漏电代码“LD”，按“加热”键退出漏电保护状态。

20. 断电记忆 系统停电后，所设置数据，输出端口的输出状态自动记忆，北京时间实时更新。

九、参数报警及仪器故障处理

电动自控洗头车参数报警及仪器故障处理，详见表 2-2-17。

表 2-2-17 电动自控洗头车参数报警及仪器故障处理

故障现象	原因	处理
开机无自检、不显示、乱显示	电压不足或接触不良	拔下电源插头检查电压，重新接入电源
液晶屏显示 –℃，20% 水位和 100% 水位指示同时闪烁	传感器接触不良或损坏	更换传感器，注意红色色标相对插紧
上水缓慢或不上水	供水水压低或电磁阀滤网有脏物堵塞、停水或电磁阀损坏	清洗电磁阀滤网、检查水压
液晶显示屏上加热图案点亮，但温度不上升或不能连续上升	加热装置损坏	联系厂家更换加热管
无法加水	电源未通 水位达到预定水位	检查电源是否通电，显示屏幕是否亮起重新调整设定水位
无法加热	水量未达 50% 达到预设温度	检查水位线是否达到 50% 水位线，若未达到则重新设定水位线加水 检查水温是否达到预设温度

十、仪器设备使用相关并发症

暂无。

十一、日常维护与管理

1. 定时清洁工作台面、仪器及附件。

2. 定时检查各个按键是否灵活有效。

3. 保证仪器各部件紧密连接,无破损。

4. 保证电源线正常使用,无破损。

5. 不使用时将水箱内水排出。

6. 使用完毕后,清洗洗头盆,排放污水箱内污水并清洗。

7. 定时检查污水箱内有无污物,定时清理污水箱。排干净污水箱中的污水;给洗头车注水并加热,关闭电源和水龙头,旋掉进水管(如不用洗头车加热的温水进行清洗,跳过此步骤)。放下污水箱排污管,打开左侧污水箱上方的盖板,此时可以用刷子等工具对污水箱进行清洗。

8. 定时清理净水箱 关闭电源;用螺丝刀旋掉右侧净水箱上方抽板的固定螺丝,打开净水箱盖板。此时可以用刷子等工具对净水箱进行清洗,去除加热棒上的水垢。

(杨 丽)

第十一节 温 毯 机

一、基本简介

医用温毯机(hyperthermic blanket)是用于手术或非手术患者升温和保温的设备。温毯机是危重患者、麻醉术后患者常用的保温设备。近年来,越来越多的学者对危重患者的低体温现象给予高度重视。对体温的有效监测和调节是保证危重病抢救成功、降低死亡率的重要措施之一。以往对低体温患者采用电热毯、热水袋等措施,因存在电热毯漏电、热水袋烫伤等危险的可能性,使用效果不尽满意。充气式保温毯是覆盖在患者躯体或肢体上,将暖风经导气管道输入保温毯,再经内层小孔流出,在患者体表形成暖流以达到保暖的目的。

二、发展历史

实践表明,手术中低体温发生率为50%~70%。低体温可能导致很多的并发症,比如心脏病、药物代谢时间延长、婴幼儿及高龄患者麻醉苏醒延迟等,从而增加了治疗的难度和患者的痛苦。导致术中低体温的原因有多种,如围手术期手术室环境温度降低、内脏或肢体大面积长时间暴露、为维持生命的稳定而大量快速补液、麻醉药对机体体温调节功能的抑制、术中产热不足、吸入冷而干燥气体、大量液体冲洗创面、高龄或婴幼儿体温调节能力下降等。对手术与危重患者实施有效的体温监护与调节已成为医疗救治中必不可少的环节。

近年来,为了便捷、安全地给手术及康复过程中的患者保持体温,涌现出各种各样的方法,如采用棉被覆盖、静脉输血 / 输液加温仪、反射毯、电热毯、热水袋等手段,但这些方法存在加热不均匀、升温及维持体温效果不明显、不能有效阻止术中患者体温的下降的不足,电热毯、热水袋还存在一定的不安全因素。因此,医疗界在不断寻找新的术中患者安全、有效的保温方式。随着心血管外科技术的发展,体外循环式变温箱被应用于临床,根据类似原理研发出了保温毯(或变温毯),如水循环式升温毯、充气式升温毯等。

三、基本分类

(一) 按结构分类

1. 充气式温毯机 医用充气式升温毯一般采用柔软的轻质布料经特殊加工制成,主要用于低体温患者的护理和外科患者在手术前、中、后的保暖。医生可根据手术的要求，选用不同型号的升温毯，覆盖患者非手术区域。它是手术室为患者取暖、保温的理想用品，能在保温毯的四周形成一个立体的温暖空间，给人以接近自然风的感觉，见图 2-2-24。

2. 水循环式温毯机　主要通过控制水温的变化，与患者躯体或肢体形成对流后进行热交换。

3. 电加热式温毯机　由发热元件、基芯、面料、电源线、接线盒、控制开关几部分组成。当发热元件通电后，电流通过发热元件产生热量。

(二) 按使用部位分类

上身升温毯、下身升温毯、全身升温毯、外周升温毯。

(三) 按大小分类

成人升温毯、儿童升温毯、婴儿升温毯。

(四) 按类型分类

消毒升温毯、普通毯、普通护理升温毯。

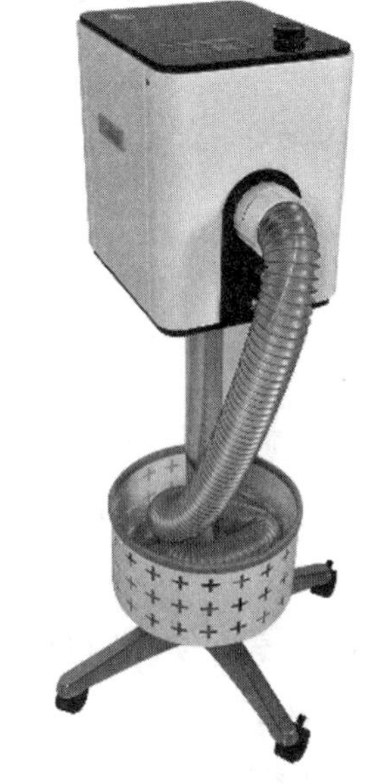

图 2-2-24　充气式温毯机的主机

四、工作原理

医用升温毯机通过一个微孔空气过滤器吸入室温气体。滤过的气体被加热到选定的温度，加热后的空气经软管进入加热毯，通过传输管道传递。加热毯空气传递管道患者端的微孔平缓地将暖气释放向患者。

1. 主控单元　将获得的设置信息、传感器反馈信息等不同来源的电信号进行必要的整形放大，过滤噪声后，获得比较纯净的脉冲波形，然后分类进行比较、运算，得到各种可以被执行的结果，分别送往显示部分显示设备运行的状态、执行部分进行加温、送风或者报警电路进行声光报警等。

2. 控制面板　医用温毯机可以通过控制面板设置温度等各种不同的使用参数的，以及实时显示各种执行结果，进行故障提醒。例如，显示设置温度、实际的管道终末温度、使用时间、超出温度设置范围报警、脱落报警等各种信息。

3. 传感器　包括高精度的温度传感器、输送管道脱落传感器、送风传感器。它们实时反馈温毯机的工作状态信息，在发生故障时，能将错误信息实时传递给主控单元，以便设备及时做出安全反应，保证患者安全。

4. 执行机构　包括静音风机、加热元件、气毯等。风机从环境中持续地吸入适量的空气，经过加热元件加温到合适的温度后，送入气毯。气毯具有特殊的结构，在接近患者一面有微孔，温热的空气通过这些微孔不断地流向患者，以保持患者的体温。

五、临床适应证和禁忌证

(一) 适应证

1. 预防麻醉术中患者低体温。

2. 创伤失血性休克患者防止凝血功能障碍；连续性肾脏替代治疗(continuous renal replacement therapy，CRRT)低体温患者的保暖。

3. 用于低体温患者的复温，改善患者的预后。

4. 如果环境条件可能会导致患者过热或过冷，则可用温毯机为患者提供舒适的温度。

5. 成人和儿童患者均适用。

(二) 禁忌证

在主动脉交叉钳夹期间不得对患者下肢进行加热，如果对局部缺血的肢体加热可能会导致烫伤。

六、基本结构及配套部件

温毯机主要包括主机、送风管和升温毯及整机控制系统、电子线路等。

1. 主机　内置空气过滤器、发热器、离心风机和控制线路等。采用无隔板高效空气过滤器；发热器采用发热陶瓷技术(PTC),加热速度快,不带电,无明火；离心风机为整机关键部件,选用经3C认证的产品,另设调速装置；控制线路包括网源部分、主线路板、控制线路板和电源模块等。

2. 送风管　由温度探头及连接线、细钢丝、塑料和连接件、密封材料和固定口等成密闭管道,可拆可伸缩,最大长度大于2m。

3. 升温毯　由密闭医用无纺布加工焊接而成。有多种规格,最大的不小于 $2m^2$；一面有均匀的通气小孔阵；经灭菌后一次性使用。

4. 控制系统及电子线路　主要包括基准电源、处理器、温度探头、控制电路、微处理系统、显示驱动、按键等。

七、基本使用程序

【评估】

1. 患者准备　评估患者的体温是否处于低温状态,是否需要使用温毯机,向患者做好解释工作,评估过后确保患者的身体表面处于干燥状态。

2. 环境准备　环境清洁,宽敞明亮,温度22~26℃,有可供使用的电源,必要时拉床帘遮挡。

3. 用物准备　对温毯机进行全面检查,确保功能完好。

4. 护士准备　操作前穿戴整齐,无长指甲,洗手、戴口罩。

【操作流程】

1. 安装主机暖风管、温度探头、电源线。

2. 把升温毯铺在手术床上,连接升温毯暖风管卡口。

3. 打开主机开关,按三个温度快捷键调节温度,按高、中、低挡调整风量。

4. 升温毯充气升温。

5. 把升温毯铺在手术床,在非手术部位用中单包裹患者和升温毯(Ⅰ型铺在患者身体下面)。

6. 把升温毯盖在患者非手术部位,并用中单包裹患者和升温毯(Ⅱ型盖在患者身体上面)。

7. 按照常规,每10~20min监测不能做出反应、交流,和/或无感觉患者的体温和皮肤反应。定时监测患者的生命体征。达到治疗目标或出现生命体征不稳定时,调节气体温度。

8. 当温度管理治疗完成时,按下待机按钮,并丢弃一次性使用部件。

9. 拔下温毯机的插头,断开电源,医用温毯机操作流程详见图2-2-25。

【注意事项】

1. 时刻观察患者的体温,可以根据患者体温情况调节升温毯温度,一旦发现过热或过冷的情况,要注意调整。

2. 除了特殊型号的专用毯以外,升温毯都未经消毒且仅供单个患者使用,避免增加交叉感染的机会。在升温毯和患者之间放置床单并不能防止对本产品的污染。

3. 对儿童患者进行治疗时必须有人看管。

4. 使用时要注意将升温毯摊平,只有在温毯机安稳地放置在硬质表面或安全固定后才能开始温度管理治疗,否则可能会造成伤害。

5. 触电危险。除非是专业服务员,否则不得拆卸温度管理仪。当设备连接到电源上时,即使装置处于待机模式设备内也有带电部件。

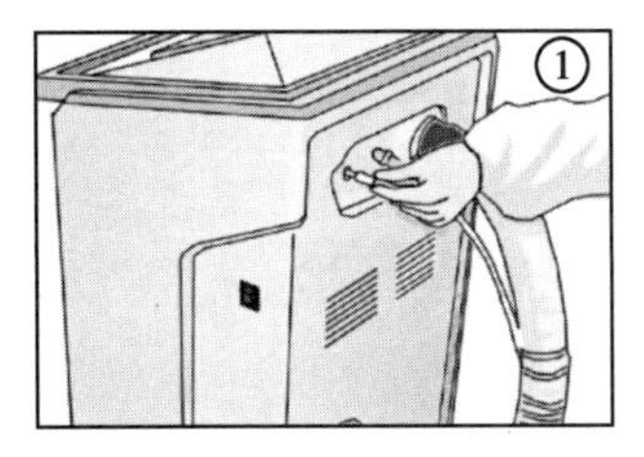

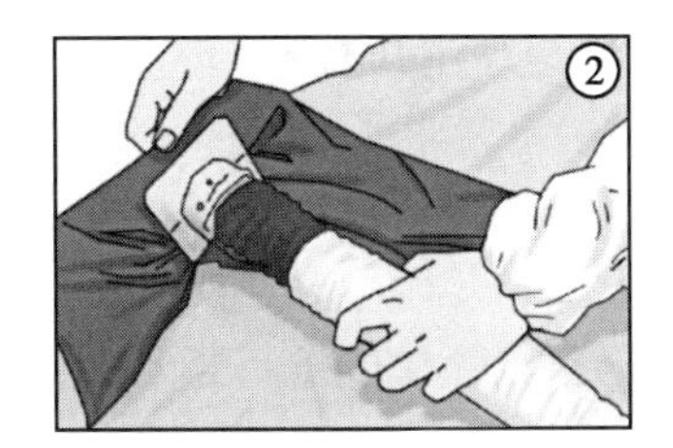

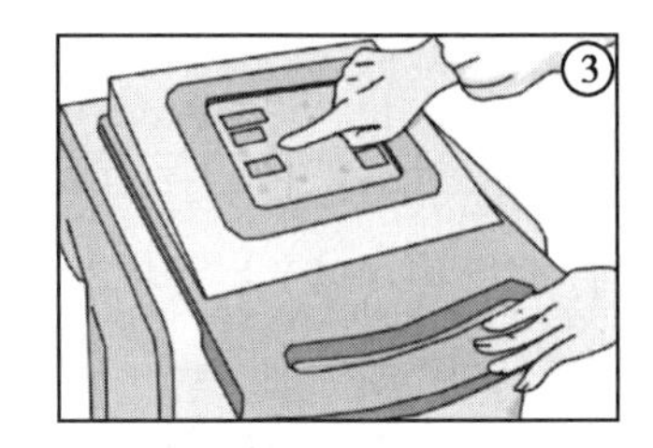

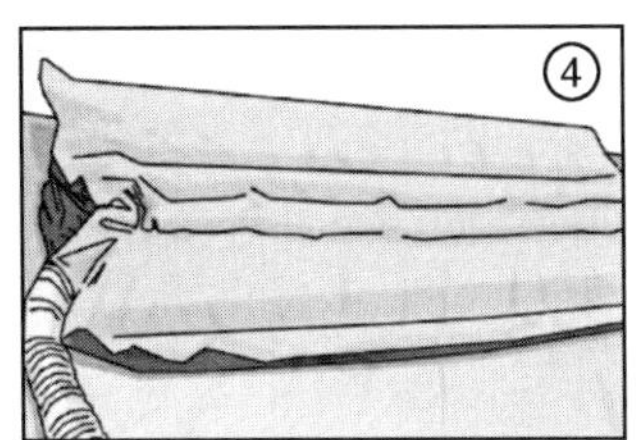

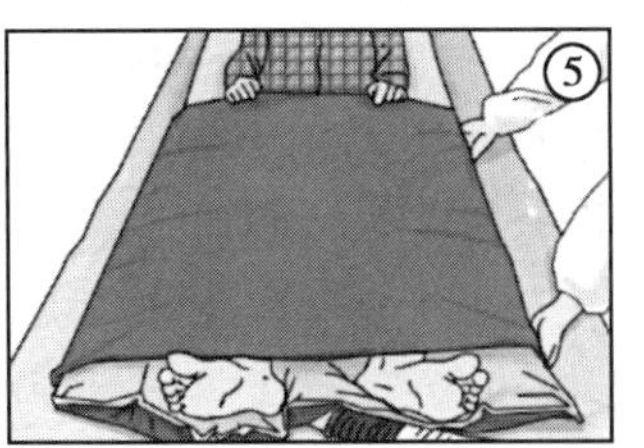

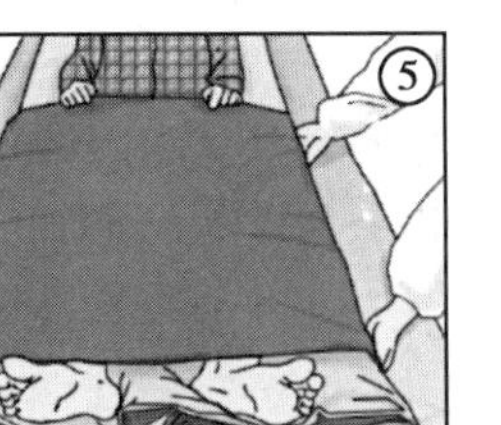
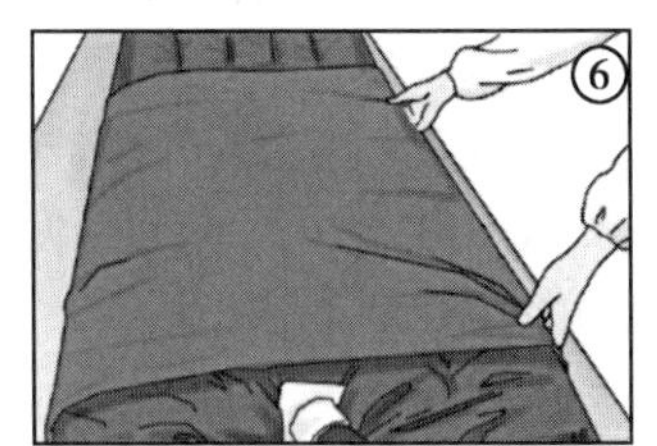

图 2-2-25　医用温毯机操作流程

八、各项参数调节

1. 待机　当装置处于低温、中温、高温或室温模式时,按下待机按钮即可使仪器进入待机模式。选择待机模式时,会出现下列情况:待机指示灯发亮;风机和加热器关闭;字母数字显示屏停用;报警和故障检测功能保持启用状态;运行计时器暂停。

2. 限内温度指示灯　当软管的毯子一端的温度处于选定温度的 ±1.5℃范围内时,温度指示器灯亮;该指示灯在室温模式下不亮。

3. 故障指示灯　当系统发生故障时,黄色故障指示灯闪烁,并发出报警声音。

4. 超温指示灯　如果设备感测到温度超出了范围,红色超温指示灯将闪烁,并发出警报声音。

5. 温毯机安装在静脉输液架上　为防止倾倒,将温毯机固定在输液架上,高度以保持稳定为宜。将装置夹在静脉输液架上,从地面起不高于 112cm 的高度上,最小半径轴距 71cm;否则可能会导致输液架倾翻伤及患者。

九、参数报警及仪器故障处理

1. 超温状况　如果出现温度过高状况,红色超温指示灯将闪烁并发出警报声。设备将自动关闭加热器、风机,并且关闭操作模式指示灯。控制面板不会对指令做出反应,但按下任何按钮都可停止警报声。

2. 其他故障状态　温毯机的软件可识别出几种没有危险的情况,并将这些情况报告为故障。当系统发生故障时,软件将在内存中储存故障代码,黄色故障指示灯将闪烁,并发出警报声。控制面板不会对指令做出反应,但按下任何按钮都可停止警报声。如果发生故障,采用如下措施:拔下温毯机的电源插头,并等待 5min;重新将温毯机接至有接地的电源。温毯机将按次序执行正常的加电重设,然后进入待机模式;重新选择温度设置;如果温毯机没有返回正常的运行状态,请联系有资质的维修技术员。

十、仪器设备使用相关并发症

常见并发症如皮肤烫伤、起疱、感染。预防及处理如下:

1. 保证升温毯毯面平整,严防皱褶,保证毯面与患者背部皮肤充分接触。保持升温毯的管道通畅,避免折叠或弯曲。

2. 不在升温毯上放置物品,且升温毯温度不宜过高。

3. 为了降低交叉感染的风险，不要重复使用升温毯。

十一、日常维护与管理

1. 每次使用后关机并拔出电源线。
2. 用含氯消毒剂、清水清洁仪器外壳、软管及布套。
3. 使用温和的清洁剂、水和软布进行日常清洁。
4. 不要使用乙醇或其他强烈有机溶剂清洁软管或外表面，这些溶剂有可能损坏标签或其他部件。
5. 外壳和软管完全干燥或用清洁布擦干，以备再次使用。
6. 每使用6个月或500h后，应更换升温装置过滤器。避免反复长期使用同一个升温毯，防止因破损或功能不全而导致烫伤。

（杨　丽）

第十二节　亚低温治疗仪

一、基本简介

亚低温治疗仪是由内部循环水流制冷后，通过传导散热达到降温效果的新型降温设备，又称控温毯、医用控温仪等，俗称“冰毯”。临床使用的亚低温治疗仪，多采用压缩机提供冷源，经过特殊的冷水循环系统，以毯子与患者身体接触，利用温差降低高热患者的体温。

国际上将低温划分为轻度低温33~35℃、中度低温28~32℃、深度低温17~27℃和超深低温2~16℃。由于中轻度低温（28~35℃）称为亚低温，有良好的脑保护作用，而且无明显副作用。

二、发展历史

18世纪早期，Larrey观察到低体温能减少伤兵死亡。早期由于使用低温过低（30℃或更低），出现的并发症（低血压、心律失常、凝血障碍等）较多，效果不确定而使低温的研究和临床应用受限。20世纪90年代初期，低温脑保护研究又重新成为热点，实验研究发现轻到中度低温（32~35℃）有显著的脑保护作用，同时由于降温程度不大，副作用明显减少。此后，轻到中度低温技术在神经外科得到广泛的应用。然而，2001年Clifton等报道的9个医学中心亚低温治疗重型颅脑创伤患者的前瞻性研究结果显示：亚低温治疗不能显著改善重型颅脑创伤患者的疗效，仅能显著提高格拉斯哥昏迷评分的得分。2002年《新英格兰医学杂志》同时发表了两项随机、前瞻性的临床研究结果，一项研究在5个欧洲国家的9个中心进行，另一项在澳大利亚墨尔本的4家医院进行，结果表明：轻度低温比常温明显提高医院外发生心脏停搏后昏迷患者的生存率，并促进神经系统的恢复。这进一步证明了亚低温治疗在高级生命支持中的重要地位，使亚低温治疗有了充分的临床证据。随后Resuscitation相继发表了国际复苏联合委员会（International Liaison Committee on Resuscitation，ILCOR）高级生命支援特别小组的建议，对发生于医院外心脏停搏的成年患者进行低温治疗，体温应降至32~34℃，持续时间应为12~24h，扩大心肺复苏低温治疗的临床适应证，并且得到AHA和协调委员会的批准，为亚低温治疗临床应用的推广提供了充分的理论基础。

三、基本分类

（一）按功能分类

1. 单独降温毯　仅具降温功能。
2. 升/降温毯　具有升温、降温双重功能。

（二）按结构分类

手动降温毯、电动降温毯。

四、工作原理

其工作原理是压缩机或者半导体提供冷源将水箱内水制冷，由温度控制系统控制临床需要的水温，再通过水循环系统输出到水毯内循环，水毯与患者身体接触，利用温差控制患者的体温，营造亚低温的环境。

五、临床适应证和禁忌证

（一）适应证

1. 脑保护　重型颅脑损伤、缺血缺氧性脑病、脑干损伤、脑缺血、脑出血、蛛网膜下腔出血、心肺复苏术后。

2. 高热患者　物理治疗难以控制的中枢性高热、重度中暑、高热惊厥。

3. 机体局部降温。

（二）禁忌证

无绝对禁忌证。相对禁忌证如下：年老且伴有严重心功能不全或心血管疾病；合并休克，尚未得到彻底纠正；处于全身衰竭状态；严重缺氧尚未纠正。

六、基本结构及配套部件

一般由主机和外设附件两部分组成，见图 2-2-26。

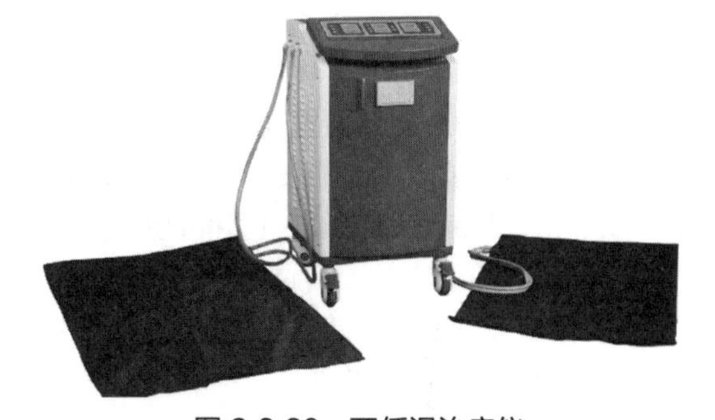
图 2-2-26　亚低温治疗仪

（一）主机

主机部分由制冷系统、温度控制系统和水循环控制系统组成。主机是亚低温治疗仪主要组成部分，一般由一个冷却器、一个循环泵和一个微处理器组成。

（二）外设附件

外设附件由管道系统、温度传感器、监测和报警系统、专用冰毯和冰帽组成。

1. 管道系统　是连接主机与冰毯的水通道，水被制冷后从主机泵入冰毯。冰毯垫在患者下面或者盖在其上，冷却水在毯子里循环，降低患者的体温。被患者体温加热的水，重新回流到制冷机。

2. 温度传感器　温度传感器测定患者体温，反馈决定循环水的温度。

3. 监测和报警系统　亚低温治疗仪被设计成可以精细地测量和控制循环水的温度。当循环水的温度达到所需的设定值时，设备在加热和冷却水之间工作以便维持设定温度值。设备不会超过或者低于所设温度。

4. 专用冰毯和冰帽　一般水毯双面外层都采用柔软耐用材料制成。这种设计无须在患者和水毯中间加入额外的分离层，因而明显提高了冷热传导效率。

七、基本使用程序

【评估】

1. 患者准备　使用前需向患者或家属解释，评估病情，实施亚低温治疗前，用冬眠合剂待患者逐渐进入冬眠状态后，方可进行亚低温治疗，单纯头部物理降温，可不用冬眠合剂。

2. 环境准备　房间气流通畅，配有电源，稳压器和可靠地线，背侧通风口与物体间距必须大于20cm。

3. 用物准备 亚低温治疗仪，电源线，地线，温度传感器，管路，床单，蒸馏水，冬眠合剂、肌松剂等，连接好管道，毯子，传感器。

4. 护士准备 操作前穿戴整齐，无长指甲，洗手、戴口罩。

【操作流程】

1. 使用前检查水箱、冰毯是否漏水、漏电，正确连接电源、导水管及传感器。

2. 接通电源，打开开关，这时体温探头显示患者即时的体温，选择毯温控制模式。

3. 加水 使用前往水箱加水至水位计标线水平。开连接管和毯子上所有的夹子，给主机加水口加蒸馏水至绿环。

4. 铺毯 将冰毯平整铺于床垫上，上端平床头，冰毯上铺床单。患者穿单衣，不要触及颈部，盖被套或薄被，将冰毯和主机连接，体温探头固定于患者腋下。

5. 连接传感器 传感器一端插入主机接口，另一端夹于患者腋窝。

6. 开机 打开电源开关，水温表和体温表显示开机实测温度。

7. 设定机温和水温 毯温设定在10~18℃，开机时毯温设定不低于18℃，0.5~1h；设置体温下限报警值，比机温设定值低1~2℃。

8. 监护患者 监护患者的病情变化、皮肤、肢端情况及生命体征变化。

9. 治疗中及治疗后应时刻保持皮肤清洁干燥及床单元整洁，每小时翻身拍背一次，避免低温下皮肤受压，局部循环不良产生压力性损伤。

10. 对接受降温毯治疗的患者进行口腔护理2次/d，擦洗时动作轻柔、细致，避免损伤黏膜，口唇干裂时涂植物油或甘油。

11. 结束治疗时，先停物理降温，并逐渐降低冬眠合剂用量，直至停用。关机按开关键，切断电源。

12. 按操作要求取出温度传感器、毯子，清除冷却循环水，拆除管道，整理床单位，清理用物。

13. 记录患者病情，开停机时间，生命体征变化，及评价治疗效果。

【注意事项】

1. 实施亚低温治疗前，用冬眠合剂待患者逐渐进入冬眠状态后，方可进行亚低温治疗。降温速度以每小时降低1~1.5℃为宜。

2. 治疗中不宜激烈搬动或翻动患者，以免引起体位性低血压。

3. 亚低温治疗时温度介于34~35℃，头部重点降温的患者维持在33~34℃，发热患者物理降温维持在37℃。

4. 降温毯应连续使用一段时间使体温维持在一个恒定水平，即使体温已降至正常也不应急于停机，应在病情稳定后方可逐渐停机，这样降温效果好，也可防止体温反跳。长时间亚低温可能会加重脑缺血损害，治疗时间以6d为度，而后自然复温，复温时间注意控制在10~12h，以确保安全。

5. 监护患者皮肤和肢端温度、颜色。颅脑损伤的患者大多应用甘露醇，肢端循环差则影响液体输注速度，应做好肢端保暖工作，最好能留置深静脉导管，减少对血管的不良刺激。由于毯子置于患者背部和臀部，血循环减慢，易发生压力性损伤。

6. 密切监测生命体征、意识状态、瞳孔反应及肢体活动情况，定期进行体温监测。要特别注意观察老年患者的血压、心率等变化，保证呼吸道通畅，必要时给予吸氧或人工呼吸机辅助呼吸。如发生寒战、面色苍白和生命体征变化时应立即停止使用，报告医生及时处理。

7. 保持床单干燥。由于毯面温度低，当室内环境温度高时，易在毯面形成冷凝水，使床单潮湿。因此要保持室内空气新鲜、流通，如床单潮湿应及时更换。

8. 保持软水管通畅，避免折叠或弯曲。使用过程中应观察探头的放置位置，要经常检查有无脱落或位置不正确，应及时纠正。机体使用时间长时，还应检查机器工作与否，如制冷水位有无缺失。水毯铺放平整，避免部分折叠，造成循环受阻，影响降温效果。

9. 根据病情调节毯面温度、控制降温速度，避免体温下降过快引起寒战或其他并发症。如患者有寒战，最好配合冬眠合剂，以预防寒战发生而影响降温效果。观察生命体征的变化：低温可引起心率减慢、血压下降等反应，尤其是儿童和老年患者，因此要注意观察血压、心率的变化以及肢体循环状况，常规给予血压、心电监护，保持呼吸道通畅。

八、各项参数调节

电源 220V±10%，50Hz；总功率≤550VA；相对湿度≤80%；毯面温度范围 0~25℃；控温显示范围 -4~40℃；水温控制精度 ±0.1℃；体温显示范围 32~42℃；降温速度 2℃/min；升温速度 2℃/min；噪声≤45dB。

九、参数报警及仪器故障处理

亚低温治疗仪参数报警及仪器故障处理，见表 2-2-18。

表 2-2-18 亚低温治疗仪参数报警及仪器故障处理

故障现象	检查方法	处理
体温检测屏无数值显示	检查体温探头有无脱出肛门，探头接口是否松脱	将探头插入肛门 或插入传感器插头
水位在水位计标线以下	检查水位计	断电源，加水至水位线
主机水流指示器小转轮停止转动	检查管道插口连接是否紧密，管道和毯子是否扭曲、折叠	重新插管，理顺管道 铺平毯子
黑屏	水箱缺水	断电源，加水至水位线
肛温误差	探头置于粪便中	调整探头位置
腋温误差	毯子造成腋窝局部温度过低	适当提高腋窝局部温度
毯子结露过多	环境温度高、湿度大	调整环境温度、湿度

十、仪器设备使用相关并发症

常见并发症及其预防及处理如下：

1. 心律失常。在条件许可下，应连续动态心电监护，尤其是老年人或有心脏病史的患者。

2. 加强皮肤护理。每 2h 定时翻身、按摩一次，减轻皮肤受压，改善低温下的血液循环，防止局部冻伤及压力性损伤的发生。

3. 定时检测凝血功能，防止凝血功能异常而引起出血倾向。

4. 加强全身各系统的观察护理，防止因免疫功能抑制而引起的败血症、呼吸系统及泌尿系感染等。

5. 定期检测血电解质，防止电解质紊乱。

6. 定期复查肝、肾、胰等脏器功能，防止出现功能衰竭。

7. 复温时注意观察呼吸、体温及电解质的变化，防止出现反跳性高热及高血钾。

十一、日常维护与管理

(一) 清洁消毒

1. 主机和管道表面用清水或 75% 乙醇擦洗，用干净毛巾擦干；毯子可用洗涤剂清洗，再用 75% 乙醇消毒，清洗后置清凉处自然晾干。

2. 温度传感器可用消毒湿纸巾进行消毒，不能在高压容器中消毒，也不能放入消毒液中浸泡。

(二) 日常维护

1. 使用时维护

(1) 亚低温治疗仪连续长时间工作时须确保机器有良好散热和通风。主机背板与两侧板设置有通风孔，机器运行中，应与墙壁或其他物体保持 10cm 以上距离。

(2) 使用过程中，主机应放置平稳。搬运轻抬轻放，避免振动主机倾斜角度不大于 45°，禁止倒置或碰撞。

(3) 运行过程中，毯面应平整铺放，避免折叠或皱褶，不能硬拉，以免损坏。使用一个毯面时，应将水路其他接口封闭，以免掉入杂物。毯子应避免接触锐利物品，定时清洗消毒晾干。

(4) 体温探测器线应避免拉拽和打死结。定时观察水箱内水位的变化，及时添加，保证机器正常工作。及时擦干冰毯循环管路周围的冷凝水，以免影响仪器的正常运转。传感器探头避免摔落，传感器线严禁违规操作。

(5) 请在正常室温条件下使用。

(6) 禁止在患者和毯子之间放置额外的加热设备。

(7) 及时清洁过滤网。

(8) 降温毯使用过程中，电源必须用带有良好接地及相位正确的电源插座，以防患者触电。

(9) 避免与高功率电器一起使用。

(10) 仪器使用完毕，拔掉电源、体温探测器、水路循环管道，将毯内水放出，置于通风良好室内保存，延长仪器的使用寿命。

2. 不用时维护

(1) 仪器不用时将电源插头拔下，取下传感器、水路连接管，水路口用密封盖拧紧，将毯内的水放干净，置于阴凉、干燥、通风良好的室内保存。

(2) 使用半年后要按照使用说明做温控系统的调整和校对。

(3) 各种管道、传感器及其配件须定期检查，确保完好无损，随时可用。

(4) 须由专人管理，做好使用维护记录。

（杨 丽）

第十三节 空气压力波治疗仪

一、基本简介

空气压力波治疗仪又称循环压力治疗仪、梯度压力治疗仪、四肢循环仪或压力抗栓泵。空气压力波治疗仪主要通过对多腔气囊有顺序地反复充放气，形成对肢体和组织的循环压力，从肢体的远端到肢体的近端进行均匀有序挤压，加速静脉血流速度促进淤血排空，促进血液和淋巴液的流动，改善微循环，加速肢体组织液回流，同时增加了纤溶系统的活性，预防血栓的形成、预防肢体水肿、改善肢体功能障碍，能够直接或间接地治疗与血液、淋巴循环相关的诸多疾病。

二、发展历史

空气压力波治疗仪，可追溯至 1935 年国际上第一家生产治疗淋巴水肿的空气压力波治疗仪的医疗设备公司的建立。之后，空气压力波治疗仪得到迅速发展。目前，空气压力波治疗仪除促进淋巴回流外，还具备治疗静脉功能不全系统、治疗外周动脉疾病、系统预防深静脉血栓形成、舒缓肌肉及神经酸痛等功能,以更好地满足临床患者护理康复的需要,同时改善了居家患者的生活质量水平。先进的医疗仪器设备也促进了社区医疗服务的开展,为了满足这方面的需求,便携式空气压力波治疗仪应运而生,轻巧方便的设计可以更好地满足医院患者和家庭使用需要。

三、基本分类

(一) 按物理结构分类

1. 单功能治疗仪 如单进行理疗的治疗仪等。

2. 多功能综合治疗仪 如可进行理疗,同时可检测血压等。

(二) 按部位分类

1. 手泵、足泵、臂泵、腿泵和背泵,可选配,也可进行一体化设计。

2. 匹配的套筒可分为上肢套筒、下肢套筒、腰部或髋部护套、双通道 8 腔道气路设计,可同时进行双上肢、双下肢或一侧上下肢体的治疗;也可同时进行双人治疗;更可单通道进行局部治疗。

(三) 按空气波常见的腔数分类

治疗仪常见的腔数有 4 腔、8 腔、12 腔、24 腔,腔数越多、加压覆盖的区域越广,加压更均匀、细腻,疗效也越好。1~8 腔气囊可以同时工作。4 腔、8 腔的空气波型号适合家用。12 腔、24 腔空气波型号适合医用。

(四) 按结构分类

1. 便携式空气压力波治疗仪 小型方便,结构简单,性能稳定,便于携带和家庭理疗使用。

2. 一般空气压力波治疗仪 通常指床边插电使用,设备体型相对偏大,不便于患者使用以及对家庭治疗的推广。

四、工作原理

(一) 空气波压力循环治疗功能

通过多腔体充气气囊有秩序有节律地进行充气、膨胀、挤压、放气,从远心端至近心端依次进行充气,形成对肢体组织的循环压力,加速肢体静脉血流速度,以促进静脉回流、加强动脉灌注、改善血液循环和淋巴循环(包括微循环)、防止凝血因子的聚集及对血管内膜的黏附,增加纤溶系统的活性,预防深静脉血栓、消除水肿。

(二) 足底静脉丛理论

Gardner 等学者认为,人的足底静脉丛类似一个生理性血泵,被喻为第二心脏。当人在行走或者负重时,足底静脉丛中的血液会被强烈排挤回流至下肢深静脉中,产生的血流具有较强的搏动性,仅靠这种力量就可以在不需要任何肌肉收缩协助的情况下将血液由足部回流到右心房中。1990 年,Laverick 等学者指出,模仿上述生理过程所制作的动静脉泵可以使腘静脉的血流流速提高 250%,能够有效降低血栓的发病率。

对足底静脉丛进行周期性的加压和减压作用,产生的高速静脉血流能够冲刷静脉瓣膜后方,消除静脉淤滞,促进血液循环,从而预防凝血因子的凝集和黏附,防止血栓的形成;能够增加纤溶系统的活性,刺激内源性纤维蛋白溶解活性。

(三) 间歇性充气加压疗法

间歇性充气加压(intermittent pneumatic compression,IPC)疗法,20 世纪 60 年代开始出现,并于 20 世纪 70 年代逐步定型。间歇性加压充气装置在过去广泛用于治疗各种循环障碍疾病,并已证实能够有效预防术后深静脉血栓形成,治疗静脉溃疡、淋巴水肿、静脉功能障碍及动脉闭塞性疾病。IPC 疗法是指通过对肢体反复地加压、卸压,产生如同肌肉收缩、舒张的效果,促进静脉血液回流和淋巴循环,从而防止凝血因子的聚集以及对血管内膜的黏附,增加纤溶系统的活性,预防深静脉血栓的形成和消除水肿。

IPC 疗法还能通过肌肉泵促进静脉血液回流，从而减轻瓣膜和静脉壁所受的压力，有助于静脉瓣膜功能的恢复。

IPC 通过对肢体周期性的挤压，增加动静脉的梯度压力，引起相应血管内血流动力学的变化，引起血管内皮细胞牵拉和剪切应变并改善血液环境和组织局部供血，从而达到抗血栓的目的。另外，治疗时，由于血流速度的增加，局部氧气和营养成分的供应增加，促进新陈代谢，增强网状内皮系统的吞噬功能，促进渗出液的吸收，加速病理产物的代谢和排泄，从而具有消除肿胀、促进溃疡愈合，对非细菌性炎性反应具有抗感染、止痛作用。

（四）血液回盈侦测技术

使用静脉血液回盈时间自动侦测功能，从而实现充气间隔频率自动调节，无须人工设定。系统针对不同治疗部位和不同治疗个体的检测结果自动设置治疗频率，满足个性化治疗要求，避免盲目人工设置充气间隔时间，为患者提供安全、高效的治疗。

（五）人体仿生智能操作系统

人体仿生智能操作系统使用生物科学与工程技术相结合的完美功能仿生技术，模拟人体正常生理活动，动态显示治疗部位和符合人体生理活动的治疗过程，治疗信息一目了然。

1. 适应证　多发创伤、大中型手术患者预防血栓形成及血栓形成后综合征；卧床或肢体制动>72h 的患者；血液黏稠度增高、血液高凝状态患者；静脉功能不全患者；糖尿病性末梢神经炎和糖尿病足。

2. 禁忌证　肢体严重创伤或重度感染未得到有效控制者；疑发生下肢深静脉血栓或血栓形成急性期（2 周内）未放置下腔静脉滤器者；大面积溃疡性皮肤损伤者；严重感染、败血症、急性坏疽、下肢恶性肿瘤、凝血功能障碍者；不稳定性高血压、肺水肿、严重心功能不全者。

六、基本结构及配套部件

空气压力波治疗仪的基本结构由治疗仪主机、连接软管、4 腔阻塞器、压力套、压力套扩展条等组成，见图 2-2-27。

1. 治疗仪主机　由电力推动，并于底部设有排气口，能同时为两个 4 腔的压力套循环提供指定压力。

2. 连接软管　软管的作用是把压缩气体从主机传送至压力套内，包括 4 条独立的管线、一个连接主机的接驳器，以及 4 个分别标上号码、颜色，用来连接压力套的端口。气管分支对应不同的腔室，包括单管和双管，使用单套筒时选择单气管，使用双套筒时选择双气管。

3. 4 腔阻塞器　当只需要使用一个压力套时，阻塞器用来密封另一个未使用的空气输出口，避免漏气。

4. 压力套　包括上肢压力套筒、下肢压力套筒（图 2-2-28）、髋部压力套筒。压力套采用专利技术——“瓦片”式 4 气囊层叠设计，通过主机充气加压，以循环式空气压力按摩上下肢，促进淋巴液等回流。压力套分为不同大小的尺码，可根据自身情况搭配选择。

5. 压力套扩展条　如有需要，可于压力套两边的拉链之间连接扩展条，以增大压力套的直径。

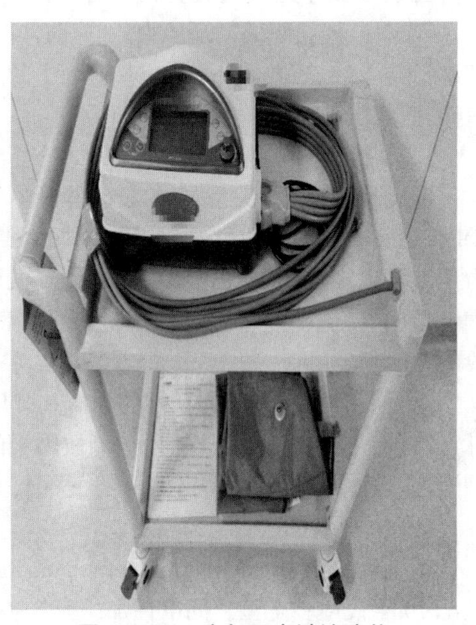

图 2-2-27　空气压力波治疗仪

七、基本使用程序

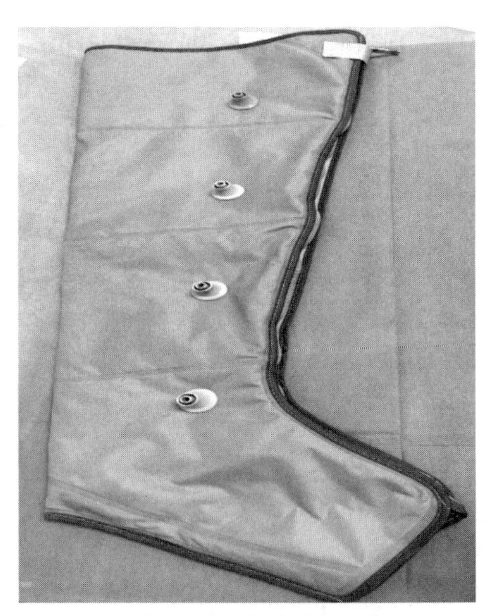
图 2-2-28　下肢压力套筒

【评估】

1. 患者准备　评估患者病情、意识、皮肤情况，患者和/或家属对此项操作的认识及配合程度；告知其治疗的目的和方法，取得患者合作。评估患者操作部位：皮肤有无破损或伤口、炎症等，有无感觉障碍，肢体活动度、末梢循环等情况。

2. 环境准备　环境清洁，宽敞明亮，温度 22~26℃，有可供使用的电源，必要时拉床帘遮挡。

3. 用物准备　治疗单、空气压力波治疗仪、保护套、压力护套、压力充气管、快速手消毒。根据患者治疗肢体选择合适的压力护套及压力充气管。

4. 护士准备　操作前穿戴整齐，无长指甲，洗手，戴口罩。

【操作流程】

1. 携用物至床旁，核对床号、姓名，解释。
2. 连接电源，按电源开关键开机。
3. 将患者平卧位或半卧位。
4. 脱去治疗肢体外衣，保留病服及袜子。
5. 将保护套平整套于治疗肢体。
6. 再将压力护套平整套于治疗肢体，拉紧拉链，将粘扣妥善粘贴。
7. 将压力充气管与空气压力波治疗仪连接，并确保连接紧密。
8. 将压力充气管与压力护套连接，并确保连接紧密。
9. 根据病情或医嘱调节模式。
10. 空气压力波治疗仪会保留显示前次治疗所用的模式、压力、时间等参数项目及数值，根据“模式”选择，进行模式切换，选择所需模式。
11. 再次确认治疗部位、压力、模式、时间设置正确。
12. 按“启动/停止”键开始启动。
13. 治疗过程中严密观察仪器运转是否正常，压力护套、压力充气管有无漏气，询问患者有无不适，如中断治疗，可直接按“启动/停止”键；仪器运行过程中欲更改参数，先按“启动/停止”键暂停，再行设定参数。
14. 再次核对治疗单、患者及腕带信息。
15. 告知注意事项，进行健康指导，洗手。
16. 停止治疗，关闭电源开关键，切断电源。
17. 分离压力充气管与空气压力波治疗仪和压力护套，整理压力充气管和压力护套。
18. 协助患者穿好衣服，根据病情协助患者取合适体位。整理床单位，清理用物。
19. 整理和收纳所有治疗仪模块、插座线及护套。
20. 清洁、消毒、整理物品。
21. 记录和停止使用时间。

【注意事项】

1. 使用空气压力波治疗时操作面板有 7 个指示位置，见图 2-2-29。

(1)“ON/OFF”按钮：机器开/关机。

(2)“压强”旋钮：调节压力大小按钮向左旋转调低压力，压力值则显示在压力显示窗。

(3)“时间”旋钮:调节治疗时间。

(4)“模式”选择:进行模式切换按键。

(5)“启动 / 停止”按钮:机器开始 / 暂停工作。

(6)设置时间、模式、压力、强度等。

2. 连接治疗仪的护套

(1)下肢护套:为避免膝盖疼痛,在使用时不要弯曲护套。向上拉拉链至顶端,扣好。穿少而薄的衣服并自然放松。单只套筒使用时,单只套筒和单排气管相连;同时用两只套筒时,每只套筒都和双排气管连接好,完全插好,以防漏气。如果套筒尺寸较小,可以选用加宽带。拉开套筒拉链,加宽带放在拉链中间对好并拉上拉链。

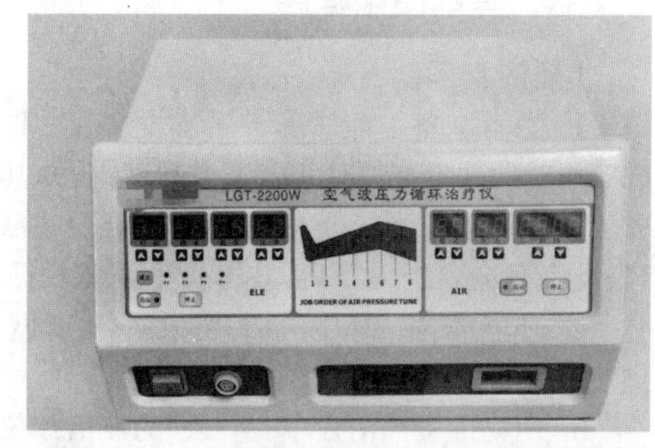

图 2-2-29　空气压力波治疗仪操作面板示意图

(2)腰部护套:上腰部护套,不要收腹,也不要挺胸。穿少而薄的衣服并自然放松。使用腰部护套对腰部和臀部都有益处。完全插好,以防漏气。

(3)上肢护套:穿少而薄的衣服并自然放松。单只套筒使用时,单只套筒和单排气管相连;同时用两只套筒时,每只套筒都和双排气管连接好,完全插好,以防漏气。如果套筒尺寸较小,可以选用加宽带。拉开套筒拉链,加宽带放在拉链中间对好并拉上拉链。

3. 治疗仪的加压顺序

(1)下肢套筒:足部>小腿>膝盖>大腿。

(2)髋部套筒:腹部>腰部>骨盆>臀部。

(3)上肢套筒:手部。

4. 操作过程中的注意事项

(1)治疗前检查仪器性能是否良好,压力充气管接头与主机和压力护套连接是否正确牢固,如压力护套漏气则会影响治疗。

(2)应在患者清醒状态下治疗,患者无感觉障碍。提倡初次使用正压顺序疗法的治疗人员先试用下仪器,以便为感觉障碍的患者治疗时有常规剂量可依。

(3)治疗过程中应加强巡视,观察患者有无不适,并询问患者的感觉,根据情况及时调整治疗参数。

(4)严格执行医嘱,根据不同的病情选择适当的模式。

(5)压力调节切忌一开始就选用高压力,应逐渐升高。每个腔压力可单独调节,可根据医嘱及病情适当调节。

(6)仪器使用过程中应避免过度震动,注意防水、防火。

(7)该仪器注意避免针刺或钳夹气囊部。

八、各项参数调节

1. 时间和压力参数　治疗时间 10min,30min,60min,90min,可调节。最大压力 180mmHg ± 20mmHg。

2. 工作模式　A 模式作用于肌肉康复及按摩,改善静脉回流。B 模式作用于血管,改善肢体水肿,预防深静脉血栓。A+B 模式作用于按摩,促进血液循环和淋巴循环。

3. 套筒的选择与使用　根据医嘱,根据不同的疾病部位,选择不同的套筒,如下肢套筒、上肢套筒、髋部套筒。

九、参数报警及仪器故障处理

空气压力波治疗仪参数报警及处理见表 2-2-19,空气压力波治疗仪常见故障及处理见表 2-2-20。

表 2-2-19 空气压力波治疗仪参数报警及处理

参数报警	报警原因	处理
系统压力值低	1. 套管未连接好 2. 主机漏气或管道扭曲,套管或腿套明显漏气	1. 确保套管连接完好 2. 关机并重启,如果系统仍然显示同样的错误信息,检查主机管道连接,确保其牢固,管道无扭曲。如果不能确定,应更换一个新的套管或新的腿套 3. 关机并重启,如果系统仍然显示同样的错误信息,则该系统需要维修
压力值低	1. 套管未连接好 2. 腿套太松 3. 套管未正确连接 4. 套管或腿套漏气	1. 确保套管连接完好 2. 在腿套与患者下肢之间正好能容下两根手指 3. 关机并重启,如果系统仍然显示同样的错误代码,检查主机套管连接,确保其牢固,管道无扭曲。如果不能确定,应更换一个新的套管或新的腿套 4. 关机并重启,如果系统仍然显示同样的错误信息,则该系统需要维修
系统压力值高	1. 套管扭曲 2. 套筒绑得太紧	1. 将扭曲的套管拉直 2. 在套筒与患者上 / 下肢之间正好能容下两根手指 3. 关机并重启,如果系统仍然显示同样的错误信息,则该系统需要维修
压力值高	套筒绑得太紧	1. 在套筒与患者上 / 下肢之间正好能容下两根手指 2. 关机并重启,如果系统仍然显示同样的错误信息,则该系统需要维修

表 2-2-20 空气压力波治疗仪常见故障及处理

常见故障	故障原因	处理
开机无显示	1. 电源插座无电或保险丝烧断 2. 电源板故障 3. 电池故障	将所有连接部位连接紧密,接通交流电给仪器充电
有漏气声等异常声音时	1. 连接管受压或被折弯 2. 连接管损坏 3. 连接器损坏	1. 检查连接管和连接器是否损坏 2. 检查连接器是否连接到仪器 3. 检查连接管是否被压或被折弯
上肢 / 下肢套筒不匹配	上肢 / 下肢套筒检测程序检测到上肢 / 下肢配置与用户选择的配置不匹配	更换连接套筒,如果选择了正确的上肢 / 下肢套筒,但问题仍然存在,则需要让专业人员检修控制器
软件故障	在启动时,微处理器进行诊断性测试。如果主机未能通过以上测试,将显示此类故障	1. 关闭主机,并且重新启动 2. 由专业人员对主机进行检修
泵故障	如果泵出现关电方面的故障,将显示此类故障	1. 检查泵是否连接正确 2. 关闭主机,并且重新启动 3. 由专业人员对主机进行检修
排气孔故障	1. 压迫带的压力值在每次排气周期结束时的压力值均不超过 10mmHg 2. 在充气阶段检测到的压力值均不超过 5mmHg	1. 检查连接管是否出现扭结 2. 检查压迫带的使用情况(是否太松或太紧) 3. 检查并确保内部连接管不存在扭结 4. 关闭主机,并且重新启动 5. 由专业人员对主机进行检修

续表

常见故障	故障原因	处理
电池电量低报警	电池可以持续供电的时间少于 10min	1. 将主机的电源插入 AC 电源出线口 2. 如果问题仍然存在,更换电池组
电池故障	如果检测到电池校准误差或蓄电池组故障,将显示此类故障	1. 关闭主机,并且重新启动 2. 如果问题仍然存在,更换电池组
温度故障	如果主机内盖的温度低于 5℃或超过 55℃	1. 确保主机没有被覆盖,而且风扇端口没有出现阻塞情况 2. 关闭主机,待其冷却后重新启动 3. 检查冷却风扇是否正确连接 4. 如果问题仍然存在,由专业人员对主机进行检修

十、仪器设备使用相关并发症

空气压力波治疗仪是一种非侵入性、无创伤性物理性治疗仪。安全性较高,常见并发症为皮肤发红、破损。预防措施如下:选用适宜的治疗仪护套;保持皮肤清洁,护套松紧度适宜;治疗时应穿着病服,不可裸露身体使用压力护套。

十一、日常维护与管理

(一) 治疗仪的维护要求

1.“五防”　防火、防蚀、防潮、防尘、防锐器。

2.“四定一专”　定点放置、定时清点、定期检查维修、定量供应、专人管理。

3.“三及时”　及时检查、及时消毒、及时补充。

4. 治疗仪应处于完好备用状态,在清洁或消毒之前需断开监护仪的电源线。

5. 压力护套放置时不可折弯、扭曲。

(二) 治疗仪的清理、储存和运输环保

1. 治疗仪的显示屏以平滑柔软的湿布轻轻擦拭仪器表面,切勿将任何液体洒在仪器表面,不要用丙酮或甲醛进行清洁,不要使用高压灭菌或蒸汽清洗机。

2. 压力套筒的清洗,以温水湿布配合性质温和的清洁剂轻轻洗擦(温度不应超过 40℃)。切勿让任何液体流入气孔内;以柔软干布轻轻抹干;待干透后,可于压力套上涂上抗菌液;也可以 75% 乙醇轻抹压力套的表面,风干。

3. 传染病患者使用过的治疗仪、护套、插座线等按照传染病管理相关规范先进行以上清洁步骤后,再用 2 000mg/L 的含氯消毒剂消毒。

4. 将治疗仪放置在干燥、温度在 -10~55℃、无腐蚀性气体、有良好通风的室内;卷起电线后,妥善存放仪器。切勿使电线折曲。当压力套充满气体后,应避免接触尖锐物体。若有任何一个气囊破损,应更换整个压力套;储存时,应把压力套平放,尽量不要折叠,软管不应扭弯或折叠。

5. 禁止室外使用。运输时要轻拿轻放,禁止倒立,防止雨淋、雪袭。储存于阴凉、干燥的地方。

6. 治疗仪及其相关附件在使用寿命末期的处理过程中,要考虑到焊锡中有少量铅的成分,处理时应遵守当地的环保政策,切不可随意丢弃。

(陈　雁)

第三章 急危重症护理设备

第一节 心电监护仪

一、基本简介

心电监护仪是医院常用的精密医学仪器，能同时监护患者的动态心电图形（一般为 5 导联心电图）、呼吸、体温、血压（分无创血压和有创血压）、血氧饱和度、脉率等生理参数。心电监护仪可存储测量的血压、心率、体温、呼吸、血氧饱和度数值，可列表查看；并有报警上、下限设置功能。

二、发展历史

心电监护系统的发展可追溯至 1962 年，北美建立第一批冠心病监护病房（CCU）。此后，心电监护系统得到迅速发展。

监护仪的屏幕显示方面也在不断更新和改进，由最初的 LED 显示发展到液晶显示，直到目前更为先进的彩色 TFT（thin film transistor，TFT），即薄膜场效应晶体管显示，既能保证很高的分辨率和清晰度，又能消除视角问题，在任何角度都能完整地观察患者监护参数和波形，在使用中，能够保证长期高清晰、高亮度的视觉效果。

随着通信网络技术的快速发展，单台监护仪监测患者已经不能满足大量患者信息的处理和监测。通过中央网络信息系统，将医院多台监护仪联网，可以提高工作效率，特别是在夜间工作人员较少的情况下，可以同时监测多位患者，通过智能分析和报警，使每位患者都能得到及时监护和治疗。

先进的医疗仪器设备也促进了医院业务项目的开展，如社区服务、现场紧急救护等，为满足这方面的需求，便携式监护仪也应运而生，轻巧方便的设计，可以更好地满足急救以及危重患者的转运。

三、基本分类

（一）按物理机构分类

1. 单参数监护仪　如单血压监护仪、单脉搏血氧饱和度监护仪、单心电监护仪等。
2. 多参数多功能综合监护仪　可同时监护血压、血氧、心电、呼吸、体温等。
3. 插件式组合监护仪　由各分立的可拆卸的物理模块和一台监护仪主机组成。

（二）按结构分类

1. 便携式监护仪　小型方便，结构简单，性能稳定，可以随身携带，可由电池供电，一般用于非监护病房及外出或转运危重患者时的监护。
2. 一般监护仪　通常指床边监护仪，可对患者心率、呼吸、体温、血压等进行监测，并显示参数。
3. 遥测监护仪　适合于能走动的患者，属于无线方式。

四、工作原理

（一）信号采集

通过电极和传感器获取人体生理参数信号并将光、压力等其他信号转化为电信号。

(二) 模拟处理

通过模拟电路对采集的信号进行阻抗匹配、过滤、放大等处理。

(三) 数字处理

1. 模数转换器把人体生理参数的模拟信号转化为数字信号。

2. 存储器存储操作程序、设置信息和临时数据(如波形、文字、趋势)等。

3. 微处理器则接收来自控制面板的控制信息,执行程序,对数字信号进行运算、分析和存储,并控制输出,同时协调,检测整机各个部分的工作。

(四) 信号输出

显示波形、文字、图形,启动报警和打印记录。与早期监护仪相比,现代监护仪的检测功能已从心电监护扩展到血压、呼吸、脉搏、体温、血氧饱和度、心排血量、pH 等多种生理参数的测量。信息输出的内容也从单一的波形显示转变为波形、数据、字符和图形相结合的信息;既可实时连续监测,又能冻结、记忆、回放;既可显示单次测量的数据和波形,又能进行特定时间段的趋势统计。尤其是随着计算机应用水平的提高,软、硬件的配合使用,现代监护仪对疾病的自动分析和诊断功能也在大大增强。

五、临床适应证和禁忌证

1. 适应证　心律失常;各种缺血性心脏病;各种传导阻滞;手术中、手术后及危重患者转运途中的监护;药物治疗前后需要观察心率者;高压氧舱;心血管病高危人群的常规监护和预警;新生儿、早产儿;安装心脏起搏器者,冠状动脉支架术或旁路移植术后监测;凡是病情危重需要进行持续不断检测心搏频率、节律、体温、呼吸、血压、脉搏及经皮血氧饱和度等的患者。

2. 禁忌证　无。

六、基本结构及配套部件

心电监护仪的基本结构由主机、输出设备(显示屏幕、报警灯、BEEP 音、打印机等)、输入设备(血氧饱和度监测探头、血压袖带、心电导联线、体温探头、键盘等各种传感器及连接系统)三部分组成。在重症监护病房,常将多台监护仪通过网络与中央监护站连接组成中央监护系统。

1. 监护仪主机　主要组成部分是主控制板。主控制板包括微机系统中的运算器、控制器和存储器。

2. 显示屏幕　多参数监护仪采用高清晰真彩色显示器,保证实时显示测量数据和波形,可以同时显示采集的患者参数、波形参数以及监护仪所提供的报警信息、床位、监护仪状态、时钟及其他提示信息等。监护仪还可以接入网络与中央站进行实时数据通信。主屏幕分为三个区域,即信息区域、波形区域和参数区域,一般分为床旁心电监护仪显示屏(图 2-3-1),中央心电监护仪显示屏(图 2-3-2)。

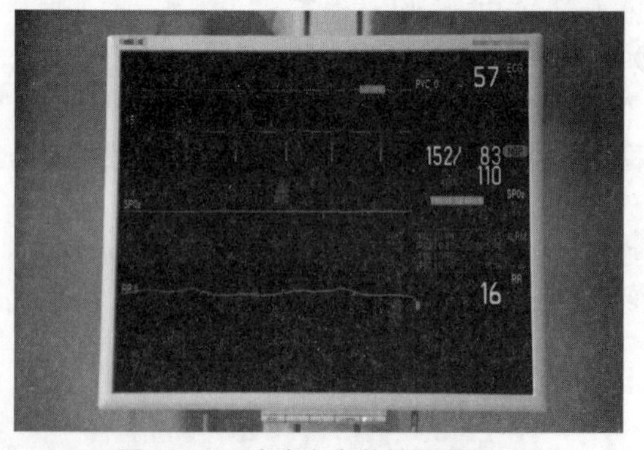

图 2-3-1　床旁心电监护仪显示屏

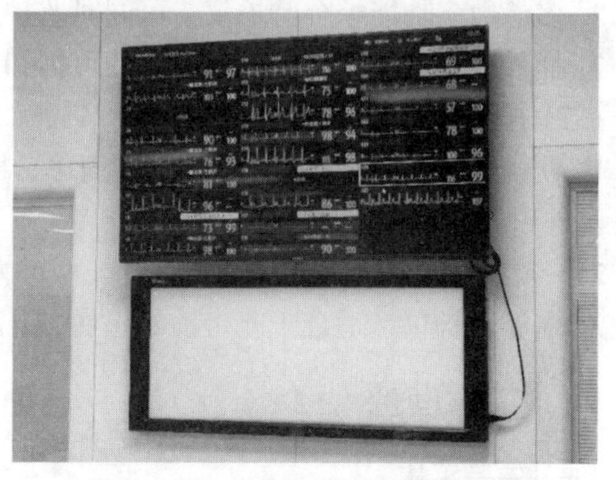

图 2-3-2　中央心电监护仪显示屏

3. 输入设备　为方便操作，不同监护仪外部接口分别设在监护仪上不同的部位，可提供麻醉气体、呼吸力学、血流动力学、无创心排血量、混合静脉血氧饱和度、经皮氧分压 / 二氧化碳分压、麻醉深度 / 脑电频谱等特殊检测插件。

4. 中央监护工作站　指从床边患者监护仪获取实时监护数据，可监测到温度、无创血压、有创血压、心率、脉率、心律失常、呼吸频率等，具备全参数连续数据趋势、编辑、回顾和分析功能的工作站，可集成医院信息系统，直接将医院信息中心的医学信息显示在中央监护工作站。

5. 内置充电电池　多参数监护仪配备有常规内置充电电池。当接入交流电源，电池会自动充电，直到充满为止。当使用电池供电工作时，监护仪会在电量不足时报警。当电量耗尽时，监护仪会触发高级报警，发出连续的“嘟……”声，并且在信息区提示“电池电压太低”。此时应插上交流电源，及时给电池充电，如果仍使用电池供电的话，监护仪将会在耗尽电量前自动断电（大约在报警后 5min）。

七、基本使用程序

【评估】

1. 患者准备　评估患者病情、意识、皮肤情况；指甲情况，对于清醒患者告知其监测的目的和方法，取得患者合作。

2. 环境准备　环境清洁，宽敞明亮，温度 22~26℃，必要时备屏风遮挡。

3. 用物准备　电源，心电监护仪及各所需插件，连接导线，电极片，生理盐水棉球，血压袖带、记录单、笔。

4. 护士准备　操作前穿戴整齐，洗手，戴口罩。知晓心电监护仪使用的方法及相关知识。

【操作流程】

1. 携用物至床旁，核对床号、姓名，解释。
2. 连接心电监护仪电源。
3. 将患者平卧位或半卧位。
4. 打开主开关。
5. 用生理盐水棉球擦拭患者胸部贴电极处皮肤。
6. 贴电极片，连接心电导联线，屏幕上出现心电示波。
7. 将袖带绑在至肘窝上 2 横指处，按测量键。
8. 按要求夹好血氧饱和度夹。
9. 选择合适的导联，调整波幅，设置各项报警参数。
10. 停掉监护，关闭电源或将监护仪置于待机状态。
11. 撤掉导联线。
12. 除去患者身上的电极片，清洁皮肤。
13. 整理床单位，清理用物。
14. 整理和收纳所有监护模块、电缆及配件。
15. 记录和停止使用时间。
16. 清洁、消毒、整理物品。

【注意事项】

1. 使用心电监护仪时各电极安放的位置　五个电极安放位置如下（图 2-3-3）。

右上（RA）：胸骨右缘锁骨中线第一肋间。

右下（RL）：右锁骨中线剑突水平处。

中间（C）：胸骨左缘第四肋间。

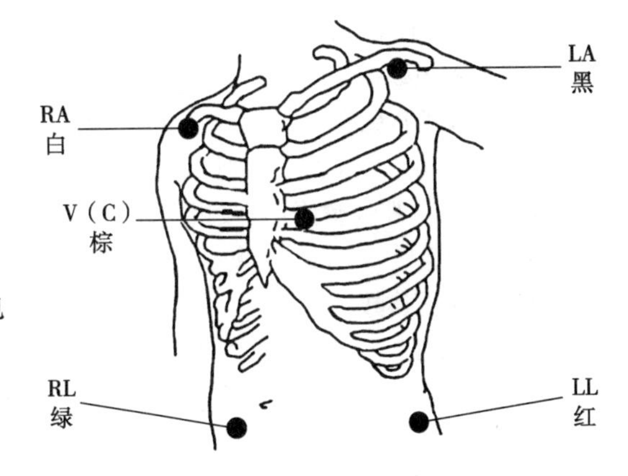

图 2-3-3　电极安放位置示意图

左上（LA）：胸骨左缘锁骨中线第一肋间。

左下（LL）：左锁骨中线剑突水平处。

2. 监测心电图主要观察指标

（1）定时观察并记录心率和心律：观察是否有 P 波，P 波的形态、高度和宽度如何。测量 P-R 间期、Q-T 间期。观察 QRS 波形是否正常，有无“漏搏”。观察 T 波是否正常。注意有无异常波形出现。

（2）无创血压监测：选择合适的袖带，将袖带内残余气体排尽。将袖带绑肘窝 2 横指处，松紧度应以能够插入 1~2 指为宜。无创血压监测设置报警限和测量间隔时间。记录监测参数。无创血压参数不能有效测量癫痫发作和震颤或颤抖患者的血压。心律失常将增加无创血压所需要的时间，如超过无创测量血压测量时间，可能导致压力无法测量。在频繁或长时间监护时要确保袖带包扎适当并定期检查袖带部位和肢体远侧，以避免组织缺血，每 6~8h 松开 1 次血压袖带，每次松开 5min。监护时，不要对袖带施加压力，会使血压值测量不准确。无创血压是常规监测项目，重症患者如低血压、休克等应改为有创血压。测压时，患者手臂上袖带的位置应与心脏保持同高度，患者不要讲话和活动。

（3）经皮血氧饱和度监测：要求指甲不能过长，不能有任何染色物、污垢或患者甲癣，每 2~4h 更换另一个手指进行监护。血氧饱和度测量应与测血压手臂分开。

（4）温度监测：在使用直肠探头时，应用保护套住。直肠内放置体温探头时，放置时间不能超过 3d，以免引起直肠损伤。

八、各项参数调节

（一）导联和波幅

最常用的导联是Ⅱ导联，心电监护仪导联参数调节见图 2-3-4。5 导联心电监护可以获得Ⅰ、Ⅱ、Ⅲ、AVF、AVL、V 导联心电图。3 导联心电监护可以获得Ⅰ、Ⅱ、Ⅲ导联心电图。

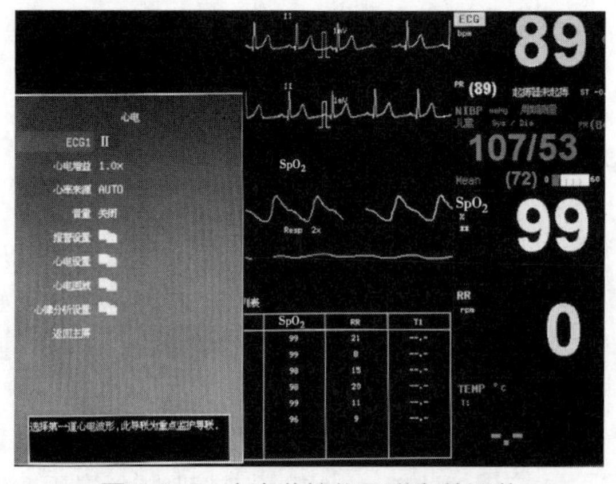

图 2-3-4 心电监护仪导联参数调节

（二）心电参数

1. 正常心率（60~100 次 /min） 若无特殊情况，上限设 100 次 /min，下限设 60 次 /min。

2. 异常心率 根据患者的具体情况设置，心率参数报警值调节。心动过速：上限上浮 5%~10%，最高不超过 150 次 /min；下限下浮 10%~20%，或遵医嘱设报警限。心动过缓：上限上浮 15%~20%，下限根据血流动力学情况，可调至 45~50 次 /min，或遵医嘱设报警限。有心脏起搏器的心率：上限上浮 10%~20%，或遵医嘱设报警限；下限设置起搏器下限的频率。

（三）呼吸参数

1. 呼吸正常患者（12~20 次 /min） 下限 10 次 /min，上限 24 次 /min。

2. 呼吸频率异常患者 呼吸过缓（<10 次 /min）：不低于 8 次 /min。呼吸急促（>20 次 /min）：不高于 30 次 /min。呼吸暂停：呼吸报警设置中呼吸暂停时间的报警，建议设置 20s 或不低于 20s。或根据医嘱目标值设定。

（四）血压参数

1. 正常血压（90~140/60~90mmHg）患者 若无特殊情况，收缩压上限设 140mmHg，下限设 90mmHg，舒张压上限设 90mmHg，下限设 60mmHg；血压参数报警值调节，见图 2-3-5。

2. 异常血压患者 需要严格控制血压或使用血管活性药物的患者（如主动脉夹层、液体复苏过程），遵医嘱设报警限。高血压患者：上限设在现测血压上浮 5%~10%，下限设在现测血压下浮 20%~30%；或遵医嘱设报警。低血压患者：一般情况下，上限设在现测血压上浮 20%~30%，下限设在现测血压下浮 5%~10%；或遵医嘱设报警限。

（五）血氧饱和度参数

SpO_2 的正常值为 95%~100%。轻度低氧血症患者，警报阈值上限为 100%，下限为 90%；Ⅱ型呼吸衰竭患者警报下限为 85%；高浓度氧气吸入、SpO_2 仍低于 95% 时可根据患者的实际数据下浮 5%，作为报警下限，或根据医嘱目标值设定。

九、参数报警及仪器故障处理

心电监护仪参数报警及处理详见表 2-3-1，心电监护仪常见故障及处理见表 2-3-2。

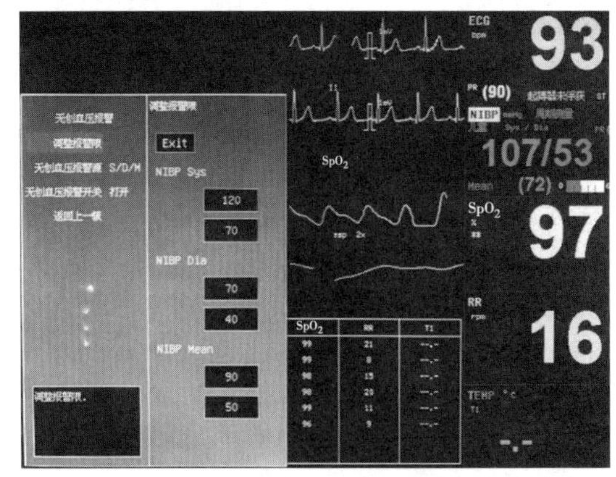

图 2-3-5　血压参数报警值调节

表 2-3-1　心电监护仪参数报警及处理

参数报警	报警原因	处理
心率过快	1. 患者有发热、贫血、甲亢情绪激动或其他病情变化 2. 儿科患儿哭闹 3. 心率报警参数过低 4. 心肌梗死急性期及高血钾患者，由于感知线同时感知 R 波及 T 波而误报心率高 1 倍 5. 安置起搏器者，由于感知线同时感知起搏信号及 R 波而误报起搏心率高 1 倍 6. 电极片过敏者，由于人为刺激、电极片周围、屏幕上出现形似室颤的误报	1. 评估患者，若为患者因素，报告医生及时予以处理保证患者安全 2. 调节心率报警上下界限为患者基础心率的上下 20%
心率过慢	1. 苯巴比妥类药物中毒 2. 颅内压过高 3. 老年人及运动员心率报警参数调节过高	1. 评估患者意识、血压等其他生命体征，如有异常及时报告医生进行处理 2. 调节合适的心率报警界限
心律失常	1. 疾病引发的心律失常 2. 外界干扰	1. 评估患者，立即确认是否发生心律失常，如有，遵医嘱立即处理 2. 尽量不在使用心电监护时使用电子产品干扰
心电成一直线	1. 电极脱落，电极、电缆接触不良 2. 心搏骤停	1. 评估患者，若心搏骤停，立即予以心肺复苏 2. 更换电极电缆，连接紧密
血压过高	1. 自身疾病引发的高血压 2. 血压袖带选择过窄，测血压时绑得太紧 3. 患者运动后或情绪激动 4. 血压报警参数调节过低	1. 评估患者，选择合适的袖带复测血压，如有异常遵医嘱处理 2. 调节合适的血压报警界限
血压过低	1. 休克、心力衰竭等疾病引起的低血压 2. 血压袖带选择过宽，测血压时袖带绑得太松 3. 测量血压时姿势不正确 4. 血压报警参数调节过高	1. 评估患者，选择合适的袖带复测血压，如有异常遵医嘱处理 2. 调节合适的血压报警界限

续表

参数报警	报警原因	处理
血压袖带充气不足	血压袖带漏气或血压袖带连接管漏气	更换血压袖带或连接管排查更换
运动过激	1. 患者意识不清，测血压时躁动不安 2. 患者运动过大	1. 评估患者，如意识不清者，遵医嘱处理 2. 安慰不配合患者，重新复测
血氧过低	1. 各种原因引起的缺氧 2. 体温过低 3. 微循环不畅 4. 患者运动 5. 血氧报警参数调节过高 6. 血氧饱和度监测探头故障	1. 评估患者，如患者有缺氧、体温过低或微循环障碍时遵医嘱处理 2. 调节合适的血氧报警界限 3. 若血氧饱和度监测探头障碍及时更换
氧饱和度无数值	1. 微循环障碍 2. 体温过低 3. 测量血压时，在同侧肢体测量血氧饱和度 4. 血氧饱和度监测探头或血氧延长线故障	1. 评估患者，生命体征不平稳者立即遵医嘱处理 2. 避免测量血压时在同侧肢体测量血氧饱和度，必要时复测 3. 若血氧饱和度监测探头或血氧延长线故障及时更换

表 2-3-2 心电监护仪常见故障及处理

常见故障	故障原因	处理
开机无显示	1. 电源插座无电或保险丝烧断 2. 电源板故障 3. 电池故障	将所有连接部位连接紧密，接通交流电给仪器充电
白屏、花屏	1. 主控板故障 2. 屏幕到主控板接线接触不良 3. 屏幕损坏	1. 更换显示器或检查主控板接线是否稳固 2. VGA 无输出时，须更换主控板
ECG 无显示	1. 导联线少接 2. 电极片贴错位置、质量问题 3. 电缆故障，老化 4. 心电板、心电主控板连接线、主控板故障	检查心电导联的外接部位、电极片质量及位置后如仍无波形及时与供应商联系
心电波形杂乱	1. 患者运动 2. 电极片失效 3. 心电导联线老化，接触不好	患者保持安静，正确连接导联线与电极片，将心电幅度调到合适值
呼吸信号太弱	1. 电极片位置错误 2. 电极片质量问题 3. 人体接触电极片的部位是否清洁	清洗干净人体接触电极片的部位，正确贴放质量良好的电极片
心电受电刀干扰	手术中使用电刀，当电刀负极板接触人体时出现干扰	给监护和电刀加装良好接地
导联脱落	1. 电极脱落 2. 导联线与电极连接脱离 3. 干线与导联线脱落，干线与主机端口脱落 4. 导联线内导丝断裂	1. 清洁干净与电极片接触的部位，更换电极片 2. 将导联线与电极连接好 3. 将干线与导联线及干线与主机连接好 4. 更换监护仪或备用导联线，尽快联系厂家更换导联线

续表

常见故障	故障原因	处理
ECG 基线游走不定	1. 若为间断性游走，电极位置放置不准确；电极、拉线、电线连接不良 2. 若为连续性游走，常由呼吸费力造成	评估患者，若患者生命体征平稳，排查电极、电线位置是否正确，连接是否紧密，若患者生命体征不平稳，立即报告医生，遵医嘱处理

十、仪器设备使用相关并发症

常见并发症（皮肤发红、破损）预防及处理如下：选用适宜的心电电极及血氧饱和度指套。保持皮肤清洁，粘贴及捆绑松紧度适宜。定时更换粘贴部位，电极每天更换一次，血氧饱和度指套每 2~4h 更换一次，有皮肤发红等情况及时更换。

十一、日常维护与管理

（一）监护仪的维护要求

1. "五防"　防热、防蚀、防潮、防尘、防震。

2. "四定一专"　定点放置、定时清点、定期检查维修、定量供应、专人管理。

3. "三及时"　及时检查、及时消毒、及时补充。

4. 监护仪应处于完好备用状态，在清洁或消毒之前需要断开监护仪的电源线。

（二）监护仪的清洁

1. 监护仪的表面可用不脱毛的湿布进行清洁，选择稀释温和的肥皂水，后用干布抹净，不能直接将水泼洒或喷射到设备上。

2. 监护仪的显示屏可用温暖、潮湿的布和温和的肥皂水进行清洁，或用异丙醇擦拭，不要用丙酮或甲醛进行清洁，不要使用高压灭菌或蒸汽清洗机。

3. 监护仪的袖带可用含氯消毒剂浸泡 15~30min，晾干备用，防止交叉感染。

4. 监护仪的导联线用清水抹布清洗干净后，再用 75% 乙醇棉纱布消毒，用干抹布抹干。

5. 血氧饱和度监测探头不能与血压袖带放在同一手臂上，安放探头的手指必须清洁干燥，以免测量精确度受影响，手指甲上涂有指甲油，也会影响测量精确度。

6. 传染病患者使用过的监护仪、袖带、导联线、血氧饱和度监测探头等按照传染病管理相关规范先进行以上清洁步骤后用 1∶200 的含氯消毒剂再消毒，然后放于房间一起进行动态消毒机消毒。

（岳丽青　刘晓惠）

第二节　有创呼吸机

一、基本简介

呼吸机是一种能改变、控制或代替人的正常生理呼吸，改善呼吸功能，增加肺通气量，减轻呼吸功能消耗，节约心脏储备能力的精密仪器装置。它的作用是起到预防和治疗呼吸衰竭、减少并发症、挽救及延长患者生命等重要作用，已普遍用于治疗各种原因所致的呼吸衰竭、大手术期间的麻醉呼吸管理、呼吸支持治疗和急救复苏等方面。呼吸机通常由通气控制系统、监测系统、报警系统以及控制显示界面组成，一般配有医用气体低压软管组件、呼吸回路、内部电源、台车、机械臂等附件或辅助功能模块，是一种为增加或供给患者的通气而设计的自动装置。呼吸机是临床抢救和治疗各种原因引起的呼吸衰竭的不可缺少的重要工具，是当前大型医院必备的抢救设备，对延长患者生命为进一步治疗争取宝贵时间有重要价值。

二、发展历史

1934年，Frenkner研制出第一台气动限压呼吸机“Spiropulsator”，它的气源来自钢筒，气体经两只减压阀，产生50cmH_2O的压力。呼气时通过平衡器取得足够的气流，吸气时间由开关来控制，气流经过吸入管入肺，当内压力升至预计要求时，阀门关闭，呼吸停止。1940年，Frenkner和Crafoord合作，在“Spiropulsator”的基础上进行改进，使之能与环丙烷同时使用，成为第一台麻醉呼吸机。

1942年，美国工程师Bennett发明一种采用按需阀的供氧装置，供高空飞行使用，后加以改进，于1948年研制成功间歇正压呼吸机TV-2P，以治疗急、慢性呼吸衰竭。1951年瑞典的公司生产出第一台定容呼吸机Engstrom100取代了当时的“铁肺”，救治了大量由流行性小儿麻痹引起的呼吸衰竭患者。许多工程师、医师等投入呼吸机的研究，欧洲各国纷纷生产出代表呼吸机达到10种类型。

20世纪50年代开始，由于心脏外科的发展，越来越多的医师认识到机械呼吸的优点。1955年，Jefferson呼吸机是美国市场上使用最广的呼吸机之一。

进入20世纪60年代，呼吸机的应用更为广泛。1964年Emerson的术后呼吸机，是一台电动控制呼吸机，呼吸时间能随意调节，是一台电子线路的呼吸机，配备压缩空气泵，各种功能均由电子调节，改变了过去呼吸机简单的机械运动的时代，跨入精密的电子时代。

1970年，利用射流原理的射流控制的气动呼吸机研制成功。20世纪80年代以来，计算机技术迅猛发展，使新一代多功能电脑型呼吸机具备了以往不可能实现的功能，如监测、报警、记录等。

20世纪90年代至今，呼吸机通气技术愈发成熟，并开始进入智能通气时代，不仅可以触屏，还可以远程操控，解读数据，查看使用情况，提供最新解决方案。

三、基本分类

（一）按照压力方式及作用分类

1. 体外式负压呼吸机　如早期的“铁肺”、胸盔式呼吸机等。
2. 直接作用于气道的正压呼吸机　现代呼吸机均为此种类型。

（二）按照动力来源分类

气动呼吸机、电动呼吸机，电控、气动呼吸机。

（三）按照吸气向呼气的切换方式分类

压力切换型、容积切换型、时间切换型、流速切换型、联合切换型。

（四）按通气频率的高低分类

1. 常规频率呼吸机　目前常用的呼吸机多为此种类型。
2. 高频喷射呼吸机　可控制频率在1~20Hz。
3. 高频震荡呼吸机　频率在50Hz以上。

（五）按应用对象分类

成人呼吸机、小儿呼吸机、成人小儿兼用呼吸机。

（六）按呼气向吸气转化的方式分类

控制型、辅助型或同步型、混合型多功能呼吸机。

（七）按呼吸机的复杂程度分类

1. 简易呼吸机　早期的呼吸机及应急用呼吸机多为此种类型。
2. 多功能呼吸机。
3. 麻醉用呼吸机。
4. 智能化呼吸机。

（八）按驱动气体回路分类

直接驱动呼吸机（单回路）、间接驱动呼吸机（双回路）。

四、工作原理

正常情况下，人体依靠胸腔体积变化造成的压力差进行呼吸。吸气时，膈肌收缩，横膈膜向下移动；同时肋间外肌收缩，肋骨上移。这两个动作导致胸腔体积增大，内部气压小于空气压力，于是气体从高气压流向低气压，产生吸气。呼气时呼吸肌放松，肺泡因弹性收缩，肺内压力增大，向外界呼出气体。胸腔体积变化造成的压力差的形成见图 2-3-6。这个动作以每分钟 12~20 次的速度周而复始，就产生了正常的呼吸。当人体的自主呼吸遇到问题，无法提供这种气压差的时候，呼吸机就派上了用场。

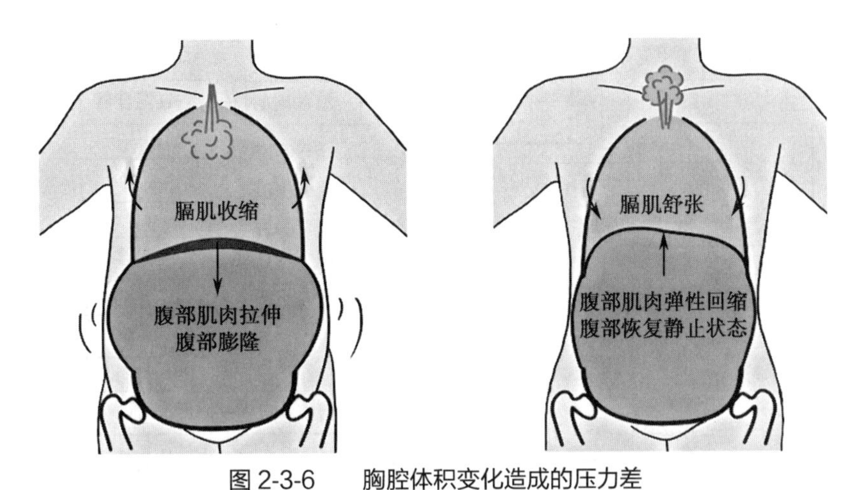

图 2-3-6　胸腔体积变化造成的压力差

呼吸机的基本原理主要是通过机械的方法建立压力差，从而实现强制的人工呼吸的过程。吸气期：呼吸机使气体压力增高，通过管道与患者呼吸道插管连接，气体经气道、支气管，直接流向肺泡。呼气期：呼吸机管道与大气相通，肺泡内压力大于大气压力，肺泡内气体即自行排除，直至与大气压相等。

工作流程：通过管路外接一定压力的中央供氧气和空气（亦可外接氧气瓶和通过压缩机产生空气）将气体送到呼吸输送系统 BDU（breath delivery unit）的吸气模块，气体通过干燥、过滤、减压和流量传感器流量监测后，到达比例电磁阀 PSOLS，按照操作者设定的氧浓度进行相应的混合，出来的混合气体通过过滤器，湿化器和集水杯送给患者。呼出的废气通过集水杯、过滤器进入 BDU 的呼气模块，经过干燥、灭菌和监测，最后经呼出阀送到大气。

氧气气体进入气路箱，经过滤器后，通过一个电接点压力表来对气源压力进行监测，当气源压力下降到调定报警压力时，电路报警。氧气经过减压阀，将压力限制在 0.4MPa，然后氧气通过电磁阀，到达节流阀，通过调节节流阀可控制通向患者的气流大小。流过节流阀的高速气体在空氧混合器的入口端产生负压，带进一定比例的空气，空氧混合后的气体进入气道。

为安全起见，在气道中设计了安全阀。安全阀是用来限制患者气道的最高压力的，一般调定为 6kPa。当气道压力超过气路系统安全压力时，安全阀开放泄气。气流经过吸气流量传感器，转换成系统用的监测信号，用于监测吸气潮气量和每分通气量，然后进入湿化器。在湿化器里气体被湿化并加温到人体所需要温度，然后经输气管道送至患者。患者呼出的气体通过管道经呼气活瓣排出体外。混合气体进入患者肺部的输送过程：控制气体进入气道的是节流阀，受操作人员调节控制，吸气时，电磁阀打开，呼气活瓣关闭，呼气时刚好相反，即电磁阀关闭，呼气活瓣打开，整个过程受电子控制系统的控制。定时控制部分提供整机工作的各种节拍，包括吸气时间、自主呼吸时的切换信号、电磁阀的驱动信号和呼气活瓣控制信号。

主机板提供基本时钟，对流量传感器信号处理，管理面板和显示处理，处理各种报警信号，进行压力监测，采样部分主要监测患者与气道压力并传送至面板显示，产生压力报警和患者触发信号，监控整机电源情况，在电压异常时报警。面板显示部分主要完成参数设置和数据显示。开关电源部分主要为整个系统提供各部分正常工作所需电源。呼吸机的工作流程见图2-3-7。

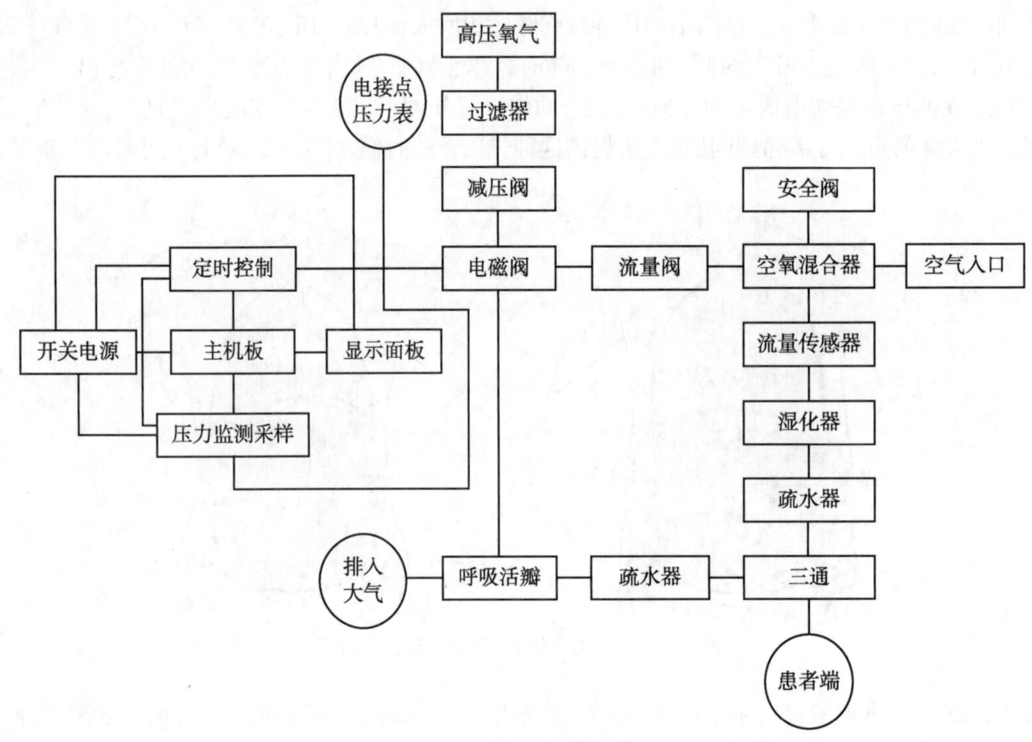

图2-3-7　呼吸机工作流程

五、临床适应证和禁忌证

(一)适应证

1. 低氧血症　所有需进行氧气治疗低氧血症患者并不一定需要呼吸机进行机械通气。肺水肿、肺不张导致的低氧型呼吸衰竭患者，可以先进行面罩无创正压通气，如症状缓解可不行气管插管，如症状加重，应立即行气管插管，严重者使用呼吸机进行机械通气。经解痉、平喘及持续吸氧，氧分压仍低于60mmHg的患者，应使用机械通气。

2. 肺泡通气量不足　由于肺泡通气量不足，导致动脉血pH小于7.20时，即出现呼吸性酸中毒时，应立即机械通气。由于肺泡通气量不足，患者出现呼吸做功明显增加，呼吸表浅、呼吸频数，即将出现呼吸衰竭时，应立即进行机械通气。急性呼吸窘迫综合征(acute respiratory distress syndrome，ARDS)及严重的肺部感染者应使用机械通气。

3. 呼吸肌疲劳　各种原因导致的呼吸做功增加，应在出现氧合障碍前进行机械通气。

4. 辅助呼吸　严重胸部创伤、胸部或心外、颅脑手术后，必须常规使用呼吸机辅助呼吸，直至患者清醒，自主呼吸恢复。

(二)禁忌证

1. 张力性气胸　患者一旦诊断为张力性气胸，应先行胸腔闭式引流，再行机械通气，也可同时进行，防止缺氧导致心搏骤停。

2. 肺大疱、重度肺囊肿　伴有肺大疱、重度肺囊肿的患者，在使用呼吸机时，应调低气道峰压及限压水平，禁止使用 PEEP 通气模式，严密监测血氧饱和度，经常进行肺部听诊，发现气胸及时处理。

3. 大量胸腔积液　必须在引流或穿刺放液后使用，防止使用呼吸机造成肺脏局部压力过高，形成气胸。

4. 误吸导致的呼吸衰竭　由大咯血或严重误吸导致的呼吸衰竭，应在清除气道内异物后，再行机械通气。

六、基本结构及配套部件

要完成呼吸支持和 / 或辅助功能，必须具备四个基本功能：能提供输送气体的动力，代替人体呼吸肌的工作；能产生一定的呼吸节律，包括呼吸频率和吸呼比，代替人体呼吸中枢神经支配呼吸节律的功能；能提供合适的潮气量（VT）或分钟通气量（MV），满足气体交换的需要；能提供患者需要的吸入气氧浓度（FiO_2），改善氧合，同时所提供的气体最好经过加温和湿化。呼吸机要完成上述功能需要通过呼吸机特有的组成结构，并且各组成之间又要具有相互协同作用的能力。呼吸机基本结构由电子控制组件和气路组件两大部分组成。部分现代呼吸机采用模块化设计，电路与气路完全分离，方便维护保养和清洁消毒。另外，呼吸机还有外置组件，包括湿化器、呼吸机管路、雾化组件和空气压缩机，车架、吊臂等，见图 2-3-8。

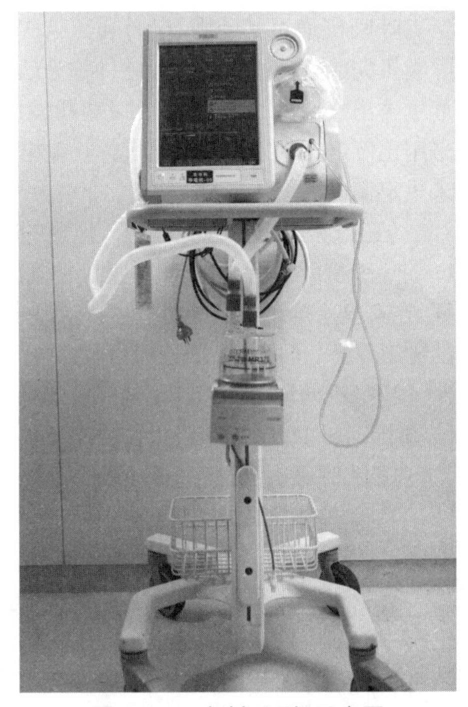

图 2-3-8　有创呼吸机示意图

（一）呼吸机控制系统

呼吸机的运行由呼吸机控制系统控制。控制系统由运行方式、控制面板和气路组成。

1. 呼吸机开放和闭合式（反馈调节）运行方式　所谓的开放和闭合式运行系统，是根据呼吸机对其输出气体的量是否通过计算机控制和反馈调节来区分的。

(1) 开放式运行呼吸机：呼吸机对其输出气体的量不通过计算机控制和反馈调节，因此开放式呼吸机又称作非智能呼吸机。操作者设置一种控制变量，如潮气量（VT），呼吸机把设置的 VT 输出，不考虑患者是否真正得到所输出的 VT，对于一些机械通气中经常出现异常状况没有调控措施。

(2) 闭合式运行呼吸机：闭合式运行呼吸机通过计算机系统自动比较设置量和实际测得的量，然后进行反馈调控。现在新型的 ICU 呼吸机大多具有此特性。以潮气量为例，计算机比较设置 VT 和患者呼出 VT 值，如果两者有差别，控制系统改变输出的量，如呼吸机管路漏气时，闭合式运行呼吸机能自动调整它的功能去补偿所漏走的气体。

现在的 ICU 呼吸机大多有通过 VT 的调控闭合式通气模式，称双重控制模式（double control mode），有对单次呼吸进行调控的，也有通过多次呼吸来实现调控的。

2. 控制面板　也称操作界面，临床工作者既可以在上面进行呼吸机参数设置调节操作，又可以将其作为观察呼吸机工作状况的监护仪。呼吸机的内置控制系统能识别并应用操作者的设置，控制驱动机制的运行。面板操作主要用来调节通气变量，如流量、容量、压力和时间，每一个变量都有一个较大的调节范围。比如，VT 的可调范围在成人呼吸机从 100~2 000ml 不等。控制面板上往往有多个设置用的旋钮或者是触摸键，用于设置诸如模式、VT、呼吸频率（RR）、吸气时间（Ti）、吸入氧浓度（FiO_2）等参数。操作者可以通过设置报警值来保证呼吸机使用中的患者安全，见图 2-3-9。

3. 气路 呼吸机的气路是气体的通道,包括内部气路和外部气路。内部气路指的是呼吸机机身内的气体流动通道;外部气路则是连接呼吸机和患者的气体流动通道,所以也称作呼吸机管路。气体首先由高压气源送入呼吸机内部气路,通过控制系统的控制调节,输出患者呼吸所需要的气体容量,进入呼吸机管路的吸气支送入呼吸道,最后由呼气支通过呼气阀呼出。呼吸机通过产生压力差使气体在气路内流动,最终完成呼吸过程,达到呼吸支持/辅助的目的。外部气路常包含湿化装置(可为主动湿化器和被动湿化器)。

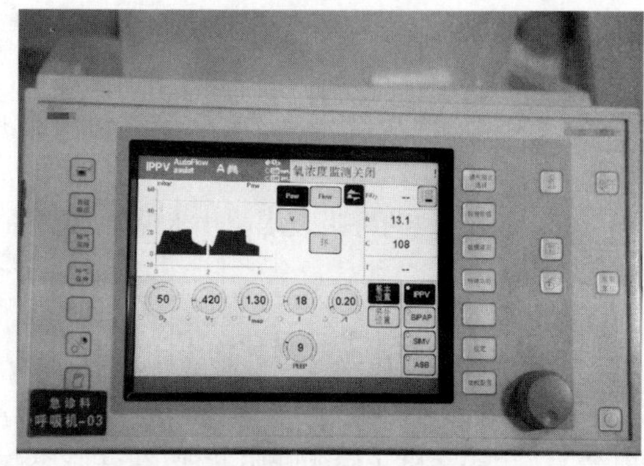

图 2-3-9 有创呼吸机控制面板

(二) 呼吸机动力传输和转化系统

呼吸机通过其动力(电力和压缩气体)实现对呼吸功能的调控,进而为患者输送呼吸所需的气体。呼吸机完成这一过程的内置硬件称为动力传输转化系统,其包含驱动和输出控制两个部分。驱动部分是产生输出气流的机械装置,在呼吸机发展早期,常用的是由马达控制的活塞和风箱。现在的呼吸机大多采用比例电磁阀来控制输出气体。输出控制部分通常是气路中包含一个或几个阀,通过阀的开放与关闭来决定输出的气体流量。

(三) 输出形态(压力、容量、流量的输出)

呼吸机的输出形态,即呼吸机在输出一次呼吸所需要的气体时所产生的压力、容量和流量的形态特征,在有显示屏幕的呼吸机上可以从显示屏上直观地看到相关的曲线图像。通常用坐标图来描述呼吸机的输出形态,坐标的纵轴分别为压力、容量和流量,时间都用横轴来表示,单位因变量不同而各不相同。

呼吸机的输出形态特征与患者的肺部力学状态共同决定呼吸支持/辅助的效率。也就是说,呼吸机的输出形态可以影响呼吸机在治疗患者时的作用和功能。

(四) 呼吸机监测和报警系统

呼吸机报警系统对呼吸机的主要功能是进行监控,发现异常情况,可以警示危险的存在,保证患者安全。

呼吸机监测系统的作用:一是监测患者的呼吸状况,二是监测呼吸机的功能状况。两者对增加呼吸机应用的安全性,均具有相当重要的作用。呼吸机的监测系统包括压力、流量、吸入氧浓度、呼出气 CO_2 浓度、经皮 O_2 分压、CO_2 分压、血氧饱和度等。大部分呼吸机不直接带有呼气 CO_2、血氧饱和度监测装置,而只作为配件装置附带。呼吸机常配有的监测装置有如下三个方面:

1. 压力监测 主要有平均气道压(Paw)、吸气峰压(Pmax)、吸气平台压(Platen)和 PEEP 上下限压力报警等,还有低压报警。压力监测通过压力传感器实施,传感器一般连接在患者 Y 形接口处,称为近端压力监测;也有接在呼吸机的吸气端或呼气端。低压报警主要作为通气量不足、管道脱落时压力下降时的报警。高压报警是防止气道压力过高导致呼吸器官气压伤可能。高压报警有超过压力后报警,兼切换吸气至呼气功能;也有只报警而不切换呼吸气状态的,使用时应注意。

监测 PEEP 将显示呼气末压力,以监测呼吸机的性能。监测 Pmax 显示吸气最高压力。监测 Platen 显示屏气压力。上述三个压力数据与流量数据结合,可得到吸气阻力、呼气阻力及患者的肺顺应性测定数据。

2. 流量监测 多功能呼吸机一般在呼气端装有流量传感器,以监测呼出气的潮气量,并比较吸入气的潮气量,以判断机器的使用状态、机械的连接情况和患者的情况。有的呼吸机应用呼气流量的监测数据来反馈控制呼吸机。

(1)呼出气潮气量:可监测患者实际得到的潮气量。在环路泄漏的定容量通气,特别是定压通气中,有一定的价值。有的呼吸机甚至用此数据反馈控制吸气压力,还可提供给微电脑计算其顺应性。

(2) 呼出气分钟通气量：可通过流量的滤波（即把呼气流量平均，可得到呼出气的分钟通气量）或由潮气量、呼吸时间来计算。前者反应慢，后者反应快；前者可有分立元件实现，后者必须采用微电脑计算。由于每次呼出气的潮气量与呼吸时间均可能有变化，每次计算出的数据变化较大，一般是将3~6次呼吸平均后作为呼出气的分钟通气量。该数据可作为控制分钟的指令通气的关键数据，也可作为过度通气与通气不足报警，还可作为管道导管接头脱落或窒息等报警监测。流量传感器可以安装在患者的Y形接管处，缺点是增加了一定量的死腔量，优点是可用一个传感器同时监测吸入与呼出气的流量。

3. FiO_2 监测　一般安装在供气部分，监测呼吸机输出的氧浓度，以保证吸入所需浓度的新鲜空氧混合气体。监测氧浓度的传感器有两种：一是氧电极，二为氧电池。氧电极需要1年1次的更换或加液，氧电池为随弃型。它们的共同缺点是，都只能用1年左右，一旦呼吸机的氧电池失效，呼吸机将总是报警，以致呼吸机不能正常使用。

七、基本使用程序

【评估】

1. 患者准备　评估患者的病情、年龄、体位、意识状态、呼吸状况，皮肤黏膜颜色，血气分析结果。评估口鼻腔，有活动性义齿取出，必要时备胃肠减压。患者置平卧位，连接呼吸机后，如无禁忌证摇高床头30°~45°。

2. 环境准备　环境清洁，宽敞明亮，温度适宜。

3. 用物准备　有创呼吸机、呼吸机消毒管道、呼吸球囊、管道氧、灭菌注射用水、听诊器、牙垫、气管固定器（黏性胶布）。

4. 护士准备　操作前穿戴整齐，无长指甲，洗手、戴口罩。

【操作流程】

1. 操作前评估患者人工气道的方式及固定情况。

2. 将功能正常的呼吸机推至床旁。

3. 连接呼吸机电源及气体管道装置—打开主机电源—连接测试管道—主机自检—连接呼吸机螺纹管—湿化罐内加湿化滤纸及灭菌注射用水并打开，见图2-3-10。

4. 根据医嘱、病情调节好呼吸机的通气方式及各参数，调解各预置参数（潮气量、呼吸频率、吸呼比、氧浓度、每分通气量、呼气末正压、呼气压力等，确定报警限和气道安全阀，调节湿化器温度或加热挡位）。

5. 用模拟肺与呼吸机连接进行试通气，观察呼吸机运转情况，有无漏气，观察设置的参数和显示的参数是否一致，在试运行过程中如果出现报警，要根据报警内容做相应处理。

6. 确认运转正常后，接患者，妥善固定管道，以防脱落，并锁住呼吸机底部滑轮，防止机器移动。

7. 清理床单位，整理用物，洗手，记录。

8. 人工通气30min后做血气分析检查，根据结果调整限定的通气参数。

【注意事项】

1. 观察患者两侧胸壁运动是否对称，听诊双肺呼吸音是否一致，检查通气效果。

2. 随时监测心率、心律、血压、血氧饱和度、潮气量、每分通气量、呼吸频率、气道压力、吸入气体温度等变化。

3. 妥善固定，防止插管脱出或移位。

4. 保持呼吸管道通畅，随时注意检查管道是否有折弯、松脱，注意调整。

5. 调节呼吸机机械臂时，取下呼吸机管道，调节好后再安装，以免调节过程中误牵拉导管，并注意锁住呼吸机底部滑轮，防止机器移动。

6. 加强气道护理，包括定时翻身、拍背、吸痰、湿化等。

7. 放置胃管，定期减压防止胃胀气。

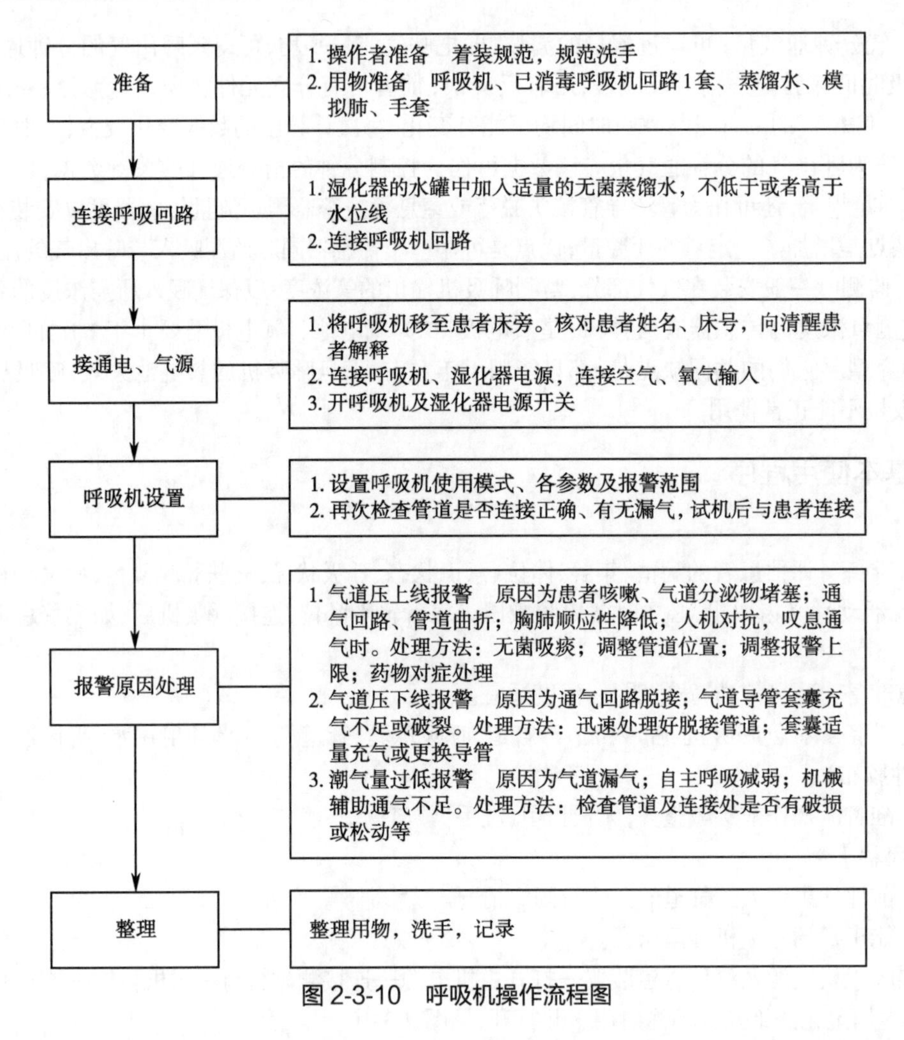

图 2-3-10 呼吸机操作流程图

8. 观察吸入气体的温度，其应保持在32~37℃，避免温度过高烫伤患者呼吸道黏膜或温度过低使呼吸道黏膜过于干燥。

9. 经常添加湿化罐内蒸馏水，使之保持在所需刻度处。集水杯底处于朝下方向，随时倒集水杯内的水，避免水反流入机器内或患者气道内。

10. 呼吸机管道一人一管，持续使用者有可见分泌物污染时更换呼吸机管道。

11. 冷凝水的收集与无害化处理，配制含有效氯为2 000mg/L的消毒液，置于有盖的塑料桶内，将冷凝水倒入桶内，并盖好，当倒入冷凝水达到1 000ml时，将塑料桶及时倾倒，并重新配制消毒液；如24h内冷凝水未达到1 000ml，也应重新配制消毒液，保证有效浓度。

八、各项参数调节

参数设置的主要原则：有效，维持基本通气和氧合；安全，避免呼吸机相关并发症的发生。

（一）呼吸机的初始设置

1. 吸入气氧浓度（FiO_2）大于50%时需警惕氧中毒。原则是在保证氧合的情况下，尽可能使用较低的FiO_2。

2. 潮气量一般为6~15ml/kg。调节原则是首先应避免气道压过高，即使平台压不超过30~35cmH$_2$O。随着气压伤被逐渐认识，临床医生已倾向于选择较小的VT，目前广泛推荐的VT是6~8ml/kg。此外应与RR相配合，以保证一定的分钟通气量。定压通气模式通过调节压力控制水平（如PCV）和压力辅助水平（如 PSV）来获得一定量的 VT，PSV 的水平一般不超过 25cmH_2O。若在此水平仍不能满足通气要求，应考虑改用其他通气方式。

3. 通气频率　应与 VT 相配合，以保证一定的 MV。应根据原发病而定：慢频率通气有利于呼气，一般为 12~20 次 /min；而在 ARDS 等限制性通气障碍的疾病以较快的频率辅以较小的潮气量通气，有利于减少克服弹性阻力所做的功和对心血管系统的不良影响。应根据自主呼吸能力而定：如采用 SIMV 时，可随着自主呼吸能力的不断加强而逐渐下调 SIMV 的辅助频率。

4. 吸 / 呼比（I/E）　一般为 1/2，也可小于 1/2。在 ARDS 可适当增大 I/E，甚至采用反比通气（I/E>1），使吸气时间延长，平均气道压升高，甚至使 PEEPi 增加，改善气体分布和氧合。但过高的平均气道压往往会对血流动力学产生较大的不利影响，并且人机配合难以协调，需使用镇静剂和 / 或肌松剂。

5. 流速波形　一般有方波、正弦波、加速波和减速波四种。其中，减速波与其他三种波形相比，气道峰压更低、气体分布更佳、氧合改善更明显，在临床多用。

6. 吸气峰流速　对于有自主呼吸的患者，理想的吸气峰流速应与自主呼吸相匹配，吸气需求越高，则流速也应相应提高，以减少呼吸功耗。正常值为 40~80L/min。

7. 吸气末暂停时间　指吸气结束至呼气开始这段时间，一般不超过呼吸周期的 20%。较长的吸气末正压时间有利于气体在肺内的分布，改善氧合，但使平均气道压增高，对血流动力学不利。

8. PEEP　不同病种常规所需的 PEEP 水平差别很大。COPD 可予 3~6cmH_2O，ARDS 则可高达 10~15cmH_2O，甚至更高。对于支气管哮喘以前趋向于较高水平的 PEEP，而目前则趋向于较低水平的 PEEP。在实际操作时，可根据病情和监测条件进行，一般从低水平开始，逐渐上调，待病情好转，再逐渐下调。

9. 同步触发灵敏度　可分为压力和流速触发两种。一般认为，吸气开始到呼吸机开始送气的时间越短越好。压力触发很难低于 110~120ms，而流速触发可低于 10ms，因此后者的吸气功耗小于前者。触发灵敏度的设置原则为：在避免假触发的情况下尽可能低。一般置于 PEEP 之下 1~3cmH_2O 或 1~5L/min。

10. 叹气（sigh）　机械通气中间断给予高于潮气量 50% 或 100% 的大潮气量以防止肺泡萎陷的方法。常用于长期卧床、咳嗽反射减弱、分泌物引流不畅的患者。用于 ARDS 可以有效减少肺不张，改善氧合和顺应性。

（二）根据血气分析进一步调节

首先要检查呼吸道是否通畅、气管导管的位置、两肺进气是否良好、呼吸机是否正常送气、有无漏气。调节方法如下：

1. PaO_2 过低时　提高吸氧浓度；增加 PEEP 值；如通气不足可增加分钟通气量、延长吸气时间、吸气末停留等。

2. PaO_2 过高时　降低吸氧浓度；逐渐降低 PEEP 值。

3. $PaCO_2$ 过高时　增加呼吸频率；增加潮气量：定容型可直接调节，定压型加大预调压力，定时型增加流量及提高压力限制。

4. $PaCO_2$ 过低时　减慢呼吸频率：可同时延长呼气和吸气时间，但应以延长呼气时间为主，否则将起相反作用。必要时可改成 IMV 方式。减小潮气量：定容型可直接调节；定压型可降低预调压力；定时型可减少流量、降低压力限制。

九、参数报警及仪器故障处理

（一）报警的分级

1. 美国呼吸治疗学会推荐分级　美国呼吸治疗学会推荐把呼吸机报警按其优先和紧迫程度分为以下 3 等级：

第一等级：立即危及生命的情况（重要，红色声光报警，需要紧急处理）。

第二等级：可能危及生命的情况（重要，黄色声光报警，需要及时处理）。

第三等级：不会危及生命，但可能对患者有害的情况（不那么重要，黄色声光报警，关注处理）。

大部分呼吸机将第一等级报警设置为连续的尖叫声报警，将第二、三级报警设为断续的、声音柔和的报警。报警应设置于对发现危急事件足够敏感而又不发生虚假报警的状态。

当呼吸机出现以下警告需要立即处理：

主电源消失，过低（AC power loss，AC power lose）；电池电力无作用、过低（inoperrative battery，low battery）；无空气、氧气来源（no air supply，no O_2 supply）；空气压缩机故障（compressor inoperative）；设备报警（device alert）；操作步骤错误（procedure error）。

2. 呼吸机报警的处理流程，见图 2-3-11。

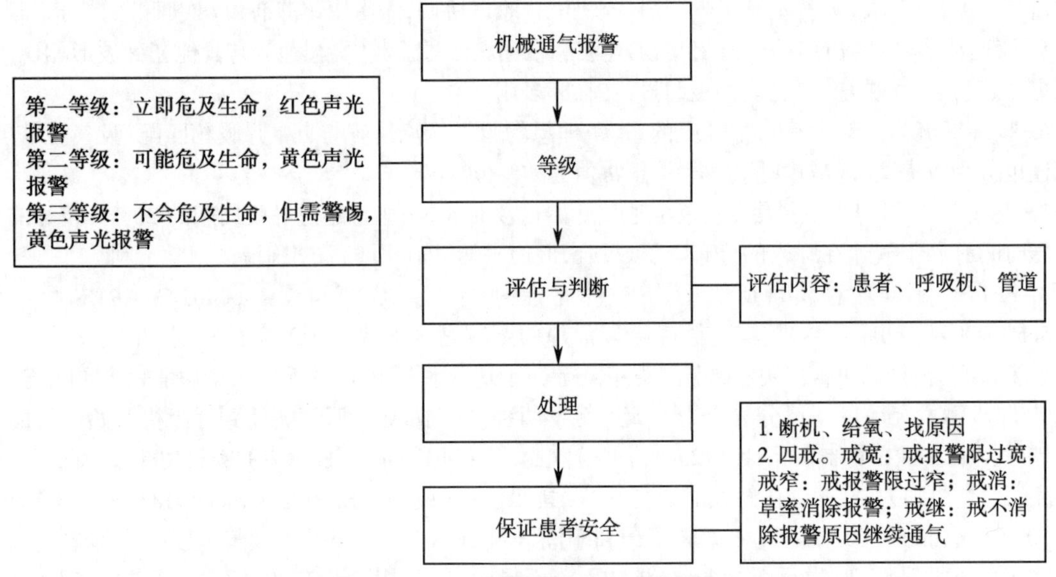

图 2-3-11　呼吸机报警的处理流程图

（二）呼吸机各类报警的意义及处理

1. 压力报警　是呼吸机具有的重要保护装置，主要用于对患者气道的压力监测。报警参数的设置主要依据患者在正常情况下的气道压水平。高压设置通常较实际吸气峰压高 10cmH_2O，限定值一般不超过 45cmH_2O。低压设定在能保持吸气的最低压力水平，一般设定低于吸气峰压 5~10cmH_2O。

（1）气道高压（high airway pressure）

1）原因：患者气道不通畅（呼吸对抗）、气管插管过深插入右主支气管、气管套管滑入皮下、人机对抗、咳嗽、肺顺应性低（ARDS、肺水肿、肺纤维化）、限制性通气障碍（腹胀、气胸、纵隔气肿、胸腔积液）。

2）处理：听诊肺部呼吸音是否存在不对称、痰鸣音、呼吸音低；吸痰；拍胸片排除异常情况；检查气管套管位置；检查管道通畅度；适当调整呼吸机同步性；使用递减呼吸机同步性；使用递减流速波形；改用压力控制模式；使用支气管扩张剂；使用镇静剂。

（2）气道低压（low airway pressure）

1）原因：管道漏气、插管滑出、呼吸机参数设置不当。

2）处理：检查漏气情况；增加峰值流速或改用压力控制模式；如自主呼吸良好，改 PSV 模式；增加潮气量；适当调整报警设置。根据报警原因处理：①回路漏气，检查集水杯、湿化罐。②脱管，检查回路。③供气系统压力不足，检查气源。④导管过小，更换气管导管。⑤气囊充气不足，气囊充气。

2. 低潮气量报警

（1）原因

1）低吸气潮气量：潮气量设置过低、报警设置过高、自主呼吸模式下患者吸气力量较弱、模式设置不当、气量传感器故障。

2）低呼气潮气量：管道漏气，其余同上。

（2）处理：检查管路以明确是否漏气；如患者吸气力量不足，可增加 PSV 压力或改用 A/C 模式；根据患者体重设置合适的报警范围；用模拟肺检查呼吸机送气情况；用潮气量表监测送气潮气量以判断呼吸机潮气量传感器是否准确，详见图 2-3-12。

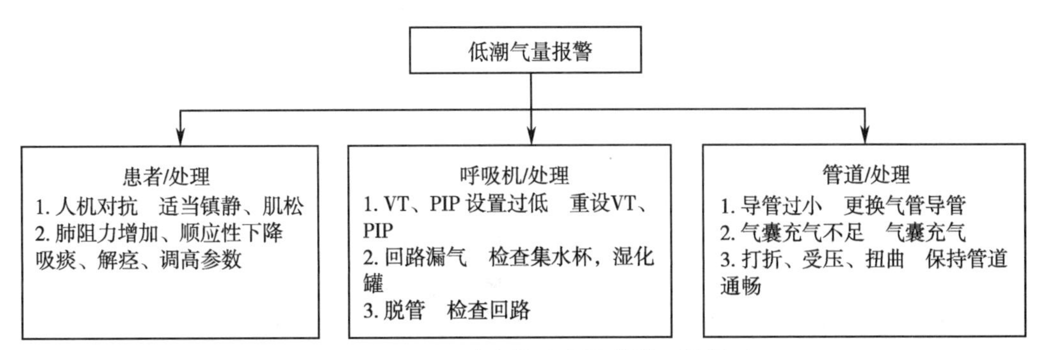

图 2-3-12　呼吸机低潮气量报警处理流程图

3. 呼出潮气量高限报警　此报警通常为第三等级报警，但如果连续报警超过 3 次，即转变为第一等级报警。

（1）原因：常见于患者自主呼吸增强的情况，如呼吸窘迫、严重代谢性酸中毒、患者病情好转但通气支持过高等，多预示患者可能存在自主呼吸与呼吸机对抗或不协调。

（2）处理：检查设置的通气方式、潮气量、呼吸频率等参数是否合适。评估患者顺应性或气道阻力有无变化。

4. 低分钟通气量报警

（1）原因：潮气量设置过低、通气频率设置过低、报警设置过高、自主呼吸模式下患者通气不足、管道漏气。

（2）处理：排除管道漏气；增加辅助通气参数；如自主呼吸频率不快可用 MMV 模式并设置合适的分钟通气量；适当调整报警范围。

5. 高分钟通气量报警

（1）原因：患者紧张烦躁、有严重缺氧状况、呼吸机通气参数设置过高、呼吸机误触发导致高通气频率。

（2）处理：排除机器原因可使用镇静剂甚至肌松剂，防止患者发生过度通气；改善患者的氧合，可增加氧浓度或加用 PEEP；合理调整通气参数；如有误触发可降低触发灵敏度，关闭流速触发，检查呼气阀是否漏气。

6. 呼吸反比报警

（1）原因：吸气时间过长（送气流速过低、潮气量过大、气道阻力高），呼气时间过短，呼吸频率过高。

（2）处理：增加吸气流速；减少压力控制的 A/C 模式的吸气时间；改善气道的通畅度；降低呼吸频率；如需要反比通气可关闭反比通气报警。处理流程详见图 2-3-13。

7. 窒息报警

（1）原因：患者自主呼吸过弱、患者出现呼吸暂停、气道漏气。

（2）处理：提高触发灵敏度；增加通气频率；改 A/C 或 SIMV 模式；检查气道漏气情况。

8. 氧浓度报警　报警界限高于或低于实际设置氧浓度的 10%~20%。

（1）常见原因

1）空气压缩机电源未接好或开关未开，导致纯氧供气。检查空气压缩机电源供电并启动。

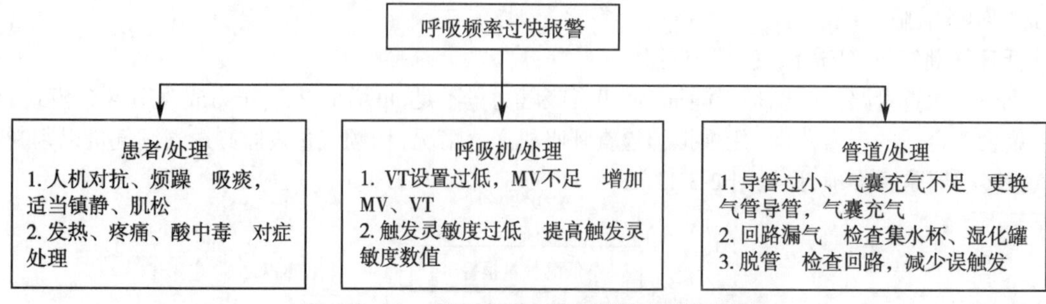

图 2-3-13　呼吸机呼吸反比报警处理流程图

2）机器故障，氧电池耗尽，氧电池需校准，空氧混合器故障，空气压缩机故障。

3）报警界限设置错误。

（2）处理：重新校准氧电池或更换 / 关闭氧电池，更换空氧混合器，更换空气压缩机。注意正确设置报警界限。检查患者和氧气气源情况。若有必要进行替代通气方式（如按呼吸皮囊）。

9. 气源报警　呼吸机没有足够的氧气或空气供应，工作压力表指针读数为零或在吸气时摆动大，摆动幅度超过 20cmH$_2$O。气源（氧气和压缩空气）的稳定供应对呼吸机的正常运转十分重要。

（1）常见原因

1）机械故障：氧气 / 空气压缩机供气压力不足，空气压缩机过压或过热保护，空氧混合器故障，吸气阀脱开。检查氧气瓶或中心供气压力和空气压缩机压力，保证供气压力 3.0~5.5kg/cm^2，使过压或过热保护按钮复原，更换空氧混合器，调整吸气阀。

2）人为因素：空气压缩机电源未接好或开关未开，空气 / 氧气插头未连接好，插头不符、滑脱，氧气开关未开足，空气压缩机进气口过滤海绵灰尘阻塞等。

（2）处理：检查患者和氧气气源情况，予以相应处理。若有必要进行替代通气方式（如按呼吸球囊）。

10. 电源报警

（1）原因：外接电源故障或蓄电池电力不足。

（2）处理：应立即将呼吸机与患者的人工气道脱开，给予人工通气，并及时处理。建议在选购呼吸机时选购带内置电池的呼吸机，并配置稳压电源，以便在突然停电时机械通气仍可继续进行。

11. 湿化器报警　湿化器是呼吸机的重要组成部分，良好的加温、加湿可预防和减少机械通气患者呼吸道继发感染，使气道不易产生痰痂，并可降低分泌物黏稠度，促进排痰。

常见原因：不加热或过热；保险丝烧坏；加热导丝损坏；温度传感器损坏；湿化效果不满意；漏气、漏水等。

（1）高温报警：多由于温度设置不当，加水不及时，仪器故障等引起。

（2）低温报警：除仪器故障引起外，应注意下列问题：呼吸机管道连接不当，如误将湿化器连接到呼气回路，温度探头连接到 Y 形管呼气端或呼吸共同端等；Y 形管上温度探头脱落或方向朝下；加热导丝电源线与呼吸机湿化器脱开；呼吸机回路有泄漏等，应及时处理，仪器故障及时找设备人员维修。

12. 呼吸机工作异常　处理：立即脱离患者，改用呼吸球囊过渡；用模肺检查呼吸机送气情况，可关闭机器再打开，观察故障是否依然存在；可做机器自检以判断故障原因；可能有故障的呼吸机不能给患者使用；通知维修工程师。

13. 其他　心肺复苏持续胸外按压时呼吸机潮气量与气道高压报警值设置的研究，模式采用容量控制通气，呼吸频率 10 次 /min，吸入氧浓度 100%，吸气时间 >1s，关闭触发灵敏度或调至最高值，潮气量（VT）6~7ml/kg，高压报警值 60cmH$_2$O 比常规 VT、常规高压报警值通气效果更好，且气压伤发生率未见明显增加。连续快速的心脏按压造成胸内压升高，呼吸机送气时会遇到来自胸廓被动运动的阻力，气道峰压急剧升高，一旦超过了常规的高压报警值，呼吸机将自动打开呼气阀，使患者吸入的 VT 显著减少，影响 CRP 的效果，如调高气道高压报警值以保证 VT，有可能导致气压伤发生率增加。近年研究证明，PIP 一般只作用于较大支气管而不是肺泡，不是引起气压伤的主要因素，同时连续快速的心脏按压，易造成呼吸机误触发，故应关闭触发灵敏度或调至最高值。

虽然呼吸机类型及操作面板不同，但处理呼吸机报警的一般原则是一致的。最基本原则是当呼吸机出现报警时首先要排除患者的原因。最重要的原则是如不能立刻排除报警的原因，应给患者马上脱机，捏呼吸球囊给予纯氧，其他人继续排查原因。

（三）呼吸机报警处理的步骤

呼吸机报警处理的步骤详见图 2-3-14。

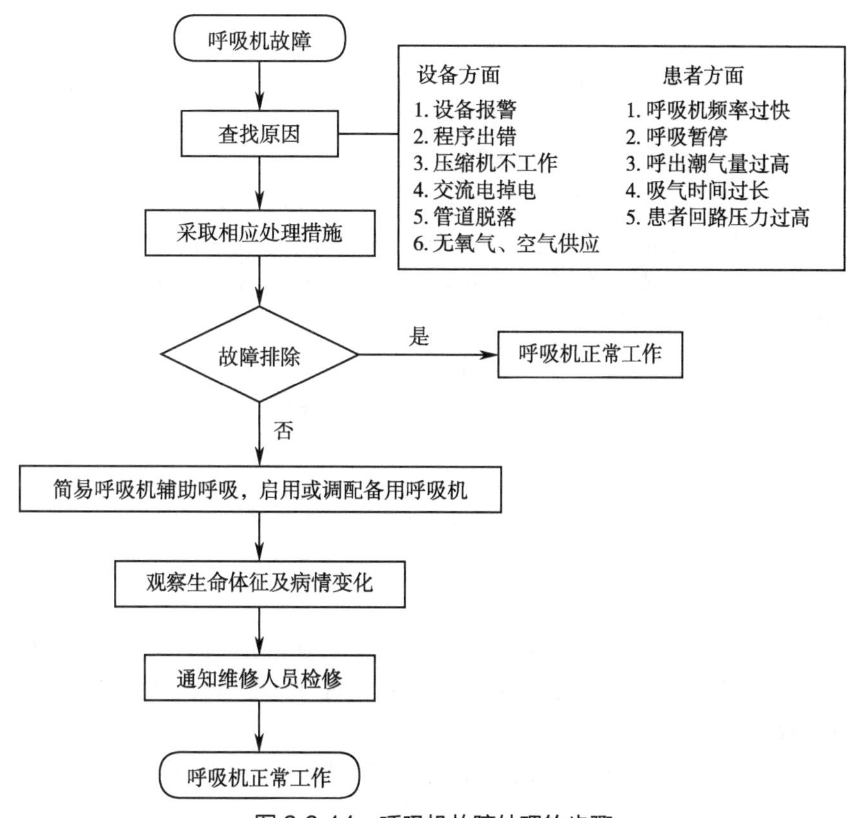

图 2-3-14 呼吸机故障处理的步骤

十、日常维护与管理

（一）呼吸机清洗、消毒的原则

呼吸机的消毒主要指呼吸机的气道管路系统进行消毒。

1. 呼吸机外置管路及附件应达到一人一用一消毒或灭菌；首选湿热消毒法。

2. 清洗前应仔细检查管道内有无痰痂、血清、油污及其他污物。

3. 消毒前应尽可能将连接部分彻底拆卸，拆卸后应立即送清洗、消毒。

4. 送气口及排气口均安装过滤器的呼吸机内置管路一段不需要常规清洗消毒，请工程师根据呼吸机的特点定期维修保养（维修保养时间根据各厂商具体要求进行）。

5. 手工清洗消毒时，在保证操作人员安全和环境安全的前提下，应遵循先彻底清洁、再消毒或灭菌的程序。

6. 特殊感染患者使用的呼吸机管路(包括结核分枝杆菌、耐甲氧西林金黄色葡萄球菌、耐甲氧西林表皮葡萄球菌等耐药菌群感染等)应单独进行清洗、消毒。

7. 如临床怀疑使用呼吸机患者的感染与呼吸机管路相关时,应及时更换清洗、消毒处置管路及附件,必要时对呼吸机进行消毒。

8. 呼吸机各部件消毒后,待干燥后才可保存备用,且备用时间不能超过一周。

9. 医院使用的消毒剂、消毒器械或者其他消毒设备,必须符合规定。

10. 消毒处理过程中应避免物品再次污染,使用化学消毒剂消毒后的呼吸机管路应用灭菌注射用水彻底清洗。

(二) 呼吸机各部位的清洗和消毒

1. 呼吸机的外表面包括界面、键盘、万向臂架、电源线、高压气源管路等,应用湿润的纱布擦拭即可(每日一次)。污染严重和呼吸机用毕消毒时,须用75%乙醇擦拭;触摸屏式操作面板,应用湿润的纱布擦拭即可(每日一次),切勿使液体进入呼吸机内部。

2. 呼吸机外置回路包括呼吸机呼吸管路、螺纹管、湿化器、集水杯、雾化器等。

(1)使用清洗消毒机清洗的消毒方法、步骤及要点

1)医务人员在清洗消毒前应穿戴必要的防护用品,如口罩、帽子、防护镜、手套等。

2)用戴手套的手将呼吸机外置回路的部件完全拆卸,各部件按清洗消毒机厂商操作说明所述方法放置,若呼吸机外置回路上有血渍、痰痂等污物,可预先加酶浸泡,再放清洗消毒机内清洗。

3)正确放置呼吸机外置回路后,按照清洗消毒机厂商的说明选择适宜的程序进行清洗消毒。清洗消毒机的最低温度至少应达到85~90℃,维持时间至少5min。

4)呼吸机清洗、消毒、烘干自动完成后,装入清洁袋内干燥保存备用。

(2)手工清洗消毒方法、步骤及要点

1)医务人员在清洗消毒前应穿戴必要的防护用品,如口罩、帽子、手套、防溅屏、防护镜等。

2)彻底拆卸呼吸外置回路的各处连接,仔细检查管道内有无痰痂、血渍及其他污物残留。

3)管路消毒前应按要求清洗干净,管路中如有痰痂或血渍等脏物,需要在专用的水槽中用含酶液浸泡后使用专用刷彻底清洁干净。

4)呼吸机使用过程中,装有过滤纸的湿化器应更换内衬过滤纸并及时更换湿化液(使用中的呼吸机湿化器内的湿化液应每天更换,以减少细菌繁殖)。为避免病原微生物的生长、繁殖及呼吸机被腐蚀损坏,每次使用后应倒掉湿化器内的液体,浸泡消毒晾干使用。

5)将洗净的管路及附件浸泡在有效的消毒液中,浸泡时要将其全部浸泡在消毒液中,管路不应有打折弯曲,中空物品腔内不应有气泡存在;或单独封装进行环氧乙烷消毒。

6)消毒方法或消毒液的选择应根据各医院的具体情况选择,各消毒液浸泡的时间应根据各消毒液的说明书来调整。

7)采用消毒液浸泡方法消毒后的管路和配件,应用无菌注射用水彻底冲洗。

8)呼吸机外置回路消毒完成后,晾干或烘干装入清洁袋内,干燥保存备用,保存时间为一周。

(3)传染病患者及特殊感染患者用过的呼吸机管路应单独清洗消毒。

(4)其他特殊部件

1)呼吸机主机或空气压缩机的空气过滤网:需每日清洗以防灰尘堆积造成细菌繁殖。

2)呼吸机内部可拆卸的呼气管路:应根据各厂商提供的方法进行清洗消毒。

3)可拆卸的流量传感器:各种呼吸机的流量传感器应根据厂家的要求进,严格更换、清洗消毒。

4)呼吸机吸入端或呼出端的细菌过滤器、供气模块滤网、冷却风扇过滤器、防尘网等部件可根据厂家要求或按需进行清洗更换。

(5)呼吸机清洗和消毒效果的监测

1)用化学浸泡方法进行消毒的医院,消毒剂的浓度必须每日进行监测并做好记录,保证消毒效果。消毒剂使用的时间不得超过产品说明书所规定的期限。

2)消毒后的呼吸机应当至少每3个月监测一次,做好监测记录。消毒后的呼吸机合格标准参考值为≤20CFU/m^2;如高度怀疑医院感染与呼吸机相关感染时,应及时监测(建议采样部位:外表板、外管路、湿化罐、集水杯、流量传感器、吸气和呼气端细菌过滤器、呼吸机内部可拆卸的呼气管路等)。

3)呼吸机消毒效果监测采用以下方法:①采样方法按《医疗机构消毒技术规范》物体表面采样方法。②采样时间为呼吸机使用前。③常规采样部位外管路。④监测方法:涂抹法进行活菌计数。

(6)清洗消毒机的消毒监测:使用清洗消毒机时,应记录水温、清洗消毒时间等,并保存好监测记录以备查验。

(7)呼吸机使用中的感染控制

1)各类呼吸机应严格根据厂商提供的说明进行应用。

2)根据产品说明定期清洗防尘网垫。

3)呼吸机湿化罐内应加入灭菌注射用水,使用过程中应适时添加保持一定水位,湿化罐中的湿化液24h彻底更换一次,湿化罐及滤纸应每周更换。

4)呼吸机的使用过程中,集水杯中的冷凝水应及时清除(有水就清除),防止冷凝水倒流至气管插管或呼吸机内。

5)感染及传染病患者应使用专用呼吸机管路或一次性管路,必要时使用专用过滤器。

6)建议使用一次性温湿交换器(人工鼻)替代加温湿化器。

7)应建立呼吸机消毒制度并登记。

8)对呼吸机管路的消毒效果定期进行细菌学监测。

(8)呼吸机的维护:维护保养工作是及时消除呼吸机隐患、避免损坏,确保呼吸机处于正常工作状态或完好的备用状态,提高抢救成功率,同时延长呼吸机使用寿命必不可少的重要环节。保养工作一般是根据呼吸机的性能及附件使用寿命的要求,遵循厂家推荐意见,定期清洗、消毒管道,更换消耗品,检测主机功能等。由于呼吸机种类繁多,结构复杂,各自的性能及保养要求不同,加之呼吸机的价格昂贵,故应该由接受过专门训练的人员负责进行管理。

经过消毒、装机、检测、校正后的呼吸机处于完好的备用状态,需要套上防灰罩,并在显著位置挂上标明“备用状态”字样的标牌,放置在清洁、整齐、通风的房间内,随时准备应用于临床。

(周建辉)

第三节　无创呼吸机

一、基本简介

无创正压通气(non-invasive positive pressure ventilation,NPPV或NIPPV)是指不需建立人工气道(气管插管或气管切开),而是通过鼻面罩或口鼻面罩或全脸面罩将呼吸机与患者相连接的,由呼吸机提供正压支持而完成通气辅助的人工通气方式。它是一种能代替、控制或改变人的正常生理呼吸,能够维持上、下气道开放,降低呼吸阻力,缓解呼吸肌疲劳,改善了肺部通气,重新扩张萎陷的肺泡,增加了功能残气量,对抗PEEPi,使得肺泡内的气体与周围的毛细血管充分氧合,减少肺泡毛细血管淤血和渗出,减轻肺水肿,降低肺泡-动脉氧分压差,提高肺部气体交换功能,为组织和器官代谢提供充足的“氧料”,从而纠正低氧血症,节约心脏储备能力的装置。相对于有创机械通气,无创机械通气可预防气管插管相关并发症、减少患者不适、维持自主的气道保护机制,其临床应用越来越广泛。

二、发展历史

20 世纪 80 年代前，经气管插管或者气管切开是进行机械通气治疗的主要治疗手段。20 世纪 80 年代初期，随着人们对有创通气治疗严重副作用认识的深入和无创通气技术的发展与成熟，无创通气技术在临床中的应用范围开始逐渐扩大，并且取得了越来越好的治疗效果。其中，无创呼吸机作为无创通气技术的重要治疗设备发挥着十分重要的作用。特别是在 1981 年 Sullivan 等首次报道用 CPAP 治疗成人阻塞性睡眠呼吸暂停综合征取得成功后，NPPV 的应用得到推广。此后，通过对慢性阻塞性肺疾病加重期及心源性肺水肿患者的多中心随机对照研究，发现 NPPV 疗效确切，因此，NPPV 在成人呼吸衰竭的治疗中广泛应用。

20 世纪 80 年代中期，经鼻罩 NPPV 开始应用于治疗睡眠呼吸暂停低通气综合征以及辅助神经肌肉疾病患者夜间通气。真正将 NPPV 用于治疗急性呼吸衰竭始于 1989 年，Meduri 对 10 个急性呼吸衰竭的患者应用 NPPV，7 例取得成功。这一研究结果引起了学术界的兴趣和关注，改变了传统治疗急性呼吸衰竭的思维和方式。因 NPPV 具有避免有创正压通气（invasive positive pressure ventilation，IPPV）带来的一系列并发症、提高患者生存率、降低治疗成本等优点，受到了人们的青睐。无创通气（NIV）已经成为治疗高碳酸血症性呼吸衰竭的关键，可以说是近 30 年来呼吸医学最重要的临床进展之一。最初，采用容积式通气进行治疗，由临床医师设定潮气量，从而产生反映气道阻力和呼吸系统顺应性的可变气道压力。这种方法的有效性在慢性神经肌肉和胸壁疾病患者以及肺部疾病继发的急性呼吸衰竭患者中得到明确证明。

1990 年，Sanders 和 Kern 引入了双水平气道正压（BiPAP）通气作为一种独立的治疗方法，通过调整吸气压（IPAP）和呼气压（EPAP）治疗阻塞性睡眠呼吸暂停（OSA）；通过降低整体气道压力，可以提高舒适性，从而提高对治疗的依从性。BPAP 这种压力预设通气的形式，在为急性和慢性高碳酸血症呼吸衰竭患者提供通气支持方面与容积预设通气同样有效。BiPAP 优于容积预设通气之处包括更大的舒适性和更好的泄漏耐受性。目前，这种形式的通气成为目前在急性环境中使用的非侵入性通气支持的主要方法，并被广泛用于家庭通气治疗中。

近 10 多年来，NPPV 的各种仪器和应用技术也在不断完善，NPPV 应用的范围越来越广，人们对其疗效及影响因素的认识也越来越深入，展开了诸多研究和讨论，国际上就此提出了多项 NPPV 的应用指南。此外，睡眠无创呼吸机的最新进展与推广也使得睡眠呼吸暂停疾病的治疗得到有效帮助。当前，市面上比较流行的睡眠无创呼吸机包括持续正压呼吸机、自动持续正压呼吸机以及双水平正压呼吸机等，不仅能够达到与患者的呼吸同步，还使得治疗的舒适度大大提高。

与传统的有创通气相比，无创呼吸机具备很多的优点，见表 2-3-3。由于是通过鼻罩或面罩直接将患者与呼吸机连接，无创呼吸机保持了患者呼吸道的生理完整性，具有以下优点：

1. 操作简便，能避免气管内插管及气管切开操作造成的创伤。

2. 保护了气道的生理性防御功能，如咳嗽等保护性反射，能有效防止误吸。

3. 无创呼吸机辅助通气时，吸入的空气仍然是通过正常人的呼吸途径进入肺而进行气体交换，因而吸入气体可以通过患者的自然气道进行湿化和加温。

4. 在患者病情允许的情况下，无创呼吸机可以间歇通气，特别是使用鼻罩辅助通气的患者，带机期间也可以讲话和进食。

5. 无创通气避免了对食管和气管的损害以及声带功能的影响等。

6. 无创通气治疗能减少患者的住院时间，降低医疗费用。尤其是慢性阻塞性肺疾病患者，在医生指导下使用无创通气治疗，能有效降低住院天数和反复住院次数。

7. 无创通气能维持自然气道黏膜产生的一氧化氮生理性自动吸入，而一氧化氮在松弛气道平滑肌和肺部免疫防御中发挥作用。

表 2-3-3 无创呼吸机和有创呼吸机的区别

	无创呼吸机	有创呼吸机
呼吸机区别	体积较小，面板简单 高流量低压力，漏气补偿较好 监测报警设置简单	体积较大，面板复杂 低流量高压力，漏气补偿较差 监测报警设置完善
呼吸机连接方式	经口鼻面罩、鼻罩、全面罩等方式连接	经口鼻面罩、鼻罩或气管切开方式连接
机械通气模式	较少，BiPAP，CPAP 等	较多，如 VCV，PCV，SIMV，PSV 等
适用患者	轻中度呼吸衰竭者	重度呼吸衰竭者
应用范围	重症监护病房、普通病房、家庭	重症监护病房

三、基本分类

目前临床使用的无创正压呼吸机分为以下几种类型：

1. 持续气道正压（continuous positive airway pressure，CPAP） 无创呼吸机为单压力水平呼吸机，能够产生持续而稳定的压力空气，保持患者呼吸道通畅。在治疗过程中，呼吸机的输出压力始终维持在设定的压力水平，患者吸气和呼气时的治疗压力不变，波形上表现为正常呼吸曲线整体上移一个 CPAP 压力，有利于打开气道。主要用于阻塞性睡眠呼吸暂停综合征、急性心源性肺水肿等。但该模式不提供吸气压力支持。

2. 双水平持续气道正压（bi-level positive airway pressure，BiPAP）无创呼吸机 分别设定吸气压力（IPAP）和呼气压（EPAP），是 CPAP 模式无创呼吸机的扩展，具有压力随呼气和吸气时相自动转换功能。IPAP 在吸气相保证足够的压力支持，EPAP 可防止呼气相上气道陷闭发生。与 CPAP 相比，BPAP 可以降低平均治疗压力，提高舒适度，增加有效通气量。IPAP 是时间切换 - 压力控制的机械通气模式，根据吸 - 呼相转换机制，BIPAP 可分为自主呼吸（spontaneous，S）通气辅助模式、时间控制（timed，T）模式和自主呼吸通气辅助结合时间控制（S/T）模式等。S 模式由患者通过超过一定阈值的吸气流速或吸气负压信号触发呼吸机按预置的 IPAP 辅助通气，当气体流速或压力降到预置的阈值时，转换为呼气相，按预置的 EPAP 通气；T 模式相当于控制呼吸模式，呼吸机按预置的时间常数（或频率）进行吸 - 呼相转换；S/T 模式由患者自主呼吸频率和机控呼吸频率共同控制吸 - 呼相转换，机控频率设置通常慢于患者自主呼吸频率但高于最低安全频率，呼吸机按患者自主频率触发呼吸机辅助呼吸，当自主呼吸频率过慢或呼吸停止、吸气流速或负压不够，不能触发呼吸机时，呼吸机按照机控频率工作。

BiPAP（S/T）模式可保留患者自主呼吸并使其与呼吸机有较好配合。采用小吸气流量触发预置的 IPAP 可避免吸气相内压力下降过快，减少患者吸气做功，增加肺泡通气量；但过低的吸气流量触发易被非呼吸因素误触发，导致人机不协调。EPAP 可防止呼气相小气道过早闭合，促进人工气道内 CO_2 排出。自主呼吸时，IPAP 和 EPAP 两个压力水平各自的时间由设定的呼吸时间决定。

3. 全自动持续气道正压（auto-titrating positive airway pressure，APAP）无创呼吸机 为智能型的可自动调节正压水平的呼吸机，可随时根据患者的气道阻力变化，自动调节治疗压力。在治疗过程中，机器根据患者的气道堵塞情况自动调整输出的治疗压力，以维持患者的气道开放。在患者每一个呼吸循环中吸气和呼气的治疗压力相同。相对于定压的单水平呼吸机而言，它以最低的有效治疗压力解决患者的气道堵塞问题，因此自动呼吸机舒适性较定压单水平呼吸机要好。适应证：不能耐受 CPAP 的阻塞性睡眠呼吸暂停低通气综合征（obstructive sleep apnoea hypopnoea syndrome，OSAHS）患者。体位、不同睡眠期变异、饮酒和药物等导致呼吸暂停状态不稳定的 OSAHS 患者。不推荐用于 OSAHS 伴有心肺疾病或与阻塞事件无关的夜间低氧的治疗。

4. 适应性伺服式通气（adaptive servo ventilation，ASV）无创呼吸机 通过机内设置的气道内跟踪反馈系统，根据通气的变化自动适应性按需调节通气量和必要时自动发放正压通气，使通气频率和潮气量始终处于规律的平稳状态。ASV 提供一个与正常呼吸类似的平滑压力波形，保证了压力支持与患者的固有呼吸频率和气流模式同步，所提供的恒定的低正压力值有助于降低肺部充血、水肿，改善夜间呼吸困难。适应证：中枢性睡眠呼吸暂停伴潮式呼吸、充血性心力衰竭合并中枢性睡眠呼吸暂停（射血分数>45%）、治疗后中枢性睡眠呼吸暂停或与此有关的 CPAP 治疗后残余嗜睡及阿片类药物诱导的呼吸控制失调。

5. 平均容量保证压力支持（average volume assured pressure support，AVAPS）无创呼吸机　AVAPS 是一种混合通气模式，基本原理是压力支持。为达到预定的通气潮气量，吸气压设置在一个范围区间而不是一个固定值。呼吸机根据测量到的通气容积，自动调节 IPAP，以达到预定的通气潮气量。采用双重控制原理，呼吸机可自动调整吸气压力以保证所预设潮气量，可根据实际潮气量的大小调整呼吸机吸气压力及吸气流速的变化，实现以最低气道压达到目标潮气量。适应证：重度肥胖低通气综合征（obesity hypoventilation syndrome，OHS）、重症慢性阻塞性肺疾病、慢性阻塞性肺疾病合并 OSAHS 及其他睡眠相关低通气如神经肌肉疾病、胸廓畸形所致限制性低通气等。

6. 自动三水平呼吸模式（auto-trilevel PAP）无创呼吸机　呼气相前期输送压力相对较低的 EPAP，呼气末适当提高 EPAP，形成 IPAP、EPAP 和呼气末 EPAP（EEPAP）3 个水平压力。可以较低的呼气初期 EPAP 保证 CO_2 排出，而以稍高的呼气后期 EEPAP 防止呼气末气道塌陷引起的呼吸暂停。需设置最大、最小 EEPAP，最小和最大压力支持以及备用呼吸频率。适应证：伴高碳酸血症的 OSAHS、慢性阻塞性肺疾病、OSA- 慢阻肺重叠综合征和 OHS。

四、工作原理

（一）正压通气原理

NPPV 与 IPPV 一样，也是一种正压通气方式，是在呼吸机辅助和 / 或控制下的呼吸，具备增大患者肺容积，改善氧合和通气功能等的基本作用，是对患者呼吸动力的延展。

（二）“漏气”通气原理

与 IPPV 相比，NPPV 最大的特点就是“漏气”。专用于 NPPV 的呼吸机设计了漏气补偿系统，最大的优点是在轻至中度漏气时，依然能够实现呼吸机的触发和吸呼气转换。

NPPV 漏气是必然会存在的，在一定范围内也是允许的。大多数便携式无创呼吸机的设计特点为涡轮、单管路供气、微处理器控制，呼吸机通过持续地监测流量和压力，反馈给微处理器以控制输送给患者的气流量。这种设计就决定了呼吸机“漏气”通气的特点，存在“故意漏气”和“非故意漏气”。

故意漏气：是指由于采用单回路，应用了持续开放的呼气阀，吸气和呼气时呼吸机管路内均处于正压（高于大气压）状态，始终有气体自呼气阀漏出，漏气量的大小与管路内压力和呼气阀的种类及口径相关，但这些漏气可通过呼吸机微处理器进行精确计算并进行补偿的，因此是允许存在的“故意漏气”。因此，不同品牌的呼吸机，呼气阀最好不要混用，否则易造成补偿错误。

非故意漏气：是指无创呼吸机通过口 / 鼻面罩与患者相连，以固定带将面罩固定，由于面罩与患者面部无法做到完全密闭，在无创通气时气体可经面罩与患者面部之间的缝隙漏出，这部分漏气通常被称为“非故意漏气”，漏气量与固定带松紧程度、面罩与面部贴合度是否良好及管路内压力有关。呼吸机对“非故意漏气”同样可以监测并进行补偿。不同品牌的呼吸机可补偿的量有所不同，一般而言，此漏气量最好不超过 30L/min。

五、临床适应证和禁忌证

NPPV 的应用指征尚无统一标准，与呼吸衰竭的严重程度、基础疾病、意识状态、感染的严重程度、是否存在多器官功能损害等多种因素有关，也与应用者的经验和治疗单位人力设备条件有关。NPPV 的应用指征可以从 3 个层面来考虑：总体应用指征；在不同疾病中的应用；在临床实践中动态决策 NPPV 的使用。

(一) NPPV 的总体应用指征

NPPV 主要适合于轻中度呼吸衰竭的患者。在急性呼吸衰竭中，其应用指征如下：

1. 疾病的诊断和病情的可逆性评价适合使用 NPPV。

2. 有需要辅助通气的指标

(1) 中至重度的呼吸困难：表现为呼吸急促（COPD 患者的呼吸频率>24 次 /min，充血性心力衰竭患者的呼吸频率>30 次 /min）；动用辅助呼吸肌或有胸腹矛盾运动。

(2) 动脉血气分析结果：pH<7.35，$PaCO_2$>45mmHg，或氧合指数<200mmHg（氧合指数：动脉血氧分压 / 吸入氧浓度）。

3. 排除有应用 NPPV 的禁忌证。

(二) 临床常见的病种选择与 NPPV 的应用

1. 慢性阻塞性肺疾病（COPD）　慢性阻塞性肺疾病急性加重（AECOPD）是 NPPV 应用最多的病种，其成功率可达 80%~85%。通常能在短时间内（1~6h）使患者 pH 增高、$PaCO_2$ 降低，呼吸困难得到明显缓解。可有效降低气管插管率，缩短住院时间。对于中度呼吸性酸中毒（7.25<pH<7.35），并有呼吸困难表现（动用辅助呼吸肌、呼吸频率>25 次 /min）的 AECOPD 患者，NPPV 疗效显著，现已成为一项常规治疗手段。

对于严重高碳酸性呼吸衰竭（pH<7.20）的 AECOPD 患者，不宜行 NPPV；具备较好的监护条件和经验丰富的单位，可在严密观察的情况下尝试使用 NPPV，应用 1~2h 如呼吸困难、血气分析指标等无改善，则须及时改用 IPPV。

稳定期的 COPD 患者行 NPPV 可降低呼吸肌负荷，减少疲劳，改善肺功能和气体交换。大多选择夜间行 NPPV，可改善夜间低通气，改善睡眠质量，使呼吸中枢 CO_2 调定点下调。与单纯长期氧疗相比，加用 NPPV 可改善重度 COPD 患者的生活质量，减少急性发作次数和住院次数。目前达成的国际基本共识：①伴有乏力、呼吸困难、嗜睡等症状。②气体交换异常：$PaCO_2 \geq$ 55mmHg 或在低流量给氧情况下 $PaCO_2$ 为 50~55mmHg，伴有夜间 SaO_2<88% 的累计时间占监测时间的 10% 以上。③对支气管舒张剂、糖皮质激素、氧疗等内科治疗无效。通常治疗 2 个月后重新评价，如果依从性好（>4h/d）且治疗有效继续应用。

2. 心源性肺水肿　对于急性心源性肺水肿患者首选持续气道正压（CPAP）通气模式。CPAP 通过扩张肺泡增加功能残气量而改善血氧；通过以下机制改善心功能：①胸内正压作用于心室壁，降低心室跨壁压，抵消了左室收缩时需要对抗的胸内负压，并能反射性抑制交感神经的兴奋性，降低外周血管阻力，减轻心脏后负荷。②气胸腔内压升高，体循环的回心血量减少，减轻了左心的前负荷。③正压通气使心包压力增加，后负荷下降，改善心功能。当患者存在高碳酸血症或呼吸困难不缓解的情况时，可考虑使用 BiPAP。

3. 免疫抑制患者　临床上常见的免疫抑制患者有恶性血液病、获得性免疫缺陷综合征（AIDS）、实质性器官或骨髓移植术后、免疫风湿性疾病等，易并发各种感染，病原体复杂，治疗难度大，而以肺部感染最多，成为并发呼吸衰竭的重要原因。大部分患者表现为急性低氧性呼吸衰竭。NPPV 应为目前免疫抑制患者发生急性呼吸衰竭时首选的呼吸支持方式。它能避免气管插管和 IPPV 所带来的各种并发症，降低病死率。

4. 重症哮喘、急性肺损伤、急性呼吸窘迫综合征、重症肺炎　对于这些病种，病情危重，多个研究结果有较大差异。到目前为止均无随机对照试验（RCT）证实 NPPV 的疗效。从现有的应用经验和研究结果达成的专家共识：NPPV 可以早期尝试性使用，特别是对于病情相对较轻有无 NPPV 禁忌证的患者，但是必须严密观察，一旦病情恶化，立即采取气管插管行 IPPV 治疗，以免延误病情。胸外伤和胸部手术后呼吸衰竭、胸部外伤和手术后常并发肺部感染、肺不张、急性呼吸衰竭等情况，可能与创伤、伤口疼痛、呼吸肌功能下降、痰液清除能力下降和并发感染等因素有关。

NPPV 通过压力支持作用改善胸肺顺应性和对气道、肺泡的机械性扩张作用，使肺气容积增加，而 PEEP 的应用有利于肺复张，增加呼气末肺容积并改善病变区气体的分布，从而增加有效肺泡通气量和通气 / 血流比值，CPAP 或 BiPAP 都能明显减少术后肺部并发症的发生，预防呼吸衰竭的发生和降低气管插管率。但目前研究结果主要针对胸部或胸腹部联合手术，对于其他手术后呼吸衰竭的预防还需要进一步研究。

5. NPPV 辅助撤机　IPPV 患者的早日撤机，可减少人工气道和呼吸机相关的并发症，从而减少住 ICU 时间，降低医疗费用。目前的研究报道中，对于辅助撤机，支持有创 - 无创序贯策略的依据较多。推荐在合适的病例中，可以应用 NPPV 辅助早期撤机拔管，尤其是在 COPD 并高碳酸性呼吸衰竭的患者中。但需要掌握其应用指征，注意密切监护和做好再插管的准备。在非 COPD 患者中，NPPV 辅助撤机拔管的指征不明确，不宜常规应用，尤其是不适合用于气管插管操作难度大的患者。

6. 拒绝气管插管的呼吸衰竭　当患者和 / 或其家属拒绝气管插管行 IPPV 治疗时，NPPV 可作为一种替代治疗方法。据研究表明，NPPV 可在 20%~70% 的拒绝气管插管的患者中获得成功，尤其是 COPD 和心源性肺水肿患者成功率比较高，而晚期肿瘤和肺炎患者的病死率较高。

（三）NPPV 的禁忌证

由于 NPPV 的气道保护能力和通气保障性较低等原因，气管插管进行有创通气仍是治疗严重急性呼吸衰竭的“金标准”。当存在 NPPV 应用禁忌证时，其治疗的失败率高或患者死亡的风险增加。NPPV 的禁忌证可以分为绝对禁忌证和相对禁忌证。值得注意的是，其中一些“禁忌证”主要来源于文献报道的病例排除标准，并没有得到研究结果证实。因此，不少所谓的禁忌证仍然有待进一步深入研究。目前，多数专家共识或指南中建议的禁忌证如下：

1. 绝对禁忌证　心搏或呼吸停止，此时需要立即心肺复苏、气管插管等生命支持；自主呼吸微弱、昏迷；误吸危险性高、不能清除口咽及上呼吸道分泌物、呼吸道保护能力差；颈部和面部创伤、烧伤及畸形；上呼吸道梗阻者。

2. 相对禁忌证　意识障碍；无法自主清除气道分泌物，有误吸的风险者；严重上消化道出血；血流动力学不稳定者；上气道梗阻；未经引流的气胸或纵隔气肿者；无法佩戴面罩的情况如面部创伤或畸形者；患者不配合。相对禁忌证者应用 NIPPV，需综合考虑患者情况、权衡利弊后再做决策，否则增加 NIPPV 治疗失败或可能导致患者损伤的风险。

（四）动态评价与决策

NIPPV 治疗的时机受众多因素的影响，尚无一致意见。临床上一般多采用个体化试验治疗结合动态评估反应的临床决策，即适合 NIPPV 治疗且没有禁忌证的患者，可先行 NIPPV 治疗并观察 1~2h，以评估治疗效果，从而决定是否继续使用 NIPPV 或改用其他通气支持手段。

六、基本结构及配套部件

无创呼吸机主要包含三大部分：呼吸机主机、呼吸机管路、呼吸机面罩、呼吸及电源适配器等。呼吸机主机主要为患者的无创通气治疗提供气体压力动力源。呼吸机主机由软件、控制系统、驱动系统构成，见图 2-3-15。

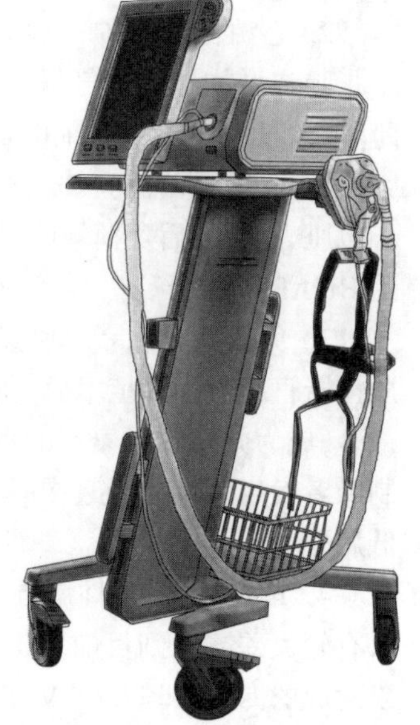
图 2-3-15　无创呼吸机

呼吸机管路为无创通气治疗提供输送气体的管道功能。保障呼吸机主机所提供的一定压力的气体输送到面罩。从而通过呼吸道进入患者肺部（连接方式见图 2-3-16）。呼吸机面罩分为鼻罩和口鼻罩，通常来说睡眠呼吸暂停患者佩戴呼吸机时选择鼻罩即可。口面罩主要用于肺部疾病患者所用的双水平呼吸机及极少部分由特别肥胖引起的睡眠呼吸暂停。

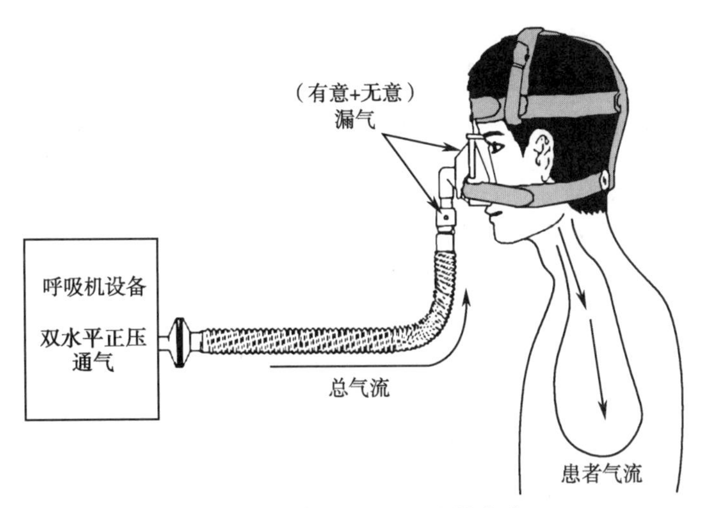

图 2-3-16　无创呼吸机连接方式

无创机械通气的最大特点在于它非侵入性的连接方式。无创呼吸机连接器有鼻罩、口鼻罩（面罩）、全面罩、头盔等，目前以鼻罩、口鼻罩最常用，呼吸机面罩结构图及使用方式见图 2-3-17、图 2-3-18。无创呼吸机常用面罩的类型及优缺点见表 2-3-4。

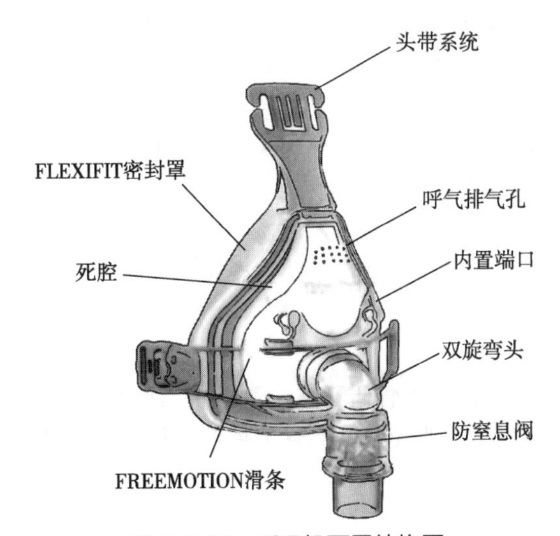

图 2-3-17　呼吸机面罩结构图

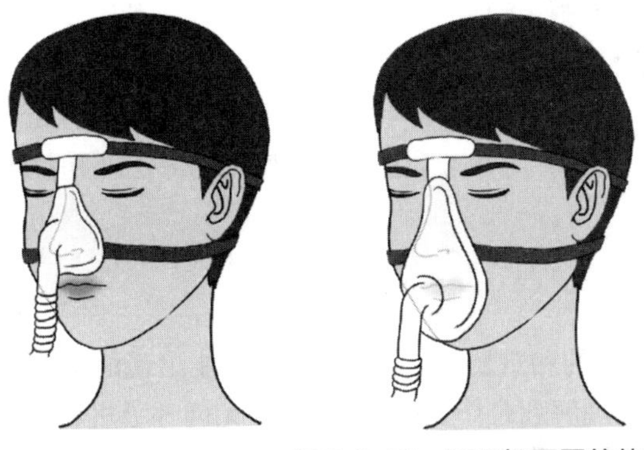
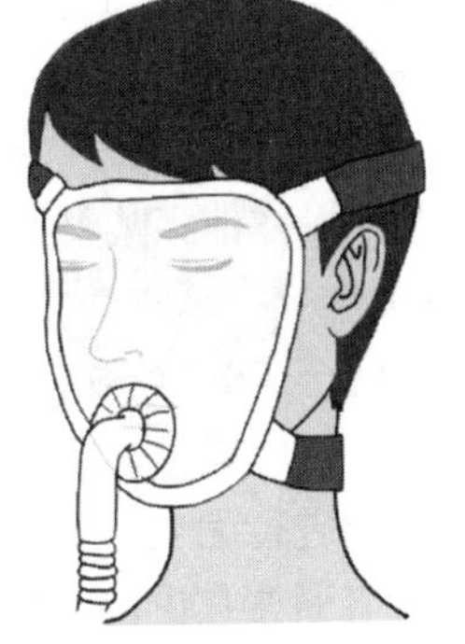
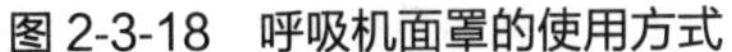

图 2-3-18　呼吸机面罩的使用方式

表 2-3-4　无创呼吸机常用面罩的类型及优缺点

类型	优点	缺点	适合人群
鼻罩	死腔小，与面部接触少，较少引起幽闭恐惧症，舒适性较高，耐受性较好，较少引起误吸、呕吐、窒息等并发症，患者咳痰、进食、交谈等均不需要取下鼻罩	不适合重症或张口呼吸的患者	广泛用于 CPAP 通气治疗阻塞性睡眠呼吸暂停 / 低通气综合征及神经肌肉疾病的患者
口鼻面罩	漏气少，对患者配合要求较低，允许张口呼吸，改善分钟通气量和血气分析结果优于鼻罩	与鼻罩相比，口鼻面罩妨碍患者说话、进食、排痰等，死腔大，易引起幽闭恐惧症、反流误吸、CO_2 重复吸收的可能，舒适性较差	用于各种急性呼吸衰竭、紧急抢救和较高压力通气的患者
鼻塞	轻便小巧，与面部接触少，消除幽闭恐惧症，避免鼻梁皮肤压力性损伤；漏气较少，不对眼睛造成刺激	不适合鼻部疾病患者及治疗压力高的患者	适合鼻梁部有压伤、有幽闭恐惧症的患者

呼吸机面罩使用过程中需要关注的细节如下：

1. 排气孔　有些面罩上存在一片散在均匀的小孔，这是排气孔，是患者呼气的地方。有些面罩则没有这些排气的小孔，需要外接呼气阀（平台阀、侧孔阀、静音阀都属于呼气阀）来保证患者的呼气。临床使用中切不可使用既无排气孔又无呼气阀的面罩，也不可在有排气孔的情况下再接呼气阀。

2. 安全阀　又叫防窒息阀，由塑料膜片和一个孔径较大的漏气孔组成。在流入面罩的气流受到阻碍时，此孔可提高安全性。呼吸正常工作时，因管路里的气流和正压作用于膜片，使其向上封闭漏气孔，维持正常通气。当呼吸机故障或管路断开等，管路内无气流和正压，塑料膜片由于重力作用向下垂落，该漏气孔打开，患者可通过此孔进行呼吸，提高安全性。

3. 多功能连接小孔　这些小孔接口可连接氧气或测压管。

4. 气管镜操作孔　此孔可使患者在无创呼吸机支持下顺利完成气管镜操作。

七、基本使用程序

无创正压通气不需建立人工气道（气管插管或气管切开），而是通过鼻面罩将呼吸机与患者相连接，不仅帮助患者改善病情，节省费用，也避免气管插管的痛苦，以及减少了呼吸机相关性肺炎等多种并发症。其使用流程如下：

【评估】

1. 患者准备　使用无创呼吸机前，首先需要对患者的病情进行评估，了解是否具有使用无创呼吸机的适应证和禁忌证。对于急性发作或急性加重的患者，需要从患者的意识、呼吸、心率、血压、血气分析（血氧分压、二氧化碳），以及有无禁忌证等内容进行评估。

2. 环境准备　环境清洁，宽敞明亮，温度适宜。

3. 用物准备　电源，无创呼吸机及各所需插件。

4. 护士准备　操作前穿戴整齐，洗手，戴口罩。知晓无创呼吸机使用的方法及相关知识。

【操作流程】

1. 备齐用物携至床旁，查对患者信息。

2. 根据患者的面部情况，选择合适面罩。

3. 向患者解释进行无创呼吸机治疗的目的和重要性，治疗过程中可能出现的不适和需要患者配合的内容等，安抚患者紧张焦虑的心理，以取得理解和合作，这是成功应用无创呼吸机和提高疗效的基础。

4. 清除口鼻分泌物。口腔残渣、口腔和鼻腔分泌物会增加阻力或死腔，甚至有可能被吹入下呼吸道而继发感染;呼吸道痰液较多或因痰栓引起肺不张时,会影响呼吸道的通畅性,增加阻力,肺通气换气效率会下降,影响治疗效果,甚至有发生窒息的风险。因此,在进行无创呼吸机治疗前,清除食物残渣、口腔和鼻腔分泌物、痰液和肺不张等因素非常重要。上无创呼吸机治疗前,应避免过饱饮食,如果无特殊情况,则建议最好进食后至少 30~60min 再使用无创呼吸机,抬高床头,以免出现恶心、呕吐等症状导致误吸,特别是老年患者。有上腹部饱胀感或有腹胀症状的患者,可使用促胃动力药,或留置胃管行胃肠减压,必要时肛管排气。

5. 体位取半卧位,床头抬高 30°~45°,头可以稍仰,但同时要注意防误吸。

6. 安置湿化罐。安装湿化罐并往盒内注入灭菌注射用水,湿化罐加水不要超过湿化罐建议的最高水位。

7. 连接呼吸机管道。

8. 连接氧源。由于面罩内气流量很大,进入的氧气还会被严重稀释。因此,一般低流量吸氧不能满足需求,从而影响治疗效果,一般建议氧流量 ≥ 5L/min。

9. 连接电源并打开呼吸机。插电连接呼吸机电源,按开关按钮打开呼吸机,然后调节合适的湿化温度挡位。

10. 按照疾病要求选择好呼吸模式。

11. 选择呼吸机“待机”状态键。

12. 戴面罩并固定。给患者戴好面罩并固定,同时注意头带的松紧度,必要时在面罩受压部位予以减压贴预防压力性损伤,指导患者有效的呼吸技巧,用鼻吸气,嘴呼气。

13. 呼吸管道和面罩连接并立即启动呼吸机送气。无创呼吸机在待机状态下,先戴好面罩,再连接呼吸机管路随即启动呼吸机送气。

14. 观察调整。患者使用呼吸机的 30min 内,应在床边观察,根据患者的耐受情况、血氧饱和度、心率等情况调整参数。

15. 整理用物,进行健康教育。

16. 记录并签字。监测患者的意识、生命体征、血氧饱和度、血气分析以及人机协调性、呼吸机参数和相关监测值(如潮气量)、呼吸机的工作情况、不良反应等,做好相关记录并签字。

17. 撤机。患者在呼吸衰竭改善、临床症状和病情稳定后,可考虑撤机:①逐渐降低压力支持水平。②逐渐减少无创呼吸机治疗时间(对于有二氧化碳潴留者,先减少昼夜通气事件,再减少夜间通气时间)。③联合以上两种方法。

【注意事项】

1. 操作前,在病情允许的情况下,应介绍无创通气治疗的方式及注意事项,有利于提高患者带机依从性。

2. 根据患者的面部情况,选择合适的鼻罩 / 面罩,可以减少漏气,增加患者的舒适度。

3. 集水杯应处于最低位。

4. 避免先开机或在呼吸机送气过程中给患者安置鼻 / 面罩。若先开机,开机后呼吸机空吹,使呼吸机计算的呼吸基线严重飘移。在开机状态下患者带机呼吸时在短时间内呼吸机计算的基线偏移太大,会造成严重不同步,患者不适或无法忍受。

5. 头带固定松紧度适宜(以平放 1~2 指为宜),受压部位应使用减压贴。

6. 初次带机且病情允许的患者应逐渐上调通气压力(推荐使用具有“压力延迟上升功能”的呼吸机),以提高患者舒适性及依从性。

7. 充分湿化,避免湿化不足导致的痰液黏稠而加重病情。

8. 使用输液器进行封闭式湿化时,应保证管路密闭良好,避免漏气。

9. 病情允许的患者应在进餐时及餐后 30min 内暂停无创通气,避免发生误吸。

10. 病情危重不能脱机及误吸风险性高的患者需进行鼻饲营养液。

11. 湿化罐、一次性呼吸机管道、呼吸过滤器每周更换1~2次，若污染或堵塞时应及时更换。

12. 监测无创通气状况，包括人机协调性、潮气量、漏气量、吸气峰值等。

(1)潮气量的评估：根据理想体重指数的目标潮气量8~10ml/kg。有研究报道小潮气量策略更能提高患者舒适度，不影响疗效，小潮气量策略的目标潮气量为5~7ml/kg。

(2)漏气量的评估：①有意漏气，15~30L/min，适宜。②无意漏气，≤10L/min，鼻面罩过紧；≥45L/min(+PCV)适合；>60L/min，漏气量过大。

八、各项参数调节

初始呼吸机参数设置包括：吸气压、呼气压、吸气压力上升时间、压力延迟上升时间、吸氧浓度及后备控制通气频率等。参数设置原则：除急救患者外，压力均从较低水平开始，吸气压与呼气压之差最好不要低于6~8cmH$_2$O，待患者耐受后再逐渐上调直到达到满意的通气和氧合水平，或调至患者可耐受的最高水平。常用参数见表2-3-5。

表2-3-5　无创呼吸机初始参数设置(参考值)

参数	常用值	备注
吸气压	10~20cmH$_2$O	初始6~8cmH$_2$O不超过25cmH$_2$O 肺大疱≤16cmH$_2$O
呼气压	4~6cmH$_2$O	从4cmH$_2$O开始，逐渐上调，通常不超过7cmH$_2$O；ARDS：8~12cmH$_2$O
后备呼吸频率	12~14次/min	应根据患者舒适度、分钟通气量等调节 自主呼吸过快：18~20次/min 自主呼吸过慢：低于安静状态下2~3次/min
吸气时间	0.8~1.2s	在T模式时使用
吸氧浓度	据血气分析和SpO$_2$调整	保证压力值在患者能耐受下的最大压力情况下，维持SaO$_2$>90%的最小氧浓度 氧流量5L/min以上，氧气管连接于鼻/面罩 注意供氧浓度的监测
吸气压力上升时间	呼吸频率与时间 20次/min：0.2~0.4s 25~30次/min：0.1~0.2s >35次/min：0.1s	原则上呼吸越快，吸气压力上升时间越短，具体时间应结合患者主诉进行调节
湿化温度、湿度	32~36℃ 相对湿度100%	根据患者主观感受、痰液黏稠度、呼吸机管道水雾情况调节
压力延迟上升时间	5~15min	对于危重抢救者应关闭

(一) 选择模式

无创呼吸机常用的模式有CPAP、S、T、S/T、PCV。

1. 持续气道正压(CPAP)模式　呼吸机波形见图2-3-19。CPAP模式下，呼吸机在吸气相和呼气相均提供一个相同的压力，整个通气过程由自主呼吸完成，实质是以零压为基线的自主呼吸基线上移一个CPAP压力，有利于打开气道。主要用于阻塞性睡眠呼吸暂停综合征、肺水肿等。该模式不提供吸气压力支持。

2. S模式(spontaneous，自主模式/pressure support，压力支持模式)　呼吸机波形见图2-3-20。

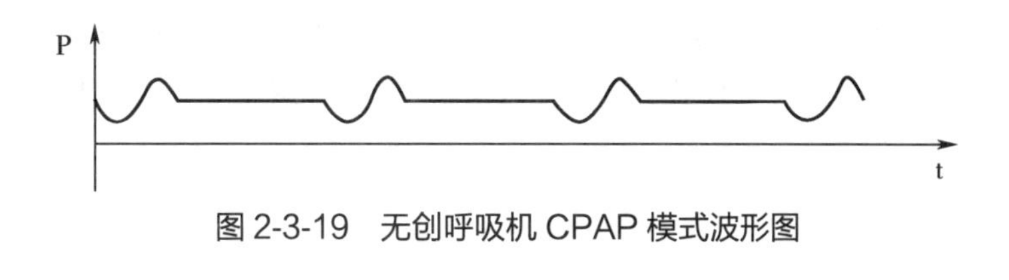

图 2-3-19 无创呼吸机 CPAP 模式波形图

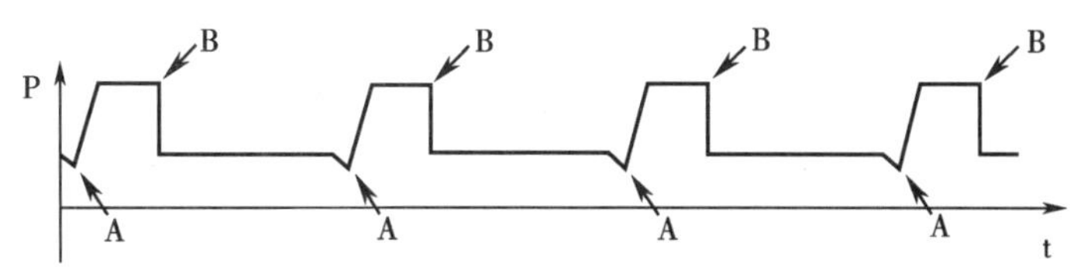

图 2-3-20 无创呼吸机 S 模式波形图

患者有自主呼吸或能自主触发呼吸机送气，呼吸机仅提供 IPAP 和 EPAP，患者自主控制呼吸频率和吸呼比时间，相当于 PSV+PEEP/CPAP，适用于自主呼吸良好的患者。该模式相当于有创的 PS+PEEP 模式，在吸气期提供呼吸支持。但该模式必须在患者自主呼吸较强的情况下，每次呼吸都需要患者触发，当患者无触发，呼吸机则不送气。A 为吸气前压力下降，代表此次呼吸由患者触发送气。B 为吸呼气切换点，为自主切换。

3. T 模式（time，时间模式 /pressure control，压力控制模式） 呼吸机波形见图 2-3-21。患者无自主呼吸或不能自主触发呼吸机送气，呼吸机完全控制患者的呼吸，提供 IPAP、EPAP、BPM、Ti，相当于 PCV-C，主要用于无自主呼吸或自主呼吸弱的患者。时间触发的控制通气，呼吸机完全控制患者的呼吸，适用于患者无自主呼吸或不能自主触发呼吸机。

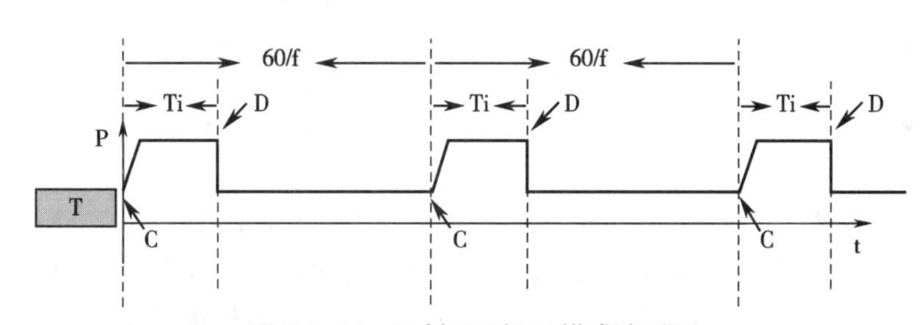

图 2-3-21 无创呼吸机 T 模式波形图

4. S/T 模式 呼吸机波形见图 2-3-22。当患者的呼吸周期小于后备通气频率对应的周期时，为 S 模式；当患者的呼吸周期大于后备通气频率时，为 T 模式。自动切换点：后备通气频率对应的周期如呼吸频率 =10 次 /min，呼吸周期 =60s/10=6s，则呼吸机等待 6s，如患者在 6s 内能触发呼吸机，则为 S 工作模式，相反为 T 模式。相当于 PSV+PEEP/PCV-C。医院用无创呼吸机大部分都具有这个模式，使用最普遍，可用于各种患者。S/T 模式较 S 模式更安全，是临床中最常用的模式。当患者没有自主呼吸或自主呼吸微弱时，将会强制启动 T 模式一次。如图 2-3-22，前面 2 次送气前压力下降（A），代表这两次送气由患者触发，并且吸呼气切换为自主转换（B）。但是后面患者没有触发了，呼吸机则在前一次送气的开始算起，等待至 60/f（若呼吸频率 f 为 12，则呼吸机将会等待 60/12，也就是 5s），如果此时患者还没有触发（也就是 C 点处）呼吸机则强制送一次气，也就是 T 模式，并且此次送气时间为设定的 Ti，吸呼气切换为时间转换（D）。

5. PCV 模式 呼吸机波形见图 2-3-23。PCV 其实相当于有创模式的 P-A/C 模式，原理与 S/T 模式相似，与 S/T 不同的是，它属于控制通气，无论此次呼吸是不是患者触发的送气，呼吸机都控制患者的吸气时间。患者每次呼吸的吸呼气切换都为时间转换。PCV（PC）模式患者的呼吸频率大于后备通气频率对应的周期时，呼吸机除提供 IPAP 和 EPAP 外，还控制患者的吸气时间，但不控制呼气时间；当患者的呼吸频率小于后备通气频率时，为 T 模式，相当于 PCV-A/C，主要用于呼吸频率快、潮气量低、低氧血症的患者。

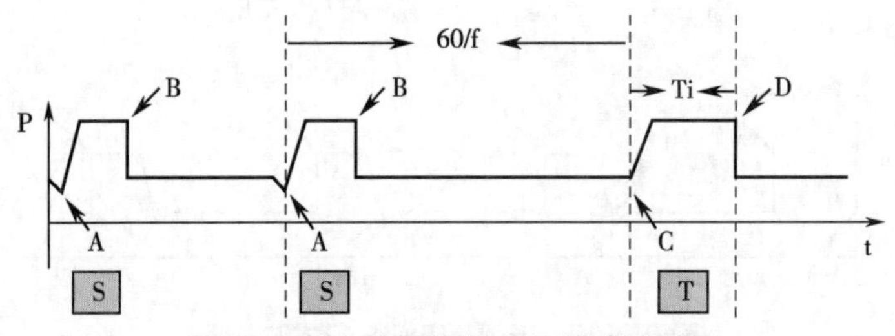

图 2-3-22 无创呼吸机 S/T 模式波形图

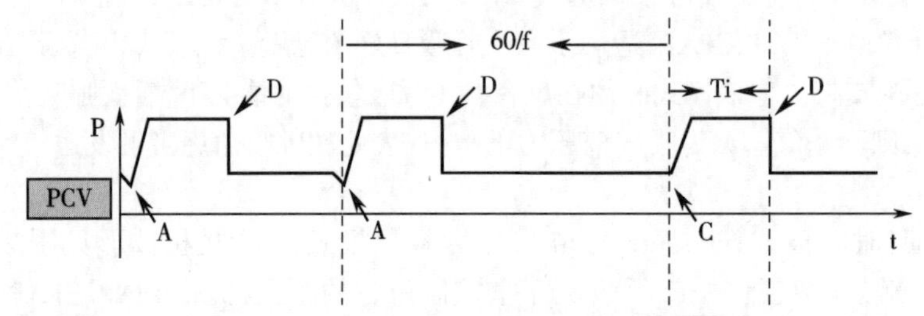

图 2-3-23 无创呼吸机 PCV 模式波形图

6. 目标潮气量控制模式 可设定目标潮气量，呼吸机根据患者气道阻力情况自动调整压力支持水平。新的模式可以保证患者的分钟通气量，不需手动调压，方便临床操作。

另外，在 ICU 广泛使用的大型多功能呼吸机（有创呼吸机）都具有无创通气模式（NIV），也可以行无创通气治疗，需要不漏气面罩和双呼吸回路。它具有完善的监测与报警功能，能提供精确的高浓度氧气吸入，但对漏气补偿能力比较差，呼吸回路（尤其是面罩）漏气容易造成假触发，更容易引起人机不协调，甚至在漏气量较大时导致呼吸机不正常工作。因此，临床选用时需慎重考虑。

总之，无创通气的人机同步性是无创通气治疗成功的关键因素。不同触发和切换延迟大部分是受到呼吸机软硬件，即机器本身性能方面的影响。因此，临床选择无创通气呼吸机时，应看重于有优秀的机械响应性能，有多种触发和切换的运算机制及漏气量跟踪补偿，以保证更佳的同步性能，满足患者的不同需求。

（二）调节参数

无创呼吸机的常用参数和调节把握“从低到高、逐步调节，患者耐受”的原则。常用的参数：吸气相气道正压（IPAP）、呼气相气道正压（EPAP）、压力上升时间（rise time）、吸气时间（Ti）、后备呼吸频率（f，亦称 BPM、RR）、氧浓度（FiO_2），另有压力延迟上升时间，但不常用。

1. 吸气相气道正压（IPAP） 代表呼吸机在患者的吸气相时输出的压力，是指患者吸气触发或呼吸机触发后输送的高压相压力。作用：IPAP 值设置越高，表示呼吸机输出的支持越大，呼吸机帮助完成的呼吸功越高，患者需要自主完成的呼吸功减少；利于提高通气量水平，降低二氧化碳分压，尤其是压力支持（PS）值越高（PS=IPAP-EPAP），对患者的支持越大，潮气量越高，帮助提高氧分压以及降低二氧化碳分压。

IPAP 调节原则：常用范围 4~40cmH_2O，初始设置通常为 IPAP 8~12cmH_2O（CPAP 模式，可从 4cmH_2O 开始）2~6min 增加 1 次，以 0.5 为增量在 4~40cmH_2O 之间增加或减小 IPAP，启用 Flex 功能时，最大值不宜超过 25cmH_2O，避免引起胃胀气，获得更好的人机协调性。

2. 呼气相气道正压（EPAP）　是指切换进入呼气状态后，呼吸机在呼气相维持输送的低相压力，相当于有创呼吸机 PEEP。作用：可增加功能残气量、增加氧合，扩张陷闭肺泡、改善 V/Q 失调，对抗 PEEPi（内源性 PEEP）、降低呼吸功；更高的 EPAP 压力可使呼气口产生更多的流量，有助于排出回路中的二氧化碳，进而防止重复吸入的潜在危险。

EPAP 的调节原则：一般从 4cmH_2O 开始调起，常用范围为 4~25cmH_2O，一般 EPAP 达 4cmH_2O 即可有效清除面罩和管路中的二氧化碳。EPAP 越高，呼气相时对面罩和管路中的二氧化碳清除越干净，重复呼吸越少。

3. 双水平无创呼吸机的正压支持（PS）　此值在无创呼吸机上不是直接设置，而是为吸气压（IPAP）和呼气压（EPAP）之差（即 PS=IPAP−EPAP）。PS 值越大，潮气量越大，反之亦然，这是影响潮气量的最主要因素。PS 值影响潮气量，EPAP 主要影响氧合。如果是不同压力的双水平模式，一般要求 PS 值要 ≥ 5cmH_2O，如果是为更好改善二氧化碳潴留，一般建议 PS ≥ 10cmH_2O 为佳。

4. 呼吸频率（RR、BPM、f）　在 T 模式下，呼吸机设定的呼吸频率就是患者的实际呼吸频率，一般设置为 12~20 次 /min。在 S/T 模式下，设定的呼吸频率为后备频率，一般设置 10~20 次 /min，也就是说，如果设置的呼吸周期内，患者有呼吸，则此设置值不起作用（或称为后备作用），如果设置的呼吸周期内，患者无呼吸或呼吸不能触发呼吸送气，则此设置值起作用。呼吸频率设置过低无法保证最低通气需求，设置过高可能会干预患者自主呼吸。

5. 吸气时间（Ti）　呼吸机设置的 Ti 是在 T 模式时控制患者的吸气时间，在 S 模式时不起作用，而是由患者的自主吸气时间决定。呼吸机的吸气时间一般设置 0.8~1.2s，特殊情况下，根据病情需要而相应调整。也就是说，具体要看病情和使用呼吸机的目的，如果是为了降低二氧化碳浓度，设置的吸气时间就要短一点；如果是为了改善缺氧，那么就要设置长一点。吸气时间越长，压力平台维持时间也越长，充气时间越长，潮气量也就越大，这是影响潮气量（通气量）大小的第二重要因素。

6. 吸氧浓度（FiO_2）　对于内置供氧模块的无创呼吸机，可直接进行调节，调节范围 21%~100%。对于没有内置供氧模块的无创呼吸机，则需要将低压氧气外接在面罩、呼吸机管路或呼吸机送气出口，而此时实际的吸氧浓度则难以估算，不同的连接方式供氧、氧流量大小、患者的呼吸形式等均会影响实际 FiO_2。但无论是哪种呼吸机，临床使用时都推荐依据血氧饱和度和血气分析来进行调节。

以能维持氧饱和度 >90% 的最低氧流量，一般要求氧流量不小于 5L/min，以利于氧气更顺利进入管路中。不同的连接方式供氧、氧流量大小、患者的呼吸形式等均会影响实际 FiO_2。慢阻肺合并慢性Ⅱ型呼吸衰竭的患者，不建议将氧浓度调太大，一般要求治疗后 1~2h 进行效果评价，改善的依据主要参考临床表现和血气分析标准。①临床表现：气促改善、辅助呼吸肌肉动用减轻、反常呼吸消失、血氧饱和度增加、心率改善。②血气分析标准：重点为 pH、PCO_2、PO_2 是否改善。

7. 压力上升时间（rise time）　是指触发吸气后压力达到目标压力（即 IPAP）的速度，其目的是提高舒适度、减少呼吸做功。压力上升时间一般设置 2~3 挡（或 0.05~0.3s），上升太快，患者会感觉气流大；上升太慢，会增加患者吸气做功。

压力延迟上升时间：与“压力上升时间”不同，“压力延迟上升时间”是通过逐渐增加设置间隔期间从辅助治疗到设置压力的吸气和呼气压力（IPAP 和 EPAP/CPAP）有助于患者适应通气。一般设置 5~30min，呼吸机逐渐增加至目标压力，有助于降低患者初始带机时的恐惧及不耐受状况，但不适合在严重呼吸困难或抢救患者时应用。

九、仪器参数报警及处理

无创呼吸机常见参数报警及处理见表 2-3-6。

表 2-3-6　无创呼吸机常见参数报警及处理

报警信号	常见原因	处理
压力管脱落	压力管脱落或漏气	检查压力管
低氧流量报警	氧气供应压力不足	检查氧气供应
呼吸机故障报警	电源或系统故障，机器不能运行	1. 立即将呼吸机与患者脱开，以别的方式保证通气 2. 检查电源或请求维修呼吸机
高压报警	1. 报警设定不适宜 2. 患者在吸气时咳嗽 3. 压力管堵塞或折叠	1. 调整高压设定 2. 观察咳嗽、咳痰情况
低压报警	1. 连接脱落或大量漏气 2. 报警设置不正确	1. 检查呼吸机管路的密闭性 2. 重新评估低压报警设置
低每分通气量	1. 连接脱落或大量漏气 2. 报警设置不正确	1. 检查回路与连接 2. 重新评估患者并调整报警设置

十、仪器设备使用相关并发症

无创呼吸机常见并发症的原因及处理见表 2-3-7。

表 2-3-7　无创呼吸机常见并发症的原因及处理

常见问题	可能的原因	处理
鼻面部压力性损伤	1. 鼻面罩固定带过紧 2. 长时间受压	1. 调整固定带，可放进 1~2 指为宜 2. 使用硅胶或气垫面罩、鼻塞介质 3. 鼻面部受压部分事前贴水胶体或泡沫敷贴以预防压力性损伤
口鼻咽干燥	1. 湿化不良 2. 漏气量大	1. 保证无创呼吸机管道的密闭性，避免过多漏气，导致湿化不良 2. 根据病情增加饮水量 3. 增加湿化、雾化 4. 增加环境湿度 5. 避免或减少张口呼吸
胃肠胀气	1. 气道压力高（$>25cmH_2O$ 时，有可能超过食管贲门的压力） 2. 张口呼吸，反复咽气 3. 肠道蠕动能力减弱	1. 适当降低吸气压 2. 使用鼻罩，闭口呼吸，必要时行胃肠减压、肛管排气 3. 使用胃肠道动力药
人机对抗	1. 患者过度紧张 2. 模式或参数设置不合理 3. 漏气过大 4. 机器故障	1. 有效的心理护理 2. 正确设置模式和参数 3. 合理漏气 4. 维修呼吸机
呼吸困难不改善或加重	1. 过度紧张恐惧 2. 参数设置不合适，如 EPAP 过高，影响血流动力学、支持压力不足、氧浓度过低 3. 连接错误 4. 可能存在未发现的禁忌证	1. 指导呼吸技巧，过度焦虑的患者，少量使用镇静剂 2. 正确设置模式和参数 3. 检查所有连接 4. 除禁忌证，如未经引流的气胸

续表

常见问题	可能的原因	处理
潮气量过低	1. 自主呼吸努力不够,IPAP与EPAP的压差(PS)不够 2. 管道漏气 3. 患者肺顺应性太差 4. 过滤器阻塞、潮湿	1. 加PS值>6~8cmH$_2$O 2. 密闭管道,因管道使用时间过长导致的漏气需要更换管道 3. 调整模式PCV 4. 更换过滤器
CO_2潴留改善不理想	1. 压力支持过低,潮气量过小 2. EPAP过小 3. 漏气量不够 4. 分泌物过多 5. 氧浓度过高 6. 呼吸抑制	1. 加大PS 2. 适当提高EPAP并保持足够的PS 3. 适当增大漏气量,打开鼻罩的所有开口或适当松动鼻罩 4. IPAP≤15cmH$_2$O时,使用PEV排气阀 5. 适时吸痰 6. 合理调节给氧浓度 7. 必要时加用呼吸兴奋剂

十一、日常维护与管理

(一) 呼吸机消毒的原则

严格对呼吸机的消毒,能有效减少和避免交叉感染。呼吸机的消毒应先彻底清洗,如面罩、管道和加温湿化器等,可先用清洗剂冲洗,将其中的分泌物、痰痂、血渍和其他残留物彻底清除,然后消毒,消毒后经蒸馏水冲洗,晾干备用。整个消毒处理过程中要避免物品的再次污染。消毒时各种连接部件应脱开,以达到充分消毒的目的,以化学消毒剂消毒后的呼吸机管路应用蒸馏水清洗,建议不用自来水,以免造成不必要的污染。

(二) 呼吸机各部件的消毒方法

无创呼吸机的消毒主要指对呼吸机的面罩及管路和湿化器进行消毒。

1. 头带　头带不需要消毒和灭菌,但应及时清洗消毒,使用后的头带应用0.1%含氯消毒剂、中性清洁剂清洗消毒;使用过程如有污染,立即更换,清洗消毒。在另一个患者使用之前,彻底清洗头带是可以接受的方法。

2. 呼吸机表面　呼吸机表面并不需要特别消毒,只需每天用纱布蘸清水擦洗一次。如果表面有污染物,或患者使用完无创呼吸机后可以用75%乙醇擦拭。但是要注意,部分呼吸机屏幕是不可以用乙醇擦拭的,需要注意看本机说明书。擦拭过程要注意,不要让液体进入呼吸机内部。若是明显耐药菌暴发流行或特殊传染病患者使用呼吸机时,要用1%含氯消毒剂消毒。

3. 无创呼吸机管路　呼吸机外置管路及附件应达到一人一用一消毒或灭菌。管路消毒为无创呼吸机消毒中最为关键的一步,它分为一般患者和特殊传染病患者使用的管道消毒。对于一般患者使用的呼吸机管道,消毒前应将呼吸机管道各个接口处拆开,确保每个管道都有水流冲洗,以便将其中的分泌物、痰痂、血渍和其他残留物彻底清除,同时应避免混淆,防止管道不配套。清洗后将管道完全浸泡于2%戊二醛溶液内30min,然后戴消毒手套将管道取出,用流动蒸馏水将残余消毒液冲净,用力甩出回路管中的水,悬挂回路管道,使水滴干透,以防潮气进入主机,最后晾干备用。若是特殊传染病,如结核分枝杆菌、人类免疫缺陷病毒、MRSA、MRSE等耐药菌群感染等患者使用后的呼吸机管道应单独清洗消毒。在分离各个接口时,要注意戴好手套,同时浸泡时间要大于1h。如果是硅胶质地管道,还要送供应室进行高压灭菌。

4. 无创呼吸机面罩　推荐单一患者面罩,以减少交叉感染,面罩损耗及消毒剂对患者的刺激。正在使用的面罩应每日用75%乙醇消毒擦拭后再用生理盐水纱布擦拭一次。使用后,将面罩的各个部件,包括所有孔穴和裂缝使用软毛刷清洗 1min，漂洗 2 次。将清洗后的面罩浸泡在 2% 戊二醛溶液中漂洗，然后晾干。注意不要暴露在阳光直射下，否则会快速氧化，老化变硬。注意，特殊感染患者使用后的面罩还应送供应室行等离子灭菌。

5. 湿化罐　无创呼吸机使用过程中，湿化罐里的液体应每日更换，以减少细菌繁殖。应使用灭菌注射用水更换，不能用生理盐水或其他液体代替，以免液体中的结晶物沉淀而损害蒸发器，影响湿化效果。湿化罐的消毒可以用 2% 戊二醛溶液浸泡 30min，可杀灭真菌、病毒、结核和芽孢。消毒好后用灭菌注射用水彻底清洗，以免对患者造成损害。注意，特殊感染患者使用过的湿化罐应送消毒供应室行等离子灭菌。

（三）呼吸机的维护

维护保养工作是及时消除呼吸机隐患、避免损坏，确保呼吸机处于正常工作状态或完好的备用状态，提高抢救成功率，同时延长呼吸机使用寿命，提高经济效益必不可少的重要环节。保养工作主要根据呼吸机的性能及附件使用寿命的要求，定期清洗，消毒管道，更换消耗品，检测主机功能等。由于呼吸机种类繁多，结构复杂，各自的性能及保养要求不同，加之呼吸机的价格昂贵，故应该由接受过专门训练的人员负责进行管理。

1. 日常维护　长期使用呼吸机时，通常是每日清洁呼吸机表面一次；使用后拆卸消毒全部管路、湿化罐，并更换管路备用。在更换管路后，要进行登记备案。同时，呼吸机空气过滤网须每周清洗，以防灰尘堆积，影响机器进气而造成内部过热，从而使呼吸机损坏。

2. 定期检查更换消耗品　定期由工程师进行保养及检修，并将每一次更换消耗品名称及时间进行详细登记，建立档案。

3. 呼吸机检测综合检查呼吸机功能　漏气检测，检查呼吸机的气路系统，各管道、湿化罐接口有无漏气。定期对呼吸机的压力、流量，漏气补偿等功能进行测试，如有偏差，需校正。测试和校正由厂家工程师进行。

4. 呼吸机的存放　经过以上消毒、装机、检测、校正后的呼吸机已处于完好的备用状态，放置在清洁、整齐、通风的房间内，随时准备应用于临床。

（四）呼吸机管理原则

呼吸机的保养与维护是指通过专职人员负责对呼吸机各部分进行清洁、消毒、调试和校正，排除故障，以确保呼吸机正常运转，及时发现问题，有效解决问题，延长其使用寿命。目前，国内一般由临床护士(师)和技术人员承担专职人员的职责。但有些医院已采用“工程师负责制”下的“专管共用”制度，或由呼吸治疗师负责建立中心仪器室集中管理呼吸机。如果设立专人管理，专人使用，就要对操作呼吸机的人员加强专业培训，考核合格者才能单独操作仪器。专业管理人员应具备以下素质：

1. 熟悉呼吸机的结构、性能，尤其是对于各零部件，如面罩、管路的拆卸、安装方法和要求应详细掌握。

2. 建立方便的维修联系方式，可将维修公司或厂家的联系方式如电话号码抄写在呼吸机上，以便其他人发现问题时能及时联系、维修。

3. 详细了解呼吸机的消毒要求，妥善保管呼吸机，保证呼吸机各部件消毒后能备用。

（周建辉）

第四节　高流量湿化氧疗装置

一、基本简介

高流量湿化氧疗装置（high-flow nasal cannula，HFNC）是一种集内置气流发生器、呼吸湿化器一体的高流量呼吸湿化装置。此设备通过内置加温加湿器可以输送 31~37℃，44mgH_2O/L（100% 相对湿度）温湿度，流量 2~70L/min，浓度为 21%~100% 的高流量氧气。该装置有内置一体式氧浓度监测，给临床精准氧疗提供了治疗新方案。该装置适用于有自主呼吸的患者，通过提供高流量、精准氧浓度、加温湿化的气体进行有效呼吸治疗。

二、发展历史

人类开始氧气治疗的历史可回溯到 18 世纪后叶。1798 年，著名医生 Beddoes 在英格兰 Clifon 创办了肺病研究所，并开始氧疗。1885 年 6 月，美国宾夕法尼亚州的约克郡给急性肺炎患者进行吸氧治疗，现如今的多种吸氧器具和设施大多数是在这个年代发明的，如鼻导管吸氧、面罩吸氧、氧帐式吸氧等方式。第一次世界大战期间，霍尔丹用氧疗成功地治疗了氯气中毒，引起医疗界轰动，氧疗被确立为一种疗法。1924 年，霍尔丹给受伤士兵吸氧，战伤的死亡率大大降低，使人们对氧疗更加重视。1922 年，贝拉克第一个系统地运用氧气在临床上救治细菌性肺炎患者，并对前人发明的氧帐进行了改造。1958 年，贝拉克发明了适合于运动时携带的便携式氧气瓶，以便运动时吸氧。自 20 世纪 70 年代开始，氧疗渐渐进入家庭。20 世纪 80 年代初期，由于世界制氧技术的革命性突破——分子筛制氧机的研制成功以及制造技术的不断提高，家庭氧疗开始成为许多疾病出院康复期患者的一种重要治疗手段和预防病情急性发作的生命保障手段。之后，随着医学研究的不断深入、制氧技术的不断发展，氧疗慢慢成为医院的重要常规治疗手段。

20 世纪初，开始应用橡胶制作的鼻导管进行氧疗，后来又逐渐发明普通面罩、储氧面罩、文丘里面罩进行氧疗。氧疗装置又分为低流量给氧装置、高流量给氧装置和储存式给氧装置。低流量给氧装置包括鼻塞导管、鼻咽导管和经气管吸氧；储存式给氧装置包括普通面罩和储氧面罩；高流量给氧装置包括文丘里面罩、高流量湿化氧疗装置。

1987 年，美国研发了最高流量可达 20L/min 的氧疗加温湿化装置，并将其应用于非囊性肺纤维化患者。近 10 年来，高流量湿化氧疗进入快速发展和临床广泛应用阶段，国际主流高流量湿化氧疗装置都是采用无创呼吸机的工作原理：用空氧混合器进行空氧混合，吸入氧浓度（FiO_2）为 21%~100%，应用涡轮提供高流量的气体，采用呼吸机应用的加温加湿器和管路加热导丝对吸入气体进行全程加温加湿，并通过近患者端实时监测温度和氧浓度进行动态调控。另外，部分呼吸机厂家在有创和无创呼吸机上设置了高流量湿化氧疗功能，进一步拓展了呼吸机的临床适用范围。

三、基本分类

高流量湿化氧疗装置按功能分为：

1. 单一功能高流量湿化氧疗装置　仅做高流量湿化氧疗，适用于有自主呼吸患者，有鼻塞接头和气管插管 / 气管切开接头两种选择。

2. 带高流量湿化氧疗功能的呼吸机　既可以用作高流量湿化氧疗，也可以用作有创或无创呼吸机使用。患者使用此类呼吸机，从氧疗到无创或有创辅助通气治疗，无须更换仪器及呼吸管路等设备，只需在仪器上设置呼吸模式即可。

四、工作原理

高流量湿化氧疗装置是集湿化 / 涡轮风机系统于一体的仪器，可提供接近人体需要的温暖湿化且满足患者流量需求的空气或空氧混合气体；用于有创或无创患者。

高流量湿化氧疗装置输出的流量高于患者的最大吸气流量，以满足所有吸入气量的需要（气体流速 ≥ 患者吸气峰流速）；最大吸气流量一般相当于分钟通气量的 4~6 倍；高流量提供的氧混合气体在输出时已经按需要的浓度进行稀释，吸入氧浓度不随患者呼吸状态改变，氧浓度可控。高流量湿化氧疗装置的湿化系统，能够提供最佳湿化（37℃，44mgH_2O/L，100% 相对湿度）。这种调节使经鼻高流量呼吸治疗成为可能,最佳湿度与鼻塞导管相结合以确保舒适地输送高流量呼吸气体。

高流量湿化氧疗装置的工作机制如下:

1. 生理死腔冲刷效应　高流量湿化氧疗装置为患者提供恒定的、可调节的高流速气体,冲刷患者呼气末残留的解剖无效腔的气体,可减少下一次吸气时吸入的二氧化碳的含量,清除上呼吸道的呼出空气,减少高 CO_2 和低 O_2 的重复吸入。

2. 呼气末正压效应　高流量湿化氧疗装置通过输送高流速气体,维持一定水平的呼气末正压,有利于患者呼气末肺泡复张和血气交换。

3. 维持黏液纤毛清除系统功能　最佳湿度确保舒适地输送高流量氧气更符合人体生理情况下呼吸道的气体温度及湿度,而使得黏液纤毛清理功能处于最佳状态。

4. 降低患者上气道阻力和呼吸功　高流量湿化氧疗装置能够提供满足患者吸气的高流量气体,使患者吸气时不需要费力吸气,降低吸气阻力,减少患者的呼吸功。

五、临床适应证和禁忌证

(一) 适应证

轻、中度Ⅰ型呼吸衰竭($100mmHg \leqslant PaO_2/FiO_2 < 300mmHg$);轻度呼吸窘迫(呼吸频率>24 次 /min);轻度通气功能障碍($pH \geqslant 7.3$);对传统氧疗或无创正压通气不耐受或有禁忌证者。

(二) 禁忌证

1. 相对禁忌证　重度Ⅰ型呼吸衰竭($PaO_2/FiO_2 < 100mmHg$);通气功能障碍($pH < 7.30$);矛盾呼吸;气道保护能力差,有误吸高危风险;血流动力学不稳定,需要应用血管活性药物;面部或上呼吸道手术不能佩戴 HFNC 者;鼻腔严重堵塞;高流量湿化氧疗不耐受。

2. 绝对禁忌证　心搏骤停,需紧急气管插管有创机械通气;自主呼吸微弱、昏迷;极重度Ⅰ型呼吸衰竭($PaO_2/FiO_2 < 60mmHg$);通气功能障碍($pH < 7.25$)。

六、基本结构及配套部件

高流量湿化氧疗装置主要包括高流量湿化氧疗装置主机、高流量鼻塞以及呼吸管和水罐套件,见图 2-3-24。

1. 高流量湿化氧疗主机　包括空氧混合装置和湿化治疗仪。空氧混合装置一体化流量调节,范围 2~70L/min,实时氧浓度监测,无氧电池消耗,氧浓度范围 21%~100%;湿化治疗仪一体化加温加湿,温度控制范围 31℃、34℃、37℃,湿度输出范围 34~44mgH_2O/L。

2. 高流量鼻塞　大中小三种尺寸硅胶鼻塞,高流量鼻塞的尖端呈斜面型的出口,质地柔软,用一个具有弹性可调节的过耳头带,可固定于患者面部。

3. 呼吸管和水罐套件　螺旋加热丝管路加强了加热效率,改善了在不同环境中对冷凝水的控制,内置的螺旋加热丝无须集水杯,增加了系统的密闭性,减少了无效死腔,保证最后提供给患者的气体达到最佳条件。管路特有的卡位设计可以保证正确的连接方式。湿化罐所独特的双浮子结构可以维持恒定的水位及可变容积,实现自动加水。

七、基本使用程序

【评估】

1. 患者准备　评估患者病情、意识,对清醒患者详细解释使用目的、意义及注意事项,取得患者的配合。

2. 环境准备　温适宜,光线充足,环境安静,远离火源及热源。

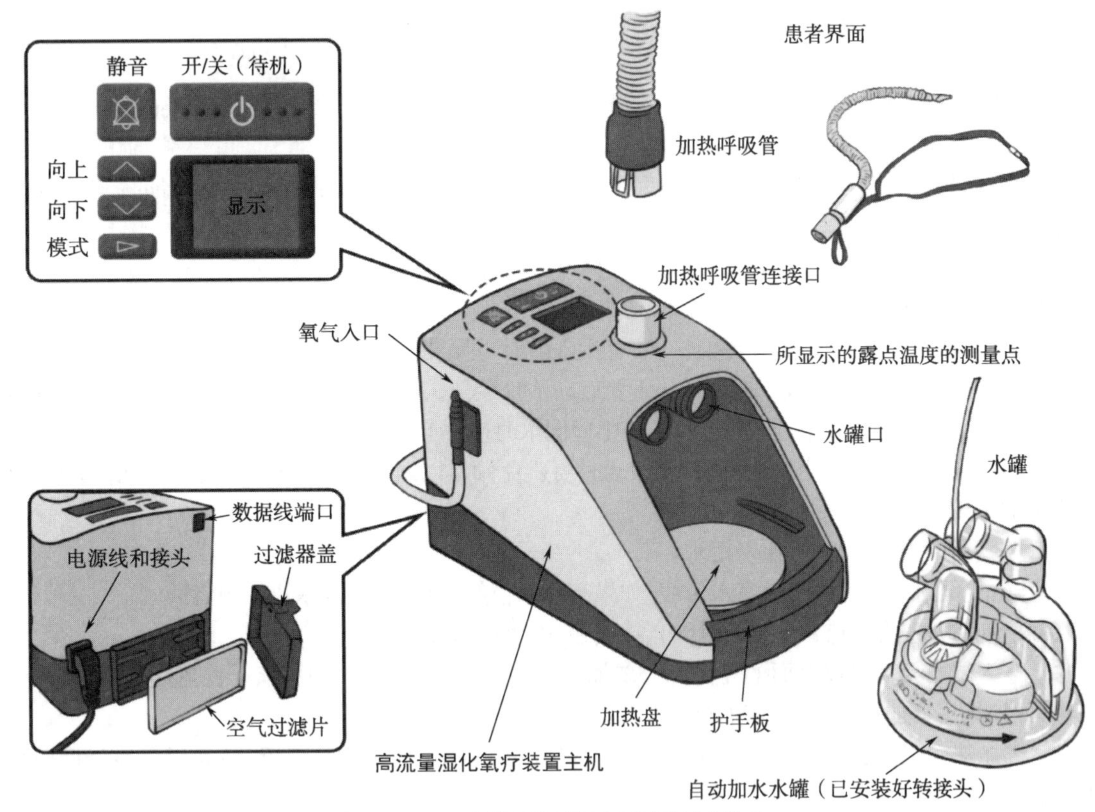

图 2-3-24　高流量湿化氧疗装置基本结构

3. 用物准备　高流量湿化氧疗主机、中心供氧装置、灭菌注射用水、电源，棉签，弯盘，手电筒，固定胶带；根据患者病情选择接头。

4. 护士准备　操作前穿戴整齐，洗手，戴口罩。

【操作流程】

1. 携用物至床旁，核对床号、姓名，解释。

2. 连接仪器电源，连接氧源。

3. 将患者取舒适卧位，平卧位或半卧位。

4. 打开主开关。

5. 检查患者鼻腔，用生理盐水棉球湿润患者鼻腔。如为气管切开患者，做好气管切开护理，更换气管切开处敷料。

6. 正确安装单回路呼吸管路。连接水袋：湿化罐专用输液器连接灭菌注射用水自动加水至湿化罐警戒线，设定湿化及加温挡位。检查呼吸管路连接是否完好，检查湿化罐水位是否在最高水位线以下，检查仪器消毒状态。

7. 根据患者病情调节合适参数，设置各项报警参数。

8. 连接患者。

9. 使用过程中严密观察患者血氧饱和度及监测血气分析，及时调节合适参数。

10. 停用高流量湿化氧疗装置，取下患者鼻塞导管或气管导管接头，将仪器调至待机状态。

11. 清洁患者鼻腔。

12. 整理床单位，清理用物。

13. 记录和停止使用时间。

14. 高流量湿化氧疗装置清洁、消毒、整理物品。

【注意事项】

1. 选择合适型号的鼻塞，建议选取小于鼻孔内径 50% 的鼻导管。妥善固定，必要时用自黏性泡沫敷料保护受压部位，防止医源性皮损的发生。

2. 使用鼻导管的患者，鼓励患者经鼻呼吸，以延长呼吸周期，更好地维持压力，患者的张口程度会影响压力的维持效果。

3. 使用过程中，密切观察患者生命体征及呼吸状况，监测动脉血气。

4. 注意呼吸管路不要牵拉到鼻导管。

5. 单回路管道及湿化罐每 7d 更换一次，有污染随时更换，防止院内感染及交叉感染。

6. 为避免烫伤，在湿化罐未安装好前，不要启动治疗装置；在使用过程中不要触摸加热板、水罐或水罐底座；使用时，湿化罐中的水会很烫，取下湿化罐倒水时应小心。

7. 为避免触电，如果治疗仪上有水罐，搬动时要避免倾斜以防水流入机壳内，搬运治疗装置前，请将湿化罐中的水倒尽。

8. 湿化用水一定是用灭菌注射用水。

9. 避免湿化罐水位线高出最高水位线，如果高出水位线，可能会导致水进入患者的气道。

10. 避免呼吸管路与患者皮肤长时间直接接触，以免患者烫伤。

11. 避免在呼吸管路或界面的任何部分增加高于室温的额外温度，如用毯子盖住，或通过红外线辐射加热，或加热头下加热，或保温箱加热。

12. 将加热呼吸管路置于远离任何电子监控导线（EEG、ECG、EMG）位置，最大程度地降低监控信号干扰。

13. 应确保在连接氧气前打开治疗仪，关闭仪器前，必须先关闭氧气，以免氧气在仪器内积聚。

14. 治疗装置应平稳放置在患者头部高度以下，这可以使冷凝水流向水罐，而不会流向患者。

15. 及时倾倒加热呼吸管路中积聚的冷凝水，倾倒时注意将患者界面从加热呼吸管路上断开，将患者一端的呼吸管抬高，使冷凝水流回水罐。

八、各项参数调节

1. 目标露点温度　可以为高流量湿化氧疗装置设定三种目标露点温度：37℃、34℃（如果 37℃时顺应性有问题）、31℃（仅限于面罩）。

2. 目标流量　根据患者病情设置流量在 10~60L/min，每次增加 1L/min 和 5L/min。

3. 氧浓度　根据患者病情，调节氧浓度。先调节氧源的氧流量，直到屏幕上显示所需的氧浓度。

九、参数报警及处理

高流量湿化氧疗装置常见参数报警及处理，具体见表 2-3-8。

表 2-3-8　高流量湿化氧疗装置常见参数报警及处理

参数报警	报警原因	影响输送	处理
故障	内部故障，自动关机	氧气、湿度	1. 关闭仪器，然后重新启动 2. 如故障未解决，记下故障代号并联系工程师
检查泄漏	1. 仪器在系统中侦测到泄漏情形 2. 鼻塞导管脱落 3. 加湿器被取下或没有安装到位	氧气、湿度	1. 检查加热呼吸管，确保其完好且安装正确 2. 检查鼻部呼吸界面完好且安装正确 3. 检查过滤器已安装且安装正确

续表

参数报警	报警原因	影响输送	处理
检查堵塞	1. 仪器在系统中侦测到堵塞情形 2. 连接管路有打折的情形或鼻塞导管佩戴不正确 3. 患者鼻腔分泌物结痂、堵塞或气道梗阻	氧气、湿度	1. 检查各连接管路是否通畅 2. 检查鼻塞导管是否正确佩戴 3. 查看患者鼻腔是否分泌物过多或有结痂，及时清理 4. 通知医生检查评估气道情况
无法达到目标流量	仪器无法达到目标流量设定	氧气	1. 检查加热呼吸管或患者呼吸界面是否出现堵塞 2. 检查目标流量设定是否过高 3. 仪器将选择适当的新目标设定，并提示操作者要求确认 4. 更改流量设定，依据需要调整氧气源的氧气量
检查水位	加湿器中的水位线未达到最低水位线	湿度	1. 向加湿器中注入灭菌注射用水，不超过最高水位线 2. 如果加湿器中的水用尽，加湿器中的浮标可能被损坏。更换加湿器，仪器进入预热模式并回到正常的工作状态 3. 为确保持续的湿化效果，要确保加湿器中水位始终不低于最低水位线
无法达到目标温度	1. 在适宜温度下，长期使用设备导致机器内部温度过高 2. 在消毒过程中，温差太大无法达到目标温度	湿度	暂停使用，并更换设备
检查工作状态	仪器正处于不适合的环境条件中运作	湿度	1. 调节适宜的室内温度 10~30℃ 2. 环境条件的突然变更，可能会引起设备报警。处理：让仪器运转 30min，关闭仪器然后重新启动
电源断开	已断开仪器的主电源，无视觉警报，声音警报持续响 120s	氧气、湿度	检查电源

十、仪器设备使用相关并发症

1. 鼻腔黏膜受压　防止鼻腔黏膜受压，选用合适型号的鼻塞。

2. 肺损伤　防止高速气流对肺的损伤，调节合适的流速。

3. 氧中毒　为肺实质的改变，表现为胸骨下疼痛、灼热感等，继而会出现呼吸加速、恶心呕吐、烦躁以及断续性干咳。预防方法就是谨遵医嘱，避免在不必要的情况下进行长时间、高浓度持续性的氧疗。

4. 肺不张　一般正常健康的肺泡内都会有气体，当患者在不必要的情况下吸入高浓度氧气后，肺泡内的氮气会被大量置换，氮气被大量置换就会发生支气管阻塞。一旦有支气管阻塞，其所属肺泡内的氧气就会被肺循环血液迅速吸收，从而引起吸入性肺不张，表现为烦躁、呼吸急速、心跳加速、血压持续升高，可能会出现呼吸困难、发绀、昏迷等。预防措施是嘱患者多做深呼吸，防止分泌物阻塞气道。

5. 呼吸抑制　见于Ⅱ型呼吸衰竭患者。二氧化碳分压长期处于高水平，呼吸中枢已经失去了对二氧化碳的敏感性，所以在治疗时，呼吸的调节主要是依靠缺氧对外周化学感受器的刺激来维持。如果在这个时候给予患者吸入高浓度的氧气，就会解除缺氧对于呼吸的刺激作用，使呼吸中枢抑制加重，甚至会导致呼吸停止。所以对Ⅱ型呼吸衰竭的患者给予低浓度、低流量持续给氧（氧流量为 1~2L/min），就可以维持正常的呼吸，达到氧疗的效果。

十一、日常维护与管理

(一) 高流量湿化氧疗装置的维护要求

1. “五防” 防热、防蚀、防潮、防尘、防震。

2. “四定一专” 定点放置、定时清点、定期检查维修、定量供应、专人管理。

3. “三及时” 及时检查、及时消毒、及时补充。

4. 高流量湿化氧疗装置应处于完好备用状态，在清洁之前需断开仪器的电源线。

(二) 高流量湿化氧疗装置的清洁和消毒

1. 清洁

⑴出口弯头：将清洁海绵棒浸入温和洗涤剂加温水的溶液中浸湿，将海绵棒伸进出口处，彻底旋转出口弯头，反复清洗，直至确保去除所有的污染物。

⑵仪器外表面：将乙醇溶液倒在干净、不起毛的一次性布上擦拭仪器的外表面，待其自然风干。如果仪器外表面上有肉眼可见的污渍(血液、黏液等)，用布蘸有温和洗涤剂加温水的溶液，清洁外表面，用干净、不起毛的一次性布去除所有残留物，然后再使用布完成清洁工作。

2. 高水平消毒 将加热呼吸管路连接端口处的出口弯头加热至最低87℃，并持续至少30min，即可达到高水平消毒。将仪器配套的消毒管和消毒过滤器按说明连接在仪器上，接上电源，开机，开始消毒程序(注意：启用消毒程序前，一定断开治疗装置的所有氧源)，整个消毒程序持续55min，结束后，关闭电源，记录消毒日期。使用清洁罩封闭仪器，放置固定位置。

(田 丹)

第五节 呼吸球囊

一、基本简介

呼吸球囊又叫简易人工呼吸器、复苏囊，是一种人工呼吸辅助装置，用来给无呼吸或呼吸不正常的患者提供正压通气，由一个面罩及一个与之相连的球囊组成。如果球囊是自膨式，球囊面罩装置在有无氧气供应时均可使用。如果没有接到氧气，它从室内空气提供了约21%的氧气。一些球囊面罩还包括一个单向阀门，阀门的类型因设备不同而不同。面罩有多种尺寸，常见尺寸是婴儿(小)、儿童(中等)和成人(大)。面罩应该遮住鼻子和嘴，但不应压住眼睛，面罩包含可提供气密的杯状垫。如果达不到气密封闭，通气将无效。呼吸球囊主要用于患者转运和现场急救中，可以取代人工呼吸，减轻施救者的疲劳，更可避免医务人员与患者之间的交叉感染，尤其是病情危急，来不及气管插管时，可利用加压面罩直接给氧，使患者得到充分氧气供应，改善组织缺氧状态，避免低氧血症。亦能用于实施麻醉。在磁共振或CT扫描检查中，可采用呼吸球囊给患者进行通气。

二、基本分类

呼吸球囊根据充气方式分为气流充气式气囊和自动式气囊。根据容量大小分为大号1 500ml、中号550ml、小号280ml。根据型号不同分为成人型、儿童型和婴儿型。美国呼吸球囊的标准要求：成人型号的呼吸球囊应能输出≥600ml的潮气量，新生儿型通常应能输出20~50ml的潮气量。根据是否可复用分为一次性使用的不可拆卸简易呼吸器(仅供单一患者使用，不能拆卸清洗)、复用的可拆卸简易呼吸器(可拆卸清洗)。目前常用一次性呼吸球囊，因为其可避免因反复处理和消毒所带来的不便及不良影响。呼吸球囊的成人型、儿童型两种不同型号见图2-3-25。

三、工作原理

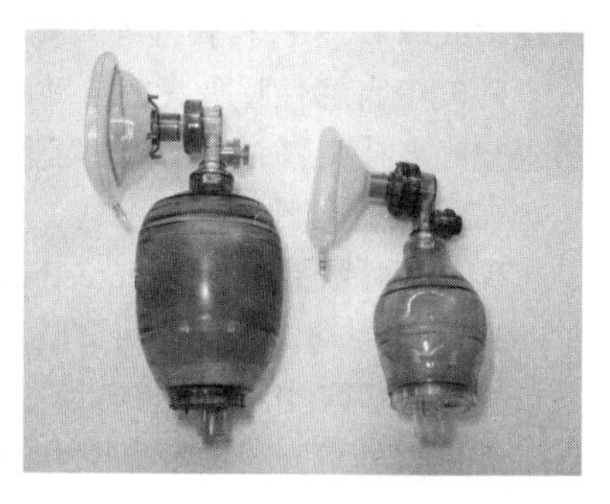
图 2-3-25　不同型号的两种呼吸球囊（成人型、儿童型）

使用呼吸球囊时，需将其患者接口与气管导管或面罩相连接，操作者用手挤捏自膨性呼吸囊，呼吸球囊即可向患者的呼吸道输送气体。当挤压自膨性呼吸囊时，产生正压，进气阀关闭，内部气体强制性推动单向活瓣打开，并堵住呼气阀，球内气体即由进气阀经面罩或气管导管进入患者呼吸道内。如用氧气，则氧气随球体复原吸气动作暂存于球体内，在挤压球体时直接进入患者体内。当停止对自膨性呼吸囊挤压时，球体复原，吸气口处的单向活瓣关闭，而出气口处的单向活瓣打开，从患者体内呼出的气体经出气口处的单向活瓣流出。同时，进气阀由于球体复原产生负压的作用，阀门打开，储氧袋内氧气进入球体，直到球体完全恢复挤压前的原状。为避免过高的氧气流量及过低挤压次数而造成球体及贮气袋内压力过高，特设计储气安全阀释放出过量气体，以便保持低压的氧气供应，保障患者的安全，其内部的单向活瓣使气体仅能单向流动。

四、临床适应证和禁忌证

1. 适应证　心肺复苏；膨肺；各种中毒所致的呼吸抑制；神经、肌肉疾病所致的呼吸肌麻痹；各种电解质紊乱所致的呼吸抑制；各种大型的手术；配合氧疗做溶疗法；清除气囊上分泌物；运送患者，适用于机械通气患者做特殊检查，进出手术室等情况；在意外事件中的应用（突然氧气供应中断或压力过低、停电、呼吸机故障无法正常运作时）。

2. 禁忌证　未经减压及引流的张力性气胸、纵隔气肿的患者；中等量以上的咯血患者；重度肺囊肿或肺大疱患者；低血容量性休克未补充血容量之前的患者；急性心肌梗死患者；严重误吸引起的窒息性呼吸衰竭患者。

五、基本结构及配套部件

呼吸球囊的组成部分包括：面罩、单向阀、进气阀、呼气阀、压力安全阀、储气安全阀、球形气囊、贮气阀、贮气袋（管）、氧气连接管 10 个部件。其中，贮气阀及贮气袋必须与外接氧气组合，如未接氧气时应将两项组件取下。其基本结构包括：可压缩的自膨性呼吸囊、自膨性呼吸囊再充气活瓣和无重复呼吸活瓣。一些装置是将两个活瓣联合在一起。为使呼吸球囊的结构更为理想，可附加部件：限压装置、供氧装置、PEEP 活瓣、清除麻醉气体的装置等，见图 2-3-26。

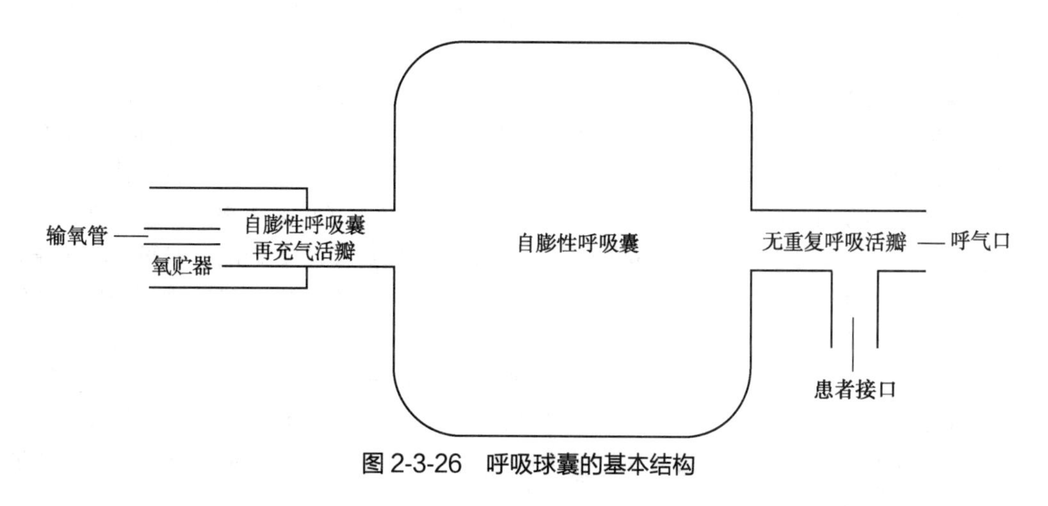

图 2-3-26　呼吸球囊的基本结构

(一) 自膨性呼吸囊

自膨性呼吸囊(self-expanding bag)又称呼吸囊或自动充气囊。处于静息状态时,其可自行膨起,呈圆柱形或球形,一些自膨性呼吸囊塌陷时犹如手风琴状。

呼气中自膨性呼吸囊能自动膨起。如果从气源输送的氧容量不足以将自膨性呼吸囊充满,其则靠摄入空气来补充剩余的呼吸囊容量。使用呼吸球囊的最高通气频率取决于自膨性呼吸囊的再充气速率。

(二) 无重复呼吸活瓣

无重复呼吸活瓣(nonrebreathing valve)由主体和单向活瓣构成。

1. 主体　通常制成透明罩型,以使操作者能够观察其工作原理。大部分无重复呼吸活瓣为T形,呼气口呈开放状,呼出气体通过此开口排向大气。可将PEEP活瓣连接在呼气口处。

呼气口处可安装一个直径为19mm或30mm的锥形接头,用于连接麻醉废气清除系统的连接装置。ASTM标准(American Society of Testing Materials,美国材料实验协会)要求,此种接头的腔内应有突起,以使其不能插入22mm的雄性接口。患者接口(patient connector)是呼吸球囊连接气管导管或面罩的部位,为一个15mm的雌性接口或2mm的雄性接口。患者接口上可带有活动性轴节,以方便临床使用。吸气孔是气体从自膨性呼吸囊进入无重复呼吸活瓣的开口,固定在自膨性呼吸囊上:吸气中,无重复呼吸活瓣将气体从自膨性呼吸囊引导向患者接口处,同时呼气口关闭。呼气开始时,呼气孔开放,将呼出气排向大气,同时气体从自膨性呼吸囊中的流出被关闭。活瓣上设置有防止空气进入的功能,从而自主呼吸患者只能从自膨性呼吸囊中吸入气体。

2. 单向活瓣　无重复呼吸活瓣至少含有两个下述的各种单向活瓣:一个保证气体只能从自膨性呼吸囊流向患者,另一个则保证气体只能从患者流向大气。

(1)弹簧-盘片型单向活瓣(spring-disc valve):由弹簧将盘片推向基座部。当作用于盘片的压力足以克服弹簧张力时,盘片向右移动,活瓣开放。当作用于盘片的压力降低时,弹簧迫使盘片向左移位,活瓣关闭。一些单向活瓣内安装的是一个定向球,而非盘片。盘片或定向球可通过重力保持位置,而非弹簧。

(2)活板型单向活瓣(flap valve):此种活瓣具有一个可活动的硬质或可屈曲性活板,固定部位可位于活板的中心或边缘处。

(3)鱼口型单向活瓣(fish mouth valve):此种活瓣如此命名的原因是其开放和关闭极像鱼口活动。当活瓣上游的压力增加时,活瓣的中间部分呈劈开状,活瓣开放;活瓣下游的压力增加则推动瓣叶合拢在一起,活瓣关闭。

(4)隔膜型单向活瓣(diaphragm valve):此种活瓣具有一个可曲性隔膜。当有压力作用于隔膜侧时,隔膜中心部位移动,从而导致气流通路开放或关闭。

(5)蘑菇型活瓣(mushroom valve):此种活瓣为空心状类球形装置,充气时可将开门闭塞。

3. 典型的无重复呼吸活瓣

(1)隔膜-活板型无重复呼吸活瓣:隔膜是连接在外侧,当挤压自膨性呼吸囊时,隔膜被推向左侧并阻塞呼气口。活板型活瓣位于隔膜开口侧,能使气体从呼气囊流向患者。当吸气结束时,隔膜返回静息位,活板型活瓣关闭,所以患者可通过呼气口呼出气体。自主呼吸患者可通过呼气口吸入空气。

(2)蘑菇-活板型无重复呼吸活瓣:包括一个蘑菇型活瓣和两个活板型活瓣。蘑菇装置的内面与压力管道相连。吸气中,蘑菇装置被吹起贴靠在底座上,防止气体通过呼气口流出,同时吸气活瓣开放。在呼气中,吸气活瓣能防止气体流回贮气囊,蘑菇装置塌陷,使呼气通路开放。在自主呼吸中,呼气口上的活瓣可防止空气从此口吸入。

(3)弹簧-盘片型无重复呼吸活瓣:在静息位时,弹簧推动盘片远离呼气口而紧贴在吸气口上,这样自主呼吸患者可以通过呼气口吸入空气。压迫自膨性呼吸囊时,盘片被推向活瓣左侧,将吸气口和患者口相连通,同时阻塞呼气口。当松开自膨性呼吸囊时,盘片向自膨性呼吸囊方向回移。呼出气通过呼气口排出，由导向杆（guidepin）保持盘片位于活瓣中间。如果患者自主呼吸，盘片将不能关闭呼气孔，从而可吸入空气。

(4) 鱼口 - 板片型无重复呼吸活瓣：为鱼口型活瓣和两个板片型活瓣联用的示意图。鱼口型活瓣和板片型活瓣是被组成一个部件，一个板片型活瓣位于中心鱼口的四周，在活瓣主体外还有另外一个环状板型活瓣。无论是在自主呼吸中还是在控制呼吸吸气中，鱼口开放，环状板片型活瓣关闭呼气口。自主呼吸中，外部的环状板型活瓣能防止空气进入活瓣；呼气中，鱼口部分关闭，与鱼口相连的环状板片型活瓣被从呼气口推开，从而使呼出气体溢出。

(5) 弹簧 - 板片型活瓣组成的无重复呼吸活瓣：为安装有板片型活瓣和隔膜型活瓣的无重复呼吸活瓣。吸气中，安装在中心部位的板片型活瓣向右移动；隔膜被充气并覆盖呼气口。呼气中，板片型活瓣向左移动，防止呼出气体进入贮气囊，隔膜放气，使呼气口开放。在自主呼吸患者，隔膜可防止吸入空气。

（三）自膨性呼吸囊再充气活瓣

自膨性呼吸囊再充气活瓣为一单向活瓣，可被自膨性呼吸囊内的负压所开启。挤压自膨性呼吸囊时，此瓣关闭，以防止气体通过入口处溢出。简单的活板型活瓣最为常用。虽然此活瓣通常安装在自膨性呼吸囊与无重复呼吸活瓣相对应的一侧，但亦可与无重复呼吸活瓣安装在同侧。

（四）压力限制装置

压力限制装置亦称作压力释放装置、过度压力限制系统和压力限制系统等。ASTM 标准要求，婴儿和儿童型呼吸球囊压力限制装置的开放压为 4.4kPa（45cmH_2O）；供成年人使用的呼吸球囊，如果限压装置的开放压低于 5.9kPa（60cmH_2O），应附加旁路机制。如果旁路机制能够被锁定，必须安装能够提醒操作者：此机制是处于开启或关闭状态的装置。一般主张，如果呼吸球囊安装有压力限制系统，当此系统处于开启状态时，应有听觉或视觉报警信号提醒操作者。ASTM 标准也要求，使用压力固定的压力限制系统时，必须将开启此系统的设定压力标记在呼吸球囊上。

目前，已有多种压力限制装置，一种为弹簧操纵性盘片装置，通过调节弹簧张力使盘片能够在所需的压力下得到开放。另一种是磁性装置，通过调节磁力来控制限压装置开放所需的压力。一些限压系统上有一小孔，能够产生的最大压力取决于小孔的大小及自膨性呼吸囊被挤压的程度。还有些呼吸球囊是采用双层呼吸囊设计。内部的呼吸囊与大部分的呼吸球囊一样，具有弹性回缩性，该呼吸囊被外部的薄壁呼吸囊所包裹。随内部呼吸囊内压力升高，其壁上的小孔允许气体进入外部呼吸囊，使外部呼吸囊膨起。

用于婴儿的呼吸球囊，具有能够产生高通气压的功能甚为重要。在新生儿复苏时，开始数次呼吸所需的压力可能高达 4.9~6.9kPa（50~70cmH_2O）。在早产新生儿，为克服狭窄气管导管所形成的气流阻力和膨胀其僵硬的肺部，往往需要将充气升高至 2.9~3.9kPa（30~40cmH_2O）。

（五）供氧装置

ASTM 标准要求，当有可用的氧源时，呼吸球囊应装有能提高吸入氧浓度的装置。

1. 供氧装置的位置

(1) 自膨性呼吸囊再充气活瓣附近：将来自氧流量计的输气管放置在自膨性呼吸囊再充气活瓣附近是提高吸入氧浓度的简单措施，但由于氧气并未直接输入自膨性呼吸囊，所以氧浓度增加十分有限，因为仍有空气被抽吸入自膨性呼吸囊内。虽然增加氧流量能提高氧浓度，但由于大部分流量计不能输出超过 15L/min 的氧流量，所以此方法的效果十分有限。分钟通气量和 I∶E 比率愈高，输入的氧浓度愈低。

(2) 直接将氧输入自膨性呼吸囊内：将氧直接输入自膨性呼吸囊内不仅能形成较高的氧浓度，而且不增加呼吸球囊的笨重程度。如果氧流量低于自膨性呼吸囊的充气速率，其再充气阀开放时可有空气进入。但是必须保证排气孔能将多余的氧排除，以降低无重复呼吸活瓣被锁定在吸气位的危险性。

2. 贮气装置　一些呼吸球囊安装有贮气装置或气体收集器。在自膨性呼吸囊的非充气期，氧气流入贮气装置。贮气装置为一管道或一个贮气囊，当自膨性呼吸囊再充气活瓣开放时，氧从贮气装置流入自膨性呼吸囊。

贮气囊的大小可限制输出的氧浓度。如果贮气装置小于自膨性呼吸囊，而且流入的氧气不足以补充此差别，将会有空气流入。另外，较大的贮气装置亦可使呼吸球囊变得更为笨重。

(1) 开放性贮气装置：为一段远端开放于大气的螺纹管，其近端连接在自膨性呼吸囊再充气活瓣附近。当自膨性呼吸囊处于非充气状态时，氧气流入贮气装置。如果氧流量相当高，氧从贮气装置的开放端流入大气。

(2) 闭合性贮气装置：此种贮气装置有两个活瓣。①贮气装置处于充满状态，其内部的压力增加，氧气流从溢出阀排出。②自膨性呼吸囊正在充气中，由于贮气装置的气流量不足，空气从空气摄入阀流入自膨性呼吸囊内。如果贮气装置接受的氧气流充足，自膨性呼吸囊可为其提供可视征象，贮气囊萎陷提示氧供存在问题或自膨性呼吸囊上有破口。

3. 按需活瓣　通过按需活瓣将压缩气源与自膨性呼吸囊相连接可提供恒定的高氧浓度。自膨性呼吸囊内出现负压时可触发氧气流，自膨性呼吸囊内压达预设压力时氧气流停止。当氧供发生问题时，按需活瓣能够提醒使用者。

(六) 其他附属装置

一些呼吸球囊安装有 PEEP 活瓣，多位于呼气口，用于进行 PEEP 通气（图 2-3-27）；一些呼吸球囊在呼气口还安装有呼出气清除装置。另外，目前已有在自膨性呼吸囊再充气活瓣前方安装毒气过滤装置的呼吸球囊，特别适于在周围环境空气严重污染的情况下应用，如火灾现场。

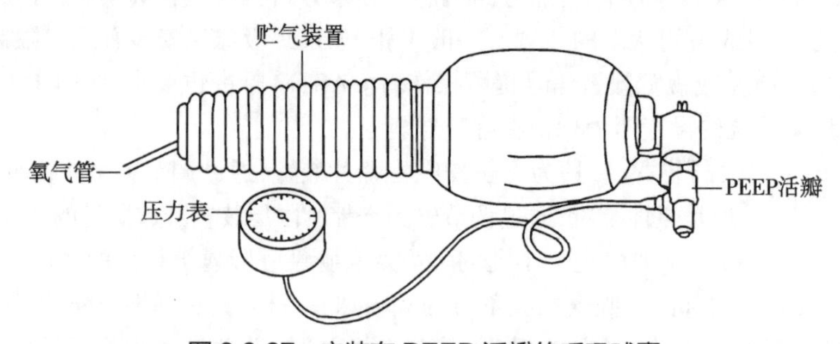

图 2-3-27　安装有 PEEP 活瓣的呼吸球囊

六、基本使用程序

【操作前准备】

1. 患者准备　评估患者神志、呼吸情况、气道等情况。

2. 用物准备　在使用呼吸球囊之前，应按以下步骤对其进行认真的检查以备随时取用：

1) 检查球囊的外观：检查球囊的表面有无磨损迹象，如裂痕、破口等。

2) 检查球囊气密性：堵住球囊的患者接口，用手挤压自膨性呼吸囊。如果其气密性完好，稍一用力，自膨性呼吸囊内的压力就会迅速上升，很难再被进一步挤压变小。对于配置有限压装置的呼吸球囊，检查时需使用 T 形管装置将压力计连接在患者接口和贮气囊之间，以测试其逸气的压力。

3) 检查球囊充气阀的功能：挤空自膨性呼吸囊内的气体，然后堵住患者接口，最后松开自膨性呼吸囊观察其充气情况。如果充气阀功能正常，自膨性呼吸囊将能很快完成充气，恢复膨胀状态。

4) 检查贮气装置的功能：有些呼吸球囊配有密闭型或开放型贮气装置，检查时应切断进入贮气装置的氧气流，然后反复“挤压—放松”几次自膨性呼吸囊，观察贮气装置和自膨性呼吸囊的变化。如果其功能正常，贮气装置可逐渐放气变瘪，而自膨性呼吸囊则能保持持续的膨胀状态。

5) 检查呼气排出通道的功能：在呼吸球囊的患者接口处装上呼吸囊挤压给呼吸囊充气，然后放松，观察呼吸囊的排气情况。如果呼吸囊内的气体能很容易地排出，则表明呼吸球囊的呼气排出通道正常。

3. 环境准备　光线充足，环境安静。

4. 护士准备　操作前穿戴整齐，洗手，戴口罩；知晓呼吸球囊的用法。

【操作流程】

在现场复苏或患者转运期间，呼吸球囊相当常用，应用呼吸球囊 - 面罩通气时，首先应选择适宜于患者的球囊、面罩和氧流量。可以接面罩应用，也可与气管插管或气管套管连接应用（图 2-3-28）。

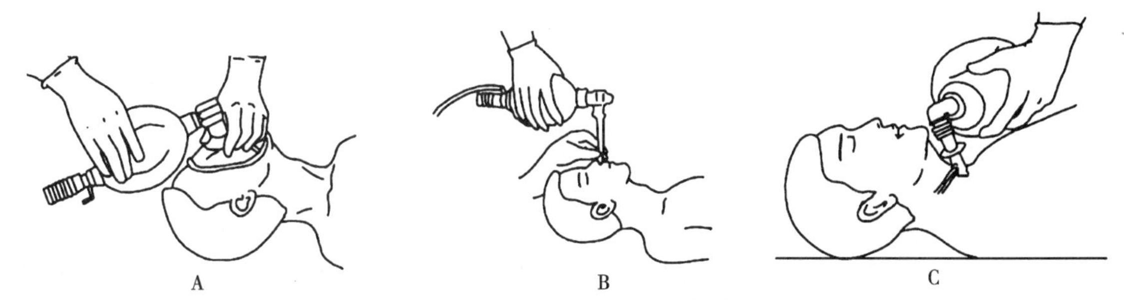

图 2-3-28　呼吸球囊与面罩或人工气道的连接

A. 与面罩的连接；B. 与气管导管的连接；C. 与紧急环甲膜切开气道套管的连接。

1. 位于患者头部的正上方位置。

2. 以鼻梁作参照，把面罩放在患者的口鼻部位。

3. 提起下颌保持气道开放，使用 E-C 钳手法将面罩固定就位。①使患者头部后仰；②将面罩放在患者脸上，面罩狭窄处位于患者的鼻梁处；③将一只手的拇指和食指放在面罩一侧，形成 C 形，并将面罩边缘压向患者面部；④使用剩下的手指提起下颌角（3 个手指形成 E 形），开放气道，使面部紧贴面罩；⑤挤压球囊给予急救呼吸（每次 1s），同时观察胸廓是否隆起。不论是否给氧，每次急救呼吸均需持续 1s。

4. 呼吸频率　①心搏骤停的双人复苏时，按 30∶2 进行按压通气，即每 30 次按压给予 2 次通气，每次通气持续 1s，可见胸廓隆起；②心肺复苏中已经建立高级气道者，及呼吸停止但心跳未停止的患者采取急救通气，即成人每 5~6s 给一次呼吸，每分钟 10~12 次呼吸；儿童每 3~5s 给一次呼吸，每分钟 12~20 次呼吸。

【注意事项】

1. 使用时应确保面罩与患者面部紧密吻合，避免要通气时漏气（充气 2/3）。

2. 保持气道通畅，如患者口鼻有大量分泌物，必须先吸净分泌物后再使用简易呼吸囊加压给氧。

3. 简易呼吸球囊的压力安全范围是 40~60cmH_2O，建立人工气道前关闭压力安全阀。建立人工气道后打开压力安全阀。当婴儿及儿童使用简易呼吸囊时，应具备安全阀装置，自动提供调整压力，以保障患儿安全。如果需要较高的压力，请将压力阀向下压，使安全阀暂时失效。使用呼吸球囊做人工呼吸时右手各手指所用压力和加压的方法见图 2-3-29。

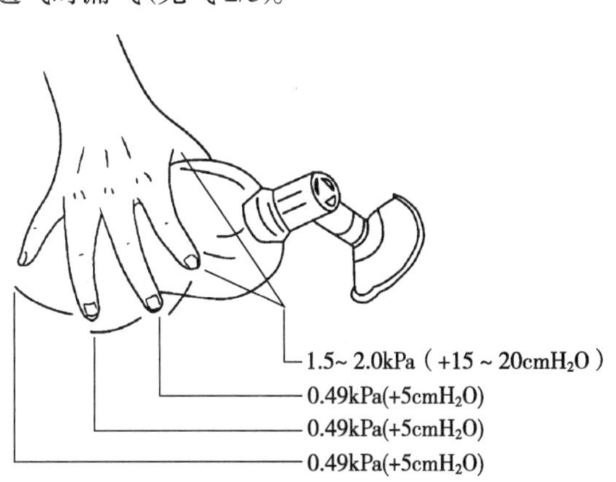

图 2-3-29　使用呼吸球囊做人工呼吸时右手各手指所用压力和加压的方法

4. 挤压气囊时，注意观察患者胸部起伏及自主呼吸恢复情况，如口唇、面色、脉搏、氧饱和度的变化，观察呼吸改善情况；观察单向阀（鸭嘴阀）是否正常工作。

5. 正确开放气道，观察胃区是否胀气，若通气不畅或吹气容量过大会将气体挤入胃内，造成胃胀气，甚至胃内容物反流和误吸。

6. 吹气容积太大及吹气次数太多会令胸腔压力增加，导致回心血量减少，心排血量下降。

7. 单向阀受到呕吐物、血液等污染时，用力挤压气囊数次，将积物清除。

8. 不得用锋利的硬器触碰气囊，避免漏气。

9. 复苏结束，储氧袋用75%乙醇纱布擦拭，其余可复用的各部件送消毒供应中心进行高水平消毒或者冲洗干净后用500mg/L的含氯消毒剂浸泡30min后捞出，清水冲洗干净后晾干，组装，检查后备用。

10. 抢救者应注意患者是否有如下情形以确认患者处于正常的换气。①注视患者胸廓有无起伏。②经由面罩透明部分观察患者嘴唇与面部颜色的变化。③经由透明盖，观察单向阀是否活动正常。④在呼气当中，观察面罩内是否呈雾气状。⑤发现患者有自主呼吸时，应与自主呼吸同步。

11. 及时进行效果评价。有效的指标包括：①胸廓微有起伏。②听诊双肺呼吸音对称。③心率迅速回升。④面色转红润。⑤自主呼吸恢复。

12. 凡机械通气患者，床旁应常备呼吸球囊和合适的气管导管接头，以便在发生停电，气源不足或呼吸机功能故障而患者自主呼吸微弱时，可马上断开呼吸机，将不带面罩的呼吸球囊与气管导管连接，进行手工通气。

七、仪器故障处理

使用人工呼吸囊容易发生的问题为活瓣漏气，使患者得不到有效通气。所以一定要定时检查、测试、维修和保养。气囊不宜挤压变形后放置，以免影响弹性。简易呼吸器的使用测试如下：

1. 取下单向阀和贮气阀时，挤压球体，将手松开，球体应很快地自动弹回原状。

2. 将出气口用手堵住，挤压球体时，将会发觉球体不易被压下。如果发觉球体慢慢地向下漏气，请检查进气阀是否组装正确。

八、仪器设备使用相关并发症

（一）胃胀气和胃内容物反流

1. 避免通气量过大、通气速度过快，使气体进入胃内，导致胃胀气。

2. 检查和调整头部及气道位置，保持正确的体位。

3. 保持气道通畅，及时清理分泌物，未清除胃内容物时，通气要慢。

4. 处理措施　抢救者置于患者头部后方，将头部后仰，保持气道通畅；观察胃部嗳气情况，必要时插胃管；胃部气体胀气较满时勿挤压腹部，让患者侧卧，同时清理呼吸道；有反流发生时，复苏者让患者侧卧，擦拭干净流出的胃内容物，然后继续仰卧行CPR。

（二）误吸和吸入性肺炎

1. 未清除胃内容物时要采取较慢的通气方式，避免过高气道压力。

2. 发现患者有分泌物流出（胃内容物反流），应停止挤压呼吸气囊，立即吸净分泌物后再行辅助呼吸。

3. 处理措施　立即吸出分泌物，高浓度给氧；可用白蛋白或低分子右旋糖酐等纠正血容量不足；使用利尿剂减轻左心室负荷，防止胶体液渗漏入肺间质。

（三）高气道压

在应用呼吸球囊 - 面罩进行通气时，达到危险性高气道压非常困难。但气管插管患者则可因多种原因形成高气道压，在一些情况下，可对患者造成明显的损害。

（四）重复呼吸

若无重复呼吸活瓣功能障碍或安装方法不正确，可发生呼出气体的重复吸入。

（五）低通气

1. 存在缺陷的无重复呼吸活瓣可以发生前向性泄漏，使吸气中来自呼吸囊的部分潮气量从呼气口丢失。活瓣部分阻塞可关闭呼气口，造成潮气量的丢失。如果未及时发现压力释放装置的漏气情况，亦能导致低通气。

2. 持续挤压自膨性呼吸囊需要明显的体力消耗，长期应用中，由于操作者疲劳可使通气效率降低；对于手小的操作者，输出满意的潮气量相当困难；应用面罩通气时，常不能输出满意的潮气量，可两人一起操作，即一人握持面罩，另一人挤压自膨性呼吸囊，用一只手挤压呼吸囊能降低输出的气体量。

3. 因为呼吸球囊常在远离医院的地方使用，所以其功能可受低温的影响。在这种情况下，呼吸球囊的最大切换速率常明显降低，甚至不能正常工作。

4. 无重复呼吸活瓣患者端误连接至自膨性呼吸囊。在此情况下，气管导管对向的是呼吸球囊的呼吸端，而非患者端。此时挤压自膨性呼吸囊，气体将被排往大气中。自膨性呼吸囊亦能与无重复呼吸活瓣发生脱连接。

5. 在应用安装有氧贮备装置的呼吸球囊时，如果无辅助性空气摄入活瓣或通畅的空气摄入口，在使用中需采用足够的氧气流来膨起被压缩的自膨性呼吸囊，否则可造成呼吸球囊的功能障碍或通气低下。

（六）输出气氧浓度降低

1. 在氧流量不足、氧气管脱连接或供氧装置存在问题的情况下，可发生输出气氧浓度降低。贮气装置的容量可明显低于潮气量。无重复呼吸活瓣安装失当可使患者吸入空气，而非来自自膨性呼吸囊的气体。

2. 自主呼吸中，患者吸入的气体来自两个部位，从呼气孔进入的空气和来自自膨性呼吸囊的富氧气体。研究发现，来自自膨性呼吸囊的气体比率在 0%~97% 变化。

（七）高气流阻力

一些无重复呼吸活瓣可产生高气流阻力，所以自主呼吸中可出现极高的气道负压。

（八）污染

因为呼吸球囊常用于有呼吸系统感染的患者，所以常可被污染，通过活瓣的氧气流可将含有细菌的污染物气化，并吹拂至周围环境中。除了这些原因外，呼吸球囊的清洗亦十分困难。因此一次性呼吸球囊装置目前特别受到青睐。

（九）异物吸入

早期的老型号呼吸球囊中充填有海绵，反复使用可发生老化，并可有小型颗粒物脱落而被患者吸入，目前此种装置已不再生产。另外，亦有自膨性呼吸囊内部颗粒物及呼吸球囊部件被误吸的病例报道。

九、日常维护与管理

（一）判断呼吸球囊装置功能的重要标准

1. 通气能力（频率和潮气量）。

2. 可输送的氧浓度（FiO_2）。

3. 活瓣的功能。

4. 坚实和耐用性。

（二）日常维护呼吸球囊通气装置的要点

1. 必须能够输送适当的潮气量。

2. 在心肺复苏时，呼吸球囊应能够理想地输送 85%~100% 的高氧浓度。

3. 能以快速的频率进行人工通气。因为此操作在心肺复苏和患者的转运过程中常常是重要的。

4. 能够自动充气，不需要靠气流来充胀贮气囊。因此，在没有氧气源或不需要补氧时亦能够应用。

5. 操作者应能感觉到自膨性呼吸囊内压力的改变，如能随患者的气道阻力或肺顺应性的改变而感觉到自膨性呼吸囊内压力的改变。

6. 应有无重复呼吸活瓣和低流量阻力，在流量为 50L/min 时，反流压应低于 4.9kPa（5cmH_2O）。活瓣不应该能够被高速气流所阻挡，活瓣无效腔应尽可能小，通过活瓣时应该没有向前或向后的漏气。

7. 成人型呼吸球囊不应有溢气活瓣，因为在心肺复苏时经常需要进行高压通气。对于婴幼儿和儿童复苏器，则能使用压力为 3.9kPa（40cmH_2O）的溢气活瓣，但如果需要高通气压，应该容易关闭溢气活瓣。在成人、儿童和婴儿型呼吸球囊，应该有能够连接压力计的装置以监测气道压。

8. 呼气孔应允许和易于加装肺量计或 PEEP 活瓣。

9. 如果患者自主呼吸，应该关闭呼气活瓣，以便患者从自膨性呼吸囊内吸氧而不是吸入室内空气。

10. 患者接头应有标准的 15mm 内径和 22mm 外径，以便能与面罩或人工气道进行连接。

11. 自膨性呼吸囊的大小和形状应能被操作者使用一只手轻易应用。

12. 呼吸球囊应是单个患者应用的便携式装置，并容易进行清洁和消毒处理。

13. 呼吸球囊应能经得起各种不良的情况（如活瓣内存在呕吐物、高湿度和各种环境的温度）并保持良好的功能状态。

14. 呼吸球囊应能经得起紧急应用的考验，如掉到床上、地板上；常规应用期间此装置应坚实耐用，不易破损。

（三）日常维护

复用简易呼吸球囊通常接触人体的完整皮肤和黏膜，属于中度危险性物品，应“一人一用一消毒”，达到中等以上消毒水平。

1. 手工清洗消毒法　清洗时将可拆卸的部分进行充分拆卸，使用酶清洗剂浸泡，并用毛刷或其他清洗工具彻底刷洗，使残留在简易呼吸球表面的污渍被彻底清除。用流动水反复冲洗简易呼吸球囊球体外表面、内侧面以及接口处，将清洗后的各零件浸泡于 500mg/L 的含氯消毒剂中，浸泡时间 >30min。注意，浸泡前将面罩内气体抽出，以免面罩漂浮不能完全浸没于液面以下而达不到消毒效果。消毒后彻底漂洗干净，无菌巾擦干，不应自然晾干。使用酸性氧化电位水消毒时，应遵循相关标准和要求，确保消毒效果。对于使用频率较低的医疗机构，推荐采用低温灭菌。

2. 机械清洗消毒法　使用全自动清洗消毒机，将简易呼吸球囊放于机械清洗立柱上，关闭清洗机门，选择指定清洗程序运行。程序设置：预洗（冷水预洗 1min）→主洗（水温升至 60℃，加入酶清洗剂，清洗 10min）→漂洗（水温为 60℃，清洗 1min）→高温漂洗（水温升至 93℃，再维持 10min，达到高水平消毒）→干燥（温度 90℃，干燥时间 60min）。

3. 贮气袋只需擦拭消毒即可，禁用消毒剂浸泡，因易损坏。

4. 如遇特殊感染患者，可使用环氧乙烷熏蒸消毒。

5. 消毒后的部件应完全干燥，并检查是否有损坏，将部件依顺序组装。做好自检工作，备用。

6. 消毒的球囊根据消毒方法的不同及是否密封的方式，在保持存储环境干燥的情况下可保留 1~6 个月。

（四）简易呼吸球囊自检方法

1. 检测入气情况　按压球囊，堵塞通气阀，球囊迅速回弹，说明入气通畅。

2. 检测贮气装置密闭性　堵塞通气阀，按压球囊，球囊不可下压，说明贮气装置无漏气。

3. 检测通气情况　连接贮气袋于通气阀，按压球囊，贮气袋充盈，鸭嘴阀开放与闭合方向正确，通气顺畅，表明通气阀通畅，通气方向正确，充盈贮气袋后，按压贮气袋，通气阀瓣膜上下摆动，说明肺内气体可呼出，患者有自主呼吸时气体可排出体外。

4. 检测气体补充情况　充盈贮气袋，接贮气袋于入气阀，按压球囊，贮气袋迅速排空，说明当通气不足时，可从贮气袋内摄入补充。

5. 检测过多气体排出情况　充盈贮气袋，接贮气袋于入气阀，按压贮气袋，贮气袋瓣膜上下摆动，说明当通气过量时,可经贮气阀排出。

6. 检测氧气入口通畅情况　按压球囊排出球囊内气体堵塞空气入气口,球囊缓慢回弹,说明氧气入口通畅,球囊内可获氧气充盈。

(叶　磊　张春梅)

第六节　除　颤　器

一、基本简介

除颤器是实施电复律术的主体设备,主要由心电监护和心电除颤两大部分组成。其能够利用电能治疗快速异位心律失常,使之转复为窦性心律,防止心脏室颤导致猝死。除颤器是抢救现场必不可少的急救设备,对于挽救急、危、重患者的生命有着重要的意义。在国家医疗器械分类管理中,除颤器属于第三类医疗器械。临床上一般分为同步电除颤与非同步电除颤两种:同步电除颤是指除颤器由 R 波的电信号激发放电,非同步电除颤是指除颤器在心动周期的任何时间都可放电。常见的除颤器见图 2-3-30。

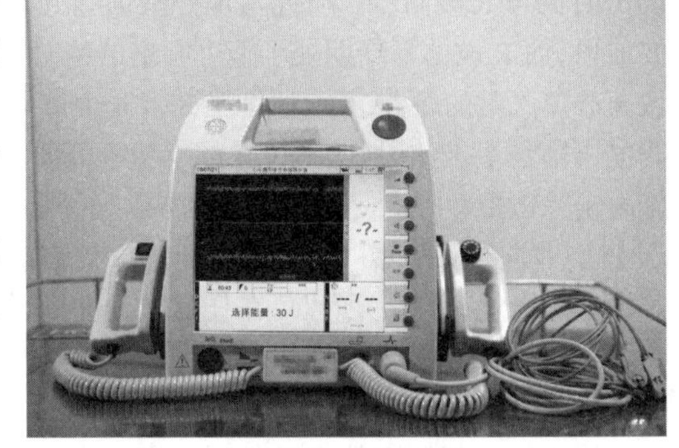

图 2-3-30　除颤器

二、发展历史

最早的电除颤可以追溯到 1788 年,英国救援协会的医生在抢救一个 3 岁的坠楼女孩时,无意间电击女孩使其心脏复苏,当时电击女孩的仪器成为最原始的除颤器的模型。1899 年,Prevost 和 Battelli 通过动物实验证实,使用当时的交流电电击心脏会导致室颤,然而高强度的电击却可以终止室颤。1933 年,约翰·霍普金斯大学对狗诱颤和除颤实验的成功,证实了电除颤的可能性。1947 年,Beck 通过电击患者心脏,成功实现了临床上第一例人体电击除颤。1955 年,Zoll 完成了第一例交流电经胸体外除颤。1960 年,Lown 团队研发出第一台便携式交流体外除颤器;同时,该团队通过验证大量动物实验数据,提出直流电击除颤效果优于交流电击除颤的观点,促进了直流电击除颤技术的发展。1996 年,第一台双相波除颤器被推出,将除颤带入双相波时代。1999 年,美国相关机构认证了自动体外除颤器(automatic external defibrillator,AED),AED 开始进入市场。

经过近一个世纪的发展,除颤技术已从早期能量高、风险大、副作用多、复律效果差的交流电击除颤发展到现在无创、除颤能量小、风险低、副作用少、复律效果可高达 95% 的相对成熟的直流除颤技术。目前,除颤技术在国外发展相较成熟,除颤器的性能与种类也相对完善。国内因起步较晚,但技术水平与生产工艺也在不断发展。

21 世纪以来,除颤技术一直在迅猛发展,目前除颤器的研究方向为低能量除颤波形、植入式心率转复除颤器、穿戴式体外自动除颤器。今后除颤器的研发会借助现代传感、新材料、储能及数字信号处理等技术的发展向着能量低、损伤小、除颤成功率高的方向发展。更快速、准确和智能的 AED 也是发展的必然趋势;同时更安全可靠的植入式、穿戴式除颤器也将得到快速发展,并借助于远程的智能诊断与分析,更加方便基层和社区的心脏病患者使用,这些都将成为未来除颤技术研发的热点。

三、基本分类

除颤器根据用途、使用方法、电极位置、放电时机等因素的不同有多种分类方式。

(一) 按除颤的电极位置分类

1. 体内除颤器　又称为植入式心率转复除颤器(implantable cardiac defibrillator,ICD),是针对自发性或持续性心律失常患者而设计的除颤治疗仪器。ICD将电极植入患者体内,可以持续性地监测患者心率,具有支持性起搏、低能量同步心率转复、高能量除颤等功能,能够自主识别室速、室颤等多种心律失常,并快速做出放电治疗,极大地提升心律失常患者的生存率。开胸心脏手术过程中也采用体内除颤使心脏复跳,将电极放置在胸内直接心肌除颤。

2. 体外除颤器　即无须将电极植入患者体内,这种除颤器是将电极放在胸外,间接接触心肌除颤,如自动体外除颤器、除颤监护仪(defibrillator)。

(二) 按是否放电时机与R波同步分类

1. 同步除颤器　同步除颤器内部具有一个R波检测电路,可以准确识别R波的位置,并控制放电电击时机与R波同步。研究发现心室细胞处于复极化时是心脏的易损期,该易损期对应于心电信号T波波段,而R波的下降期处于整个心室的绝对不应期,是最佳的除颤放电时间。对于发生房颤或室速的快速心律失常的患者,其心肌细胞并未完全紊乱,心电信号仍具有明显特征,若对此类患者实施放电除颤时电击落在T波波段处,不仅除颤成功率低而且很容易引发更严重的室颤、室扑等。所以对此类患者实施电击除颤抢救时应使用同步除颤器以确保除颤电击与R波同步。

2. 非同步除颤器　适用于室颤、室扑、无脉性室性心动过速的患者,此类患者心肌细胞已完全紊乱,心电信号无规律可循,所以可在任意时刻进行除颤放电。

(三) 按除颤的操作方法分类

1. 自动除颤器　又被称作自动体外除颤器(AED),是专门安置在公共场所(如飞机场、公园、商场等),方便非医护人员在院外对心源性猝死患者实施抢救的过程中使用。AED体积小、易携带、操作简单、具有自动分析心律等特点,只要稍加培训便可熟练使用,大大提高了院外心脏猝死的抢救成功率。

2. 非自动除颤器　非自动除颤器一般用在院内以及救护车上,需要专业的医护人员操作。一般具有生命体征监护的功能。

四、工作原理

除颤器的基本工作原理是在患者发生室颤时,除颤器将一定能量的电能储蓄在仪器内的储能器件上,然后以强高压脉冲的方式释放到人体的心脏处,或者描述为“用较强的瞬时脉冲电流通过胸壁或直接通过心脏”,在短时间内使全部或部分心肌细胞同时除极,中断折返通路,消除易位兴奋灶,使窦房结重新控制心律,转复为正常的窦房心律。

除颤开始时先将开关K1、K2与1端相连,通过升压变压器将直流低压升为高压,然后经高压整流器为电容充电,待电容中的能量达到预设值时就将开关断开。在除颤放电时,开关与2端相连,人体可视为一个电阻,电容将储存的能量通过电极对人体释放,电感L可以减缓放电时的脉冲尖峰,从而降低放电过程对心脏的损伤。这种放电电路与人体的等效电阻构成了RLC串联谐振衰减电路,故而该放电方式又被称为阻尼放电电路,是除颤器中普遍采用的电路。该电路需要选择合理的L、C值,从而确保在放电脉冲能够有足够的能量到达人体心脏。另外,一般为了安全起见,储能电容会并联一个大阻值电阻,当充电完成但不需要对患者放电时,可通过此电阻将电容中剩余的电能泄放。

五、临床适应证和禁忌证

(一) 同步电除颤

1. 适应证　房颤,包括有症状且经药物治疗后无改善的快室率房颤;经洋地黄治疗后无改善的严重充血性心力衰竭伴房颤;甲状腺功能亢进控制后仍在发生的房颤;心脏瓣膜术中或者术后发生的房颤;

急性发作(病史小于1年)的房颤。心房扑动。药物治疗无效伴血流动力学不稳定的室性心动过速。少数室上性心动过速。

2. 禁忌证　慢性房颤;心室率小于60次/min或者三度房室传导阻滞;洋地黄中毒所致的各种心律失常;心胸比>55%,心功能极差,年龄大,病史长的患者;严重水、电解质紊乱患者;或者风湿活动未控制的患者。

(二) 非同步电除颤

1. 适应证　室颤、室扑、无脉性室速:发生后应立刻执行,争分夺秒。尖端扭转型室速。心搏骤停后的"盲目除颤":一旦发现心搏骤停,即使当时无法确认是否为心室颤动所致,均应迅速电击除颤,然后再确定其发生原因。部分室性心动过速中的病例由于发生情况紧急,临床医师一时无法做出准确的判断,也可以采取非同步的方法进行电击治疗。

2. 禁忌证　室颤、室扑、无脉性室速之外的其他心律。

六、基本结构及配套部件

(一) 除颤器主机

1. 蓄电部分　充电时由电压变换器将15V直流低压换成脉冲高压,经过高压转换器将电压升高至7 000V,最后通过高压继电器来向电容充电。也可用充电电池提供电压。

2. 放电部分　除颤治疗时,首先高压继电器切断充电电路,接通放电电路,使电容储存的电能经由除颤器内部的电感、外接导线、电极板及人体构成的放电回路产生高压放电脉冲。放电时,在极短的时间能达到最大放电。

3. 显示屏　显示心电图波形、同步或非同步电除颤选择的能量。若除颤器具备完整的心电监护功能,还可显示心电图、血氧饱和度、呼吸等,以及各参数值或故障报警指示灯。

4. 按键和旋钮　除颤器上有"同步""充电""放电"的按键,有一个共用旋钮,可选择除颤能量(J)、AED模式、自检、监护等。

(二) 体外除颤电极板

一台除颤器附有2个体外电极板,一个置于心底部,另一个置于心尖部,通过导线与主机接口相连。电极板呈圆形或方形,分为成人用和儿童用。除颤器主要通过体外电极板向人体放电来实现其作用。电极板上一般有电击按键、充电按键、电击指示灯,有些除颤器还有能量选择按键、电极板放置位置图示。AED除颤电极板通过导线与主机接口相连,为成人用,儿童用手动除颤,若AED有给予儿童电击能量的按键,则用此按键。

(三) 心内除颤电极板

用于开胸心脏手术过程中使心脏复跳或除颤,通过导线与主机接口相连,电极板分别安放到右心房和左心室的位置,直接电击心肌。

(四) 心电监护

除颤器配有3个或5个心电监护导联线,连接导联线,在ECG设置区进行导联选择,波幅调整,报警范围设置等。有些除颤器还具备呼吸和血氧饱和度的监测功能。

七、基本使用程序

【操作流程】

(一) 胸外心脏非同步电复律(电除颤)

1. 心电示波为心室颤动或心室扑动时,检查导联线完好,同时判断脉搏与呼吸(5~10s)。

2. 呼救,记录时间。

3. 将患者去枕平卧于硬板床上,暴露患者胸部,取下金属饰品,必要时擦干皮肤。

4. 开启除颤器，确认"非同步"状态。

5. 将导电糊均匀涂在电极上或垫盐水纱垫于除颤部位。

6. 选择合适的能量并充电（单相波除颤器每次除颤选用 360J；双相波除颤器首次除颤选 120~200J）。

7. 正确放置电极板，将标有"Sternum"的电极板放置于患者胸部右锁骨中线第 2~3 肋间（心底部），标有"Apex"的电极板放置于患者胸部左腋中线第 4~5 肋间（心尖部）。

8. 再次确认心电示波为室颤，大声说"请大家离开"，并确认已离开床边，随即进行放电。

9. 除颤完毕，立即行胸外按压。

10. 5 个循环或 2min 后，评估心电示波是否恢复自主心律。如心电示波仍为室颤，继续充电，再次予以除颤。

（二）胸外心脏同步电复律

1. 患者平卧于木板床上，松开衣领，充分暴露胸壁。取下金属饰品，开放静脉通道。

2. 备好各种抢救器械和药品并签署知情同意书。

3. 电复律前常规做心电图，完成心电记录后把导联线收好，以免电击损坏心电图机。

4. 接通电源，连接除颤器心电导线，选择同步电复律，选择 R 波较高导联进行示波观察。

5. 按要求麻醉，一般为地西泮注射液 15~30mg 静脉注射，达到患者睫毛反射开始消失的深度。

6. 两电极板上均匀涂满导电糊或包以生理盐水浸湿的纱布。

7. 选择合适的能量并充电（房颤为 100~200J，室上性心动过速为 50~100J，房扑和室性心动过速小于 100J）。

8. 将标有"Sternum"的电极板放置于患者胸部右锁骨中线第 2~3 肋间（心底部），标有"Apex"的电极板放置于患者胸部左腋中线第 4~5 肋间（心尖部），并与皮肤紧密接触。

9. 大声说"请大家离开"，并确认已离开床边及与患者相连接的仪器设备，随即进行放电。

10. 电击后立即从示波中观察心律、心电图改变，若复律不成功，可在 3~5min 后重复。同步电复律一般连续电击不超过 3 次，并进行心电、血压、呼吸、血氧饱和度和意识的监测。

（三）自动体外除颤器（AED）

1. 接通电源，按下电源开关或掀开显示器的盖子，仪器发出语音提示，指导操作者进行以下步骤：

2. 安放电极板。迅速把电极板粘贴在患者的胸部，一个电极放在患者右上胸壁（锁骨下方），另一个电极放在左乳头外侧（按电极板上图示）。若患者出汗较多，应事先用衣服或毛巾擦干皮肤；若患者胸毛较多，会妨碍电极与皮肤的有效接触，可用力压紧电极，若无效，应剔除胸毛后再粘贴电极。

3. 将电极与 AED 相连。

4. 分析心律。急救人员和旁观者应确保不与患者接触，避免影响仪器分析心律。分析完毕后，AED 会发出是否进行除颤的建议。

5. 电击除颤。当有除颤指征时，大声宣布"离开"，按"电击"键除颤。

6. 一次除颤后未恢复有效灌注心律，进行 5 个周期 CPR。

AED 常用语音提示：

attach pads：连接电极板。

do not touch the patient，analyzing ECG/rhythm：请不要接触患者，正在分析心电图 / 心律。

shock advised/no shock advised：建议除颤 / 未建议除颤。

stand clear：远离患者。

charging：充电中。

press the shock button：按下"点击"键。

若为除颤器上的AED功能：拔下除颤板插头，接AED插头，转动旋钮到AED位置，接除颤器上心电图导线，安放电极板，分析心律，有除颤指征时会有声音提示，按下“放电”键除颤。

（四）心内除颤

1. 准备好除颤器，插上电源，拔下胸外除颤板插头。

2. 准备好心内除颤铲（消毒时间在有效期内）。

3. 打开心内除颤铲包装，确保除颤铲无菌，递予手术医生，手术医生将插头端递回，插于除颤器上。

4. 选择合适的能量并按“充电”，手术医生握住电极板手柄，将体内电极板分别安放到右心房和左心室的位置。

5. 大声说“请大家离开”，并确认已离开床边及与患者相连接的仪器设备，随即进行“放电”。

6. 观察心脏的跳动情况和心电监护仪上心电图，若未恢复正常跳动，可再次心内除颤。

【注意事项】

（一）同步与非同步电复律注意事项

1. 除颤前识别心电图类型，确认非同步模式或同步模式。

2. 电极板位置要准确，两块电极板之间的距离不应<10cm。

3. 安放电极处的皮肤应涂导电糊，避开植入性起搏器距离不应<2.5cm。使用专用导电糊，不可用耦合剂代替导电糊。

4. 在放电前，确保所有人员离开患者、病床以及与患者相连接的仪器设备，以免触电。

5. 电极板应该紧贴患者皮肤，电极板之间皮肤保持干燥，避免灼伤。

（二）心内除颤注意事项

1. 使用体内电极板时，可选择的最大能量值为50J，以防止较高的能量使心脏受损。

2. 使用体内电极板前，务必进行灭菌处理，否则将会导致严重感染。

3. 体内电极板每次使用完毕之后，必须进行清洁。

八、各项参数调节

1. 能量的选择　室上性心动过速：首次25~50J；如无效，可以递增至75~100J，不超过200J。心房扑动：25~50J。室性心动过速和心房颤动：100~150J，不超过250J。心室颤动和心室扑动：200~360J。双相波除颤器：制造商推荐能量（如初始能量为120~200J），如果未知，请使用可用的最高能量，第二次和随后的能量应相当，而且可考虑使用更高能量。单相波除颤器：360J。

儿童电击能量：心房颤动0.5J/kg，室上性心动过速0.25~0.5J/kg，室性心动过速1~2J/kg，心室扑动2J/kg至5~10J/kg。

除颤能量的选择，除受心律失常类型的影响外，还需考虑患者病种、心肌条件、心脏大小、心功能、病程、体重以及重复电击与否等条件。

2. 心电监护　参数调节见第二篇第二章第一节。

九、参数报警及仪器故障处理

1. 灯光报警　高级报警：红色、闪烁频率快。中级报警：黄色、闪烁频率慢。低级报警：黄色、常亮不闪烁。

2. 声音报警　高级报警：嘟-嘟-嘟-嘟-嘟--嘟-嘟-嘟--嘟-嘟。中级报警：嘟-嘟-嘟。低级报警：嘟。

3. 报警信息

（1）发生报警时，除颤监护仪的报警区显示相应的报警信息。高级报警：***。中级报警：**。低级报警：*。

(2)有些除颤器还采用不同的底色来区分报警级别。高级报警:红色。中级报警:黄色。低级报警:蓝色。

4. 参数闪烁　当患者的某个参数值发生报警时,参数区中的该参数值会以每秒一次的频率闪烁。

5. 除颤器常见故障及处理　见表2-3-9。

表2-3-9　除颤器常见故障及处理

常见故障	故障原因	处理
不能正常充放电	1. 各连接件、开关问题 2. 电极板未连接或损坏 3. 除颤器电池电量不足 4. 充放电电路故障	1. 检查各连接件信号、开关动作是否正常 2. 电极板是否完好,阻值是否在正常值范围 3. 更换电池 4. 检查充放电回路
充电时间慢(>10s)	1. 高压电容测量电路 2. 充电时间控制电路	逐一检查相关电路
不能同步电除颤	1. 心电信号未获取 2. 同步除颤开关是否正常	1. 检查心电信号来源 2. 同步开关未打开或损坏
能量释放不合格	1. 放电回路阻抗 2. 充放电电容 3. 升压模块原因	1. 检查放电回路阻抗是否增加 2. 充放电电容性能下降,容量减小 3. 升压模块,管脚焊点是否脱焊
无法显示心电或只显示一条直线	1. 电极与人体接触不良或脱落 2. 导联线问题 3. 心电监护本身电路故障	1. 检查电极贴片 2. 检查或更换心电导联线 3. 如果既无ECG显示,又无法记录ECG波形,故障多出在信号运算电路之前或人为操作引起,或记录器本身也可能有故障;若无ECG显示但能记录ECG波形,则多为显示器电路故障,且非人为操作故障,需由工程技术人员解决
记录器不打印	1. 记录器电源 2. 打印位置传感器	1. 检查及更换电源 2. 清洁或更换位置传感器
记录器卡纸	打印热笔或打印头	重新安装及检查打印头、打印纸
显示屏白屏、黑屏	1. 液晶屏 2. 数据排线及接口 3. 屏高压板、数据板 4. 低压电源问题,电路问题或电池充电不足或失效	1. 液晶屏是否完好 2. 数据传输线是否连接好或损坏 3. 检查高压板及数据传输板 4. 电池充电,若为低压电源本身问题,医护人员无法排除,只能由工程技术人员维修
按键或旋钮失效	按键或旋钮损坏或卡死	清洁、更换按键或旋钮
除颤时电极板打火	电极板有毛刺和腐蚀斑点	1. 清洁电极板 2. 更换电极板
无法DC开机	1. 电池电压低或损坏 2. 充电电路	1. 更换电池 2. 检查充电电路

十、仪器设备使用相关并发症

1. 皮肤灼伤

(1)预防：导电糊涂抹要均匀，特别消瘦患者可适当用盐水纱垫覆盖电击部位以充分接触；电极板与皮肤应紧密接触；尽量避免反复使用电极板除颤，反复心律失常发作的患者予以连接体外起搏电极除颤。

(2)处理：皮肤灼伤轻微注意观察，无须特殊处理；皮肤灼伤严重者可涂创伤膏保护创面，保持局部皮肤清洁，预防感染。

2. 心肌损伤

(1)预防：选择合适的模式，QRS 波明显的患者选择同步电复律模式；无法辨别 QRS 波的室颤患者选择非同步电除颤模式。

(2)处理：监测心电图、心肌酶的变化，严重时可致低心排血量或心源性休克，可遵医嘱使用血管活性药物。

3. 急性肺水肿

(1)预防：急性肺水肿常在电击后 1~3h 内发生，发生率为 0.3%~3%。究其原因，以左心房及左心室功能不良解释较为合理。患者电转复为窦律后，右心房的收缩比左心房有力(左心房长期明显扩大后恢复较慢)，以致右心室到肺循环的血流超过左心室搏出量而发生肺水肿。亦有解释为恢复窦律后，左心房血更多地进入左心室，而左心室则因长期扩大而无力收缩，因而产生急性左心衰竭。

(2)处理：按急性肺水肿的护理常规进行处理。

4. 低血压

(1)预防：低血压的发生率 1%~3%，尤其多见于高能量电击后。

(2)处理：大部分持续短暂，在数小时内可自动恢复，如果血压持续降低，严重影响重要脏器血流灌注时，可静脉滴注升压药物多巴胺。

5. 心律失常

(1)预防：及时纠正电解质与酸碱平衡，特别是低钾、低钠、酸中毒等。

(2)处理：严密观察病情变化，出现心律失常时，遵医嘱使用抗心律失常药物如利多卡因、胺碘酮等，如出现室颤，立即行非同步电除颤并按心肺复苏术处理。

十一、日常维护与管理

1. 除颤器应定位放置，定期检查，各个部件及导电膏按规定摆放，一旦出现故障，应予以立即维修或更换。

2. 保持性能良好并处于充电备用状态，避免电池长期不用而损坏，并要有备用的充电电池。

3. 使用前应检查除颤器各项功能是否完好，电源有无故障，充电是否充足，各种导线有无断裂和接触不良，同步性能是否正常。选择性电复律术前要特别检查同步性能，即放电时电脉冲是否落在 R 波下降支，同时选择 R 波较高的导联来触发同步放电。

4. 每次使用除颤、监护后电量耗尽的电池完全充电需要 1h。

5. 及时清洁除颤板。除颤器在使用时，会在电极板上涂抹上导电膏，减少与患者皮肤之间的接触阻抗，保障除颤效果。因为导电膏内含有金属盐成分，除颤器使用过后，残留在电极板上的导电膏如不及时清洁会腐蚀电极板，下次使用时影响除颤效果，而且锈蚀后也不能通过自行研磨、抛光恢复原状，只能替换。电极板的清洁方法是在除颤器关机的状态下，用沾水湿润的软布擦拭，擦净后晾干，放入除颤器上的卡槽中，不能使用有腐蚀性的酸、碱溶液，也不能用硬质的钢丝球或尖锐的金属工具清理，避免划伤电极板表面。

6. 除颤器表面、屏幕、按键及附属的电源线、导联线等的清洁，在关机情况下，可用清水或者无腐蚀性的清洁剂浸润的软布进行擦拭清洁，清洁时避免水或清洁剂进入除颤器内部，清洁后自然晾干即可。

7. 每天进行功能测试

(1)交流电源：将除颤器器电源开关置于“ON”，若“BATTER”灯点亮，说明蓄电池供电正常，接入交流电，“电池充电”灯亮。

(2)用“输出能量设定”开关选择100J或360J的测试能量，按下“充电”按键，显示屏滚动显示能量数值，并稳定在所选能量，同时有文字或声音提示充电完成，充电周期一般应小于10s。

(3)单独按下每个除颤电极板上的放电按钮，除颤器应不放电，然后同时按下两个电极板上的放电按钮，除颤器应能通过内部负载放电。

(周建辉)

第七节 心肺复苏器

一、基本简介

心肺复苏器是一种新型的心肺功能外力恢复器，用于救治心搏骤停患者的新式轻体医疗急救机械设备，通常也称作心肺复苏机、心肺复苏仪等。在现代医学理论的基础之上，借助现代化智能应用技术开发出来的心肺功能复苏装置，是一类以机械代替人力实施人工呼吸(机械通气)和胸外按压等基础生命支持操作的设备，可以有效解决患者突发性心脏病给患者带来的损伤，且随着该项技术的成熟，从最初的手动式机械产品的开发到各种自动式机械产品的问世，逐步广泛地应用于临床抢救与灾害急救工作当中。它配套齐全，易于操作，坚固耐用，便于携带，各项功能多以高压气体(氧气/压缩空气)或电源作为动力源。此类自动设备可提供高水平无间断的人工循环，按压节律、深度恒定可调，可保证按压有效性，节约医护人员人力，减少体力消耗；部分产品还附带通气支持及其他多种功能，某些便携可移动式的心肺复苏机可被用于院前急救中，即使在转运患者的过程中其工作也不会受到明显影响。因此，心肺复苏器的操作使用已逐渐成为医院急救技能操作中不可忽视的一项应用技术。

二、发展背景

心搏骤停是急诊的常见急危重症，心肺复苏(cardio-pulmonary resuscitation，CPR)则是抢救心搏骤停患者的有效方法之一，胸外按压是心搏骤停时用人工维持患者血液循环的主要急救方法。CPR是一种在国际领域广为应用的针对患者出现心脏、肺部功能停止时，采用外界手段恢复心肺功能的正常运转的医学手段，是心搏骤停的重要治疗措施，一般采用人工呼吸和胸外按压，通过挤压胸腔建立人工循环，为患者提供生命支持。标准人工胸外按压术，其优点是徒手操作，无须借助任何器材，可以随时在现场立即施行，因此挽救了很多人的生命，但实际上人工胸外按压对大部分患者的血流灌注情况并不理想，经过严格训练的徒手胸外按压所产生的脑血流量仅为正常脑血流量的30%~40%，而心脏的血供仅能达到正常的10%~20%。而且胸外按压实施者都是人，受体力、水平差异等因素影响，施救者的按压质量参差不齐，难以长时间操作且保持标准，人工胸外按压往往不能满足急救复苏的要求，即使是训练有素的急救人员也无法保证长时间(>2min)胸外按压的质量，影响患者的复苏及预后。所以尽管徒手CPR作为标准心肺复苏术已经走过了50年，但大多数心搏骤停患者仍以死亡告终。从2005—2018年，国际复苏联盟和美国心脏协会修订的CPR指南都强调了胸外按压的质量问题，强调“用力按压、快速按压、使胸部充分回弹和尽量减少中断按压的时间”对胸外按压的重要意义。医学界对于高质量的CPR技术具有急切需求，加上传统徒手CPR的固有局限性，激发了能增加循环血量的新技术的热潮。在国际论坛上，专家明确指出恒定高质量的胸外按压不可能由人工完成，机械装置辅助的胸外按压是解决这一问题的有效办法。机械式 CPR,即采用心肺复苏机械设备进行 CPR,此类设备通常称为心肺复苏机、心肺复苏仪、心肺复苏器。当然,不管是徒手 CPR 还是机械式 CPR,最终的目标是提高心搏骤停患者心脏和脑的灌注血流量,避免心脏和脑进入不可逆转的死亡状态,并逐步修复心脏和脑器官的功能。

三、发展历史

CPR 机械设备设计的初衷是增加心搏骤停患者心脏和脑的血流,并为后续的除颤、静脉用药、血管重建等起到桥梁承接作用。1960 年,Kouwenhove 根据心泵原理,通过徒手胸外按压,直接挤压胸廓使心脏泵血,从而进行持续不断的心肺复苏,救治成功了心源性猝死患者,从而引发了早期手动式胸外按压装置的出现,但该时期的心肺复苏器由于不具有主动扩张胸廓的功能,而致心排血量不足,同时大多有肋骨骨折等并发症的缺陷,导致其不具备临床适用性。1961 年,Bramson 等首次将电动气动式复苏装置应用于临床,接着 Harrison Paul 等于 1969 年引入闭合式胸部按压装置,此后心肺复苏器被逐步运用到临床抢救心搏骤停的患者。1992 年,Cohen 等报道了心脏泵,通过单向吸盘协助患者扩胸作用,比传统的单纯按压是一大进步,但其采用的是单向吸盘,提拉扩胸的程度有限。另外,操作者需骑跨患者,用双手加压,提拉幅度不易掌握,且极易疲劳而影响复苏效果。而后出现的双向吸盘分别置于患者前胸和后背,操作时保证了胸廓迅速及最大限度的扩张,产生最大的胸腔负压,利用静脉血回流心脏而增加按压时的心排血量,此点优于 Cohen 等报道的单向吸盘心脏泵设计。另外还可以通过杠杆驱动,使操作者更加省力。近年来,复苏器材不断得到改进和完善,各种新式复苏装置层出不穷。纵观整个发展历程,CPR 机械设备已经历了三代技术的不断创新和改良:

第一代心肺复苏器以模拟徒手心肺复苏的原理发展而来,可实现连续不间断的点式按压,较好地改善了人工心肺复苏易疲劳、中断按压的情况。之后,Lund 大学研发的心肺复苏器对点式按压进行了改良,按压头设计为吸盘式橡皮塞,在胸外按压的放松期吸盘可将胸廓向上提拉至按压初始位置,保证每次按压后胸部充分回弹,增加胸腔内的负压,促进血液回流到心脏。

第二代心肺复苏器突破了单点按压的方式,采用全胸腔覆盖,使得按压力在胸腔部负荷分布均匀,使得胸腔内和胸腔外血管之间形成压力梯度,进而提高血流速度和心排血量。

第三代心肺复苏器采用全胸腔包裹式的三维按压方法,在做重点点压的基础上,同时挤压胸腔,其按压效果接近有创心脏按压。

大量研究院所和公司致力于机械心肺复苏装备的研发和设计,涌现出了大批高质量的心肺复苏装备。心肺复苏器的出现,特别是自动心肺复苏器的问世,使得机械代替人工、自动代替手动,实现了心肺复苏的自动化和智能化,使现场急救人员得以解救双手,以有限的人力充分开展多方面的急救工作。

四、工作原理

现代心肺复苏器是依据国际《心肺复苏(CPR)及心血管急救(ECC)指南》的要求而设计,主要采用电动或安全气压下的高压气源(氧气或空气)作为动力,按压装置在额定的气压下作为动力源,根据临床所需设定按压频率、按压深度和按压通气比,由数字化程控系统控制按压装置和复苏重启装置,实现精确的胸外按压和肺部复苏通气,为心脏和呼吸骤停的患者提供持续稳定的、理想的心肺复苏支持,通过促使心脏和肺部血液的不断循环来维持和恢复人体的基本生命体征,从而促使实现心肺复苏。

心肺复苏器的核心组成要素是胸外按压泵,要深入了解心肺复苏器工作原理,首先应该分析胸外按压泵的应用机制,主要分为两种,一种为心泵机制,另一种为胸泵机制。

(一) 心泵机制

首先是由 Kouweuhoven 提出的,他认为当心脏受到外力挤压时,心脏内部的各瓣膜就会正向运动,从而使血液沿着正常的血液流动方向向前流动;反之,当放松按压时,胸廓就会因弹性向外扩张,相应的胸腔内部也会产生负向压力，静脉血液就会被吸入胸腔返回到心脏内，这样就会形成一个单位的血液循环。

(二) 胸泵机制

20 世纪 80 年代 Rudikoff 首先提出了胸泵机制，他认为人类心胸结构具有特殊性，可通过胸外按压使胸腔内压力增高，从而提高胸腔内静脉、动脉及胸腔外动脉的压力。因为人体的上腔静脉入口处有静脉瓣，而下腔静脉入口处有明显的缺如，胸外按压时血液反流入下腔静脉，在动静脉之间产生压力差，二尖瓣因顺血流方向而开放，使血流向前流动。放松时，胸腔内压力下降至零，从而形成胸外和胸内的静脉压差，静脉壁不受压，管腔开放驱动血流返回心脏，心室再次充盈。很多研究也证实了这一观点，认为心搏骤停后，胸外按压时，心脏已不再是泵，推动血液流动的力量来自胸腔内、外的压力差，心脏只起到血液在流动时的管道作用，而未发挥泵的作用。

这两种机制的提出对心肺复苏术的研究起到了巨大的推动作用，也对心肺复苏器的研制和使用提供了理论支持。胸外按压泵即主要根据“心泵机制”和 / 或“胸泵机制”原理研究、设计、制造而成，为胸外按压提供了自动、持续、稳定、可调、持久、有效的外力按压资源，减轻了医护人员的负担，避免了因个人力量、技术等方面差异带来的人工胸外按压效果的不稳定性。

(三) 新式心肺复苏器机制

近年来，随着人们对 CPR 技术的不断研究，又相继涌现出许多新的心肺复苏辅助技术，包括：插入性腹压心肺复苏术、高频胸外按压心肺复苏术、主动加压 - 减压心肺复苏术、充气背心心肺复苏术、机械心肺复苏术、同步通气心肺复苏术、阶段性胸腹加压 - 减压心肺复苏术和有创心肺复苏术。这些技术可明显改善血液灌流，增加血液流动。在“心泵机制”和“胸泵机制”的基础上，研究人员又结合以上复苏技术相关原理研制出多种新式心肺复苏器，主要包括下列四种复苏技术原理的运用：

1. 根据主动加压 - 减压心肺复苏术(ACD-CPR)作用原理设计而成心肺复苏器，该种设备是将一硅胶真空吸盘紧贴于患者的胸廓部位，通过主动的规律性加压、减压方式促使患者胸廓产生扩张、收缩行为，调节患者胸腔压力，增加心脏回血量，保障心室充盈，提高有效心排血量，最终带动其恢复正常的心肺功能活动。

2. 根据充气背心心肺复苏术(Vest CPR)作用原理设计而成心肺复苏器，该种设备可均匀地挤压胸部周径，减少因外部压力不均匀造成患者肋骨骨折、内脏损伤等并发症的发生。通过双向胸外按压可使动静脉压力梯度增加，进而提高血流速度和心排血量。

3. 根据高频胸外按压心肺复苏术(high-impulse CPR)作用原理设计而成心肺复苏器，该种设备是在患者的胸廓外施加高频率的动能，促使患者的胸腔运动与心血管系统在外力的带动下形成共振效果，以较稳定的共振频率保证患者的心肺血液流动量保持最活跃水平，促进患者心肺功能的恢复。常规较合适的共振频率为 140 次 /min 左右，此频率可使心排血量达到最高水平。

4. 根据插入性腹压心肺复苏术(IAC-CPR)作用原理设计而成心肺复苏器，通过外在设备插入到患者的腹部内进行施压，从而增加患者的静脉回心血量，提高左心室充盈度，最终达到增加心排血量的目的。此外，腹部加压可造成动脉内血液逆流，使主动脉关闭，从而增加动脉舒张压。

五、基本分类

心肺复苏器主要分为非自动式和自动式两类，自动式心肺复苏器又分为气动心肺复苏器和电动心肺复苏器。

(一) 非自动式心肺复苏器

大部分采用人工方式，对患者实施胸外按压。此类装备体积小、重量轻、便于携行。为人工胸外按压的实施提供了辅助改进的措施和方法，大大改进了心肺复苏质量。其主要产品及特点如下：

1. Cardio. Pump　外径为 135mm 的柔软的硅胶吸杯，硅胶吸杯连接圆形手柄，中间有一硬质按压柱。将其中心置于常规 CPR 位置，扣压硅胶吸杯排气固定。双手握持圆形手柄两端，交替按压与提举。

2. Lifebelt 是一款便携的手持式人工心肺复苏装备。其操作原理与 Vest CRP 类似，都是通过紧裹在人体胸部的束带进行松紧式按压。这种束带按压方式通过对胸骨和胸侧的挤压增加了血液流动。同时，这种复苏方式不容易使急救人员产生疲劳。

3. 鼓风复苏装置 一款圆柱塑料人工机械按压设备，与患者胸部的接触面柔软牢固，能紧贴于患者胸口，方便进行快速有效的胸外按压。其拥有通气接口，可外接多种通气设备，包括鼻咽通气管、口咽通气管和通气面罩。在不改变急救人员体位的情况下，单人即可完成按压与通气两种复苏操作。

4. 粘连手套（adhesive glove device，AGD） 是一种新型设备，主体结构是一带胶粘电极垫的皮制手套，通过与胸壁粘连，在按压放松期上拉胸壁，产生胸内压，促使静脉血液回流。该手套手指处暴露，以方便双手手指交叉和调整手套松紧。

5. Cardio Massager 由基板、支架杆和直臂组成。直臂末端连接按压活塞。急救人员通过按压直臂驱动活塞进行胸外按压。

（二）自动式心肺复苏器

自动心肺复苏器是以高压气体（氧气 / 压缩空气）或电源作为动力源代替人工自动进行胸外按压操作的设备，能够克服由于急救人员疲劳带来的人工胸外按压深度和频率不足的问题。此外，由于无人工参与，可安全地在不间断胸外按压的情况下实施电击除颤。其功能以实施机械胸外按压为主，部分产品附带机械通气及其他多种功能。

1. 气动心肺复苏器 是以高压气体（氧气 / 压缩空气）为动力源实施单纯胸外按压或胸外按压 / 机械通气一体功能的自动机械 CPR 装置。其主要产品及特点如下：

（1）心肺复苏器：由按压棒及通气系统组成，以氧气为动力，具有体积小、安装使用方便、便于携带等特点。使用前需将垫板插入患者背部，连接氧源、设定按压深度、按压通气比例后开始工作，可单独使用按压棒进行胸外按压，亦可单用正压机械通气，其通气系统可产生 400~1 200ml 潮气量。

（2）背心式心肺复苏器：1989 年，约翰·霍普金斯大学的一组研究人员发明了充气心肺复苏背心（Vest CPR）。该设备应用一个缠绕在患者胸部的囊状背心，由气泵自动充气放气周期性地按压胸部，可以调节按压的频率、按压持续时间和充入气体压力。该装置在按压间期对胸部施加少许正压，使其与胸壁保持轻微接触，只在预先设定暂停按压进行通气时才完全放气。该装置应用前先安放好电极，可在不取下背心和中断按压的情况下实施电除颤。同时，由于 Vest CPR 压力作用面积大，因此能够防止体外损伤。

（3）胸骨按压配合胸廓束带同步加压（simultaneous sterno-thoracic cardiopulmonary resuscitation，SST-CPR）设备：该装置包括一个胸骨按压活塞和环绕胸廓的束带。当活塞加压于胸骨时，束带被拉紧给胸廓施压。SST-CPR 一方面对胸部进行单点按压，另一方面利用束带对全胸廓加压，通过增加胸腔内压帮助心脏射血，起到了传统标准 CPR 和 Vest CPR 两种效果。该方法将“心泵”和“胸泵”机制有机地结合起来。

（4）心肺复苏胸腹联合按压机：该设备由胸腹按压平台、控制系统和压缩空气源等三部分组成。用压缩空气作为动力源，采用两个高质量充气气囊与患者胸、腹部密切接触，模拟人工胸腹按压，压力及按压深度可控制在安全范围内，不会对患者产生损伤。与标准的单纯胸部按压相比，它能增加冠脉灌注压和主动脉收缩压，提高生存率，并无明显创伤。

（5）担架式自动心肺复苏器：集同步胸外按压、间歇正压通气、负压吸引、给氧、输液功能于一体，适合现场和转运途中对患者实施连续有效的胸外按压心肺复苏。外形设计为可折叠担架方式，展开后能方便转运伤员，折收后方便拖运。其既能满足在现场对伤病员进行心肺复苏急救，也能在转运途中进行不间断的心肺复苏急救。

2. 电动心肺复苏器　电动心肺复苏器是以交 / 直流电源作为动力源实施单纯胸外按压或胸外按压 / 机械通气一体功能的自动机械 CPR 装置。其主要产品及特点如下：

(1) 心肺复苏器 1：由带有程序控制马达的背板和压力分布式束带组成，与常规的气动或手动的单点按压模式不同，它采用负荷分布式立体按压模式，以围绕整个胸廓的按压带，将按压负荷均匀分布在胸廓，实现立体按压。该设备可以自动感知施救对象胸廓体积、调整束带的起始长度，在胸部束带抽紧时，将力量均匀分布到整个前胸部位，产生向下的压力，形成 20% 的胸部前后径变化，从而提高血管内压力，增加血流灌注，有效提高胸外按压质量。同时，由于胸廓受力均匀，避免了徒手复苏时可能出现的肋骨损伤，是一款高效可靠、使用广泛的胸外按压复苏设备。

(2) 心肺复苏器 2：按压头为橡皮塞，能够提供每分钟 (102 ± 2) 次的主动加压 - 减压式胸外按压 (ACD-CPR)，其按压最大深度可达 (53 ± 2) mm。该款产品拥有连续按压与按压通气比例为 30 : 2 两种胸外按压模式，可用独立电池供电。其产品安装迅捷、操作简单，内置电池使用时间较为持久，在为心搏骤停患者快速建立稳定持续的胸外按压中产生了良好的效果。

(3) 双模式电动心肺复苏器：以交、直流电源作为动力源驱动仪器，以程序电路控制进行胸外按压，也可由锂电池支持较长时间的胸外按压工作，以达到心肺复苏的目的；还以氧气源作为动力，共用程序电路控制，自动与按压同步 (30 : 2) / 非同步进行通气供氧。非中央供氧时可用氧气瓶（重量轻）支持通气供氧 1h 以上，还可配备升降担架车，构成定位或移动的心肺复苏急救平台，还可以背包便携、折叠担架拖行，可用于各种急救现场、救护车接转患者、灾害事故现场的心肺复苏急救。

心肺复苏器作为心肺复苏急救中主要的辅助救治装备，已广泛应用于院前急救与院内危重症患者的救治过程中。随着心肺复苏器在紧急救治，特别是在院前急救转运过程中发挥的作用逐渐显著，国内外多家医疗科研机构针对高效先进胸外按压方法特点，进行了新型胸外按压装备的设计开发，涌现出了大量技术先进、设计巧妙，有别于传统胸外按压方法的高效按压装备。目前心肺复苏器在基本原理、技术标准、辅助设备等方面已形成了一套较为完善的理论和实践体系，并出现了集通气、胸外按压、气管插管、除颤、负压吸引等功能于一体的心肺复苏器材。现代心肺复苏器在临床应用中的众多研究表明，自动式心肺复苏器与人工心肺复苏相比具有其独特的优越性：①按压方向不变，深度、频率一致，且具连续性、可调性，避免了人工按压中因体力、水平差异造成低效或无效状态；②按压的同时可进行通气支持，有些复苏器可使心脏除颤同时进行；③患者转运过程中，复苏仍可继续；④心肺复苏器按压底板代替硬板床，使压力完全传递到患者身上，提高按压有效性；⑤人工按压的过程中，血液回流至心脏只能通过胸壁的回复，而机械性按压血液回流不仅来自于胸壁回复，外力的作用能进一步增加回心血量；⑥操作简便，安全可靠，大大减轻了医护人员繁重的体力劳动，减少施行徒手 CPR 的人员，使施救者可开展 ALS 和抢救其他患者。特别是对家属不愿放弃、需延长时间按压的患者尤其适用，这在急诊工作量大的时候特别突出。

同时，自动心肺复苏器也有其缺点和不足：①设备安置需要一定的时间，可能中断徒手按压时间过久。②缺乏反馈装置系统，由于按压紧急性以及患者自身体型等原因，可能导致心肺复苏器的安装位置出现偏差或按压部位改变而影响心肺复苏的质量。③国内外对心肺复苏器要求缺乏统一标准，不同类型心肺复苏器孰优孰劣，其安全性、有效性等尚需继续探讨和评估。因此，标准 CPR 仍是每一名医护人员应该掌握的基本技能，并尽可能在大众中普及，以便能在第一时间对心搏骤停患者展开积极有效的救治。

六、临床适应证和禁忌证

1. 适应证　心肺复苏器的预期用途是对心搏骤停患者进行紧急抢救，替代人工胸外按压和人工口对口吹气的复苏方法。因此，心肺复苏器可配备在所有的医疗急救系统和医院中，医疗急救系统包括急救火车、救护车，救护飞机；在医院内的部门，如急诊室、心脏导管室、ICU 等科室。它适用于对急诊临床上由急性心肌梗死、脑卒中、严重创伤、电击伤、溺水、挤压伤、踩踏伤、中毒等多种原因引起的心搏骤停患者的抢救。

2. 禁忌证　婴幼儿。胸部骨折者、多发肋骨骨折者、胸腔畸形者。如患者胸部创伤严重，如张力性气胸，或者由于肋骨或胸骨骨折造成的胸部严重的开放性伤口；心脏破裂的情况下，不能进行人工心肺复苏，因此也不可使用心肺复苏器。不能安全或正确地将心肺复苏器安置固定在患者相应部位上，比如遇到过胖或过瘦的患者，以及没有稳定支撑患者合适体位的其他设备及环境时，均不能使用心肺复苏器。

七、基本结构及配套部件

气动心肺复苏器一般分为控制面板、氧气筒、气压表、通气控制钮、胸部压缩器、通气管面罩、通气输入、输出接口等几个部分。

电动心肺复苏器具体部件见图 2-3-31。

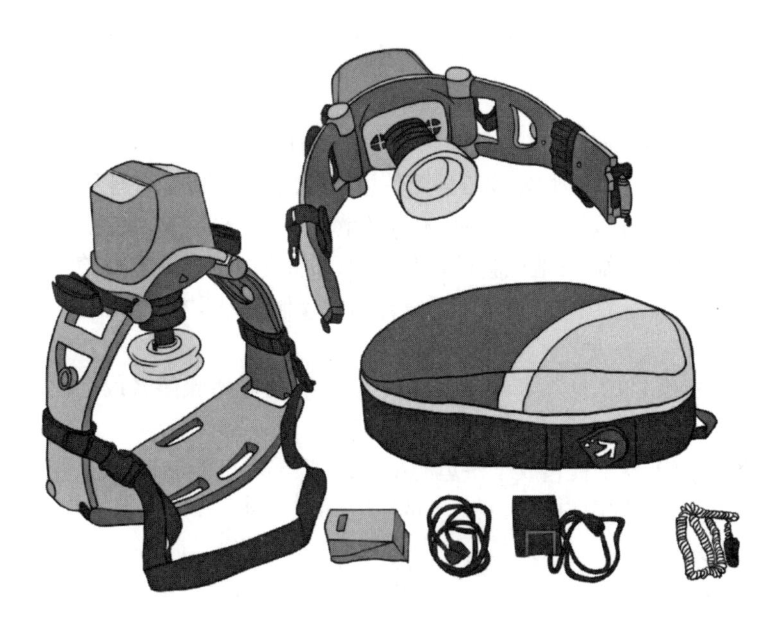

图 2-3-31　心肺复苏器部件图

(一) 主要部件

1. 背板　定位在患者的下面，作为胸外按压的支座。

2. 上部分　包括专有的可充电电池和配有一次性吸杯的按压机构。

3. 稳定带　有助于固定本设备相对于患者的位置。

4. 加软垫的手提包。

用户控制面板说明，见图 2-3-32。

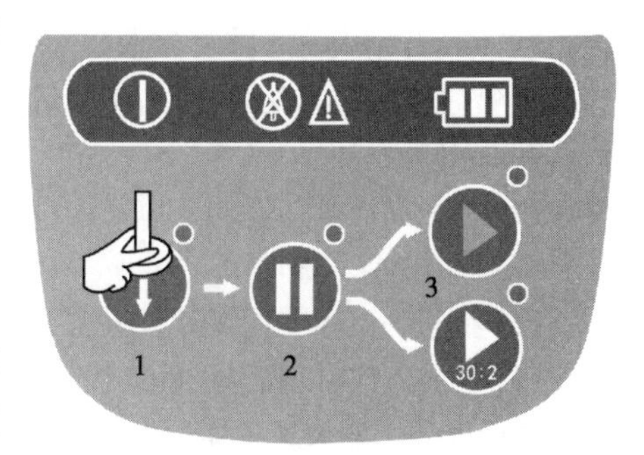

图 2-3-32　心肺复苏器的用户控制面板说明图

(二) 用物选择及准备

选择用物后整齐放置于手提包内，用物选择包括以下部分：上部分和背板、三个一次性吸杯、手提包、可充电电池、稳定带、患者带。

配件(可选)：一次性吸杯、电源和电源线、备用电池、外部电池充电器、12~24V 直流车载电源线。

手提包的设置:

1. 将充满电的一块电池插入到电池插槽内。

2. 确保正确安装吸杯。

3. 护罩面向开口端,将上部分安放在手提包内。

4. 将外部电源(可选配)安放在支撑腿之间的一个口袋里。

5. 将备用(可选配)充电电池安放在其他口袋内。

6. 将稳定带的软垫带安放在支撑腿之间。

7. 将备用的吸杯安放在靠近护罩的侧面口袋内。

8. 将背板安置在包顶部。

9. 关闭绿色内锁。

10. 将《使用说明》安放在手提包内部透明口袋内。

11. 拉上手提包备用。

八、基本使用程序

【评估】

1. 患者准备　评估患者病情,迅速判断患者呼吸、循环情况,如出现心搏骤停,敞开患者上衣,立即先行徒手心肺复苏,经确认需持续胸外按压且无禁忌证后,准备心肺复苏器及其他急救装备。

2. 环境准备　清理现场,无关人员回避,确认环境安全、清洁、宽敞、明亮,有条件时用屏风遮挡。

3. 用物准备　心肺复苏器、其他抢救设备及用物(条件允许时)、记录单、笔。

4. 护士准备　操作前穿戴整齐,知晓心肺复苏器的操作流程及相关知识。

【操作流程】

1. 抵达患者,按标准 CPR 复苏术判断并确认患者情况,心搏骤停者取去枕平卧位,敞开患者上衣,松开腰带,立即开始人工胸外按压,尽可能不要中断。

2. 另一人将心肺复苏器手提包放于平坦的平面,包顶部尽可能靠近自己,把左手放在左边的黑色带上,拉红色手柄,使包打开;按用户控制面板上的“开 / 关”键 1s,开启电源和开始自检。准备就绪时,靠近调整键的绿色 LED 照亮。

3. 从手提包中取出背板。

4. 停止人工心肺复苏术。

5. 保证一人支撑患者的头部。

6. 将背板直接放在患者臂窝下面。采用下列方法之一:抱住患者的肩膀,提起患者的上半身一小段距离。左右滚动患者。注意:准确的背板位置使正确定位吸杯更容易和更快。

7. 重新开始人工心肺复苏术。

8. 握住支撑腿上的手柄,从手提包内取出上部分。拉一次释放环,以确保扣锁打开。

9. 放开释放环。

10. 将最靠近操作者的支撑腿连接到背板上。

11. 停止人工心肺复苏术。

12. 将另一支撑腿连接到背板上,使两条支撑腿与背板锁定。听到“咔哒”声。

13. 上拉一次,以确保正确连接各部分。注意:如果上部分没有连接到背板上,确保扣锁打开并且已经放开释放环。如果患者体积太大,不压迫患者,不能将上部分锁定到背板上。继续人工按压。

14. 按压调整键调整吸杯的高度,以设置“起始位置”。使用两个手指向下推吸杯,直到压力垫触及患者的胸部按压点,但不按压胸部;再按“暂停”键,锁定起始位置,然后从吸杯上移开手指。设置方式见图 2-3-33。

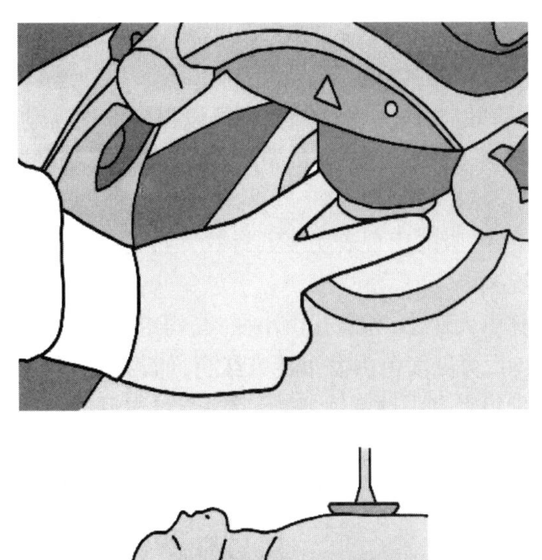

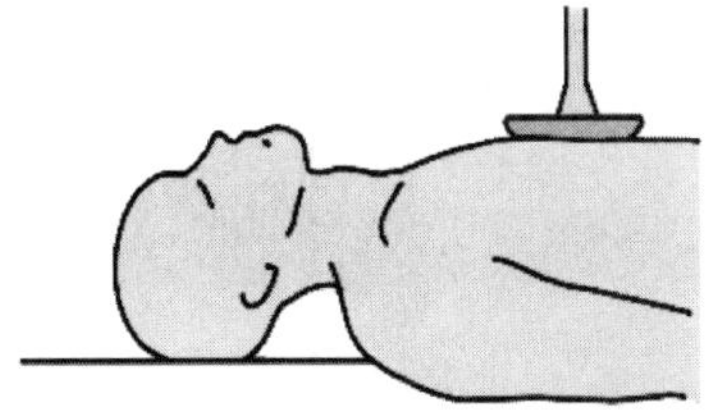

图 2-3-33　起始位置设置方式图

注意：按压点应该依照指南，取与人工心肺复苏术相同的点。当吸杯内的压力垫处于正确的定位时，吸杯的下边缘直接在胸骨端部的上方。正确放置位置见图 2-3-34。

15. 使用手指检查位置是否正确，保证吸杯的下边缘直接在胸骨端部的上方。如果不正确，按“调整”键，向上提拉吸杯，重新调整新起始位置的中心和 / 或高度位置。调整完成移开手指按“暂停”键，再行检查。必要时，拉支撑腿，移动设备，以调整位置。按压位置检查图见图 2-3-35。

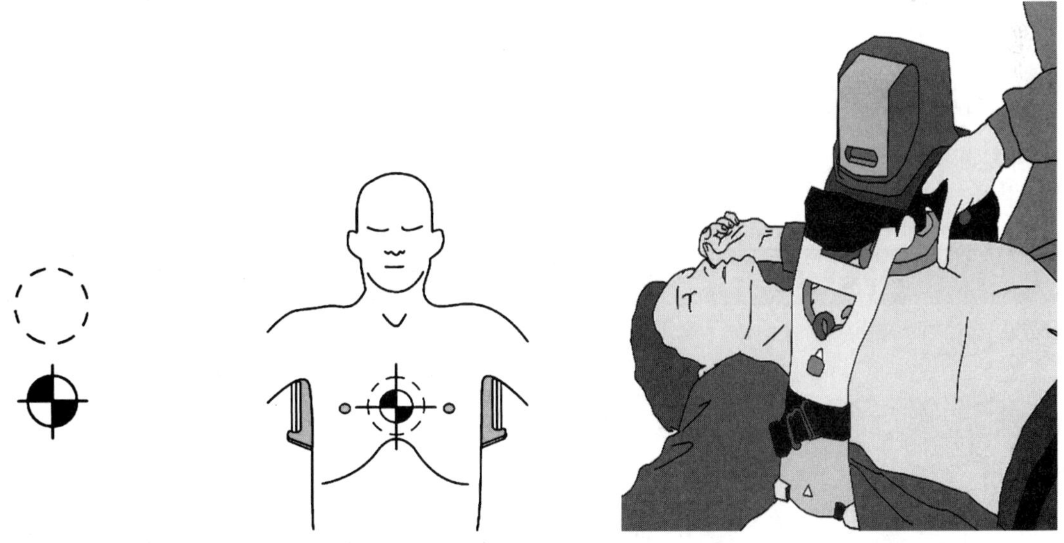

图 2-3-34　按压点正确位置图

图 2-3-35　按压位置检查图

16. 检查位置正确，按“启动（连续）”或者“启动（30 : 2）”，以启动按压操作。有供电装置时可外接电源。

17. 确定心肺复苏器的稳定性，保证胸外按压持续有效后同时实施其他抢救工作。

18. 密切监测患者意识、循环等生命体征,如呼吸、心率、血压、血氧饱和度等,检查心肺复苏效果。观察患者是否出现以下心肺复苏有效的体征:

(1)大动脉搏动情况:复苏有效时,每一次胸外按压可以摸到一次搏动,如若停止按压,则搏动消失,此时应继续进行胸外按压;如若停止按压后脉搏仍搏动,则说明患者心率已恢复。按压有效时可测到血压>60/40mmHg。

(2)是否出现自主呼吸:自主呼吸的出现表明复苏有效,但自主呼吸出现并不意味着可以立即停止胸外按压,需结合大动脉搏动情况判断。

(3)瞳孔:复苏有效时,瞳孔由大变小,如瞳孔由小变大、固定,则说明复苏无效。

(4)面色(口唇):复苏有效时,可见面色由发绀转为红润,如若变为灰白,则说明复苏无效。

(5)神志:复苏有效时,可见患者有眼球活动,睫毛反射与对光反射出现,甚至手、足开始活动。

19. 抢救结束后从患者身上撤走心肺复苏器,步骤如下:

(1)按“开/关”键1s,关闭设备电源。

(2)如果稳定带系在心肺复苏器上,从支撑腿带拆下软垫带(这是稳定带的一部分)。

(3)拉释放环,从背板上释放上部分。

(4)如果患者的情况允许,去掉背板。

20. 检查患者皮肤有无损伤,及时处理,整理床单位,清理用物。

21. 洗手,完善抢救医嘱处理和护理记录。

22. 清洁、消毒、整理物品。心肺复苏器在每次使用之后执行如下操作:

(1)拆除吸杯。

(2)如果有必要的话,拆除和分开清理患者带和稳定带。

(3)清理设备,并让设备干燥。清洗时利用软布和含有柔性清洁剂或消毒剂的温水清洗全部表面和带,如70%异丙醇溶液、添加洗涤剂的45%异丙醇溶液、季铵盐化合物等。

(4)准备下次使用:①使用充满电的电池替换护罩电池槽内用过的电池。②安装新的吸杯。③重新系好患者带(如果它们被拆除的话)。④重新系好稳定带的支撑腿带(如果它们被拆除的话)。⑤将设备装进手提包内。⑥关闭手提包备用。

九、各项参数调节

心肺复苏器按压参数调节,见表2-3-10。

表2-3-10 心肺复苏器按压参数调节

类别	规格
按压深度	胸骨高度超过185mm的患者选择:53mm±2mm 胸骨高度低于185mm的患者选择:40~53mm
按压频率	102次/min±2次/min
按压占空比	50%±5%
按压模式(操作员可选)	30:2 连续按压

十、参数报警及处理

心肺复苏器常见报警及处理见表2-3-11。

表 2-3-11　心肺复苏器常见报警及处理

报警信号	报警原因	处理
报警指示器呈红色报警，有持续报警音	1. 硬件故障 2. 按压模式超出极限（太深、太浅和定时失效） 3. 仪器温度太高	1. 按“开 / 关”1s，停止按压和撤除设备 2. 立即开始人工胸外按压 3. 报设备维修
只出现警告报警音	仪器温度上升	保持持续按压，检查护罩下面的换气孔有无堵塞，堵塞会导致设备变得太热
电池指示器呈稳定红色光警告状态伴持续报警音	电池故障	1. 按“暂停”，暂时停止按压 2. 拉出电池，然后向上取出电池，故障电池不能再充电使用 3. 更换电池，重新安装充满电的电池，从上方放入电池 4. 等待直到绿色“暂停”模式 LED 照亮 5. 按“启动（连续）”或“启动（30∶2）”，重新开始胸外按压 6. 有条件可直接连接外部电源
电池指示器呈间歇性红色光警告状态伴间歇性报警音	1. 电池温度太高 2. 电池电量过低	1. 暂停按压，迅速使用一块已充满电的电池更换原电池 2. 见绿色“暂停”模式 LED 照亮，按“启动”键重新开始胸外按压 3. 过热电池暂时停止使用，低电量电池充电后备用 4. 有条件可直接连接外部电源

十一、仪器设备使用相关并发症

（一）机械性损伤

机械性损伤包括肋骨骨折、胸骨骨折、肋骨与胸骨分离及气胸、血胸、肺挫伤、肝脾裂伤、脂肪栓塞、心脏压塞等。

1. 发生原因

（1）心肺复苏器的按压力过大造成肋骨、胸骨、脏器、血管等的机械性损伤；即使正确的胸外按压，也会有部分患者发生肋骨骨折。

（2）心肺复苏器按压部位错误，运动活塞未按压在胸部的中央，胸骨下半部。

（3）年龄较大的患者骨质钙化脆弱，胸廓弹性差，胸外按压时稍微不慎，极易引起肋胸骨骨折。断骨端亦可刺伤脏器。

2. 临床表现　有骨擦音、骨擦感、骨折侧胸壁的部分塌陷导致胸廓畸形等体征。

3. 预防与处理

（1）在胸外按压前，必须认定患者无动脉搏动，避免无谓的按压；正确迅速评估患者，选择合适的压力，按压部位定位恰当准确，发生定位偏移时及时正确调整。

（2）如果是单根肋骨骨折，胸廓完整性尚存在，不影响 CPR 的效果，也有很多 CPR 成功存活的患者合并肋骨骨折的情况，多数情况在复苏后也无须特殊处理，这样的骨折通常不会致命。

（3）如果是多根肋骨骨折或胸骨严重骨折导致胸廓塌陷，再继续进行胸外按压，大多是徒劳的；因为胸廓的完整性已经受到破坏，按压放松时胸廓不能再自然回弹扩张，无法发挥胸泵作用。此时急救人员需停止心肺复苏器的按压，采取其他抢救措施。

（4）如发生由心肺复苏器按压骨折引起的血气胸或胸腹腔脏器损伤、各种栓塞、心脏压塞时应停止心肺复苏器的胸外按压，另行相应的急救治疗，包括穿刺减张排气、胸腔闭式引流、抗休克、剖腹探查、紧急开胸手术治疗等。

(二) 消化道胀气(过度通气)

使用胸外按压 / 机械通气一体功能心肺复苏器时可能引起消化道胀气(过度通气)。

1. 发生原因　过多的通气量和快速气流率导致了消化道胀气。明显的胃胀气可能增加胃反流,从而抬高膈肌减少肺通气容量。

2. 临床表现　患者上腹部膨出,如胃部胀满,用手压上腹部解除胃胀气将会引起胃内容物反流。

3. 预防与处理

(1)始终保持呼吸道最大通畅,准确选择适合患者的通气量。

(2)密切观察胸部起伏情况,防止气道压力过大。

(3)如果通气时发生胃胀气,应注意检查和调整头部及气道位置,降低气道压力。

(4)可暂时移开面罩,将患者头部轻轻托起转向一侧,用手对腹部适当按压,即可排除胀气,排除胃胀时,不可间断胸外按压。

(5)气管插管,可避免胃胀气。

(6)如有反流发生,复苏者要使患者侧卧,从嘴里向外擦拭干净胃内容物,然后继续仰卧行心肺复苏。

十二、日常维护与管理

1. 正常工作环境条件要求室温在 5~40℃。

2. 不用时放置于环境相对湿度不大于 80% 的无腐蚀性气体、通风良好的室内。

3. 每次使用后行清洗消毒干燥备用处理,安装新的吸杯,系好患者带及围绕支撑腿系好稳定带的两条支撑腿带,保证设备清洁干净。

4. 电池充电装好备用。

5. 检查有扣锁的地方是否功能完好,向上拉释放环,以保证扣锁打开。

6. 实行班班交接,检查设备是否完好备用状态。

7. 在日常的使用当中,无须校准或调节;但是对系统整体操作的准备就绪情况,应该定期进行自检评估。

8. 零配件有损坏时,不得自行随意选购市场上的产品。应报设备维修部联系相应厂家售后部门进行维修或配送。

(叶　磊　张春梅)

第八节　体外膜氧合设备

一、基本简介

体外膜氧合(extracorporeal membrane oxygenation,ECMO),又称体外生命支持技术,是一种可经皮置入的机械循环辅助技术。它通过以循环血流泵与体外氧合器为核心组成的人工体外循环装置,进行替代性气体交换支持和心脏替代支持,见图 2-3-36。临床上主要用于重症呼吸功能不全和心脏功能不全的支持,可以降低重症患者对其他常规心肺支持措施的要求,减少血管活性药物用量,降低机械通气参数设置,为心肺功能的恢复或脏器移植赢得时间。

二、发展历史

ECMO 技术理念源于心脏手术体外循环(cardiopulmonary bypass,CBP)技术,是一种可以使用较长时间的简化的 CBP 装置。1953 年,Joho Gibbon 医生发明人工心肺机,将体外循环技术首次用于临床心脏手术获得成功,这使人工心肺机系统做长时间心肺辅助有了可能。

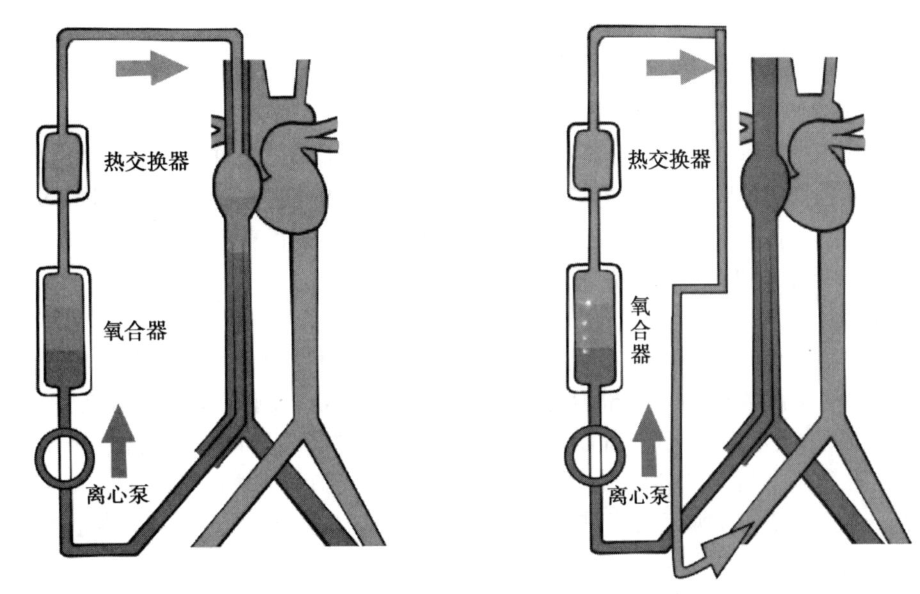

图 2-3-36 VV-ECMO 和 VA-ECMO 示意图

ECMO 实际上是心肺转流技术的扩展和延长应用，用以治疗威胁生命的呼吸衰竭已有 20 多年。在早期，气体交换装置并没有把气体和血液隔离，血 - 气界面对红细胞、血小板、血浆蛋白等血液成分会产生破坏，使用时间超过数小时可能发生溶血、血小板减少、血浆蛋白变性。Kolff 和 Kolobow 等的开创性工作凸显了卷筒式硅胶膜肺的长期效果。随着膜式氧合器出现，抗凝控制技术完善，使心肺转流技术的延长使用成为可能。膜式氧合器以半透膜将血 - 气相分开，保护了红细胞、血小板，使 ECMO 可较长时间安全进行。

20 世纪 70 年代以后，改进的 ECMO 首次被用于急性呼吸窘迫综合征患者的支持和抢救。1971 年，Hill 医生首次用 ECMO 救治 1 例 24 岁男性患者，该患者因多发性创伤导致呼吸衰竭进行性加重，经过 75h 的 ECMO 救治脱离危险，抢救成功。1975 年，Bartlett 等首次成功地用 ECMO 救治 1 例患持续性胎儿循环的新生儿。ECMO 技术在新生儿应用的经验快速增加，现已认为 ECMO 是治疗新生儿、婴儿严重呼吸衰竭的标准方法。随着 ECMO 在新生儿的应用成功，20 世纪 80 年代和 90 年代早期，其应用领域迅速扩展。目前，该技术已被广泛应用于各种原因导致的急性循环和 / 或呼吸衰竭的抢救性辅助治疗。

三、基本分类

(一) 按支持的方式和目的分类

1. 从静脉到静脉（veno-venous，V-V） V-V 转流具有呼吸辅助作用，用于呼吸支持。

2. 从静脉到动脉（venous-arterial，V-A） V-A 转流同时具有循环和呼吸辅助作用，用于循环支持。

3. 二氧化碳去除技术（extracorporeal carbon dioxide removal，EC-CO_2R） EC-CO_2R 用于体外二氧化碳清除。

(二) 按置管方式分类

1. 双部位置管 V-V 或者 V-A 转流。

2. 三部位插管 三部位插管转流是一种较为新颖的 ECMO 模式，通常是在 V-V 或者 V-A 转流基础上连接一根新的管路。三部位插管的 ECMO 分为 VVA 或者 VAV 模式，这两种模式一般用于同时存在呼吸、循环衰竭的患者。ECMO 方式应参照病因、病情，灵活选择。

四、工作原理

ECMO 的工作原理是将体内的静脉血引出体外，然后驱动泵将血泵入氧合器（膜肺），血液经过氧合器进行血液氧合，排出其中二氧化碳，同时经热交换后在离心泵的推动下通过另一管路回输到患者体内。

（一）V-V 转流

V-V 转流主要用于体外呼吸支持。V-V 转流经静脉将静脉血引出经氧合器合并排除二氧化碳后泵入另一静脉。通常选择股静脉引出，颈内静脉泵入，也可根据患者情况选择双侧股静脉。V-V 转流只部分代替肺功能，因为只有一部分血液被提前氧合，并且管道存在重复循环现象。重复循环现象是指部分血液经过 ECMO 管路泵入静脉后又被吸入 ECMO 管路，重复氧合。

（二）V-A 转流

V-A 转流既可用于体外呼吸支持，又可用于心脏支持，血泵可以代替心脏的泵血功能，维持血液循环。V-A 转流静脉引出静脉血，经氧合器合并排除二氧化碳后，泵入动脉。V-A 转流是一种同时支持心肺功能的连接方式，适合心功能衰竭、肺功能严重衰竭并有心脏停搏可能的病例。V-A 转流的体外循环管路与心肺并联，运转过程会增加心脏后负荷，并减少了流经肺的血液量，长时间运行可出现肺水肿甚至粉红色泡沫痰。另外，心脏完全停跳时，V-A 模式下心脏血液滞留，容易产生血栓而导致不可逆损害。

（三）EC-CO_2R 技术

通过体外气体交换装置将血液中的 CO_2 排出体外从而为患者提供呼吸支持，主要应用于避免严重的高碳酸血症，可分为 VV 和 AV 两种模式。

1. VV 模式　通常使用双腔插管置于颈静脉，血液通过离心泵的驱动经氧合器去除 CO_2 后再回到患者体内。

2. AV 模式　通常要求两根插管分别置入股动脉和颈静脉，无须离心泵，利用动静脉间的压力差作为驱动力，血液经氧合器去除 CO_2 再回输患者体内。

（四）三部位插管转流

1. VVA 模式　在大体重患者使用了较小的插管的时候，ECMO 的流量受到影响。这种情况下可以在 V-A 转流的基础上再增加一根静脉引流管（两根静脉引流管，一根灌注管），这样可以提高 ECMO 的流量。

2. VAV 模式　当患者同时合并心肺衰竭的时候，V-A 转流辅助患者可能存在上半身缺氧的情况，这种情况下可以在 V-A 转流的基础上再增加一根灌注管（一根引流管，两根灌注管，分别注入股动脉和右心房），起到心肺联合支持的作用。

五、临床适应证和禁忌证

（一）适应证

1. V-V 转流

（1）急性呼吸衰竭：各种原因如 ARDS、肺移植、支气管哮喘、肺栓塞、大气道阻塞、慢性阻塞性肺疾病等引起的严重急性呼吸衰竭。

（2）新生儿肺部疾患引起的呼吸衰竭。

2. V-A 转流

（1）各种原因包括急性心肌梗死、心脏外科术后、暴发性心肌炎、心脏介入治疗突发事件、等待心脏移植、长期慢性心力衰竭患者急性失代偿、药物中毒、溺水以及冻伤等引起的心搏骤停或心源性休克。

（2）急性右心功能衰竭：急性大面积肺栓塞、心脏移植术后合并右心功能不全、接受左心室辅助装置出现急性右心衰竭、严重呼吸衰竭引发的急性肺源性心脏病。

（3）顽固性室性心律失常。

3. EC-CO_2R 技术　重症哮喘；慢性阻塞性肺疾病的急性加重期；肺移植过渡期。

(二) 禁忌证

不能实施全身抗凝的患者。存在无法控制的出血、严重溶血、患有其他终末期疾病如恶性肿瘤、本身存在中到重度慢性肺部疾病、无法治疗的败血症性休克、中枢神经损伤、存在严重的免疫功能低下而预计 ECMO 不能使其获得较好的生命质量的患者。

六、基本结构及配套部件

ECMO 由驱动泵、控制台、氧合器、血管内导管、连接回路管、供氧管、空氧混合器、热交换水箱、不间断电源、紧急驱动装置及附加设备等组成。其中氧合器、血管内导管、连接回路管、供氧管为一次性设备。新型的便携式系统将控制台、驱动泵及氧合器整合成三位一体，明显节约了空间，方便操作、便于携带，而且增加了压力氧合等监测参数需要。ECMO 装置可组合于移动车上。ECMO 移动车是一架适用于床旁小巧而灵活的移动平台，其设计紧凑同时方便运输，可以装载 ECMO 主机、驱动泵、控制台、电源或水箱、氧气瓶、空氧混合器、输液架等设备，见图 2-3-37。

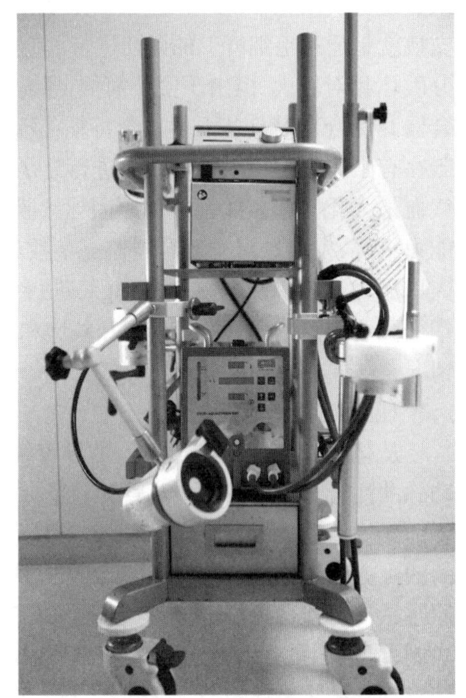

图 2-3-37　体外膜氧合设备

(一) 驱动泵

驱动泵是 ECMO 的核心部件，作用是在体外提供动力，驱使血液在体外连接回路中按一定方向流动。它分为滚轴泵和离心泵两种。

1. 滚轴泵　滚轴泵通过泵槽内挤压管道而推动体外血液单向流动。主要优点是能提供稳定的流量，并可以提供搏动血流。缺点是体积较大不易移动，而且滚轴挤压对红细胞和血小板有破坏作用，容易产生溶血。泵管内径的粗细、泵管弹性、泵槽直径、泵的转速及泵管的出入口大小，均会影响血流通过的速度和血液破坏的程度。

2. 离心泵　是目前常用的 ECMO 血液驱动泵。离心泵由离心泵主机或控制台和离心泵驱动器两部分组成。其中驱动器连接循环管路中的一个密闭圆形薄片容器，称为离心泵泵头。泵头通过带有磁性装置的磁性后室与驱动器耦合连接。当驱动器高速旋转时，带动泵内轮片结构高速旋转，产生涡流和离心力，推动血液前进。产生离心力的同时形成泵头内压力梯度，圆心中部形成低压区，外周为高压区，中心和外周部各开一孔，血液从中心孔低压区进入，通过高速旋转而获得高压从外周孔甩出产生单向流动。其优势是安装移动方便，管理方便，血液破坏小；在合理的负压范围内有抽吸作用，可解决某些原因造成的低流量问题；新一代的离心泵对小儿低流量也易操控。离心泵的缺点是提供非搏动血流，但目前尚无证据表明非搏动血流影响器官灌注。ECMO 离心血泵的技术难点在于要达到足够的输出量、最少的血栓形成及血液成分破坏。通过临床实践经验，逐渐摸索发现无叶片悬浮磁心离心泵泵头性能稳定，效果良好，而且血液破坏轻，更适用于长时间辅助。

(二) 控制台

ECMO 设备的控制台主机控制驱动泵运转，并监测 ECMO 体外循环时的参数。常见的参数有驱动泵转速、ECMO 流量。通常转速和流量匹配，当高转速伴有低流量时常提示管路阻力高。通过驱动泵超声监测 ECMO 流量，当流量不稳定时，提示管路引流不畅。新一代 ECMO 机器可监测循环通路上各处的压力，包括泵前压、泵后压或氧合器进口压、氧合器出口压，还可监测泵前血氧饱和度或引流血氧饱和度。泵前压反映引流状态，保持在正压状态表明引流通畅，也可是适度负压，但负压越高越容易溶血。负压可由于容量不足、静脉回流不畅、插管位置不佳及管路扭曲等因素引起。泵后压反映经驱动泵加压达到的压力。泵后压与氧合器出口压的差值为跨膜压，反映氧合器内部的阻力，如跨膜压进行性升高，提示氧合器内血栓形成。泵前氧饱和度反映引流血氧合状况，泵前氧饱和度高可能是由于再循环导致。应尽可能引流到体内氧合最差的血，以便氧合器发挥最大的效力。

(三) 氧合器(膜肺)

氧合器(膜肺)为进行气体交换的装置，有硅胶膜型与中空纤维型两种类型。硅胶膜型氧合器相容性好，少有血浆渗漏，血液成分破坏小，适合长时间辅助，如支持心肺功能等待移植、感染所致呼吸衰竭。缺点是排气困难，价格昂贵。中空纤维型氧合器易预充排气，这是因为中空纤维实际上有许多微孔，气体交换就是通过毛细管上的微孔进行。但这种结构使得中空纤维型氧合器易血浆渗漏而失去功能，血液成分破坏相对较大，但由于安装简便，急救时可选用。如病情需要，可待稳定后 1~2d 再更换为硅胶膜型氧合器。氧合器需具备下述三个特征：交换膜足够薄以利于 O_2 和 CO_2 能自由通过；交换面积足够大以利于在有限时间内使氧合器内血进行充足的气体交换；血流和气流在膜两侧相向流动，形成所谓对流以便气血最大化接触。如果各种原因导致膜厚度增加，膜面积减少，气体氧浓度降低，均将导致 ECMO 氧合能力下降，发生缺氧。氧合器监测参数为跨膜压，即氧合器进出口压力差。其数值与流量相关。应避免入口压力过高，一般<300mmHg。进行性跨膜压升高常提示抗凝不足，氧合器阻塞，这是更换氧合器的指征。还应监测膜后的氧分压和氧饱和度。另外可以肉眼观察氧合器内血栓形成情况，定期排检膜渗漏情况。

(四) 血管内导管

从体内引流血液到氧合器的导管统称为静脉引流管，而血液经氧合器氧合后泵回体内的导管称为动脉灌注管。通常静脉引流管为蓝色标记而动脉灌注管为红色标记。管路阻力是影响 ECMO 循环的重要因素。管路中气体或液体的流动遵循 Poiseuille 定律。在固定的压力驱动下，流量与压力和管路半径的四次方成正比，与管路长度和流体黏滞度成反比。血流阻力随插管内径减小而增加。因此管路选择的原则是尽可能选择较短、较粗的管路，以减少阻力达到充分引流和灌注。插管规格常用导管外径表示，以法制单位 Fr 表示，同时还必须考虑管壁厚度和插管长度。相同尺寸的导管应尽量选择管壁薄且坚固者。带有钢丝缠绕设计的插管弹性好，不容易发生折曲。

(五) 空氧混合器

通过管路分别连接氧气气源和空气气源，为氧合器提供一定流量和氧浓度的空氧混合气，主要用于控制吸入氧气浓度和流量。空氧混合器组成包括混合气体的氧浓度表和气体流速表，前者控制混合气体的氧浓度从 21%~100%，后者提供 1~10L/min 的气体流速，主要用于控制 CO_2 清除率。气体流速表还包括流量在 1L/min 以下、最小刻度 40ml/min 的微量流速表，在小儿使用 ECMO 或脱机时应用。

(六) 热交换水箱

因为血液在管路流动时接触的表面积很大，很多热量在体外循环过程中丢失。ECMO 系统有一个热交换器，置于氧合器后或整合于氧合器中，用于保持、调节血液温度，避免低温或高热导致器官损害。水箱的作用是加热血液温度使其与人体体温一致，加热方式类似于加热泵，加热后的水通过叶轮机带动水通过出水口管路流入氧合器，与血液进行热交换后循环流回水箱，整个过程是独立的循环回路。一般要求水箱温度设定与实际输出水温无差异，工作效率满足 5L/min 以上的水量输出。

(七) 不间断电源

明确后备电源各种指示灯及报警的具体含义，确保不间断电源后备电源的开机状态，保证有效的直交流电供应。

(八) 紧急驱动装置

手动驱动器 / 滚压泵摇把作为设备断电备用电池消耗殆尽时的临时处理设备，应该固定在 ECMO 转运车上并与驱动泵同时转运。

（九）附加设备

ECMO 的附加设备包括监测器和安全装置。ECMO 任一组件的失灵都是致命的。监测 ECMO 系统不仅仅要监测功能是否恰当，还要监测是否有失灵的征象。ECMO 系统中的监测器能在静脉引流端和动脉灌注端持续监测 pH、氧饱和度和 PCO_2。超声流量测定装置用超声传播时间测定血流的体积，从而精确定量测量泵的流量。这在 ECMO 系统中有旁路如连接血液净化装置时非常有用。气泡探测器用来探测是否有空气进入 ECMO 系统并报警。一般气泡探测器使用超声或者红外技术。超声传感器将信号经过管道发送至接收器，穿过液体的信号成为参照值。这个信号发生变化就认为有空气并发出警报。最少 300~600μl 的气泡就能触发报警。必须注意快速输入不同密度的液体（如血小板）也会触发报警。红外传感器使用吸收光作为参照。液体中流过的气泡会被改变并吸收光而触发报警。使用红外技术能发现最少 500μl 的空气量。

七、基本使用程序

了解患者既往病史，全面熟悉现病史情况，根据当前患者检查和检验结果及临床表现，进一步明确患者当前诊断，判断患者自身的心肺功能，对目前治疗效果做出评估，评估患者有无 ECMO 上机指征及禁忌证。组织 ECMO 团队及治疗小组讨论病情，决定 ECMO 辅助支持的必要性、可行性以及 ECMO 辅助模式。由主管医生与患者家属谈话，将病情讨论结果及进一步治疗措施和 ECMO 辅助支持的相关并发症告知患者及家属，签订知情同意书，征得家属同意实施 ECMO 辅助支持。

【评估】

1. 患者准备　告知患者及家属使用 ECMO 的目的，并同意签字。评估患者病情、意识状态及配合度。

2. 环境准备　环境宽敞，保证有足够的操作空间。

3. 用物准备

1）仪器准备：ECMO 主机及电源线、手摇泵、空氧混合器、水箱、水箱自循环接头、彩色多普勒（超声）、床旁输液工作站；操作前主机须质检通过，其他部件如气源接口、不间断电源、中心供气 / 供氧接头确认处于良好备用状态。

2）ECMO 用物：ECMO 套包（与机型匹配）、引流管、灌注管（根据患者体重及病变情况选择 ECMO 插管类型及导管型号）、管道钳。

3）穿刺用物：无菌导丝、无菌导管鞘、穿刺包、缝合包、无菌巾包、手术衣、无菌外科手套、无菌三升袋、一次性注射器、一次性输液器、聚维酮碘、75% 乙醇。

4）药物准备：林格氏液 1 500ml、利多卡因 100mg、生理盐水 500ml+ 肝素 50mg（置管时用）、生理盐水 5ml+ 肝素 50mg（10mg/ml、全身肝素化用）、生理盐水 50ml+ 肝素 50mg（维持抗凝用）、灭菌注射用水 2 000ml（水箱用）。

5）其他用物：耦合剂、理发器、扎带枪、电插板、手电筒、ECMO 监护记录单、减压敷料、密闭式吸痰管（V-V 转流患者使用）。

4. 操作者准备　根据每个患者的年龄和疾病，通常需要经验丰富的 ECMO 团队成员共同参与，包括心胸外科和 / 或普外科医生，ECMO 专家或灌注师，重症监护专家、麻醉师和护士。

1）核对患者信息：包括患者姓名、性别、ID 号、出生年月等。

2）了解患者有无 ECMO 的相关禁忌证，查看患者血常规、凝血功能、肝功能等检验结果。

3）确认患者或家属已签署 ECMO 置管及知情同意书。

4）评估患者意识状态、配合程度、心肺功能及置管位置。

5）询问患者既往有无皮肤消毒剂过敏史。

6）确认 ECMO 治疗模式。

5. 抗凝准备　插管前 5min 给予首剂肝素 50~100IU/kg，ACT 150~200s。

【置管】

置管是否成功是进行 ECMO 的前提条件。置管、组装及预充可同时进行。根据患者情况选择插管型号和插管部位。动脉灌注管为 15~17Fr，静脉引流管为 19~21Fr，下肢远端灌注管为 6~7Fr。V-A 转流通常选择右心房 - 升主动脉、股静脉 - 右心房股动脉、颈静脉 - 右心房 - 无名动脉等通路建立 ECMO；V-V 转流常选择颈内静脉与股静脉之间建立连接，也可选择双腔管经颈内静脉到达右心房。常见的置管方式有经皮穿刺插管、半切开插管及外科全切开插管三种方式。

1. 经皮穿刺插管　是动脉、静脉置管都可以采取的穿刺方式。V-V 转流需要选择一处（双腔静脉导管）或两处（颈内静脉和股静脉）作为 ECMO 静脉支持通路。此类患者大多数选择经皮静脉穿刺、扩张并置管，方法简单，但需要由经验丰富的 ICU 医生或外科医生来完成。穿刺采用 Sledinger 技术，即导管导丝交换技术。其优点在于损伤小、置管迅速，同时可避免置管血管被完全阻断而导致的血运异常。随着经皮置管技术的不断成熟，动脉经皮置管也作为常规应用，但动脉经皮置管要求插管口径较细，因而在 ECMO 期间辅助流量有一定的限制。实时超声可以引导导丝准确进入目标血管的恰当位置，减少插管的相关并发症。

2. 半切开插管　是指外科手术切开局部皮肤及皮下组织，暴露动静脉血管后再采用直视血管穿刺技术插入动静脉插管。该方法插管确切，组织损伤较小，可作为全切开置管到经皮穿刺置管的过渡。

3. 外科全切开插管　是指使用外科手术方式切开置入导管，适合于各种置管方式，需要有经验的 2 名心血管外科医生完成。医生根据具体情况选择合适的部位进行全切开插管建立 ECMO，过程中要确保插管位置合适，静脉引流充分，动脉插管端口无阻力，管道经切口引出确保固定牢固。插管送入动静脉管腔后需要根据 ECMO 辅助流量、动静脉端压力监测及胸部 X 线检查判定插管尖端的位置，确保位置合适，从而满足充足引流、动脉灌注良好、泵转速理想的目标，充分止血并固定导管。优点是操作确切简单，缺点是可能导致远端缺血，必须置入转流管进行远端肢体灌注。

【ECMO 管理配合】

1. 呼吸循环管理　由于 ECMO 置管操作多数在手术室或 ICU 内完成，即使急救状态下的经皮插管，都需要麻醉医师的管理和呼吸支持。通常患者安装 ECMO 的过程需要在全身麻醉呼吸机辅助呼吸方式下完成，需要建立必要的有创动脉血压监测和快速输血、输液通路，以便 ECMO 期间监测患者的生命体征。熟悉并训练有素的麻醉医生或急救医务人员可以通过快速插管、有效的呼吸支持而缩短患者的抢救时间，为后续治疗奠定良好基础。

2. 辅助手术操作　ECMO 安装建立需要在高级别的无菌环境下完成，通常手术室是首选的安装场所。手术器械包及所需耗材应该由外科手术室护士准备好。通常 2 位器械护士可以满足紧急 ECMO 建立期间的需要，为外科医师手术操作提供服务与保障。另外，ICU 内的 ECMO 紧急建立也越来越成为常规，通常需要完备的 ECMO 装备车和训练有素的 ECMO 团队支持，需要 ICU 护士在短时间内准备好开展紧急床旁手术的设备并完成各项流程，同时需要充当器械护士的作用，辅助外科医生完成 ECMO 的紧急建立。

3. ECMO 安装、预充及运转

(1) 连接电源：连接 ECMO 主机电源，并打开外部电源开关，显示交流电，ECMO 各部件位置摆放准确。

(2) ECMO 预充

1) 洗手：戴无菌手套。

2) 开套包：打开 ECMO 套包（严禁打开透明的管路套包），检查各部分是否完好并在有效期内。整理管道确保各接口、密封帽、三通连接紧密。

3) 连接泵头：去除保护帽，将泵头和导管连接紧密，并用扎带枪结扎双固定。

4) 固定氧合器：氧合器和管路固定在机器专用固定架上。

5）连接排气端预充管与主管路：旋转远离泵头的三通，使主管路和三通上的圆形接口端相通，三通远离主管路端接口关闭；取一根预充连接管连接至三通关闭处接口和无菌废液袋，悬挂废液袋至高于膜肺 60cm 高的输液架。

6）连接引流端预充管与主管路：林格氏液 1 500ml 加至预充袋并悬挂至高于膜肺 60cm 高的输液架；充分消毒后连接预充袋和预充连接管，排气后夹闭并连接至主管路靠近泵头处的三通，调节三通至预充连接管和主管路相通，关闭白色盖帽。

7）桥段近侧及泵头排气：打开氧合器上黄色盖子，并妥善放置，用管道钳夹闭两根输液管路三通中间的桥段，打开预充连接管的夹子，排净桥段近侧和泵头的空气，确保泵头内无气泡，管道钳夹闭泵前、泵后管路。

8）安装泵头：涂抹耦合剂，安装泵头至驱动泵。

9）氧合器及管路排气：ECMO 主机完成夹闭测试和流量校零后，将转速调至 2 000r/min，打开夹闭泵前、泵后的管道钳，继续按预充液流动方向排净泵头、氧合器和管路内气泡（必要时侧支连接管排气）。

10）桥段远侧排气：当管路气体排至排气端三通圆形接口处时，关闭圆头接口端，打开预充回输端三通方向至主管路和废液袋相通，排净桥段远离泵头段气体，使预充液回流至废液袋；调主机转速至 0r/min（避免预冲袋被抽空导致管路进气），夹闭回输端预充连接管，与废液袋分离并连接至预充袋上，打开预充连接管的夹子。

11）循环排气：转速调至 2 000r/min，反复检查直至整个循环管路空气排净；松开桥段管钳，转速调至 4 000r/min（流量应在每分钟 6L 以上），此时形成预冲大循环，反复排净小气泡，保证整个 ECMO 管路气体排净。

12）撤预充液：黄色密封帽密封氧合器排气孔；调主机转速至 0r/min，管道钳夹闭主管路动静脉端；关闭预充连接管和主管路间的两个三通，使主管路和外界不相通，夹闭并分离预充连接管和主管路，三通处接肝素帽，用胶带固定预充接口三通部位。

（3）床旁准备

1）连接氧气源、空气源、隔离电源系统、水箱电源，确认仪器处于上机前状态（管道钳夹闭动静脉管路，调主机转速至 0r/min）。

2）连接水箱：水箱加灭菌注射用水至水位最高线，连接水箱至氧合器，调整合适温度（35~37℃）。

3）连接气源：去除膜肺进气口上密封帽，氧气管一端接氧合器进气口，另一端接空氧混合器。

（4）连接环路：置管成功后，护士协助将管路无菌包装盒打开。置管医师使用无菌管道钳夹闭动静脉两端，使用无菌剪刀剪断管路，分别与患者动静脉管路连接，避免气泡进入。

（5）启动灌注：双人确认管路连接无误后即可给予抗凝剂，开始 ECMO 转流辅助。通常 ECMO 起动初期由于容量置换、血液稀释、温度变化等因素的影响，血流动力学可能发生较大波动，需要引起 ECMO 管理者的注意。

（6）给予抗凝剂：临床上对于 ECMO 的患者要求连续使用肝素抗凝。首剂肝素后 30~60min，肝素持续泵入每小时 4~6mg，目标 ACT 160~200s。

（7）确认导管位置：床旁 X 线检查或 B 超确认导管尖端位置，标记导管外露位置及长度。

（8）固定导管：动静脉导管缝线固定，导管下部接触皮肤部分使用减压敷料，胶带缠绕固定；管路接口处用扎带枪进行双固定，确保管路连接紧密。

4. 操作后处理

（1）整理床单位，协助患者取舒适体位，抬高床头 30°~45°，并保持患者头部处于中线位置。

（2）再次核对医嘱、患者信息及采血结果。

（3）洗手，在 ECMO 观察记录单上及时记录相关信息。

（4）按照医疗废物管理相关规范进行用物分类处置。

【ECMO 的转运】

完成 ECMO 置管、启动 ECMO 治疗后，应考虑将患者转运至高度专业化的 ECMO 中心去，以便于 ECMO 患者的管理，提高患者存活率。随着 ECMO 技术的发展，设备越来越轻便，甚至可以做成手提式，使得 ECMO 转运变成现实。

1. 明确转运适应证　转运前应明确 ECMO 支持后是否获益，如组织氧供恢复、血管活性药物输注剂量减少或呼吸支持力度降低等。同时明确当地是否具备管理 ECMO 的条件，是否有必要转运至上级医院进行更进一步的治疗措施。

2. 转运前取得患者家属的知情同意。

3. 转运人员　应包括能够独立完成 ECMO 技术操作的医师、设备管理的技术人员或有经验的护士。

4. 转运设备　ECMO 硬件设备包括驱动泵、控制台、水箱等便携式装备，进行 ECMO 操作的手术器材、耗材、药物和无菌装备，充足的备用血，不间断电源、手驱动装置以及转运呼吸机、氧气瓶、便携式监护仪和负压。上述所有设备都应具备航空或地面转运的许可证书。

5. 转运前准备　认真计划转运时间，分析天气状况，考虑转运车辆或飞机的空间大小，电源插座是否配套，各种设备的电池是否充足，设备间的电磁干扰，转运时相关人员的位置及任务等一切与转运相关的细节问题，并制订各种不利条件下的应急预案。严格按照转运流程实施安全转运，确保 ECMO 系统的正常运转和患者生命体征稳定，防止不良事件的发生。无论是在手术室还是在 ICU 建 ECMO，ICU 医护人员均需要做好接诊和管理患者的准备，包括呼吸机及监护设备调试，床位空间的安排，急救药物、血液制品的准备，可能需要的床旁辅助检查。尤其是在床旁抢救紧急建立 ECMO 过程中担当起维持循环呼吸功能的重要角色，包括面罩加压给氧、气管插管、胸外按压等紧急复苏措施。

【注意事项】

1. 操作前　静脉通路应避开患者置管部位，选择在对侧肢体开放静脉通路以便于给药。留置动脉置管进行有创血压监测，备好足够的输液泵及管路。

2. 操作中

(1) 检查管道有效期和包装，严格执行无菌操作。

(2) 打开 ECMO 套包时，严禁打开透明的管路套包。

(3) 管路双扎带固定，连接紧密。

(4) 确保管道内无气泡。

3. 操作后

(1) 严密观察患者生命体征。

(2) 严密监测 ECMO 运转，及时处理机器报警。

(3) 密切观察穿刺点有无渗血，穿刺侧的下肢血运、皮温、足背动脉搏动情况，严密监测患者的呼吸、循环指标。每班监测动脉穿刺侧肢体的小腿围并与对侧相比较，注意有无缺血、僵硬、发白、花斑等。

八、各项参数调节

(一) ECMO 参数

1. 心脏支持血流量　成人 3L/(m^2·min) 或 60ml/(kg·min)，气体流速：血流速 =1 : 1，FiO_2 为 50%~60%。

2. 呼吸支持血流量　成人 60~80ml/(kg·min) 或理论心排血量的 60%，气体流速：血流速 =1 : 1~2 : 1，FiO_2 为 60%~100%。

(二) 呼吸机参数

患者生命体征稳定后，遵医嘱调整呼吸机参数。采取保护性通气策略，Pplat$<25cmH_2O$，FiO_2 为

30%~40%,PEEP 为 5~15cmH_2O。

九、参数报警及处理

(一) 生理报警优先级

生理报警优先级见表 2-3-12。

表 2-3-12 ECMO 仪器生理报警优先级

级别	内容
高优先级	生理报警条件导致泵停止工作 流量监测报警 反流保护的应急控制
中优先级	生理报警条件导致泵的应急控制功能
低优先级	生理报警条件导致警报或不用应急控制的报警

1. 高优先级生理报警 见表 2-3-13。

表 2-3-13 ECMO 仪器高优先级生理报警及处理

参数报警	报警原因	处理
pVen 低于终止限	医学理由,蓝色堵塞,不正确测量或不正确设置终止限	超过终止限时,泵会自动重启
pInt 高于终止限	医学理由,氧合器和/或红色堵塞,不正确测量或不正确设置终止限	当测量值低于限值时,泵会自动重新启动
pArt 高于终止限	医学理由,红色堵塞,不正确测量或终止限的设置不正确	如果测量值低于限值,泵即自动重启
pAux 高于终止限	医学理由,不正确测量或终止限的设置不正确	如果测量值低于限值,泵即自动重启
LPM 高于限值	医学理由,不正确测量或限值的设置不正确	如果激活了应急控制功能,转速会自动下降
LPM 低于限值	医学理由,不正确测量或限值的设置不正确	如果激活了接入功能,转速会自动上升
探测到气泡	出现气泡或气泡传感器从管路上脱开,泵停止工作	继续灌注,清除气泡报警
到达液面限值	液面降到液面传感器限值以下,泵停止工作	防止空气进入。有发生气栓的风险!当液面上升以后泵会自动重启
反流保护	逆流 6s。自动激活零流量模式	继续灌注,按压“零流量模式”按钮,并为能正确进行灌注而设置充分的转速

2. 中优先级生理报警 见表 2-3-14。

表 2-3-14 ECMO 仪器中优先级生理报警及处理

参数报警	报警原因	处理
pVen 低于报警限值	医学理由,蓝色堵塞,不正确测量或限值的设置不正确	转速会自动降下来
pInt 高于报警限值	医学理由,氧合器和/或红色堵塞,不正确测量或限值的设置不正确	转速会自动降下来

续表

参数报警	报警原因	处理
pArt 高于报警限值	医学理由，红色堵塞，不正确测量或限值的设置不正确	转速会自动降下来
pAux 高于报警限值	医学理由，不正确测量或限值的设置不正确	转速会自动降下来
压差超过限值	氧合器堵塞，不正确测量或限值的设置不正确	遵医嘱处理
压差低于限值	医学理由，不正确测量或限值的设置不正确	遵医嘱处理
RPM 超过限值	医学理由，不正确测量或限值的设置不正确	转速会自动降下来
RPM 低于限值	医学理由，不正确测量或限值的设置不正确	转速会自动降下来
RPM 超出范围	测量值超出有效的范围	遵医嘱处理
LPM 超出范围	测量值超出有效的范围	遵医嘱处理
探测到负流量	探测到的流量与设置的方向相反	确保流量传感器已正确对齐。设置恰当的转速，如需要，校准流量传感器

3. 低优先级生理报警 见表 2-3-15。

表 2-3-15 低优先级生理报警及处理

参数报警	报警原因	处理
pVen 超出范围	测量值超出有效的范围	遵医嘱处理
pVen 低于警报限值	医学理由，蓝色堵塞，不正确测量或限值的设置不正确	遵医嘱处理
pInt 超出范围	测量值超出有效的范围	遵医嘱处理
pInt 高于警报限值	医学理由，氧合器和 / 或红色堵塞，不正确测量或限值的设置不正确	遵医嘱处理
pArt 超出范围	测量值超出有效的范围	遵医嘱处理
pArt 高于警报限值	医学理由，红色堵塞，不正确测量或限值的设置不正确	遵医嘱处理
pAux 超出范围	测量值超出有效的范围	遵医嘱处理
pAux 高于警报限值	医学理由，不正确测量或限值的设置不正确	遵医嘱处理
压差超出范围	测量值超出有效的范围	遵医嘱处理
TVen 高于限值	医学理由，不正确测量或限值的设置不正确	遵医嘱处理
TVen 低于限值	医学理由，不正确测量或限值的设置不正确	遵医嘱处理
TVen 超出范围	测量值超出有效的范围	遵医嘱处理
TArt 高于限值	医学理由，不正确测量或限值的设置不正确	遵医嘱处理
TArt 低于限值	医学理由，不正确测量或限值的设置不正确	遵医嘱处理
TArt 超出范围	测量值超出有效的范围	遵医嘱处理
RPM 高于限值	医学理由，不正确测量或限值的设置不正确	遵医嘱处理

续表

参数报警	报警原因	处理
RPM 低于限值	医学理由,不正确测量或限值的设置不正确	
探测到气泡	系统中出现气泡或气泡传感器从管路中脱开	继续灌注,清除气泡报警,有发生气栓的风险
到达液面限值	测量值降到液面传感器限值以下	防止空气进入系统。有发生气栓的风险
SvO_2 高于限值	医学理由,不正确测量或限值的设置不正确	遵医嘱对症处理
SvO_2 低于限值	医学理由,不正确测量或限值的设置不正确	遵医嘱对症处理
SvO_2 超出范围	测量值超出有效的范围	遵医嘱对症处理
Hct 高于限值	医学理由,不正确测量或限值的设置不正确	遵医嘱对症处理
Hct 低于限值	医学理由,不正确测量或限值的设置不正确	遵医嘱对症处理
Hct 超出范围	测量值超出有效的范围	遵医嘱对症处理
Hb 高于限值	医学理由,不正确测量或限值的设置不正确	遵医嘱对症处理
Hb 低于限值	医学理由,不正确测量或限值的设置不正确	遵医嘱对症处理
Hb 超出范围	测量值超出有效的范围	遵医嘱对症处理

（二）技术报警优先级

技术报警优先级见表 2-3-16。

表 2-3-16　ECMO 仪器技术报警优先级

级别	内容
高优先级	技术报警条件导致泵停止工作
中优先级	技术报警条件导致泵临时性停止工作
低优先级	技术报警条件短时间内会成为中优先级报警条件或者只是一个警告

1. 高优先级技术报警　见表 2-3-17。如果泵在使用过程中停止工作,血流会中止,给患者的供血也会中断。应保证能够快速纠正导致泵中止工作的原因,并尽快重新启动泵。如果驱动泵发生故障,可以使用紧急驱动装置来手动驱动一次性组件。

表 2-3-17　高优先级技术报警及处理

参数报警	报警原因	处理
设备缺陷 - 停止运行	严重的技术性错误,泵会静止不动	通过监测患者不断检查灌注。如需要,使用紧急驱动装置进行持续灌注。尽快更换,通知经授权的维修部门
剩余电池电量<10%	剩余电池电量低于 10%	使用其他的电源或准备使用紧急驱动装置
未探测到电池	未探测到电池。电池操作是没有保证的	使用其他的电源,尽快更换,通知经授权的维修部门
RPM 控制错误	转速控制错误,重新驱动	
运行错误	泵运行错误,重新驱动	
泵的一次性组件错误 - 停止运行	由于一次性组件导致泵停止运行	将一次性组件正确安装到位,如需要,请更换

续表

参数报警	报警原因	处理
电池放电	电池在放电	使用其他的电源或紧急驱动装置
过载电流设备出现故障	电池缺陷，电池操作是没有保证的	避免使用电池进行操作，尽快更换，通知经授权的维修部门

2. 中优先级技术报警　见表 2-3-18。

表 2-3-18　中优先级技术报警及处理

参数报警	报警原因	处理
设备温度过高	温度过高	降低环境温度，移走热源，保持通风孔畅通。如需要，请更换。通知经授权的维修部门
气泡传感器有缺陷		更换外部传感器
液面传感器有缺陷		更换外部传感器
剩余电池电量<20%	剩余电池电量低于 20%	使用其他的电源
电池缺陷	电池缺陷	不要使用电池运行。不要断开与外部电源的连接。尽快更换。通知经授权的维修部门
探测不到一次性组件	没有探测到泵的一次性组件	将一次性组件正确地安装到位，如需要，请更换
驱动温度不可用	驱动温度不可用	尽快更换。通知经授权的维修部门
外部的直流电压错误	直流电源错误	检查与直流电源的连接。如需要，更换插头或电缆。如需要，使用其他电源。如需要，尽快更换。通知经授权的维修部门
交流电压错误	主电源错误	检查与主电源的连接。如需要，更换插头或电缆。如需要，使用其他的电源。如需要，尽快更换。通知经授权的维修部门
电池电量很低	电池在放电	使用其他电源或准备使用紧急驱动装置 尽快更换。通知经授权的维修部门
模式切换（LPM ⟷ RPM）	控制模式（RPM/LPM）被自动更换	
软件错误	系统不稳定。不久可能会自动重启	通知经授权的维修部门
错误的目标 LPM	目标流量和实际流量有差异	重新控制：将目标流量设置为 0l/min，之后重新选择需要的流量
错误的目标 RPM	目标转速和实际转速有差异	重新控制：将目标转速设置为 0r/min，之后重新选择需要的转速

3. 低优先级技术报警　见表 2-3-19。

表 2-3-19　低优先级技术报警及处理

参数报警	报警原因	处理
pVen 传感器断开	传感器断开	重新连接传感器
pVen 传感器有缺陷		更换外部传感器或电缆
pInt 传感器断开	传感器断开	重新连接传感器
pInt 传感器有缺陷		更换外部传感器或电缆

续表

参数报警	报警原因	处理
pArt 传感器断开	传感器断开	重新连接传感器
pArt 传感器有缺陷		更换外部传感器或电缆
pAux 传感器断开	传感器断开	重新连接传感器
pAux 传感器有缺陷		更换外部传感器或电缆
TVen 传感器断开	传感器断开	重新连接传感器
TVen 传感器有缺陷		更换外部传感器
TArt 传感器断开	传感器断开	重新连接传感器
TArt 传感器有缺陷		更换外部传感器
流量传感器断开	传感器断开	重新连接传感器
流量传感器有缺陷		更换外部传感器
无流量信号	没有有效的流量信号	将流量传感器安装到正确位置。如需要,更换流量传感器
气泡传感器断开	传感器断开	重新连接传感器
液面传感器断开	传感器断开	重新连接传感器
SvO_2 传感器缺陷		更换静脉探头或电缆
SvO_2 传感器断开	传感器断开	重新连接传感器
Hct 传感器有缺陷		更换静脉探头或电缆
Hct 传感器断开	传感器断开	重新连接传感器
Hb 传感器有缺陷		更换静脉探头或电缆
Hb 传感器断开	传感器断开	重新连接传感器
检查电池容量	剩余电池电量低于 90%	检查电池容量
电池需要维修	有限的电池容量 剩余时间不会正确显示	避免使用电池运行。通知经授权的维修部门
切换到电池运行	没有外部电源,自动切换到电池运行模式	如需要,通过电池对话框确认声音信号
外部的 TVen 未校准	温度传感器未校准。无法显示正确的温度	通知经授权的维修部门
外部的 TArt 未校准	温度传感器未校准。无法显示正确的温度	通知经授权的维修部门
电池未充电	不能给电池充电。电池操作是没有保证的	避免使用电池运行。使用其他的电源。尽快更换。通知经授权的维修部门
交流电源风扇有缺陷	交流电源的风扇有缺陷	尽快更换。通知经授权的维修部门
外壳的风扇有缺陷	外壳的风扇有缺陷	尽快更换。通知经授权的维修部门
内存已满,离线记录终止	灌注数据的存储已满	停止记录数据。继续保存数据会删除现有的数据

续表

参数报警	报警原因	处理
丢失上次的应用记录	上次选择的应用没有保存。重新启动,不使用上次的应用模式	重启之后:检查应用,如需要请更换
定时器1时间到	记录时间超过可记录的时间范围	
软件错误	系统不稳定。可能在短时间内自动重启	通知经授权的维修部门

(三)紧急情况的分析和处理

紧急情况的分析和处理见表2-3-20。

表2-3-20　紧急情况的分析和处理

紧急情况	可能原因	处理
流量骤减	环路血栓	依次测量泵前后、氧合器前后、插管处压力
	管路打折、夹闭	完整检查ECMO环路,有无打折、夹闭
	容量不足	快速补液
	插管位置不佳	调整插管位置
流量无显示	流量探头检测失效	检查流量探头及连接线,设备运转情况,对症处理
停泵	管路进气	夹闭插管,重新排气
	无供电电源	夹闭环路,手摇把运转ECMO,连接电源或更换机器
氧合不良	氧气供给问题	检查氧气输送环路
	氧合器问题	检查氧合器前后血气,如确定氧合器失效,更换氧合器
环路破裂	意外事件	夹闭插管,停止ECMO运转,更换破裂环路
插管脱出	意外事件	夹闭环路,停泵,按压插管脱出处伤口,不能脱机则重新插管

十、仪器设备使用相关并发症

ECMO并发症的发生与ECMO使用装置、使用方式、ECMO管理、患者原发病变以及患者对于ECMO转流适应状况等密切相关。常见并发症可分为设备相关的机械性并发症和患者相关的并发症。常见设备相关的机械相关性并发症如下:

1. 血栓形成　氧合器和体外循环管路血栓形成是导致ECMO系统丧失功能的首要危害。

(1)抗凝不充分:由于ECMO患者常有出凝血功能异常,抗凝可能受到出血风险的影响,以及凝血监测不及时等导致抗凝不充分。抗凝水平的高低需要动态监测,根据凝血状态及时调整抗凝剂量;输入人红细胞、血小板等血液成分时加大抗凝力度,选择肝素涂层管道,维持ECMO循环足够的血流量等是通常预防血栓形成的方法。

(2)血流过缓:ECMO系统内局部血流缓慢或停滞,局部抗凝物质的消耗和其他部位抗凝物质进入局部减少,使得局部血栓形成,在各种接头、三通或氧合器内血流表面容易发生。血液与人工合成的非内皮细胞表面接触,会激活内源性和外源性凝血过程。血栓形成将影响ECMO装置的功能,增加红细胞和凝血因子的破坏,而血栓脱落进入体内则会导致体循环或肺循环栓塞。

2. 血管内导管相关问题　插管是连接ECMO系统与患者血管的桥梁，操作者经验不足，容易产生插管并发症，主要表现为位置异常、脱出、局部血管损伤、出血、缺血、血栓等。导管位置异常表现为引流不畅、流量受限、再循环增加（V-V转流时）。插管脱出与ECMO管道固定不牢、患者的躁动、搬运等因素有关。血管损伤包括插管口径与血管口径不匹配、暴力操作等。插管与血管夹角过大，在夹角的根处发生持续性渗血。插管远端缺血股动脉血管痉挛，插管占据大部分管腔，远端容易产生缺血、坏死。插管前未抗凝，插管操作时间长，容易在插管内形成血栓。预防置管相关并发症，首先应明确导管定位，可以用床旁X线检查或超声定位。监测体外缝扎固定是否良好，插管处有无活动性出血或渗血，患者手是否约束等，还应密切观察血流动力学、阻力和引流管负压的变化。

3. 氧合器功能障碍　临床表现为血浆渗漏，跨膜肺阻力增高，氧合和CO_2清除能力下降，主要与高流量辅助、氧合器超工作时限、气体交换膜的损毁、氧合器内血栓形成有关。预防氧合器功能障碍，应尽量选择高质量的氧合器，掌握氧合器安全时限，辅助过程中要动态评估氧合器的性能，严密监测跨氧合器压力，定时监测膜后血气，判断氧合状态。肉眼观察氧合器内有无血栓形成及血浆渗漏等现象。每班检查氧合器体流量是否与血流量匹配，氧合器血流量是否在氧合器性能范围内，气体管道连接是否正确，氧合器气体出口是否开放，氧合器气体出口内积液是否清亮，氧合器顶端是否有气泡等。

4. 空气栓塞　ECMO体外循环是密闭系统且具有极高的流速，如果系统中有任何连接不紧密将导致系统进气而引起空气栓塞，严重影响ECMO功能，甚至导致致命性并发症。

⑴静脉端空气栓塞：由于ECMO静脉引流端为负压，静脉端管路的密封性受损如管道接口破裂或密封不良等会导致空气被泵前负压吸入ECMO环路。同时ECMO转流过程中静脉引流不畅或引流管打折，使得静脉端的负压状态升高，从而导致气体从血液中析出，形成微小气栓。

⑵动脉端空气栓塞：常见原因有静脉端空气到动脉端，接头操作失误，氧合器气相压力高于血液相，氧合器内气体交换膜破裂等。而危害最大的空气栓塞是在氧合器膜发生小的撕裂后产生的，血液进入气源一侧，形成的血块阻塞了排气口，氧合器的气体通路内压力增高，如氧合室气相压力超过血相压力，气体可经膜进入血路，并可迅速出现在动脉端管路中，极易造成患者循环系统的严重空气栓塞。

5. 预防空气栓塞的发生　应保证各管路和接头完整性和密闭性，避免静脉端负压过大，尽量避免动脉端的血路操作。同时发现气体栓塞时应做出快速反应。如果是静脉段少量积气，可以被离心泵和氧合器捕捉，不用特别处理。但如果是管路中出现中量甚至大量积气，立刻钳夹动静脉管道，暂停ECMO辅助，排气或重新预充和替换整个管道。在ECMO初始建立时可在引流端和动脉端留置动静脉桥。当进行ECMO系统排气时，在保证引流管和灌注管关闭的前提下可开放ECMO动静脉桥进行排气。一旦患者停止ECMO，应该尽可能采取头低脚高位，防止气体进入脑循环。用无菌注射器抽吸出动脉端的气体，充分排气，然后高流量自循环，检查所有管路和接头完整性，再重新启动ECMO。

6. 其他机械性并发症及处理　除以上ECMO系统机械性常见并发症以外，在ECMO辅助过程中，ECMO系统的各种机械和人工装置及其连接均可能发生不同的意外，主要包括驱动泵故障、热交换器故障、血液浓缩器失功能、泵管破裂、管道破裂、连接脱开、插管弯折等。ECMO过程中需要对各相关设备的功能及结构的完整性进行不间断或定期观察，对出现功能障碍或密封性受损的各种ECMO装置需要分析原因并及时处理，必要时进行更换，避免导致因为设备功能障碍出现机械性并发症，如氧合器故障、泵管破裂、管道进气、凝血、血栓，严重者可出现空气栓塞、溶血、出血等。

十一、日常维护与管理

（一）设备清洁消毒方法

针对ECMO设备的特点，表面消毒可选用75%乙醇、70%异丙醇和紫外线3种消毒方式进行消毒。消毒周期为每例患者使用完毕进行消毒，最后自然晾干，挂上已消毒标识牌，外部套上防尘面罩，存放在指定位置。

1. 控制台　定期清洗设备和电缆以去除任何残留的血迹。清洗前应先关闭设备并断开与外部电源的连接。按照欧盟医疗器械指令对敏感医疗设备的要求，用 75% 乙醇无绒湿布进行表面擦拭，再用灭菌注射用水润湿无绒布擦拭。不要使用化学溶剂（如乙醚或丙酮）、麻醉剂（如异氟烷）进行清洁消毒以防对设备造成损害。擦拭时注意设备按键和连接接口，切勿向设备喷洒液体，防止液体进入控制台内部造成设备损坏。

2. 热交换水箱　水箱里必须使用无菌注射用水，不能用蒸馏水和生理盐水代替，每例患者使用后必须更换水箱里面的无菌注射用水，以防止交叉感染。清洁方法如下：

(1) 外表面可采用 75% 乙醇无绒湿布在表面进行擦拭，再用灭菌注射用水润湿无绒布擦拭。

(2) 内部清洁可通过短接方式用主机功能加入无菌注射用水，循环 3 次进行清洁。

(3) 管路可从设备正面下方端口拆卸，选择合适的容器使用 75% 乙醇浸泡，然后使用灭菌注射用水进行内部冲洗，表面使用无绒布擦拭。

3. 驱动泵　每次使用后用 75% 乙醇无绒湿布擦拭表面耦合剂及其他污染物，再用灭菌注射用水润湿无绒布擦拭，因设备内部有多个传感器，清洁时防止液体浸入内部，造成电路及传感器损坏。特别提醒，驱动器比较精密，清洁时避免与其他设备或坚硬物品相碰撞。

4. 空氧混合器　使用前应对设备性能测试检查，如有损坏应立即停止使用并更换。使用后应用温度适中的灭菌注射用水和清洁剂将部件表面显而易见的污染物先进行清洁，然后用 75% 乙醇无绒湿布对表面和管路进行擦拭，再用浸有灭菌注射用水的无绒布进行擦拭。

（二）设备维护保养方法

1. 控制台

(1) 外观检查：检查电源线外表皮是否裸露或破损、按键和旋钮有无破损、驱动器连接接口是否损坏或变形、检查指示灯电源指示是否正常。

(2) 装置检查：检查操纵装置的功能，转速指示器 LED 与触摸屏上显示的转速，扬声器和蜂鸣器能否发出声音信号，安全密封条是否存在而且没有发生损坏，紧急驱动装置可用的并已固定牢靠。检查电池状态（是否充满而且经过校准），断开设备与外部电源的连接检查是否自动切换到电池运行模式。

(3) 功能测试：通过模拟报警条件检查选择的应急控制功能，包括气泡监测、液面监测。流量传感器和压力传感器进行归零校准。

2. 驱动泵　由于 ECMO 设备在运转中会产生热量，所以底部和联轴节后的通风口均有风扇进行散热。风扇会使通风口积累灰尘，为了防止灰尘过多使设备散热不良，引起设备报警并停止运行，因此需要每 3 个月对驱动器底部和联轴节后的通风口进行除尘。

3. 热交换水箱　检查按键是否破损，按上下键对温度进行设置时观察数字是否有变化。设备运行加热后观察温度是否有变化，当温度不再上升时查看是否与设定值一致。短接管路利用设备循环回路确认泵水叶轮是否转动。

4. 电池　为了准确地显示电池余下的使用寿命，必须定期对电池进行校准。可以通过电池校准功能自动对电池进行校准，至少每 4 个月进行一次。校准需要几个小时，在电池校准期间必须将设备与外部的交流电源相连。不能使用直流电源进行校准。如果在校准期间设备断开与外部电源的连接，必须重新开始校准。电池更换周期按相应机型按时更换。

5. 电气安全检测　由于设备直接与人体接触部分为非电路接触，治疗过程中患者膜肺受到电击的概率很小，可在必要时进行电气安全检测。电气安全检测内容包括绝缘阻抗、保护性接地电阻、对地漏电流及外壳漏电流等。

（彭小贝　郑从军）

第九节　主动脉球囊反搏泵

一、基本简介

主动脉球囊反搏泵(intra-aortic balloon counterpulsation,IABP)为心脏辅助设备,通过增加冠状动脉灌注和减少心室做功支撑左心室。通过增大心动周期心脏舒张阶段的血压来增强冠状动脉灌注,从而提高冠状动脉灌注压,使冠状动脉的血液流量增加。主动脉球囊反搏通过降低收缩末压减轻心脏射血阻力来减少左心室做功。目标人群为成人和儿童,常见的主动脉球囊反搏泵见图2-3-38。

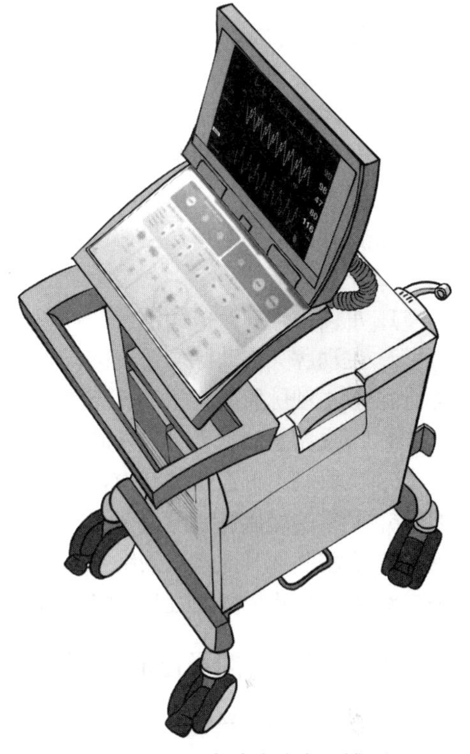

图2-3-38　主动脉球囊反搏泵

二、发展历史

自20世纪60年代,Moulopoulos提出并进行实验研究,Kantrowitz将IABP应用于临床以来,IABP已被广泛应用于治疗各种原因所致的心源性休克、顽固性心绞痛、心脏手术后低心排血量综合征等,并取得了暂时性的血流动力学的稳定,为进一步治疗赢得了时间。IABP的优点是使用方便、廉价、并发症发生率低及插入方式快,它是目前应用最广泛的机械循环支持装置之一。

三、基本分类

主动脉球囊反搏泵(IABP)的操作模式可分为自动、半自动和手动模式。自动工作模式操作简单,可自动简化操作人员的干预,需要的干预最少;半自动和手动工作模式可提供多种功能,操作人员能够灵活应对复杂的临床环境。

1. 自动工作模式　IABP工作的所有方面都将自动化,仪器将自动选择最佳可用触发信号,并自动设置IAB时相。当缺少触发信号(如缺少心电图导联)时,仪器将继而搜寻下一个可用触发信号,然后相应重新设置时相。时相将定期重新设置。当患者的心率和心律发生明显变化时,时相也将重新设置。

2. 半自动工作模式　IABP工作只有部分是自动的,操作人员要同时负责选择触发信号和IAB的初始时相。此后,IABP的时相算法将响应心率或心律的变化调整时相。如果触发信号丢失,IABP将会报警。此工作模式为应对复杂的临床环境提供了最大的灵活性。

3. 手动工作模式　操作人员负责选择触发信号和设置IAB时相。操作人员还将负责当患者心率和心律发生改变时保持正确的时相。此模式仅用于特殊情况,如小儿科护理,其中需要调节大量的时相设置,若触发信号丢失将会引起报警。

四、工作原理

1. 主动脉内气囊通过与心动周期同步放气,达到辅助循环的作用。

2. 在舒张早期主动脉瓣关闭后瞬间立即充气球囊,大部分血流逆行向上升高主动脉根部压力,增加大脑及冠状动脉血流灌注,小部分血流被挤向下肢和肾脏,轻度增加外周灌注。

3. 在等容收缩期主动脉瓣开放前瞬间快速排空气囊,产生"空穴"效应,降低心脏后负荷、左心室舒张末期容积及室壁张力，减少心脏做功及心肌氧耗，增加心排血量 10%~20%。

五、临床适应证和禁忌证

（一）适应证

1. 急性心肌梗死并发心源性休克、室间隔穿孔、二尖瓣反流。
2. 药物难以控制的心绞痛。
3. 顽固性严重心律失常。
4. 心脏术后脱离体外循环困难和 / 或心脏术后药物难以控制的低心排血量综合征。
5. 高危患者冠状动脉造影、经皮冠状动脉成形术（PTCA）、冠脉溶栓及非心脏外科手术前后的辅助治疗。
6. 急性病毒性心肌炎导致心肌功能损伤。
7. 心脏移植或心室机械辅助装置置入前后的辅助治疗。
8. 体外循环手术中产生搏动性血流。

（二）禁忌证

1. 重度主动脉瓣关闭不全。
2. 主动脉夹层动脉瘤。
3. 腹主动脉瘤或胸主动脉瘤。
4. 严重髂主动脉钙化或外周血管疾病。
5. 出血或不可逆性的脑损害。
6. 严重的凝血机制障碍。
7. 心脏病或其他疾病的终末期。
8. 对于严重肥胖、腹股沟瘢痕或存在其他禁忌的患者，不建议使用无鞘 IABP 导管经皮穿刺。

六、基本结构及配套部件

（一）IAB 球囊导管

常规 IAB 球囊导管的结构组成见图 2-3-39。

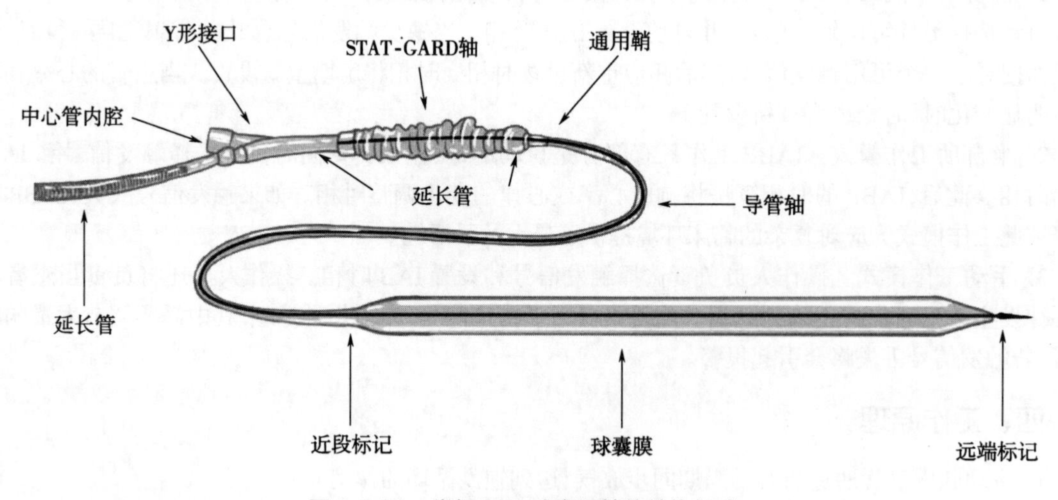

图 2-3-39　常规 IAB 球囊导管的结构组成

IAB 球囊导管不应该完全堵塞主动脉腔，理想情况下，充气后球囊应占据主动脉腔的 85%~90%，球囊容积大于心脏每搏量的50%。完全堵塞可能导致主动脉管壁损伤，以及红细胞和血小板受损。一般根据患者的身高选择IAB球囊容积，见表2-3-21。

表2-3-21　根据患者身高确定IAB球囊容积

患者的身高/cm	IAB球囊容积/ml
<152	25~30
152~163	34~40
163~183	40~50
>183	50

(二) 反搏机器

反搏机器包括主机和显示屏，应用时首先要连接电源线，打开总电源开关，系统自检通过后打开氦气瓶阀门确认氦气压力，连接心电图导线和压力传感器，连接气路延长管。按开始键开始反搏，根据需要调节模式参数。

七、基本使用程序

【评估】

1. 患者准备　告知患者及家属使用IABP的目的，并同意签字。评估患者病情、意识状态及配合度；查看患者穿刺部位皮肤情况。

2. 环境准备　清洁、明亮、温度适宜，符合操作要求。

3. 用物准备　IABP仪器、仪器用氦气、IABP导管(球囊导管和鞘管)、压力传感器及抢救物品。麻醉物品：麻醉药(利多卡因)。无菌物品：穿刺包、注射器、络合碘、乙醇、消毒液、无菌手套、无菌纱布、无菌孔巾、肝素盐水、生理盐水。

4. 操作者准备　着装整洁、规范，无长指甲，洗手，戴手套，戴口罩。导管室技术人员和体外循环治疗师具有操作资质；护士知晓主动脉球囊反搏仪的使用方法。

【操作流程】

1. 股动脉穿刺及鞘管植入

(1) 拆开准备好的球囊导管外包装(穿刺包、球囊包)。

(2) 选择穿刺点，消毒穿刺皮肤，铺孔巾，用导管度量球囊穿刺长度(导管室一般使用X线透视下定位；床旁一般估测穿刺点至胸骨角的距离定位)。

(3) 局麻下采用Seldinger技术穿刺股动脉(穿刺角度≤45°)。沿穿刺针送入胸主动脉处，固定导丝，小心退出穿刺针，用无菌纱布擦拭导丝上的血迹，沿穿刺点切一个小口(便于导管穿刺)，沿导丝送入扩张器扩张。将扩张管装入动脉鞘管内并旋紧鞘管末端止血阀，沿导丝缓慢送入鞘管，退出扩张器并保留导丝，肝素盐水冲洗鞘管。

2. 根据患者身高选择合适的IAB球囊导管，见表2-3-22。

表2-3-22　根据患者身高选择合适的IAB球囊导管

导管规格	30c.c.	40c.c.	50c.c.
球囊充气后外径	13.9mm	15mm	18mm
球囊长度	230mm	262mm	266mm
患者身高	147~162cm	163~190cm	190cm以上

3. 球囊导管置入

(1)将单向阀与球囊导管连接，用穿刺包里60ml注射器回抽真空30ml，使球囊变紧，取下注射器，拿住导管的Y形接头，将导管从托盘取出，保留单向阀至穿刺结束。

(2)穿刺时尽量在X线下操作，在没有X线的情况下，先测量从胸骨角到肚脐的距离，再测量从肚脐斜向外到股动脉穿刺点的距离。通过球囊导管上的标志线标记相应位置，或者将防护袖套滑到同样的距离标志处。将导丝从球囊导管头端穿入，沿导丝送入球囊导管至头端标记到达左锁骨下动脉下方2cm处。如未在X线下操作，则送入球囊导管直至末端防护袖套接近动脉鞘管口时停止，将防护袖套插入鞘管末端。此时需尽快行床边X线检查确定导管位置是否合适，球囊导管放置位置见图2-3-40。

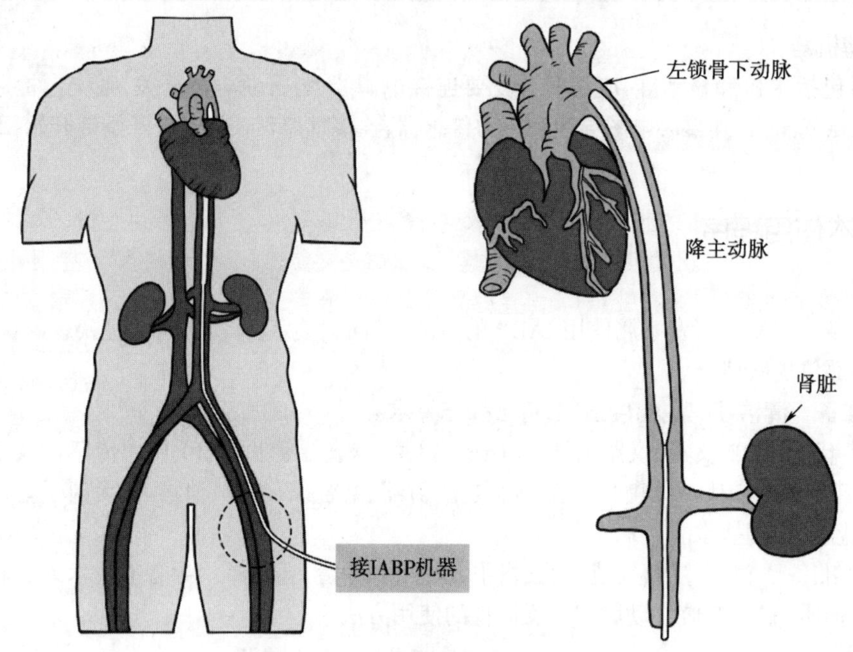

图2-3-40　球囊导管放置位置图

(3)拔出导丝，接上三通阀，往外抽出回血，并弃去3ml动脉血，再注入3~5ml肝素盐水。

(4)接好压力传感器(常规使用低浓度肝素冲管、300mmHg加压输液)，压力归零。

(5)用延长管将球囊导管接通机器(拔掉单向阀)。

(6)按开始键开始反搏。

(7)固定导管，包括缝合固定穿刺鞘或止血鞘，以及氦气管Y形端。

4. 连接反搏仪

(1)连接电源：打开总电源和主机开关。

(2)打开氦气阀门，并且确认氦气压力。

(3)连接心电导联线：球囊反搏泵主机上的心电信号；外接床旁监护仪上的导联线。

(4)连接压力传感器：将压力的传感器与主机相连接。打开传感器与空气相通；按住压力调零键2s；关闭传感器。

(5)连接气路延长管：使用合适的导管延长管将IAB与安全盘气动连接。

(6)确认工作模式为自动，按开始键开始反搏：按下开始键，观察自动充气信息；当自动充气信息清除时，开始反搏操作；如果需要，可以使用IAB排气控制微调IAB排气时相。

(7)调试显示屏相关参数，确认反搏压报警：确认反搏压报警设置大约低于患者反搏舒张压

10mmHg；必要时，可以按反搏压报警键并使用导航循环中的向上和向下箭头键更改屏幕上显示的值。

（8）整理床单位，予以相关知识宣教。

5. 撤除主动脉内球囊反搏导管

（1）IABP的停用指征：①血流动力学状态稳定，心脏指数>2.5L/（min·m^2）；动脉收缩压>100mmHg；平均动脉压>80mmHg；肺动脉楔压（PAWP）<20mmHg；②神志清楚，末梢循环良好，尿量>1ml/（kg·h）；③心电图无心律失常及心肌缺血表现；④循环已改善，对药物的依赖性极小，多巴胺用量<5μg/（kg·min）。停用IABP前要逐渐减少反搏的辅助比例，从1∶1减少到1∶4，然后停止反搏。但注意整个过程要小于60min，长时间低反搏比工作可能会促进血栓形成。拔管时需注意：排空球囊内气体后与动脉鞘管一同拔出，让动脉血冲出数秒，以防止血栓停留在穿刺点附近造成栓塞。确切压迫止血并加压包扎。

（2）断开充气延长管，剪断固定缝线。

（3）关机。

（4）用注射器回抽球囊，使其完全排气。

（5）拔出球囊反搏导管（如果是带鞘管的球囊，应连同鞘管一起拔出）。

（6）用无菌纱布按压止血，并加压包扎。

（7）确认足背动脉搏动情况。

（8）嘱患者平卧休息6~12h，避免动脉血管并发症发生。

【注意事项】

1. 体位护理　患者需绝对卧床，取平卧或半卧位<45°。术侧肢体制动，伸直，避免屈曲，间隔分别在左、右肩下垫软枕，骶尾部、肘部和足跟部1h按摩一次，预防压力性损伤发生。

2. 观察反搏效果　反搏有效的指征包括循环改善（皮肤、面色可见红润，鼻尖、额头及肢体末端转暖），中心静脉压下降，尿量增多，心泵有力，舒张压及收缩压回升。

3. 观察患者导管情况　妥善固定导管，确保球囊位置正确（术后立即拍床旁胸片）。用静脉肝素化，每小时冲洗导管，预防导管堵塞。观察导管内是否出现血液，如导管内出现血液，反搏波形消失，此时应立即通知医生，协助医生及时拔除球囊反搏导管。每小时观察导管置入深度，有无移位并登记，防止意外拔管，做好交接班。

4. 观察IABP工作情况　观察触发机制、触发模式、反搏比例是否正常。如出现心律失常或反搏比例不当时，及时报告医生。在医生指导下，适当调整反搏比或球囊充气放气时间。

5. 观察患者有无出血情况　患者需抗凝药物治疗，遵医嘱监测活化部分凝血活酶时间（APTT），注意伤口、口腔、皮肤黏膜、尿液、排便等有无出血。穿刺处每日换药1次，用透明敷料包覆，有渗血应及时更换无菌敷料。

6. 观察患者肢体情况　观察术肢的感觉、温度、皮肤颜色、动脉搏动，并与对侧对比。若温度降低、皮肤苍白、动脉搏动减弱或消失，则提示可能发生下肢血栓。

7. 注意观察IABP并发症　如每小时尿量、24h出入量、术侧足背动脉搏动情况、球囊置管处皮肤、体温及血象动态变化，遵医嘱使用抗生素，预防感染。

8. 关心患者，注重心理护理　进行IABP治疗的患者在开始治疗的1~2d可能会发生谵妄。医务人员应适时予以解释病情及治疗和护理，传递好的治疗效果和信息，使患者产生对医务人员的信任感，更好地主动配合治疗。

八、各项参数调节

IABP参数设置见表2-3-23。

表 2-3-23 IABP 参数调节

序号	IABP 参数	调节内容
1	触发模式选择（TRIGGER SELECT）	常用 ECG 触发模式，无自主心率或心动过缓者可由起搏触发
2	IABP 反搏频率（IABP FREQUENCY）	大多数首先选择 1∶1，由高开始，心功能改善后逐渐下调 1∶4~1∶2，再停用
3	IAB 充气（时相）（IAB NFCATION）	调至中间位置，通常根据患者的压力波型来调节其所在的位置
4	IAB 排气（时相）（IAB DEFCATION）	调至中间位置，通常根据患者的压力波型来调节其所在的位置
5	导管漏气报警（SLOW GAS LOSSALARM）	调至 ON
6	IAB 充气（IAB FILL）	调至自动 ON
7	IAB 时相设定（IAB TIMING）	调至自动（AUTO）
8	ECG 增益（ECG GAIN）	正常（NORMAC）
9	导管充气	按“IAB FILL”键 2s
10	启动机器泵	按“ASSIST/STANDBY”显示，AUFO FILLING 程序泵即开始工作，IABP 校零，先关患者端，开大气端，按住“ZERO”键 2s 调整，即屏幕上显示“4 ↑ 0”

九、参数报警及仪器故障处理

（一）参数报警

为便于操作人员理解，警报和消息划分为以下类别：技术警报、高优先级、中优先级、低优先级警报和消息。

1. 技术警报　表示 IABP 电气硬件发生了故障。技术警报属于高优先级警报且会发出连续的声音。如果发出了技术警报，将会中断泵气，常见参数警报原因及处理见表 2-3-24。

表 2-3-24 IABP 参数警报原因及处理

警报项目	报警原因	处理
电气测试失败代码 #___	在系统开机诊断过程中，一个或多个电气子系统检测失败	尝试通过重复关闭和打开电源来解决问题
系统故障	电磁阀驱动监测程序检测到真空和 / 或加电约 2s 的压力电磁阀或真空阀在压力阀或 IAB 处理器发生故障 2s 内未能启动	尝试通过重复关闭和打开电源来解决问题
无患者状况可用	内部电子通信故障	尝试通过重复关闭和打开电源来解决问题

2. 高优先级警报　高优先级警报带有三个感叹号的红色警报图标闪烁，且以五个为一组播放音频声。它表示操作人员需要立即做出反应的情况。对于大多数高优先级警报，将会中断泵气。常见参数警报原因及处理见表 2-3-25。

表 2-3-25 IABP 高优先级警报原因及处理

警报项目	报警原因	处理
安全盘测试故障	在安全盘诊断测试过程中检测到安全盘/自动充气组件漏气,或者没有按照测试提示来操作	要重新进行测试,请按住 IAB 充气键 2s,尝试通过重复关闭和打开电源来解决问题
IAB 回路出现泄漏	累积的传送气体相对于最近的自动充气容量超过 5c.c.。仅在 IAB 充气期为 80ms 且排气期为 250ms 的自动充气模式下可用	执行以下操作后,消息和提示音将会消失:按下启动键,自动充气开始,且恢复泵气;或者按住 IAB 充气键 2s,并按下启动键恢复泵气
自动充气故障 - 无氦气	球囊不能自动充气,因为氦气供应不足	更换氦气瓶,然后按下启动键或者按住 IAB 充气键 2s,重新尝试自动充气
检测到血液	系统正在自动充气时,IAB 泄漏导致血液回到系统中	尝试通过重复关闭和打开电源来解决问题。如果警报仍然存在但并未检测到血液,请切换至手动充动充气模式
自动充气故障	球囊无法如"性能"部分所述自动充气,但氦气供应充足	按下启动键或者按住 IAB 充气键 2s,或者选择手动充气模式,重新尝试自动充气
迅速漏气	2 个连续周期共损失 5c.c.(即每一次心率损失 2.5cc)	执行以下操作后,消息和提示音将会消失:按下启动键,自动充气开始,且恢复泵气;或者按住 IAB 充气键 2s,并按下启动键恢复泵气
IAB 断开	在辅助模式下,断开 IAB 或延长导管	执行以下操作后,消息和提示音将会消失:按下启动键,自动充气开始,且恢复泵气;或者按住 IAB 充气键 2s,并按下启动键恢复泵气
高驱动压力	压缩机的调节压力超过可接受的工作范围	按下启动键恢复辅助
需要自动充气	提示用户对 IAB 进行自动充气。在当前 IAB 充气模式为手动模式,而用户已切换至自动充气模式的情况下,在辅助过程中会出现此提示	执行以下操作后,消息和提示音将会消失:按住 IAB 充气键 2s 并按下启动键恢复泵气,或者将 IAB 充气模式重新设置为手动
检查 IAB 导管	IAB/延长导管或者未折叠的球囊被阻塞	通过按下启动键恢复辅助来重新设置。如果未折叠的 IAB 疑似出现问题,使用注射器手动进行充气
IAB 回路出现泄漏	累积传送漏气超过 5cc/h 动态限值,或者总漏气量相对于最近的自动充气容量超 12.5cc。仅在 IAB 充气期为 80ms 且排气期为 250ms 的自动充气模式下可用	执行以下操作后,消息和提示音将会消失:按下启动键,自动充气开始,且恢复泵气;或者按住 IAB 充气键 2s,并按下启动键恢复泵气
低真空度	压缩机真空度不足或没有真空	真空恢复时,自动进行
触发干扰	选择起搏器触发源时,检测到电外科噪声(ESU)	ESU 干扰停止时,自动进行。或者通过取消选择起搏器触发源手动进行
检查起搏器时相	起搏器心室/房室顺序起搏器的触发间隔时间变动大于 25%,或者房室顺序起搏器心率超过 125 次/min	如果符合起搏器时相选择条件,则自动。或者通过取消选择起搏器触发源手动进行
无触发	在自动操作模式中,有效的 ECG 和动脉压触发不存在或丢失	触发恢复时,自动进行
信号持续性差	ECG 和动脉压信号质量过差,无法维持一定的时间	检测到良好的输入信号时,自动进行

续表

警报项目	报警原因	处理
无压力触发	压力触发过程中有效的触发不可用或丢失	触发出现时，自动进行
检测到 ECG	在内部触发模式中，连续 4~6s 检测到 ECG 活动的迹象	ECG 活动停止时，自动通过取消选择内部触发模式手动进行
反搏压低于设置限值	反搏压下降至低于用户选择的限值	反搏压高于警报限值时，自动进行

3. 中优先级警报　中优先级警报带有两个感叹号的黄色警报图标闪烁，且有统一的音频声。它表示要求操作人员立即做出反应的情况，该类警报不会中断泵气，但可能会指出需要提供纠正措施，常见参数警报原因及处理见表 2-3-26。

表 2-3-26　IABP 中优先级警报原因及处理

警报项目	报警原因	处理
信号质量差	在 ECG 触发过程中，ECG 和动脉压信号质量差	检测到良好的输入信号时，自动解除报警
无可用压力源	未检测到直接或外部血压源	连接可用的压力源时，自动解除报警
电池电量低	外部电池的剩余使用时间少于 30min	自动删除消息，关闭提示音，并转为使用内部电池

4. 低优先级警报　低优先级警报是带有一个感叹号的黄色警报闪烁图标，且有统一的音频声。该警报表示需要引起操作人员的注意，常见参数警报原因及处理见表 2-3-27。

表 2-3-27　IABP 低优先级警报原因及处理

警报项目	报警原因	处理
无法更新时相选择	1. 一个或多个波形特征需要更新，无法确定时相 2. 持续心率低于 30 次 /min 或高于 150 次 /min 3. 反搏压效果下降	1. 确认传感器未通气，并检查所有电缆连接是否完好；如脉冲高度过低或衰减过大，应冲洗液路 2. 如出现嗡嗡声或噪声，请找出原因并予以纠正 3. 检查触发源，用 IAB 充气控件和 IAB 排气控件调整时相，并按下启动键恢复泵气

5. 消息　消息能够把系统消息提供给操作人员。消息显示文本消息，在某些情况下，还伴随着间歇性的重复音频提示音，常见参数警报原因及处理见表 2-3-28。

表 2-3-28　IABP 消息相关警报原因及处理

警报项目	报警原因	处理
安装安全盘	无安全盘连接到系统	安全盘连接到系统时，自动
断开安全盘插座	提示用户在开始安全盘泄漏诊断时打开安全盘的导管接头，以便对大气压进行采样。此提示消失后，诊断才能继续进行	手动；按住 IAB 充气键 2s 恢复测试
连接安全盘插座	提示用户在开始安全盘泄漏诊断时连接安全盘的导管接头。用户有 10s 的时间连接接头，10s 过后，提示将会消失，诊断将继续进行	延迟 10s 后自动进行
不规则压力触发	压力触发异常：患者心律不齐，或排气时间过迟禁止压力脉冲检测	触发时间间隔正常时，自动进行

续表

警报项目	报警原因	处理
氦气过低	氦气供应低于瓶内压力确定的预置储藏量	连接满的氦气瓶时，自动进行
IAB 未充气	系统处于手动充气模式，用户在未执行充气的情况下按下了启动键	进行手动充气或者切换至自动充气模式
待机时间过长	泵处于待机状态的时间至少达到 10min	按下启动键清除消息

（二）仪器故障处理

下面列出多种操作故障现象并指导如何进行必要的纠正措施。如果需要维修，请联系服务代表。内部维修只能由合格的人员执行。

1. ECG 故障检修　IABP 中 ECG 常见故障及处理，见表 2-3-29。

表 2-3-29　IABP 中 ECG 常见故障及处理

常见故障	故障原因	处理
ECG 受到干扰	电极 / 电极导联故障	1. 检查电极的接触 2. 更换电极
ECG 基线受到干扰	装置未配置为正确的工频	致电服务代表
ECG 间断	电极 / 电极导联 / 患者电缆故障	1. 检查电极的接触 2. 更换电极 3. 检查或更换患者电缆
显示屏上出现导联故障消息	ECG 患者导联故障	1. 检查电极的接触 2. 更换电极 3. 检查或更换患者电缆
运动伪影	电极故障	1. 检查电极的接触 2. 更换电极
ECG 信号过弱	电极位置或质量不佳	1. 尝试改变导联配置（导联Ⅱ通常会提供最大的 R 波） 2. 调整 ECG 增益以增大 ECG 的尺寸
ESU 干扰	1. 电极粘贴不佳，ECG 电缆方向 2. 不对或使用不正确的 ECG 电缆 3. 接口到监视器未配备 ESU 抑制	1. 清洁干净与电极片接触的部位，更换电极片 2. 将导联线与电极连接好 3. 用于手术室时，应使用屏蔽 ECG 电缆 4. 使用直接 ECG 电极

2. 触发故障检修　IABP 触发常见故障及处理，见表 2-3-30。

表 2-3-30　IABP 触发常见故障及处理

常见故障	故障原因	处理
系统没有触发	ECG 信号太弱	提高 ECG 增益
系统触发异常	1. 连接到带宽受限的外部监视器 2. 在 ECG 触发中，心房起搏器尾部过大 3. 心室 / 房室顺序起搏器模式中的按需起搏 4. 起搏器钉样标记与 R 波重合	1. 选择符合特定要求的输出信号进行连接 2. 选择起搏器触发 3. 选择 ECG 或压力触发 4. “心室 / 房 - 室”起搏设置

续表

常见故障	故障原因	处理
在压力触发下，系统相隔一个心搏周期触发一次	压力触发需要重新同步	迅速重新按下启动键，重新进行同步
系统跳过压力触发中的辅助周期	排气时间设置得过迟	迅速重新按下启动键，重新进行同步

3. IABP 球囊故障检修　IABP 球囊常见故障及处理，见表 2-3-31。

表 2-3-31　IABP 球囊常见故障及处理

常见故障	故障原因	处理
球囊经常需要预先充气	1. 安全盘泄漏 2. 患者球囊或充气软管的连接松开 3. 球囊漏气	1. 检查并更换 2. 检查并拧紧 3. 必要时予以更换
反搏压效果下降，低反搏压警报	1. 球囊漏气 2. 安全盘泄漏 3. 泵滤清器堵塞 4. 调压器故障 5. 9psi 减压阀泄漏 6. 消声器堵塞	1. 必要时予以更换 2. 检查并更换 3. 致电服务代表
不能自动充气，自动充气故障	1. 导管延长管的长度不正确 2. 无氦气 3. 自动充气故障	1. 使用专供的延长管 2. 更换氦气瓶 3. 使用手动充气

4. 开机故障检修　IABP 开机常见故障及处理，见表 2-3-32。

表 2-3-32　IABP 开机常见故障及处理

常见故障	故障原因	处理
在便携模式下不能泵送	电池电量低	给电池充满电
系统故障	系统计算机故障	联系服务代表
低真空度	真空度不足	确保安全盘没有泄漏，重启系统
电气测试失败代码 #__	主要系统故障	关闭 IABP，10s 后重启，如果问题仍然存在，请记下显示代码，并联系工程师，使用专供延长管
必要维护代码 #__	可能需要进行系统维护	记下显示的代码，并联系工程师

十、仪器设备使用相关并发症

（一）常见并发症

1. 肢体缺血

（1）原因：在反搏过程中或反搏后出现肢体缺血的原因可能是血栓形成；动脉的撕裂或夹层；鞘管或球囊导管对血流的堵塞。

（2）处理：如果撤除球囊导管后仍有严重肢体缺血存在，应考虑采取外科手术治疗。

2. 穿刺部位的出血和血肿

（1）原因：球囊插入时对动脉的损伤；穿刺部位导管过度拉动；抗凝过度。

(2)处理:可以通过压迫穿刺部位来止血,但要保证有良好的远端血流。如果出血不能止住应考虑外科手术。

3. 感染

(1)原因:伤口出血未及时处理或无菌操作不当造成。

(2)处理:应评价感染能否控制以及是否需要撤除球囊导管。

4. 球囊穿孔

(1)原因:接触尖锐的器械;球囊外膜不正常的折叠造成球囊易于劳损;钙化斑块的摩擦。如果发生穿孔,可见以下症状:反搏仪报警;导管管道中可见到血点;反搏压的波形突然改变。

(2)处理:一旦怀疑球囊穿孔,必须立即停止反搏;取出球囊导管;改变患者为垂头仰卧位;如患者仍需 IABP 辅助,重新插入新的球囊导管。

5. 血小板减少

(1)原因:可由于球囊的机械损伤或肝素诱导导致血小板减少。

(2)处理应动态检测血小板计数,必要时给予输血小板治疗。

6. 主动脉夹层

(1)原因:插入球囊导管导致。可表现为背痛或腹痛、血容量的减少或血流动力学的不稳定。

(2)处理:及时对症或手术处理。

7. 血栓形成

(1)原因:反搏时可能会形成血栓。

(2)处理:血栓形成的表现及治疗应根据损伤脏器来决定。整个 IABP 工作期间需要严格抗凝。

(二) 术后观察及预防并发症

1. IABP 术后监护心电监测　严密观察心率、心律及 QRS 波群变化,维持稳定的心率和心律。80~100 次 /min 最好,可提供理想的反搏效果,心率过快或过慢均应查找原因并及时纠正。如发现心电波幅过小或干扰较大时应及时调整或改为其他模式触发。

2. 压力监测　密切监测收缩压、舒张压、平均压、反搏压大小及波形,以评估患者病情及反搏效果。反搏后的主动脉收缩峰压和舒张末压都较反搏前降低,而平均动脉压上升,说明反搏有效。监测压力还能够及时发现漏气情况。

3. 伤口及下肢的观察　密切观察伤口有无出血、血肿,及时压迫止血。注意术侧下肢皮肤的色泽、温度、感觉及足背动脉搏动情况。

4. 预防感染　观察穿刺点有无红肿、脓性分泌物或血肿。严格无菌操作,伤口每天换药一次。

5. 定期肝素盐水冲洗压力管路。如静脉应用普通肝素持续抗凝,需每 4h 监测 APTT。

6. 注意患者的体位　保持半卧位应<45°,避免屈膝、屈髋引起的球囊导管打折。

十一、日常维护与管理

(一) 图纸装载

为了获得满意的记录效果,使用正确的纸张类型非常重要,且需定期更换,具体步骤如下:

1. 按下释放杆,打开纸仓,取出用完的纸轴。

2. 将新纸张放入纸仓,保证有足够的纸张暴露在外面,以便纸张退出记录仪门。

3. 关闭记录仪门,按打印波形记录键以确认纸张滚筒是否正确插入。

(二) 氦气瓶的安装和更换

当压力降低至预设级别以下时应更换氦气瓶。当在操作期间显示氦气量低信息和 / 或氦气压力计显示氦气供应位于红色区域时,则说明需要更换氦气瓶。无须中断 IABP,但应尽快更换氦气瓶,以免发生可能的自动充气故障,这类故障会延迟反搏。具体步骤如下:

1. 顺时针方向完全关闭氦气瓶阀门，慢慢松开轭状 T 形把手，取出氦气瓶。

2. 检查是否有垫圈和夹子，是否状态良好，安装新的氦气瓶。

3. 固定夹式 T 形手柄，慢慢打开氦气瓶阀门（逆时针方向旋转）。

4. 使用机械氦气计时，请确定氦气压力在可接受范围内。

（三）安全盘 / 冷凝水去除装置

建议在进行安全盘 / 冷凝水去除操作时使用外科手套，以避免与残留的冷凝水或其他体液接触。对使用过的安全盘的处理应当符合医院医疗垃圾处理的普遍惯例。安装和拆卸安全盘时需要部分旋拧操作，以确保拧紧或卸下。拧紧时，请确保安全盘装置顶面上的肋条完全旋转到 12 点钟的位置。具体步骤如下：

1. 断开装置的充气连接（Luer 装置，标为 IAB 充气端；冷凝水排水管，位于后面板上，标为排气端）。

2. 断开装置的电连接器（标为直流电输入）。

3. 将安全盘逆时针方向旋转约 30°，直接拉出。

（四）反搏过程的维护

1. 清洁装置时请使用湿海绵和温和肥皂溶液清洗，不要使用有机溶剂或腐蚀性清洁剂。

2. 患者接触部件（如心电图导联合血压传感器）应保持清洁和消毒，应遵守与清洁和消毒控制相关的标准医院操作手续。可以使用环氧乙烷灭菌法对提供的心电图（ECG）导联进行灭菌。如果适当的话，请联系压力传感器制造商以获取推荐灭菌程序。

3. 仔细清洁显示屏，以防擦伤屏幕。可以吹掉或使用一块软布拭去灰尘微粒。如有指印和污垢，可以使用蘸有液体清洁剂的软布去除，不要使用乙醇或包含氯代烃类化学物质的溶剂，不要对显示屏幕直接使用清洁剂。

4. 必要时请更换电池。电池寿命与放电周期数目一致。当经过 100 次完全放电周期之后，如果间隔时间不超过 3 年或者运行时间少于 120min，则应更换电池。

5. 当系统没有使用时，定期测试导联检测环路，更换所有损坏的电缆、软管和软线。

6. 定期测试氦气量低传感器和指示器。

7. 电池免维护，当寿命终止时应根据当地法规处理电池。

（闫 城　胡硕婷）

第十节　抢　救　车

一、基本简介

抢救车作为医院各个护理单元最基本的抢救设备，是必备抢救药品、物品存放的专用车，在危重患者抢救中具有及时、准确、方便、易取的特点。因此，要求抢救车内的急救药品、用物、仪器齐全并相对定位，需保持性能良好，随时处于应急备用状态，完整无缺，完好率应达 100%。对抢救车实行标准化管理是保证患者的安全、降低患者和员工风险的必要条件。若急救车药品、物品管理不到位，会直接影响抢救及治疗工作，因此做好急救车的药品、物品的管理至关重要。

二、基本结构及配套部件

抢救车一般包括车体及放置在车体上的医用橱柜。医用橱柜包括柜体和箱盖，柜体的上部为用来放置药品的空格，柜体设有用来封闭空格的推拉盖板，车体上设有用来固定氧气瓶的氧气瓶套筒，车体的一端设有输液架，在一辆抢救车上同时安装有输液架以及氧气瓶套筒，并设置有多个用来放置物品的抽屉、橱柜，可以盛放的物品比较多，使用起来比较方便，推拉盖板一方面可以作为盖板使用，同时又可以作为操作台使用，增大了操作的面积。整车采用塑钢集合，包括不锈钢护栏、ABS工作台面、防撞圈、钢塑柱、杂物箱、资料袋、中控锁、单支输液架、CPR心肺复苏板或除颤板、垃圾桶、高级静音轮，见图2-3-41。

抢救车一般有四层，每层一个区：急救药品区、输液物品区、呼吸支持物品区及其他物品。可在抢救车的最外面附一张抢救车布局图，方便医务人员查找。

1. 急救药品区　急救药品固定基数、编号排列、定位存放；根据心肺复苏指南的要求，结合各科室工作的实践，放置一定数量和种类的急救药品（注明剂量），根据药品抢救时应用的频率，把经常用的药品摆放在首位，依次类推。

2. 输液物品区　放置无菌液体、输液器、注射器、留置针、敷贴、头皮针、消毒剂、胶布卷、棉签、砂轮、压脉带等。

3. 呼吸支持物品区　开口器、舌钳、压舌板、消毒纱布、吸氧管、呼吸球囊、口咽通气道、鼻咽通气道、各种型号的气管插管、喉镜等。

4. 其他物品　血压计、听诊器、扳手、手电筒、多孔电插座、中心负压吸引器、吸痰管。

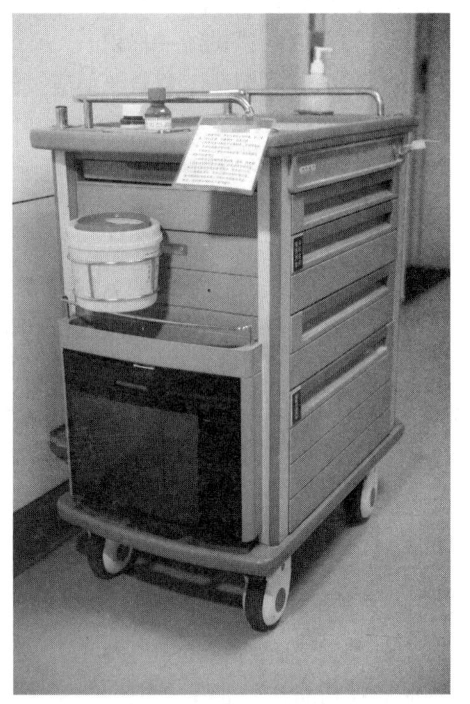

图2-3-41　抢救车

三、临床适应证和禁忌证

1. 适应证　抢救患者时。

2. 禁忌证　无。

四、相关管理制度

（一）抢救车管理制度

1. 抢救车上急救药品、物品只限抢救患者时使用，不得随意挪用。

2. 抢救车应放置于方便推取之处，且固定位置，不得随意挪动更换。

3. 抢救车设专人管理，并做到定期检查、保养/整理，保持完好、清洁、整齐、适用。

4. 抢救车上各类急救药品、物品应分类存放，标签清晰，做到“四定”（定种类、定数量、定位置、定专人管理）。

5. 根据抢救车结构绘制“抢救车物资卡”，固定放置在抢救车上，可全院统一设置；卡上标明抢救车各区域内放置的急救药品、物品名称、剂量（型号）、数量，做到“卡数相符”，便于清点药品物品；各科按照“抢救车物资卡”正确放置药品、物品。各种特殊抢救药品、物品在统一规定基础上可根据科室实际需求增加或删减，经科主任审核定出种类、数量、规格、剂量配备，且制订成卡片报护理部备案。

6. 抢救车应班班交接，交接时注意检查数量、性能、效期等，确保其完好备用，并签全名。

7. 各班护理人员要熟悉抢救车内备用的药品、物品、仪器放置位置，能够熟练掌握抢救仪器的性能、使用方法，掌握常用抢救药品的剂量与用法。

8. 抢救车处于备用状态时，台面禁止放置任何非急救物品、物资。

9. 抢救车物品、药品概不外借，以保证应急使用。

10. 抢救车用后须及时整理、清洁、消毒、补充，保持其完好备用。

11. 建立护士长监督制。护士长定期检查抢救车的交接班情况，及时通报检查结果；负责安排科室急救相关知识培训。

（二）急救药品、物品管理制度

1. 急救药品应按护理单元基数药品管理制度要求进行管理。

2. 统一设立标识系统　根据护理部要求保持一定药品基数，使用贴纸制作药品外包装盒标签，标明序号、药名、剂量、数量。存放急救药品的外包装盒标签应完整、清晰；盒内药品的名称、剂量、数量均应与外包装标签上一致。药名、规格、剂量不一致，不允许放置于同一药盒内，高危急救药品需在外包装盒上粘贴“高危药品”的统一标识。

3. 统一摆药顺序　急救药品应按护理部统一要求进行编号，定位存放。药物摆放顺序原则上应按编号从左至右、从外至里的顺序，即拉开抽屉后，编号1、2、3……的药盒应更靠近护理人员。药盒内每种药品的安瓿按照失效时间的先后从右到左、从上到下排序，取用及补充时应遵循“左进右出”的原则，以便及早使用近效期药品，同时培养护士的思维定式，以防用药时不熟悉情况而延误抢救时机。

4. 实行药品及物品失效期预警制度　①可设置抢救车药品、必备物品的效期登记一览表。表内标明抢救车内所有药品、物品的名称、基数、生产批号、有效期(或失效期)，将抢救车内所有药品和物品按分类顺序填入表内。登记表放置在抢救车内，以便每次查对使用补充药品、物品后，及时在登记表对应位置注明补充药物的有效期。登记表内药物的批号、有效期等每个月重新校对、打印。②护士在检查药品时如发现6个月内过期的药品，即在药品外包装盒上贴红色近效期标识，以提示此盒内药物6个月内会失效。③6个月内失效的药物用“*”在有效期登记一览表相应位置用红笔标示，以便使用时第一时间提醒护士取用或提早调换。④如发现即将到近效期的药品，需提前与药房调换，并做好调换药品记录，如果暂未调换，应标明未调换原因，并跟踪检查，及时领取补充。在检查一次性医疗物品时同样用此方法。

5. 急救药品使用时，应记录于“抢救记录本”上，并保留空安瓿，待抢救结束经双人核对后方可弃去。

6. 急救药品、物品使用后用药护士需及时补充完整，按照失效先后调整安瓿的位置，补充后的药品、物品应在药品盒上重新注明序号、药名、剂量、数量等；在抢救药品效期登记一览表内填写补充药品有效期等信息，并与下一班交接清楚，责任须落实到人、落实到交接双方，并根据需要选择是否进行封存。

(三) 抢救车封存制度

1. 使用频率低的急救物资，可经双人清点、确保急救物品、药品完好适用后封存并签字确认。各科室采用贴封条方式对抢救车进行封闭管理。

2. 抢救车封存时，应将抢救车药品物品名称、数量、性能、效期等进行记录，保证抢救药品、物品呈完好状态方可进行封存。

3. 用签字笔在封条上注明封存人、复核人、封存有效时段。封存期间封条应保持清洁完整。

4. 封存抢救车的方法应当确保不借助其他工具就能快速启封，禁止将抢救车锁死；抢救车一旦开启，封条应呈撕毁状。

5. 封存期间也应每班交接，检查抢救车封闭情况，一次性封条是否处于清洁完整状态，如果抢救车上封条完好，则在交接班本备注栏中写明“封条完好”，并签全名。

6. 抢救车内所有药品、物品的效期应确保在封存时段内有效；抢救车封存周期不得超过1个月。每个月必须开封、清点、检查车内药品、物品数量、有效期及完好状态后再封闭。

7. 抢救车一旦开启使用后，应由专人重新清点、及时补充抢救物品、药品后再封闭，保证抢救车内药品、物品的数量准确及完好备用。当班无法及时补充者，在交接班本备注栏中注明不齐的物资内容及原因，下一班应及时进行补充并封存。

8. 护士长定期对抢救车封闭、检查和清点情况抽查，发现问题及时整改并记录。

五、日常维护与管理

(一) 抢救药品、物品管理——专人专管

1. 抢救车实行专人管理。

2. 每次抢救患者后，当班护士需及时清理消毒，补充完善后与分管抢救车的护士共同清点、核对无

误后，在抢救车记录本及封条上两人签名，并填写封存时间，重新贴上封条。

3. 分管护士每周星期一检查抢救车内药品、物品、器械完好性及有效期；调试、消毒各个仪器。根据检查情况及时补充、更换药品及物品，并与本科室护士共同核对，确认无误后双人签字。

4. 检查应急灯电源情况，可每周常规充电一次。

5. 每个月底与护士长共同逐项大检查抢救车内药品、物品、器械数量、批号、有效期等；调试、消毒各个仪器。

（二）抢救车检查内容

1. 药品检查

(1) 药品检查内容：检查药名、数量、规格、批号、有效期。瓶体：瓶体是否清洁、有无裂缝；瓶装液体需要检查瓶口有无松动。药液（粉）质量：有无沉淀、混浊、絮状物、结晶、变色、受潮。其他：药品数量、规格等是否与抢救药品登记本上所列的相符，是否过期、变质，药品标签有无脱落、是否清晰可辨，保存方法及环境是否合适。

(2) 药品检查细节：查看直接印刷在瓶体上的标签，需注意对比色，可选择浅色无反光的物品作为底衬，使标签清晰可辨。检查药液质量时需注意光线充足。

2. 物品检查

(1) 物品检查内容：检查一次性物品的名称、数量、规格、有效期。物品标签是否清晰，物品包装是否完好；应急灯等物品是否处于充电备用状态，并进行测试检查性能完好状态。

(2) 物品检查要求：各类物品定点、定量放置，物品摆放整齐清洁。抢救车抽屉、门、车轮等活动装置灵活有效。抢救车车体内外部、储物框清洁。

(3) 其他：抢救车地面标识保持清晰、醒目，如有损坏及时更新。抢救车机械部分损坏，须挂上"待修卡"，并及时联系设备科到科室行现场维修，本班次内不能修复者，需做好交接记录工作。

（三）抢救车交接班管理

1. 建立"抢救车药品、物品交接班本"，将急救药品和物品以及"封条完好"的内容以表格形式列在该本上，做到账物相符。建立抢救车药品、物品平面示意图，即"抢救车物资卡"，确保医护人员能够及时获取抢救药品和物品。建立"抢救记录本"，将使用的急救药品记录于该本上，并保留空安瓿留待核查。建立"抢救车药品物品效期登记表"，对于有效期低于 6 个月的药物，用红色标识做好标志，确保先进先用，有效期不足 1 个月的药物应送药房按程序换领合格批号的药物。

2. 抢救车无论封存与否，均需班班交接，责任落实到人。

3. 非封存抢救车每班根据"抢救车交接班本"逐项清点检查车内所有药品、物品的完好情况，包括数量、效期等，要求账物相符，做好记录并签全名。分管护士每周检查一次，并做好记录；护士长每月定期检查。

4. 抢救车处于封存备用状态时，护士每班检查一次封条的完好情况并做好交接记录，不必启开检查。若封条完好，则检查外部物品，如抢救车车轮活动情况，吸痰器、应急灯等是否处于完好备用状态，并在"封条完好"项下面打"√"；若封条不完好，则需要询问当班人员、对照交接班本、登记本等查找原因，并按非封存抢救车进行交接班管理，护士签全名记录。封存抢救车每个月由护士长和分管护理人员启封检查抢救车内药品、物品一次，并做好记录。

5. 抢救车开启使用时，用药护士应记录药物使用的情况。每次抢救患者后，用药护士及时清理消毒用物，补充急救药品、物品，按照失效日期的先后调整安瓿的位置。补充完善后与分管抢救车的护士或护士长按"抢救车交接班本"内容共同清点、核对无误后，用封条（一次性封条锁扣）封存，在抢救车交接班本、记录本及封条上双人签名，并填写封存时间。若当班不能将抢救车物资补充齐全则应做好交班，必要时通知护士长协调解决。

（叶 磊 张春梅）

第十一节　血氧饱和度监测仪

一、基本简介

血氧饱和度被认为是除心率、血压、呼吸频率和体温外，排在第5位的关键健康状况指标。目前常用的血氧饱和度监测仪是一种非常有效的经皮测定血氧饱和度（SpO_2）的监测仪器，可实时、连续、无创伤监测人体动脉血氧饱和度（下文简称血氧），同时具有监测心率的功能。其具有无创、体积小、操作方便、价格便宜、能快速连续测量患者参数的特点，适用于医院、社区医疗、家庭、高原地区、消防抢险以及运动保健等范围。在医院及医学临床研究等领域，应用范围广泛，主要用于危重患者生命体征的监护。同时，医护人员在查房和出诊时也将血氧作为必监测项目。在社区、家庭，血氧饱和度监测仪也被应用于筛查、自我管理等方面，如心脏病、高血压、呼吸疾病患者，特别是长期打鼾、使用呼吸机或制氧机的患者。在消防抢险、运动保健方面，血氧饱和度监测仪也应用广泛，如高空飞行、登山等户外运动者在运动时使用。常用血氧饱和度监测仪如图2-3-42所示。

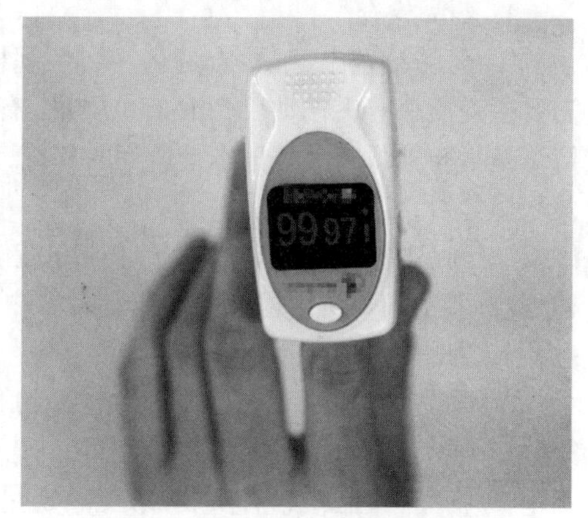

图2-3-42　血氧饱和度监测仪

二、发展历史

血氧饱和度监测仪是在19世纪70年代发展起来的，基于比尔-朗伯定律，利用还原血红蛋白和氧合血红蛋白独特的光谱吸收特征而研制的无创脉搏血氧饱和度监测系统。August Beer在1851年提出了光学测量的根本原理，为血氧测量装置的发展提供了一定的理论基础。20世纪30年代末，出现了很多各式各样的血氧检测技术方式，如1932年Nicolai、Kramer研发的血氧饱和度监测仪，该监测仪和如今使用的血氧饱和度监测仪比较相近。1935年，Matthes研发了首个耳部血氧饱和度监测探头，该仪器监测过程较慢，并且必须不断地校准才能正常使用，而且不能成功地区分动脉和静脉血流，并没能够得到广泛应用。1972年，日本人Aoyagi选用红光和红外线照射动脉血含量较丰富的监测部位，不需要不断的校准就可直接得到血氧饱和度值，这对以后血氧饱和度监测仪的研究有着重要的意义。而后，在不久的时间里，青柳卓雄等对这种监测技术进行了相应的改进。1974年，世界上首台血氧饱和度监测仪出现。20世纪80年代后，脉搏血氧饱和度监测仪的尝试与改进大量涌现。1982年，Nellcor对先前的血氧饱和度监测仪进行较大改进，研发了一款光源选用发光二极管，光接收器选用硅管，微型计算机对数据进行处理的性能更佳的血氧饱和度监测仪，自此拉开了现代血氧饱和度监测仪的发展序幕。20世纪90年代后，血氧饱和度监测仪经过持续发展与改进，已在实际临床上获得了普遍的应用，成为临床上一种很重要的医疗设备。由于微处理机和快速电子系统的应用，目前血氧饱和度监测仪的技术发展比较成熟，其总体趋向于小型化，即采集、处理与显示于一体，监护参数ECG、SpO_2等集于一体的监护仪越来越得到医护人员的青睐，广泛应用于临床。

三、基本分类

1. 根据使用部位分类　指夹式血氧饱和度监测仪、经皮脉搏式血氧饱和度监测仪。
2. 根据血氧饱和度监测仪获取信号分类　透射式血氧饱和度监测仪、反射式血氧饱和度监测仪。
3. 根据对信号处理方法分类　模拟型血氧饱和度监测仪、数字型血氧饱和度监测仪。

四、工作原理

血氧饱和度测量依据测量分析机制分为电化学法和光化学法。电化学法的测量方式是有创的。光化学法包括两种测量方法：有创和无创。与有创方法相比，无创方法是时代发展的方向。血氧饱和度的无创监测方法，根据应用血氧饱和度监测仪获取信号的形式将其分成两种监测方法，分别为透射式和反射式。透射式血氧饱和度监测中，测量夹子通常采用柔软度较高的橡胶制成，光源和光接收器嵌入在夹子内部上下，而后将测量夹子放在血液丰富的指尖或耳郭两端进行测量，此时接收电路端输出的信号就是含有背景光的脉搏波信号。而反射式血氧饱和度监测中，一般都将反射式传感器轻贴于动脉血液比较多的手指表面，光源一般选用双波长发光二极管（light emitting diode，LED），光接收传感器一般选用光敏二极管，根据反射光的改变，进而实现血氧饱和度监测。当前，透射式血氧饱和度监测方法已经发展成一种比较成熟的监测方法，而目前反射式血氧饱和度监测仪的发展比较缓慢，应用比较少，有很多技术需要进一步研究。

经皮血氧饱和度监测仪是根据血红蛋白具有光吸收的特性设计而成的。血氧饱和度定义为经皮血氧饱和度监测仪探头检测到患者指端小动脉搏动时的氧合血红蛋白占血红蛋白的百分数。

（一）基本原理

光的吸收规律描述了光被物质吸收的定量关系，比尔 - 朗伯定律反映了光吸收现象的规律：溶液在一定波长光下的吸光度与其浓度成正比。意义：只需选取合适的波长光，测量溶液对其吸收度就能够算出溶液的浓度。为了得到血氧饱和度值（SpO_2），前提是要有两个数据：氧合血红蛋白浓度、还原血红蛋白浓度。氧合血红蛋白对 660nm 红光的吸收比较弱，对 940nm 红外线的吸收比较强；还原血红蛋白对 660nm 红光的吸收比较强，而对 940nm 红外线的吸收长度比较弱。红外线探头放置患者的指端，根据氧合血红蛋白和血红蛋白对两个波长的光吸收特性不同的特点，可以穿透血液的红光（波长 660nm）和红外线（940nm），分别照射组织（指或趾）并以光敏二极管接受照射后的光信号；两个波长的光吸收作用都必须有脉搏波部分参与，根据分光光度计比色原理，一定量的光线传到分光光度计探头，光源和探头之间随着动脉搏动性组织而吸收不同的光量（无波动的皮肤和骨骼肌则无吸收光量的作用），搏动性组织吸收的光量转变为电信号，传入血氧饱和度监测仪，通过模拟计算机以及数字微处理机，将光强度数据转换为搏动性的血氧饱和度值（SpO_2），同时还可测出脉率。

（二）血氧饱和度的影响因素

1. Hb 值　贫血时，SpO_2 在一定程度上低于 SaO_2，Hb 值越低，偏差越大（Hb<50g/L 时有明显偏差）。红细胞增多症对 SpO_2 值无影响。

2. 其他血红蛋白的影响　如前所述，血氧饱和度监测仪有两个波长，能识别两种 Hb，通常为 Hb 和 HbO_2，但 COHb 在 660nm 的红光处与 HbO_2 有类似的光吸收，CO 中毒的患者测得的 SpO_2 呈假性高值。高铁血红蛋白（MetHb）在 660nm 波长的红光处具有与 RHb 相同的吸收，在 940nm 波长的红外线处的吸收又明显大于 HbO_2 和 RHb。当患者存在高铁血红蛋白血症时，如 MetHb 含量<20%，SpO_2 下降值约为 MetHb 含量的 1/2，当 MetHb 含量更高时，所测得的 SpO_2 接近 85%，而与真实的 SaO_2 无关。

3. 低灌注　心排血量（cardiac output，CO）的降低、低温、体循环血管阻力的增加、休克、血管收缩剂的应用等导致组织低灌注的因素可造成 SpO_2 的信号减弱，从而导致 SpO_2 数值的无法读取或错误的 SpO_2 低值。当收缩压<80mmHg 时，SpO_2 准确性显著减低，此时将探头换至组织并不薄弱而灌注相当高的其他部位（如额头、脸颊等），可获取相对准确的读数。因此血流灌注指数（perfusion index，PI）值越大，SpO_2 值越可信。

4. 肤色、黄疸、静脉用染料　深肤色可使血氧饱和度监测仪测量信号减弱，以致产生错误的 SpO_2 值。黄疸对通常使用的血氧饱和度监测仪所测得的 SpO_2 无影响。静脉注射亚甲蓝、靛氰绿和酸性靛蓝等染料可引起 SpO_2 突然降低，开始变化时间为注射后 1~2 个循环时间（30~45s），注射后 30min，SpO_2 逐渐恢复至注射前水平。其中引起的降低以亚甲蓝最为明显，酸性靛蓝最轻。

5. 指甲油　蓝色指甲油的光吸收波长接近660nm，对SpO_2有显著影响，造成SpO_2假性降低。黑色指甲油有明显的阻光效应，影响SpO_2测量。其他颜色也可造成SpO_2的假性降低，但程度较轻。

6. 测量环境　环境光的闪烁频率与血氧饱和度监测仪发光二极管的光闪烁频率相近时，可使SpO_2假性增高。机体受测部位的活动，特别是颤抖时，可使SpO_2降低甚至不能读取。

7. 其他　静脉波动、血管扩张剂、电磁、电刀等都会影响氧饱和度监测仪的测量数值。

（三）血氧饱和度监测仪中显示的容积脉搏图波形

容积脉搏图波形反映交感神经紧张度、末梢灌注、组织器官灌注和有效循环血量。典型的脉搏图包括2个组成部分。

1. 上升支　正常的脉搏波上升支较陡，是快速射血期主动脉压迅速升高使血管壁扩张所致。上升支的斜率和幅度受射血速度、心排血量及射血阻力的影响。如果阻力大、心排血量少，射血速度慢，则上升支的斜率小，幅度也低；反之，阻力小、心排血量大、射血速度快，则上升支较陡，幅度也较大。如主动脉瓣狭窄时，射血阻力较大，此时上升支的斜率和幅度均减小。

2. 下降支　心室进入减慢射血期、射入动脉的血量减少，存留在动脉内的血液向外周流动，动脉管壁发生弹性回缩，动脉血压降低，形成脉搏图下降支的前段。接着，心室进入舒张期而停止射血，动脉血压持续下降，形成下降支的其余部分。下降支中的切迹称为降中峡，是因为心室舒张时室内压降低，主动脉内的血液向心室方向反流所形成。反流的血液使主动脉瓣迅速关闭，并使主动脉的根部容积增大，还受到闭合的主动脉瓣阻挡作用而产生一个折返波，因而在降中峡之后形成一个向上的小波，称为降中波。下降支的形态可大致反映外周阻力的高低及主动脉瓣的功能状态。外周阻力增高时，脉搏波将导致下降的速率变慢，降中峡的位置较高，降中波后的下降支坡度较陡，若外周阻力较低，则下降支的下降速率较快，切迹的位置较低，切迹以后的下降支坡度小，较为平坦。如主动脉关闭不全时，下降支很陡，降中波不明显甚至消失。

五、临床适应证和禁忌证

1. 适应证　心肺功能不全的危重患者，各种危重症伴循环衰竭的患者，麻醉患者的氧监测，新生儿监测，高龄老年患者，氧治疗等危重症患者，科研使用。

2. 禁忌证　无绝对禁忌证。皮肤破损处、患肢、伤肢及循环不良的肢体不能夹血氧饱和度监测仪探头，并且要经常更换测量受压部位等。

六、基本结构及配套部件

1. 电源管理模块　主要为整个系统供电，如微控制器、按键控制电路、LDO芯片、按键控制芯片、光源驱动模块、光电接收模块、显示屏等。

2. 微控制器　多参数监护仪的脉搏血氧饱和度监测仪的模块化数据采用双CPU，即每个模块用一片CPU，相互分工协作。检测模块只负责血氧饱和度的检测计算，主机模块则负责数据的存储、数值和波形的实时显示、键盘的扫描及打印控制等工作。两模块之间通过串行口交换信息。

3. 光源驱动模块　包括660nm波长的红色LED和940nm波长的红色LED。

4. 光电接收模块　主要作用是将光电流信号转换成电压信号。

5. 显示器　显示血氧饱和度值、脉率值，以及脉搏波波形。

七、基本使用程序

【评估】

1. 评估患者　评估患者意识状态、病情、治疗情况、吸氧浓度、合作程度、局部皮肤完整性及肢体活动程度，指（趾）端循环、指（趾）甲床情况。患者了解血氧饱和度监测仪使用的目的、方法、注意事项及配合要点。

2. 环境准备　环境安静整洁、光线充足、无电磁波干扰。

3. 用物准备　床旁监护、血氧饱和度监测仪及记录单。

4. 护士准备　衣帽整洁，洗手、戴口罩。

【操作流程】

1. 核对医嘱，患者床号、姓名、性别、年龄等，准确无误。

2. 连接仪器

(1)携用物至患者床旁，连接外接电源线及血氧饱和度监测插件。便携式监测仪要正确安放电池等。

(2)正确安放传感器于患者手指、足趾或耳郭处，接触良好，松紧度适宜，调整波幅、报警界限及报警音量。透射式脉搏血氧饱和度监测仪多以手指、耳垂、脚趾等作为检测部位，因为这些部位是光线最容易透射过的部位。而对于采用指套式传感探头的脉搏血氧饱和度监测仪，检测前最好将手指特别是指甲部位清洗干净，否则会造成因脏物过多而阻碍光线的透射，从而对测量结果造成一定的影响。测量时将中指夹在指套里，注意指甲应正对上壁的发光管，夹好后还应注意指套四周是否密闭严实，以避免环境光的干扰。指套夹好并开机，等待测量数据稳定后读出血氧饱和度值，同时还可读出脉率值和脉搏波形。定时观察并记录所测数值。告知患者不可随意摘取血氧饱和度夹。告知患者和家属避免在监测仪旁使用手机，以免干扰监测波形。注意保暖。

3. 整理　整理用物，分类放置。协助患者取舒适卧位，整理床单位，处理用物。洗手、处理医嘱、记录监测开始及结束时间，每小时记录一次血氧饱和度监测情况，有异常随时记录。

4. 指导要点　告知患者监测目的，方法及注意事项。告知患者及家属影响监测效果的因素。

5. 评价　监测部位选择是否合适，接触是否良好。是否存在影响监测结果的因素。

6. 停机　做好解释工作，取得合作后关机，断开电源，洗手，整理监护仪器。一次性血氧饱和度监测探头专人专用，重复使用的血氧饱和度监测探头用后以 75% 乙醇消毒，避免碰撞、脱落和损坏。

【注意事项】

1. 对于特殊情况的患者也会造成测量上的误差，如监测休克、末梢循环差、手指温度过低或者静脉注射染色药物、血管活性药物等的患者时，都可造成测量不准或测不出。对于手术中因皮肤长时间暴露引起的皮肤冰冷，导致指端读出的血氧饱和度数值偏低情况，应注意肢体保暖，保持室温。

2. 监测时，应将传感器贴附到患者身体的适当位置上。如有可能，将其放在与心脏同样高度的位置上。同时应避免与测量无创血压的袖带套在同一手臂上，或者在使用动脉导管、腔内管路、静脉注射的肢体上一同使用。

3. 监测血氧饱和度时，应避免连续长时间监护同一部位，应该每 2~3h 变换一次测量部位，以避免因长时间佩戴的探头对指端的压力影响局部血液循环从而影响测量精度。避免皮肤变红、起疱，形成压力性损伤。

4. 监测时，应该注意检查患者手指甲是否涂有指甲油，红色的指甲油会影响红光和红外线的吸收比，紫色和蓝色的指甲油会过多地吸收红线波长，导致血氧饱和度读数变低。

5. 强光环境会对信号形成干扰，会使光接收器偏离正常范围，造成测量不准确，因此应该避免在强光下使用。如果必须在强光（手术灯等）下监测时，应当用遮挡物盖住探头。不要在监测仪旁使用手机，以免干扰监测波形。

6. 探头与局部组织的对合程度，如患者翻身、更换体位导致探头与主体接触不良，使血氧饱和度电缆受到牵拉松动。探头有灰尘等异物时可遮盖光源和光感器，造成结果误差，甚至不能进行监测。长指甲和人造指甲会干扰探头与组织的对合，影响读数。此外，手指插入探头的深度和方向及其监测肢体的过多活动均可造成指套移位，影响探头与局部组织的对合，从而导致读数偏低或不明显。

7. 观察监测结果，发现异常及时报告。

八、各项参数调节

1. SpO_2 正常值，吸空气时 SpO_2 测得值≥95%~97%。SpO_2<95% 者为去氧饱和血症，SpO_2<90% 为轻度低氧血症，SpO_2<85% 为重度低氧血症。

2. 通常报警低限的设置应高于 90%。

九、参数报警及仪器故障处理

（一）无血氧饱和度值或波形不稳定

1. 故障原因

（1）患者移动过度，过于躁动，使血氧饱和度参数找不到一个脉搏形式。

（2）传感器位置不准确（接头线应置手背，指甲面朝上），传感器损坏。

（3）患者可能灌注太低，如肢体温度过低、末梢循环太差，使氧饱和度参数不能测及血氧饱和度和脉率。

（4）血液中有染色剂（如亚甲蓝、荧光素）、皮肤涂色或手指甲上涂有指甲油，或指甲过长。

（5）动脉受压，在同侧手臂测量血压或探头戴的时间过长，影响血液循环。

（6）环境中有较强的光源。手术灯、荧光灯或其他光线直射时，会使探头的光敏元件的接受值偏离正常范围，因此需要避强光，必要时探头遮光使用。

2. 故障排除方法

（1）了解患者躁动的原因，尽量满足其合理要求，去除不适，做好沟通解释工作，让患者保持情绪稳定。

（2）把血氧传感器放在患者手指的适当位置，用胶带适当固定。

（3）注意肢体保温，休克患者做好相应护理。

（4）去除指甲油或修剪指甲。

（5）不要将血氧传感器放在附有血压计袖带的肢体上，以免在测血压时袖带充气压迫手臂影响血氧测量。

（6）应在非强光下使用，如果不可避免时，可用不透光的布料遮住血氧饱和度监测探头。

（二）血氧饱和度测量不准确

1. 故障原因

（1）血氧饱和度监测探头连接故障、探头夹弹簧松脱。

（2）患者消瘦、皮肤干燥传导不良。

（3）传感器如在位且性能良好，应注意连接是否正常，临床最常出现此种情况即液体溅进传感器接头处。

2. 故障排除方法

（1）探头夹松可用胶带适当固定，或更换探头重新连接好，或送检修。

（2）更换测量部位，选择皮下组织及毛细血管较丰富的部位。

（3）也可用清水或以纯涂擦测量部位，增加传导性。

（三）数值与患者临床特征不符的故障原因

1. 提示 SpO_2 传感器脱落，或观察 SpO_2 数值与患者临床特征不符，波动较大，且血氧容积波形出现杂波，时好时坏。

（1）探头故障。

（2）可能由于患者移动过度。

(3)电子装置干扰操作性能。

2. 故障排除方法

(1)采用替代法用另一完好探头接到主机上后测量正常，说明主机没有问题，故障出在探头，更换探头重新连接好。

(2)与患者沟通，取舒适体位，安抚患者平稳休息后复测。

(3)移除可能存在干扰的电子装置。

(四) 指示灯不亮 / 开不了机 / 仪器不工作

1. 故障原因

(1)电池没电或停电。

(2)电源线未插好。

(3)电源短路或断路。

(4)仪器故障或开关触点损坏。

2. 故障排除方法

(1)更换电池，监测电源。

(2)插好电源插头。

(3)请电工专业人员检修电源线路。

(4)仪器故障及时送设备科维修。

十、仪器设备使用相关并发症

(一) 局部血液循环受阻

1. 发生原因　夹血氧饱和度监测探头的部位受压时间过长或松紧不当，导致局部血液循环受阻，特别是循环障碍水肿、休克的患者。

2. 临床表现　局部皮肤肿胀、发绀或湿冷，清醒患者主诉局部皮肤疼痛或麻木感等。

3. 预防及处理

(1)严密观察受压部位局部循环情况，定时放松、经常更换部位，加强交接班工作并做好记录。对于神志不清、有情感障碍的患者及婴幼儿实行床边交接班。

(2)抬高患处，肿胀明显、皮肤无破损者可行湿热敷或新鲜土豆片外服，促进血液循环和组织液吸收，同时保暖及避免皮肤破损，防止继续受压。

(3)可选用指套式血氧饱和度监测探头，硅胶指套柔软可避免受压。

(二) 局部皮肤破损

1. 发生原因　夹血氧饱和度监测探头的部位受压时间过长或松紧不当，导致局部组织血液循环受阻发生压迫性坏死。

2. 临床表现

(1)局部皮肤出现过敏、水肿、变红、发热或湿冷、起水疱，局部组织缺血缺氧导致皮肤破损甚至溃疡。

(2)清醒患者主诉局部皮肤疼痛、麻木感等。

3. 预防及处理

(1)严密观察受压部位局部循环情况，定时放松、经常更换部位，加强交接班工作并做好记录。对于神志不清、有情感障碍的患者及婴幼儿实行床边交接班。

(2)用碘伏外涂消毒，必要时用电磁波治疗仪灯照，无菌纱布覆盖换药，按压力性损伤护理，避免继续受压等。

(3)可选用指套式血氧饱和度监测探头，硅胶指套柔软可避免受压。

十一、日常维护与管理

(一) 日常维护

1. 探头 血氧饱和度监测仪的损坏大多是由于探头使用及保养不当造成的。为此,血氧饱和度监测仪的日常维护重点在于血氧饱和度监测探头。

(1) 探头应定期用75%乙醇擦拭导线与探头夹,特别应使发射与接收二极管间的透明密封胶保持干净,以免影响测量结果的准确性。

(2) 探头使用时,应夹稳在患者手指前端,导线形状要圆滑,不弯折。遇到精神烦躁、亢奋的患者应将其手部固定,以免扯坏或碰坏探头。

(3) 探头不使用时,应将导线卷成圆圈,避免有折弯并存放于较干燥的环境中。如果发现探头双波长发光二极管无光,说明此部件已损坏,需要更换。完整的血氧饱和度监测探头配件价格较高,一般在千元以上,所以在电缆线未折损的情况下,可以考虑只更换二极管部分。可尝试采取以下方法解决:①拆开指套夹,取出二极管指夹垫,用刀片剖开透明封胶,拉出二极管。②找出正负极,取下二极管后,将新的符合工作要求的二极管按正负极方向焊接好。③将二极管放回指夹所在位置,用透明材料固定好,重新装好指套夹。

(4) 根据患者要监测的部位选用相应型号的探头,打开电源并调整血氧饱和度和心率的上下限范围,将探头固定于被测部位,片刻后读数即可稳定。

(5) 平时正确使用、保养和维护,便可有效延长血氧饱和度探头的使用寿命,避免因维修或更换探头而影响监测工作。

(6) 注意拔插接头时不能拉着导线拔出,避免使导线受力,应捏着接头拔出。

2. 外表面的清洁消毒

(1) 使用沾有稀释清洁溶液的软布清洁设备的外表面,软布不能过湿,可以使用的清洁剂有稀释氨水、戊二醛溶液、稀释次氯酸钠漂白剂、弱碱性肥皂水。

(2) 不要让任何清洁液留在仪器的任何部分表面,清洁之后务必用干布擦去所有清洁溶剂。

(3) 不要向设备倾倒或喷洒水或任何清洁剂,不要让任何液体进入机壳,也不要将设备浸泡在其中。

(4) 不可使用的清洁剂有任何磨砂清洁剂或强溶剂。

3. 血氧饱和度监测探头维护保养

(1) 日常使用应保持传感器表面的清洁度,以免影响光路的传导,血氧传感器不可以进行高压消毒,也不可以浸泡在消毒液中,可以用酒精棉球或软布擦拭其外表、发光管和接收器件。

(2) 对传感器和电缆轻拿轻放,保护传感器及电缆不被尖锐的物体损伤。

(3) 当传感器安置到监护仪上时,应仔细对准血氧插头的定位槽,避免电缆插头内的插针变形或损坏。

(4) 血氧饱和度探测接头及其连接线不能成角度卷曲,保存时盘成适当大小的圆圈。

4. 血氧饱和度监测仪维护保养

(1) 监护仪短期内不用时要将电池取出。较长时间不用的要定期开机检测调试,以免电子零件因长时间不用而受潮。

(2) 多功能监护仪血氧检测模块按监护仪保养的方法进行。

(3) 监测仪和探头避免摔跌及外力冲击。

(4) 定期检查设备是否存在明显的物理损坏情况,并且更换损坏的部件。

(5) 定期检查连接线是否磨损或存在其他的损坏情况,检查插头和连接器的插脚和插针是否弯曲。

(二) 保管要求

1. 专人保管,定期检查并记录。

2. 清洁干燥室温下保存，固定地方存放。

（三）使用期限

1. 该设备在正常使用情况下，使用寿命为5年。

2. 多功能监护仪血氧饱和度监测模块与监护仪相同，由于不同厂家生产的监护仪所用材料和工艺有所不同而使用寿命也不等，一般为5~10年。

3. 血氧饱和度监测探头没有严格的使用期限，只要不影响监测效果即可正常使用。

（叶　磊　张春梅）

第十二节　心电图机

一、基本简介

心电图机作为重要的医疗器械之一，主要是为患者检查身体时显示人体的心电信号，并传达给工作人员。心电图机由输入、放大、记录、走纸以及电源这五大部分组成。输入部分主要是用于对人体体表进行检测和模拟，将其中从人体提取出来的信号，利用空间电磁波的干扰进行过滤，并将心电信号传送到缓冲放大器，然后经过放大器的信号来观察记录水平，通过记录部分的工具对心电图机进行记录，用曲线图表达，将患者的身体心脏状况表达清楚，以供医生对患者的进一步观察，保证检查的准确性。心电图机的主要工作原理是通过利用人体作为导电，将人体的生物反应进行检测和放大化，最终获取心电图的数据。

二、发展历史

1887年，英国杰出的生理学家沃勒（Augustus Desire Waller，1856—1922）应用汞毛细血管电流计描记出人类第一份心电图，为心电图技术的最终问世奠定了基础。1903年，荷兰生理学家爱因托芬（Einthoven，1860—1927）发明了磁电式仪表。1903年，爱因托芬成功用弦线式心电图机记录了第一份真正意义上的心电图，并将各波命名为P、Q、R、S、T、U波，沿用至今。

此后，半导体的发明让廉价的心电图机成为可能。心电图从实验室转向临床应用。目前，心电图机的使用范围非常广泛，可用于识别各种心律失常，辅助诊断心房、心室肥大，反映心肌缺血、心肌梗死，心电监护，了解药物的疗效及对心肌的影响，辅助诊断电解质代谢紊乱。常见的心电图机见图2-3-43。

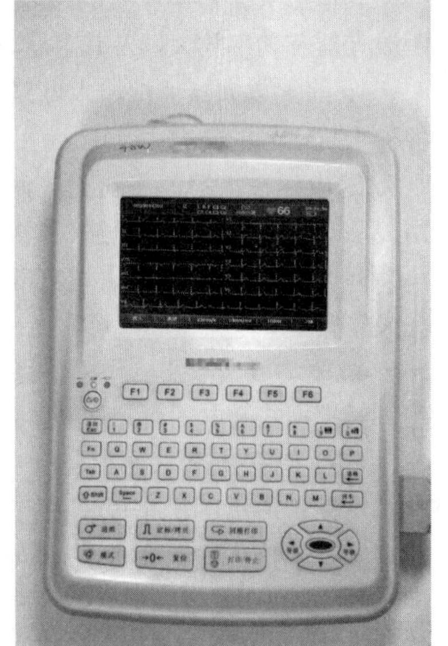

图2-3-43　心电图机

三、基本分类

（一）按机器功能分类

1. 图形描记普通式心电图机　模拟式心电图机。

2. 图形描记与分析诊断功能心电图机　数字式智能化心电图机。

（二）按记录器分类

1. 动圈式记录器　结构原理是由磁钢组成的固定磁路和可转动的线圈。心电图机功率放大器的输出信号加到记录器的线圈上，线圈上固定有记录笔用于记录。在有心电信号输出时，功率放大器向线圈输出电流，线圈转动。当线圈的偏转角度与盘状弹簧的回零力矩相同时，停止偏转，从而线圈带动的记录笔便在记录纸上描记出心电图波形。

2. 位置反馈记录器　是一种不用机械回零弹簧的记录器，特殊的电子电路可起到回零弹簧的作用，机器断电时，位置反馈记录器的记录笔可任意拨动。

3. 点阵热敏式记录器　利用加热烧结在陶瓷基片上的半导体加热点，在遇热显色的热敏纸上烫出图形及字符。

(三) 按供电方式分类

直流式心电图机、交流式心电图机，交、直两用式心电图机。

(四) 按一次可记录的信号导数分类

单导心电图机、多导心电图机(如 3 导、6 导、12 导、18 导)。

四、工作原理

(一) 输入电路

输入电路由电极、导联线、滤波保护电路、导联选择器等部分组成。作用是减少干扰、选择导联，将人体各部分信号引到前置放大器。

导联线(又称输入电缆)的作用是将电极板上获得的心电信号送到放大器的输入端。它通常是一条十芯的带金属屏蔽网的绞合线，其中四条接肢体电极，六条接胸部电极。对导联线的要求是线柔软、接头处牢靠。屏蔽网的作用是防止外界电磁波的干扰。使用时，将所有电极全部接在相应的位置上，通过导联转换开关可切换成各种导联。

1. 导联选择开关(又称导联选择器)　其作用是在不改变人体电极连接线的情况下，改变各导联线和心电放大器之间的连接方法，用来记录某一导联的心电图。早期的导联选择器为机械式开关；现代心电图机的导联选择器多用触摸开关和电子开关电路组合而成。

2. 滤波保护等电路　滤波保护电路的作用是滤去不需要的高频信号，减少高频干扰。一般由 RC 低通滤波电路组成，使仅有几十赫兹的心电波信号通过。除了滤波保护电路之外，现代心电图机的输入部分通常还接有高压去颤保护电路、缓冲放大器、屏蔽驱动电路和电极脱离报警电路等。

(二) 心电放大

心电放大是心电图机的核心，作用是将心电信号放大到能够推动记录器工作。它由前置放大器、电压放大器和功率放大器及其附属电路组成。

1. 前置放大器　把输入电路来的微弱的(变化缓慢的)心电信号加以放大，同时又要有足够的抑制各种干扰信号的能力。

2. 电压放大器　将前置放大器放大后的心电信号进一步放大。它由直流电压放大器、增益调节电路、基线调节电路、封闭电路、双 T 形滤波电路及肌电干扰抑制电路等组成。

3. 隔离电路　通常由光电耦合器组成。作用是将与人体相接的输入及前置级电路与后级隔离，确保人身安全。

4. 驱动放大电路　作用是将电压放大器放大后送来的信号变换为大的电流和功率去推动记录器工作。对模拟式心电图机来说，常采用对称式互补射极输出器单端推挽电路。

(三) 信号处理

对模拟心电图机来说，心电记录器的作用是把心电信号转换成机械运动的装置。现在常用的心电记录器是直接描记动圈式记录器。记录器由记录器表头、描笔等组成。放大后的心电信号，加到心电记录器的线圈上，去驱动记录器的转轴转动。转轴的转角随心电信号的大小而变化，在转轴上固定着记录笔，笔也随之偏转，从而在记录纸上描出随时间变化的心电图曲线。

(四) 心电记录

心电记录的作用是使记录纸按要求随时间作“匀速”运动，使记录下来的心电波形的时间呈线性。走纸电路包括走纸传动装置(通常是一个微型电动机)、走纸控制电路和走纸机三部分。心电图机的走纸速度一般有25mm/s和50mm/s两种，可以通过电路切换来实现。

（五）电源电路

心电图机的电源多为交、直两种供电方式。交流采用220V市电供电，直流采用干电池或蓄电池供电。此外，心电图机还有充电及充电保护电路，蓄电池过放电保护电路、优先使用交流供电电路以及在交流供电中止时，自动转换为蓄电池供电电路、电池充电及电池电压指示电路等特殊电路。

五、临床适应证和禁忌证

1. 适应证　识别各种心律失常（最有价值）；辅助诊断心房、心室肥大；反映心肌缺血、心肌梗死；心电监护；了解药物的疗效及对心肌的影响；辅助诊断电解质代谢紊乱；凡是病情危重需要进行鉴别诊断的患者。

2. 禁忌证　无。

六、基本结构及配套部件

1. 输入部分　由电极板、导联线、滤波保护电路、导联选择器等部分组成。为了减少连接时发生错误，国际统一规定字母和导线色标为R-右臂（红）；L-左臂（黄）；LF-左腿（绿）；RF-右腿（黑）。

2. 心电放大部分　是心电图机的核心，由前置放大器、电压放大器和功率放大器及其附属电路组成。

3. 心电记录器　由记录器表头、描笔等组成。

4. 走纸电路　包括走纸传动装置（通常是一个微型电动机）、走纸控制电路和走纸机构三部分。

5. 电源　心电图机的电源多为交、直两种供电方式。

七、基本使用程序

【评估】

1. 患者准备　描记心电图之前，患者应稍事休息，过分紧张的患者，应在其平静后再描图，检测时要求患者全身放松、自然呼吸。对初次受检者，须事先做好解释工作，消除其紧张心理。

2. 环境准备　室内要求保持暖和（不低于18℃），避免因严寒而引起的肌电干扰；使用交流电源的心电图机必须接可靠的专用地线；放置心电图机的位置应使其电源线尽可能远离诊查床和导联电缆，床旁不要摆放其他电器具（不论通电否）及穿行的电源线；诊查床的宽度不应窄于80cm，以免肢体紧张而引起肌电干扰，若诊查床的一侧靠墙，则必须确定墙内无电线穿过。

3. 用物准备　心电图机（电源线连接良好或备用电充足）；充足的心电图纸，并确保心电图纸安装正确；各导联电极对接正确、连接牢固，各导联线存放规整有序；治疗碗内备生理盐水棉球；弯盘；快速手消毒液。

4. 护士准备　知晓心电图机的使用方法；穿戴整齐，无长指甲，洗手，戴口罩。

【操作流程】

（一）手动方式操作

1. 将电源开关拨至“ON”位置，打开电源，输入患者基本信息。

2. 按下“AUTO/MANU”键，消灭显示器上的“AUTO”指示，使本机处于手动方式操作。

3. 校正心电图机的走纸速度、画笔的位置和温度，并打击标准电压，校正后使其10mm=1mV。

4. 按导联旋钮开关顺序，逐个拨动开关，按次序记录Ⅰ、Ⅱ、Ⅲ、aVR、aVL、aVF、V_1、V_2、V_3、V_4、V_5、V_6 12个导联的心电图。

5. 检查完后再核对一遍有无遗漏、伪差等，并在心电图纸上标好导联名称，受检查姓名及检查时间。

6. 将导联开关旋回到“OFF”位，关闭电源开关，然后撤除各个导线。手动方式自动方式的转换，只可在心电图机处于停止状态时才能改变。

（二）自动方式操作

1. 打开电源，直至显示器上出现“AUTO”，输入患者基本信息。

2. 按下“START/STOP”键，键上的绿灯发亮，这时动作按照自动操作的规则来操作，在完成12个导联记录后，自动停止工作。

3. 关电源，在以自动方式做记录时，导联选择键和1mv键不起作用。只有当“START/STOP”键处于“STOP”位置时，才允许操作方式选择从自动方式换到手动方式。

【注意事项】

1. 心电图机周围2m内不应有任何带电的仪器和电线通过，如电扇、电话、电表、电灯，大型的电器如X线机、电疗机、电冰箱、发电机等，应远离10m以外，以免发生干扰。

2. 检查室温度及湿度适中，以免过热、过冷或过于潮湿引起患者不适或肌肉震颤，影响心电图描记效果。

3. 心电图描记前，患者避免做剧烈活动（心脏负荷试验除外），应先在检查床上安静平卧数分钟，使全身肌肉松弛，减少因肌肉震颤而引起干扰。吸烟患者应停止吸烟半小时后检查。对初次检查者，应事先解释清楚，消除患者对电的恐惧心理及精神紧张。对加作心电图负荷试验者，根据检查内容及方法，应详细说明有关试验目的及注意事项，以取得患者配合。描记前2~4h尽量避免服用对心电活动有影响的药物，如必须服用，则要讲明服用何种药物及其剂量。

4. 描记时一般取平卧位，不能卧者可取半坐位或坐位，特殊需要可取立位，脚下垫上木架，避免与地面接触。

5. 告知患者在描记心电图时，应保持安静，不动不讲话，勿过度呼吸。幼儿、精神疾病或昏迷患者，工作人员可戴上橡皮套以安抚患者。

6. 在描记心电图时，注意基线是否平稳，有无干扰。一般每一导联可描记三组心电波，遇有心律失常或其他特殊情况时，可加长描记时间或增加描记导联。

7. 遇有基线不稳或干扰，应注意检查电极板与皮肤接触是否良好，电极的接线是否牢固，导联线及地线的连接是否稳妥，周围有无电磁干扰等。

8. 女性乳房下垂者应托起乳房（注意不能直接接触受试者皮肤），如V_3、V_4、V_5导联电极置于乳房下缘的胸壁上。

9. 工作完毕后应切断电源、盖好机器防尘罩，清洗、消毒电极。

10. 同时使用除颤器时，不具有除颤保护的普通心电图机应将导联线与主机分离。

11. 心电图机属度量医疗器械，应按规定定期接受相关部门检测。

八、各项参数调节

常规心电图操作步骤如下：

1. 给受检查者讲解检查心电图的意义，告知其检查无疼痛、无损害，打消其顾虑，消除紧张情绪，使其肌肉放松，嘱其仰卧在检查床上。

2. 接好地线，并再检查一遍接地是否可靠。

3. 接好电源线，打开电源开关，进行机器预热。

4. 按规定接好导联线，先将受检者的双侧腕部及两侧内踝上部暴露，并用酒精纱布擦洗脱脂，使皮肤发红。然后涂上导电液体，保持皮肤与电极良好接触。

肢体导联位置：将电极板按照右上肢→红线、左上肢→黄线、左下肢→绿线、右下肢→黑线（此线与地线相通）顺序接好。

胸导联监测电极位置：V_1，胸骨右缘第4肋间。V_2，胸骨左缘第4肋间。V_3，V_2与V_4两点连线中点。

V_4,左锁骨中线与第5肋间相交处。V_5,左腋前线V_4水平。V_6,左腋中线V_4水平。V_7,左腋后线V_4水平。V_8,左肩胛线V_4水平。V_9,左脊旁线V_4水平。V_{3R}~V_{6R},右胸部与V_3~V_6对称处。

5. 校正心电图机的走纸速度、画笔的位置和温度,并打击标准电压,校正后使其10mm=1mV,记录纸速度一般为25mm/s。

6. 按导联旋钮开关顺序,逐个拨动开关,按次序记录Ⅰ、Ⅱ、Ⅲ、aVR、aVL、aVF、V_1、V_2、V_3、V_4、V_5、V_6十二个导联的心电图。

7. 检查完后再核对一遍有无遗漏、伪差等,并在心电图纸上标好导联名称,受检查姓名及检查时间。

8. 将导联开关旋回到“OFF”位,关闭电源开关,然后撤除各个导线。

9. 仪器使用完毕,做好清洁工作,做好仪器使用登记。

九、仪器故障处理

心电图机常见故障及处理,见表2-3-33。

表2-3-33 心电图机常见故障及处理

故障名称	故障原因	排除方法
无标准信号或标准信号过大	1. 定标电路故障 2. 热笔固定螺钉太松,导联开关失灵 3. 心电放大器电路及功放部分故障 4. 记录器线圈损坏,记录器退磁或者是位置反馈电路故障	1. 检查心电图机内电路和光电耦合器,将有故障的电路修好或者将连接线重新焊接好 2. 拧紧螺钉,使得热笔记录器连动 3. 逐级检查心电放大器,查明原因,排除故障 4. 更换记录器线圈,给记录器充磁,并且检查反馈电路完好性
基线漂移	1. 检查前置放大器与电压放大器之间耦合电容是否漏电 2. 场效应管的输入电阻不稳定 3. 部分心电图机的“INSr”电路采用开关控制的封闭继电器,电路漏电时容易引起基线漂移	1. 必要时真空干燥处理 2. 先用替代法,以同型号场效应管分别替换前级场效应管 3. 更换开关
波形失真	1. 阻尼调节不当或阻尼电路问题 2. 记录器线性差或记录走纸速度不准 3. 肌电干扰抑制滤波电路和50Hz抑制滤波电路的元件损坏 4. 电压和功率放大器工作点偏移	1. 重新调节阻尼,找出阻尼电路有故障的部分 2. 更换记录器线圈、记录器或修理纸速电路装置 3. 检查上述干扰抑制滤波电路 4. 重新调整后级放大和功率放大级工作点
阻尼不正常	1. 造成阻尼偏大的原因可能是标准电池的盒子绝缘性不好 2. 造成阻尼偏小的原因可能是记录器失磁或者热笔机械压不够 3. 阻尼不均匀	1. 调整阻尼,调节电位器使阻尼适中 2. 适当加大热笔机械压力或者给记录器充磁 3. 热笔放置不平,热笔定位夹与导轨间有较大间隙,在使用前予以调整
干扰	1. 机内输入部分开路 2. 前级屏蔽不好 3. 仪器未接专用地线 4. 电动机电刷有毛刺或接触不良 5. 电动机线圈有开路	1. 查找导联部分是否有断线或脱焊,重新焊接 2. 用铜质屏蔽罩屏蔽 3. 检查接地线是否接好 4. 除去毛刺或更换电刷 5. 更换线圈

十、仪器设备使用相关安全

心电图机使用相关安全分析包括以下 3 个维度：

1. 电气安全　主要研究危及人身安全的电气故障，通过设备接地、供电电源及漏电流等检测，确定电气安全的隐患点。

2. 性能安全　主要研究设备的临床诊断效果及质量，通过心电图机检定仪对外观、内定标电压、输入电压范围、耐极化电压、加权系数误差、噪声、共模抑制比、频率响应、时间常数、波形识别能力与幅度 - 时间参数等 10 项指标进行计量检定。

3. 洁净安全　主要研究与人体接触部件的病毒或细菌感染隐患，通过心电导联电极的菌落数检测进行安全性评估。

十一、日常维护与管理

(一) 心电图机维护的基本原则

日常工作中应遵循“预防为主，维修结合”的基本原则。

(二) 心电图机的日常维护

1. 导联线应按说明书的操作规程进行相关操作，将不同颜色的导联线接头与患者相应部位的夹子或者吸球对应连接，以免造成数据误差。

2. 心电图机安装电极的部位最好先用酒精棉球脱脂，再涂上导电膏，从而减少皮肤电阻；电极应与皮肤紧密接触，防止干扰和基线漂移。

3. 心电图机电极应保持清洁，无破损；电极夹和吸球应保持干净，无损坏，这样才能保持与皮肤有效接触。

4. 每天做好心电图机的外观检查和清洁保养，吸球和电极建议用沾水的软布擦拭，擦拭时切勿让液体流入机器内部。

5. 定期检查电源线和导联线有无破损现象，检查心电图机操作面板和按键是否完好，确保能安全使用。

6. 心电图机如长期不用，建议每个月对电池进行充放电一次，从而延长电池的使用寿命。

7. 心电图机在使用时，为保证心电图数据的准确性，应避免其他信号的干扰。同时，应保证地线牢固连接；电源对心电图机外壳的绝缘电阻大于 20MΩ，否则，产生的干扰将是很严重的。

8. 定期检查心电图机的性能，做好预防性维修，包括除尘、去湿和检查各插槽是否松动。

9. 关闭电源后，用干净的软布或打印头清洁笔定期清理打印头，以防出现打印漏电。

10. 定期进行计量检测，计量合格后方能继续使用。定期进行电气安全性能检测，检测不合格的不得继续使用。

（闫　城）

第十三节　气囊压力检测表

一、基本简介

气囊压力检测表是以弹性元件为敏感元件，测量并指示高于环境压力的仪表。它主要用于检测人工气道球囊内压，通过观察压力表的指针变化，更好地对球囊进行注气，从而避免损伤患者的气道。气囊压力检测表能够根据划分区域衡量球囊压力，从而精准地进行注气，保证球囊压力与充其量达到安全标准，最终降低并发症发生率，减轻患者的应激反应。同时还能够测量患者的通气潮气量与漏气情况，提供精准的判断依据，从而可以降低气囊破裂、气道黏膜受损等并发症。专用的气囊压力检测表还能够准确反映患者承受压力范围，因此可保证注气的容量及压力，提供安全保障，避免过高压力导致患者出现应激反应或生理不适。

二、发展历史

1847年，法国人波登（Eugene Bourdon，1803—1884）根据压扁的管子受压后能形变的原理，制成波登管压力表，由于结构简单、实用，很快在工业中获得广泛应用。波登管压力表又称弹簧管压力表。尽管压力测量技术发生了很大变化，尤其在电子技术、新工艺 / 材料的影响下，各种压力测量表层出不穷，但弹簧管压力表凭借其简单可靠、价廉易用、线性好、不用电等诸多优点，150多年来一直保持着其作为常规仪表的地位。气囊压力检测表就是其中一种，主要应用于各种气管插管、气管切开插管、双腔支气管插管等高容量低气压气管插管的充气、放气及压力检测。

三、基本分类

气囊压力检测表的分类有以下几种：

1. 按其测量精确度分类　精密压力表、一般压力表。
2. 按指示压力的基准不同分类　一般压力表、绝对压力表、差压表。
3. 按测量范围分类　真空表、微压表、低压表、中压表、高压表。
4. 按其组成分类　液柱式、电子式、机械式。
5. 按测量介质特性不同分类　一般型压力表、耐腐蚀型压力表、防爆型压力表、专用型压力表。

本节介绍的气囊压力检测表就是一般压力表。主要分为：手持压力表气囊压力检测表、智能化气囊压力检测表。

四、工作原理

1. 导管连接　使用连接管将气囊压力检测表对口接头及气管插管连接起来，或可将气囊压力检测表对口接头直接与气管插管气囊接口连接。

2. 压力测定　通过表内的敏感元件（波登管）的弹性形变，再由表内机芯的转换机构将压力形变传导至指针，引起指针转动来显示压力。

波登管敏感元件是弯成圆形，横截面呈椭圆，被弯成C形、盘旋形或螺旋形，一端密封，另一端连接到压力源。当测量介质的压力作用在波登管内侧，波登管椭圆截面会趋于圆形截面。它微小变形形成一定的环应力，会使波登管向外延伸。波登管的变形通过机芯间接地由指针显示测量介质的压力。

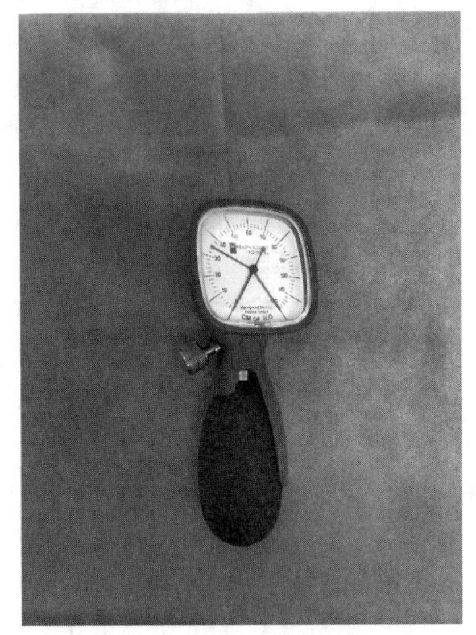
图 2-3-44　气囊压力检测表

五、临床适应证和禁忌证

1. 适应证　气囊压力检测表用于各种气管插管、气管切开插管、双腔支气管插管等高容量低气压气管插管的充气、放气及压力检测。

2. 禁忌证　无。

六、基本结构及配套部件

气囊压力检测表的基本结构主要由接口支撑部件、测量机构、传动放大机构和示数装置组成，见图 2-3-44。

（一）接口支撑部件

1. 对口接头　可以经过连接管或直接与气管插管连接。

2. 可选装充/放气阀 该阀门使充气手柄既可为气囊充气，也可为气囊放气。

3. 充气手柄 用来为气囊充气。

（二）测量机构

通过表内的敏感元件（波登管、膜盒、波纹管）的弹性形变，再由表内机芯的转换机构将压力形变传导至指针，引起指针转动来显示压力。

（三）传动放大机构

1. 弹簧管 也称螺旋管、巴顿管、C形管、波登管。

2. 机芯 包括中心齿轮、扇形齿轮冲头、调整螺钉和连杆等。

（四）示数装置

1. 衬圈 用于玻璃和表壳间的密封。

2. 度盘 又叫表盘，刻度盘的指示范围一般为270°。表盘的标度、标度分划及最小分格值应符合规定。

3. 指针。

4. 表壳。

七、基本使用程序

【评估】

1. 患者准备 评估患者病情、意识状态及合作程度，观察其生命体征、血氧饱和度、呼吸机参数。

2. 环境准备 环境清洁，宽敞明亮，必要时备屏风遮挡。

3. 用物准备 气囊压力检测表。

4. 护士准备 知晓气囊压力检测表的使用方法；仪表端庄，着装整洁，无长指甲，洗手，戴口罩。

【操作流程】

1. 核对患者床号、姓名，解释。

2. 挤压气囊、检查是否漏气。

3. 将气囊压力检测表连接于气管导管或气管切开套囊充气口处。

4. 观察气囊压力检测表指针位置，即气管导管当前气囊内的压力。当气囊压力 $<25cmH_2O$ 时，轻轻挤压气囊压力检测表向气管导管气囊内充气，直到气囊压力检测表指针指向 $30cmH_2O$；当气囊压力 $>30cmH_2O$ 时，轻轻按压红色放气阀，直到气囊压力检测表指针指向 $30cmH_2O$。

5. 整理床单元，协助患者取舒适卧位。

6. 洗手、摘口罩。

7. 记录测量气囊压力时间、数值，知识宣教。

【注意事项】

1. 使用之前检查气囊，在插管或拔管前用注射器或释放阀将气囊抽空或释放所有空气。

2. 将测压表和导管的气囊连接，给气囊充气至 $60\sim90cmH_2O$，确保气和气管壁是密切接触，压住红色释放阀立即释放压力，直到指针到达绿色区域。

3. 一般认为，气囊压力以维持在 $20\sim30cmH_2O$ 为宜，能有效避免误吸发生和气管黏膜的损伤。

4. 以最小的气体容积去避免过度的气囊充气。

5. 定时监测气囊压力，每班应检查气囊压力1次，禁忌在患者咳嗽时测量。

6. 8岁以下患儿一般均用没有气囊的气管插管，无须测量。

7. 避免过多、过快地抽出和充入气囊气体。

8. 患者出现烦躁不安、心率加快、SpO_2 下降、呼吸机气道低压报警或低潮气量报警时，应重新检测气囊压力。

9. 呼吸机持续低压报警，在气管插管处听到漏气声或用注射器从气囊内无限抽出气体时，可能为气囊破裂，立即通知医生处理。

10. 放气前，应先吸净气道内和气囊上的滞留物。

八、各项参数调节

(一) 气囊压力设置

由于气囊长时间连接着气管导管，测压表可用来监测和通过压力释放阀来调整压力值在正常范围。建议气囊内压力在 22cmH_2O 以上（由于吸入性肺炎风险）32cmH_2O 以下（由于气管黏膜出血的风险），测量精度为 ±4cmH_2O 的整个范围。

(二) 压力检测方法

1. 为了使气囊充气量达到恰当的效果，可将气囊携带的针座接三通阀，阀的一侧接测压表，用三通方式再接注射器，注入气体时，测压表显示的数值与气囊内压力是相同的，根据测压表上显示的数值决定注射气体的数量。

2. 无测压表时，可采用最小闭合技术，即气囊充气后，呼吸时恰好无气体从气管导管旁漏出。将听诊器置于患者气管处，向气囊内边注气边听漏气声，直到听不到漏气声为止，然后抽出 0.5ml 气体时，又可听到少量漏气声，再注入小于 0.5ml 气体，直到呼吸时听不到漏气声为止。此方法可使气囊既能阻挡漏气、漏液，又能使气囊对气管的压迫减少到最低程度，不易发生误吸，不影响潮气量。

九、仪器故障处理

气囊压力检测表故障原因及处理，见表 2-3-34。

表 2-3-34　气囊压力检测表故障原因及处理

常见故障	故障原因	处理
压力表无指示	1. 管内污物淤积而阻塞 2. 弹簧管有砂眼或裂开 3. 扇形齿轮与小齿轮阻力过大 4. 两齿轮磨损过多，无法齿合 5. 自由端与拉杆连接脱开 6. 表接头处垫片坏，或未装入	1. 清洗弹簧管，用铜丝疏通，清除污物 2. 补焊封死砂眼或更换弹簧管 3. 调整配合间隙至适中 4. 更换两齿轮 5. 装上脱落的销子或螺钉 6. 装换上合适的垫片，加强密封
压力去除后指针不回零位	1. 指针本身不平衡 2. 指针松动或打弯 3. 游丝转矩太小 4. 传动齿轮有摩擦 5. 小齿轮所装游丝脱开 6. 指针不在零位，管子残余变形大 7. 表盘松动未固紧 8. 指针靠表盘或玻璃表蒙	1. 对指针做平衡校正或配重至平衡 2. 敲紧指针或镊子矫直指针 3. 反向转动中心轴，增大游丝转矩 4. 调整传动齿轮齿合间隙 5. 重新装好游丝 6. 重装指针或更换弹簧管 7. 调整表盘固紧螺钉 8. 矫正指针轴，在适当位置重装指针
指针偏离零位，示值误差超过允许误差	1. 传动机构的固紧螺钉松动 2. 降压速度快，指针碰弯或松动 3. 扇形齿轮与小齿轮的初始齿合 4. 位置过少或过多 5. 管子孔道不畅通，有阻塞 6. 弹簧管产生永久变形	1. 拧紧固定螺钉 2. 装紧指针，修整或更换指针，缓慢降压 3. 适当改变初始齿合位置，保证两齿轮的齿合为 4~5 个齿 4. 清洗弹簧管孔道至畅通 5. 重装指针，必要时更换弹簧管

续表

常见故障	故障原因	处理
指针的指示端处于零位止销之后	1. 指针松动 2. 指针与表盘间距离过大,或指针的刚性差经振动影响跳到止销之后	1. 校准后敲紧指针 2. 调整指针与表盘距离适中,不在大振动环境使用,否则,换用耐振压力表
在增减负荷过程,轻敲表壳后指针摆动不止	1. 游丝的起始力矩过小 2. 游丝受腐蚀使弹性消退 3. 周围有高频振源 4. 进油管的阀门开得太大,或控制阀门接头孔太大	1. 适当盘紧游丝,增加起始力 2. 更换同规格的游丝 3. 加装减振器 4. 适当控制阀门或将接头孔的孔径缩小
指针转动不平衡	1. 扇形齿轮倾斜 2. 指针轴弯曲 3. 两齿轮的齿面积污 4. 上下夹板支承孔磨损 5. 夹板弯曲 6. 游丝散乱 7. 小齿轮脏或锈蚀 8. 支柱倾斜,或支柱有误差,引起上下夹板不平行	1. 矫正或更换齿轮 2. 矫直针轴,指针与表盘表蒙间距适中 3. 清洗两齿轮,齿面去除积污 4. 修理支承孔,或更换上下夹板 5. 校正夹板平直度 6. 调整重装或更换游丝 7. 清洗后砂纸打光,研磨剂抛光 8. 矫正支柱,加减垫圈,使上下夹板平行
指针快速抖动	1. 扇形齿轮倾斜 2. 指针轴弯曲 3. 两齿轮的齿面积污 4. 上下夹板支承孔磨损 5. 夹板弯曲 6. 游丝散乱 7. 小齿轮脏或锈蚀 8. 支柱倾斜,或支柱有误差,引起上下夹板不平行	1. 矫正或更换齿轮 2. 矫直针轴,指针与表盘表蒙间距适中 3. 清洗两齿轮,齿面去除积污 4. 修理支承孔,或更换上下夹板 5. 校正夹板平直度 6. 调整重装或更换游丝 7. 清洗后砂纸打光,研磨剂抛光 8. 矫正支柱,加减垫圈,使上下夹板平行
指针在回转中有迟钝或跳动现象	1. 传动件的配合间隙过小,引起传动的不灵活 2. 传动件间活动部位有积污或锈蚀,引起传动不灵活 3. 上下夹板的两组支承孔不同心或不平行 4. 拉杆与扇形齿轮间的活结螺丝不灵活 5. 机座上的孔道略有阻塞 6. 小齿轮轴弯曲 7. 指针与表盘,表蒙碰靠摩擦 8. 自由端与连杆连接不灵活 9. 齿轮轴与轮径不同心 10. 游丝预紧力不合适 11. 被测介质压力波动大 12. 周围环境振动大 13. 齿轮磨损或配合不好	1. 适当增大配合间隙,或加少许钟表油 2. 若有锈蚀先除锈后清洗,去除积污,若无效酌情更换传动件 3. 可加衬垫,重新调整同心度或平行度 4. 用锉刀锉薄拉杆厚度直至配合灵活为止 5. 清洗与疏通管道 6. 矫直齿轮轴 7. 矫正指针 8. 调整连接方式至灵活为止 9. 矫正轮轴,减小不同心度,无效则更换 10. 适度调整游丝预紧力矩 11. 关小阀门或加稳压器,减小介质波动 12. 消除振动或加阻尼 13. 调整齿轮配合,修齿或更换齿轮

续表

常见故障	故障原因	处理
指针指示读数误差不均匀	1. 自由端位移与压力不成比例 2. 自由端与拉杆，扇形齿轮传动比调整不当 3. 弹簧管永久变形 4. 盘与小齿轮不同心 5. 表盘刻度误差较大	1. 能校正管子弯曲度最好，否则更换 2. 按超差情况处置，重新调整传动比 3. 更换弹簧管 4. 调整同心度，使误差合理分配 5. 更换均匀刻度的表盘
压力指示值偏低	1. 传动比失调 2. 弹簧管有渗漏 3. 导压管路有渗漏 4. 指针或传动机构有摩擦	1. 重调传动比 2. 补焊或更换弹簧管 3. 逐段检查管路，找出渗漏部位给予排除 4. 找出摩擦部位，加以消除
压力指示值偏高	1. 传动比失调 2. 正零位示值偏大	1. 重调传动比 2. 使指针在零位至负零位允许范围
增减负荷过程中，轻敲表壳时，指示值变动量超过允许误差值	1. 两齿轮局部磨损 2. 传动机构中轴或支承孔磨损，造成间隙过大 3. 指针与轴套铆接出现松动 4. 游丝外圈触及其他零件 5. 游丝黏附在一起 6. 游丝弹性差或严重变形 7. 游丝的固定端脱开 8. 指针与表盘或表蒙有摩擦	1. 改变两齿轮齿合位置，或更换齿轮 2. 修理轴或支承孔，减小配合过大间隙，磨损严重则更换 3. 重新铆接，直至不松动 4. 进行必要调整，使游丝活动自如 5. 清洗游丝，使其活动自如 6. 重整或更换游丝 7. 将游丝座或销钉压入固定 8. 矫正指针，调整适当间距，消除摩擦
指针指示达不到测量上限刻度位置	1. 传动比调整不合适 2. 弹簧管与支承器装配位置不当 3. 传动机构装配位置不对 4. 上下夹板装配位置不对 5. 拉杆长度不合适 6. 齿轮的轮齿严重磨损，传动中产生"咬死"现象 7. 传动件间产生严重锈蚀 8. 表盘位置移动	1. 正确调整传动比 2. 重新装配或重新焊接 3. 调整传动机构装配位置 4. 调整上、下夹板位置 5. 调整或更换合适的拉杆 6. 更换齿轮及其他严重磨损的传动件 7. 更换锈蚀的传动件 8. 调整并固定表盘位置
在使用中，示值不能稳定，压力明显下降	1. 机座本身有砂眼，经长期使用后逐渐产生渗漏 2. 长期经受脉动压力作用，弹簧管产生疲劳或两端密封部位有渗漏 3. 长期受到被测介质的腐蚀作用，弹簧管引起泄漏 4. 由于弹簧管质量问题，有明显裂纹或破裂 5. 选用规格不当，被测压力接近表的测量上限，长期的压力作用产生疲劳而破裂	1. 更换相同规格的机座，测量低压力可以补焊 2. 两端密封部位渗漏可以补焊或重新拧紧，破裂则报废弹簧 3. 选用耐腐蚀作用的压力表，必要时更换弹簧管 4. 更换同规格的优质弹簧管，采取相应保护措施 5. 认真选用合适规格的压力表，若弹簧管破裂则更换相同规格的管子
表盘上线条与数字褪色，读数困难	1. 长期受热源影响或光辐射作用所致 2. 长期受周围环境有害气体侵蚀影响	1. 采取隔热避光措施，褪色轻者补线条填数字，严重则更换表盘 2. 修复或更换表盘，必要时选用密封型外壳的压力表

十、仪器设备使用相关并发症

气囊压力检测表在使用过程中如操作不当可能导致并发症的发生，如气道黏膜缺血、水肿或溃疡，严重者可形成气管食管瘘或气道狭窄；气道漏气，潮气量不足，甚至发生误吸。

1. 抓住充气手柄，以适合的力度按压充气手柄，为气管插管气囊进行充气（按压时以指针到达绿色区域范围圈内为最佳压力范围，指针偏到绿色斜杠范围内则为手按压力偏高范围，指针转至红色范围则为高压范围，应减小手按充气力度，以避免组织损伤的风险）。

2. 定时使用连接管将气囊压力检测表对口接头及气管插管连接起来，或可将气囊压力检测表对口接头直接与气管插管气囊接口连接进行测压，一般推荐频次为每次 4~6h，有吞咽反射的患者可适当缩短测压间隔时间。

3. 如因充气时充入气囊的气体压力过高，则可以按压力表盘左后方的红色放气阀进行放气，直至表针降到绿色区域。

4. 如因测压表故障导致所测压力值高于实际压力值，因及时更换气囊压力检测表进行测压，并通过充气使人工气道内气囊压力达到正常范围。

十一、日常维护与管理

（一）气囊压力检测表的维护要求

1.“五防”　防热、防蚀、防潮、防尘、防震。

2.“四定一专”　定点放置、定时清点、定期检查维修、定量供应、专人管理。

3.“三及时”　及时检查、及时消毒、及时维护。

4. 气囊压力检测表应处于完好备用状态，在清洁或消毒时检查其完整性。

（二）气囊压力检测表的清理

1. 表面可用不脱毛的湿布进行清洁，选择稀释温和的肥皂水，后用干布抹净，尽量避免将水泼洒或喷射到表上。

2. 表盘可用温暖、潮湿的布和温和的肥皂水进行清洁，不要使用高压灭菌或蒸汽清洗机。

3. 充气手柄可用温暖、潮湿的布进行擦拭，再用 75% 乙醇消毒后晾干备用，或使用紫外线消毒，防止交叉感染。

（三）气囊压力检测表的维护

1. 气囊压力检测表应保持洁净，表盘上的玻璃应明亮清晰，使表盘内指针指示的压力值能清楚易见，表盘玻璃破碎或表盘刻度模糊不清的压力表应停止使用。

2. 气囊压力检测表的连接管要定期吹洗，以免堵塞。特别是用于有较多油垢或其他黏性物质的气体的压力表连接管，更应经常吹洗。

3. 要经常检查气囊压力检测表指针的转动与波动是否正常，检查连接管上的旋塞是否处于全开位置。

4. 气囊压力检测表必须定期校验，具体可以根据使用情况进行分析。

（1）气囊压力检测表工作 3 个月后就要对其进行一次一级保养，主要是检查压力表指针能否回零。

（2）气囊压力检测表运行 1 年后就要对其进行一次二级保养，这时可以将气囊压力检测表拆卸下来，送计量部门校验并铅封。

5. 当气囊压力检测表无法正确测量人工气道内气囊压力时，必须及时更换。更换的压力表必须是经过计量部门校验合格的、有铅封的、在校验有效期的压力表或有出厂合格证明的新表。

（闫　城　周金平）

第三篇　专科病房护理设备

第一章　静脉治疗护理设备

第一节　医用注射泵

一、基本简介

医用注射泵是一种定容型的输液泵。它将单位时间内液体量及药物均匀注入静脉内，能严格控制输液速度及保持血液中药物的有效浓度，具有操作简单、定时精度高、流速稳定、易于调节、小巧便携的优点，现已成为医院急救、治疗及护理方面的常用设备。

二、发展历史

采用注射器进行针管注射给药，存在一次性给药量过大、给药量不够精确、给药时间无法连续、持续增加给药风险、加重临床护士的工作量等问题。为了改善传统注射器给药的弊端，1951年德国公司研发了世界上第一台医用注射泵，该注射泵由步进电机、驱动器、丝杆和支架等部件构成。采用注射泵给药，可以匀速给药，其精度甚至可达到0.01ml/h，能实现精准注射、精准给药，降低常规注射所存在的风险，同时节省人力，减轻护士的工作量。

三、基本分类

1. 单通道医用注射泵　同一时间只能够注射一种药物，操作简便，使用风险低。但若同时注射多种药物时，需不断增加注射泵的数量，导致工作量加大。

2. 多通道医用注射泵　使用多通道注射泵（一般为二、四、六、八通道）可以在同一时间注射多种药物，见图3-1-1。此类注射泵为需要同时使用多种药物的危重患者提供便捷，节省空间，提高给药效率，但也增加了操作失误的可能性，具有一定的风险。

四、工作原理

注射泵的工作原理是通过输入装置设置注射流量和注射流速，指令传送到单片机系统，系统发出控制脉冲使步进电机旋转，电机旋转带动螺母直线运动，螺母推动注射器的活塞进行注射输液，把注射器中的药液输入人体，通过设定螺杆的旋转速度，可调整其对注射器针栓的推进速度，从而调整所给药物的剂量，同时检测装置通过声光报警模块产生感应信号。

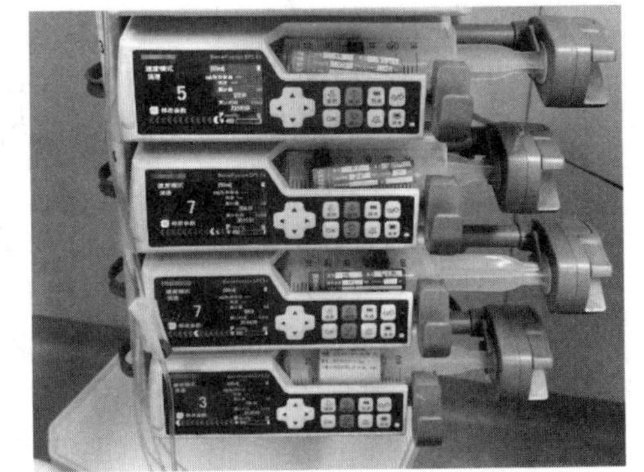

图3-1-1　多通道医用注射泵

五、临床适应证和禁忌证

1. 适应证　长时间、均匀精确控制注射速度和监控注射过程的临床治疗；临床各科的常规静脉注射；用于麻醉剂的注入；用于抗凝剂的注入；癌症患者化疗药物注入。

2. 禁忌证 无。

六、基本结构及配套部件

注射泵的整个系统则由控制系统、输入系统、输出系统、步进电机、状态检测系统、注射器、电源、报警系统等部件组成。

1. 主控模块 用单片机来实现对整个系统的控制,包括工作控制、参数计算、键盘输入状态显示、压力检测、自动标注和自动报警等功能。

2. 电源电路 由电源选择、充电部分及电压提升部分组成。电源电路提供元件的工作电源,能自动切换内、外电源。使用外部电源时,自动对内部电源充电。充电完成后自动断开充电线路,如果外部断电,内部电源能自动供电。

3. 步进电机 连接模块要求电动机控制系统能实现高转矩、低振动水平、低噪声、快速响应和高效驱动。步进电动机分配控制器,获得准正弦波驱动电流。时钟信号控制步进电动机的速度。

4. 机械传动装置 在得到中央电路的指令后,步进电机驱动电路就得加载电压,通过一定的脉冲激励驱动步进电机,步进电动机在一定规律的脉冲频率下转动,然后将动力源传动到二级减速箱进行减速,使得输出的速度得到进一步细化而传到丝杆,丝杆通过与半螺母结构形成外循环滚动螺旋从而精确地把速度传到挡板处,提供稳定而精确的进给运动。

5. 压力检测系统 传感器是一种能感受或响应规定的被测量物理量,并按一定规律转换成可用信号输出的器件或装置。它可将输入变量转换成可供检测的电信号,并将各种参量送入计算机系统,进行智能监测、控制,是测量系统中的一种前置部件。

6. 自动报警系统 主要包括脱落示警、系统示警、正常工作指示、电池示警、外电源示警等功能。采用蜂鸣器发声或发光二极管发光产生示警信号。

七、基本使用程序

【评估】

1. 患者准备 评估患者病情、意识、皮肤情况,对于清醒患者告知其输液的目的和方法,取得患者合作。

2. 环境准备 环境清洁,宽敞明亮,温度 22~26℃,必要时备屏风遮挡。

3. 用物准备 注射泵、注射器、药物、连接管、输液架、治疗盘内备消毒液、棉签、胶布、电插座。

4. 护士准备 知晓注射泵的使用方法,操作前穿戴整齐,洗手,戴口罩。

【操作流程】

1. 妥善固定及检查注射泵。

2. 开机,接通电源(交流电)后,交流电指示灯亮,注射泵处于通电状态。

3. 系统自检,按电源开关键,系统开始检测,如 LED 显示器没有出现 Err,表示泵正常,此时设备处于待机状态。

4. 用注射器将注射药物配制好,连接延长管,排气,检查有无气泡。

5. 注射器安装,捏紧拨钮,将推杆向右拉出至末端,将针筒卡扣提起并向左(向右)旋转 90°。

6. 将装满药液并排尽空气的注射器装入注射器座中,并将针筒卡扣旋回原位,释放。注意:注射器圈边必须插入注射泵的圈边固定槽内。

7. 打开注射泵固定栓,捏下拨钮,张开爪扣,将推杆向左推动,至推杆到达注射器按手,松开拨钮,释放卡爪,使注射器推片卡入推头与卡爪之间,将注射器按要求卡入卡槽内,安置好固定栓。

8. 按下“选择”键,选择设置注射量(ml)、流速(ml/h)、累计(ml)参数,根据实际情况使用数字界面调节至所需数值。

9. 必要时按下“清零”键，清除数值。

10. 再次检查有无气泡，如有气泡，在 1s 内连按两次“快进键”，第二次按住不放手激活快进动能排尽空气，排尽气泡后备用。

11. 建立静脉输液通路。

12. 连接患者静脉通路，按下启动键，开始输液，观察通畅情况。

13. 及时正确处理各类报警，处理报警时，先按下“消警”键，后按下“停止”键。针对原因处理后，再按启动键，继续输液。

14. 输液结束后，停用注射泵，按下“停止”键，打开固定栓，取出注射器，按下开关键；根据实际情况选择拔针或封管；安置患者。

15. 做好终末处置工作，注射泵用清水擦拭清洁后充电备用。

【注意事项】

1. 操作者经专业培训和阅读说明书后方可操作。

2. 在使用交流电时，要确保交流电接口干燥清洁。确保电池电量充足，保证注射泵在交流电脱落的情况下或转运患者途中能正常运转。

3. 延长管须保持通畅。

4. 注射过程中，定时检查泵入速度。注意观察穿刺部位液体渗漏，注意观察有无打折、管道堵塞。

5. 工作过程中，压力易使患者穿刺部位注射针头和注射泵管接口处产生液体渗漏，应注意观察并及时处理。

6. 注射泵长期使用后，操作面贴按键处如出现下凹现象，应及时通知厂家更换，不然可能会引起误触发。

7. 必须使用匹配的注射器。

八、各项参数调节

1. 注射模式选择　根据不同品牌型号的设备模式选择按键，选择不同的注射模式，如定速模式或剂量体重模式等。

2. 注射量、注射速度设置　按“选择”键设置所需的注射量和所需的流速以及累积所需注射的药量。

3. 注射药物选择　进入药物选择界面，按“选择”键选择所注射药物的名称。

4. 注射泵流量设置　流量是单位时间内流过管道横截面的流体体积，单位为 ml/h。注射泵流量示值的最大允许误差和重复性应符合医用注射泵标准规范，见表 3-1-1。

表 3-1-1　注射泵流量示值的最大允许误差和重复性

器具名称	流量范围 /($ml \cdot h^{-1}$)	最大允许误差	重复性
注射泵	[5,20)	±6%	2%
	[20,20]	±5%	2%
	[200,1 000]	±6%	2%
输液泵	[5,20)	±8%	3%
	[20,20]	±6%	3%
	[200,1 000]	±8%	3%

九、仪器故障处理

注射泵常见故障及处理，见表 3-1-2。

表 3-1-2　注射泵常见故障及处理

故障	常见原因	处理
阻塞报警	1. 输液管打折或受压 2. 血块阻塞静脉通道，近心端血管压力过大	1. 解除输液管打折或受压 2. 清除血块，解除止血带，穿宽松袖口衣服，避免输液肢体测量血压
接近完成报警	注射快结束	按消音键，停止注射
无法识别注射器的容量	由于不同厂家生产的注射器产品规格有差别	1. 更换合适注射器 2. 联系注射泵厂家进行校准
按电源键后无任何反应	注射泵高处摔落地面或注射泵内部连线损坏	1. 用万用表检查电源线供电是否正常，若显示不正常需更换 2. 检查机器保险是否完好，若显示不正常需更换
完成报警	预置注射器已经输注完成	停止注射或根据医嘱更换液体再设预置值
低电压报警	电源线未连接或松动	连接主电源
设备功能异常	设备不能正常运转	更换注射泵
电池报警	1. 泵前一次使用电池工作后没有充电或充电放置太久 2. 电池损坏	1. 连接主电源充电，需定期充电，保持蓄电池呈备用状态 2. 更换电池
速率不准	1. 注射器圈边未插入注射器的槽中 2. 注射器不配套	1. 重新正确安装 2. 选用已标定的注射器
开始输液有回血	1. 针头插入静脉前没有按快进键消除机构间隙 2. 注射器圈边没有紧靠注射器座	1. 确定输液管内无空气，可按快进键，将血推入静脉即可 2. 重新正确安装

十、仪器设备使用相关并发症

(一) 液体不滴、血管堵塞

1. 原因　注射泵故障、输液管路打折、受压，导致血液回流发生堵塞。

2. 预防　查找及排除注射泵故障，保障电源无故障、机器运转正常。操作规范，注射器正确卡入注射泵卡槽内，确保输液管路通畅，延长管无打折、受压。选择配套合适的附件，确保注射泵的灵敏度。定期检修和调试，定时正确清洁注射泵，保障正常运行。

(二) 输液失控

1. 原因　注射泵故障导致控制失灵。

2. 预防　查找及排除注射泵故障，保障电源无故障、机器运转正常。操作人员熟悉注射泵的性能及操作程序，掌握不同用药剂量及速度换算。选择配套合适的附件，确保注射泵的灵敏度。定期检修和调试，定时正确清洁注射泵，保障正常运行。

十一、日常维护与管理

1. 时刻保持系统的清洁，使用后或有污染时用 75% 乙醇擦拭设备表面，有特殊污染时按医院下发规范执行处理。

2. 设备应存放在较干燥的环境中，远离腐蚀性气体。

3. 防止在使用中受震，以免影响仪器正常工作。

4. 防止液体流入机器，导致电路板受损。

5. 及时对电池充电，每次要充足。长时间没有使用，要重新充电 10h 以上。

6. 及时清理残留药物，以防止转动部分粘有液体，导致推头移动不畅而引起的输液不准确。

7. 定期检查注射泵操作按键复位性能，零件损坏无法复位，应及时联系厂家更换面板，以免造成事故。

8. 经常检查注射推头卡槽处是否有损坏，如有断裂则需要更换。

9. 注射泵长期不用时，在使用前应对电池充放电检查，机内电池应经常检查其容量，最好能定期充放电，以保持电池寿命。

（林　莉）

第二节　输　液　泵

一、基本简介

输液泵通常是机械或电子的控制装置，主要用于准确控制单位时间内液体输注的量和速度，并通过控制单位时间内输入的液体容量，达到使药物速度均匀、用量准确并安全注入患者体内的目的。输液泵能提高临床给药操作的效率和灵活性，降低护理工作量。输液泵常用于需要严格控制输液量和药量的情况，如应用升压药物、抗心律失常药物、婴幼儿静脉输液等。常见输液泵见图 3-1-2。

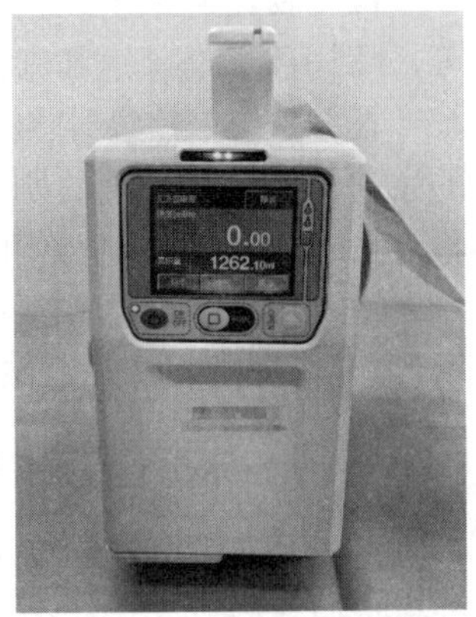

图 3-1-2　常见输液泵

二、发展历史

1972 年，静脉输液控制器出现。它在依靠重力完成输液的同时还可以通过滴数计数系统控制速度，当滴数超过预设值时会引发报警，初步实现了输液量和输液速度的控制和监测。20 世纪 80 年代，日本、美国和德国开始研发输液泵，采用微机系统、泵装置、检测装置、鸣报装置、输入及显示装置等部件对输液实现精确控制和监测。现如今各大医院均已采用微电脑进行控制的智能输注泵来完成对患者的精确输液，其不仅可以严格控制流速和流量，定时自动输液，而且具有对气泡、空液、漏液和输液管阻塞等异常情况进行报警并自动切断输液通路等功能，在保障患者输液安全的同时也减轻了医护人员的工作量。

三、基本分类

（一）根据工作方式不同分类

1. 指状蠕动泵　目前临床上应用最广泛，使用方便、定量精确、体积小、重量轻，并且输液管安装方便。

2. 盘状蠕动泵　该种输液泵具有一个“中心轮”，工作时中心轮由步进电机带动转动，同时中心轮连动周围挤压轮进行转动，沿着中心轮顺序方向对输液管进行挤压，使得液体按照一定方向流动。

3. 弹性输液泵　该种输液泵靠机械动力工作，工作时注射器将药液或血液注进泵里，再将泵体密封，泵里存在正压力，这时输液调节器打开，靠合成橡胶的弹性挤压，进行注射。

（二）根据工作特点分类

蠕动控制式输液泵、定容控制式输液泵、针筒微量注射式输液泵。

四、工作原理

输液泵的工作原理是蠕动排以波动方式连续挤压充满液体的输液管，推动管内液体向下流动，按需要通过输入及显示装置设置药量和流速，然后指令传送到中心处理器后对整个系统进行智能控制和管理，发送信号到泵装置和检测传感器，泵装置产生动力的同时检测装置通过红外传感器（流量和流速的检测）、压力传感器（阻塞和漏液的检测）、超声波传感器（气泡的检测）产生感应信号，返回到中心系统经行信号处理，再发送给报警装置响应。

输液泵系统主要由微机系统、泵装置、检测装置、报警装置和输入及显示装置组成。微机系统是整个系统的“大脑”，对整个系统进行智能控制和管理，并对检测信号进行处理，一般采用单片机系统。输液泵采用的是高度集成的32位ARMCPU系统对输液过程实施全面控制，且采用双CPU（central processing unit，CPU）即双中央处理器工作，确保系统安全。

泵装置是整个系统的“心脏”，是输送液体的动力源。医用输液泵一般采用指状蠕动泵作为动力源。指状蠕动泵是利用滚轮转动，使输液泵管路一定部位受到挤压，产生蠕动，从而推动液体向前流动。指状蠕动泵具有体积小、重量轻、定量准确及输液管装卸方便等特点，使用最为广泛。这种泵有一根凸轮轴，凸轮轴上有多个凸轮，这些凸轮的运动规律相差一定的角度，每个凸轮与一个指状滑块相连。工作时，由步进电机带动凸轮轴转动，使滑块按照一定顺序和运动规律上下往复运动，像波一样依次挤压静脉输液管，使输液管中的液体以一定的速度定向流动。指状蠕动泵比较精确，可大范围控制输液总量和输液速度；当“手指”的数目超过8个时（一般为12个），泵的线性度良好，输液时不易产生脉动，使输液泵具有安全性和稳定性。

检测装置主要由多种传感器组成，输液泵配有红外滴数传感器、压力式传感器和超声波气泡传感器等，分别用于液体流速和流量、堵塞压力及漏液和气泡的检测。

报警系统是传感器感应到的信号经微机处理后，得出报警控制信号，再由报警装置响应，引起人们的注意，同时进行正确的处理。具有光电报警和声音报警功能，对输液过程中出现断电、泵门未关、低温、输液完成、电池欠压、管路阻塞和管路中出现气泡等异常情况进行报警。

输入及显示装置的输入部分负责设定输液的各个参数，如输液量和输液速度等。显示装置负责显示各参数和当前的工作状态等。

五、临床适应证和禁忌证

1. 适应证　静脉输注营养液、化疗药物、抗生素以及血管活性药；注射各种特殊药物如催产素、心血管药物如硝普钠；用于早产儿、新生儿的生理维持量，微量输液及输血等；持续地注射麻醉药；在血液透析和体外循环时，注射抗凝剂。

2. 禁忌证　无。

六、基本结构及配套部件

输液泵主要由微机系统、泵装置、检测装置、报警装置和输入及显示装置五个部分组成。

1. 微机系统　是输液泵最为核心的装置，对整个系统进行智能控制和管理，并对输入指令、信号及时处理，涵盖键盘扫描、参数设定、数字显示、声光报警、气泡报警等程序。

2. 泵装置　其运行原理为旋转挤压、活塞挤压。

3. 检测装置　由多个传感器组成，主要为各种传感器如红外滴数传感器、压力传感器、超声波传感器等，能够有效感应相应光电信号，将这类信号放大后传输到微机系统进行处理，然后发出相应的操作指令。

4. 报警装置　在传感器感应信号传输到微机完成处理后发出报警信号，再通过报警装置予以响应，然后及时有效处理，常见的有光电报警、声音报警等。

5. 输入及显示装置　输入部分负责设定输液的各项参数，显示部分负责显示各参数当前的工作状态，比如时间、速度、输液量等，一般用LED数码管或液晶进行显示。

七、基本使用程序

【评估】

1. 患者准备　评估患者病情、意识、皮肤情况，对于清醒患者告知其输液的目的和方法，取得患者合作。

2. 环境准备　环境清洁，宽敞明亮，温度 22~26℃，必要时备屏风遮挡。

3. 用物准备　输液泵、药物、连接管、输液架、治疗盘内备消毒液、棉签、胶布、电插座。

4. 护士准备　知晓输液泵的使用方法，穿戴整齐，洗手，戴口罩。

【操作流程】

1. 核对患者信息，评估患者身体状况并说明目的。

2. 稳妥放置输液泵，将输液泵妥善固定或放置后连接电源，打开电源开关。

3. 按无菌操作技术要求配制液体，连接输液泵将输液瓶（袋）倒挂于输液架上，排空气体，关闭流速调节器。

4. 打开泵门，将输液管软管部分正确安置于输液泵的管路槽内，并关闭泵门。

5. 根据医嘱设定输液量、输液速度及其他需要的参数。

6. 输液泵管下端与患者静脉端通道相连。

7. 再次核对治疗卡，检查输液器管道。

8. 按“开始 / 停止”键，开始输液。

9. 当输液结束后，按“开始 / 停止”键停止输液，关闭电源。

【注意事项】

1. 每次更换液体应重新设置输液程序。

2. 解除报警法　①气泡报警：先关闭静脉通道，打开泵门，排尽气泡，放妥导管，关闭泵门，开放静脉通道，启动输液。②阻塞报警：常为回血、管道扭曲、过滤器堵塞、调节器未打开，去除阻塞原因即可。

3. 正在使用输液泵，若需打开泵门，无论排气泡、更换导管或撤离输液泵等，务必先将输液导管调节至关闭再操作。

4. 长期不用者，每周充电一次以防潮湿。

5. 正确选择输液泵的耗材，在使用输液器时一定要提前检查输液设备的耗材设备是否和使用的相匹配。

八、各项参数调节

1. 输液管型选择　根据所采用的输液管型号设定对应的输液管型，如普通输液器或避光皮条。

2. 输液模式设置　根据需要可选择流速模式、点滴模式和时间模式。

3. 输液速度与输液量设置　进入主菜单，根据界面分别选择输液速度和输液量进行所需要的参数设置。

4. 输液泵流量设置　流量是单位时间内流过管道横截面的流体体积，单位为 ml/h。输液泵流量示值的最大允许误差和重复性应符合医用输液泵标准规范。

九、仪器故障处理

输液泵常见故障及处理，见表 3-1-3。

表 3-1-3　输液泵常见故障及处理

故障	常见原因	处理
阻塞报警	1. 输液管打折或受压 2. 血块阻塞静脉通道，近心端血管压力过大	1. 解除输液管打折或受压 2. 清除血块，解除止血带，穿宽松袖口衣服，避免输液肢体测量血压
接近完成报警	注射快结束	按消音键，停止注射

续表

故障	常见原因	处理
无法识别注射器的容量	由于不同厂家生产的注射器产品规格有差别	1. 更换合适注射器 2. 联系注射泵厂家进行校准
按电源键后无任何反应	注射泵高处摔落地面或者注射泵内部连线损坏	1. 用万用表检查电源线供电是否正常，若显示不正常需更换 2. 检查机器保险是否完好，若显示不正常需更换
完成报警	预置注射器已经输注完成	停止注射或根据医嘱更换液体再设预置值
低电压报警	电源线未连接或松动	连接主电源
设备功能异常	设备不能正常运转	更换注射泵
电池报警	1. 前一次使用泵，电池工作后没有充电或充电放置太久 2. 电池损坏	1. 连接主电源充电，需定期充电，保持蓄电池呈备用状态 2. 更换电池
速率不准	1. 注射器圈边没有插入注射器的槽中 2. 注射器不配套	1. 重新正确安装 2. 选用已标定的注射器
开始输液有回血	1. 针头插入静脉前没有按快进键消除机构间隙 2. 注射器圈边没有紧靠注射器座	1. 确定输液管内无空气，可按快进键，将血推入静脉即可 2. 重新正确安装

十、仪器设备使用相关并发症

（一）液体不滴、血管堵塞

1. 原因　输液泵故障、输液管路打折、受压导致血液回流发生堵塞。

2. 预防

(1) 查找及排除输液泵故障，如保障电源无故障、机器运转正常。

(2) 操作规范，输液管软管部分正确安置于输液泵的管路槽内，确保输液管路通畅，延长管无打折、受压。

(3) 选择配套合适的附件，确保输液泵的灵敏度。

(4) 定期检修和调试，定时正确清洁输液泵，保障正常运行。

（二）输液失控

1. 原因　输液泵故障导致控制失灵。

2. 预防

(1) 查找及排除输液泵故障，如保障电源无故障、机器运转正常。

(2) 操作人员熟悉输液泵的性能及操作程序，掌握不同用药剂量及速度换算。

(3) 选择配套合适的附件，确保输液泵的灵敏度。

(4) 定期检修和调试，定时正确清洁输液泵，保障正常运行。

十一、日常维护与管理

（一）清洁消毒

1. 输液泵外壳用微湿干净软布擦拭。

2. 滴速传感器用无水乙醇清洁。

3. 定期消毒，以防交叉感染，用 75% 乙醇擦拭仪器。

（二）日常管理

1. 每周对输液泵进行开机检查，检测性能、流量、容量和堵塞压力测试。

2. 避免液体渗入泵内，输液泵不使用时，存放于阴凉干燥处，避免剧烈震动、阳光直射或紫外线照射。

3. 专人管理，建立使用登记本、定期检查，建立保养维修制度。

（三）维护保养

1. 首次使用前或长期不使用再次使用时，将输液泵与交流电源相连接，使内置电池至少充电 12h。

2. 长期不使用时，内部蓄电池至少每个月充放电一次，当蓄电池工作时间明显减少时，及时更换蓄电池，输液泵出现故障应及时报修。

（林　莉）

第三节　输液工作站

一、基本简介

输液工作站是临床根据输液要求，由输液泵、注射泵或二者的任意组合形成多通道输注系统和监护工作站相结合的信息处理系统。通过网络技术、计算机控制和数据库信息管理等手段实现对患者输液过程进行动态监护和集中管理，提高医疗信息化水平，减轻医务人员工作压力，同时通过计算机对输液过程的精确控制提高输液的安全性。常见输液工作站见图 3-1-3。

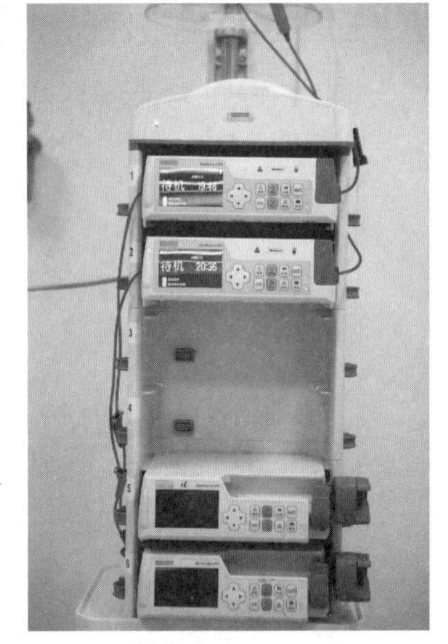

图 3-1-3　输液工作站

二、基本分类

（一）按物理机构分类

1. 单组合设备　仅有输液泵或者注射泵设备。

2. 多组合设备　由输液泵和注射泵二者组合的多通道设备。

（二）按输液模式分类

1. 恒速模式　输液速度恒定。

2. 梯形模式　输液速度按一定速率增大后维持一段时间，之后又按一定速率减小到零。

3. 间隔模式　每恒速输液一段时间后暂停输液一段时间。

4. 阶梯模式　每段特定时间按照特定输液速度进行输液。

5. 脉冲模式　每隔一段时间后快推。

6. 靶向控制模式　根据药物以及目标靶浓度实时改变输液速度。

7. 简单闭环模式　通过收集患者的生理信息来实时控制当前正在执行的输液计划，若某项生理指标超出用户所设置的阈值或产生报警，则立即停止输液。

8. 稳态闭环模式　通过患者当前的生理信息来实时控制输液速度的快慢，以实现生理参数稳态。

（三）按结构分类

可移动式输液工作站、吊桥式输液工作站、便携式输液工作站。

三、工作原理

（一）硬件结构工作原理

采用通信技术，实现输注泵、注射泵与输液监护系统软件的双向通信，对设备的工作状态进行集成监控。

（二）软件结构工作原理

输注系统根据功能模块的划分，通过整合将系统划分为 3 大模块，以保证系统具有优良的人机交互界面、快速的信息处理能力和数据库访问能力。

1. 输液管理模块　管理输液泵、注射泵的连接、断开，医务人员按照药物清单完成输液计划的创建和修改，并将计划绑定到指定的输液泵或注射泵，输注系统应用串口通信编程、多线程的方式，实时监测输注信息。

2. 信息管理模块　管理患者的基础信息，绑定医护人员信息、床位信息、药物的基础信息及药物清单等，使用适当的数据库访问技术为对接医院信息管理系统提供便利接口，可以共享患者信息、药物信息、患者药物清单等。

3. 报表管理模块　系统采用合适的报表功能，直接从数据库加载数据，在客户端和网页上可以查看数据。护理人员根据医嘱完成护理计划的创建和修改，将信息输入到输液系统中，系统每天对患者的用药信息、护理信息等进行汇总处理，自动生成护理记录单。

四、临床适应证和禁忌证

1. 适应证　同输液泵及注射泵的适应证。适合场所：门诊输液、病房输液、麻醉输液、ICU 输液。

2. 禁忌证　无。

五、基本结构及配套部件

输液工作站由输液泵、注射泵、监护工作站、输注集成组合架、系统软件功能模块组成。

(一) 输液泵

1. 安全防护可靠。
2. 压力管理，可实时监测管路中突然的压力上升或下降，压力报警阈值可调。
3. 具备输液器机械故障报警、输液过程中的压力故障和容量故障报警、电力控制故障报警等。
4. 高精度的流速控制。
5. 同屏幕显示速率、当前输液状态、预置量、累计量、剩余时间、电池容量、报警信息等。
6. 电池工作时间要求，有后备用电。
7. 高等级的电气安全标准，以保证医疗安全。
8. 具有事件记录功能。

(二) 注射泵

1. 安全防护可靠。
2. 压力管理，可实时监测管路中突然的压力上升或下降，压力报警阈值可调。
3. 具备注射器机械故障报警、注射过程中的压力故障和容量故障报警、电力控制故障报警等。
4. 高精度的流速控制。
5. 同屏幕显示速率、当前输液状态、预置量、累计量、剩余时间、电池容量、报警信息等。
6. 电池工作时间要求，有后备用电。
7. 高等级的电气安全标准，以保证医疗安全。
8. 具有事件记录功能。
9. 单个注射泵可组合在工作站中使用，也可拆卸独立使用。

(三) 监护工作站

1. 集数据集成、存储、显示以及控制输液泵 / 注射泵功能于一身。

2. 可进行各种参数的输入和更改。

3. 可直接控制多个输液泵 / 注射泵，可根据临床需要调整输液泵 / 注射泵的数量，输液泵 / 注射泵可组合使用。

4. 泵与泵、泵与基站之间采用热拔插的方式连接，即插即用。

5. 可在输液泵 / 注射泵上设置和更改参数，也可以在基站上直接更改。

6. 具备药品输注历史记录、液体平衡记录、药库管理等功能。

7. 完善的报警功能，如压力监测控制报警、输注控制报警、技术故障报警等。

8. 具有数据传输接口，可直接和电脑连接。

9. 后备电池和高等级的电气安全标准。

(四) 输注集成组合架

输注集成组合架可采用模块化、体积紧凑的设计，使用一根电源线统一供电，布线简洁；输注的通道可选，可安装多台输注泵等设备；可独立使用也可以与多种输液支架配合使用，输液架底盘设计稳固，不易倾倒，脚轮便于移动、固定。

(五) 系统软件功能模块

1. 权限功能模块　权限管理主要用于验证用户账号和密码的正确性，并判定用户权限；用户登录时会产生日志信息进行保存，验证错误会出现信息提示框；管理员可以进入设置界面，对用户的账号、密码、权限进行管理。

2. 输液功能模块　输液管理可以设置输液计划，对患者的输注药物、时间、剂量等信息进行设置，系统按计划时间进行提醒；实时显示设备的输注速率、总量、药物信息、报警信息；药物信息可以进行选择，也可以预设；设备的详细信息可查看，也可实时控制设备，对设备参数进行设置。

3. 患者信息模块　患者管理实现对患者信息的添加、修改、删除；患者信息可以绑定床位信息和护理人员信息；在界面中可以查询到患者的历史用药记录和历史护理记录；床位信息和护理人员信息可直接跳转到关联界面进行导入、添加、修改。

4. 药物管理模块　药物管理主要对药物信息进行管理，实现导入、添加、修改、删除等功能；药物信息包括药物编号、名称、溶质量、剂量、使用方法、厂家信息等。

5. 护理管理模块　护理管理用于护理人员填写护理信息，记录患者的出入水量；护理人员可设置或导入护理计划，定时提醒护理人员进行记录；护理人员可按时间查看患者的历史护理记录；护理人员随时可以生成护理记录单报表，并直接打印。

6. 报警管理模块　报警管理的主要功能是查询输液泵、注射泵、尿流量仪的报警信息。信息内容有住院号、设备编号、设备类型、设备型号、报警时间、解除时间、报警类型、瞬时速度、输注量、限制量。报警类型主要包括：推杆脱离、针筒脱离、速度超限、管路堵塞、注射完成、残留提示、遗忘操作、网电掉电、电池耗尽、电池欠压、输液完成、管路气泡、泵门未关、系统出错、传感器异常、过载等。

7. 系统设置模块　系统设置中包含对系统参数的设置，以及护理类型的添加和删除，并对设备信息进行管理；系统声音的打开和关闭，并能调节声音大小；系统指示灯的打开和关闭，并能调节亮度；可实时同步数据库时间；通过用户、事件名、时间对系统日志进行查询。

六、基本使用程序

【评估】

1. 患者准备　评估患者病情、意识、皮肤情况，对于清醒患者告知其输注的目的和方法，取得患者合作。

2. 环境准备　环境清洁，宽敞明亮，温度 22~26℃，必要时备屏风遮挡。

3. 用物准备　检查备齐用物，摆放合理。

4. 护士准备　操作前穿戴整齐，无长指甲，洗手，戴口罩。

【操作流程】

1. 携用物至床旁，核对床号、姓名，解释。

2. 打开输液工作站开关。

3. 核对医嘱进行配药。
4. 打开基本输液单元。
5. 设置输液参数。
6. 启动基本输液单元。
7. 工作站监视工作状况。
8. 输液过程巡查。
9. 基本输液单元完成输液停止。
10. 整理床单位，清理用物。
11. 基本输液单元关机。
12. 输液工作站关机。
13. 整理和收纳所有输液模块、电缆及配件。
14. 记录和停止使用时间。
15. 清洁、消毒、整理物品。

【注意事项】

1. 由于使用的注射器或输液管来自不同的厂家，规格会有一定的差异，这样就会产生一定的速率误差，导致出现速度超限、管路堵塞、传感器异常等不同程度的报警。

2. 在输液过程中，如果发现输液管中存在气泡，输液泵就会发出管路气泡报警；在微量注射时，一旦由于设备问题造成推杆脱离或针筒脱离，注射泵将马上停止工作发出报警。

3. 接入设备的型号有限，只能与指定型号品牌的输液泵、注射泵等相互通信。

七、各项参数调节

同输液泵和注射泵的参数调节。

八、仪器故障处理

同输液泵和注射泵的参数报警及仪器故障处理。

九、日常维护与管理

同输液泵和注射泵日常维护与管理。

（林　莉）

第四节　输血、输液、透析加温仪

一、基本简介

输血、输液、透析加温仪是医院用于治疗的辅助装置，主要用于防止低体温症的发生或寒冷环境下的普通输液。加温仪通过加热预埋在加热管中的管路将热量传导至管中流动的液体，可将冷藏或常温下的血液、血液制品、药物、冲洗液等加温到医学温度再给患者使用，预防低体温的发生。

二、发展历史

在科学技术欠发达的年代，医护人员将输液袋放入温水槽中进行水槽加温，但随着时间延长温度会逐渐降低，对于输液时间较长的患者，需要不断更换温水，操作不便并且增加了医护人员的工作量，且药液通过输液管路后温度有一定的流失，无法达到预期的效果。后来出现了暖宝宝输液加温器，它采用化学反应放热加温，成本低，热利用率高，无须用到电源，效果较好，但为一次性产品，无法重复使用，温度无法控制，维持时间较短且易造成烫伤，安全性无法得到保证，因此限制了其的使用。

随着科学技术的发展，出现了正温度系数热敏电阻（positive temperature coefficient，PTC）发热加温输液器，采用 PTC 发热元件，迅速将药液加温至人体所需要的温度，使用便捷，无须专用耗材，但该加温器不能加热 65℃以上会变质的药物，且会受到环境和滴速的影响，无法显示温度，温度控制不够精确。随着加温输液仪器的不断发展和改良，现如今逐渐出现恒温输血输液加温仪和可控温度的输血输液加温仪器，采用套管或缠绕方式对整条输液管路进行加热，可实现对温度的精确控制，通过实时显示加热的温度及报警功能，能够达到良好的加温效果。

三、基本分类

（一）按加热方式分类

1. 机身加热型加温仪　通过将输液管缠绕在主机机身上直接进行加热，可以同时加热多条管路，单操作较为复杂。

2. 加温管加热型加温仪　通过将输液管嵌入近加温管，进行整条输液管路的加热，一条加温管只能加热单条输液管，但操作较为便捷。

（二）按通道数量分类（针对加温管加热型加温仪）

1. 单通道加温仪　只具有一条加温管的输血、输液、透析加温仪，每次只能加热一条输液管路。

2. 双通道加温仪　具有两条加温管的输血、输液、透析加温仪，同时可进行两条输液管路的加热。

（三）按操作方式分类

1. 一键加热型加温仪　最为简便的加温仪，开机后主机可直接加热到系统预设温度并维持，故障或超温时报警并自动停止加热。

2. 温度可控型加温仪　又可分为温度连续可调型和温度选择型，连续可调型可在一定温度范围内连续调整所需的加热温度，而温度选择型智能选择固定的两个或多个温度值进行加热，同样在主机故障和超温时报警并自动停止加热。

四、工作原理

通过主机内部热转换器加热主机自身或加热埋在换热器中的管路，将热量直接传递到流动的液体，可将冷藏或室温下的血液制品、药液或冲洗液加温到控制的温度再给患者使用。

五、临床适应证和禁忌证

1. 适应证　手术输液输血使用，预防术后低体温症的发生；透析使用；用于低体温症易发人群，如老年人、小孩输液、输血时使用；寒冷环境下的普通输液。

2. 禁忌证　禁用于加热影响正常药效发挥的药物加温，发热、严重心肺功能不全患者。

六、基本结构及配套部件

输血、输液、透析加温仪的基本结构由主机、加温部件（主机自身或加温管）组成，见图 3-1-4。

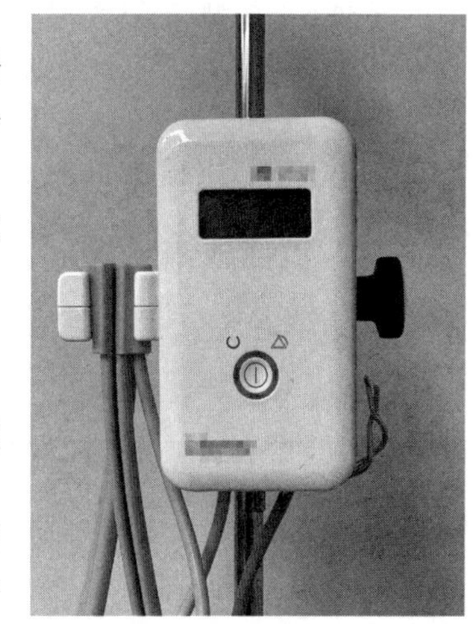
图 3-1-4　输血、输液、透析加温仪

1. 主机　主要部分是显示屏、控制板和报警灯，显示屏中直接显示设置温度或当前加温温度，一键加热型加温仪控制板用于直接开机并加热，温度可控型加温仪控制板用于开机、设置温度和开始加热。报警灯用于提示超温或故障报警并伴有蜂鸣声。

2. 加温部件　传递热量给输液器加热输注到患者体内的液体。

七、基本使用程序

【评估】

1. 患者准备　评估患者病情、意识、皮肤情况，对于清醒患者告知其加温的目的，取得患者合作。
2. 环境准备　环境清洁，宽敞明亮，温度22~26℃。
3. 用物准备　输血、输液、透析加温仪，输液架、电插座。
4. 护士准备　操作前穿戴整齐，无长指甲，洗手，戴口罩。

【操作流程】

1. 使用前检查设备有无损坏。
2. 建立患者输液通路，排尽空气。
3. 安装设备。将加温仪固定在输液架上，确保不会掉落。
4. 连接电源。连接符合设备要求的电源，并确保接触良好。
5. 缠绕输液器管路。缠绕输液器管路于主机机身或固定输液器管路在加温管内。
6. 开机。按下开关按钮，对于一键加热型设备开机后即可开始加热，对于温度可控型设备需调节所需温度后按下加热启动键开始加热。
7. 关机。使用完毕后，按下开关按钮关闭主机，拔下电源线，整理电源线及加温管。

【注意事项】

1. 确保设备安装到位。
2. 固定输液管路时确保固定完好，防止脱落。
3. 加热过程中定时检查主机或加温管加温状态，观察加热状况是否良好。
4. 如出现高温报警要及时关机待温度降下来后重新开机观察，如未解决停止使用并报修。
5. 设备使用完后及时关机，整理管路和电源线，避免管路和电源线缠绕杂乱，损坏设备。
6. 输液管不得扭曲或纠结，以免堵塞或妨碍液体流动。
7. 加温管不得弯曲、受损或缩短，加温管不得覆盖、隔绝、加热或冷却。
8. 如果注射液或药物需要保持温热，操作人员必须确保其适合该设备的预设温度并保证其药效。

八、各项参数调节

根据不同机型调整所需参数。对于一键加热型加温仪，开机后无须调节任何参数，直接使用。对于温度选择型加温仪，开机后根据所需温度，选择适合的温度进行加温。对于温度连续可调型加温仪，开机后用“+–”按钮或“↑↓”按钮进行温度设置，输血温度应设定在38℃，不宜超过39℃，输液温度可以设定33~42℃，上限不超过42℃，调整好所需温度后进行加热。

九、仪器故障处理

输血、输液、透析加温仪常见故障及处理，见表3-1-4。

表3-1-4　输血、输液、透析加温仪常见故障及处理

常见故障	故障原因	处理
指示灯不亮，仪器不启动	1. 电源不符或没电 2. 没插电源线 3. 加温仪损坏	1. 检查插座、保险 2. 检查电源线是否接好 3. 与供应商联系处理

续表

常见故障	故障原因	处理
加温仪主机或加温软管不热	加温仪或加温管损坏	与供应商联系处理
使用过程中仪器报警	1. 外界热源影响或环境温度太高 2. 加温仪故障或加热软管故障	1. 移开外界热源或选择凉爽位置安装主机 2. 与供应商联系处理

十、仪器设备使用相关并发症

如果输血加温器的功能错误或未遵循产品说明操作，可能会造成红细胞因温度的变化而产生的损伤。高温状况且在快速的输血过程中血流减压效应易使红细胞破裂造成溶血。

十一、日常维护与管理

1. 每次使用后，如有可能的话，清洁主机表面与加温管，定期用消毒剂进行擦拭。注意关闭电源拔掉插座后再进行清洁，避免清洁或消毒液进入设备的通风口，遵循消毒剂厂家的指导意见使用一次性干布擦干设备。

2. 除了日常清洁设备以外，应与医院的设备科联系，定期对设备进行巡检维护，保证设备能够正常运行。

（林 莉）

第五节 血管超声仪

一、基本简介

医学超声是利用超声波技术对人体组织、脏器、肿块等的解剖结构、位置与形态等进行显像观察，以辅助临床进行诊断、引导穿刺、治疗等。血管超声仪是使用超声对血管的显像观察进而引导穿刺，其诊断所用声源震动频率一般为1~10MHz。血管超声仪在血管穿刺置管中具有重要意义：置管前可评估血管，分辨动脉、静脉，测量血管的直径、血管深度、血流速度，观察血管壁厚度、内膜光滑度，血管的通畅性及有无血管变异，从而选择合适的导管和穿刺部位；置管中实时引导穿刺，检查导管有无发生异位；置管后检查有无发生血栓等并发症。使用血管超声引导能显著提高一次穿刺成功率，减少置管相关并发症的发生。

二、发展历史

19世纪末20世纪初，物理学上发现压电效应与反压电效应，人们解决了利用电子学技术产生超声波的办法，从此迅速揭开了发展与推广超声技术的历史篇章。20世纪80年代，随着多普勒超声在医疗领域的应用，超声引导下穿刺成为可能。自1984年以来，越来越多的医院推荐使用超声引导技术，旨在提高置管的成功率，降低并发症，并逐渐成为主要的置管引导技术。目前临床用于引导血管穿刺的超声仪品种繁多，基本上以便携式超声仪为主。

三、基本分类

（一）按功能分类

1. 黑白色超声仪 只有B和M模式，功能简单，应用局限，图像质量参差不齐。

2. 彩色超声仪 拥有B、M、彩色、能量、方向能量、PW（脉冲多普勒）和CW（连续多普勒）以及其他高级成像模式，功能繁多，应用广泛。

（二）按外形分类

1. 台式超声仪　应用于医院的各类超声检查，占用空间多，不方便运输和挪动。

2. 便携式超声仪　技术、功能和图像质量可与台式机相媲美，节省空间，易于运输和携带，可安放在专用的台车上。

3. 平板电脑式超声仪　可支撑放置、壁挂或固定在台车上。

4. 手持式（掌上机）超声仪。

四、工作原理

（一）借助探头发射和接收超声波

超声探头既是发射器也是接收器。探头内的晶体将电波转换成声波并将声波发射进入人体，撞击到不同的器官和组织后就反射声波，再返回探头上，探头将收回来的不同反射波的数据记录下来，并传到电脑。

（二）基本成像原理

1. 反射（reflection）　是基本成像原理之一，超声波在两种组织中传播且这两种组织有密度差异（声阻抗差异）时，便会在它们的交界面产生反射，反射是 A、B 和 M 模式的成像原理，能显示组织、器官和病灶的形状、大小、位置、密度、性质和运动。

2. 多普勒效应（doppler effect）　是基本成像原理之一。多普勒效应是指声源和观察者之间的相对运动会引起多普勒频移（doppler shift），即声源朝向观察者运动，声波频率升高；声源远离观察者运动，声波频率降低。多普勒效应是彩色、能量、方向能量、PW（脉冲多普勒）和 CW（连续多普勒）模式的成像原理，能显示血流，测量、计算血流动力学指标（速度、流量、阻力指数、搏动指数等）。彩色多普勒探测红细胞的运动、速度、流动状态等。其血流成像将彩色血流显示叠加在二维的黑白图像上，将朝向探头的血流编码为红色，背离探头的血流编码为蓝色。

（三）基本成像模式

1. B 模式　又称 2D 模式、二维模式，是所有成像模式中最基础的模式，图像亮度取决于组织、器官和病灶的性质和密度，显示组织、器官和病灶的形状、大小、位置、密度、性质和运动。

2. M 模式　又称运动模式，用采样线探测组织运动信息，用曲线描绘组织运动的轨迹和幅度，与 B 模式同步且对应成像。横轴表示时间，纵轴表示幅度和深度，主要用于心脏、肺部检查。

3. 彩色模式　利用多普勒效应成像，显示血流的灌注情况、方向和速度。

4. 能量模式　利用多普勒效应成像，显示血流的灌注状态和流量（红细胞的数量），对低速血流的敏感度比彩色模式高。

5. 方向能量模式　成像原理和临床应用与能量模式相同，能够显示血流的方向信息。

6. PW 模式　又称脉冲波多普勒模式、频谱模式。利用多普勒效应成像，显示血流的方向和速度，可以测量和计算血流动力学指标。

7. CW 模式　又称连续波多普勒模式。利用多普勒效应成像，显示血流（尤其是高速血流）的方向和速度，可以测量和计算心功能指标，主要用于心脏超声检查。

超声引导静脉穿刺时常使用 B 模式、PW 模式和 CW 模式。

五、临床适应证和禁忌证

1. 适应证　外周血管置入困难的患者；需要进行超声引导的中心静脉穿刺，目前使用最广的为 PICC 置管。

2. 禁忌证　烧、烫伤或人体表面组织有损伤的部位；眼部或任何可能导致声束穿过眼睛的情况。

六、基本结构及配套部件

目前便携式超声诊断仪主要由超声主机、超声探头和电源装置等组成。

1. 超声主机 主要组成部分是显示照相记录系统、面板控制系统、键盘及显示屏幕。

2. 超声探头 血管超声仪使用的探头为高频线阵探头，横向与纵向使用，可探测 1.5~6cm 深度的血管。通过探头发送和接收超声波信号，并对发射和接收的超声波信号实施电子聚焦和多点聚焦的控制；同时对探头中的多个晶体实施电子开关控制，从而实现超声束的扫描。

3. 电源装置 血管超声仪常规配备有内置充电电池。当接入交流电源，电池会自动充电，直到充满为止。当用电池供电工作时，血管超声仪会在电量不足时报警，并且在信息区提示“电池电压太低”。此时应插上交流电源，及时给电池充电，如果仍使用电池供电的话，血管超声仪将会在耗尽电量前自动断电。

七、基本使用程序

【评估】

1. 患者准备 评估患者病情、意识、皮肤情况；对于清醒患者告知其使用目的和方法，取得患者合作。

2. 环境准备 环境清洁，遮光。

3. 用物准备 电源，血管超声仪，超声耦合剂，静脉置管用物等。

4. 护士准备 操作前穿戴整齐，无长指甲，洗手，戴口罩。

【操作流程】

1. 携用物至床旁，核对床号、姓名，解释。

2. 连接血管超声仪电源，打开主开关，调至血管模式。

3. 患者平卧位或低半卧位。

4. 暴露检查部位，PICC 置管时通常为上臂。

5. 超声探头上涂上适量超声耦合剂。

6. 超声探查时，可采用横断面 / 矢状面对动、静脉进行辨认和评估，见表 3-1-5。利用多普勒检查血流情况，正常动脉壁厚，回声强，随心动周期搏动，血流呈典型的动脉频谱；静脉壁薄，大静脉内径受呼吸和心动周期变化的双重影响。

表 3-1-5 超声下动、静脉的特征

特征	静脉	动脉
图像表现	黑色	黑色
管壁	薄	厚(三层结构)
搏动	无	有
多普勒频谱	血流信号连续、低速，随呼吸变化	脉冲式血流信号，有明显峰值
按压探头	可压瘪	不可压瘪

7. 沿血管探查，了解血管有无静脉瓣及狭窄，判断血管有无分支等。选择最佳穿刺静脉，即超声显示呈单个、最大、内膜清晰的静脉。慎选不易被压瘪，易滑动，固定性差的静脉，避免在静脉瓣附近穿刺。

8. 测量血管直径，选择导管静脉直径比率 ≤ 45% 的导管。

9. 按超声引导下静脉置管流程进行置管。超声引导下静脉穿刺可采用平面内穿刺(穿刺针与超声探头垂直)和平面外穿刺(穿刺针与超声探头在一条线上)两种方法。平面内技术穿刺见图 3-1-5，平面外技术穿刺见图 3-1-6。

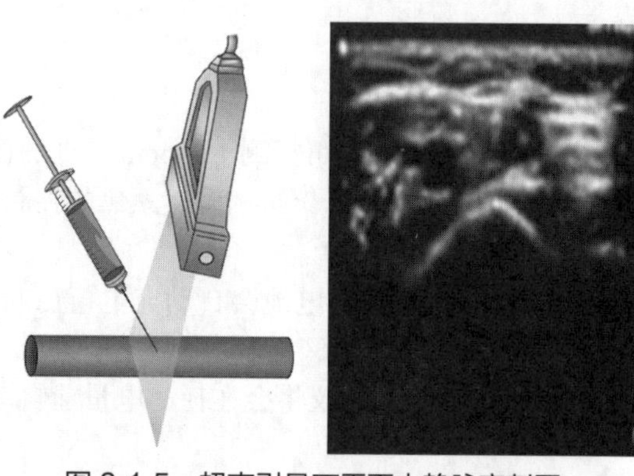

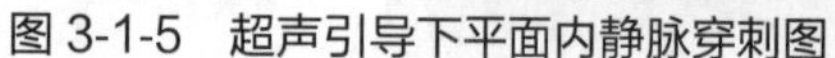

图 3-1-5　超声引导下平面内静脉穿刺图

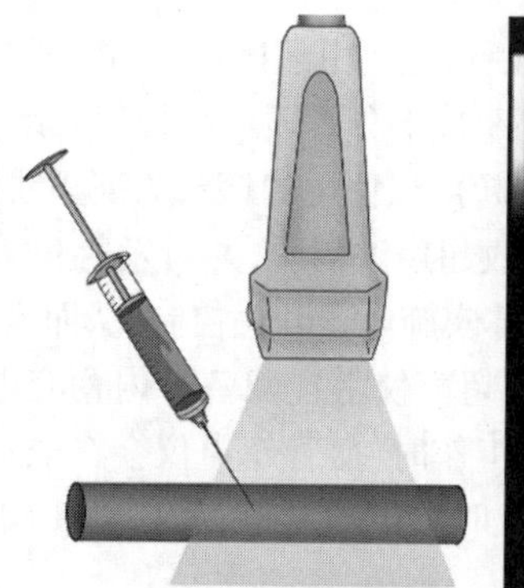

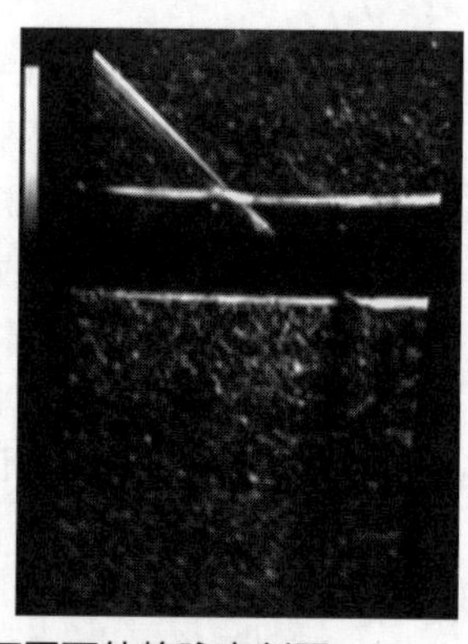

图 3-1-6　超声引导下平面外静脉穿刺图

10. 穿刺成功后送入导丝，用超声再次确认导丝位于血管内（图 3-1-7）。导管递送至预测长度后可利用超声检查导管是否异位于颈内静脉或锁骨下静脉。如发生颈内静脉异位，超声屏幕上可见颈内静脉中有亮点或导管回声；锁骨下静脉反折时部分可见双重导管回声（图 3-1-8），推注液体时可见水花状回声。

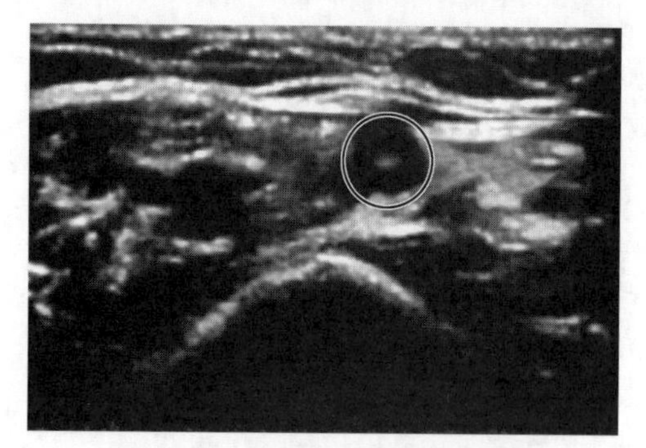

图 3-1-7　导丝位于血管内示意图

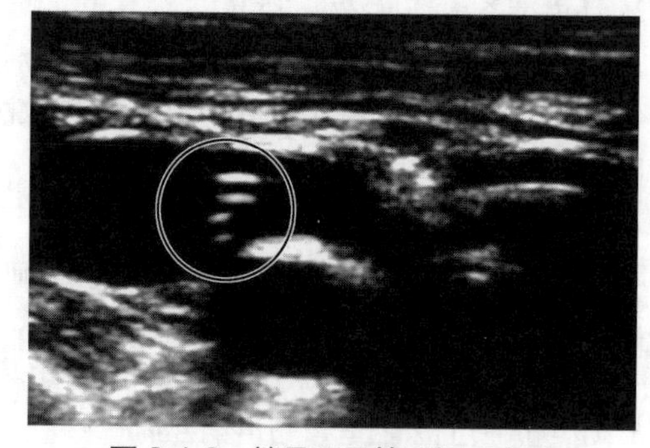

图 3-1-8　锁骨下导管反折示意图

11. 置管结束整理床单位，清理用物。

12. 清洁和整理收纳血管超声仪及探头。

13. 清洁、消毒、整理物品。

【注意事项】

1. 在超声引导下进行血管穿刺时，操作者手和眼必须协调配合，眼睛看超声屏幕，左手持探头，右手缓慢进针。

2. 探头不能进行高压灭菌消毒，在无菌区使用时，必须使用一次性的无菌保护套。探头上涂抹超声耦合剂，无菌保护套包裹探头及连线，保护套与探头紧密贴合，无气泡。

3. 穿刺时探头与穿刺处皮肤垂直，紧贴皮肤，力度以不压扁静脉为宜。通常静脉为正圆形，如变为椭圆形，则提示压力过大。

八、各项参数调节

（一）血管超声仪图像常用切面

1. 横切面　声束扫查平面与身体长轴垂直的系列切面。

2. 矢状切面　声束扫查平面与人体冠状面垂直的系列切面。

（二）常用参数调节

1. 血管深度的调节　转动深度调节按钮，可在超声仪内部设定的深度选项中选择，深度越深，屏幕上显示的图像越小。

2. 明暗度以及增益的调节　转动增益按钮，选择图像显示最清晰的级别。

3. 数据测量　先将显示屏上的图像冻结，按测量键，出现一个两端有“+”的虚线线段，其中一个“+”处于激活状态，可以通过移动及切换按钮来调整线段的长度，在显示屏的左下方直接显示测量数据，血管直径通过该方法测量（图 3-1-9）。

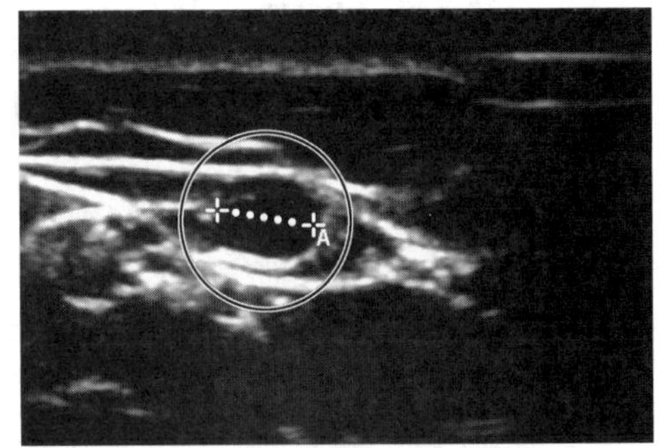

图 3-1-9　血管超声仪测量血管直径

（三）各组织的成像表现

使用超声探头检查，在显示器上观察并判断区分各组织成像。血管超声仪下各组织的成像表现见表 3-1-6。

表 3-1-6　血管超声仪下各组织的成像表现

组织	超声成像
液体	无回声，灰度极暗的黑色区
皮肤	线状，强回声，灰度明亮，呈灰白色
肌肉	等回声或低回声，内见线状或条状回声
血管	无回声的管状结构，动脉血管探头加压不可压瘪，静脉血管探头加压可压瘪
神经	筛孔状回声
骨骼	高回声，灰度较明亮，呈亮白色

九、仪器故障处理

血管超声仪常见故障及处理，见表 3-1-7。

表 3-1-7　血管超声仪常见故障及处理

常见故障	故障原因	处理
机器无法开机	1. 电池电量耗尽 2. 其他原因	1. 电池电源检查 2. 充电 3. 致电厂家或售后
探头未被识别	1. 未安装成功 2. 其他原因	1. 关闭机器 2. 拆下探头，并检查探头电路板面是否有耦合剂等黏附物 3. 调整探头固定卡扣的位置，并重新安装在机器上 4. 重新开机，静待主机开机完成（右侧内存卡信息也读取完毕） 5. 若依旧无法识别，可致电厂家或售后
电池不能进行充电	1. 充电器损坏 2. 电池老化	1. 保持充电 8h 以上的时间 2. 如果电池未充上任何电量，很有可能是充电器的问题 3. 如果电池未能充满，很可能是电池的问题 4. 如果充满，但电池电量很快耗尽，很有可能是电池已经老化，需要进行更换

十、日常维护与管理

(一) 血管超声仪的日常维护

1. 血管超声仪应处于完好备用状态,需定点放置、定时清点、定期检查维修、专人管理。

2. 保存环境要求为温度 0~40℃,相对湿度 30%~75%(无凝露),大气压力 70~106kPa。避免储存在阳光直射、温度剧烈变化、积满灰尘、容易振动、靠近热源的地方,切勿将液体溅洒在超声波系统上。

3. 锂电池长时间未用时,须充电到 60% 及以上,并每隔 1~2 个月进行补充充电。

4. 使用合格的超声耦合剂,严禁含油或含其他化学溶剂成分。每次超声检查完毕后,要彻底擦除探头表面的超声耦合剂,否则超声耦合剂会凝固在探头上从而影响超声图像质量。

5. 使用过程中严禁敲打、跌落、碰撞,避免硬物、尖物损坏探头,若探头损坏会直接导致成像的缺失。

6. 注意对探头线材的保护,避免探头线材缠绕或碾压,切勿出现包皮开落或人为拼接的情况,否则会造成主机故障。

7. 多次消毒会导致探头的安全和性能下降,应定期检查探头的性能。

(二) 血管超声仪的清理

1. 清洁主机时,切勿让液体流入,否则会发生故障或电击。显示屏油迹、手印擦拭可使用光学仪器清洁剂。

2. 探头使用结束后须经清洁、消毒处理。探头表面用湿布清洁或使用消毒湿巾进行擦拭消毒。不可用硬纸等擦洗,不可用强酸或强碱消毒。

(邵乐文)

第六节　血管可视仪

一、基本简介

血管可视仪,也称血管显像仪,是一种能够实时地显示出静脉的粗细、走行和布局的显示设备,用于帮助医护人员寻找静脉,具有无创、无核医学辐射的特点,可减少特定患者的痛苦以及医疗纠纷。静脉显像仪能排除静脉穿刺困难可能出现的风险,精准、清晰、实时地显示静脉,可帮助医护人员进行静脉穿刺,显著提高首次静脉穿刺的成功率。血管可视仪见图 3-1-10。

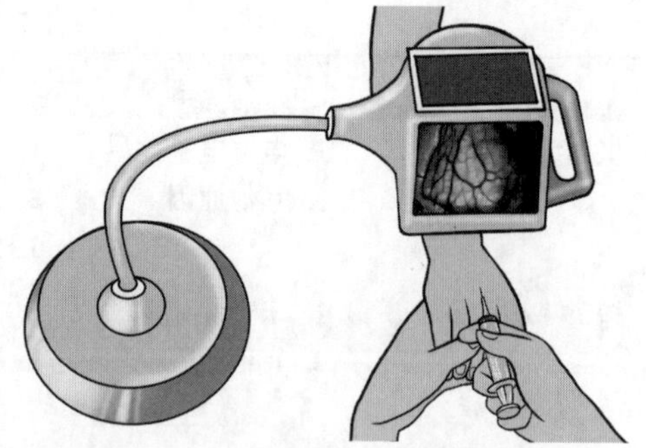

图 3-1-10　液晶辅助显示式血管可视仪

二、发展历史

最早的血管可视仪是 2006 年美国公司推出的,是基于“血红蛋白对红外线有较强吸收能力”这一原理设计制造的,通过对红外线反射强弱感知力的不同,经数字图像处理后显示出血管的轮廓,采用近红外线获得患者脉管系统的实时影像,并经投影系统实时投射到患者的皮肤上,护士可以直观地观察患者的静脉位置、走向等,从而便于静脉穿刺操作,能有效提高穿刺成功率,保护静脉,预防静脉炎等并发症的发生。我国血管可视仪的应用较晚。

三、基本分类

按结构分类,血管可视化可分为:

1. 液晶辅助显示式　红外线照射手背,红外敏感的传感器捕获图像处理后显示到液晶屏中,医护人员直接参考液晶屏上显示的静脉图像进行静脉穿刺。

2. 返回投影式 红外线照射手背，红外敏感的传感器捕获图像处理后返回投影到手背上(图 3-1-11)，其投影方式有激光投影和 DLP 投影 2 种。

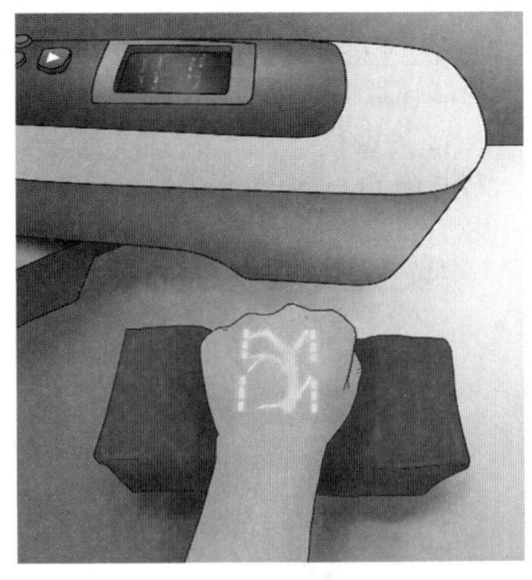

图 3-1-11 返回投影式血管可视仪

四、工作原理

血管可视仪根据血红蛋白对红外线吸收能力强的原理设计而成。氧合血红蛋白以及去氧血红蛋白相对于其他组织，吸收红外线的能力较强，通过能够感知反射的红外线(红外光源波长 960~980nm)强弱，同时经过一系列信号的光电转换和图像处理，最后将血管的走行清晰显示在屏幕上，使静脉穿刺变得更加容易且方便，大大缩短静脉穿刺时间。

五、临床适应证和禁忌证

1. 适应证 血管可视仪采用近红外线光源，不会产生辐射和热量，对皮肤不会造成损害，因此适用于所有静脉穿刺困难的患者，比如说婴幼儿、儿童患者、肥胖患者、水肿患者等本身不容易看到静脉的患者，或者多次化疗、血管弹性差的患者，急救、休克、血容量急剧减少、血管塌陷的患者等。

2. 禁忌证 躁动患者；情绪激动，操作不配合的患者。

六、基本结构及配套部件

血管可视仪的基本结构及配套部件主要包括：红外光源发生器、滤光系统、感光芯片、图像信号处理模块、显示器。

七、基本使用程序

【评估】

1. 患者准备 评估患者病情、意识、皮肤情况；对于清醒患者告知其使用目的和方法，取得患者合作。

2. 环境准备 环境清洁，安静，温度 22~26℃。

3. 用物准备 电源，血管可视仪，静脉置管用物等。

4. 护士准备 操作前穿戴整齐，无长指甲，洗手，戴口罩。

【操作流程】

1. 在静脉输液台上固定血管可视仪，打开设备开关，I 为电源接通，O 为电源关闭。

2. 将需要被显影的部位，如手掌、前臂、小儿头部、足部放于红外光源下，使得血管可视仪距离穿刺部位 30cm 左右。

3. 手动调焦的镜头可缓慢旋动旋钮，直至被拍摄部位准确对焦。在显示屏上出现清晰图像。屏幕上可显示被拍摄部位浅表的血管，尤其是浅表静脉，血液吸收红外线能力较其他组织强，故被发射的红外线较少，在图像中显示为黑色或深色，其他部位显示为白色或浅色，由此判断血管分布和走行。进针前观察静脉瓣膜、分支等情况，观察静脉走向、长度等，选择最佳静脉，找准静脉穿刺点，然后在血管可视仪图像的辅助下穿刺。

4. 操作完毕后关开关。

【注意事项】

1. 静脉血管显示结果如下视为满意，在红外线照射下静脉呈褐色或深灰色网状分布；能清晰可见观察区域与解剖学描述一致的静脉数量及形态，管径粗细；同时，能明显区分血管壁与血液；静脉间隙的软组织呈透明的火红色。

2. 对于哭闹不合作无法进行静脉穿刺的患儿，可在血管可视仪灯光下找准血管，用圆珠笔在进针血管两端轻点做好记号，退出灯下消毒皮肤后再进行穿刺。

3. 投影仪照射时需要避开眼睛。

4. 静脉注射后用血管可视仪监测，可见血管内液体随着血液向心流动，说明穿刺成功。

八、各项参数调节

1. 支架高度和角度调节　穿刺部位的静脉处于镜头正下方20~30cm。

2. 距离调节　绿色光投影在皮肤上，外周显示清晰的英文字母定为最佳距离。若英文字母显示不清晰，可在基本模式和圆润模式按键间切换，调至静脉显示最清晰为止。

九、日常维护与管理

1. 血管可视仪应处于完好备用状态。应定点放置、定时清点、定期检查维修、专人管理。要求贮存在无腐蚀性气体和通风良好的清洁室内，温度在-5~40℃，相对湿度<85%，大气压力在50~506kPa。

2. 用清洁的软布或棉球轻轻擦拭即可。如表面有重污可用浸过75%乙醇的抹布进行清洁或消毒。

3. 避免让水、乙醇等液体流入机体内部，以免引起本设备内部短路；避免用碘酒、汽油、煤油、漂白水、消毒水等腐蚀性较强的液体擦拭；避免用硬毛刷、钢丝球等清洁器具擦拭；避免淋水；避免与高温、强电磁物体接触。

4. 设备在使用过程中出现异常现象，请不要自行维修产品，请联系厂家维修人员，勿擅自拆解本产品，以免造成设备损坏。

（邵乐文）

第二章　伤口造口专科护理设备

第一节　负压伤口治疗仪

一、基本简介

负压伤口治疗仪是利用智能化控制的负压吸引装置，通过连接管和填充敷料使伤口形成密闭的环境，并为伤口提供连续或间断的负压，以达到充分引流渗液，促进伤口血液循环，减轻伤口及周围水肿，清除细菌并抑制其生长，促进细胞增殖及各种生长因子表达的效果，最终促进伤口修复和愈合。

从 20 世纪 90 年代起，负压伤口治疗技术成为一种新型的伤口治疗方法，适用于不同原因引起的各种急慢性伤口，对骨外露及骨科术后感染伤口、烧烫伤伤口、心脏术后胸骨未闭伤口、胸腹部术后切口不愈、压力性损伤及下肢顽固性溃疡等有显著的疗效。

二、发展历史

负压技术在外科领域应用已有悠久的历史，古希腊在公元前就出现麦秆引流技术，中国古代就有针灸后火罐技术，对病变局部进行引流和负压吸引。1952 年，Raffel 等第一次将负压引流方法用于皮瓣转移术后的感染、积液等并发症的预防治疗，并取得成功。1955 年，Sillvisl 等将这项技术扩展到外科多种手术后并发症的预防和治疗中。

1986 年，有学者证明用负压吸引与外科清创来治疗化脓的感染创面，能显著降低创面的细菌负荷，明显提高创面愈合的速度和质量。1992 年，由德国外科 Fleischmann 博士首创的负压封闭引流技术最先用于骨科领域，治疗软组织缺损和感染性创面。他创造性地将传统负压引流与现代封闭性敷料相结合，用医用泡沫敷料包裹多侧孔的引流管，将泡沫敷料裁剪后直接置于创面，并用半通透性的薄膜密闭创面，引流管与负压相连形成一个高效的负压封闭引流装置。这项技术在治疗感染创面上效果显著，是一种革命性的进展和创新，之后这项技术在北美和欧洲得到迅速推广。1994 年，广东佛山中医院裘华德教授等在国内率先引进负压引流技术。近年来国内诸多学者将其应用于各种急、慢性复杂创面的治疗，取得良好的效果。

三、基本分类

（一）内置吸管封闭式负压伤口治疗仪

内置吸管封闭式负压伤口治疗仪属于第一代负压伤口治疗仪，其主要原理是利用透明的密封膜完全覆盖创面，使开放创面变成封闭创面，再使用智能负压系统作为负压源，通过敷料和内置引流管，使负压有频率地作用于清创后的创面，对创面进行引流。由于设计方法和材料的限制，它具有技术操作较烦琐（须在手术室缝合固定敷料和拼接）、易堵管（耗材孔径小、硬度大、韧性差）、无剪切力作用（耗材顺应性差、不具挛缩后再复位能力、使用后期变硬）等缺陷，增加了操作难度和时间，也会给临床创面治疗带来风险。

（二）外置吸盘封闭式负压伤口治疗仪

外置吸盘封闭式负压伤口治疗仪是由第一代负压伤口治疗仪不断创新改进出的第二、三代设备，敷料内无须设内置管道，将外置吸盘粘贴于敷料外部，通过海绵均匀丰富的小孔相互连接而输送负压至创面各角落达到充分引流作用。目前国内外主要使用的是外置吸盘封闭式负压伤口治疗仪，技术操作较简单（可在科室按照普通换药方式操作）、不易堵管（敷料柔软且弹性好，通过将外置吸盘粘贴于海绵外部而通过海绵无数的小孔输送负压至创面各角落达到充分引流作用，敷料内不设内置管道，借助海绵垫的无数层小孔形成滤网，所以可以预防堵管现象），负压暂停后可以迅速回弹至原状，通过间歇负压不仅能更好促进创面的血供，而且可以循环产生局部剪切力。

四、工作原理

（一）自动清创，有效控制感染，提供创面愈合基本条件

负压伤口治疗仪利用特殊医用敷料将创面封闭，减少了交叉感染；通过持续的负压吸引，将创面的分泌物及时清除，减少细菌生长的培养基，自动清创；密闭的环境和持续的负压吸引，使创面形成持续的低氧或相对缺氧的微酸性环境，从而抑制创面病原微生物的生长，同时能使创面周围的氧张力下降，刺激修复信号的启动，促使机体纤溶蛋白激活物及其他酶的释放，提供创面愈合的基本条件。

（二）促进血流灌注和肉芽组织生长，产生湿性愈合环境

负压伤口治疗仪治疗初期所形成的缺氧和微酸性环境，促进成纤维细胞的生长及刺激血管增生，创面血流量得到明显增加，为创面带来更多的氧、水分以及生长因子，使肉芽组织更快生长。

（三）刺激多种相关因子和酶类的基因表达、增殖和释放，促进创面上皮化

负压伤口治疗仪有利于保持细胞活力，启动修复基因的表达，促进其产物（如生长因子和功能酶类等）释放。负压伤口治疗仪通过相关基因的启动，减少了细胞凋亡；通过调节基质金属蛋白酶及其抑制物的表达，抑制胶原和明胶的降解，促进创面的愈合；通过对纤溶酶原反应的调节，促进创面上皮的生长。

（四）负压伤口治疗仪将创面的愈合与创周更好地结合在一起

负压伤口治疗仪有助于减少创面及创周淤滞的液体，减轻水肿，从而减轻因创面及创周组织水肿造成的组织细胞间距离的加大，有利于组织细胞间的物质交换，使创面有害物质得到及时清除；也减轻了因创面及创面周围组织水肿引起的微血栓的形成，减轻了创面微血管的后负荷，促进了创面微循环的通畅，增加了创面愈合营养的供给，减少了局部感染的机会。

五、临床适应证和禁忌证

1. 适应证　糖尿病足，压力性损伤，下肢静脉性溃疡，放射性溃疡，愈合不佳的手术后伤口，皮肤软组织感染切开引流后形成的伤口，创伤，烧伤，植皮区或供皮区，筋膜减张切开伤口。

2. 禁忌证　肿瘤伤口，大量坏死组织未去除的伤口（如湿性坏疽、干性焦痂、有死骨的骨髓炎等），伤口基底有脆弱的大血管或脏器，活动性出血的创面，创面密封有困难的伤口。

六、基本结构及配套部件

负压伤口治疗仪的基本结构由专用的电动负压泵、专用伤口敷料（泡沫敷料、伤口接触层、透明密封贴膜）、专用连接管路（外接吸盘或内置引流管、连接管、塑料夹、直连接头或 Y 形连接头、引流罐）等三部分组成，负压伤口治疗仪基本结构及配套部件见图 3-2-1。

（一）电动负压泵

可以持续负压吸引，便于携带，并具有压力控制系统、时间控制系统、漏气报警、堵塞报警、创面成像分析系统等。

（二）专用伤口敷料

1. 泡沫敷料　负压伤口治疗仪专用泡沫敷料的网眼和孔隙能够均衡地将负压传递到伤口的每一部分，从表浅的部分到伤口基底的组织，传导负压均匀高效而且不易被引流物堵塞，具有较大的弹性、良好

的顺应性和可压缩性，能够适合不同形状的伤口，并随着负压的改变和伤口大小的变化而改变形状；也具有良好的组织相容性和低致敏性，不会引起额外的伤口炎症反应和过敏。常用的泡沫敷料有黑色敷料（疏水性的聚氨酯泡沫）和白色敷料（亲水性的聚乙烯醇泡沫）。

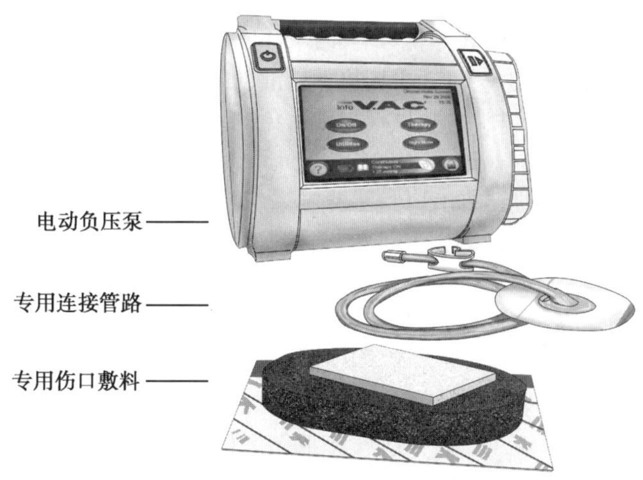

图 3-2-1　负压伤口治疗仪基本结构及配套部件

2. 伤口接触层　在泡沫敷料与伤口之间还可以加入薄层敷料，能降低泡沫敷料对伤口表面的刺激，减轻肉芽组织长入泡沫微孔，减少更换敷料时的疼痛和出血，保护脆弱的创面。

3. 透明密封贴膜　常用丙烯酸材质，能够粘贴在创面周围适当范围的皮肤上，薄而结实，弹性好，顺应性良好，适合不同形状的部位，具有适当的密闭性。

（三）专用连接管路

1. 外接吸盘或内置引流管路　连接泡沫敷料与引流管的方式有两种：一种是外接吸盘，另一种内置引流管。外接吸盘是一个四周有一圈贴膜的圆盘形接口，可以很方便地预覆盖泡沫敷料的贴膜进行连接，有些吸盘中还置入测压传感器，在漏气或管路堵塞时报警。内置引流管可以在放置泡沫敷料时戳孔插入到泡沫敷料中，也有产品已经将引流管与泡沫敷料制作成一体，直接使用即可，粘贴密封贴膜时需小心操作，防止漏气。

2. 连接管、塑料夹、直连接头或 Y 形连接头　连接吸盘和引流瓶的连接管长度要适当，保证活动自如。连接管上应配备塑料夹，当患者要临时脱离负压泵时，可使用塑料夹，临时夹闭管路，保证在断离负压泵时不会使敷料丧失负压。直连接头，用来连接引流管，如果患者不止一处伤口，或者伤口较大，医生可使用 Y 形连接头连接并将它们连接到同一个负压泵，方便患者的活动和护理操作。

3. 引流罐　用来收集负压泵从创面吸引过来的液体和脱落组织，可根据伤口渗液量选择引流罐的容积，或根据上述两者调整倾倒引流管的间隔。引流罐应有防倒流和避免倾斜倒置时液体吸入泵体的设计。一次性使用的引流罐能够更好地预防交叉感染。

七、基本使用程序

【评估】

1. 患者准备　评估患者病情、意识、皮肤情况、指甲情况，对于清醒患者告知其监测的目的和方法，取得患者合作。

2. 环境准备　环境清洁，宽敞明亮，温度 22~26℃，必要时备屏风遮挡。

3. 用物准备　伤口处理用品，负压伤口治疗仪，辅助材料（连接管道、吸引管、储液瓶、泡沫敷料、透明贴膜），记录单、笔。

4. 护士准备　操作前穿戴整齐，无长指甲，洗手，戴口罩；知晓负压伤口治疗仪的使用方法。

【操作流程】

1. 携用物至床旁，核对床号、姓名，向患者和家属解释负压伤口引流的目的、方法、所需时间和需要配合的内容，并在治疗同意书上签字。

2. 使用伤口评估流程与测量技术评估伤口的面积、深度、潜行或腔道的方向及深度、渗液量等。

3. 使用生理盐水脉冲式清洗伤口 4 次，再用机械性清创或保守性锐器清创，去除腐肉和组织碎片。

4. 干纱布擦干伤口周围皮肤，并涂抹皮肤保护膜避免皮肤受渗液刺激。

5. 预热仪器和准备管道。

6. 泡沫敷料填充伤口，透明贴膜封闭伤口。

7. 连接管路引流瓶，启动负压泵，测试密封性，调整吸引压力。

8. 观察负压和吸引效能。

9. 观察患者反应和调整体位，使之感觉舒适。

【注意事项】

1. 使用负压伤口治疗仪前务必彻底清洁伤口床。伤口床清洁可以去除坏死组织，降低细菌负荷，以防堵塞海绵孔道或增加细菌培养基，但切记一定要对隐藏的死腔如窦道和潜行进行冲洗。

2. 使用负压伤口治疗仪需要逐步去除失活组织，存在大量焦痂和坏死组织是使用负压伤口治疗仪应用的禁忌证之一。大量焦痂和坏死组织可以影响负压在伤口床的分布，也会有利于细菌的繁殖，因此建议在使用负压伤口治疗仪之前尽量逐步清创，去除失活组织或感染组织。

3. 针对患者需求对伤口周围皮肤进行个性化准备，主要目的是有利于贴膜的黏合，防止漏气。

4. 正确认识窦道填塞。窦道需要进行填塞，填塞时不要填满整个窦道，基本原则是在窦道内放置“液芯”(类似烛芯)，这一“液芯”要贯穿整个窦道，允许窦道向其收缩，让窦道不断缩窄，当使用白泡沫时，确保其具有足够的抗张强度，以免在拉出时断裂。窦道填充材料的一端必须留在窦道口外，可以始终在伤口床上看到。

5. 不要过分填充潜行区域，这一点类似于窦道填充原则，不要“塞满”，因为填充物过多形成的压力会延迟伤口闭合。

6. 填充伤口的泡沫敷料的量要适当。敷料的裁剪要符合伤口的形状，尽量做到“量身定做”，面对不规则形状的伤口时，可以将泡沫敷料事先剪成螺旋形，然后依伤口形状进行填充。

7. 不要试图“打薄”泡沫敷料。生产厂家制造的泡沫敷料都具有一定的厚度，在负压作用下压缩后仍然具有一定的强度，可以让渗液通过，当泡沫被“打薄”，负压会使其过分压缩，导致负压无法均匀分布和影响液体在泡沫内的转运。人为打薄加工还会增加泡沫碎屑掉入伤口的风险，泡沫的高度超过皮肤不会有任何问题，需要用到桥敷料时，确保桥敷料足够宽，因为过窄容易被过分压缩，桥接敷料的宽度最好在 4cm 左右。

8. 不要过分牵拉薄膜。在用透明贴膜覆盖填充泡沫时，有时候会不自觉地把薄膜拉得很紧，以便不在周围皮肤形成皱褶，但是这样薄膜在皮肤上形成的牵引力会导致水疱的发生。

9. 在每次敷料更换时，务必仔细清点和记录敷料数量，包括放入伤口的和从伤口中取出来的，并进行记录。每次敷料更换均要进行认真核对。

10. 密切观察引流液的性质、量、颜色并及时记录，定期更换引流罐，发现异常及时通知医生处理。

八、各项参数调节

1. 负压大小调节　负压伤口治疗仪采用的负压为 –200~25mmHg，通常为 –125mmHg，负压过低达不到治疗效果，负压过大会造成对创面的压迫过大，超过了创面组织的灌注压，创面的血供不但不增加，反而会减少。

2. 负压模式调节　负压伤口治疗仪提供持续和间歇两种负压。间歇负压模式是指电脑控制下，负压泵吸引一段时间，再停止一段时间，交替运行，可以增加创面血供和肉芽组织的生长速度，特别适用于创面渗液少、血供差的创面，常用周期设定为启动 5min，周期 2min。对于渗出少，血供好的伤口多采用持续负压，这样对吸走渗液、组织靠拢更加有利。

3. 每日负压治疗时长选择　如果创面有持续的渗出，24h 不间断地进行负压是最有效的，不但能提高疗效，而且不容易出现创面液体堆积、贴膜失效；如果患者需要与负压泵短暂分离，则需要夹闭引流管，避免漏气，一旦看到透明贴膜下面有引流物的堆积，则需要将引流管尽快重新连接到负压泵上。敷料更换间期：慢性无感染创面 5~7d 为宜，感染明显渗出多者 3~5d 为宜。治疗周期根据患者具体情况而定，有的伤口经过负压伤口治疗后可以直接闭合，有的可以为手术准备良好的伤口条件，适时的手术能够大大缩短患者的伤口愈合时间，如果治疗 2~3 周，未见良好的效果，需要考虑调整治疗方案。

九、参数报警及仪器故障处理

负压伤口治疗仪参数报警及处理，见表 3-2-1。

表 3-2-1　负压伤口治疗仪参数报警及处理

参数报警	报警原因	处理
低电量报警	电量低，只能继续运行约 2h	插上电源，进行充电
电量严重不足	电量严重不足，该警报在 1min 内未解决，治疗将会中断	插上电源，进行充电
泄漏警报	漏气，该警报在 3min 内未解除，治疗将会中断 1. 管路接口松脱 2. 皮肤褶皱处贴膜粘贴不紧，漏气	1. 确保积液罐安装到位 2. 确保管路接口正确连接 3. 评估患者的皮肤褶皱处是否存在贴膜粘贴不紧 4. 用“密封检查技术”解决泄漏 5. 如治疗已中断，按重置返回主界面，重启治疗
堵塞警报	堵塞，该警报在 3min 内未解除，治疗将会中断 1. 管路夹没打开，管路打结、扭曲 2. 泡沫堵塞	1. 确保管路夹都已打开 2. 确保管路没有打结、扭曲等 3. 将仪器放置于低于伤口的位置 4. 评估患者的伤口填塞泡沫是否堵塞，如堵塞则更换泡沫 5. 如治疗已中断，按重置返回主界面，重启治疗
积液罐未放置到位	1. 积液罐和仪器之间存在异物 2. 密封垫破损或安装不到位 3. 积液罐没有放置好	1. 按积液罐释放按钮取下积液罐 2. 检查积液罐和仪器之间是否有异物存在 3. 确保两个密封垫完好和安装到位 4. 正确安装积液罐 5. 按复位后重启治疗
积液罐已满，治疗已中断	积液罐已满，需更换	1. 关闭管路夹，打开管路连接 2. 更换积液罐 3. 连接管路接口，打开管路夹 4. 需要时记录日志 5. 重启治疗

负压伤口治疗仪常见故障及处理，见表3-2-2。

表3-2-2　负压伤口治疗仪常见故障及处理

常见故障	故障原因	处理
开机无显示	1. 电源插座无电或保险丝烧断 2. 电源板故障 3. 电池故障	将所有连接部位连接紧密，接通交流电给仪器充电
系统错误，治疗已中断	1. 没有停止治疗开关，直接关闭电源 2. 在低电量下持续的工作，而没有及时充电	1. 记下错误代码 2. 至少过30min后，重启仪器 3. 如果错误继续存在，请联系工程师进行故障处理

十、仪器设备使用相关并发症

常见并发症（伤口感染、伤口周围皮肤过敏、创面出血）预防及处理如下：

1. 伤口感染　如治疗过程中发现伤口周围红肿热痛，泡沫敷料内脱落组织多、引流出的液体黏稠，则要考虑创面感染加重的可能，需要进行创面局部治疗，口服或静脉应用抗生素，以及增加敷料更换频率，甚至暂停负压伤口治疗仪的治疗。

2. 伤口周围皮肤过敏　如果因对贴膜过敏而导致伤口周围皮肤发红、破溃，则需根据患者情况进行伤口处理和皮肤保护后再贴膜。

3. 创面出血　如引流液持续为鲜红色血液时，通知医生处理，停用负压伤口治疗仪。

十一、日常清洁与消毒

1. 周期为每周至少一次。

2. 溶剂可使用含有次氯酸钠成分的溶液，按浓度配比为500mg/L进行稀释。

3. 使用干净的软布，浸没溶液后再拧干，然后擦拭整个仪器及数据仓内所有其他配套的备件，使用不起毛的软布轻轻清洁触摸屏，不要用力按压。

4. 为了减少感染和接触血液及体液，清洁设备时做好个人防护措施。

（戴薇薇）

第二节　超声清创机

一、基本简介

超声清创机是利用超声波在介质中产生的“空化”效应，雾化水流，破坏和杀死伤口表面和深层的细菌和病毒并且剥离伤口坏死组织的一种新型外伤清创治疗设备，可破坏细菌细胞，将坏死的创面组织增生角质及病菌选择性地高效清除，同时还能减轻清创所造成的疼痛，从而达到促进伤口愈合的目的。

二、发展历史

临床常用的传统清创清洗方法是水壶倒水、橡皮球冲洗及活塞式冲洗，缺点是压力低、流量小，有些细菌及异物不能全部被冲出。20世纪60年代，人们发现了一定频率范围内的超声波作用于液体介质可以起到清创的作用，即液体中存在微小气泡，在超声场的作用下产生周期性的振荡，当能量达到某个阈值时，空化气泡急剧崩溃闭合，这个独特的机制可以破坏细菌和酶菌细胞，高效清除坏死的创面组织和增生角质。经过不断研究，20 世纪 80 年代初，超声清创术已被成功用于烧伤创面的处理，并取得令人振奋的效果。与传统的锐性清创术相比，超声清创术在临床应用中能较好地清除坏死组织，对健康组织损伤轻微，且能提高组织内氧分压，改善组织血液循环，进而缩短创面愈合的时间，可在皮肤移植前做创面准备用，出血少，副作用少。目前该技术在欧洲及美国已普遍用于治疗慢性溃疡性创面，被认为是一种理想的创面处理方法。

国内外有许多机构研究发明了超声清创机，并申请了专利。中国人民解放军陆军军医大学研制的一款多功能超声清创机，集高压冲洗、超声清创、负压吸引于一体，可高效清除坏死组织，快速杀灭创面细菌。

目前，超声清创机作为一种高效的清创设备，具有无损清洗伤口，杀菌效果好，促进伤口愈合等优点，已经越来越受到外科医生和伤口处理专业人员的重视和欢迎，但是由于价格昂贵、维修不方便、移动不便利等原因还没得到广泛应用。

三、基本分类

1. 按物理机构分类　分为接触式超声清创机、非接触式超声清创机。

2. 按功能分类　分为单功能清创机（只有超声清创功能）、多功能超声清创机（具有超声清创、负压吸引、高压脉冲等多种功能），见图 3-2-2。

3. 按结构分类　便携式超声清创机（小型方便，可随身携带，可在各病房之间交流使用，也可外出野外清创使用）、一般超声清创机（只适用于室内，不能用于野外或运输途中作业）。

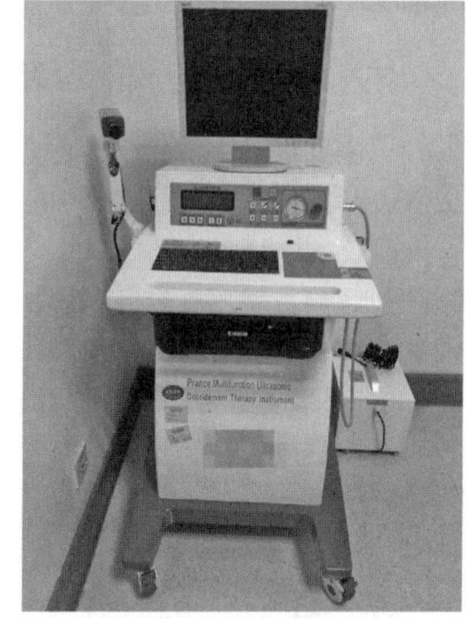

图 3-2-2　多功能超声清创机

四、工作原理

（一）空化效应

空化效应表现为清创液导出超声能量，形成大量空化液泡，到达创面表面，类似于定向爆破的效果，破坏清除坏死组织。

超声波发生器发出的高频振荡讯号，通过换能器转换成高频机械振荡而传播到清洗溶液中，超声波在清洗液中疏密相间地向前辐射，使液体流动面产生数以万计的微小气泡，这些微小气泡在超声波纵向传播成的负压区形成生长，而在正压区迅速闭合，在空化效应的过程中气泡闭合形成瞬间高压，产生微射流且形成冲击力，从而使伤口中的细菌、微小异物等被清除，其机制可能与其破坏了细菌与坏死组织形成的生物膜，进而破坏了细菌的保护机制有关。另外，由于坏死组织和正常组织的抗张力强度存在差异，超声波空化效应只能造成坏死组织的细胞膜破裂，从而去除伤口坏死组织及伤口表面沉积的纤维蛋白，并且对创面周围正常组织以及新生肉芽组织均无损伤。空化效应见图 3-2-3。

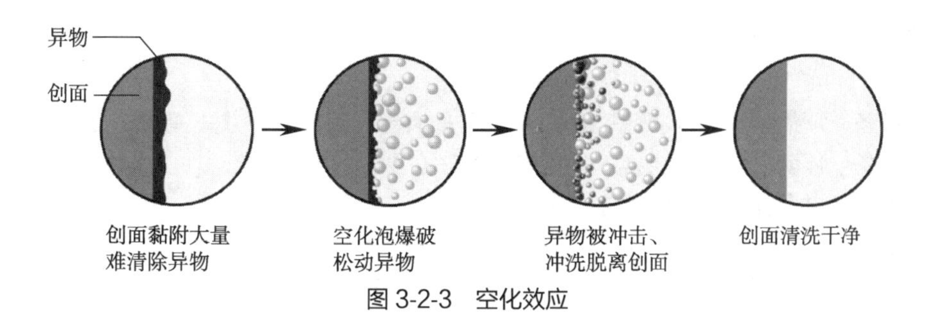

图 3-2-3　空化效应

（二）碎裂效应

碎裂效应是指将具有一定振动加速度的超声波由声辐射头传递至生物组织时，会引起生物组织的弹性振动，当振动加速度达到切割阈值时，辐射头发出的大量的微声流会使得生物组织的激剧振动从而发生破碎，脱离周围的组织。

（三）上调和增强细胞活性

超声可以作用于血管内皮细胞，使其释放 NO 分子，从而增加血流和局部组织灌注，超声还可以通过刺激巨噬细胞、白细胞黏附、成纤维细胞召集和纤维蛋白溶解对伤口愈合的炎症期发挥作用。

五、临床适应证和禁忌证

1. 适应证　各类外伤、手术切口、污染或者感染伤口 / 创面，如烧伤创面、化脓性伤口 / 创面、窦道、瘘道；各种难愈伤口，如糖尿病足溃疡创面、压力性损伤、外伤性溃疡等；软组织创伤、开放性骨折清创冲洗等；负压吸引不能用于胸腔引流。

2. 禁忌证　血友病；带有电力驱动装置（如心脏起搏器）的患者和医护人员禁用；孕妇腹部禁用；患者的头部、眼部禁用；感染有向深部扩散征象的创面；开放性损伤，肌腱和骨组织暴露但血运差的创面；有耐甲氧西林金黄色葡萄球菌和人类免疫缺陷病毒感染的创面；非典型性溃疡，但不能排除动脉炎和基底细胞癌的创面。

六、基本结构及配套部件

以多功能超声清创机为例，治疗主机的基本结构为超声清创装置、液体加温装置、脚踏开关、负压吸引、高压脉冲冲洗装置，主要功能为超声清创、负压吸引与高压冲洗。

1. 超声清创装置　由超声波发生器、射流装置、冲洗手柄组成。全机采用微机自动控制，自动频率跟踪使超声波输出稳定，有低、中、高三挡，选择适当的超声输出功率后，冲洗射流由冲洗手柄前端喷出，前端液体将变成扇形雾化状。

2. 液体加温装置　主要用于临床对超声清创使用的液体进行加温，由控制电路、加热元件、传热盒、医用导热硅胶管、保温材料和壳体组成。仪器内部的智能控制电路通过对高精度传感器发送来的温度信号进行运算和处理，不断调整加热状态。热量通过传热盒内部布置的导热硅胶管传递给管内流动的液体使其加温，从而使仪器出水口温度迅速恒定在设置温度。

3. 脚踏开关　在主机启动过程中踩下脚踏开关，设备暂停工作，再次踩下脚踏开关，设备继续工作。

4. 负压吸引　采用单向型活塞泵为负压源，设备运行中压力系统不会产生正压，压力可根据吸入物多少和黏稠度做无极调节。

5. 高压脉冲冲洗装置　高压脉冲冲洗适用于大面积新鲜伤口的初次处理，可以快速冲掉伤口表面的污染物和细菌。高压脉冲冲洗装置采用蠕动泵作为动力源，冲洗液选用生理盐水或蒸馏水。蠕动泵开始工作，液体将从高压手柄前端以扇面喷出。

七、基本使用程序（多功能超声清创机）

【评估】

1. 患者准备　评估患者病情、意识、皮肤情况，告知其清创的目的和方法，取得患者合作。
2. 环境准备　环境清洁，宽敞明亮，温度 22~26℃，必要时备屏风遮挡。
3. 用物准备　电源，清创机，生理盐水，笔。
4. 护士准备　知晓超声清创机的使用方法，穿戴整齐，洗手，戴口罩。

【超声清创操作流程】

1. 核对患者，解释。

2. 生理盐水连接输液器。

3. 乙醇消毒主机背后连接通道口。

4. 选择接入的通道（Ⅰ通道、Ⅱ通道）。

5. 输液器水量开关放至最大。

6. 选择适当的超声输出功率（高、中、低）。

7. 手持治疗手柄于空中，按下冲洗液所接入的通道按钮（Ⅰ通道、Ⅱ通道）。

8. 当冲洗液从手柄前端流出后，按下“启动”按钮，状态栏显示“SCAN”（表示主机正在扫描治疗手柄的工作频率）。

9. 当状态显示“RUN”，可进行清创治疗，且可以通过液体流量调节旋钮来调节所需液体流量。

10. 清创过程中可以用脚踏开关暂停超声输出。

11. 清创结束后按“停止”按钮，之后即进入待机状态，治疗时间清零。

12. 记录和停止使用时间。

13. 清洁、消毒、整理物品。

【注意事项】

1. 治疗手柄插座、手柄连接线两端和手柄尾部都为水电复合插座 / 头，其中三根金属插针 / 控为电信号通道，请保持干燥。

2. 严禁在主机通电状态下接插手柄。

3. 接插时请确认插头 / 插座都是干燥和干净的，严禁在有液体的情况下接插。

4. 主机上的手柄连接线尾端在接入手柄前都需要消毒。

5. 本设备包括非无菌包装供货的组件（如治疗手柄、主机等），进行清创治疗之前，需按要求对产品实施灭菌处理。

6. 如长时间未见液体从手柄流出，请确认三种故障通道选择是否正确，水量调节开关是否被旋到最小处，液体导管是否连接好、是否堵塞，电磁阀和水泵是否有故障。

7. 如果经过长时间扫描后仍无法找到手柄的工作频率，故障提示栏将显示“check！”，表示手柄故障，请立即更换手柄。

8. 治疗时手柄前端距床面 1mm 左右并成 45°，治疗头在创面上来回移动。可根据伤口情况选择每日冲洗一次或者隔日冲洗一次。建议：一般一个 2cm×2cm 的伤口可用“高”功率冲洗 30~60s，大于 2cm×2cm 或者感染程度较深的伤口冲洗时间酌情增加。一次治疗以清除伤口 / 创面的坏死组织和化脓组织为准，并且冲洗治疗头应来回移动，连续冲洗时间不应超过 15min，根据愈合情况由医护人员决定冲洗次数。

9. 超声波在清创时需要适当的液体作为介质，调节流量控制旋钮使治疗头前端水流呈雾化状。水流过大造成伤口表面积液过多，不但影响手术视野容易污染环境而且影响治疗效果。

10. 严禁治疗头长时间接触伤口某一点而不移动。

11. 安装手柄前，将手柄和连接端擦拭干净并保持干燥，并检查手柄后端两个防水 O 形圈是否完好和位置正确，O 形圈不能沾水，手柄必须装紧否则会有漏水的风险，请勿在通电后装卸手柄。

12. 接头的使用。马蹄形接头用于比较大的创面的清创，铲型用于狭长伤口，圆柱形用于感染较深伤口，球形用于窦道、深腔。

13. 在使用设备前检查外观有无损坏，电源线有无破损（如有破损，立即更换），使用过程中请勿用力拉主机和手柄的连接线，勿敲打、刮磨手柄。

14. 当使用超声清创设备时，务必穿戴好个人防护器材，因为在治疗区域周围可能会产生生理盐水和血液混杂的水雾，使用标准的无菌手术衣和护目镜可以起到很好的保护作用。

【高压脉冲冲洗流程】

1. 连接管道（一端接 3L 输液袋或直接放入清创液的桶中，另一端接高压冲洗手柄）。

2. 调节液体流量。

3. 选择高压冲洗功能。

4. 液体从高压手柄前端以扇面喷出。

【注意事项】

1. 冲洗前需做好防护工作，安放好废液回收桶。

2. 冲洗后要将流量旋钮调至最低。

【液体加温操作流程】

1. 将冲洗液接入主机，选择相应的通道按钮，使液体从手柄前端流出。

2. 按下加温器电源开关，温度控制通电，液晶面板显示实时温度。

3. 按 "+" "–" 键，增加或减少设定温度，按 "OK" 键，启动加热功能。

4. 如果当前温度低于设定值，加热器自动开始加热，如果当前温度达到设定值，加热器自动停止加热，温度始终恒定在设定值附近。

5. 再次按下 "OK" 键关闭加热功能。

【注意事项】

1. 温度预设范围为 20~35℃，建议设定值为 26~28℃，以不感觉到冰冷为宜。由于液体在管道中流动时热量有所消耗，治疗头出水温度一般比设定值低 2~4℃，输入液体温度低于 10℃时升温过程将延长，液体温度高于 25℃时建议不使用加热功能。

2. 由于液晶显示的是加温器出水口的温度，系统将根据该温度值控制加热器的开启和关闭。如果用户开启了加热功能，而未打开治疗主机的液体通道使液体流动，该温度将变化缓慢，可能很久达不到设定温度，使加热器长时间处于加热状态。此情况不可避免，系统为加热元件设有两重温度保护，对加热元件的温度实时监控并设有保护值（在该温度范围内不会损坏内部文件）。当加热元件温度达到内设的保护值时，系统自动切断加热元件的电源，待温度降低后再次开启电源。

3. 系统实时监测几个温度传感器传回的温度信号，当其中任意一个传感器出现故障，液晶显示器将显示温度值为 40℃，此时加热功能将自动关闭，提示用户进行检查。

【脚踏板操作流程】

1. 主机启动过程中踩下脚踏开关。

2. 设备暂停工作（治疗头停止输出超声波，微型泵停止输送液体）。

3. 再次踩下脚踏开关。

4. 设备继续工作。

【注意事项】

1. 在启动主机后，将扫描治疗头的工作频率，状态栏将显示 "WAIT"，此时严禁使用脚踏开关，必须等到系统正常工作后，状态栏显示 "RUN" 时才能使用。

2. 禁止频繁踩脚踏开关，如果两次踩踏的时间间隔小于 3s，系统将不采取任何动作。

3. 使用脚踏时用力适度，且严禁进入水中使用。建议每次使用完都用清洁的软布擦干净。

4. 脚踏开关只对超声清创功能起作用，负压吸引和高压冲洗不受脚踏控制。

【负压吸引操作流程】

1. 连接管路。

2. 按下 "负压吸引" 按钮（再次按动 "负压吸引" 按钮，泵停止运转，负压吸引只受该键控制，所用频率应大于 3s）。

3. 校检管路。

4. 调节负压（堵住吸入口，开启负压吸引，调节负压调节阀，一般 –0.07~–0.08kPa）。

5. 使用完后排空储液瓶。

6. 检查、试验溢流装置。

【注意事项】

1. 废液瓶中的“IN”是入口,“OUT”是出口。
2. 安装前,在瓶盖压入瓶口部分凸缘处涂少量蒸馏水可利于压紧瓶盖并增强其密封性。
3. 过滤器可防止泵污染,发生故障,有绿点的一面接头为空气入口,应与储液瓶的出口相接。
4. 关机后,放掉负压,方可开启瓶塞。
5. 严禁在拆除溢流装置的情况下使用负压吸引。
6. 如黏液阻塞吸引管时,应迅速旋松负压调节旋钮,放掉负压,更换吸引管。

八、各项参数调节

超声工作频率36~44kHz自动可调。超声清创时流量≥50ml/min。高压清洗时流量≥400ml/min。液体温控范围20~35℃。废液瓶容积1 000ml。负压吸引压力0~-0.08MPa。负压吸引抽吸速度≥10L/min。

九、仪器故障处理

超声清创机常见故障及处理,见表3-2-3。

表3-2-3 超声清创机常见故障及处理

常见故障	故障原因	处理
通电后液晶无显示、按键灯不亮	1. 电源插头接触不良 2. 电源保险丝坏	1. 插好电源插头 2. 拔下电源插头更换3A保险丝
液晶蓝屏	干扰使其工作异常	关闭电源重新开启
选择冲洗液体后无液体从手柄流出	1. 水量调节开关被旋到最小处 2. 液体入口选择错误 3. 液体导管没有接好或过滤器被异物堵塞 4. 电磁阀或水泵有故障	1. 逆时针调节旋钮至最大 2. 选择另一个液体通道 3. 重新接好或更换过滤器 4. 更换新的电磁阀或水泵
手柄连接处渗水	1. 防水O形圈有破损 2. 手柄未接插到位	1. 更换O形圈 2. 重新接插手柄
治疗头不雾化或雾化效果不好	1. 启动后治疗头前端水流形状无变化,也听不到“嘶嘶”声 2. 治疗头前端水流可以雾化,但接触组织时“嘶嘶”声很小 3. 系统经过长时间扫描仍然不能锁定治疗头的工作频率	1. 检查保险是否熔断,如已经熔断更换为4A保险 2. 更换手柄

十、仪器设备使用相关并发症

常见并发症(创面出血)预防及处理:操作前全面评估患者的情况。发生创面出血后,停止清创治疗,采取紧急止血方案。

十一、日常维护与管理

(一)日常维护

1. “五防” 防热、防蚀、防潮、防尘、防震。
2. “三定一专” 定点放置、定时清点、定期检查维修、专人管理。

3.“二及时”　及时检查、及时消毒。

4. 超声清创机应处于完好备用状态，在清洁或消毒之前需断开超声清创机的电源线。

5. 使用完成后必须放干管道中的残留液体，关闭电源，用中性溶液将表面擦洗干净。

6. 手柄安装或拆卸时一次不要用力过猛，否则容易导致部件损坏，手柄头端在使用和保存时应避免与硬物磕碰。

7. 不要与有毒、有腐蚀性、易燃、易爆的物品混在一起。

8. 不使用时，应关闭电源开关，拔下电源插头；长期不使用时，最好每个月通电一次，每次 10min 左右。

（二）清洁与消毒

1. 超声清创手柄消毒　一人一换，高压高温消毒或环氧乙烷灭菌消毒，消毒前尽可能拆卸所有的部件，严禁将手柄放于溶液中蒸煮，严禁将手柄完全浸泡于消毒液中，严禁将手柄放入烤箱或微波炉高温烘烤，除手柄外其他部件拆开后用乙醇擦拭。

2. 高压冲洗手柄　一周两次，高压高温消毒或环氧乙烷灭菌消毒。

3. 高压冲洗管道　一周两次，高压高温消毒或环氧乙烷灭菌消毒。

4. 超声清创拆卸装置　一套用于清洁伤口，一套用于污染伤口，每天治疗结束后送消毒，高压高温消毒或环氧乙烷灭菌消毒。

5. 机箱内的管道　每天治疗结束后用消毒液代替治疗液接入主机背后的进液口，然后选择有消毒液的通道，让消毒液充满整个管道，10min 后再次选中该通道放完里面的消毒液体，严禁选用对医用硅胶管和钛合金有腐蚀性的消毒液，消毒液使用后须排干净。

6. 废液瓶　一天一换，1∶200 的 84 消毒液浸泡消毒。

7. 负压接头　一次性物品，一人一用。

8. 负压连接管道　一次性物品，一人一用。

9. 主机外壳和脚踏开关　一周一次，应用软布擦拭，软布上可以用少许液体清洁剂擦拭表面，勿让任何液体进入摄像头、电脑表面端口、光驱内，不要使用氨水等会损害塑料的清洁剂，不要使用会划伤主机表面的硬物或硬毛刷。

10. 过滤器　一周两次，乙醇擦拭。

11. 连接管道　一周两次，乙醇擦拭。

12. 传染病患者使用过的超声清创仪等按照传染病管理相关规范先进行清洁消毒，然后放于房间一起进行动态消毒机消毒。

（戴薇薇）

第三节　红外线治疗仪

一、基本简介

红外线治疗仪利用红外线的热作用，使血管扩张充血，血流加快，增加组织的营养和代谢，加速组织的再生，促进局部渗出物的吸收和消散，增强单核巨噬细胞系统的功能，增强机体的免疫能力，有消炎作用，同时利用温热作用降低神经末梢的兴奋性，以起到保温、镇痛、解痉作用。

二、发展历史

20 世纪 30 年代，出现了红外线治疗仪。灯泡式结构的红外辐射源是最早用于临床的红外线理疗仪器的主体。红外灯泡大多具有抛物线型的玻壳，内壁涂有反射红外线的涂层，通常是镀汞或铝，辐射中心安置在抛物面焦点上，因此红外灯泡具有很好的方向性，且有更高的红外辐射效率。因此灯泡式辐射器一般是近红外辐射源，主要发射短波能直接深入肌肤深层，刺激结缔组织，对深层治疗效果显著。

20 世纪 70 年代，新的远红外辐射器问世。它的结构一是热源，提供红外辐射所需的能量；二是带有小孔的辐射板，一面涂有红外高发射涂层。这种以无序聚合体、晶态氧化物和单质元素等不同状态复合而成的电磁波发射极，在一定温度下，受热激发出特定频率的综合电磁波，这些电磁波和人体发射的电磁波相同或相近，易被人体的核苷酸主分子吸收产生“共振”，并向生物体内纵深层传递信息和能量，从而提高了微量元素的活性。电磁波与微量元素的作用，使得生物体内不稳定结构解体，增强了自身免疫力，微观上可使微量元素趋向正常比值范围，宏观上达到疾病的康复。

目前的红外治疗仪产品的核心部件是红外线辐射源，其功能越来越丰富，只需通过一个简单的控温装置，就能根据病情调节辐射板的温度以达到一机多用功能，并且克服了传统红外线治疗仪照射面积小的局限性，体积小，结构新颖，操作简单，安全方便，有效地将红外辐射能量作用于人体的有关部位，尽可能地降低壳内的热损耗，提高仪器的使用效率，现已被普遍用于临床中。

三、基本分类

（一）按结构分类

手提式红外线治疗仪、落地式红外线治疗仪。

（二）按功能分类

医用红外线分为两类：近红外线与远红外线。

1. 近红外线　又称短波红外线，波长 0.76~1.5μm，穿入人体组织较深，为 5~10mm，能直接作用到皮肤的血管、淋巴管、神经末梢及其皮下组织，可加速受损组织功能康复，缓解疼痛，如白炽灯、光热复合治疗机。

2. 远红外线　又称长波红外线，波长 1.5~400μm，大部分被表层皮肤吸收，穿透组织深度仅达 0.05~2mm，可改善表浅组织血液、淋巴循环，减轻水肿和疼痛，提高机体免疫功能，有助于创面保温，如红外线辐射器。

四、工作原理

红外线对生物组织的作用主要是热效应。可以证明，热能可以使生物组织温度升高，使细胞的通透性、胶体状态、生物电、酸碱度、酶系统发生改变，形成生物活性物质组织胺和乙酰胆碱等，使新陈代谢加快，生物组织营养状态改善，组织再生能力加强，功能恢复加速，因而红外线在治疗扭伤、消炎、镇痛、解痉、活血化瘀、恢复肌肉功能等方面皆有明显效果。人体辐射的峰值波长为 9.348 2μm，实际因人体各部分温度有差异，峰值波长在 9~10μm，处于远红外段。此外，人体辐射以峰值波长为中心，两边波长的辐射能量迅速下降并覆盖较宽的波长范围。大体上 2~20μm 的红外波长区域，约占去了人体总辐射能量的 80%，因此当采用适当能量的 2~20μm 的红外线辐射作用于人体时，机体就会最有效地吸收电磁能量，从而产生相应的生物学效应，并且以较少的能量获得较大的效果。

1. 缓解肌肉痉挛　红外线照射可以降低骨骼肌和胃肠道平滑肌的肌张力。因红外线使皮肤温度升高，通过热作用可使骨骼肌肌梭中的 γ 传出神经纤维兴奋性降低，牵张反射减弱，致使肌张力降低，肌肉松弛。同时，红外线照射腹壁浅层时，皮肤温度升高，通过反射作用使胃肠道平滑肌松弛、蠕动减弱。

2. 镇痛作用　红外线有一定的镇痛作用，红外线可通过促进局部渗出物吸收、减轻肿胀而疼痛；对于肌痉挛性或缺血性痛，可以缓解肌肉挛缩、改善局部血液循环；对于神经痛，可通过降低感觉神经兴奋性、提高痛阈和耐痛阈而镇痛。

3. 改善局部血液循环，促进炎症吸收　红外线可改善血压循环和组织营养，促进局部渗出物的吸收，提高吞噬细胞的吞噬能力，增强人体免疫能力，有利于慢性炎症的吸收及消散，因此具有消炎、消肿的作用，适用于治疗各种类型的慢性炎症。

4. 促进组织再生　红外线照射损伤局部，通过改善血液循环，增强物质代谢，使纤维细胞和成纤维细胞的再生增强，促进肉芽组织和上皮细胞的生长，增强组织的修复功能和再生功能，加速伤口愈合。

5. 减轻术后粘连，软化瘢痕　红外线照射能减少烧伤创面或压力性损伤的渗出，减轻术后粘连，促进瘢痕软化，减轻瘢痕挛缩，还能促进组织肿胀和血肿的消散，用于治疗扭挫伤。

五、临床适应证和禁忌证

1. 适应证　适用于对疼痛和炎症的治疗，能改善血液循环，促进组织修复与再生，消除肿胀，加速创面愈合。例如：软组织扭挫伤恢复期、肌纤维组织炎、关节炎、神经痛、软组织炎症感染吸收期、伤口愈合迟缓、慢性溃疡、压力性损伤、烧伤创面、风湿性关节炎、关节纤维性挛缩、慢性盆腔炎、外阴炎、乳腺炎、神经性皮炎等。

2. 禁忌证　禁止用于孕妇、月经期女性盆腔部位、出血性和凝血疾病患者、有出血倾向或创面有活动性出血患者、热过敏患者、其他不宜热疗的患者、高热患者、活动性肺结核患者、肿瘤患者、重度动脉硬化患者、闭塞性脉管炎患者、炎症急性期患者、系统性红斑狼疮患者、代偿功能不全的心脏病患者。

六、基本结构及配套部件

红外线治疗仪的基本结构是光源系统、显示系统、升降装置、隔热装置、结构支撑系统、控制电路及控制系统组成，包含照射头、悬挂臂、控制系统、立杆组件、底座等；随机附件包括电源线、眼罩、内六角扳手。红外线治疗仪主机示意图见图 3-2-4。

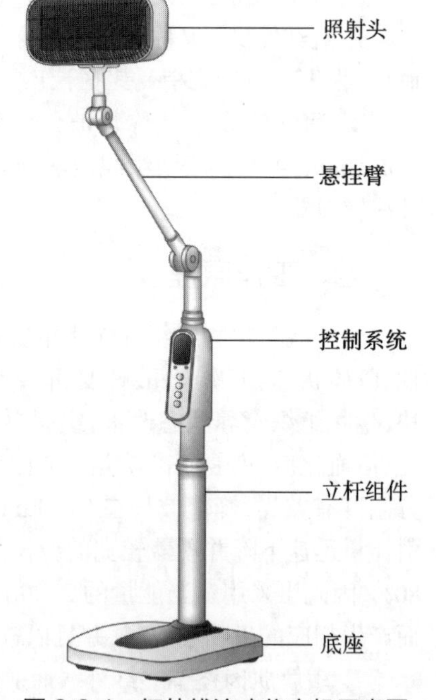

图 3-2-4　红外线治疗仪主机示意图

七、基本使用程序

【评估】

1. 患者准备　评估患者病情、意识、自理能力、合作程度，患者是否出血、发热，皮肤情况，对于清醒患者告知其使用红外线治疗仪的目的和方法，取得患者合作。

2. 环境准备　环境清洁，宽敞明亮，温度 22~26℃，必要时备屏风遮挡。

3. 用物准备　红外线治疗仪（大小型号合适，功能正常），多极插板，一次性手套，必要时备湿纱布、防护眼镜或围帘。

4. 护士准备　操作前穿戴整齐，无长指甲，洗手，戴口罩；知晓红外线治疗仪的使用方法。

【操作流程】

1. 携用物至床旁，核对床号、姓名，解释。

2. 帮助患者选取合适的卧位。

3. 告知患者使用中的配合要求（温度是否耐受，告知患者处于红外线照射范围内勿随意挪动）。

4. 移动机器并调节悬挂臂和照射头，使照射头按推荐的治疗距离对准患者所需治疗位置。

5. 接通电源，打开主机电源开关，系统进入开机状态。

6. 红外线治疗仪与创面或治疗部位相距 30~70cm，根据灯头功率的大小来调节，也可用手背试温，以确定适当的距离，一般以局部有温热感为宜。

7. 调节治疗参数，选择光源能量等级及设置时间。

8. 局部照射时间一般为 20~30min。

9. 整理床单位，清理用物。

10. 记录和停止使用时间。

11. 清洁、消毒、整理物品。

【注意事项】

1. 使用红外线治疗仪时应严密观察，每 15~30min 一次，切不可将被褥或棉垫等紧贴覆盖于红外线治疗仪上，以免起火。

2. 应根据病情及创面情况调节适宜温度，皮瓣或皮片移植术后、瘢痕部位应适当加大照射距离，宜相距 40~50cm。因移植的皮片或皮瓣其皮肤知觉障碍，容易引起烫伤；瘢痕局部温度过高会增加瘙痒和燥热感。

3. 面部和胸部照射时，应给患者戴防护眼镜或用湿纱布敷于眼睑上，因红外线可被眼组织吸收，晶状体的血液循环很差，热不能很快消散，易引起晶体混浊造成白内障。必要时使用围帘保护患者和保证治疗效果。

4. 治疗中患者勿自行移动体位，以免触及辐射管发生烫伤。

5. 患者出现高热时暂停使用红外线治疗仪。

6. 治疗仪架上有照明灯便于治疗、护理。

7. 患者离开病房（如手术）前先关闭电源，让患者适应 15min 左右再离去，并适当保温。

8. 潮湿创面适当延长照射时间。

9. 将仪器放置于水平或防滑地面上，防止震动和滑动。

10. 治疗时请锁住脚轮，不要在治疗中移动设备，注意防护，防止绊倒和倾倒。

八、各项参数调节

波长范围主要分布范围为 0.5~30μm。近红外峰值波长：0.9~2μm，远红外峰值波长：2~10μm。角度调节：二维，水平旋转角度 ≥ 90°，竖直旋转角度 ≥ 90°。出光口面积 ≥ 300cm^2。操作方式为触摸屏操作。治疗时间 20~30min/ 次，照射距离 30cm 为宜。

九、参数报警及处理

红外线治疗仪常见报警及处理，见表 3-2-4。

表 3-2-4　红外线治疗仪常见报警及处理

参数报警	报警原因	处理
光源不亮	1. 光源连接线未连接上 2. 红外线能量等级是否为 0（正常工作不能为 0） 3. 触摸屏控制区域控制功能异常 4. 光源灯管或辐射条出现断裂或破损 5. 风扇未正常工作	1. 连接光源 2. 调整红外线能量 3. 尽快联系厂家修复触摸屏，更换灯管或辐射条，修复风扇功能
散热风扇不工作	1. 风扇叶片中有物体卡住或堵塞住 2. 风扇叶片和转轴出现脱落 3. 风扇损坏	1. 清除异物 2. 尽快联系厂家修复风扇
机器推动不顺畅	1. 脚轮被锁住或未完全解锁 2. 脚轮被杂物或毛发等缠绕卡死 3. 脚轮的安装螺丝松脱	1. 解锁脚轮 2. 清除脚轮缝隙的异物 3. 安装好脚轮松脱的螺丝
仪器死机	电压不稳定，或操作未严格按照手册执行	1. 严格按照操作手册执行操作 2. 断开整机电源后重新开机 3. 如上述操作仍无法排除对应故障，尽快联系厂家检修

十、仪器设备使用相关并发症

常见并发症(皮肤烫伤)预防及处理：如发生皮肤烫伤，立即停止使用红外线治疗仪，按烧伤急救方法处理，安抚患者，及时上报。

十一、日常维护与管理

(一) 日常维护

1. “五防”　防热、防蚀、防潮、防尘、防震。

2. “三定一专”　定点放置、定时清点、定期检查维修、专人管理。

3. “三及时”　及时检查、及时消毒、及时补充。

4. 红外线治疗仪应处于完好备用状态，在清洁或消毒之前需断开红外线治疗仪的电源线。

5. 由于风扇所产生的对流作用，灰尘会积聚在风扇或散热器上，必要时需对这些灰尘加以清除(大约每3个月一次)。通常情况下，只要用干布或干净毛刷来清除仪器外壳即可，擦拭前注意彻底断开电源。

6. 悬挂臂转动关节靠螺栓拧紧的摩擦力和弹簧的拉力定位，使用若发现定位困难，或发现悬挂臂调整关节的螺钉有松动，请拧紧相应的螺栓或螺钉。

7. 日常使用时，禁止外物覆盖照射头。

8. 定期清除设备栅格孔上吸附的灰尘或毛发，避免堵塞通风孔导致机器散热不良。

(二) 清理

1. 红外线治疗仪的主机外壳、照射头外壳、悬挂臂组件、显示屏可用棉布进行清洁，选择少量中性溶液(微湿即可)擦拭表面，后用干布抹净，禁用易腐蚀性等液体擦拭，切不可蘸取过量清洗溶液，禁止使用冲洗的方式，确保擦拭部位干燥后方能通电。

2. 红外线治疗仪的显示屏可用温暖、潮湿的布和温和的肥皂水进行清洁，不要用丙酮或甲醛进行清洁，不要使用高压灭菌或蒸汽清洗机。

3. 传染病患者使用过的红外线治疗仪等按照传染病管理相关规范先进行以上清洁步骤后用1∶200含氯消毒剂再消毒，然后放于房间一起进行动态消毒机消毒。

(戴薇薇)

第三章　呼吸专科护理设备

第一节　雾　化　机

一、基本介绍

雾化机是一种将液体或者固体药物转变为气溶胶(悬浮在气体中的固体或液体颗粒)的基本医疗设备,主要应用于雾化吸入技术。雾化吸入技术是通过呼吸吸入(经口腔或鼻腔)的方式,将由雾化机形成的具有治疗作用的微小气溶胶颗粒送至呼吸道或肺部并吸收,以达到预防或治疗疾病的目的。该技术具有起效快、局部药物浓度高、给药剂量低及不良反应少等优点,主要用于治疗各种上、下呼吸道疾病,如咽喉肿痛、鼻咽炎、哮喘、支气管炎、肺炎等。雾化机设备体积小、操作简单、应用范围广,是治疗呼吸系统疾病最基本的医疗设备。

二、发展历史

大约公元前1554年,古埃及记录药学知识的书中,记载了通过吸入莨菪烟雾来治疗呼吸困难的方法。当时,人们将莨菪叶放至砖块上烤而进行气化,无特制的吸入装置。雾化吸入装置的最早记载出现在1654年英国医生本内特的木刻画中。当今留存的最早的雾化吸入装置是英国医生马奇设计的"马奇吸入器",该装置是一种坚固的锡蜡制器皿。该装置在英国维多利亚女王时代被广泛用于雾化治疗,沿用160多年。1817年,汉弗莱设计了采用水蒸气驱动的雾化装置,是历史上第一款加压吸入器。1849年法国学者奥方提出,水流冲射到坚硬表面可产生水雾,法国医生塞尔斯 - 吉洪于1858年依据此理论研制出雾化吸入装置。巴黎医学科学院证实该装置产生的气雾能够进入支气管,这是现代雾化吸入装置的重要基础。1924年,Areotherm(气动热)仪器投入生产,是今天雾化吸入产品的前身。20世纪30年代初和50年代末,随着工业化的成熟,先后出现了电子压缩机雾化机和超声波雾化机,雾化机开始大规模生产,并在医院广泛使用。

三、基本分类

(一) 根据气溶胶颗粒产生的原理分类

1. 超声雾化机　是由水槽底部的晶体管或电子管将高频电能转化为超声波声能,声能震动使药液表面张力破坏形成细微雾状的雾化机(图3-3-1)。

2. 射流式雾化机　又称喷射式雾化机,是利用高压气流通过细小管口形成高速气流带动液体喷溅,并受到阻挡物阻挡向周围飞溅形成雾状微粒。主要有高压泵雾化机,又称空气压缩式雾化机,利用机械动力将空气压缩形成高速气流;氧气雾化吸入机,利用高速的氧流形成高速气流。

3. 振动筛孔雾化机　是通过压电陶瓷片的高频振动,使药液穿过细小的筛孔而产生药雾的装置。

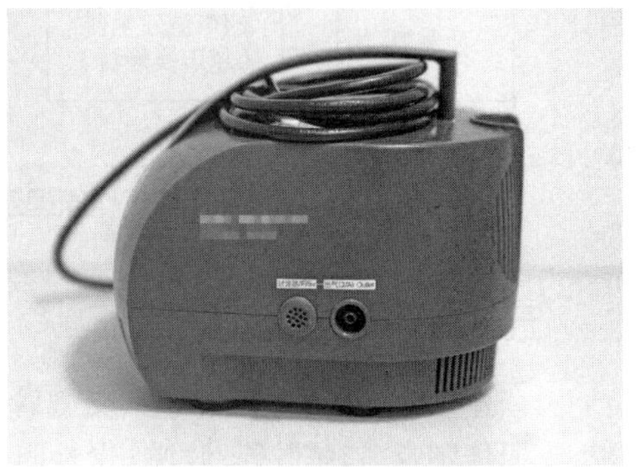

图3-3-1　超声雾化机

(二) 根据使用的场所分类

1. 医用雾化机　主要在医疗机构中使用。

2. 便携式雾化机　体积微小、携带方便,可由电池供电或者手动按压作为动力来源，多用于支气管哮喘、喘息性支气管炎的患者，如定量吸入器、干粉吸入器。

四、工作原理

雾化吸入技术是利用雾化机将雾化液转化为气溶胶颗粒悬浮于气体中，再通过吸入方式沉积于呼吸道及肺部，以达到治疗效果。影响气溶胶颗粒在呼吸道中沉淀的重要因素有气溶胶颗粒大小、温度和湿度、气道口径、吸气流速和频率。其中，气溶胶颗粒直径对药物沉积有直接影响，颗粒的有效直径应在0.5~10μm。粒径的大小直接影响气溶胶颗粒沉积的距离。其中，5μm粒径以上的气溶胶颗粒被阻挡在上呼吸道；3~5μm粒径主要沉积于肺部；<3μm粒径多沉积于肺泡。不同雾化机生成气溶胶基本原理和粒径不同，这里介绍最为常见的两种雾化机的工作原理。

（一）超声雾化机

超声雾化机中主电路板的振荡信号被大功率三极管放大后传递给超声晶片，超声晶片将传导的高频电流转换为同频率声波。超声波通过雾化缸中的耦合作用，通过雾化杯底部的超声薄膜，直接作用于雾化杯中的液体。当超声波从杯底经传导到达药液表面时，液气分界面在受到垂直于分界面的超声波的作用后，使药液表面形成张力波。当表面张力波能量不断累积达到一定值时，在药液表面的张力波波峰也同时增大，使其波峰处的液体雾粒飞出（雾粒直径的大小随超声波的频率增大而缩小）。因超声波产生的雾粒尺寸均一，动量小，易随气流行走，故药液分裂成微粒后，可因送风装置产生的气流作用而生成药雾输送给患者（图3-3-2）。

（二）高压泵雾化机

高压泵雾化机是通过气体压缩机产生的压缩气体为驱动来源，压缩机产生的压缩空气从喷嘴喷出时，通过喷嘴与吸水管之间产生的负压作用形成高速气流，产生的负压带动药液一起喷射到阻碍物上，在高速撞击下向周围飞溅使液滴变成雾状微粒从出气管喷出（图3-3-3）。

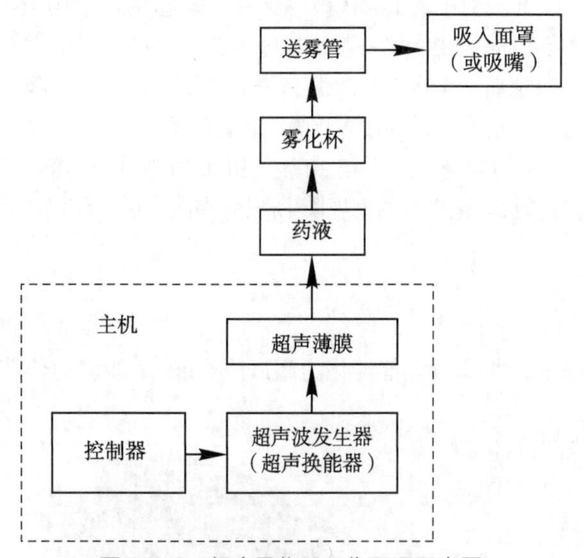

图3-3-2　超声雾化器工作原理示意图

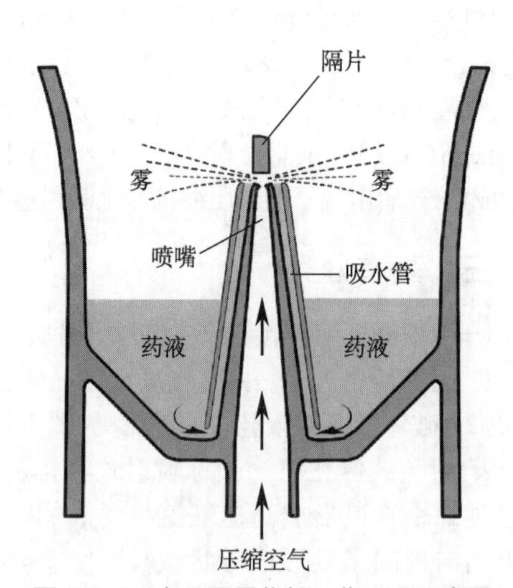

图3-3-3　高压泵雾化机工作原理示意图

五、临床适应证和禁忌证

1. 适应证　上呼吸道、气管、支气管感染，如急性喉炎、急慢性支气管炎等；肺部感染，如支气管肺炎、支原体肺炎、肺脓肿等；哮喘；慢性阻塞性肺疾病；肺源性心脏病；痰多、痰液黏稠；气道或人工气道的湿化；支气管麻醉，如支气管镜检术前麻醉；作为抗过敏或脱敏疗法的一种途径，吸入抗过敏药物或疫苗接种；其他气道炎症类疾病。

2. 禁忌证　急性肺水肿；自发性气胸；肺大疱。

六、基本结构及配套部件

（一）超声雾化机

超声雾化机的基本结构由主机、导管和口含器（或面罩）三部分组成，见图 3-3-4。

1. 主机

（1）超声波发生器：通电后可输出高频电能。

（2）水槽与晶体换能器：水槽内盛冷蒸馏水，其底部有一晶体换能器，接收发生器输出的高频电能，并将其转化为超声波声能。

（3）雾化罐与超声薄膜：雾化罐盛药液，底部是一半透明的超声薄膜，声能可透过此膜与罐内药液作用，产生雾滴喷出。

（4）调节控制系统：在主机面板上有电源开关、雾量调节按钮、指示灯和定时器。

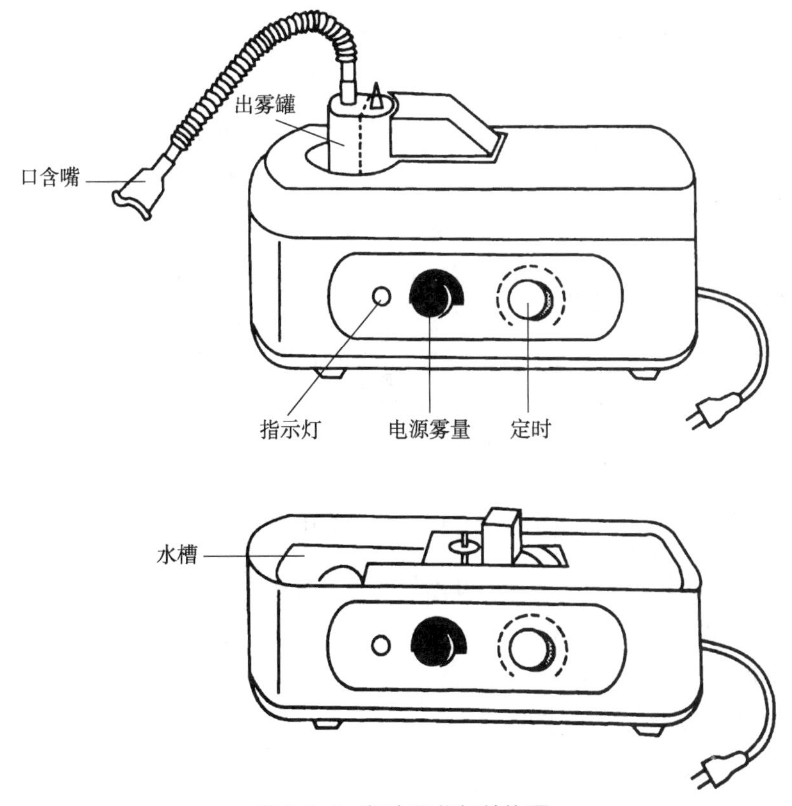

图 3-3-4　超声雾化机结构图

2. 导管　连接雾化管和口含器（或面罩）。

3. 口含器（或面罩）　常见口含器或面罩包括鼻塞、口含器、儿童面罩、成人面罩。

口含器和面罩的选择：口含器是最有效的吸入治疗方式，采用这种方式可以直接将药物输入肺部，减少药物浪费；成人雾化可选择用口含器和成人面罩；婴儿不能用口含器进行雾化，口含器适用年龄应大于 4 岁，推荐儿童使用的配件为儿童面罩和儿童弯管；鼻炎患者推荐使用鼻塞和 LCD 口含器。

(二) 高压泵雾化机

高压泵雾化机由三部分组成,见图 3-3-5。

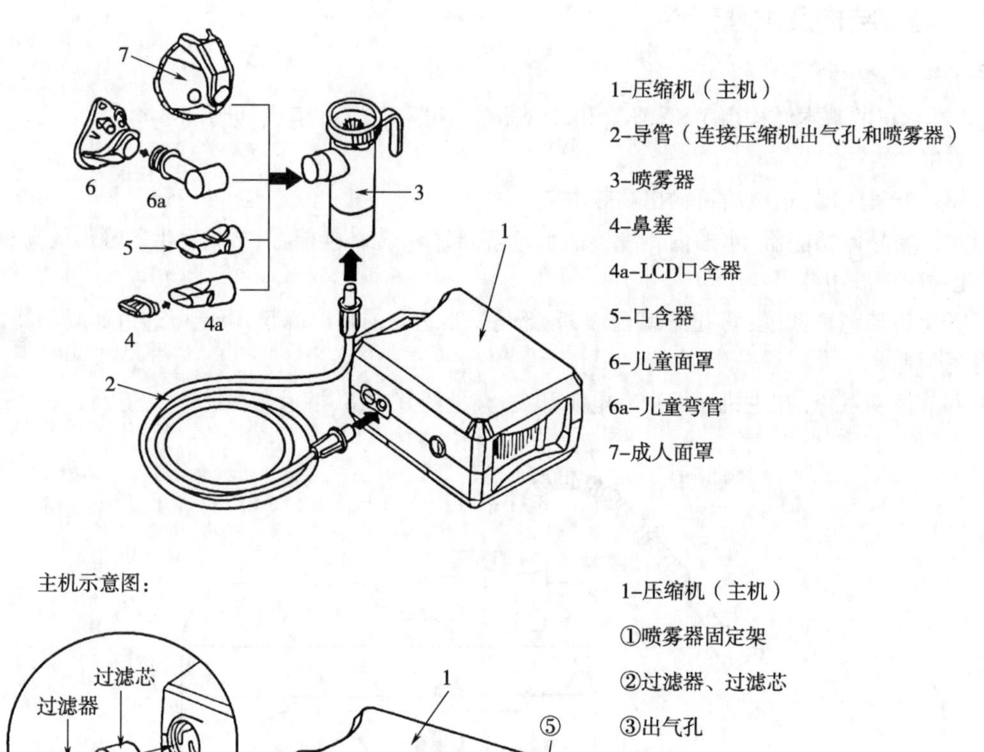

图 3-3-5　高压泵雾化机结构图

1. 空气压缩机　通电后可将空气压缩。其面板上有电源开关、过滤器及导管接口。

2. 喷雾器　其下端有空气导管接口与压缩机相连,上端可安装进气活瓣(如使用面罩,则不用安装进气活瓣),中间部分为药皿,用来盛放药液。

3. 口含器(或面罩)　同超声雾化机。

七、基本使用程序

超声雾化机

【评估】

1. 患者准备

(1)患者意识状态和合作程度、病情、治疗情况、用药史、所用药物的药理作用,评估患者呼吸道是否通畅,面部及口腔黏膜是否有感染。

(2)向患者讲解在雾化过程的注意事项和配合治疗的方法。

(3)将一次性治疗巾铺于患者颌下。

(4)体位取卧位或坐位。

2. 环境准备　清洁、宽敞明亮、安静舒适、温湿度适宜。

3. 用物准备

(1)雾化吸入器装置一套、冷蒸馏水、生理盐水、水温计。

(2)药物准备,雾化吸入疗法常见药液,见表 3-3-1。

表 3-3-1　雾化吸入疗法常见药液

治疗目的	典型药物
消除炎症	庆大霉素、卡那霉素
解除支气管痉挛	氨茶碱、沙丁胺醇
稀释痰液,祛痰	α- 糜蛋白酶
减轻呼吸道黏膜水肿	地塞米松

4. 护士准备　护士着装规范,指甲已修剪,洗手,戴口罩。

【操作流程】

1. 检查　雾化机处于完好备用状态,性能完好,无异常情况。

2. 连接　连接雾化机管道和各部件。

3. 加水　根据雾化机的类型和使用要求,在水槽中加入适量的冷蒸馏水,水量应将雾化罐底部的超声薄膜浸没。

4. 加药　将药物加入雾化罐,并用生理盐水稀释至 30~50ml,并盖好雾化罐盖。

5. 开始雾化。

(1)床边核对:三查七对,认真核对患者信息及医嘱执行单。

(2)安置体位:协助患者取坐位或者半卧位,患者颌下铺治疗巾。

(3)调节雾量:接通电源,根据医嘱和患者的病情,调节雾化机雾化时间和雾量。

(4)使用前再次进行三查七对。

(5)雾化吸入:嘱患者做深呼吸,以利于药物能深入肺部,促进药物的充分吸收。根据患者情况选择雾化口含器或雾化面罩。

(6)操作后再次进行核对。

6. 结束雾化。

(1)雾化结束后,先关闭雾化机开关,再断电源。

(2)协助患者做好面部和口腔清洁,取舒适体位,整理床单位。

(3)整理物品,清洁雾化机,配件消毒晾干备用。

(4)洗手,记录。

【注意事项】

1. 熟练掌握雾化机的使用流程及注意事项,保持雾化水槽足够的水量和适宜的温度(小于 50℃)。

2. 操作过程中动作轻柔,防止雾化机配件损坏,影响使用。

3. 使用过程中密切关注患者的情况,气道是否通畅,痰液是否容易排出,协助患者排痰。

4. 使用过程中可直接从雾化水槽盖小孔加入药液,可不用关机,如果要在水槽内加水则必须关机。

5. 雾化前先漱口,清除口腔内分泌物、食物残渣。

6. 雾化时应做深而慢的吸气,使药液充分吸收。

7. 雾化吸入后应漱口,防止激素在咽部聚积,使用面罩者应洗脸。

8. 不同的患者应该选择不同雾化口器。一般病情轻、可自行配合的患者,可选用口含式喷头,并嘱其将口腔内分泌物吐出,勿反流至雾化罐内,影响药液浓度。对于意识不清、长期卧床者,则需选择面罩式喷头。

9. 介绍雾化吸入治疗的作用和使用方法，介绍雾化机使用过程中的注意事项和常见的不良反应。

10. 教会患者深呼吸以及配合药物吸入的方法。

11. 介绍呼吸道疾病的相关知识和预防措施。

高压泵雾化机

【评估】

1. 患者准备　同超声波雾化吸入法。
2. 环境准备　同超声波雾化吸入法。
3. 用物准备　高压泵雾化吸入器装置。
4. 护士准备　护士着装规范，指甲已修剪，洗手，戴口罩。

【操作流程】

1. 检查　雾化机处于完好备用状态，性能完好，无异常情况。
2. 连接　连接雾化机管道和各部件。
3. 加药　将药物加入雾化罐，并用生理盐水稀释至30~50ml，并盖好雾化罐盖。
4. 核对　严格三查七对，认真核对患者信息及医嘱执行单。
5. 安置体位　协助患者取坐位或者半卧位，患者颌下铺治疗巾。
6. 开始雾化。

(1) 打开雾化机电源。

(2) 调节雾量：根据医嘱和患者的病情，调节雾化机雾化时间和雾量。

(3) 雾化吸入：嘱患者做深呼吸，以利于药物能深入肺部，促进药物的充分吸收。根据患者情况选择雾化口含器或雾化面罩。

7. 结束雾化。

(1) 雾化结束后，先关闭雾化机开关，再断电源。

(2) 协助患者做好面部和口腔清洁，取舒适体位，整理床单位。

(3) 整理物品，清洁雾化机，配件消毒晾干备用。

(4) 洗手，记录。

【注意事项】

1. 使用的电源电压要符合压缩机的要求。
2. 压缩机不要放在松软的地毯上，要平稳放置。
3. 做好压缩机的清洁和保养，定期检查更换压缩机的空气过滤器内芯。
4. 使用时要密切关注患者的生命体征，如出现不适反应要及时处理。协助患者排痰，必要时可为患者吸痰。
5. 向患者介绍高压泵雾化机的作用原理，并教会其正确的使用方法。
6. 教会患者深呼吸以及配合药物吸入的方法。指导患者有效咳痰，协助患者排出痰液。
7. 介绍呼吸道疾病的相关知识和预防措施。

八、各项参数调节

定时调节范围为0~60min。通常一般每次给药时间为15~20min。连续使用雾化机时，中间需间隔30min。药量一般推荐在4~5ml，药物过满会减少药物输出，根据装置说明加入合适的剂量。大挡雾量3L/min，中挡雾量2L/min，小挡雾量1L/min。雾量大小可以根据患者的需要和耐受情况适当调节。

九、仪器故障处理

雾化机常见故障及处理,见表 3-3-2。

表 3-3-2 雾化机常见故障及处理

常见故障	故障原因	处理
开机无反应	检查机器电源是否连接	检查插头是否插入电源插口中。如有必要,请拔出后再重新插入
电源开启时,不喷雾或喷雾量较少	1. 药液瓶是否含有药液 2. 药液是否过多或过少 3. 喷雾头是否缺少,或者没有正确安装 4. 喷雾是否正确组装 5. 出气口是否有一定压力的气流输出 6. 送气管是否正确连接 7. 送气管是否弯折或损坏 8. 送气管是否堵塞污垢	1. 请装入药液 2. 请装入适量药液 3. 请正确安装喷雾头 4. 请通过煮沸清洗除去堵塞的污垢 5. 雾化机内通气管脱落或断裂,需要拆开连接 6. 务必使送气管正确连接到主机或雾化器上 7. 将送气管伸直,避免弯折 8. 请更换送气管 9. 请更换新的过滤片
运转声音异常	过滤片盖是否未正确安装	请正确安装过滤片盖
机体异常发热	通风口是否被堵塞	请勿堵塞通风口

十、仪器设备使用相关并发症

(一) 过敏

1. 临床表现 呼吸道症状:喘息或原有的喘息症状加重。全身症状:可出现过敏性红斑,可伴有寒战,较少出现过敏性休克。

2. 预防措施 雾化吸入前询问患者有无药物过敏史。过程中密切观察患者反应。

3. 处理措施 患者一旦出现临床症状,立即终止雾化吸入。建立静脉通道,给予抗过敏药物,如地塞米松等。密切观察患者生命体征及病情变化,如有休克,积极抗休克治疗。

(二) 感染

1. 临床表现 肺部感染:患者不同程度高热,肺部啰音,肺部 X 线检查见炎症改变,痰细菌培养阳性等。口腔感染:多为真菌感染,舌头或口腔内壁可出现黄色或白色斑点,患者自觉疼痛,拒绝进食。

2. 预防措施 雾化治疗结束后,及时清洗消毒雾化罐、口含嘴及管道等,再洗净、晒干备用。使用一次性口含嘴,雾化器专人专用。

3. 处理措施 肺部感染者可以用抗菌药物治疗。口腔真菌感染需要注意口腔卫生,进行局部治疗,如用 2%~4% 碳酸氢钠溶液漱口等。

(三) 呼吸困难

1. 临床表现 胸闷气喘、呼吸困难、不能平卧,口唇及颜面发绀。患者呈痛苦面容、烦躁、大汗等。

2. 预防措施 选择合适的雾化器,指导患者选择合适的体位。雾化过程中持续吸氧。控制雾化吸入时间,及时清理痰液,以免阻塞呼吸道。

3. 处理措施 一旦出现呼吸困难,协助患者取半坐卧位或坐卧位,以利呼吸,暂停雾化吸入。拍背、鼓励患者咳嗽排痰,保持呼吸道通畅。必要时负压吸痰。密切观察病情变化。

(四) 缺氧及二氧化碳潴留

1. 临床表现　患者主诉胸闷、气短。呼吸浅快、皮肤黏膜发绀、心率加快、血压升高。血气分析示氧分压降低，二氧化碳分压高。

2. 预防措施　雾化吸入治疗前对患者病情进行评估。氧气雾化吸入时适当加温，避免因吸入低温气体引起呼吸道痉挛。雾化的同时给予吸氧。婴幼儿雾化时雾量宜小，为成人的1/3~1/2，且以面罩吸入为佳。

3. 处理措施　出现缺氧及二氧化碳潴留时，应立即停止雾化吸入，加大氧流量，嘱患者呼吸。密切观察患者病情变化，积极对症处理。

(五) 呃逆

1. 临床表现　呃逆是一侧或双侧膈肌的阵发性痉挛，伴有吸气期声门突然关闭，发出短促的特别声音。

2. 预防措施　雾化吸入时雾量可适当调小。

3. 处理措施　与患者交谈与治疗无关且引起情绪激动的话题，分散患者注意力，终止呃逆。快速饮冷水或刺激咽部，设法停止呃逆。经上述处理无效，可以使用氯丙嗪或甲氧氯普胺(胃复安)等药物治疗。

(六) 哮喘发作和加重

1. 临床表现　雾化吸入过程中或雾化吸入停止后段时间内，患者出现喘息或喘息加重，口唇、颜面发绀，听诊双肺有哮鸣音。

2. 预防措施　哮喘持续状态的患者行雾化吸入时雾量不宜过大、时间不宜过长。雾化时雾化液适当加温。

3. 处理措施　发生哮喘立即停止雾化吸入，取半坐卧位，予以氧气吸入。保持呼吸道通畅，及时清理气道分泌物。密切观察病情变化，使用解除支气管痉挛的药物。经上述处理病情不能缓解、缺氧严重者，应予以气管插管、辅助通气。

(七) 呼吸骤停

1. 临床表现　突然出现呼吸困难，皮肤及黏膜发绀，严重者可致心搏骤停。

2. 预防措施　使用抗菌药物或生物剂量雾化吸入前应详细询问患者过敏史，雾化吸入过程中要严密观察，防止因过敏引起支气管痉挛。首次雾化或年老体弱者先用低挡，待适应后再逐渐增加雾量。超声雾化前将机器预热3min，氧气雾化吸入时可在雾化器外用热毛巾包裹，避免低温气体刺激气道。

3. 处理措施　出现呼吸骤停应立即予以呼吸气囊加压给氧，心搏骤停者行心肺复苏。

十一、日常维护与管理

(一) 更换压缩机过滤芯

1. 正常操作下，过滤芯仅需每年更换一次，出现明显污垢需立即更换。

2. 定期检查过滤芯，如发现过滤芯因污染变成黑色或棕色，甚至堵塞，立即更换。

3. 如果过滤芯被液体浸湿，立即更换，不要将空气过滤芯清洗后反复使用。

4. 只能使用原装配备的过滤芯，否则会损害压缩雾化机，或影响正常治疗。

5. 更换过滤芯，应将过滤片盖向外拉出后取下，再用牙签等尖锐工具将过滤片取下，将取出的过滤片废弃，更换新的过滤片，安装过滤片盖。

(二) 雾化机的管理

1. 防热、防蚀、防潮、防尘、防震。

2. 定点放置、定时清点、定期检查维修、定量供应、专人管理。

3. 及时检查、及时消毒、及时补充。

4. 雾化机处于完好备用状态。

(三) 雾化机的清洁

1. 雾化机表面用250~500mg/L的含氯消毒剂擦拭,雾化机的附件使用后需用250~500mg/L的含氯消毒剂擦拭。

2. 每次使用后需清洁并干燥存放,以免受到污染后成为感染源,影响治疗。

(四) 导管和喷雾器的清洁和保养

1. 使用完毕,为防止药物结晶堵塞喷嘴,可加入少量清水雾化数十秒,然后彻底冲洗喷雾器。

2. 将喷雾器从导管取下,用无绒干布擦干,然后晾干或者风干。

3. 完全干燥后,再组装喷雾器。

4. 发现导管污染,请及时更换。

5. 导管和喷雾器不要放置温度高于37℃的环境中,使用满1年后建议更换。

(田　丹)

第二节　振动排痰机

一、基本简介

振动排痰机是基于物理振动原理,使用于患者胸腔体表,促进肺部痰液排除的一种医疗治疗仪器,在急危重症领域的应用广泛。

二、发展历史

目前,我国大部分地区临床上依旧以体位引流和手法叩背排痰为主要排痰手段。手法叩背排痰治疗需要由操作者协助,使患者处于侧卧位,操作者五指并拢,手背拱起呈空心掌状,以指腹及大小鱼际肌在患者前胸及后背进行叩击,对胸腔和背部以一定频率进行移动的敲击拍打,通过叩击将力传导至肺泡周围和支气管壁,使附着的黏液松动、脱落进而被咳出。此过程一般持续数分钟至数十分钟,每日进行2~4次。但临床实践表明,手法叩背排痰治疗的排痰效果欠佳,原因包括:手法叩击产生的作用力往往局限于肺部的浅表层;叩击频率在整个治疗过程中难以保持一致;操作者易疲劳,叩击力量不均匀;单纯叩击仅能使痰液松脱,无法做定向移动。另外,操作人员在为患者实施治疗时,极易感染空气传播性疾病,也增加了其工作强度,因此有一定局限性。

为解决以上手法叩背排痰的缺陷和不足,需要开发一种替代人工作用的机械排痰装置。美国率先应用推广了机械振动排痰机,2000年以后开始引入我国。机械振动排痰机是基于手法叩背排痰治疗的物理原理研发的。治疗时,操作者需根据患者的情况选取适配的叩击振动器(以下简称叩击头),调节合适的治疗参数,将叩击头置于患者胸背部相对应需要引流的部位体表,稍停留或缓慢移动,做振动治疗。它可同时提供两种作用力:一种是垂直于身体表面的垂直作用力,能够帮助支气管黏膜表面的黏液及代谢物松弛与液化;另一种是平行于身体表面的水平作用力,叩击头定向治疗作用力穿透性强,能产生特定方向的治疗力,使得支气管内已液化的黏液按照操作的方向聚集到大的气道,再通过患者咳嗽或人工负压吸引排出体外。

除此以外,高频胸壁振动排痰机也是解决临床排痰需求的有效设备。它包括气囊背心或胸带(可充气)、空气脉冲主机以及将二者结合起来的空气传输导管。气囊背心充盈后紧贴患者胸腔,通过高频脉冲气流在气囊背心内的冲击,使产生的高速、深度振动叩击同时传导至全胸腔,从而使肺内的黏液易于排出,保持呼吸道通畅。它的优点是产生的振动叩击能全方位作用于患者整个胸腔,保障了各个部位受力均匀，减轻了患者的不适感；整个治疗过程中患者无须进行体位变换，医护人员的工作量大大减少，降低了感染呼吸道病原体的概率。

三、基本分类

（一）按功能分类

1. 独立振动排痰机 只做清理气道分泌物的辅助设备，作用于胸壁，帮助气道分泌物在气道内松脱、聚集、向外移动，见图 3-3-6。

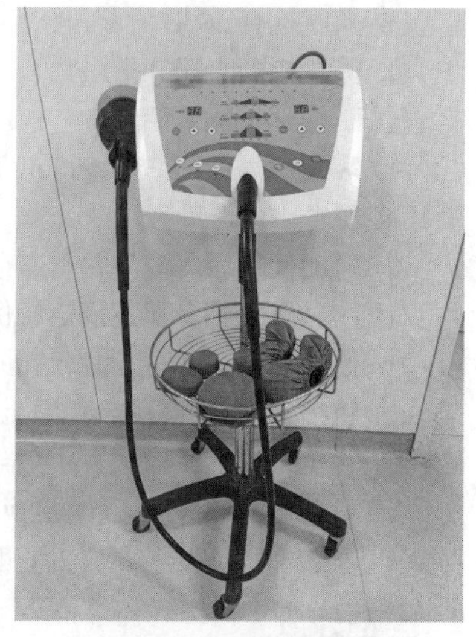

图 3-3-6 独立振动排痰机

2. 多功能综合排痰机 除振动排痰以外同时具备雾化、吸痰等功能，见图 3-3-7。

（二）按结构分类

1. 手持式机械振动排痰机 由电机、传动软轴和内置偏心装置的动力头组成。操作者持握叩击头作用于胸壁，以促进痰液松动、排出。

2. 高频胸壁振动排痰机 由加压风机、拍打电机、压力连接管和气囊背心（或气囊胸带）组成。患者穿上气囊背心，充气后背心充盈且紧贴患者全胸腔。利用高频脉冲气流在气囊背心内产生的振动传导至患者胸腔，产生共振和气流，以此来模拟生理咳嗽，达到促进排痰的效果。

四、工作原理

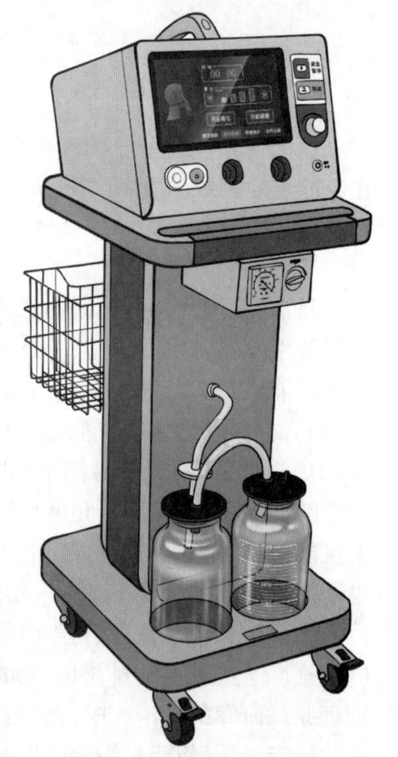

图 3-3-7 多功能综合排痰机

1. 手持式机械振动排痰机 机械振动排痰机是根据物理定向叩击原理设计的。在临床应用过程中产生两种作用力——振动和叩击。振动可使支气管扩张，从而提高气道通过性，同时淋巴管扩张可促进气道分泌物的吸收。而叩击可产生两种不同方向的作用力：一种是垂直于身体表面的作用力，能够帮助支气管黏膜表面的黏液及代谢物松弛与液化；另一种是平行于身体表面的水平作用力，叩击头定向治疗作用力穿透性强，能产生特定方向的治疗力，使得支气管内已液化的黏液按照操作的方向聚集到大的气道，再通过患者咳嗽或人工负压吸引排出体外。同时，浆液细胞受叩击作用刺激，分泌增加，痰液得以稀释。呼吸道神经末梢刺激下，纤毛运动活跃，促进痰液排出。

2. 高频胸壁振动排痰机 通过模拟正常生理咳嗽的原理，将患者所穿气囊背心用管路与空气脉冲发生装置连接，通过空气传输导管将压缩空气注入气囊背心，使气囊背心充盈且包裹住患者全部胸腔。首先，对患者所穿气囊背心快速进行充气与放气，使得胸壁受压时收缩，放松即回弹，往复之间产生了规律性振动，改变了气道黏液的物理性状，有利于呼吸道分泌物的松解、排出；其次，施加于胸廓的压力促使肺内残余气体向外呼出，而压力释放后产生的负压产生吸气气流，从而有效促进黏液排出。另外，气道纤毛运动经胸壁振动刺激，摆动频率增高，对呼吸道分泌物的排出有所帮助。通过反复、深度振动患者胸腔，促使呼吸道黏稠分泌物及肺叶深部代谢物松弛产生共振、液化、脱落，聚集到大气管，通过咳嗽或吸痰而被清除。

五、临床适应证和禁忌证

（一）适应证

1. 外科术后 手术切口疼痛导致患者咳嗽能力及意愿下降。可协助术后患者有效排痰，并改善淤滞的肺部血液循环。

2. 慢性支气管炎 支气管黏膜炎症可致支气管痉挛、气道分泌物增多，造成黏液、渗出物阻塞而引起喘息。急性期多脓性黏液及脓痰。

3. 艾滋病 获得性免疫缺陷综合征是引起呼吸系统异常的免疫缺陷之一。

4. 气管切开术后 机体咳嗽机制受限，可致分泌物聚集、呼吸困难，需要清除气道分泌物、保持呼吸道通畅。

5. 慢性肺炎 炎症可致肺组织肿胀，产生大量分泌物。

6. 昏迷 由于昏迷患者咳嗽能力下降，肺内分泌物难以排出，极易合并感染，保持呼吸道通畅尤为重要。

7. 哮喘 过敏原或非过敏原等原因引起支气管平滑肌痉挛、气道黏膜水肿及呼吸道分泌物增加，导致气道狭窄，分泌物不能排出。

8. 职业性肺部疾病 可造成肺功能退化与呼吸不规则。

9. 烧伤 较严重的烧伤，可致气道分泌物增多，难以清除。

10. 支气管扩张症 慢性炎症损坏气管壁，导致支气管扩张和变形，可引起慢性咳嗽、大量脓痰和反复咯血，气道分泌物清除能力下降。

11. 肺囊性纤维性病变 该隐性遗传性疾病会使得黏性分泌物排出受阻，增加肺部感染的发生。

12. 呼吸衰竭 保持呼吸道通畅是整个治疗过程中的重中之重。

13. 老年病 老年患者的身体功能衰退，肺组织弹性及咳嗽反射降低，导致痰液不易咳出。

14. 肺不张 气道异物、炎症或分泌物过多引起的气道堵塞造成肺不张，需及时清理。

15. 慢性阻塞性肺气肿 肺组织永久性损伤，弹性减弱，造成气道内黏液排出障碍。

16. 术前气道清洁 术前气道清理，可排出患者呼吸道中残留的分泌物，保持呼吸道通畅。

17. 新生儿肺炎 新生儿由于吸入羊水、胎粪或乳汁后引起肺部化学性炎症反应/继发感染，造成肺炎。

（二）禁忌证

1. 胸部接触部位皮肤及皮下感染。
2. 肺部肿瘤（包括肋骨及脊柱的肿瘤）及血管畸形。
3. 肺结核、气胸、胸腔积液及胸壁疾病；未局限的肺脓肿。
4. 出血性疾病或凝血机制异常有出血倾向的；肺血栓；肺出血及咯血。
5. 不能耐受振动的患者。
6. 心脏内有附壁血栓。

六、基本结构及配套部件

（一）手持式机械振动排痰机

手持式机械振动排痰机由底座与立柱、主机、传动系统和动力输出装置等四部分组成。

1. 底座与立柱 起支撑、固定和移动作用。

2. 主机 主要组成部分是电机、控制器和操作显示面板。操作显示面板上包含时间控制按钮、频率强度控制按钮、时间频率显示窗和通电指示灯。

3. 传动系统 包括传动软轴和叩击头基座。

4. 动力输出装置 由各类叩击头组成。

（二）高频胸壁振动排痰机

高频胸壁振动排痰机由高频振动排痰系统主机、空气传输软管、气囊背心、线控器、台车等部分组成。

1. 台车 起支撑、固定和移动作用。

2. 主机 主要组成部分是电机、控制器和操作显示面板。操作显示面板上包含时间控制按钮、频率强度控制按钮、时间频率显示窗和通电指示灯。

3. 气囊背心　由内层充气气囊和外层防污衣罩组成，可拆卸。

4. 空气传输软管　两根中空空气传输软质导管，连接主机与气囊背心，见图 3-3-8。

5. 线控器　由绝缘层包裹的内层信号导线和控制开关组成，方便医务人员或患者本人进行即时操作。

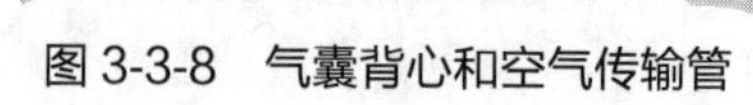

图 3-3-8　气囊背心和空气传输管

七、基本使用程序

【评估】

1. 患者准备　评估患者病情，意识；掌握患者病史、熟悉胸部 X 线病变部位，对于清醒患者告知其仪器使用的目的和方法，取得患者合作。

2. 环境准备　环境清洁，宽敞明亮，温度 22~26℃，必要时备屏风遮挡。

3. 用物准备　振动排痰机装置准备，备好痰杯，对于无力咳嗽的患者，准备吸痰器。

4. 护士准备　操作前穿戴整齐，无长指甲，洗手，戴口罩。

【操作流程】

手持式机械振动排痰机

1. 携用物至床旁，核对床号、姓名、住院号，解释说明。

2. 协助患者取舒适卧位，放置好纸巾、痰杯。

3. 连接叩击头，将叩击接合器的一端旋进缆线装配头的面板，另一端旋入叩击头，将接好的叩击头放置于主机支架上。

4. 接通主机电源，将主机电源线插头插入电源插座，通电后，主机通电指示灯亮，提示电源已接通。

5. 设定和调整频率强度和时间

(1) 先调节机器的频率强度控制按钮，选择至所要的治疗频率速度设定处。建议初始频率设定为 20w/s。

(2) 默认时间设置为从 0 开始正向计时。

(3) 调节机器定时控制按钮，滑动至所需的设定时间。建议每次治疗时长为 5~20min。

6. 暂停和继续治疗

(1) 暂停治疗时，只需把治疗叩击手柄放至感应架上即可，即放即停，取出后可继续工作。

(2) 继续治疗时，电机再次启动，计时器将会继续累计治疗时间。

7. 停止治疗

(1) 默认模式下将机器暂停至待机状态后关闭电源。

(2) 倒计时治疗模式下，计时结束后，仪器自动停止工作，进入待机状态。

8. 治疗完毕，鼓励清醒患者自行咳痰，对年老体弱、无力咳痰患者可适当使用咳痰机辅助排痰；对昏迷患者和人工气道患者进行吸痰。

9. 再次评估患者的肺部情况，听诊痰鸣音，肺部湿啰音是否消失或明显减弱，以评价治疗效果。

10. 整理床单位，清理用物。

11. 旋出叩击头，旋出叩击结合器。

12. 整理和收纳叩击头、叩击结合器。

13. 记录使用和停止时间。

14. 清洁、消毒、整理物品。

高频胸壁振动排痰机

1. 携用物至床旁，核对床号、姓名，住院号，解释说明。

2. 协助患者取舒适卧位，放置好纸巾、痰杯。

3. 帮助患者穿戴气囊背心。应根据患者的体型及营养状况，选择合适尺码的气囊背心，患者自身应着一件（或两件）棉 T 恤，再将气囊背心穿在外层，合理调整背心魔术贴和系带的松紧度，以能容纳一指为宜。

4. 连接空气传输软管，一端连接于充气背心管路结合处，一端连接于机器主机空气传输口。

5. 接通主机电源，将主机电源线插头插入电源插座，通电后，主机通电指示灯亮，提示电源已接通。

6. 设定和调整频率强度、压力和时间

（1）先调节机器的频率强度控制按钮，选择所要的治疗频率。建议初始频率设定为 10~15 为宜。

（2）再调节机器的压力控制按钮。治疗时可选用的最小压力是 3mmHg，最大压力是 30mmHg。对首次接受治疗的患者，建议选择较小的压力值，以帮助患者适应治疗带来的振动感受。在连续治疗过程中，逐渐调高压力值，注意询问患者感受。理想的治疗压力应设置为不引起患者不适的最高水平，但以不超过 20mmHg 为宜。

（3）调节机器定时控制按钮，滑动至所需的设定时间。建议每次治疗时长为 5~20min。

7. 暂停和继续治疗

（1）要暂停治疗时，按下“暂停 / 恢复”按钮，机器停止振动。

（2）继续治疗时，按下“暂停 / 恢复”按钮，电机再次启动，计时器将会继续累计治疗时间。

（3）部分机型具备自动暂停功能，当检测到患者咳嗽时，自动停止振动。患者咳嗽结束后按下恢复按钮，机器再次开启振动，计时器将会继续累计治疗时间。

8. 停止治疗

（1）默认模式下将机器暂停至待机状态后关闭电源。

（2）倒计时治疗模式下，计时结束后，仪器自动停止工作，进入待机状态。

9. 治疗完毕，鼓励清醒患者自行咳痰，对年老体弱、无力咳痰患者可适当使用咳痰机辅助排痰；对昏迷患者和人工气道患者进行吸痰。

10. 协助患者脱下气囊背心。

11. 再次评估患者的肺部情况，听诊痰鸣音，肺部湿啰音是否消失或明显减弱，以评价治疗效果。

12. 整理床单位，清理用物。

13. 整理和收纳气囊背心、空气传输软管。

14. 记录使用和停止时间。

15. 清洁、消毒、整理物品。

【注意事项】

1. 密切观察患者的病情变化，如患者感到不适，应立即停止。

2. 机器工作过程中每 5min 注意患者是否需要清洁呼吸道内黏液。

3. 应让患者保持平静呼吸，减少对话，避免引起气道痉挛。

4. 患者接受治疗时，若心电监护示患者心率明显增快，出现报警提示，应立即暂停振动，判断患者心率变化是否持续，可能为胸壁振动所致。

5. 应用于机械通气的危重症患者时，若呼吸机报警提示气道高压，应立即暂停治疗。如呼吸机报警自动消除，代表为高频率的振动所致，可在治疗期间适度增加呼吸机的报警上下限。若呼吸机持续报警，提示需要为患者吸痰。清除气道分泌物，报警消除后，方可继续治疗。

6. 治疗结束后记录治疗时间，排出痰液的性状和量。必要时遵嘱留取化验标本。

7. 排痰前及排痰后应嘱患者尽可能多饮水。

8. 治疗频次和时长。每日治疗 2~4 次。每次治疗时长 5~20min。餐前 1~2h 或餐后 2h 进行治疗。建议治疗前进行 20min 雾化治疗，治疗后 5~10min 吸痰。

手持式机械振动排痰机操作时应注意：①根据患者具体情况，安置合适体位，一般采用侧卧体位。②使用叩击接合器治疗时，应使叩击接合器上的红色箭头指向患者的主气道。③选择合适的叩击头，连接叩击接合器，调节好所需频率和时间。直接将叩击头作用于胸廓，一手轻轻握住叩击头手柄，另一手引导叩击头，轻加压力，以便感受患者的反应。④将叩击头置于患者肺部下叶处，持续 30s 左右，持握叩击头，向上移动，至另一个部位，实施叩击，由下至上、由外到里，直至叩击覆盖整个肺部及肋部，移动时应缓慢而有次序，切勿快速、随意地移动，以免影响治疗效果。在肺下叶及感染部位，叩击时间可稍长一些，施加多一些下压力，使毛细支气管中积蓄的黏液得以振落，移动到大的支气管，进而刺激咳嗽中枢，从而促使痰液排出。⑤对于身体活动受限、无法自行翻身、营养状况不佳的患者，可根据具体情况，适当地更换叩击头。大部分患者可选用坚固滑面橡皮的叩击头，过于敏感的患者可选用聚氨酯海绵组成的叩击头。⑥施疗所使用的压力大小取决于患者的身体状况。一般将 500g 左右的压力作用于叩击头就可以达到良好效果。如患者处于卧位，叩击头自身重量产生的压力就足以获得较好的引流效果，施疗者只引导叩击头即可。⑦叩击与振动不同比例的结合取决于叩击头与患者身体接触角度的大小。角度越大（如使叩击手柄与患者身体相垂直）振动效果越强；角度越小（如叩击手柄与患者身体呈水平）则叩击效力越大。通过治疗过程中改变叩击头与患者身体相接触的角度，可调节患者对治疗反应的微小差别。在特殊治疗情况下，具有一定特异性。⑧为减少医院感染的风险，防止交叉感染，有条件的情况下应使用一次性叩击头罩，每次更换。

高频胸壁振动排痰机操作时应注意：①气囊胸带或背心穿戴时应紧贴患者的腋下穿好，松紧程度应以在胸带或者背心不充气情况下不影响患者深呼吸为宜。②患者在接受治疗的过程中可能出现氧饱和度略微下降。③在治疗过程中，清醒患者示意有痰液堵塞气道时，应暂停治疗，协助患者将痰液排出，再继续治疗；对昏迷和人工气道患者，应注意听诊肺部有无湿啰音、痰鸣音，及时给予吸痰，然后继续治疗。④治疗时，患者在气囊背心里应穿上一件（或两件）棉 T 恤，消瘦患者可适当在气囊背心里添加衬垫。

八、各项参数调节

1. 手持式机械振动排痰机　频率范围 10~60w/s，步距 1w/s。输出速度 10~60Hz/s，步距 1Hz/s。时间范围 0~60min，步距 1min。常规治疗频率范围为 20~35w/s，运用叩击接合器施疗时频率不超过 35w/s。

2. 高频胸壁振动排痰机　频率范围 1~20w/s，步距 1w/s。压力范围 3~30mmHg，步距 1mmHg。时间范围 1~99min，步距 1min。工作模式有常规模式、循环模式、梯度模式、自定义模式 4 种模式（图 3-3-9）。

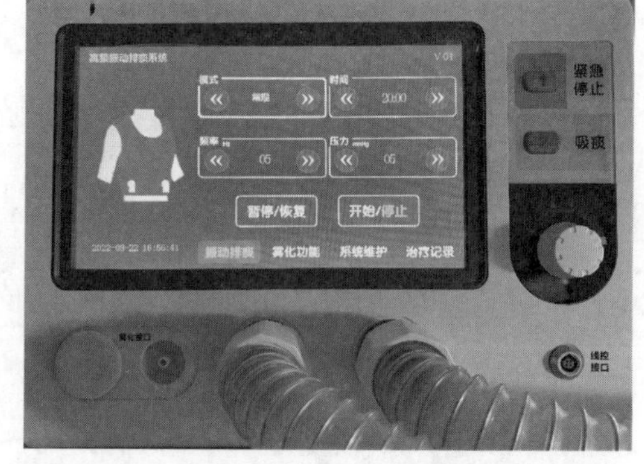

图 3-3-9　高频胸壁振动排痰机参数调节界面

九、参数报警及仪器故障处理

1. 无法开机启动　查看电源指示灯是否点亮，检查仪器电源线插头与电源插座连接是否良好，电源线有无断路。

2. 叩击头无振动　检查叩击接合器是否旋紧。

3. 气囊背心不充盈 检查空气传输软管与主机和气囊背心的结合是否漏气。

4. 振动无法停止 按下“紧急停止”按钮或切断电源，待机器停止，患者脱离使用后，请专业人员检查计时器或控制器是否正常工作。

5. 暂停治疗，需医生评估 施疗部位有皮下出血或瘀斑；痰液性状呈明显血性改变；应用排痰机治疗的过程中，患者出现精神高度紧张；危重患者接受治疗时，生命体征出现显著改变。

十、仪器设备使用相关并发症

1. 皮肤发红、破损 松解气囊背心系带，避免系带过紧。在气囊背心里应穿上一件(或两件)棉T恤，消瘦患者在皮肤与气囊背心之间添加衬垫。机械振动排痰时避免长时间停留在一处。

2. 窒息 机器工作过程中，每5min注意患者是否需要清洁呼吸道内黏液。清醒患者协助其头偏向一侧咳痰。昏迷或人工气道患者给予吸痰。

十一、日常维护与管理

1. 清洁消毒 机箱、支架和托盘表面可用不脱毛的湿布进行清洁，选择稀释温和的肥皂水，之后用干布抹净，不能直接将水泼洒或喷射到设备上。确保没有液体渗入马达。显示屏可用温暖、潮湿的布和温和的肥皂水进行清洁，不要用丙酮或甲醛进行清洁，不要使用高压灭菌或蒸汽清洗机。导线、手柄、空气传输软管、叩击头用清水抹布清洗干净后，再用75%乙醇棉纱布消毒，用干抹布抹干。聚氨酯海绵头由结合带固定于塑料架上，不可用乙醇清洁，因为它可使塑料或橡胶变质。塑料叩击头罩可用常规方式进行消毒。如果在有可能出现污染的环境下使用，建议配备一次性纸质叩击头罩。气囊背心可拆卸，外层可干洗和机洗，洗后可与内层气囊重新组装。如果在有可能出现污染的环境下使用，建议配备一次性使用气囊内衬，避免交叉污染。传染病患者使用过的气囊背心、叩击头等按照传染病管理规范先进行以上清洁步骤后用1∶200含氯消毒剂再消毒，然后放于房间一起进行动态消毒机消毒。

2. 日常维护 将振动排痰机安置在通风、干燥、避免阳光直射的地方。有详尽的使用记录，记录内容包括患者情况、操作时间、操作状况及机器故障情况等。定时请专业人员进行维修和保养。仪器不用时用布罩覆盖，以防灰尘。不可向马达及其部件添加润滑剂，所有马达、传动缆等都是密闭且自我润滑的。支架的脚轮除外。

(田 丹)

第三节 动脉血气分析仪

一、基本简介

血气分析仪(blood gas analyzer)是指利用电极在较短时间内对动脉中的酸碱度(pH)、二氧化碳分压(PCO_2)和氧分压(PO_2)等相关指标进行测定的仪器。可利用血气分析仪直接测定血液的pH、PCO_2、PO_2等指标，由计算机按有关公式计算出相应的参数，如实际碳酸氢盐AB、标准碳酸氢盐SB、缓冲碱BB、血浆二氧化碳总量TCO_2、碱剩余BE等，根据这些参数可了解人体呼吸功能和酸碱平衡状态，为分析和治疗方案提供科学的依据。由于它对休克、大面积烧伤或外科手术等造成的酸碱平衡紊乱，慢性阻塞性肺疾病所致的呼吸衰竭，以及在内科、外科、妇产科、儿科等危重患者的抢救中具有十分重要的作用，已成为检验医学领域发展最快的仪器。目前血气分析仪正朝着自动化、便携式、连续检测、即时诊断、非损伤、免维护、易操作等方向发展。

二、发展历史

20世纪50年代，丹麦哥本哈根Poul Astrup博士和其他科学家、工程技术人员共同研制出第一台pH血液酸碱仪。它通过采用毛细管pH电极，分别测量血样及血样与两种不同浓度CO平衡后的pH值，由测得的3个pH，查曲线型计算图，得出PCO_2、标准碳酸氢盐SB、碱剩余BE及缓冲碱BB等参数。

1957年，Siggard Andersen对毛细血管pH电极进行改进。Servinghaus研究出直接测量PCO_2的气敏电极，并运用氧分压(PO_2)测量电极进一步完善了血气参数的直接测量技术。此后，用电极(pH电极、参比电极、PCO_2电极、PO_2电极)直接测量血样pH、PCO_2和PO_2值，再通过图表或计算得出HCO_3^-、TCO_2、BE等参数的血气分析仪大量涌现。

20世纪70~80年代，随着计算机和电子技术的应用与发展，血气分析仪进入全自动时代，采用集成电路，改进仪器结构，重量大大降低。传感器探头小型化使检测所需样品量下降至几十至几百微升，工作菜单简单化，可在提示下进行操作，增多了可测量和计算的参数。自动定标、自动进样、自动清洗、自动检测仪器故障和电极状态得以实现，电极的使用寿命和稳定性得以提高，缩短了仪器的预热和测量时间。

20世纪90年代以来，离子选择电极和酶固相电极的应用，以及微电子技术的迅速发展，使血气分析仪向其他急诊项目扩展，出现较多血气分析仪的厂家，把血气和电解质等分析结合在一起，生产出血气电解质分析仪，甚至可测量葡萄糖、乳酸等。为满足日益增长的即时诊断(point of care testing，POCT)的需要，自动化、便携式、免维护、易操作将是血气分析仪的发展方向。血气分析仪在非损伤检查方面发展也较快，目前研究方向是如何在微小损伤的情况下，用毛细管电极插入血管来测定血液的pH，甚至进行连续检测。一种光纤化学传感器，可放置于血管内或血管外进行间断或连续检测血液pH、PCO_2和PO_2的血气检测仪器已诞生。

三、基本分类

1. 干式血气分析仪　以便携设计为理念，血气分析仪常配有内置电池，自动存储功能，测试流程简捷，部分机器在断电后仍可以继续测试样本，但测量的项目及精准度受限。

2. 传统血气分析仪　传统血气分析仪测试精准度高；测试成本较低；仪器使用寿命长；气体液体双标定，保证结果的准确度，但不便于搬动。

四、工作原理

1. 电极感测　被测血液在管路系统的抽吸下，被抽进样品室内的血液在测量毛细管中测量。毛细管管壁上开有4个孔，pH、pH参比、PO_2和PCO_2 4支电极感测头将这4个孔堵严。其中，pH和pH参比电极共同组成对pH的测量系统，被测量的血液吸入测量毛细管后，管路系统停止抽吸；血液中pH、PCO_2和PO_2同时被4支电极所感测。

2. 信号转换　电极将它们转换成各自的电信号，这些电信号经过放大模数转换后被送至计算机统计。

3. 信号输出　计算机处理后将测量值和计算值显示出来并打印出测量结果。

五、临床适应证和禁忌证

1. 适应证　低氧血症和呼吸衰竭的诊断；呼吸困难的鉴别诊断；昏迷的鉴别诊断；手术适应证的选择；呼吸机的应用、调节、撤机；呼吸治疗的观察；酸碱失衡的诊断等；需要评估患者对诊断试验的反应(如运动试验)；需要监测和记录疾病进程的发展。

2. 禁忌证　无绝对禁忌证。相对禁忌证：出血倾向或抗凝治疗期间；Allen 试验阳性；高凝状态；穿刺部位皮肤有炎症等；动脉炎或血栓形成者。

六、基本结构及配套部件

血气分析仪的基本结构：一般包括电极（pH、PO_2、PCO_2）、进样室、CO_2 空气混合器、放大器元件、微机处理器、数字运算、显示屏和打印机等部件，常见动脉血气分析仪见图 3-3-10。

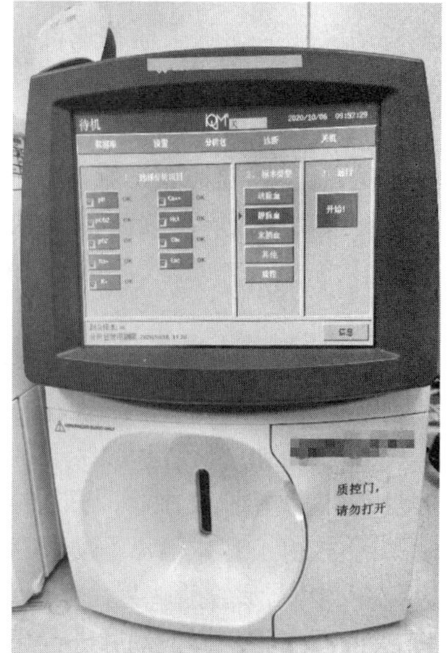

图 3-3-10　动脉血气分析仪

（一）电极系统

电极测量系统包括 pH 测量电极、PCO_2 测量电极、PO_2 测量电极。

1. pH 测量电极　是一种玻璃电极，由 Ag-AgCl 电极和适量缓冲溶液组成，主要利用膜电位测定溶液中 H^+ 浓度，参比电极为甘汞电极，作用是为 pH 电极提供参照电势。

2. PCO_2 测量电极　主要结构是气敏电极，关键在于电极顶端的 CO_2 分子单透性渗透膜，通过测定 pH 的变化值，再通过对数变换得到 PCO_2 数值。

3. PO_2 测量电极　是基于电解氧的原理，由 Pt-Ag 电极构成，在气体渗透膜选择作用下，外施加一定电压，血液内 O_2 在 Pt 阴极处被还原，同时形成一稳定的电解电流，通过测定该电流变化从而测定血样中的 PO_2。

（二）管路系统

管路系统是血气分析仪样品测量的通路。它在计算机的控制下能够自动完成气体和液体的定标，自动完成样品的测量，以及自动完成对电极和通道的检测。其管道系统比较复杂。管路的中心是恒温测量室，气体的温度一般为 37℃。其内部设有传感器、加热器、过温开关和液位检测器，采用蠕动泵向测量室抽吸样品和定标液冲洗；蠕动泵通常采用真空泵产生强负压，使冲洗液快速冲洗管道。

（三）电路系统

电路系统主要是针对仪器测量信号的放大和模数转换，显示和打印结果。近年来血气分析仪的发展多体现在电路系统的升级，在电脑程序的执行下完成自动化分析过程。

七、基本使用程序

【评估】

1. 患者准备　身份识别；评估患者病情、意识、体温、氧疗方式、呼吸机参数、吸氧浓度；穿刺部位：有无创伤、手术、穿刺史；凝血功能；对于清醒患者告知其监测的目的和方法，取得患者合作。

2. 环境准备　环境清洁，宽敞明亮，温度 22~26℃，必要时备屏风遮挡。

3. 用物准备　无菌治疗盘、消毒剂［首选大于 0.5% 氯己定乙醇溶液，如对其有禁忌，也可选用碘酊、碘伏（聚乙烯吡咯烷酮碘）或 70% 乙醇］、无菌棉签、纱布块、棉球、手套、锐器盒、冰袋或冰桶。采血器具：推荐使用含有冻干肝素盐或其他适当的抗凝剂的自充式、塑料、一次性专用动脉采血器具，不推荐使用肝素钠作为抗凝剂，避免影响钠、镁、钙等离子检测结果的准确性。

4. 护士准备　操作前穿戴整齐，无长指甲，洗手，戴口罩。

5. 采血部位　采集动脉血气分析标本时，护士应综合考虑穿刺的难易程度（如血管直径，是否易于暴露、固定或穿刺等），可能导致周围重要血管及神经伤害的危险程度，以及穿刺部位的侧支循环状况，从而选择合适的采血部位。根据情况可选择桡动脉、肱动脉、足背动脉、股动脉、头皮动脉、动脉导管采血。以下为各常用穿刺动脉血管特点和选用建议：

(1)桡动脉：位置表浅，易于触及，穿刺成功率高；推荐的穿刺进针角度为：30°~45°；周围无重要伴行血管及神经，不易发生血管神经损伤，不易误采静脉血；下方有韧带固定，容易压迫止血。因此，推荐桡动脉作为动脉采血首选部位。穿刺前应进行 Allen 试验检查，手掌颜色在 5~15s 恢复方可进行穿刺。

(2)肱动脉：位置较深，搏动不明显；推荐的穿刺进针角度为 45°；缺乏硬筋膜及骨骼支撑，穿刺时不易固定，压迫止血比较困难，容易形成血肿；与正中神经伴行，穿刺时可能误伤神经；缺乏侧支循环，若穿刺导致动脉栓塞，可造成前臂血运障碍。因此，不推荐将肱动脉作为动脉采血的首选部位；当桡动脉因畸形、瘢痕或外固定等不能使用时，可选择肱动脉进行穿刺；不推荐儿童，尤其是婴幼儿，进行肱动脉穿刺。

(3)足背动脉：位置表浅、易于触及，但血管直径较细、神经末梢丰富，一般只作为上述两种动脉不能使用或穿刺失败时的选择；推荐的穿刺进针角度为 15°。

(4)股动脉：直径粗大，易于穿刺；推荐的穿刺进针角度为 90°；动脉压力较大，压迫止血困难，易发生假性动脉瘤、出血及血栓；与股神经、股静脉伴行，穿刺时可能误伤股神经或误采静脉血；穿刺时须暴露隐私部位，穿刺部位消毒不彻底容易引起感染；缺乏侧支循环，股动脉损伤可累及下肢远端的血供，长期反复穿刺可导致血管内壁瘢痕组织增生，影响下肢血液循环。因此，股动脉应为动脉采血最后选择的部位；新生儿禁忌选择股动脉进行穿刺。

(5)头皮动脉：常用于婴幼儿动脉穿刺。推荐的穿刺进针角度为 20°~30°。

(6)动脉导管采血：留置动脉导管者，可通过导管进行采血。

【操作流程】

1. 核对医嘱，确认血样。
2. 确认血气分析仪主屏幕处于备用状态。
3. 引入样本装置后，选择样本类型“动脉血或静脉血”，选择“启动”按钮。
4. 将样本充分肝素化，取下针头，根据提示将进样针插入注射器至接近底部(但不能顶住底部)。
5. 按“OK”键后抽血针自动吸取足量血并发出提示音后，移开样本。
6. 输入患者信息、操作员 ID、吸氧浓度和体温，然后选择(继续)按钮。
7. 等待几十秒后，测试结果出来，机器自动打印。
8. 观察结果，发现异常时及时汇报医生，配合处理。
9. 分类处置用物。
10. 洗手、记录。

【注意事项】

1. 标本采集后，应尽快分析样本，以免影响检测结果。
2. 如果预期分析之前的延时大于 30min，存放在冰水中。冰水中保存的注射器不应该用于电解液测定，因为红细胞受室温影响可能产生不可靠的结果。冰水中存放适用于血气测量。
3. 新生儿胆红素应该在采集后 10min 内进行分析。
4. 电解液分析不可使用从包含磺胺嘧啶银或氯己定的中心静脉导管采集的静脉样本，可能严重影响钠结果，影响随后的联样分析。
5. 分析样本之前，用手掌滚动注射器或毛细管，轻轻倒置若干次，以便充分混合样本。使用此方法，混合所有样本。
6. 根据医院传染控制策略，规范处理使用过的样本装置。

八、各项参数调节

1. pH　pH<7.35 为失代偿性酸中毒；pH>7.45 为失代偿性碱中毒。pH 只能确定是否有酸中毒或碱中毒，其值正常不能排除有无酸碱失衡，不能区别是代谢性还是呼吸性酸碱失调，需结合其他酸碱平衡检查指标进行综合判断。

2. 动脉血氧分压(PaO_2)　PaO_2<70~80mmHg(9.31~10.64kPa)，提示轻度缺氧。PaO_2 在 60~70mmHg(8.0~9.33kPa)，提示中度缺氧。PaO_2<60mmHg(8.0kPa)，提示重度缺氧。PaO_2<55mmHg(7.32kPa)，提示呼吸衰竭。PaO_2<30mmHg(4.0kPa)，生命难以维持。

3. 动脉二氧化碳分压($PaCO_2$)　$PaCO_2$ 值可用于判断：①是否有呼吸性酸碱失衡及代偿反应：$PaCO_2$<35mmHg(4.76kPa)提示通气过度，存在呼吸性碱中毒。②$PaCO_2$>50mmHg(6.65kPa)提示存在呼吸性酸中毒。③判断代谢性酸碱失衡的代偿情况：代谢性酸中毒时 $PaCO_2$ 降低，或代谢性碱中毒时 $PaCO_2$ 增高，均提示已通过呼吸进行代偿。④判断肺泡通气状况：因二氧化碳弥散能力很强，$PaCO_2$ 与肺泡二氧化碳(P_ACO_2)接近，可反映 P_ACO_2 的平均值。$PaCO_2$ 增高提示肺泡通气不足，CO_2 潴留；$PaCO_2$ 减低提示肺泡通气过度，CO_2 排出过多。⑤判断呼吸衰竭及其类型：$PaCO_2$>50mmHg(6.65kPa)，表明为Ⅱ型呼吸衰竭；呼吸衰竭患者的 $PaCO_2$ 超过 70~80mmHg(9.31~10.64kPa)，肺心病的发生率明显上升。

4. 碳酸氢盐(HCO_3^-)　实际碳酸氢盐(AB)是血中 HCO_3^- 的真实含量；标准碳酸氢盐(SB)是指在 38℃、血红蛋白饱和，经 $PaCO_2$ 为 40mmHg 的气体平衡后的标准状态下所测得的血浆 HCO_3^- 的含量。

5. 碱剩余(BE)　BE>3mmol/L，代谢性碱中毒；BE<3mmol/L，代谢性酸中毒。

6. 血浆二氧化碳总量(TCO_2)　CO_2 潴留或代谢性碱中毒，体内 HCO_3^- 增多时，TCO_2 升高；当通气过度致 CO_2 或 HCO_3^- 减少时，TCO_2 降低。

7. 各参数正常范围与默认单位　见表 3-3-3。

表 3-3-3　血气分析仪各参数正常范围与默认单位

参数	默认单位及正常范围	备用单位
pH	7.35~7.45(pH 单位)	35~45mmol/L
$PaCO_2$	35~45mmHg	4.65~6.0kPa
PaO_2	75~100mmHg	9.97~13.3kPa
HCO_3^-	22~28mmol/L	
BE	-3~3mmol/L	
Na^+	135~154mmol/L	
k^+	3.5~5.1mmol/L	
Ca^{2+}	1.10~1.34mmol/L	
Glu	3.9~6.1mmol/L	
Lac	0.5~1.7mmol/L	
Hct	28~50.8(男) 33.5~45(女)	
TCO_2	24~32mmol/L	
THb	120~160g/L(男) 110~150g/L(女)	

8. 屏幕和报告可能显示的结果及说明　"↑"：结果高于患者范围。"↓"：结果低于患者范围。"----- ↑"：结果高于报告范围上限。"----- ↓"：结果低于报告范围下限。"----- ？"：当测量此参数时，系统发出异常的响应，不能报告结果。如有可能，再次分析样本。

九、六步血气分析法

1. 根据 Henderseon-Hasselbach 公式评估血气数值的内在一致性 应用公式[H^+]=24×($PaCO_2$)/[HCO_3^-]进行计算，如果 pH 和[H^+]数值不一致，推定该血气测定结果存在明显误差，应弃用重测。pH 与估测[H^+](mmol/L)对应关系见表 3-3-4。

表 3-3-4 pH 与估测[H^+](mmol/L)对应关系

pH	估测[H^+]/($mmol·L^{-1}$)	pH	估测[H^+]/($mmol·L^{-1}$)
7.00	100	7.35	45
7.05	89	7.40	40
7.10	79	7.45	35
7.15	71	7.50	32
7.20	63	7.55	28
7.25	56	7.60	25
7.30	50	7.65	22

2. 判断是否存在酸血症或碱血症 pH<7.35 为酸血症，pH>7.45 为碱血症。即使 pH 在正常范围(7.35~7.45)，也可能存在酸中毒或碱中毒，需要进一步核对 $PaCO_2$、HCO_3^- 和阴离子间隙等评价指标。

3. 结合病史评价是否存在呼吸性或代谢性酸碱平衡紊乱 确定原发性改变，呼吸性因素为原发改变时，pH 和 $PaCO_2$ 改变方向相反；代谢性因素为原发改变时，pH 和 $PaCO_2$ 改变方向相同。其对应关系见表 3-3-5。

表 3-3-5 平衡状态与 pH 的变化、$PaCO_2$ 的变化关系表

异常状态		pH 的变化	$PaCO_2$ 的变化
酸中毒	呼吸性	pH ↓	$PaCO_2$ ↑
酸中毒	代谢性	pH ↓	$PaCO_2$ ↓
碱中毒	呼吸性	pH ↑	$PaCO_2$ ↓
碱中毒	代谢性	pH ↑	$PaCO_2$ ↑

4. 针对原发异常判定是否产生适当的代偿，且判断单纯型或混合型酸碱平衡紊乱 其对应关系见表 3-3-6。

表 3-3-6 原发异常与代偿关系

原发失衡	原发改变	代偿反应	预计代偿公式	代偿时限	代偿极限
呼吸性酸中毒	$PaCO_2$↑	HCO_3^-↑	急性△HCO_3^-=△$PaCO_2$×0.07±1.5	数分钟	30mmol/L
			慢性△HCO_3^-=△$PaCO_2$×0.35±5.58	3~5d	45mmol/L
呼吸性碱中毒	$PaCO_2$↓	HCO_3^-↓	急性△HCO_3^-=△$PaCO_2$×0.2±2.5	数分钟	18mmol/L
			慢性△HCO_3^-=△$PaCO_2$×0.5±2.5	3~5d	12mmol/L
代谢性酸中毒	HCO_3^-↓	$PaCO_2$↓	$PaCO_2$=HCO_3^-×1.5±2	12~24h	10mmHg
代谢性碱中毒	HCO_3^-↑	$PaCO_2$↑	△$PaCO_2$=△HCO_3^-×0.9±5	12~24h	55mmHg

注：①有△者为变化值，无△者为实测值。②代偿时限：指机体达最大代偿反应时间。③代偿极限：指代偿调节所能达到的最大值或最小值。

通常情况下，代偿反应不能使 pH 恢复正常。预计代偿值与实测值不符，则存在混合酸碱平衡紊乱。

5. 计算阴离子间隙（AG），区别代谢性酸中毒类型（可并存）。

AG = [Na^+] − [Cl^-] − [HCO_3^-]，AG 波动范围为（12 ± 2）mEq/L。

AG 增高型代谢性酸中毒特点是 HCO_3^- 用于缓冲 H^+。

AG 正常型代谢性酸中毒特点是 HCO_3^- 丢失（高氯型代谢性酸中毒）。

对于低白蛋白血症患者，AG 标准值降低，血浆白蛋白浓度每下降 10g/L，AG 标准值下降约 2.5mEq/L。

6. 三重酸碱平衡紊乱或复杂性代谢性酸中毒　如 AG 增高，进一步甄别是否存在三重酸碱平衡紊乱或复杂性代谢性酸中毒（高 AG+ 高氯型代谢性酸中毒）。可计算潜在真实[HCO_3^-]（即排除 AG 升高干扰的 HCO_3^-）= 实测[HCO_3^-]+ △ HCO_3^-（即 AG 增高干扰的变化值）= 实测[HCO_3^-]+ △ AG（△ AG = △ HCO_3^-）。

△ AG = 实测 AG− 标准 AG 值（通常为 12mEq/L）。

潜在真实[HCO_3^-]的正常范围为 22mmol/L<[HCO_3^-]<27mmol/L。

若潜在真实[HCO_3^-]<22mmol/L，则为复杂性代谢性酸中毒。

若潜在真实[HCO_3^-]>27mmol/L，则为复杂性代谢性碱中毒三重酸碱平衡紊乱。

十、仪器故障处理

血气分析仪常见故障及处理见表 3-3-7。

表 3-3-7　血气分析仪常见故障及处理

常见故障	故障原因	处理
PO_2 或 PCO_2 定标失败	1. 偶然误差 2. 气压不足 3. 样本管或气体管破裂或漏气 4. 电极安装错误或结合不紧密，电极内充液不足或有气泡或有 KCI 结晶 5. 电极老化或损坏 6. 试剂不足或失效	1. 去蛋白，执行两点定标或气体定标 2. 更换气压不足的气瓶 3. 更换样本管或气体管 4. 重新安装电极并使其结合紧密，装好电极密封圈，向电极内添加液体并注意去除气泡，若有一个以上电极漂移超出范围则要检查参考电极是否有结晶或气泡 5. 更换电极 6. 添加或更换试剂，安装好试剂瓶
pH 定标失败	1. 偶然误差 2. 气压不足 3. 样本管或气体管破裂或漏气 4. 电极安装错误或结合不紧密，电极内充液不足或有气泡或有 KCI 结晶 5. 电极老化或损坏 6. 试剂不足或失效	同 PO_2 或 PCO_2 定标失败的解决方法一样
电极不稳定	1. 偶然误差 2. 测定时分析测定盒已打开 3. 电极位置错误或结合不紧密，电极内充液不足或有气泡或结晶 4. 电极损坏	1. 去蛋白，执行两点定标 2. 关闭分析测定盒 3. 重新安装电极并使其结合紧密，装好电极密封圈，向电极内添加液体并注意去除气泡，若有一个以上电极漂移超出范围则要检查参考电极是否有结晶或气泡 4. 更换损坏的电极

续表

常见故障	故障原因	处理
吸样失败	1. 进样口有障碍物或管道有血凝块 2. 样本管(蛇形管)破裂或漏气 3. 蠕动泵管(包括样本泵管和试剂泵管)老化弹性减弱 4. 电极结合不紧,测量模块部分漏气	1. 停止测试,检查进样口或管道有无障碍物或血凝块,清除障碍物或血凝块,执行两点定标和冲洗 2. 更换样本管,若临时没有备用样本管,可用一小段与样本探针口径相当的弹性软管(如小号输液器管)套上,即可解决问题 3. 更换蠕动泵管,若临时没有备用管,可用其他物品(如棉签或注射器帽)撑紧固定蠕动泵管以应急 4. 重装电极并使其结合紧密
液体检测器未检测到试剂	1. 相应试剂不足或过期或未安装好 2. 偶然原因电极未检测到试剂 3. 试剂泵或阀门故障,试剂抽吸不到位 4. 电极未安装好或结合不紧 5. 样本管(蛇形管)破裂或漏气	1. 添加或更换试剂,安装好试剂瓶 2. 执行两点定标 3. 重装电极并使其结合紧密 4. 更换样本管,若临时没有备用样本管,可用一小段与样本探针口径相当的弹性软管(如小号输液器管)套上,即可解决问题
冲洗液流量不足	1. 偶然误差 2. 冲洗液不足或冲洗试剂瓶未安装好 3. 标本管破裂或漏气,蠕动泵管老化或漏气 4. 进样口有障碍物或血凝块 5. 电极未安装好或结合不紧密	1. 执行冲洗 2. 添加或更换冲洗液,安装好冲洗试剂瓶 3. 更换样本管和蠕动泵管
温度过高	1. 环境温度高引起的测量室温度过高或空气过滤器有障碍或较脏或风扇不转 2. 温度电极安装错误 3. 分析测定盒未关闭	1. 设法降低环境温度。关掉仪器几分钟后重新开机,清除空气过滤器障碍,确保风扇打开 2. 安装好温度电极 3. 关紧分析测定盒
电极定标过期	偶然误差	执行两点定标
检测到气泡	1. 样本凝固或有血凝块 2. 样本管漏气或破裂 3. 电极密封圈安装错误或污损	1. 立即停止测试并冲洗以清除管道内血凝块 2. 清洁并装好电极密封圈,更换损坏的密封圈
打印机不能正常工作	1. 系统电源关闭 2. 打印报告关闭 3. 打印机周围有障碍或纸屑 4. 打印纸安装错误或装反	1. 接通电源 2. 清除打印机周围障碍物或纸屑 3. 重新安装好打印纸

十一、动脉穿刺常见并发症

1. 动脉痉挛及血管迷走神经反应

(1)动脉穿刺难度较大,患者可因紧张而发生动脉痉挛或因血管迷走神经反应出现晕厥,导致采血失败。

(2)操作前向患者耐心解释,缓解紧张情绪,提高穿刺成功率。

2. 血肿

(1)血肿的发生率与患者年龄(老年人动脉壁弹性组织减少,穿刺孔不易闭合)、穿刺针头直径、是否接受抗凝治疗、有无严重凝血障碍等有关。若出血较多或血肿范围较大,可影响肢体血液循环和功能,甚至出现生命体征变化。

(2)穿刺前,应评估患者的血小板计数、凝血分析结果,是否使用抗凝药物等。凝血功能有障碍者,尽量避免穿刺股动脉。

(3) 拔针后立即用干燥无菌纱布或棉签按压 3~5min，并检查出血是否停止；患者有高血压、凝血时间延长或应用抗凝药物时，应延长按压时间。按压松开后应立即检查穿刺部位，如未能止血或开始形成血肿，重新按压直至完全止血；避免使用加压包扎代替按压止血。

(4) 血肿较小时，应密切观察肿胀范围有无增大。若肿胀逐渐局限、不影响血流时，可不予以特殊处理。若肿胀程度加剧，应立即按压穿刺点；局部按压无效时，应给予加压包扎或遵医嘱处理。

3. 血栓或栓塞

(1) 动脉血栓或栓塞的发生率与导管直径和插管时间成正相关，与动脉直径和动脉血流速度成负相关。

(2) 选择动脉穿刺部位时，应优先考虑穿刺部位侧支循环是否良好，减少同一穿刺点的穿刺次数。

(3) 拔针后，压迫穿刺点的力度应适中，做到伤口既不渗血，动脉血流又保持通畅，压迫时以指腹仍有动脉搏动感为宜。

(4) 若血栓形成，可遵医嘱行尿激酶溶栓治疗。

4. 感染

(1) 动脉血气分析操作可导致局部感染或动脉导管相关性血流感染，多由于未能严格执行无菌操作。动脉导管相关性血流感染常被忽视或低估，其发生率接近甚至不低于中心静脉导管相关性血流感染。

(2) 穿刺时应避开皮肤感染部位，严格遵守无菌原则。

(3) 对于留置动脉导管的患者，病情稳定后应尽快拔出导管，导管留置时间最好不超过 96h。拔出导管时，应消毒穿刺部位。若怀疑导管感染，应立即拔管并送检，遵医嘱使用抗生素治疗。

5. 留置动脉导管相关并发症

(1) 除感染外，留置动脉导管的其他并发症包括导管堵塞、导管脱落、血管痉挛、局部出血、血肿或假性动脉瘤形成。间断使用肝素盐水冲洗导管。

(2) 应用动脉测压管时，维持肝素盐水 300mmHg (1mmHg=0.133kPa) 压力持续洗导管。

6. 职业暴露

(1) 采集血标本后的针头携带大量血液，一旦发生意外针刺伤事件，比其他锐器可能更容易传播 HIV、HBV、HCV 及其他病毒。

(2) 采取职业暴露防护措施对于采血人员的安全尤为关键。应建立健全职业暴露防护相关制度；开展职业防护相关培训；建立员工健康档案，提供主动和被动免疫。

(3) 加强个人防护：由于进行血气分析时可能接触到患者血液，采血人员应采取标准预防措施，穿工作服，戴口罩，可能发生血液飞溅时佩戴具有防渗透性的口罩和防护眼镜。为减少皮肤与患者血液的接触，采血人员应戴乳胶手套。为避免针刺伤，推荐使用安全采血装置，禁止回套针帽。

(4) 采血人员被针头刺伤后，应立即从近心端向远心端挤压针刺伤部位，使污染部位的血液充分排出，用大量流水冲洗后，立即用 75% 乙醇或 0.5% 聚维酮碘消毒，必要时包扎伤口，并及时上报。对发生职业暴露的采血人员启动暴露后预防措施，根据暴露源的特点及采血人员的免疫状态，进行相应的监测，早期诊断，及时治疗。

十二、日常维护与管理

(一) 管理

1. 建立完善规范的使用和保养制度。由专人负责仪器，认真进行日常保养并做好记录，保持仪器周围环境的清洁、温湿度适宜。

2. 仪器应 24h 开机以保持仪器的稳定，为避免对电极的损伤需尽量减少电极活化次数。

3. 每天检查仪器状态、试剂和废液量，通过诊断测试及时发现和处理问题，做好故障处理记录，避免发生较大故障。

4. 对医务人员进行定期培训，使其掌握正确的标本采集和送检方法，尽量减少标本因素对结果的影响。

（二）保养

1. 每日保养　每天检查溶液（冲洗液、液体包）水平和废液罐，更换空瓶、已过期瓶和已满的废液瓶。

2. 每周保养

(1) 清洁进样口和样本接血盘：若进样口或其周围污渍太多，易导致进样口堵塞或密封不严，因此每周应拉出样本接血盘，用湿布蘸消毒剂清洁样本接血盘，用棉签蘸消毒剂清洁进样口。

(2) 清洁触摸屏：用潮湿的布巾蘸消毒剂清洁触摸屏。

3. 每季度保养

(1) 清洁 T&D 盘：打开试剂舱盖，拉出样本接血盘，取出 T&D 盖，向下转进样口支架并取下它，用进样口支架作为工具旋转 T&D 盘，取下 T&D 盘。清洁净化 T&D 盘的前面及后面部分，按上述相反步骤重新放回转盘，重新放回进样口支架，关上 T&D 盖，放回接血盘，关上试剂舱盖。

(2) 更换空气过滤器：拉出空气过滤器，按规定丢弃过滤器，插入新的空气过滤器。

4. 每半年保养

(1) 更换蠕动泵管：取下顶盖，打开蠕动泵的透明塑料盖（放松状态），向上推起线性塑料架（白色塑料部分），取下整个泵管部分（管道架和管子），检查转轴是否可以自由转动。把新泵管放上，关上透明塑料盖（拉紧状态）。管道压架随之压紧到相应位置，关上顶盖。

(2) 更换溶液和瓶罐：溶液是否需要更换取决于测量频率和它们的稳定性，屏幕会显示大致的提示信息。溶液的更换均需在准备状态下，打开试剂舱盖，打开瓶盖锁定装置，拉出欲更换的试剂罐，按需要在相应位置插入新的试剂瓶或试剂罐，仪器会识别正确的瓶或罐，校验有效期。关闭试剂舱盖，溶液会自动吸上。

(3) 清洁模块：在定标时内部清洁会自动完成，如果测量室脏了（蛋白沉积），只能用手动除蛋白液进行外部清洁或更换进样回路部件。

(4) 更换电极：所用电极均为一次性免维护。通常电极在使用一段时间后会出现测量和定标所需时间明显延长，严重时还会出现定标不过的情况，厂家诊断为电极寿命到期，需更换新电极。根据检测发现，可能是电极在长时间使用中电极老化产生漂移导致结果误差偏大等，向电极内慢慢注入医用注射用水或去离子蒸馏水，可使电极芯和电极膜良好接触而得以修复，从而延长了电极的使用寿命。若以上修复无法奏效，则需联系工程师更换。

（李黎明　隗　强）

第四节　呼气末二氧化碳监测仪

一、基本简介

呼气末二氧化碳（end tidal carbon dioxide，$ETCO_2$）是一项无创、简便、实时、连续的功能学监测指标。呼气末二氧化碳监测仪可监测呼气末二氧化碳变化，其曲线对判断机体代谢、肺通气和肺血流变化具有特殊的临床意义，是除体温、呼吸、脉搏、血压、血氧饱和度以外的第六个基本生命体征，在临床麻醉、心肺脑复苏、院前急救、重症监护等中具有重要的应用价值。呼气末二氧化碳监测可用于插管和非插管的患者。

二、发展历史

随着监护系统的发展，自 1962 年第一台二氧化碳分析仪应用以来，$ETCO_2$ 监测已走过了 50 多年的历程。目前,中高档监护仪基本都带有 $ETCO_2$ 监测功能。在手术室、重症监护病房、术后恢复室和急诊科等部门,$ETCO_2$ 监测随处可见。国内已经推出带有 $ETCO_2$ 监测功能的监护仪,便携式呼气末二氧化碳监测仪也应运而生,轻巧方便的设计,可以更好地满足急救及危重患者的转运。

三、基本分类

(一) 按采样方式分类

1. 主流分析仪　感应器接近气管插管内 ETT(endotracheal tube),气流直接经过测量室,检测管路为人工气道的一部分。识别反应快,受气道内分泌物和水蒸气的影响小,不丢失气体量;但取样传感器质量较大;增加额外无效腔;不适用于未插气管导管的患者。

2. 旁流分析仪　感应器在呼气末 CO_2 监测仪内,气流被动进入测量室。呼出的气体经由抽气泵抽取部分至测量室进行测量,抽气流速度为 20~300ml/min。不增加部件质量,不增加回路无效腔量,适用于未插气管导管的患者;但识别反应稍慢;水蒸气和气道内的分泌物影响取样;容易丢失气体。

(二) 按显示参数分类

1. 时间二氧化碳分压波形　纵坐标为二氧化碳分压;横坐标为时间。波形连续,可分为四个时相:时相Ⅰ波形在基线,为吸气和死腔通气时间;时相Ⅱ为上升支,是死腔通气和肺泡内气体混合呼出时间;时相Ⅲ波形呈高位水平线,为呼出肺泡气时间;时相Ⅳ为时相Ⅲ末至基线,代表下一次吸气开始。

2. 容积二氧化碳分压波形　纵坐标为二氧化碳分压;横坐标为呼出气容积。波形不连续,可分为三个时相:时相Ⅰ为基线,是死腔通气阶段;时相Ⅱ为上升支,是死腔通气至肺泡通气阶段;时相Ⅲ为高位水平线,是肺泡气呼出阶段。由于不监测吸气相,没有时相Ⅳ。

(三) 按结构分类

1. 便携式呼气末二氧化碳监测仪　小型方便,结构简单,性能稳定,可以随身携带,可由电池供电,一般用于非监护室及外出或转运危重患者时的监测。

2. 非便携式呼气末二氧化碳监测仪　通常指床边的监护仪,设置在病床边与患者连接起来对患者心电、呼吸、体温、血压等共同进行监测,并显示参数。

四、工作原理

1. 光源发射　红外光源发射出红外线,该红外线包含能强烈吸收 CO_2 的波长 4.26μm 的红外线。

2. 光波过滤　经过气室吸收后通过窄带滤光片。

3. 信号转换　红外传感器探测接收到的红外线的强度,经过相应的处理与计算得到 CO_2 气体的浓度。

4. 数字处理　CO_2 分子在监测气室内会被红外线部分吸收,吸收规律满足比尔 - 朗伯定律,经过微电脑处理后可显示呼气末二氧化碳分压 $PetCO_2$(pressure of end tital carbon dioxide)波形和测量值,根据波形特征来计算患者的呼吸率。

5. 信号输出　显示波形、文字、图形,启动报警和打印记录。

五、临床适应证和禁忌证

1. 适应证　麻醉机和呼吸机的安全应用,各类呼吸功能不全,心肺复苏,严重休克,心力衰竭和肺梗死,确定全麻气管内插管的位置。

2. 禁忌证　无。

六、基本结构及配套部件

呼气末二氧化碳监测仪主要由传感器主体,显示屏幕,内置电池组成。

1. 传感器主体　该传感器主体卡接在一次性气道适配器的顶部。

2. 显示屏幕　呼气末二氧化碳监测仪采用高清晰真彩色显示器，保证实时显示测量数据和波形。

3. 内置电池　呼气末二氧化碳监测仪一般配备有常规内置充电电池。当介入交流电源，电池会自动充电，直到充满为止。当用电池供电工作时，会在电量不足时报警。当电量耗尽时，会触发高级报警，发出连续的“嘟……”声，并且在信息区提示“电池电压太低”。此时应更换电池，及时给电池充电，如果仍使用电池供电的话，将会在耗尽电量前自动断电（大约在报警后 5min）。

七、基本使用程序

【评估】

1. 患者准备　评估患者病情、意识；对于清醒患者告知其监测目的和方法，取得患者合作。

2. 环境准备　环境清洁，宽敞明亮，温度 22~26℃，必要时备屏风遮挡。

3. 用物准备　电源，连接导线，气道适配器（根据患者的体型、气管内导管的直径和监护环境来选择适当的气道适配器）。

4. 操作者准备　操作前穿戴整齐，无长指甲，洗手，戴口罩。

【操作流程】

1. 将电池盖释放按钮按到传感器主体中，直到电池盖弹出。

2. 打开电池舱并插入两枚电池，确保按照指示的极性安装电池。电池安装好后，将电池盖按回原位。

3. 携用物至床旁，核对床号、姓名，解释。

4. 将患者平卧位或半卧位。

5. 将气道适配器卡接到呼气末二氧化碳监测仪中。在插入正确的情况下，它会卡入到位，呼气末二氧化碳监测仪连接到气管内导管见图 3-3-11，呼气末二氧化碳监测仪连接到面罩见图 3-3-12。

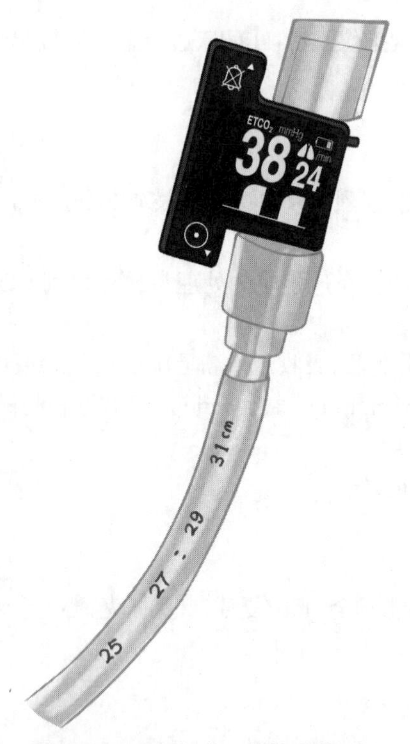

图 3-3-11　呼气末二氧化碳监测仪连接到气管内导管

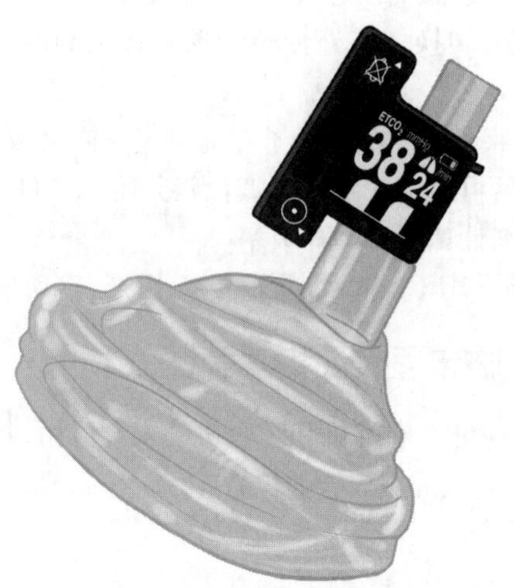

图 3-3-12　呼气末二氧化碳监测仪连接到面罩

6. 按开机按钮，当呼气末二氧化碳监测仪准备就绪后，$ETCO_2$ 值为 0。

7. 在取下气道适配器 15s 后，或在检测到“无呼吸”条件 2min 并按下了警报静音按钮后，呼气末二氧化碳监测仪将自动关闭。

8. 取下呼气末二氧化碳监测仪。

9. 整理床单位，清理用物。

10. 整理和收纳所有监护模块、电缆及配件。

11. 记录开始使用和停止使用时间。

12. 清洁、消毒、整理物品。

【注意事项】

1. 对于常用的吸光光度法 $ETCO_2$ 监测仪，由于二氧化碳与氧气和一氧化氮的吸光谱相近，对于吸入高浓度该类气体的患者，会影响其监测结果，需要对结果进行校正。

2. 对于显示浓度百分比的仪器，当监测管路中存在不能监测的气体，比如氦气，监测装置不能识别这部分气体，将导致气体总体积下降，$ETCO_2$ 浓度结果假阳性升高。

3. 使用旁流型 $ETCO_2$ 监测时，若患者呼吸频率过快，则使得气体成分变化超过了监测仪的反应速度，影响测量结果的准确性。高气道阻力和吸呼比极度异常，也会使旁流型 $ETCO_2$ 监测仪的准确性较主流型 $ETCO_2$ 监测仪略低。

4. 若呼吸管路中在患者与监测装置之间安装了滤器，可能影响气体的监测，人为导致 $ETCO_2$ 数值偏低。

5. 气道分泌物或过度湿化，可黏附在主流型装置的监测腔内壁或者堵塞旁流型装置的采样管，导致测量不准确。长时间连续监测的患者，需要注意观察监测装置的清洁通畅情况。

八、$PetCO_2$ 波形及意义

(一) 正常 CO_2 波形

正常 CO_2 波形一般可分四相四段，见图 3-3-13。

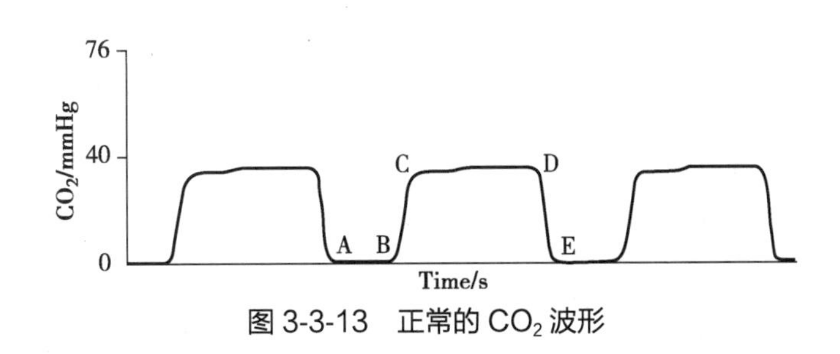

图 3-3-13　正常的 CO_2 波形

1. Ⅰ相　AB 段吸气基线，处于零点，是呼气的开始部分。

2. Ⅱ相　BC 段呼气上升支，为肺泡和无效腔的混合气。

3. Ⅲ相　CD 段呼气平台，呈水平形，是混合肺泡气。

4. Ⅳ相　DE 段呼气下降支，迅速而陡直下降至基线，新鲜气体进入气道。

(二) $ETCO_2$ 的波形

1. 基线　吸入气的 CO_2 浓度，一般应等于零。

2. 高度　代表 CO_2 浓度。

3. 形态　正常 CO_2 的波形与异常波形的区别。

4. 频率　呼吸频率，即 CO_2 波形出现的频率。

5. 节律　反映呼吸中枢或呼吸肌的功能。

(三) 正常 CO_2 波形的定性指标和定量指标

1. 呼气中出现 CO_2　表示代谢产生的 CO_2 经循环后从肺排出。

2. 吸气中无 CO_2　表示通气环路功能正常,无重吸入。

3. 呼气时 CO_2 上升和平台波　快速上升的 CO_2 波形反映呼气初期气量足,而接近水平的平台波反映正常的呼气气流和不同部位的肺泡几乎同步排空。

4. 为定量指标,正常情况下应稍低于 $PetCO_2$。

(四) 常见异常的 $PetCO_2$ 波形及分析

常见异常的 $PetCO_2$ 波形及分析见表 3-3-8。

表 3-3-8　常见异常的 $PetCO_2$ 波形及分析

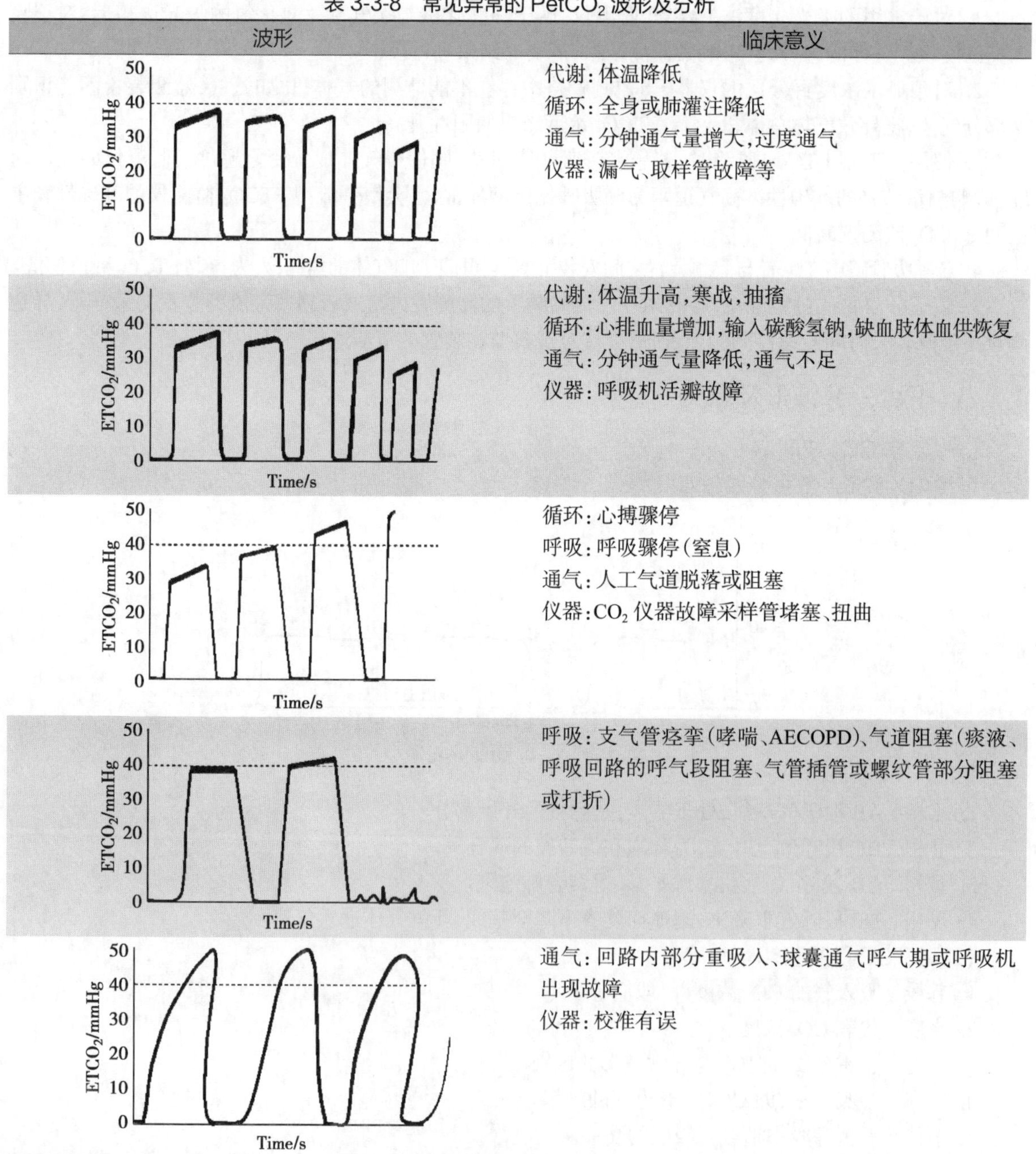

波形	临床意义
	代谢:体温降低 循环:全身或肺灌注降低 通气:分钟通气量增大,过度通气 仪器:漏气、取样管故障等
	代谢:体温升高,寒战,抽搐 循环:心排血量增加,输入碳酸氢钠,缺血肢体血供恢复 通气:分钟通气量降低,通气不足 仪器:呼吸机活瓣故障
	循环:心搏骤停 呼吸:呼吸骤停(窒息) 通气:人工气道脱落或阻塞 仪器:CO_2 仪器故障采样管堵塞、扭曲
	呼吸:支气管痉挛(哮喘、AECOPD)、气道阻塞(痰液、呼吸回路的呼气段阻塞、气管插管或螺纹管部分阻塞或打折)
	通气:回路内部分重吸入、球囊通气呼气期或呼吸机出现故障 仪器:校准有误

续表

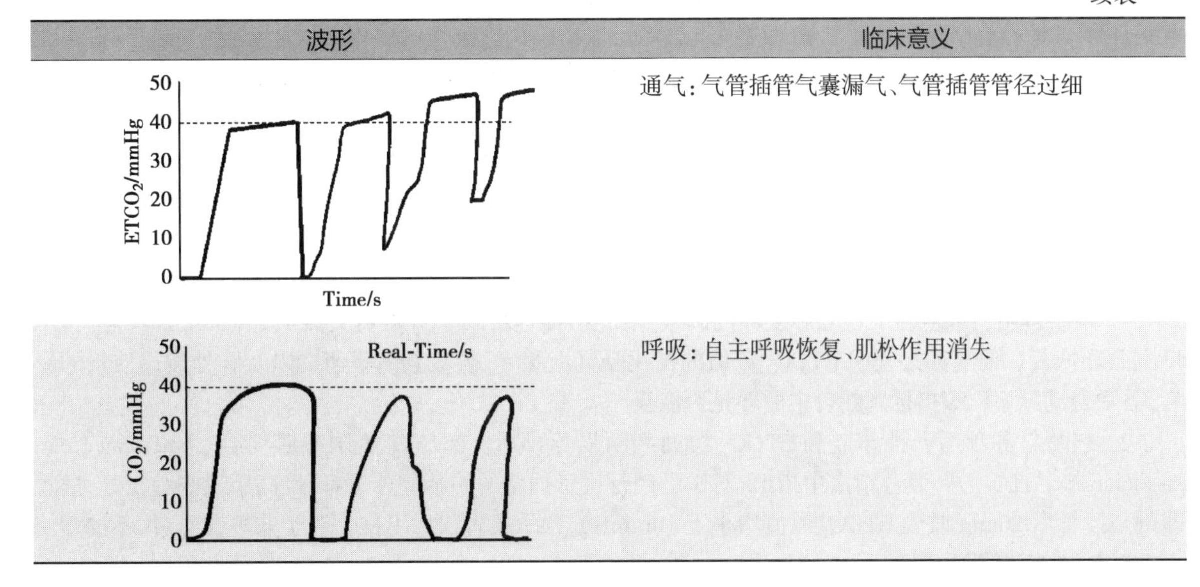

波形	临床意义
	通气：气管插管气囊漏气、气管插管管径过细
	呼吸：自主呼吸恢复、肌松作用消失

九、呼气末二氧化碳监测的临床应用及意义

在危重症患者中 $PetCO_2$ 的变化能够反映出患者 $PaCO_2$ 的变化，$PetCO_2$ 监测在评价肺通气、气管插管、呼吸道疾病诊断以及评价循环灌注等方面有极其重要的价值，在急危重症患者抢救中的持续监测具有重要的临床意义。

（一）确定导管位置

1. 人工气道定位　当导管越接近声门口时，波形会越明显，以此来指导将导管插入声门；如果导管插入食管，则不能观察到 $PetCO_2$ 波形，对导管误入食管有较高的辅助诊断价值。

2. 鼻胃管定位　建议鼻胃管插管后使用旁路监测仪协助管路定位。$ETCO_2$ 监测仪可协助鼻胃管的定位，判断是否误入气道。使用 $ETCO_2$ 监测，不论是显示波形或颜色改变，都能准确判断机械通气患者鼻胃管的位置。鼻胃管口径小，仅可连接旁流型仪器或显色法检测装置。采样口应远离气道以避免呼气干扰。

3. 气管插管患者的转运监测　建议带气管插管患者转运时监测 $ETCO_2$，协助判断人工气道异位。转运气管插管患者时连续监测 $ETCO_2$，可及时发现气管插管脱出异位，减少转运的风险。

（二）通气功能评价

1. 低通气状态监测　建议小潮气量通气时监测 $ETCO_2$。对于治疗性低通气患者，如急性呼吸窘迫综合征患者进行保护性肺通气策略治疗时，小潮气量（6ml/kg 甚至更低）通气增加了二氧化碳潴留的风险；实时监测 $ETCO_2$，可以及时发现二氧化碳潴留，并减少动脉血气检查频次。

2. 低通气高危患者监测　推荐深度镇静镇痛或麻醉患者监测 $ETCO_2$。对于存在低通气风险的患者，如镇痛镇静、门急诊手术的患者，使用 $ETCO_2$ 监测仪发现的通气异常早于氧饱和度下降和可观察到的低通气状态，是最优的术后呼吸抑制监测项目。

3. 气道梗阻判断　建议使用 $ETCO_2$ 监测仪判断小气道梗阻。对于小气道梗阻导致通气困难的患者，如重症哮喘和慢性阻塞性肺疾病患者，在采用时间呼气末二氧化碳监测仪时，由于肺泡内气体排出速度缓慢，时相Ⅱ波形上升趋于平缓。气体存留在肺泡内的时间较久，肺泡气二氧化碳分压更接近静脉血二氧化碳分压。这一部分气体在呼气后期缓慢排出，使得 CO_2 波形在时相Ⅲ呈斜向上的鲨鱼鳍样特征性改变。可以根据此特征性图形初步判断气道梗阻情况。严重气道梗阻患者，因死腔通气比例增大，可导致呼出气二氧化碳分压显著下降。

4. 优化通气条件　建议机械通气患者监测 $ETCO_2$。对需要简易呼吸器和呼吸机通气辅助通气的患者，持续监测 $ETCO_2$ 可以及时发现通气过度或通气不足，指导优化通气条件，如通气频率和呼吸机触发条件等。对于治疗性高浓度二氧化碳通气患者可以精确调整吸入二氧化碳浓度。使用容量呼气末二氧化碳监测仪还可以评估单肺通气患者通气血流比例。评估通气血流比例还有利于滴定呼气末正压的设置。

5. 调节呼吸机参数和指导呼吸机的撤除　$ETCO_2$ 为连续无创监测，可用以指导呼吸机的暂时停用，当自主呼吸时 SpO_2 和 $ETCO_2$ 保持正常，可以撤除呼吸机；应注意异常的 $ETCO_2$ 存在，必要时应用血气对照。

（三）循环功能评价

1. 判断自主循环恢复　在心肺复苏的高级生命支持阶段，$ETCO_2$ 数值突然上升 10mmHg 以上预示自主循环恢复。但复苏过程中 $ETCO_2$ 数值的变化受肾上腺素、碳酸氢钠等药物以及胸外按压质量的影响，需联合动脉血压等指标判断自主循环是否恢复。

2. 判断复苏预后　推荐监测 $ETCO_2$ 协助判断复苏预后。2015 年美国心脏协会（American Heart Association，AHA）心肺复苏指南中指出，对于已经行气管插管的心肺复苏患者，经高质量心肺复苏，插管即刻与插管后 20min 监测 $ETCO_2$ 数值均小于 10mmHg，预示患者预后不良。对于非插管患者，不推荐使用 $ETCO_2$ 数值判断预后。

3. 判断容量反应性　建议使用 $ETCO_2$ 联合评估容量反应性。容量反应性是急危重症患者病情评估的重要参数。$ETCO_2$ 监测联合直腿抬高试验判断容量反应性，$ETCO_2$ 浓度上升大于 5% 可认为有容量反应性。$ETCO_2$ 监测联合快速补液试验，需输注 500ml 液体，$ETCO_2$ 浓度上升 $>5.8\%$ 提示有容量反应性。

（四）辅助诊断

1. 肺栓塞筛查　建议筛查肺栓塞时监测 $ETCO_2$。目前 $ETCO_2$ 监测筛查肺栓塞主要有以下两种方法：

（1）比较 $PetCO_2$ 与 $PaCO_2$，若 $PetCO_2$ 下降而 $PaCO_2$ 升高，则提示肺栓塞可能。

（2）使用容量 $ETCO_2$，计算死腔通气比例，比例上升可考虑肺栓塞可能。判断时需结合 D - 二聚体等其他指标或 Wells 评分表（深静脉血栓风险评分表）评估肺栓塞病情。针对整形外科术后患者筛查肺栓塞的研究提示当 $PetCO_2$ 数值 >42mmHg，可不必进行 CT 血管造影检查（CTA）。

2. 代谢性酸中毒　建议代谢性酸中毒患者监测 $ETCO_2$ 部分代替血气分析。代谢性酸中毒患者可出现代偿性呼吸深大，导致 $ETCO_2$ 下降。临床通过监测 $ETCO_2$ 数值可间接判断酸中毒程度，减少了动脉血气检查的频率。目前报道针对糖尿病酮症酸中毒患者进行 $ETCO_2$ 监测可以减少动脉血气的监测。

（五）病情评估

建议尝试监测 $ETCO_2$ 协助评估病情。异常 $ETCO_2$ 数值预示病情危重。$ETCO_2$ 检测仪操作简便，可作为急诊分诊的参考依据，提升急诊分诊的安全性和准确性。

十、异常波形、故障及处理

呼气末二氧化碳分压监测波形异常及原因见表 3-3-9，呼气末二氧化碳监测仪常见故障及处理表 3-3-10。

表 3-3-9　呼气末二氧化碳分压监测波形异常及原因

波形异常	异常原因
$PetCO_2$ 缓慢降低	见于过度通气、体温下降、低心排血量或低血压（即体循环或肺循环低灌注）
$PetCO_2$ 指数形式降低	见于突然低血压、心搏骤停、肺栓塞、突然严重过度通气
$PetCO_2$ 突然降低至 0	见于导管或采样管扭曲、呼吸道梗阻、导管或管路脱落、呼吸机故障等
$PetCO_2$ 突然降低但未至 0	见于导管不完全扭曲、呼吸道部分梗阻、导管、管路或采样管漏气

续表

波形异常	异常原因
$PetCO_2$ 突然高于基线	见于校正错误和 CO_2 重复呼吸，如呼气活瓣失灵等
$PetCO_2$ 逐渐增加	见于通气不足、腹腔镜手术、体温迅速升高等
$PetCO_2$ 突然增加	见于碳酸氢钠输入或血压突然升高等
呼气中 CO_2 消失	有效的肺循环和肺通气不足或缺乏：①麻醉时常由于技术性原因造成，如气管插管误入食管，通气环路接头脱落；②因通气障碍所致如呼吸暂停或呼吸道梗阻，也可以见于心搏停止
吸气中出现 CO_2	有意识地进行重吸入时，吸入气出现 CO_2 是正常现象，异常或大量出现说明麻醉环路有故障，如活瓣关闭失灵
呼出气 $PetCO_2$ 波形异常	1. 上升段延长提示因呼吸道高位阻塞或支气管痉挛以致呼气流量下降，肺泡平台倾斜度增加，说明因慢性阻塞性肺疾病或气管痉挛使肺泡排气不均 2. 某些波形改变不一定是病理现象，如潮气量不足时，使用面罩，可看到不规则的或截锥形的波形；侧卧位机械通气时，肺泡平台呈驼峰状，可见慢频率呼吸、心源性起伏
$PetCO_2$ 偏差	1. 当 $PetCO_2$ 接近 $PaCO_2$ 逐渐升高，说明肺泡通气不足或进入肺泡的 CO_2 增加，如恶性高热；$PetCO_2$ 逐渐下降，说明存在过度通气或循环系统的低排血量综合征 2. $PetCO_2$ 逐渐下降，说明因肺栓塞造成 CO_2 输送突然中断。$PetCO_2$ 骤降是空气栓塞的早期表现，可以在循环系统出现症状之前诊断空气栓塞，在超声仪未能广泛应用的情况下，应常规持续进行 $PetCO_2$ 监测

表 3-3-10　呼气末二氧化碳监测仪常见故障及处理

常见故障	故障处理
通信错误	检查连接线，重新拔插头
传感器错误	检查连接线，重新拔插头
传感器温度过高	检查传感器周围有无高热源，如红外线理疗仪、鼻饲加热器
检查传感器周围有无高热源，如红外线理疗仪，鼻饲加热器	调零—清洗—调零
超出检测范围	调零—清洗—调零
CO_2 故障	检查呼吸机是否正常送气，检查传感器和适配器连接是否正确牢固

十一、仪器设备使用相关并发症

1. 气道分泌物或过度湿化，可黏附在主流型装置的监测腔内壁造成患者气道阻力增高，产生低通气。

2. 旁流型监测仪需要从呼吸回路里抽取 50ml/min ± 10ml/min 的气体，可能会造成患者低通气。

十二、日常维护与管理

（一）监测仪的维护要求

1. “五防”　防热、防蚀、防潮、防尘、防震。

2.“四定一专”　定点放置、定时清点、定期检查维修、定量供应、专人管理。

3.“三及时”　及时检查、及时消毒、及时补充。

4. 监测仪应处于完好备用状态。

（二）呼气末二氧化碳监测仪的清洁

1. 清洁前请取出电池。

2. 可以用 70% 异丙醇溶液浸湿的布巾清洁二氧化碳监测仪，表面用不脱毛的湿布进行清洁后，用干布抹净，不能直接将水泼洒或喷射到设备上。

3. 传染病患者使用过的监测仪按照传染病管理规范先进行以上清洁步骤后用 1∶200 含氯消毒剂再消毒，然后放于房间一起进行动态消毒机消毒。不要用丙酮或甲醛进行清洁，不要使用高压灭菌或蒸汽清洗机。

（李黎明　隗　强）

第五节　肺 功 能 仪

一、基本简介

肺功能仪，又称呼吸功能检测仪，是用于测量由肺部吸入和呼出空气体积的一种医疗器械。肺功能监测通常包括通气功能、换气功能、呼吸调节功能及肺循环功能。临床上最为常用的是通气功能检查，它可对大多数胸肺疾病做出诊断；其他检查如弥散功能测定、闭合气量测定、气道阻力测定、膈肌功能测定、运动心肺功能试验、气道反应性测定等，可用于呼吸功能测试并追踪肺部健康情况，可测量用力肺活量（forced vital capacity，FVC）、第一秒肺活量（forced expiratory volume in one second，FEV_1）、一秒率（FEV_1/FVC）等常用的呼吸功能监测参数。通过肺功能检查可以明确呼吸功能障碍的类型、严重程度，推断呼吸系统的病变性质，协助和论证临床的诊断。此外，肺功能检查在观察病情的变化、反映治疗方法的疗效、评价手术和麻醉的耐受能力、预测疾病的转归、鉴定劳动能力、研究环境污染与卫生保健等方面均有重要价值。

二、发展历史

肺功能仪的研究已有 200 多年的历史。1718 年，James Junrin 用气囊收集呼出气，测得自己的肺活量为 3 610ml，潮气量为 650ml。1749 年，Daniel、Bernonilli 描述了水置换的肺量计。1813 年，Hutchinson 正式开始应用重量平衡的水封式肺量计，其设计原理与现代的水封式肺量计基本相似。1904—1916 年，Tissot Bohr 与 Krogh 相继设计备有图形记录装置的水封式肺量仪，提高了准确度与精密度，为肺容量测定与研究奠定了有利基础。20 世纪 60 年代后，由于电子元件的不断发展，肺功能仪器也日趋精密和完善。水封式、楔形式、滚筒干封式肺功能仪不断更新。随着生物工程学的发展和电子计算机的应用，检测流量的方法得到进一步的发展，从转叶型、热敏电阻型和比托管型的流量测定，逐渐发展为目前应用的层流压差式流量传感器和热线式流量传感器。近年来，肺功能检查的技术和设备已经得到充分发展，有向一体化、简便化、微型化和网络化方向发展的趋势。

三、基本分类

（一）按功能分类

1. 肺功能检查仪　主要用于通气功能和换气功能的检查，对大多数胸肺部疾病做出诊断。

2. 气体分析仪　用于肺弥散功能、运动心肺功能、心排血量、氧耗量、二氧化碳产生量等肺功能测定。

(二) 按结构分类

1. 一体化肺功能仪　常规肺功能检测。手柄式数字化压差传感器，标准操作软件，全电脑控制，见图 3-3-14。

2. 便携式肺功能仪　手柄式数字化压差传感器，固化软件，便携式设计，见图 3-3-15。

3. 大型组合式肺功能仪　可检测用力肺活量、慢肺活量、气道激发试验、弥散功能、气道阻力、运动心肺功能、动态血压等。

4. 袖珍肺功能仪　灵活、快速、便于携带。

四、工作原理

肺功能检查的仪器主要由肺量计、气体分析仪及压力计组成。

(一) 肺量计工作原理

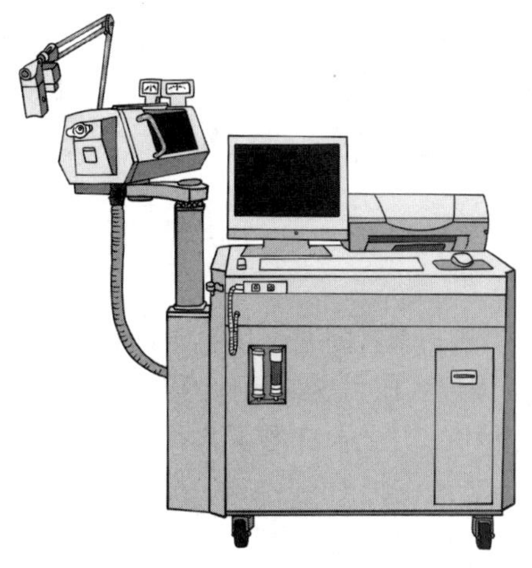

图 3-3-14　一体化肺功能仪

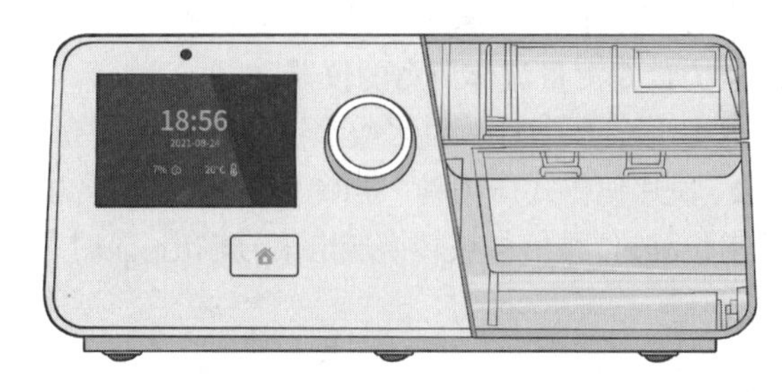

图 3-3-15　便携式肺功能仪

肺量计是指用于测量肺的气体容积或流量的仪器，是肺功能检查中最为常用的肺功能仪。

1. 容量测定型肺量计　直接测定呼吸气体的容量，而流量可经间接计算得出。其中水封式肺量计是最早发展和应用的肺量计，如图 3-3-16 所示，目前较少使用。干式滚筒式肺量计利用患者呼出的气体驱使活塞移动，活塞移动时产生的电压信号可反映移动量的大小，间接反映呼吸气体容积。

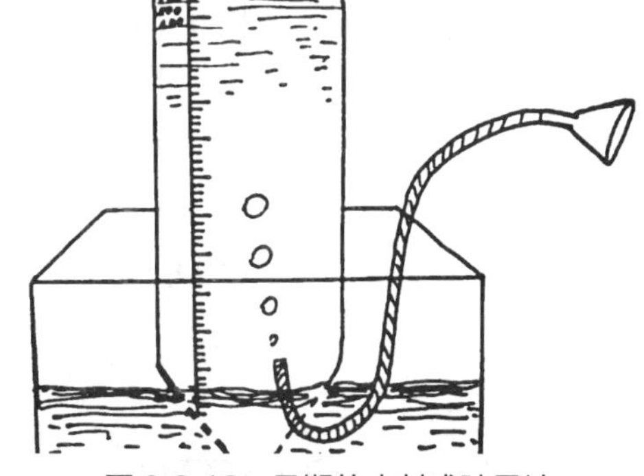

图 3-3-16　早期的水封式肺量计

2. 流量测定型肺量计　是先测量出流经截面积一定的管路的流体速度，然后求出流量，再做时间积分转换为呼吸容积，依据流量测定的原理可分为压差式、热敏式、涡流式、超声式等。

(1) 压差式流量计：利用在一定形状的流通管道中气流的压力降落与流速的依从关系测定流量。

(2) 热敏式流量计：是依据热量传导与气体流量相关的原理而设计。

(3) 涡流式流量计：由可产生涡流气流的管道、叶轮或涡轮转子、叶片、光电信号发射器组成，气流通过管道推动涡轮产生脉冲，由微处理器计算出转数，转动部件的转动速度与流体速度成正比，从而测量出气体流量和容积。

(4) 超声式流量计：有两组超声波发生器和接收器，其方向相反，通过比较顺流和逆流时超声信号传导的时间可反映气体流量的大小和方向，传导时间差异越大，通气流量越大。

（二）气体分析仪工作原理

气体分析仪主要用于测定气体成分和气体浓度或压力。

1. 物理气体分析仪　当气体分子通过一磁场时，顺磁性气体向磁力强区聚集，而非磁性气体则聚向弱磁区，气体浓度越高则聚集越多，从而达到分离和分析气体的目的。

2. 电子分析仪　依据热传导原理测量及惠斯通以比较不同气体通过传感器的电流阻力的变化进行测量。

3. 电化学分析仪　利用电极 - 介质界面上进行的电化学反应，将被测介质的化学量转变成电量。

4. 质谱仪　在真空环境中，中性的气体分子中的原子在离子源的作用下其电子被俘获，形成离子，在磁场力的作用下，离子束的运动发生偏转，不同的气体偏转角度各异，利用此原理可将各气体组分分开并测量。

5. 气相色谱仪　混合气体中各组分和固相之间的分配系数不同，当汽化后的试样被载气带入色谱组中运行时，组分在其中两相间进行反复多次分配；由于固相对各组分的吸附和溶解能力不同，所以各组分在色谱柱中的运行速度就不同。经过一定的柱长后，彼此分离，按顺序进入检测器，产生的离子流讯号放大后，在记录器上描绘出各组分的色谱峰，最后以检测器对分离的气体进行定量和定性。

6. 红外线气体分析仪　气体有吸收光线的特性，吸光量的多少则反映了气体的浓度。红外线气体感应器是光学气体感应器的一种，依据大多数气体在 2~14μm 波长范围内唯一的红外线光学吸收特征，鉴别目标气体。

（三）压力计工作原理

压力计是测量流体压力的仪器。

1. U 形管压力计　以水或水银（汞）做工作介质，当管道中有压力存在时显示压力差（图 3-3-17）。

2. 膜片偏位式压力计　当测量管道中有压力存在时，膜片偏位式压力感应元件的膜片在压力作用下发生位移，位移信号被转换成电信号输出、显时和记录。膜片偏位式压力计工作原理见图 3-3-18。

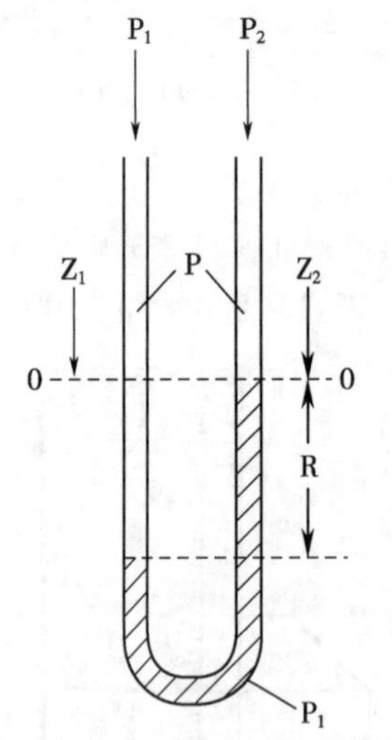

图 3-3-17　U 形管压力计工作原理

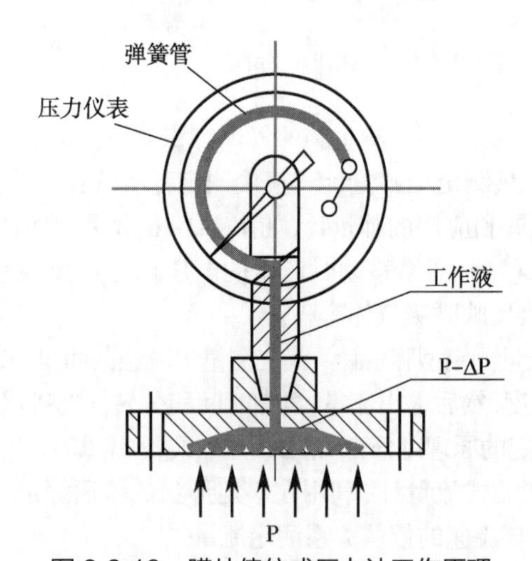

图 3-3-18　膜片偏位式压力计工作原理

五、临床适应证和禁忌证

1. 适应证　反复上呼吸道感染者，观察肺功能是否有损伤；有吸烟史及长期咳嗽，观察小气道功能是否改变；季节性咳喘发作，观察是否患有哮喘；慢性支气管炎定期复查，监测病情发展；胸片异常，判断肺功能损害程度；麻醉、外科手术的危险评估，以及术后恢复的监测；哮喘患者。儿童：反复咳嗽或伴有喘息；咳嗽持续 2~3 周以上，抗生素治疗无效；反复上呼吸道感染发展到下呼吸道，持续 10d 以上；哮喘患儿病情评估；急性发作的呛咳、声音嘶哑、呼吸困难；幼儿急性支气管炎、肺炎与哮喘早期的鉴别。

2. 绝对禁忌证　近3个月发生心肌梗死、脑卒中、休克；近4周出现严重心功能不全、严重心律失常、不稳定性心绞痛；近4周出现大咯血；癫痫发作，需要药物治疗；未控制的高血压病（收缩压>200mmHg、舒张压>100mmHg）；主动脉瘤；严重甲状腺功能亢进；近期行眼、耳、颅脑手术。

3. 相对禁忌证　心率>120次/min；气胸、巨大肺大疱且不准备手术治疗者；孕妇；鼓膜穿孔（需先堵塞患侧耳道后检查）；压力性尿失禁；痴呆或意识障碍；近4周有呼吸道感染；免疫力低下易受感染者；其他，如呼吸道传染性疾病（结核病、流感等）。

六、基本结构及配套部件

一般肺功能仪主要由肺量计、气体分析仪、压力计和显示屏幕四部分组成。通过它们的组合，可测量肺功能的大多数指标。

1. 肺量计　指用于测定肺的气体容量或流量的仪器。可分为容量测定型肺量计和流速测定型肺量计。

2. 气体分析仪　主要用作测定气体成分（定性）和气体浓度或压力（定量）。收集呼出气体于气体收集袋，然后做平衡气体分析及气体实时分析。

3. 压力计　指测量流体压力的仪器。临床医学中主要做呼吸肌肉力量测定和肺顺应性测定，压力与流量计组合还被应用于体积描记仪，测定气道阻力和肺容量。

4. 显示屏幕　采用高清显示器，能够实时显示测量数据和波形。

七、基本使用程序

【评估】

1. 患者准备　评估患者病情、意识；对于清醒患者告知其监测的目的和方法，取得患者合作。

2. 环境准备　环境清洁，宽敞明亮，温度与气压的高低要相对稳定。

3. 用物准备　呼吸功能监测仪，电源，鼻夹，口咬嘴，纸，笔。

4. 操作者准备　操作前穿戴整齐，洗手，戴口罩。

【操作流程】

1. 打开电源开关，进入输入信息的界面（输入患者信息：年龄、身高、体重、性别等）。

2. 接好滤室和口件　指导患者取立姿夹上鼻夹，不能漏气、咳嗽，学会完全用嘴呼吸，患者领会测试要点。

3. 选择测量状态

（1）SVC（slow vital capacity）测量步骤：①按“START”键，并进行归零；②患者含上口套，平静呼吸，测量开始；③蜂鸣声作响后测量VC；④让患者进行最大量的吸气和呼气；⑤最后一次充分呼气后，患者可正常呼吸；⑥按“STOP”键，测量结束。

（2）FVC测量步骤：①按“START”键，并进行归零；②患者含上口套，平静呼吸，测量开始；③让患者缓慢吸气到最大值，之后用最大力量呼出最大量气体；④当最大量吸气后开始呼气时按“STOP”键，测量结束。

（3）MVV（maximal voluntary ventilation）测量步骤：①按“START”键，并进行归零；②患者含上口套，尽可能地深快呼吸，测量开始；③当呼吸几次，蜂鸣器作响波形显示后，让患者继续深快呼吸；④15s后测量自动结束。

4. 保存测量结果并打印。

5. 关闭电源。

6. 清洁、消毒仪器，整理物品。

【注意事项】

1. 检查时鼻子不能呼气，要用嘴来呼吸。
2. 要保证检查的过程中不能漏气。
3. 吹气时要在一开始就用力将胸腔的气尽量都吹出来。
4. 所有的气都需呼出来，不要还剩一点气没呼出来就停止。
5. 深呼吸时，嘴巴离吹嘴勿太近。
6. 做测试时手部或身体动作勿太大。
7. 做测试时旁边不要有电扇或空调吹的猛风。
8. 吹气结束后，深呼吸离吹嘴不要太近，否则会导致设备继续读数。

八、各项参数调节

(一) 用力肺活量(FVC)

1. FVC 是指尽力最大吸气后，尽力尽快呼出所能呼出的最大气量，略小于没有时间限制条件下测得的肺活量。
2. 该指标是指将测定肺活量的气体最快速呼出的能力。
3. 正常人 3s 内可将肺活量全部呼出，第 1、2、3s 所呼出气量各占 FVC 的百分率正常分别为 83%、96%、99%。

(二) 第一秒肺活量(FEV_1)

1. FEV_1 简称“一秒量”，开始呼气第一秒内的呼出气量为一秒钟用力呼气容积。
2. 阻塞性通气障碍患者，如慢性阻塞性肺疾病、支气管哮喘急性发作的患者，由于气道阻塞、呼气延长，其 FEV_1 降低。
3. 正常值为大于 80%。
4. 适用于哮喘、慢性阻塞性肺疾病等疾病的日常肺功能监测。

(三) 一秒率(FEV_1/FVC)

临床上常以 FEV_1/FVC 的比值做判定；阻塞性或者混合性是轻度降低到明显降低；限制性是数值正常或轻微升高。该比值是判定哮喘和慢性阻塞性肺疾病的一个常用指标，哮喘主要是出现呼气性呼吸困难，FEV_1/FVC 数值会降低或者明显降低。

(四) 用力呼气中期流速

用力呼气中期流速又称最大呼气中段流量，即在肺活量 25%~75% 的呼气流速。常用于判断小气道通气情况。临床上常用于慢性阻塞性肺疾病和儿童哮喘的判定。

(五) 最大呼气流速(PEF)

最大呼气流速(peak expiratory flow rate, PEF)，常用于哮喘与慢性阻塞性肺疾病的临床诊断和日常监测。主要用于判断主气道阻塞情况，但无法了解肺泡阻塞情况。

(六) 最大呼气流量 - 容积曲线

最大呼气流量 - 容积曲线是指以横坐标示容积(肺活量百分数)，以纵坐标示呼气流量(L/s)，描记受试者最大吸气后用力快速呼气时呼气流量与肺容积关系的曲线。此曲线受肺的弹性和周围小气道阻力的影响。如果曲线异常，表示肺实质或小气道病变，慢性阻塞性肺疾病在 75% 肺容量以下时，流速明显减慢。例如，空气污染引起的早期病变是小气道阻力增加，最大呼气流量 - 容积曲线是重要的监测指标，其中流量 - 容积曲线中段流量和 25% 肺活量最大呼气流量能更灵敏地反映小气道的阻塞情况。

(七) 容积 - 时间曲线

容积 - 时间曲线指以横坐标示时间(s)，纵坐标示容积(肺活量百分数)，描记受试者用力肺活量与时间的关系曲线。

（八）最大分钟通气量（MVV）

MVV 是指受检者在 1min 内的最大通气量，实际测定时大多数肺功能的仪器需测定 12s，少部分仪器需测定 15s，然后计算出 MVV。MVV 能反映受检者的呼吸系统整体的功能，是反映肺储备能力的很好指标。MVV 与 FEV_1 有很好的相关性，临床上习惯用 FEV_1 乘以 40 换算出 MVV，称作间接 MVV。

（九）百分比预测

百分比预测指患者呼吸功能测定的结果与和患者相同年龄、性别、身高和种族条件的健康人的肺功能相比的百分值，百分值越高代表肺功能越接近正常标准。这个百分比用于诊断肺部疾病，并表明病情的严重性。

九、仪器故障处理

肺功能仪常见故障及处理，见表 3-3-11。

表 3-3-11 肺功能仪常见故障及处理

常见故障	故障原因	处理
无法建立通信	1. 主机电源没开 2. 主机和计算机的连接电缆脱离 3. 计算机病毒破坏	1. 打开电源开关，确保主机电源绿色指示灯常亮 2. 检查电缆并确保电缆连接正确、接触良好 3. 重启计算机，进入“一键恢复”程序，使计算机恢复到当初安装调试好的状态
呼吸曲线不能稳定，总是向上漂移或向下漂移	1. 传感器零点不对 2. 流量传感器清洗后，流量测压口上有水，阻塞了测压管	1. 退出程序，重新运行程序 2. 去除水珠后，退出程序，重新运行程序
弥散量高	漏气（呼吸阀门关闭不严、接口松动等），有部分空气被吸入	
弥散量低	气瓶总阀未打开或减压表调节后压力过低	

十、日常维护与管理

（一）校准和质量控制

1. 环境定标　为保障肺功能参数检查准确，每日检查前仪器都要进行至少一次环境定标，即测量环境中的温度、湿度、海拔和大气压，输入仪器。测量不同状态下的肺功能参数时，计算机会自动进行校准，并保持测量环境中的温度、湿度相对稳定。

2. 容积校准和校准验证　每日检测前要用 3L 定标筒对肺量计进行容积校准，以确定容积测量的校正系数。如果短时间内测量人次过多，或者环境变化较大，都要重新输入温度、湿度等环境参数，再次进行容积校准。每一次容积校准至少要进行 3 次验证，以确定准确度和精密度。至少每周需进行一次流量线性验证，用 3L 定标筒，以低、中、高 3 种不同的流量（0.5~1.5L/s、1.5~5.0L/s、5.0~12.0L/s）进行容积校准，每种流量至少操作 3 次。如果定标器的容量精密度是 ±0.5%，肺量计的容量精密度就要控制在读数的 ±3.5% 以内，流量线性验证时的容积误差亦应在这个范围内。

3. 测试前准备　仪器的预计值要根据所在地区选择合适的预计值公式。为保证患者安全，检查体位建议采用坐位，选择有靠背的、固定的椅子。详细了解受试者病史，判断肺量计检查的适应证，排除禁忌证。输入编号、姓名以及人体参数，如性别、出生日期、身高和体重等计算预计值；受检者穿着松紧适中，以免限制呼吸运动。

(二) 呼吸功能检查交叉感染的防范

口套应为一次性使用,医务人员应戴手套接触患者的口器,避免人为造成交叉感染。

(三) 消毒

1. 正常情况

(1) 清洗:将 45° 弯头、筛网传感器、传感器外壳、硅胶管路等拆下后,用 10% 醚蛋白酶液浸泡 10~15min 后,取出用流动蒸馏水冲洗(最好不用自来水,因其含有杂质)。

(2) 消毒:将其置于 2% 戊二醛溶液(加 0.3% 碳酸氢钠溶液可增强其杀菌消毒作用),浸泡 15min 或更长时间,或用随机附带的消毒颗粒配成 1.5% 的液体浸泡 15min,取出后用流动蒸馏水彻底清洗干净,尤其注意筛网传感器应绝对冲洗干净,否则将导致仪器定标不准确。

2. 感染患者测试后

(1) 硅胶管与塑料部件的消毒:将 45° 弯头、传感器外壳、硅胶管路等拆下后,将其置于 2% 戊二醛溶液加 0.3% 碳酸氢钠溶液中(增强杀毒效果)浸泡 10~15min 后,取出再置于浓度 1 : 25 的 84 消毒液中浸泡 10~15min(或用 1% 过氧乙酸溶液浸泡 10min)取出后晾干。

(2) 筛网传感器消毒:取下后置于 2% 戊二醛溶液加 0.3% 碳酸氢钠溶液中浸泡 10~15min,或取随机附带的消毒颗粒配制成浓度为 3% 的溶液浸泡约 60min 或环氧乙烷熏蒸 10~20min。

(3) 清洗:完成各个消毒步骤后用流动蒸馏水彻底冲洗,尤其是筛网传感器,如果冲洗不干净会导致定标不准确。

(李黎明　隗 强)

第四章　内分泌专科护理设备

第一节　血　糖　仪

一、基本简介

血糖仪因其快速方便、操作简单、需血量少的特点，已广泛应用于临床。血糖仪又称血糖计，是一种测量血糖水平的电子仪器，目前测量方法以电化学法为主。

二、发展历史

从诞生以来，血糖仪在近40年中经历了五个发展阶段：第一代水洗式血糖仪、第二代擦血式血糖仪、第三代比色法血糖仪、第四代电化学法血糖仪、第五代多部位微量采血血糖仪。历史上习惯将Tom Clemens在1968年开发的血糖仪模型及在当年申请的专利视为血糖仪诞生的标志。但早在1965年，一种可以测量血糖的产品就被发明。使用该产品需要将患者的一滴血滴到试纸上，1min后冲洗掉血迹，与比色卡对照，根据颜色读出血糖值。尽管这种试纸会存在显示的颜色处于两种标准色之间难以判断、不便读数的问题，却奠定了第一代水洗式血糖仪的基础。1980年，第二代血糖仪被推出。1986年，带有记忆功能的血糖仪被推出。第三代不需擦血的比色法血糖仪与第四代电化学法血糖仪是历史上真正意义上的技术革新。第五代多部位微量采血血糖仪很好地解决了采血量问题。目前仍有更多的技术在不断地融入血糖仪的研发中。纵观血糖仪的发展历史，体积更小、使用更方便、采血量更少、读数更精准是一条不变的发展主线。

三、基本原理

血糖仪从工作原理上有两种：一是光化学法，二是电化学法。光化学法血糖仪有一个光电头，优点是价格比较便宜，缺点是探测头暴露在空气里，很容易受到污染，影响测试结果，误差范围在 ±0.8mmol/L，使用寿命比较短，一般在2年之内比较准确，2年后建议做一次校准。由于使用不方便，目前市场已经淘汰。

电化学法的测试原理更科学，电极口内藏，可以避免污染，误差范围一般在 ±0.5mmol/L。精度高，正常使用的情况下，不需要校准，寿命长。

血糖仪的采血方式有两种：一种是抹血式，另一种是虹吸血式。抹血的机器一般采血量比较大，患者比较痛苦。如果采血偏多，还会影响测试结果，血量不足，操作就会失败，浪费试纸，这种血糖仪多为光化学法。虹吸血式的血糖仪，试纸自己控制血样计量，不会因为血量的问题出现结果偏差，操作方便。

四、基本分类

（一）按患者不同治疗分类

按患者不同治疗分类，血糖监测分为自我血糖监测（self-monitoring of blood glucose，SMBG）、床旁血糖监测（point-of-care testing，POCT）、动态血糖监测（continuous glucose monitoring，CGM）。

（二）按不同测试方法分类

1. 化学比色法

（1）原理：早期的血糖仪用葡萄糖氧化酶比色法，试纸与血液反应后改变颜色，到时间后抹去血滴再放入血糖仪通过测量色谱得到血糖值。

（2）优点：相较生化仪测量快、用血少。

（3）缺点：较早的技术，现代大都是电极法测量，用血更少，测量更快，所以化学比色法市场已基本淘汰。

2. 葡萄糖氧化酶电极测量法

（1）原理：通过测量血液中的葡萄糖与试纸中的葡萄糖氧化酶反应产生的电流量测量血糖。市面上的主流机型大多为葡萄糖氧化酶电极测量法。

（2）优点：相较化学法测量更快（30s 以内），用血量更少（5μl 以下）。

（3）缺点：由于空气中的氧含量比氢含量大得多，所以相较葡萄糖脱氢酶电极测量法而言，试纸更容易受空气影响，所以要求在封闭干燥的环境下储存，一般试纸从容器中取出后要在 5min 内使用完毕，否则因试纸受潮而测量不准的可能性更大，桶装试纸一般要求开盖将试纸取出后立即盖紧罐盖，试纸开封后要求 3 个月内用完。

3. 葡萄糖脱氢酶电极测量法

（1）原理：通过测量血液中的葡萄糖与试纸中的葡萄糖脱氢酶反应产生的电流量测量血糖。

（2）优点：除葡萄糖氧化酶电极测量法的优点外，对葡萄糖专一，不受氧气干扰，易保存，开罐后可用到有效期结束。

（3）缺点：对木糖有轻微反应。

五、临床适应证和禁忌证

1. 适应证　采用生活方式干预控制糖尿病的患者；使用口服降糖药者；使用胰岛素治疗者；特殊人群（围手术期患者、低血糖高危人群、危重症患者、老年患者、1 型糖尿病、妊娠期糖尿病等）；健康体检筛查者。

2. 禁忌证　无。

六、基本结构及配套部件

血糖仪的基本结构由主机、血糖试纸入口、弹出按钮、显示屏幕四部分组成，见图 3-4-1，配套有血糖试纸、采血针或者采血笔。

1. 血糖仪主机　主要组成部分是主控制板。主控制板包括微机系统中的运算器、控制器和存储器。

2. 血糖试纸入口。

3. 弹出按钮　血糖试纸自动弹出。

4. 显示屏幕　测量血糖数值直接显示。

5. 血糖试纸　当被测血样吸入电极工作区后，试纸电极表面工作区内的葡萄糖氧化酶或葡萄糖脱氢酶与血样中的葡萄糖发生氧化还原反应，经过快速的生化反应后，酶电极试纸产生的响应电流在 1~10μA，与被测血样中葡萄糖浓度成线性关系，在单片机的控制下检测血样响应电流的大小，从而计算得出准确的血糖浓度值并在仪器液晶屏上显示最终结果。

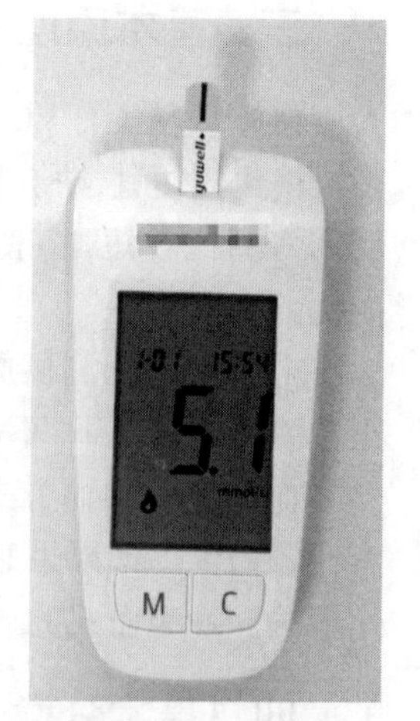

图 3-4-1　血糖仪

七、基本使用程序

【评估】

1. 患者准备　评估患者病情、配合度，手指皮肤的颜色、温度、污染及感染情况。

2. 环境准备 环境清洁，宽敞明亮，温度22~26℃，必要时备屏风遮挡。

3. 用物准备 血糖仪，血糖试纸的插口处是否干燥，血糖试纸的有效期，血糖试纸没有裂缝和折痕，治疗盘、乙醇、棉签等。

4. 护士准备 洗手，戴口罩。

【操作流程】

1. 核对患者床号、姓名。

2. 准备好采血针头。

3. 打开血糖仪，屏幕上即显示出一个号码，调试该号码与将要使用的试纸瓶上的号码完全一致。

4. 当屏幕上闪现插入试纸提示时，可轻轻插入试纸。

5. 采血

(1) 选用75%乙醇消毒采血部位，不可选择其他对检测有干扰的消毒剂，如碘伏；待乙醇干后，方可进行采血。

(2) 采血针穿刺皮肤后，轻压血液自然流出，用消毒棉球轻拭去第1滴后，将第2滴血液滴入试纸区的指定区域。穿刺皮肤后勿过度用力挤压，以免组织液混入血样造成结果产生偏差。

(3) 检测结果的记录包括被测试者姓名、检测日期、时间、结果、单位、检测者签名等。

(4) 出现血糖异常结果时，应及时分析原因，针对不同的原因采取处理措施，如复测、复测质控后重新检测、复检静脉生化血糖、复测后通知医师采取必要的干预措施。

(5) 无菌干棉签按压采血点，以不出血为宜。

6. 弃去血糖试纸，关闭血糖仪。

7. 安置患者舒适卧位。

8. 终末处理 治疗车、治疗盘用含500mg/L有效氯的干湿两用纸擦拭。

9. 洗手、记录。

【注意事项】

1. 当仪器出现需血量不足的“错误代码”(屏幕显示是错误代码，厂家不同，错误代码也不相同，具体错误代码见机器说明书)，表示血量太少或未能在正确位置。此时需要用一片新的试纸重新测试。

2. 瓶装试纸应盖紧盖。每天用血糖质控液测试血糖仪一次。尽量选择指腹两侧采血。测量必须在运行温度(6~44℃)范围内进行。首次打开血糖试纸瓶时，请在瓶标签上标注弃置日期。

八、各项参数调节

1. 可检测的范围 1.1~33.3mmol/L(不同血糖仪监测范围可有不同)。

2. 血糖仪的准确性 通常血糖仪的准确性包含两个方面：准确性和精确性。准确性是指血糖仪的测量结果与实验室血糖检测结果之间的一致程度，精确性是指同一样本多次重复测量后的一致程度。

3. 准确性要求 患者同一部位血样血糖仪测试的全血结果和生化仪测试的血浆结果之间的偏差应控制在如下范围：至少95%的测试结果满足，当血糖浓度<5.6mmol/L时，应在±0.83mmol/L偏差范围内；当血糖浓度≥5.6mmol/L时，应在±15%偏差范围内。99%的结果偏差在一致性网络误差分析栅格的临床可接受范围内。

4. 精确性要求 血糖浓度<5.6mmol/L时，标准差<0.42mmol/L；血糖浓度≥5.6mmol/L，变异系数(CV)<7.5%。

九、仪器故障处理

血糖仪常见故障及处理，见表3-4-1。

表 3-4-1　血糖仪常见故障及处理

常见故障	故障原因	处理
屏幕出现“极端低血糖”	血糖水平可能出现 1.1mol/L	立即遵照医务人员的指导
屏幕出现“极端高血糖”	血糖水平可能出现 33.3mol/L	立即遵照医务人员的指导
屏幕出现“仪器温度太高”	血糖仪太热（高于 44℃）不能正常工作	将血糖仪和试纸移至温度更低的环境下操作，正常工作温度范围是 6~44℃
屏幕出现“仪器温度太低”	血糖仪太低（低于 6℃）不能正常工作	将血糖仪和试纸移至温度更高的环境下操作，正常工作温度范围是 6~44℃
错误 1	仪器可能出现故障	请勿使用该血糖仪，联系厂家售后人员
错误 2	使用已用过的血糖试纸，或者血糖仪或试纸有问题，都会引起此错误信息	需要更换新试纸重新测试，若仍显示错误 2，请尝试开启一瓶新试纸
错误 3	滴入血样时，血糖仪尚未准备就绪	用新血糖试纸重新执行一次血糖测量，在屏幕上出现提供血液之后才可采取血样，在屏幕上出现提供质控液之后才可采取质控液样
错误 4	1. 吸取的血样或血糖质控液量不足，或在血糖仪已开始倒计时后又补充吸取血样或血糖质控液 2. 血糖试纸可能已受损或在测量期间被移动 3. 未正确吸取血样 4. 血糖仪可能出现问题	用新血糖试纸重新执行一次血糖测量
错误 5	血糖仪检测到血糖试纸存在问题 可能原因是血糖试纸已损坏	用新血糖试纸重新执行一次血糖测量
电池电量低	需要更换电池，但是仍足够完成一次测量	尽快更换电池
电池电量空	电池没有电，无法进行测量	请即刻更换电池

十、仪器设备使用相关并发症

1. 感染　采血部位红肿热痛，局部压痛明显。
2. 出血　采血后少量血从针刺部位流出。
3. 疼痛　采血部位疼痛，以刺痛为主。

十一、日常维护与管理

（一）日常维护

每天常规用消毒湿巾擦拭血糖仪一次。

（二）建立血糖监测系统质量控制体系

1. 分析前质量控制

（1）每台便携式血糖仪均应有相应记录，包括测试日期、时间、试纸条批号及有效期、仪器编号及质控结果等。

（2）维护仪器：仪器处于良好状态是确保检验结果的关键，必须经常进行仪器的维护。检验仪器要按规定做好保养，使仪器始终处于良好的工作状态。

(3)准备试纸：试纸一定要按标准操作规程储存、使用，暂时不用的试纸必须迅速盖好瓶盖，以防止试纸变质。

2. 分析过程中质量控制

(1)质控频次：建议每个检测日至少做一次质控。

(2)确保仪器处于正常工作状态，做好室内质控、室间质评，一旦出现失控情况，必须要有失控的分析记录及纠正措施。

(3)严格按照标准操作程序检测。

(4)规范保存必要的结果记录。

3. 分析后质量控制　当检测结果出来以后，按照标准操作规程上报结果。需要特别注意的是：当检测结果达到或超过“危急值”时，应立即向上级医师报告并及时处理，同时立即采集静脉血送医院检验科紧急检测。

4. 医疗机构血糖仪的室间质量评估

(1)室间质量评价 / 能力验证：建议每年至少参加一次国内外相关机构举办的室间质量评价 / 能力验证活动。

(2)生化比对：建议医疗机构每年进行一次便携式血糖仪与本医疗机构实验室生化仪方法学的比对活动。

（李洁琼）

第二节　胰岛素笔

一、基本简介

胰岛素笔是一种笔型注射装置，外形似钢笔，内置胰岛素，携带方便。该装置外形结构简单，功能键少，操作简易。胰岛素注射针头细小，注射痛感低，甚至无痛感，可减少患者对胰岛素注射的恐惧，提高患者治疗依从性。胰岛素笔是目前糖尿病患者普遍应用的胰岛素注射装置。

二、发展历史

1985 年，第一支笔式胰岛素注射装置问世，后经多次改进和创新。1992 年，第一支用于注射胰岛素的无针注射器上市。2012 年 3 月，我国首个拥有自主知识产权的胰岛素 QS-M 型无针注射器通过注册审批，获得上市资格。2018 年 6 月，无针注射器 QS-M 升级版 P(QS-P)系列上市。

三、基本分类

(一) 根据胰岛素笔功能分类

1. 可长期反复使用的胰岛素笔　胰岛素笔芯用完后，可更换笔芯继续使用。

2. 一次性胰岛素注射笔(预充或特充装置)　内置胰岛素使用完毕后，胰岛素笔则一起废弃。

(二) 根据胰岛素注射方式分类

1. 传统有针胰岛素笔。

2. 胰岛素无针注射器。

四、工作原理

胰岛素笔采用机械装置控制定量输注。胰岛素无针注射器是通过注射器内的弹簧释放产生强大的动力，快速推动注射器前端安瓿内的药液，药液通过安瓿前端直径为 0.17mm 的微孔，以“液体针”的形式瞬间穿过表皮细胞，药液吸收快而均匀，渗透入皮下组织，完成注射。使用高压射流原理，使药液形成较细的液体流，瞬间穿透皮肤到达皮下，给药是采用弥散给药方式。

五、临床适应证和禁忌证

（一）适应证

1. 1型糖尿病患者，发病时需要胰岛素治疗，且需要终身胰岛素替代治疗。

2. 新发2型糖尿病患者，如糖化血红蛋白（HbA1c）≥9.0%或空腹血糖≥11.1mmol/L且有明显的高血糖症状，发生酮症或酮症酸中毒，可首选短期胰岛素强化治疗。

3. 新发糖尿病患者，血糖明显升高，分型困难，与1型糖尿病难以鉴别时，可首选胰岛素治疗。待血糖控制基本平稳、症状得到显著缓解、确定分型后再根据病情确定后续的治疗方案。

4. 2型糖尿病患者在生活方式和口服降糖药联合治疗的基础上，若血糖仍未达到控制目标，应尽早起始胰岛素联合口服降糖药物治疗。

5. 在糖尿病病程中（包括新诊断的2型糖尿病），出现无明显诱因的体重显著下降时，应该尽早使用胰岛素治疗。

6. 特殊情况下胰岛素的应用

（1）围手术期：对于大中型手术，围手术期口服用药受限，胰岛素治疗为首选。

（2）感染：较严重或重症感染可引起血糖波动较大，且血糖控制不佳对感染的治疗及预后均有影响，故建议胰岛素治疗。

（3）妊娠及哺乳：目前口服降糖药物在妊娠期及哺乳期妇女中的安全性还有待深入研究证实，故建议胰岛素治疗。

（4）外源性糖皮质激素应用者：应尽量采用最小有效剂量，并推荐进行生活方式干预。对于空腹血糖≥11.1mmol/L的糖皮质激素应用者，胰岛素治疗为首选治疗。

（二）禁忌证

低血糖。

六、基本结构及配套部件

（一）传统有针胰岛素笔的基本结构

传统有针胰岛素笔的基本结构主要由笔帽、笔芯架及笔身组成。其中，笔芯架中可放置对应品牌的不同类型胰岛素笔芯，通过胰岛素窗可观察内置胰岛素笔芯所标识项目（包括胰岛素种类、生产日期、有效期、批号等）及胰岛素性状，余量刻度可提示剩余胰岛素剂量的近似值。笔身部分包括胰岛素注射剂量显示窗、注射推键及活塞杆。此外，与胰岛素笔配套的笔芯，不同品牌略有差异，其基本结构包括安装针头端和活塞端，预混胰岛素中另有玻璃珠以助于胰岛素混匀。一次性笔用针头应在每次注射前安装。胰岛素笔针头在不同胰岛素注射笔中均通用。根据针头长度，目前主要包括4mm、5mm、6mm、8mm、12.7mm五种规格，针头越短越细，注射时痛感越低。临床中应根据患者的个体化情况选择适宜的针头。

（二）胰岛素无针注射器

胰岛素无针注射器的基本结构主要由端帽、刻度窗口、安全锁、注射按钮、药管、取药接口组成，见图3-4-2。

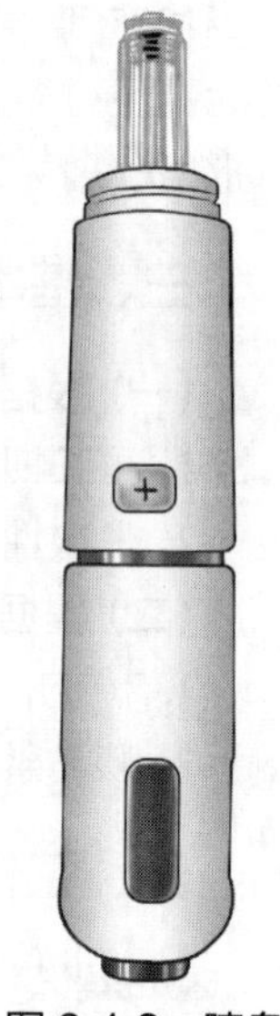

图3-4-2　胰岛素无针注射器

1. 端帽　保护药管前端部分，避免污染。

2. 刻度窗口　显示需要注射剂量，窗口中的数字代表胰岛素的国际注射单位。

3. 安全锁　防止注射按钮被误操作，只有在安全锁按下时注射按钮才可以工作。

4. 注射按钮　注射的启动按钮，按下后药液瞬间注射到皮下。

5. 药管　药管前面有0.14mm的微孔，是装卸注射药物的容器，是执行灌药和注射的部位。通过取药接口将标准药瓶中的药液吸入药管，即可使用。

6. 取药接口　取药接口分为A型接口和B型接口两种，适用于不同类型的胰岛素笔。

七、基本使用程序

传统有针胰岛素笔

【评估】

1. 患者准备　评估患者病情、意识、皮肤情况；指甲情况，对于清醒患者告知其胰岛素注射的目的和方法，取得患者合作。

2. 环境准备　环境清洁，宽敞明亮，温度22~26℃，必要时备屏风遮挡。

3. 用物准备　胰岛素笔、胰岛素笔芯、胰岛素注射笔针头、治疗盘、乙醇、棉签等。

4. 护士准备　操作前穿戴整齐，无长指甲，洗手，戴口罩。

【操作流程】

1. 携用物至床旁，核对床号、姓名，解释。

2. 安装胰岛素笔芯

(1)拔下胰岛素注射笔帽。

(2)旋下笔芯架，放置一旁备用。

(3)垂直按压活塞杆顶部，直至活塞杆不能移动。

1)取出一支新的胰岛素笔芯，核实新的胰岛素笔芯：类型是否正确，是否在有效期内，笔芯有无破损。

2)确认无误后，将笔芯装入笔芯架内，穿针端一侧先放入，顺时针拧紧笔芯架，直至听到或感觉到“咔哒”声。

3. 安装新针头

(1)取一支新针头，撕掉保护片。

(2)将针头装在注射笔上，转动针头，直至连接牢固为止。

1)取下外针帽放置于一旁。

2)取下内针帽，丢弃。

4. 检查胰岛素流动性(排出气泡)

(1)旋转注射器推键，选定2个单位，按压注射推键直至剂量显示窗显示为“0”。若有胰岛素液滴出现，证明胰岛素流动性良好，针头通畅。若没有胰岛素出现或胰岛素窗口有空隙，重复上述操作。当针尖出现胰岛素液滴且活塞杆顶部与活塞之间没有缝隙时，提示胰岛素流动性检查完成。

(2)若反复上述操作，仍未见胰岛素液滴，先确认活塞杆顶部与活塞之间没有缝隙，再更换新的胰岛素针头，若仍无胰岛素溢出，应联系胰岛素笔供应商。

5. 注射胰岛素

(1)开始注射前，先确认剂量显示窗数字为“0”。

(2)旋转注射推键，选取所需胰岛素剂量(若为预混胰岛素，注射前需充分混匀)。

(3)将针头垂体刺入皮下，按压注射推键直至剂量显示为“0”。

1)拔出针头前，至少等待6s。

2)盖好外针帽，将注射针头从笔芯上旋下，处理废弃针头，盖好笔帽。

3)每次注射后，务必将笔帽盖好，妥善放置，以防止胰岛素见光分解。

6. 记忆功能使用方法

(1)检查上次注射时间及剂量前，首先确认剂量显示窗数字显示为“0”。

(2)拔出注射推键，之后再推回注射推键，即可显示上次注射的信息。

(3)10s后,显示自动关闭。

【注意事项】

1. 若笔芯内装有预混胰岛素,每次注射前一定要重新混匀。胰岛素重新混匀前,应检查笔芯中剩余胰岛素的空间是否充足,检查时注意,活塞位置应处于笔芯架白色刻度以上,可确保笔芯内的玻璃珠能够自由移动,以混匀胰岛素。若活塞位置低于白色刻度,应更换新的胰岛素笔芯。

2. 每次注射前,一定要检查胰岛素的流动性。若反复检查,针尖未出现胰岛素液滴,应确认活塞杆与活塞之间是否有空隙,若无空隙,可尝试更换新的胰岛素针头,安装无误后,若仍无胰岛素溢出,先暂不要进行注射,应与供应商联系。

3. 应通过观察剂量显示窗确认胰岛素注射剂量,而不是笔芯架上的胰岛素刻度,因为该刻度只是笔芯内剩余胰岛素单位量的近似值。

4. 胰岛素注射时,应通过按压注射键进行注射,而不是转动推键。

5. 注射时,不能通过注射笔所发出的“咔哒”声来计数。如果在剂量显示窗显示“0”前注射推键停止移动,提示针头可能阻塞。应立即拔出针头,将剂量显示窗调回“0”,并更换一个新针头。

6. 胰岛素笔注射针头为一次性使用,每次注射前,均需使用新针头,以减少针头阻塞、污染、感染和剂量不准确的风险。

7. 在旋下针头时,应握住笔芯架,否则可能会把注射笔旋转至分离。

8. 丢弃针头前应盖好外针帽,无须将内针帽戴在针头上,因为此操作可能存在被针头刺伤的风险。

胰岛素无针注射器

【评估】

1. 患者准备　评估患者病情、意识、皮肤情况,指甲情况;对于清醒患者告知其胰岛素注射的目的和方法,取得患者合作。

2. 环境准备　环境清洁,宽敞明亮,温度22~26℃,必要时备屏风遮挡。

3. 用物准备　胰岛素无针注射器、胰岛素笔芯、治疗盘、乙醇、棉签等。

4. 护士准备　知晓胰岛素笔注射方法,操作前穿戴整齐,无长指甲,洗手,戴口罩。

【操作流程】

1. 携用物至床旁,核对床号、姓名,解释。

2. 加压,注射器准备,将注射器放入复位器中,并将其安全锁置于“safe”位置,后关闭复位器,给注射器加压。

3. 吸药,将取药接口有针一端与胰岛素药瓶相接,另一端与药管相接。注射器保持竖直,下端向左旋转吸药到所需剂量。

4. 注射,采取放松的坐姿,将注射器垂直并贴紧注射部位,用食指按住安全锁,拇指按下注射按钮,完成注射。

【注意事项】

1. 如果吸取药品多于注射剂量,先将药瓶和取药接口一起取下,然后与吸药相反的方向旋转无针注射器下壳体,将多余的药液排出药管外。

2. 不要直接反方向旋转下壳体将药液推回药瓶内,避免污染。

3. 吸药时有大量空气,确认药管与取药接口已经压紧,在吸药时使药管向上并保持注射器垂直于地面方向,或更换新的取药接口或药管。

4. 注射按钮无法按下时,检查是否已按下安全锁按钮。

八、各项参数调节

1. 胰岛素笔的型号　应根据胰岛素的种类、患者的需求选择。

2. 常用胰岛素注射针头　胰岛素笔针头分为五种型号，即 4mm、5mm、6mm、8mm、12.7mm，均代表针头的长短。而针头的粗细由字母 G 和一个数字标记出来。G 之前的数字如果越大，意味着针越细，如 32G 针的直径约为 0.23mm，31G 的直径是 0.25mm。

3. 胰岛素注射笔针头的选择　对于儿童及青少年，注射针头长度建议选择 4mm，注射时可不捏皮，针头与皮肤成 90° 垂直进针。体型偏瘦或四肢部位注射时，建议捏起皮肤形成皮皱后进行注射，或采取角度(45°)进针代替捏皮。若选择 5mm 或 6mm 针头，则建议捏皮或采用角度进针。对于成人患者，应用 4mm、5mm 或 6mm 针头注射时，可垂直进针注射。若在四肢或脂肪较少的腹部注射时，可选择捏皮或采用角度进针，避免肌内注射。

九、参数报警及处理

电子的胰岛素笔，当电池耗尽会显示报警。

十、仪器设备使用相关并发症

(一) 操作不当或给药剂量不准确导致的并发症

1. 低血糖反应　是使用笔式注射器注射胰岛素后最常见的一种反应。一般因体力活动运动太多、饮食太少、胰岛素剂量过大引起，表现为饥饿感、头晕、软弱、出汗、心悸，甚至神经症状。

处理：立即进食含糖分、能量较高的食物，重在预防。

2. 过敏反应　少数患者有过敏反应，如荨麻疹、血管神经性水肿、紫癜，极个别有过敏性休克。

处理：此种反应大致因制剂中有杂质所致。轻者可予以抗组胺药物，重者须立即更换高纯度胰岛素制剂，如单组分人胰岛素。必需时还可采用小剂量胰岛素皮下注射脱敏处理。

3. 胰岛素性水肿　糖尿病未控制前常有失水失钠，细胞中葡萄糖减少，控制后 4~6d 可发生水钠潴留而水肿，可能与胰岛素促进肾小管回收钠有关，称为胰岛素性水肿。

处理：控制好血糖水平，保持水钠平衡，可自行缓解。

4. 屈光失常　胰岛素治疗过程中，有时患者感视物模糊，由于治疗时血糖迅速下降，影响晶状体及玻璃体内渗透压，使晶状体内水分溢出而屈光率下降，发生远视。

处理：属暂时性变化，一般随血糖浓度恢复正常而迅速消失，不发生永久性改变。

(二) 注射笔针头再利用可能导致的并发症

1. 注射部位感染导致脓肿。

2. 脂肪肥大。

十一、日常维护与管理

(一) 保养

1. 应尽量避免胰岛素笔撞击坚硬物体，如果不慎坠落，需首先检查胰岛素笔芯是否损坏，如有破损，应及时更换笔芯。

2. 避免阳光直射，勿暴露于灰尘、污垢或液体中。

3. 如果是单独的胰岛素笔应在室温下保存，勿暴露于 -25℃以下或 45℃以上的温度环境中。若胰岛素笔内已安装胰岛素笔芯，一般储存温度为 2~8℃，胰岛素笔芯的使用期限通常为 1 个月。

(二) 清洁

1. 可使用湿布蘸温和洗洁剂清洁注射笔。

2. 勿使用漂白剂等液体清洁注射笔。否则，可能导致注射笔损坏。

3. 如发现注射笔表面沾有胰岛素，在其自然干燥前使用湿布蘸温和洗洁剂进行清洗。

(三) 存放

1. 室温保存,需将针头从胰岛素注射笔上取下。

2. 切勿冷冻已装入胰岛素笔芯的注射笔,或放置于冰箱中,或紧邻制冷元件。

3. 尽量将注射笔放置于包装盒内。

(四) 废弃

1. 勿将注射笔与家庭废弃物一同丢弃。

2. 丢弃注射笔时,应考虑对环境的影响。有些胰岛素注射笔内含有锂电池、电子零件及可循环使用材料。处理注射笔时,需将胰岛素笔芯及针头取下。

(李洁琼)

第三节　胰岛素泵

一、基本简介

胰岛素泵是人工智能控制的胰岛素输入装置。胰岛素泵治疗是通过人工智能控制,以可调节的脉冲式皮下输注方式,模拟体内基础胰岛素分泌,同时在进餐时,根据食物种类和总量设定餐前胰岛素及输注模式以控制餐后血糖。随着新技术的发展,具备实时动态血糖监测和胰岛素泵的整合技术逐渐应用于临床。实时动态胰岛素泵系统把实时动态血糖监测、胰岛素泵和糖尿病管理软件整合为一体,以帮助医务人员和糖尿病患者更加及时、有效、安全地控制血糖,优化糖尿病的管理。

二、发展历史

1963 年,Arnold Kadish 设计了世界上第一台胰岛素泵。20 世纪 70 年代后期,随着电子技术的发展,便携式的胰岛素泵陆续开始出现。但是,这个时期的胰岛素泵普遍在输注精度和电池寿命两方面有较大的缺陷,阻碍了胰岛素泵在临床中的大规模应用。1979 年,一款输注精度有很大提高的胰岛素泵出现,并于 1983 年正式问世,正式开启了胰岛素泵在临床应用的新时代。

2006 年底,国际上出现新一代带有实时动态血糖监测功能的胰岛素泵。2009 年,国际上出现带低血糖自动停止输注功能的更新一代的胰岛素泵。与此同时,学术界针对胰岛素泵开展大量的讨论和研究,不断有胰岛素泵相关的最新专家共识和研究报告涌现。

胰岛素泵进入中国市场近 20 年,目前个人长期使用泵者近 5 万。现约有 3 000 多家医院开展了胰岛素泵治疗。据推测每年超过 50 万患者在住院期间接受短期胰岛素泵强化治疗。

三、基本分类

胰岛素泵按功能分类,分为传统胰岛素泵、实时动态胰岛素泵、混合闭环胰岛素泵。

四、工作原理

胰岛素泵通过人工智能控制,以可调节的脉冲式皮下输注方式,模拟体内基础胰岛素分泌;在进餐时设定餐前胰岛素及输注模式以控制餐后血糖。除此之外,胰岛素泵还可以根据活动量大小,随时调整胰岛素用量应对高血糖和低血糖,而不是预先固定的某种模式。

胰岛素泵由含有微电子芯片的人工智能控制系统、电池驱动的机械泵系统、储药器、与之相连的输液管和皮下输注装置构成。输液管前端可埋入患者的皮下。在工作状态下,机械泵系统接收控制系统的指令,驱动储药器内的活塞,最终将胰岛素通过输液管输入皮下。实时动态胰岛素泵系统的突出特点是将实时动态血糖监测、胰岛素泵和糖尿病管理软件整合为一体;探头将电流信号发送至胰岛素泵,胰岛素泵将电流信号转化为血糖值并在屏幕上显示。实时动态血糖监测系统既可以显示即时的血糖值，也可以显示趋势图和趋势箭头信息，还可以设置高、低血糖报警，为胰岛素泵精细调整胰岛素提供更快捷的信息。糖尿病管理软件将动态血糖曲线、碳水化合摄入、运动、胰岛素输注、胰岛素敏感系数、碳水化合物系数、依从性报告等相关信息整合在一起，便于更全面地了解血糖的变化特点以及影响血糖变化的因素与血糖的关系。

五、临床适应证和禁忌证

（一）适应证

1. 短期胰岛素泵治疗的适应证　1 型糖尿病患者和需要长期胰岛素强化治疗控制血糖的 2 型糖尿病患者；需要短期胰岛素强化治疗的新诊断或已诊断的 2 型糖尿病患者；2 型糖尿病患者伴应激状态；妊娠糖尿病、糖尿病合并妊娠及计划受孕的糖尿病患者；糖尿病患者围手术期的血糖控制；2 型糖尿病需暂时应用大量糖皮质激素患者。

2. 长期胰岛素泵治疗的适应证　1 型糖尿病患者。需要长期使用胰岛素强化治疗的 2 型糖尿病患者，特别是血糖波动大，虽采用多次胰岛素皮下注射方案，血糖仍然无法得到平稳控制者；黎明现象严重导致血糖总体控制不佳者；频发低血糖，尤其是夜间低血糖、无感知低血糖和严重低血糖者；作息时间不规律，不能按时进餐者；不愿意接受胰岛素每日多次注射，要求提高生活质量者；胃轻瘫或进食时间长的患者。需要长期胰岛素替代治疗的其他类型糖尿病，如胰腺切除术后等。

（二）禁忌证

1. 不宜短期使用胰岛素泵治疗者，如酮症酸中毒、高血糖高渗性昏迷或伴严重循环障碍的高血糖患者。

2. 不宜长期使用胰岛素泵治疗者，包括：不需长期使用胰岛素者；有皮下输注管过敏者；不愿长期皮下埋置输注管或不愿长期佩戴泵者；经培训后仍然无法正确掌握使用胰岛素泵者；伴有严重心理障碍或精神异常者；年幼或年长无监护人陪伴，生活不能自理者。

六、基本结构及配套部件

胰岛素泵系统由泵主体、储药器、输注管路以及相关配件共同构成。实时动态胰岛素泵除了传统的胰岛素泵系统的组成之外，还有发送器、探头和管理软件共同构成，常见的胰岛素泵见图 3-4-3。

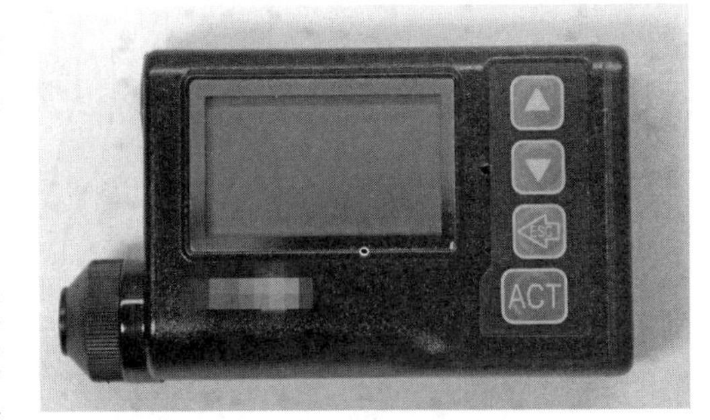

图 3-4-3　胰岛素泵

（一）泵主体

泵主体由含微电子芯片的人工智能控制系统、电池驱动的机械泵系统组成。微电子芯片是胰岛素泵的核心部件，负责记忆人为设定的胰岛素基础率、餐前大剂量与输出时间，检测当前储药器内剩余的胰岛素量以及已注射的胰岛素剂量和时间，检测输注管路压力和电子系统自检，检测到异常时发出警报功能等。

机械泵系统是胰岛素泵的动力部分，可通过推动推杆，微量而精确地推动储药器后方的橡皮活塞，将胰岛素准确地通过输注管路输入体内。由于胰岛素的输注剂量最小步长可达到 0.05U（极微量），因此对机械泵系统的精度要求很高。

（二）储药器

储药器是用于存储从胰岛素泵及输注管路向皮下输注的胰岛素的装置。

（三）输注管路

输注管路主要由三个部分组成：储药器连接器、输注软管和针头组件。管路一端为储药器接头，与储药器相连；另一端为插入位点，与身体相连。由于胰岛素泵是输注极微量的胰岛素到体内，所以要求输注管路使用的材料不能吸附胰岛素、不能与胰岛素及其成分（如防腐剂）起反应，同时要保证在患者舒适的前提下，管路弯曲不会造成内径和容积变化。

（四）相关配件

1. 泵套　方便携带、保护设备、预防静电。

2. 泵夹　协助固定胰岛素泵。

3. 助针器　协助将输注管路中的针头快速植入皮下。

（五）实时动态胰岛素泵的特殊模块

1. 发送器　是一种与探头连接的小型装置。它带有一个测试插头和一个充电器。与植入体内的探头连接时，发送器会自动初始化探头并用射频信号定时将血糖数据传送到泵中。

2. 探头　探头可持续将皮下组织间液中的葡萄糖值转换成电子信号。该电子信号将被传送到发送器。

3. 管理软件　整合包括胰岛素泵在内的各种信息，建立信息库。

七、基本使用程序

【评估】

1. 患者准备　对患者的家庭背景、文化程度、生活习惯、病情和治疗情况，对糖尿病知识和胰岛素泵的认知程度、存在的心理问题等进行全面的评估。为患者安装胰岛素泵前，应告知患者及家属胰岛素泵治疗的目的，并介绍胰岛素泵植入过程及使用注意事项。

植入部位评估：首选腹部，其次可依次选择上臂、大腿外侧、后腰、臀部等，需要避开腹中线、瘢痕、胰岛素注射硬结、腰带位置、妊娠纹和脐周 2~3cm 以内。妊娠中晚期的患者慎选腹部，可换为大腿外侧和髂骨上方，或者上臂外侧，如图 3-4-4 所示。

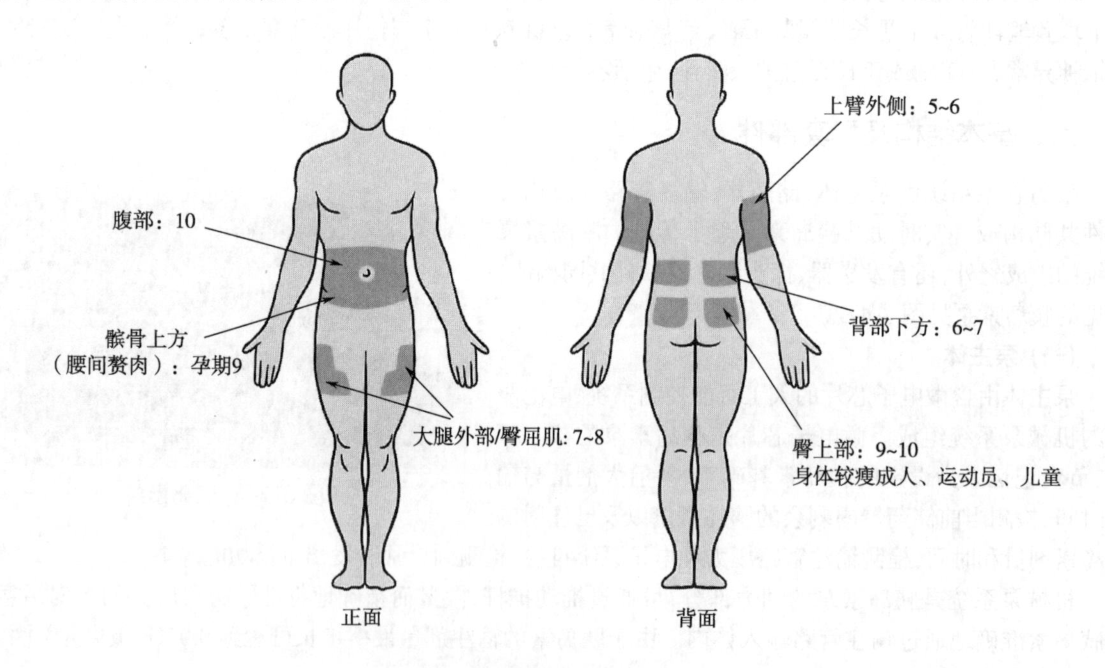

图 3-4-4　胰岛素泵植入部位评估

2. 环境准备　病室保持清洁、整齐、明亮、安静、舒适，室内空气保持新鲜。必要时，拉上屏风，给予患者必要的遮挡，保护隐私。

3. 用物准备

(1)胰岛素准备：选择速效胰岛素类似物或短效人胰岛素[浓度为U-100(100U/ml)]，并检查其有效期、瓶身是否有裂痕、瓶内液体是否有污染和絮状物等。注意：在2~8℃冰箱取出时应复温，在常温下放置30~60min。

(2)胰岛素泵和耗材准备：设定胰岛素泵的时间和日期；检查是否运行正常，当泵有摔落或浸水等情况时需要自检；检查电量，必要时更换新电池，更换后必须检查电量。储药器、输注管路、助针器、泵套、泵夹、乙醇、棉签、胶布(必要时或年龄小的患儿使用)等。

4. 护士准备　操作前穿戴整齐，无长指甲，洗手，戴口罩。

【操作流程】

(一) 基础率设定

1. 从0:00开始设置，最多可设置48个基础率。可参考24h 6段法或24段法。

2. 双人核对并记录。

(二) 输注管路植入

1. 清洁洗手。

2. 储药器装液　连接胰岛素和储药器，拉动针栓，向储药器内缓慢抽取胰岛素，抽药完毕后排空储药器内的空气。

3. 连接输注管路　将抽完药的储药器与输注管路连接，确保无漏液。注意部分型号此步骤在储药器安装进入胰岛素泵后操作。

4. 马达复位(部分型号需要)　根据选用胰岛素泵的说明书进行操作。

5. 连接胰岛素泵　将连接好的储药器安装进入胰岛素泵。

6. 充盈管路　根据所选用胰岛素泵，使胰岛素充满输注管路，确保管路中没有空气。

7. 消毒皮肤　使用75%乙醇，消毒范围直径应≥5cm，消毒3遍，自然待干。

8. 植入　将输注管路的针头埋入皮下，包括手动植入和助针器植入两种方式(植入软针后需拔除引导针)。

9. 固定　抚平敷贴，必要时加用透明贴膜覆盖加强固定。

10. 定量充盈　根据不同管路的说明书进行充盈，可参考表3-4-2。

表3-4-2　胰岛素泵定量充盈剂量参考

美敦力管路类型	充盈量/U
钢针	0.0
6mm直插软针	0.3
9mm直插软针	0.5
13mm斜插软针	0.7

11. 植入过程中观察患者的精神、反应、有无出血、对疼痛是否耐受。

(三) 撤泵

1. 评估患者血糖情况，核对医嘱。

2. 双人确认患者信息。

3. 拔除管路，按医疗废物规范要求处置。

4. 用棉签轻按穿刺点，观察输注部位皮肤情况。

5. 设置基础率为零。

6. 胰岛素泵清洁与归位。

7. 做好记录。

【注意事项】

(一) 血糖监测

1. 建议植入后至3h内检查血糖水平。

2. 每日监测三餐前、三餐后2h、睡前血糖,必要时监测凌晨3点血糖,也可使用动态血糖监测。

(二) 输注管路的长度选择

1. 输注管分为短输注管(通常为60cm)和长输注管(通常为110cm),应根据患者情况选择。建议多数患者选择长度较短的输注管。

2. 使用具有实时动态血糖监测功能胰岛素泵的患者应注意输注管长度的选择,应使胰岛素泵靠近发送器,以便实现最佳的血糖数据传输。

(三) 输注管路针头的选择

1. 针头材质　目前常见的输注管路针头材质有软针和钢针两种。

(1) 软针:由塑料软管和引导针组成,患者植入过程中需使用助针器配合,软针植入之后需拔出引导针,把塑料软管留置患者皮下。其主要优点在于佩戴舒适,无针刺感觉,也无断针的风险。

(2) 钢针:适用于对塑料软管过敏、活动量大的患者。钢针植入过程类似于注射,无须助针装置。

2. 针头植入角度　根据与皮肤表面所成角度不同,分为垂直管路(直角90°)或斜插管路(锐角20°~45°)两种。

(1) 垂直管路:操作简单方便,适用于绝大多数的患者。

(2) 斜插管路:比垂直管路更长,有助于减少软管脱落风险。适用于纤瘦或肌肉发达的患者以及脂肪增生的患者;针头脱出风险高的患者,如活泼好动的儿童、运动员。

3. 针头长度　分长针和短针两种。对于垂直管路,短针是指6mm长度,长针是指8~10mm长度;而对于斜插管路,短针是指13mm长度,长针是指17mm长度。绝大多数患者适宜使用长度较短的针头,如垂直管路6mm长度,斜插管路13mm长度。

(四) 更换输注管路

1. 根据使用说明书在规定的时间内使用,通常2~3d。

2. 当储药器内胰岛素用完或胰岛素开启到期后应更换新储药器与输注管路。

3. 不建议在即将就寝时更换输注管路,除非在植入后1~3h内能够检查血糖水平。

4. 当发现血糖升高、产生酮体或调整大剂量也无法处理高血糖时,应检查储药器内的胰岛素、储药器、输注管路和植入部位,必要时更换输注管路。

(五) 注射部位轮换

新的植入部位应该离最近的一次植入部位2cm以上。目前常用的输注部位轮换方法有M/W法与钟面法。

1. M/W法　在肚脐一侧想象出一个字母M形,另一侧为一个W形。在一个字母的末端开始植入,然后沿该字母书写的方向顺序变更到每一个交接点。如图3-4-5所示。

2. 钟面法　在肚脐周围,模拟一个钟面。变更植入部位时,从12点钟位置开始植入,然后沿顺时针方向变更植入部位到3点钟、6点钟,以此类推。如图3-4-6所示。

(六) 输注管路分离

在洗澡、手术、检查等情况下需分离输注管路。

(七) 撤泵注意事项

1. 评估患者血糖情况,核对医嘱。

2. 双人确认患者信息。

3. 拔除管路,按医疗废物处理相关规范要求处置。

4. 用棉签轻按穿刺点,观察输注部位皮肤情况。

5. 设置基础率为零。
6. 胰岛素泵清洁与归位。
7. 做好记录。

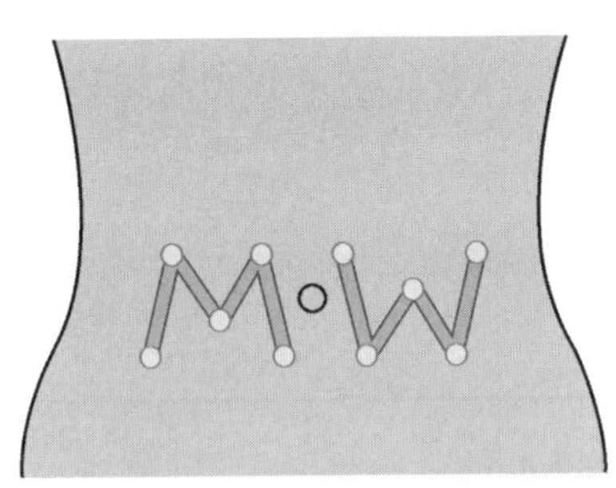

图 3-4-5 M/W 法示意图

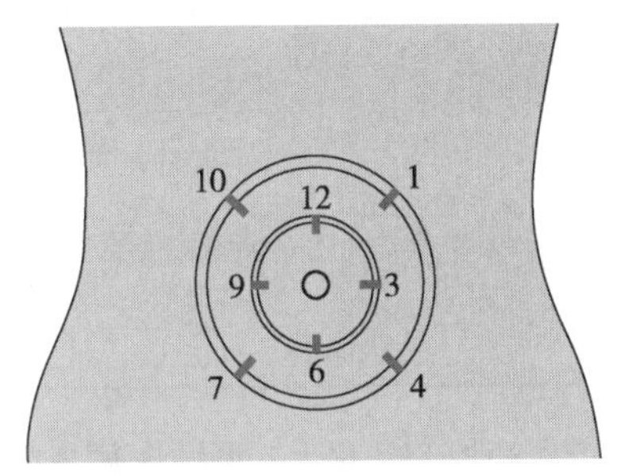

图 3-4-6 钟面法示意图

八、各项参数调节

(一) 胰岛素泵治疗的剂量调整

1. 剂量调整原则 根据患者血糖监测结果进行动态调整。针对无低血糖发生，糖化血红蛋白<6.5%的儿童及青少年患者，应侧重于安全、灵活的原则。针对糖化血红蛋白>7.5%，存在并发症或反复出现低血糖的老年患者，应侧重于安全、稳定的原则。针对糖化血红蛋白<7.0%的一般人群，应侧重于安全、有效的个体化原则。

2. 初始推荐剂量

(1) 未接受过胰岛素治疗的患者：胰岛素剂量的计算根据不同的糖尿病类型设定，在使用过程中应根据血糖监测水平进行个性化剂量调整。具体为：

1 型糖尿病：一日总量(U)= 体重(kg) × (0.4~0.5)

2 型糖尿病：一日总量(U)= 体重(kg) × (0.5~1.0)

(2) 已接受胰岛素治疗的患者：可根据胰岛素泵治疗前的胰岛素用量计算。具体可根据患者血糖控制情况而定，可参考表 3-4-3，并在使用过程中根据血糖监测水平进行个性化剂量调整。一日总量(U)= 用泵前胰岛素用量(U) × (70%~100%)，2 型糖尿病患者每日胰岛素总量酌加，用泵前胰岛素用量(U) × (80%~100%)。

表 3-4-3 已接受胰岛素治疗者换用胰岛素泵治疗时每日胰岛素用量换算

使用泵前血糖控制情况	开始胰岛素泵治疗时推荐剂量
血糖控制良好、无低血糖	用泵前的胰岛素总量(U) × (75%~85%)
经常发生低血糖	用泵前的胰岛素总量(U) × 70%
高血糖、极少或无低血糖	用泵前的胰岛素总量(U) × 100%

3. 剂量调整时机 初始胰岛素泵治疗；血糖剧烈波动；有低血糖发生；因其他疾病、感染、发热、应激状态(如创伤、精神打击、悲伤、恐惧、惊吓、劳累过度)而引起的血糖升高；妇女月经前后；血糖未达标；饮食和运动等生活方式发生改变时。

(二) 胰岛素泵治疗的血糖控制目标

1. 2 型糖尿病血糖综合控制目标 2 型糖尿病理想的血糖综合控制目标见表 3-4-4。病程较短、预期寿命较长、没有并发症、无低血糖或其他不良反应未合并心血管疾病的 2 型糖尿病患者，可采用更严格的控制目标,如 HbA1c<6.5%,或尽可能接近正常。

表 3-4-4 中国 2 型糖尿病防治指南(2013 年)血糖控制目标

指标	目标值
空腹血糖	4.4~7.0mmol/L
非空腹血糖	10.0mmol/L
糖化血红蛋白	<7.0%
血压	<140/80mmHg
总胆固醇	<4.5mmol/L

2. 1 型糖尿病控制目标 1 型糖尿病血糖控制目标见表 3-4-5。

表 3-4-5 中国 1 型糖尿病诊治指南(2012 年)血糖控制目标

	儿童青春期		成人		
	正常	理想	一般	高风险	理想
治疗方案		维持	建议需调整	必须调整	维持
HbA1c/%	<6.1	<7.5	7.5~9.0	9.0	<7.0
血糖 /(mmol·L^{-1})	3.9~5.6	5~8	>8	>9	3.9~7.2
空腹或餐前 /(mmol·L^{-1})	3.9~5.6	5~8	>8	>9	3.9~7.2
餐后 /(mmol·L^{-1})	4.5~7.0	5~10	10~14	>14	5~10
睡前 /(mmol·L^{-1})	4.0~5.6	6.7~10	10~11 或<6.7	>11 或<4.4	6.7~10
凌晨 /(mmol·L^{-1})	3.9~5.6	4.5~9	>9 或<4.2	>11 或 4.0	

九、参数报警及仪器故障处理

(一) 胰岛素泵报警

1. 胰岛素泵报警处理方法 查看报警信息:从主屏幕按动任意按钮查看报警信息。阅读报警信息:包含清除报警的方法。清除报警提示。按报警提示查找原因并处理。检查泵设置:如时间 / 日期、基础率等。

2. 常见报警类型 电池相关问题、低剩余液量、无输注报警、静电等。

(二) 胰岛素泵屏幕按键失灵

胰岛素泵液晶屏幕出现无法显示,或胰岛素泵按键无法按动或无反应时,应首先更换电池,重新自检。如故障仍未解除,立即联系厂家服务热线,维修或更换胰岛素泵。

(三) 胰岛素泵浸水

将泵输注管路与身体分离,用软布擦干泵的外壳。打开储药室,检查储药器室是否进水,用干净软布将储器室和储药器擦干。取出电池,检查电池室是否进水,用干净软布将电池室和电池擦干。待泵晾干后,装入新电池。严禁使用热吹风,否则会损坏泵内的电子部件。保持泵与身体分离,进行泵自检,如出现白屏、液晶屏下有水、报警无法消除等情况,应更换备用泵或治疗方案。检查泵的设置,如时间 / 日期、基础率等。加强患者胰岛素泵相关健康教育,强调胰岛素泵的保管与固定等。

(四) 胰岛素泵跌落

将泵输注管路与身体分离。检查输注管路有无脱出、断裂、损坏、裂痕,所有连接是否牢固。检查液晶显示屏幕、按键和胰岛素泵外壳是否出现裂纹或损坏。检查泵的设置（如时间、日期、基础率等），并进行一次自检。如胰岛素泵损坏，更换备用泵或更改治疗方案。加强患者胰岛素泵相关健康教育，强调胰岛素泵的保管与固定等。

十、仪器设备使用相关并发症

（一）输注和植入不当

1. 针头堵塞

（1）原因及分析：输注导管内进入血液或其他体液，造成针头堵塞；重复或超时使用输注管路可引起胰岛素结晶沉淀，堵塞针头；使用的针头太细、多次分离，多次暂停输出，也容易在针头处形成胰岛素结晶沉淀，致使针头堵塞；患者过于消瘦、进针角度不当，导致皮下软管打折。

（2）预防及处理：评估患者体型，建议消瘦的患者选择钢针及斜插式管路，钢针部位首选腹部。建议管路更换时间选择餐前大剂量执行前，有助于清除更换管路后针头中可能存在的血或皮肤组织，减少堵塞的发生。避免超时或重复使用输注管路，立即更换输注管路。减少分离次数，避免使用过细针头。

2. 胰岛素吸收障碍

（1）原因及分析：穿刺针植入至皮下硬结、瘢痕、脂肪增生或萎缩区域。

（2）预防及处理：穿刺针植入前，评估患者植入部位皮肤情况，注意避开皮肤感染、皮下硬结、腰带。摩擦处、妊娠纹、脂肪增生或脂肪萎缩的区域，肥胖患者应避开皮肤褶皱处。及时更换植入部位及输注管路。对长期佩戴胰岛素泵的患者，有计划地更换植入部位。

3. 管路滑脱

（1）原因及分析：因出汗多或皮肤表面水分多而导致敷贴松脱。因不能有效的固定，随着人体活动，针头自动脱出体外。因针头埋置在腰带、衣物摩擦处，活动时摩擦造成针头挪动而脱出体外。

（2）预防及处理：植入前，先评估植入部位皮肤情况，必要时可先备皮。采用皮肤准备液，将装置牢牢固定在皮肤上，以避免出汗导致皮肤移位。将输注管路安置在运动时很少活动的部位，如臀部。严格遵守操作规程，规范植入并固定，牢固连接输注管路。及时做好日常观察和护理。每班至少检查胰岛素泵、管路及针头等1次，及时发现和处理针头或管路脱出；每2~3d更换输注管路。加强患者胰岛素泵的相关健康教育，强调胰岛素泵的管路固定避免滑脱。运动前做好胰岛素泵、针头及管路等保护工作，妥善固定胰岛素泵针头及管路，避免剧烈活动。若患者躁动，应用约束带适当加以约束，以防意外拔针或拔管。

4. 疼痛

（1）原因及分析：植入部位及深度不正确，针头直接触及末梢神经。心理异常敏感而感觉疼痛。局部皮肤存在感染。

（2）预防及处理：正确选择植入部位，深度适宜。根据患者情况选择适合的输注管路。植入时迅速进针。对长期佩戴胰岛素泵的患者，有计划地更换植入部位。定期按时观察注射部位，如发现感染及时更换部位。做好胰岛素泵相关健康教育，在植入过程中安抚患者。

5. 出血

（1）原因及分析：植入部位及深度不正确，输注管路针头刺伤血管。

（2）预防及处理：正确选择植入部位，避免刺伤血管。植入时若见回血，立即拔针并按压植入部位，若有凝血功能障碍，应延长按压时间。立即更换输注管路并重新选择植入部位。若形成皮下血肿，立即报告医师，遵医嘱予以处理。记录出血情况，如瘀斑、血肿大小及范围，必要时冰敷15min，注意观察，避免冻伤。

6. 感染及硬结形成

（1）原因及分析：超时、重复使用输注管路；不规范轮换部位；出汗、衣物摩擦等外界因素刺激；患者对管路或敷贴过敏；植入前局部皮肤存在潜在感染。

(2)预防及处理：植入前做好皮肤消毒。每班检查输注部位至少1次，注意观察植入部位周围皮肤有无红肿、压痛。每2~3d更换输注管路及规范轮换植入部位，避免重复超时使用输注管路。植入部位发生疼痛时，检查疼痛是否由于衣服、皮带摩擦引起，观察疼痛处有无红肿、渗出。输注部位出汗较多时，增加输注管路的更换频率。观察并记录感染及硬结的发生时间、部位、范围。

(二)胰岛素泵使用的紧急常见问题及处理

1. 低血糖 在使用胰岛素泵输注胰岛素的过程中，患者出现血糖值≤3.9mmol/L或出现低血糖症状。临床表现为突然出现饥饿感、头晕、心悸、出冷汗、软弱无力、心率加快，重者虚脱、昏迷，甚至死亡。

(1)原因与分析：包括药物因素和非药物因素。药物因素有胰岛素输注过量、不合理使用磺脲类药物等。某些药物会增加低血糖发生概率，如水杨酸盐、普萘洛尔、丙吡胺、奎宁等。另外，追加胰岛素量时未考虑体内活性胰岛素的量。非药物因素有运动过度、空腹饮酒、禁食、食物摄入不及时或不足、腹泻、胃肠道手术史患者、血糖目标值设置过低、植入部位不当、参数设置与医嘱不符。

(2)预防：胰岛素输注期间，做好患者饮食评估和指导，避免因进食不及时或不足导致低血糖。根据患者情况选择植入部位，避免植入过深误入肌肉组织或血管。胰岛素泵安置后，确定胰岛素泵运行正常、参数设置正确、基础率与大剂量与医嘱相符。做好血糖监测，了解血糖的波动情况，注意无症状性低血糖，必要时进行动态血糖监测。做好患者健康教育，避免剧烈运动、热敷或按摩输注部位等。若外出，携带糖尿病患者身份识别卡及含糖15g的葡萄片或食品，以备发生低血糖时服用。

(3)处理：若怀疑患者发生低血糖，立即监测血糖值确认是否是低血糖，一旦确认为低血糖，分析和查明引起低血糖的原因。及时按规范流程纠正患者低血糖。消除与胰岛素泵相关的原因。①暂停泵治疗：如需要，可暂停泵治疗。②检查泵是否工作正常。③设定程序。④根据具体情况：纠正胰岛素泵工作异常，重新设置正确参数，再次启动和验证“阈值暂停”报警功能。若考虑低血糖由胰岛素用量过大所致，根据监测数据调整胰岛素泵治疗中剂量。空腹低血糖：降低夜间基础输注率。中晚餐前低血糖：降低餐前基础输注率或减少前一餐的餐前大剂量。三餐后低血糖：减少餐前大剂量。夜间低血糖：调整低血糖时段的基础输注率或减少晚餐前大剂量。如果患者出现低血糖昏迷，则需要立即终止胰岛素泵继续向机体输入胰岛素。

2. 持续高血糖 在使用胰岛素泵输注胰岛素的过程中，患者出现持续高血糖时，查找原因，及时处理。

(1)原因与分析

1)与胰岛素泵系统相关的原因：①胰岛素泵因素，参数设置、电池因素、关机后未开机或停机状态未恢复、报警未及时解除，以及泵本身故障。②输注管路因素，输注管路未排气，导致长时间无胰岛素输注；输注管与针头分离后未及时连接或未紧密连接；输注管破裂、针头脱出；输注管路超时使用；胰岛素结晶堵塞输液管或胰岛素失效。③储药器，胰岛素用完未及时更换，气泡阻塞储药器出口，储药器前端破裂，胰岛素漏出。④输注部位，针头植入在皮下脂肪增生或萎缩、硬结、皮肤瘢痕处，植入部位皮肤感染或炎症，胰岛素未能有效吸收。

2)与胰岛素泵系统无关的原因：①饮食因素，进食前遗漏输注餐前大剂量，追加量太少，食物摄入过多。②药物因素，糖皮质激素类、利尿剂或孕激素等。③疾病因素，感染、创伤、应激等。

(2)预防与处理

1)严格执行胰岛素泵操作规程，正确设置参数，每班检查电池电量。更换电池时应在5min内完成，选用碱性电池，勿使用碳锌电池，随身携带备用电池。关机或停机后及时恢复开机，及时解除报警和处理故障，必要时更换胰岛素泵或治疗方案。

2)合理选择输注管路，规范更换输注管，严格进行输注管路排气。若导管前端存在空气，分离胰岛素泵，设置10U胰岛素进行定量充盈，或采用“手动充盈”排除空气后，针尖处有药液滴出。

3）及时连接输注管路，确保连接紧密，妥善固定胰岛素泵及输注管路，运动时做好胰岛素泵、针头及管路等保护，避免剧烈活动。若患者躁动，应用约束带适当加以约束，以防意外拔针或拔管。

4）每班检查胰岛素泵、管路及针头等，及时发现和处理针头或管路脱出。每 2~3d 更换输注管路、轮换输注部位。

5）植入部位注意避开皮下脂肪增生或萎缩、硬结、皮肤瘢痕或感染处以及腰带摩擦处；若输液管堵塞或破裂，则更换输液管前端装置。

6）正确储存胰岛素。

7）检查状态屏和胰岛素剩余药量，更换储药器。

8）准确按时输注餐前大剂量，指导患者定时定量进食、适量运动，根据患者的血糖和进食量追加胰岛素。

9）使用某些药物（如糖皮质激素、利尿剂或孕激素）时，密切关注血糖波动，及时处理。

10）做好患者健康教育，指导患者或照顾者掌握胰岛素泵的使用、血糖的监测和糖尿病的基础知识，监测血糖，及时发现血糖变化。

十一、日常维护与管理

（一）胰岛素泵日常维护

1. 胰岛素泵检查项目和时机，见表 3-4-6。

表 3-4-6　胰岛素泵检查项目和时机

项目 / 时机	每天	餐前大剂量	睡前
屏幕显示	√	√	√
电量	√	√	√
基础率回顾	√		
大剂量历史	√		
储药器内胰岛素剩余量	√	√	√
输注管路	√	√	√
输注部位	√	√	√

2. 检查内容

（1）屏幕显示情况，有无报警。

（2）电池电量是否足够。

（3）回顾基础率、大剂量历史是否正确。

（4）储药器内胰岛素剩余量是否足够。

（5）输注管路是否通畅，有无裂痕或连接松动，快速分离器是否紧固，胰岛素有无溢漏。

（6）观察注射部位皮肤有无红肿、硬结或疼痛，针头有无脱出。

（7）检查管路植入时间，按要求更换。

（8）检查胰岛素泵清洁程度。

（二）胰岛素泵维护管理

1. 每季度由厂家技术人员对胰岛素泵的性能检测，做好相关记录。

2. 每周检查胰岛素泵是否处于正常备用状态。

3. 进入特殊物理环境前须分离胰岛素泵。例如：强辐射与强磁场、高压环境、极端温度（气温高于

42℃或低于1℃)。

4. 胰岛素泵须避免静电、浸水、撞击和磁场等环境。

5. 保持储药室和电池室干燥,避免受潮。

6. 禁用打火机油、指甲油清除剂、油漆稀释等擦洗胰岛素泵。

7. 选用碱性电池,勿使用碳锌电池,安装电池时,使用专用工具开启电池盖,装好电池后,电池盖上的卡槽要与胰岛素泵平行。

(三) 胰岛素泵院内借用制度

1. 建立院内使用胰岛素泵的管理团队。

2. 由使用科室提出申请,经护士长或胰岛素泵治疗师同意后胰岛素泵方可借出。

3. 登记备案后借出,用后及时归还。

4. 胰岛素泵在借出和归还时,双方进行检查验收,并做好登记。

5. 告知用泵注意事项,避免静电、浸水、撞击及极端温度环境,严禁携带胰岛素泵行磁共振、CT、PET等检查,严禁携泵淋浴。胰岛素泵不得储存于冰箱内。

6. 借用过程中发生损坏丢失等事故,按损坏赔偿制度执行。

(四) 胰岛素泵院外租借制度

1. 建立胰岛素泵院外租借管理团队。

2. 签订胰岛素泵外借知情同意书或协议书,特殊状态如小儿、老年患者由监护人签字。

3. 评估患者认知状态、文化程度、配合程度等。

4. 告知用泵注意事项,避免静电、浸水、撞击及极端温度环境,严禁携带胰岛素泵行磁共振、CT、PET等检查,严禁携泵淋浴。胰岛素泵不得储存于冰箱内。指导患者每日检查穿刺部位有无红肿热痛。

5. 对患者开展健康教育,内容包括餐前大剂量的操作、报警的清除方式、管路分离与重新连接的方法、输注部位的观察、血糖变化、饮食与运动情况等。指导患者定时回院复诊及更换管路。

6. 团队成员每日与患者联系确认胰岛素泵运行情况,设置应急电话并保持畅通。

7. 做好胰岛素泵借出归还的记录。

(五) 胰岛素泵使用风险管理制度

1. 识别胰岛素泵使用过程中损坏的风险因素,如跌落、浸水,暴露在强磁场、强辐射、极端温度与高压环境等。

2. 制订预防风险发生的措施,如带泵患者特殊检查流程。

3. 建立胰岛素泵风险事件应急预案。

4. 对风险事件进行监控、记录、跟踪分析。

(李洁琼)

第四节 动态血糖监测系统

一、基本简介

动态血糖监测系统(continuous glucose monitoring system,CGMS)是一个微创血糖监测系统,该系统通过检测皮下组织间液的葡萄糖浓度而反映血糖水平,可以提供连续、全面、可靠的全天血糖信息,有助于认识血糖波动的趋势、幅度、频率、时间以及原因等,并发现不易被传统监测方法所探测的高血糖和低血糖,进而优化降糖方案,改善血糖控制水平。动态血糖监测(continuous glucose monitoring,CGM)与自我血糖监测(SMBG)相比,犹如"摄像机"和"照相机"的区别,前者能获得动态的"电影",后者仅仅是静止的"快照"。因此,持续葡萄糖监测(临床通常称之为动态血糖监测,即CGM)技术成为传统血糖监测方法的有效补充，并逐渐在临床上得到推广和应用。

二、发展历史

目前已有多种动态血糖监测技术应用于临床，有实时血糖监测、血糖趋势预测和高低血糖报警、预警功能等的实时动态血糖监测系统也已在我国上市。

动态血糖监测的发展非常迅速，除了可佩戴 14d 的扫描式葡萄糖监测系统，2019 年 6 月，第一个植入式连续血糖监测系统出现，它可通过皮下植入传感器，提供长达 3 个月的连续血糖监测。

三、基本分类

目前 CGM 技术根据在使用过程中能否即时显示监测结果，可分为回顾性 CGM 和实时 CGM。回顾性 CGM 相当于葡萄糖监测的“Holter”，佩戴结束后才能获得监测结果。回顾性 CGM 由于是“盲测”，患者不能随时看到结果，因此能更客观地发现患者血糖波动变化的规律，得到干预治疗方案真正的实际效果。相对于回顾性 CGM，实时 CGM 技术在提供即时葡萄糖信息的同时提供高血糖、低血糖报警、预警功能，协助患者进行即时血糖调节，但在决定调整治疗方案前还应使用血糖仪自测血糖以进一步证实。

四、工作原理

CGM 是指通过葡萄糖传感器监测皮下组织间液的葡萄糖浓度变化的技术，与 SMBG 相比，CGM 可以提供更全面的血糖信息，了解血糖波动的趋势，发现不易被传统监测方法所检测到的高血糖和低血糖。

五、临床适应证

（一）回顾性 CGM

1. 1 型糖尿病。

2. 需要胰岛素强化治疗（如每日 3 次及以上皮下胰岛素注射治疗或胰岛素泵强化治疗）的 2 型糖尿病患者。

3. 在 SMBG 的指导下使用降糖治疗的 2 型糖尿病患者，仍出现下列情况之一：无法解释的严重低血糖或反复低血糖、无症状性低血糖、夜间低血糖；无法解释的高血糖，特别是空腹高血糖；血糖波动大；出于对低血糖的恐惧，刻意保持高血糖状态的患者。

4. 妊娠期糖尿病或糖尿病合并妊娠。

5. 其他特殊情况，如合并胃轻瘫的糖尿病患者、特殊类型糖尿病、伴有血糖变化的内分泌疾病等。

其中 1 型糖尿病、胰岛素强化治疗的 2 型糖尿病以及血糖波动大的患者是首选推荐进行 CGM 的人群。在合适的情况下，CGM 还可用于临床研究。

（二）实时性 CGM

1. HbA1c<7% 的儿童和青少年 1 型糖尿病患者，使用实时 CGM 可辅助患者 HbA1c 水平持续达标，且不增加低血糖发生风险。

2. HbA1c ≥ 7% 的儿童和青少年 1 型糖尿病患者中，有能力每日使用和操作仪器者。

3. 有能力日常使用的成人 1 型糖尿病患者。

4. 非重症监护病房使用胰岛素治疗的 2 型糖尿病住院患者，使用实时 CGM 可以减少血糖波动，使血糖更快、更平稳达标，同时不增加低血糖风险。

5. 围手术期的 2 型糖尿病患者，使用实时 CGM 可以帮助患者更好地控制血糖。

六、基本结构及配套部件

CGMS 主要由葡萄糖传感器、发射器、记录仪或显示器、传感器辅助植入装置和分析软件等部分组成。不同 CGM 技术其监测原理存在差异，目前大多数为应用电化学反应原理。传感器由半透膜、生物酶层和微电极组成，植入受检者腹部或手臂皮下组织中，通过固定在传感器上的生物酶，如葡萄糖氧化酶，与组织间液中的葡萄糖反应产生的电信号，通过 CGMS 的记录仪或显示器，经过算法处理，将电信号转化为葡萄糖浓度，并最终形成 CGM 监测数据和图谱。

七、基本使用程序

【评估】

1. 患者准备　评估置管部位皮肤有无硬结、伤口、破损等。根据医嘱告知患者动态血糖仪监测系统的目的和意义、时间、患者需要配合的事项等。告知患者若在植入动态血糖仪过程中出现仪器报警、不适要及时通知医护人员。填写知情同意书。

2. 环境准备　病室保持清洁、整齐、明亮、安静、舒适，室内空气保持新鲜。必要时，拉上屏风，给予患者必要的遮挡，保护隐私。

3. 用物准备　检查 CGMS 是否能正常使用，准备探头、敷贴、助针器等，建立动态血糖仪监测系统登记单。

4. 护士准备　着装整洁、洗手、戴口罩。

【操作流程】

1. 操作者再次核对患者信息（核对手腕带、床号、姓名），解释。
2. 选择注射部位，避开注射部位硬结、手术、瘢痕，避开脐周 4cm。
3. 75% 乙醇消毒 3~4 次，范围 8~10cm，自然待干。
4. 再次核对患者信息。
5. 持助推器推 CGMS 传感器，等待 5~15min，查看出血情况。
6. 连接 CGMS，可实时查看设备信号是否正常，固定。
7. 告知患者 CGMS 植入后的注意事项。
8. 告知患者填写登记单。
9. 出现报警及时查看原因，进行分析。
10. 请按要求输入血糖值（每日最少 4 次血糖值）。

【注意事项】

1. 目前大多数 CGMS 要求每日至少进行 1~4 次的毛细血管血糖监测以进行校准，测量时应使用同一台血糖仪及同一批试纸。毛细血管血糖监测应分散在全天不同时段，最好选择血糖相对较稳定的时间段进行（如三餐前及睡前等）。如果使用需要按时输入毛细血管血糖的 CGMS，应该在进行毛细血管血糖检测后，立即将血糖值输入 CGM 记录器。如果在血糖输入时发生错误，应立即输入正确的血糖值进行更正。

2. 患者在 CGM 监测期间，应翔实地记录饮食、运动、治疗等事件。

3. 实时 CGM 数据有效性的判断标准包括：实时 CGM 应至少已佩戴 12h，因为在最初的 12h，有时其准确性欠佳；已按要求进行校正，且最近一次的毛细血管血糖值与实时 CGMS 的监测值匹配良好（差异小于 15%）；无错误报警。

4. 交接班注意事项包括：做好 CGMS 的每日床边交接。每班交接患者注射部位皮肤、动态信号是否正常、电池情况等。

5. 告知患者佩戴 CGMS 后勿进入 CT、磁共振、X 线室；不能携带 CGMS 外出。

八、各项参数调节

(一) CGM 参数

CGM 参数可以反映血糖水平和血糖波动两方面，目前主要反映血糖水平和血糖波动的参数的计算方法多用于研究，其临床意义和在指导糖尿病治疗中的作用尚在探讨中。

(二) CGM 参数的正常参考值

根据国内开展的一项全国多中心研究结果，中国 20~69 岁人群 CGM 正常参考值范围参考本章第二节表 3-4-4 和表 3-4-5。同时，初步分析表明 24h 平均葡萄糖（mean glucose，MG）值与 HbA1c 具有良好的相关性，可进行相互转化，24h MG=1.198 × HbA1c−0.582。其中 HbA1c 为 6.0%、6.5% 及 7.0% 时，对应的 CGM 的 24h MG 分别为 6.6mmol/L、7.2mmol/L 和 7.8mmol/L。

(三) CGM 报告

目前推荐 CGM 报告一般应包括 3 个部分，具体为一般项目（受试者的基本信息、临床诊断、报告的医护人员签名及报告日期)、CGM 结果、CGM 提示。

目前已有学者开发完成 CGM 报告的管理系统，以减少临床工作量并有利于 CGM 结果的管理。总之，临床上规范合理应用 CGM 技术，以更好地服务于临床诊疗工作的关键在于：使用该技术应有明确的临床诊疗目的、要严格掌握适应证、对监测结果出具正式规范的监测报告并充分利用监测结果指导临床实践。

九、参数报警及处理

(一) 警报时的操作步骤

1. 查看警报。
2. 阅读所有警报信息。
3. 清除警报。
4. 按照警报信息中提供的说明排除警报或处理高低血糖。

(二) 报警类型及处理

1. 错误报警，无法显示读数。
2. 达到高血糖或低血糖报警。
3. 血糖升高或者降低速率过快报警。
4. 预计还有设定时间就会达到高血糖或者低血糖的预测报警。
5. 电池相关报警，弱电池，电源耗尽。
6. 密切监测血糖。

十、仪器设备使用相关并发症

常见并发症有胶布过敏，皮肤发红、破损，传感器脱出等，其预防及处理如下：选用适合植入部位；保持皮肤清洁，消毒后等待完全干燥后贴胶布；如果有皮肤发红等情况考虑更换胶布种类；注意胶布固定，防止电极脱出。

十一、日常维护与管理

(一) CGMS 的保养

佩戴 CGMS 期间须远离强磁场，不能进行磁共振、X 线、CT 等影像学检查以防干扰。佩戴 CGMS 的患者忌盆浴或把仪器浸泡于水中。手机使用不影响 CGMS 的工作。注意完全没电可能会损坏电池。

(二) CGMS 的清理

1. 检查　仔细检查使用后的设备内部，确保没有体液进入。从患者身上取下设备后，检查开口处内侧是否有任何体液。将清洁塞与设备相连，以确保液体不会进入，不要扭动清洁塞。

2. 清洁　用浸润过 250mg/L 的含氯消毒剂或 75% 乙醇的软布轻轻擦拭设备外表面备用。普通患者使用后设备上无血迹或污迹等污染，则进行该步骤即可。

3. 消毒　如设备带有血迹或其他污迹时，则需要先将清洁塞与设备相连后，在流动水下清洗擦干再放入 500mg/L 的含氯消毒剂溶液中浸泡消毒 30min，取出后在流动水下冲洗擦干备用。

4. 部分品牌设备防水系数较低，不可进行冲洗和浸泡，可使用 75% 乙醇轻轻擦拭设备外表面备用。

（李洁琼）

第五章 神经专科护理设备

第一节 颅内压监护仪

一、基本简介

颅内压监护仪是用来连续监测人体颅内压(intracranial pressure,ICP)的医用设备,可与硬脑膜外、硬脑膜下、脑实质、蛛网膜下腔及脑室内光纤探头相连接,进行颅内压监测;也可用于去骨瓣后或小儿前囟门的头皮之上进行颅内压的监测。

二、发展历史

1764 年意大利医生 Domenico Felice Cotugno 研究了坐骨神经的脊神经,并描述了硬膜下、脑室内和脊髓周围存在脑脊液。1783 年苏格兰解剖学家 Alexander Monro 首次提到了颅内压,并提出了与颅内压相关的建议。1824 年 Monro 的前学生 George Kellie 通过动物实验,检验并证明了 Monro 理论。1828 年爱丁堡皇家外科医师学院和皇家内科医师学院的研究员 John Abercrombie 创立门罗 - 克里氏学说,由于颅顶的总体积不能改变,如果颅内某种成分的体积增加或出现病理性成分,会使其他结构移位或 ICP 增高,或两者同时出现。1846 年英国医生 George Burrows 用兔子重复了 Kellie 的实验,提出脑脊液和血液的体积是相互依赖的,略微修改了最初的门罗 - 克里氏学说。1916 年德国神经科医生 Hans Quechenstedt 首次尝试测量脑脊液的压力。1951 年两位法国科学家 Jean Guillaume 和 Pierre Janny 使用电磁传感器测量脑室液体压力信号,首次测量出颅内压。1960 年瑞典隆德大学的神经外科医生 Nils Lundberg 建立了一种安全和可接受的颅内压定期监测方法,手术涉及“侧脑室额角导管插入术,液体连接到外部防止的传感器”,为颅内压监测领域做出了突破性的贡献。1973 年 John K.Vries、Donald P 介绍了蛛网膜下腔螺钉(螺栓),用于有创颅内压监测。1982 年 R.Aaslid 等首次提出经颅多普勒超声检查(TCD),研究表明,TCD 检查有希望用于无创 ICP 监测。1984 年 Karl Swann 和 Eric Cosman 创建了 Swann-Cosman 螺栓,为颅内压监测提供更多的稳定性。从首次提及脑脊液和颅内压,到建立门罗 - 克里氏学说再到 Lundberg 的贡献,颅内压监测随着时间的推移而发展,并仍然在转变。

三、基本分类

颅内压监护仪通常分为无创颅内压监护仪和有创颅内压监护仪两种;又分为单参数颅内压监护仪和多参数颅内压监护仪。

四、工作原理

(一) 有创颅内压监护

1. 脑室内导管监测法　侧脑室前角穿刺后,将探头安置在侧脑室前角内,另一端经三通管连接监护仪和脑室引流瓶,此法是临床上最常用的方法,较其他方法准确可靠,被称为 ICP 监护的“金标准”,但此法因穿刺较深易损伤脑组织,感染率达 6%~11.9%,高于脑实质内置管法的 1.7%~4%;ICP 急剧增高时脑室受压变窄或移位,穿刺和置管的难度则相应增大。

2. 脑实质内光纤传感器监测法　将一条带有传感器的细纤维光缆置入脑实质内进行监护。该方法降低了感染和颅内出血等风险，但准确性低于脑室内导管法，也不能具备引流脑脊液的作用。

硬膜外和硬膜下测压法：一般于侧脑室前角穿刺部位，切开头皮颅骨钻孔，将带有传感器的探头置入颅骨内板与硬脑膜之间或硬脑膜与软脑膜之间，这两种方法探头安置方便，感染风险下降，损伤较轻，但易引起硬膜反应性增厚，因此降低了敏感性，且准确性相对较差。

（二）无创颅内压监护

1. 经颅多普勒法　搏动指数（PI）=（收缩峰血流速度－舒张期末血流速度）/ 平均速度。ICP 增高时脑底大动脉舒张期血流速度减少，收缩峰变尖，PI 增加。基于 ICP 与 PI 的这种相关性，经颅多普勒通过监测脑底大动脉血流速度间接反映 ICP 变化。由于脑血管活性易受其他多种因素影响，且不同个体差异性较大，PI 与 ICP 之间的相关性缺乏特异性，故该法还不能成为可靠、有效的 ICP 监测手段。

2. 经前囟测压法（AFP）　AFP 法仅适用于突出于骨源的前囟，但下压外突的前囟可增高 ICP，对患儿造成不利。

3. 闪光视觉诱发电位法（f-vep）。

五、临床适应证和禁忌证

（一）适应证

颅内压监护仪适用于颅脑损伤、颅内肿瘤、蛛网膜下腔出血、脑积水和脑水肿、脑出血或脑梗死患者的监护和辅助诊断。神经外科监护项目及意义见表 3-5-1，神经内科监护项目及意义见表 3-5-2，不同疾病的监护对象及监护要点见表 3-5-3。

（二）禁忌证

无。

表 3-5-1　神经外科监护项目及意义

主要监护项目	意义
手术指征判断	该颅内压是通过检测血肿、水肿等计算出的全脑平均颅内压
对颅高压预警	当监测到的颅内压值达到拐点和高危点，设备会提示，这有助于医生及时采取措施进行精准治疗
再出血监护	能提示患者发生再出血，有助于医生及时了解再出血病情
脱水药物疗效评价	通过对使用脱水药物前后脑水肿量的变化来监测，判断脱水药物的使用效果，有助于医生判断治疗效果
水肿加重和居高不下的监护	临床监护的重点，对及时掌控病情变化、判断预后有非常重要的作用
术后监护	通过对术后脑水肿和再出血的监护可对手术术后并发症进行监护

表 3-5-2　神经内科监护项目及意义

主要监测项目	意义
再出血监护	在监护的过程中能提示患者发生再出血，有助于医生及时了解再出血病情
脱水药物疗效评价	通过对使用脱水药物前后脑水肿量的变化来监测，判断脱水药物的使用效果，有助于医生判断治疗效果
水肿加重和居高不下的监护	临床监护的重点，对及时掌控病情变化、判断预后有非常重要的作用

表 3-5-3　不同疾病的监护对象及监护要点

疾病	监护对象	监护要点
出血	出血量<30ml 的患者	1. 再出血 2. 水肿、颅内压变化趋势，重点在于水肿加重和居高不下 3. 评价脱水药物疗效 4. 评价预后
	出血量≥30ml 的患者	1. 水肿、颅内压变化趋势，重点在于水肿加重和居高不下 2. 手术指征，正确掌握手术时机（排除影响颅内压监测的治疗因素：去骨瓣、低温治疗、床头抬高、镇痛、镇静及脱水药物使用） 3. 再出血（扰动系数短期内突然升高） 4. 评价预后（根据扰动系数、水肿量变化评价预后）
	蛛网膜下腔出血患者	1. 再出血（扰动系数短期内突然升高） 2. 监测急性脑积水 3. 监测脑梗死
	术后监护患者	1. 监测再出血（扰动系数短期内突然升高） 2. 监测脑水肿量变化趋势，重点在于水肿加重或居高不下
脑梗死	中小面积脑梗死 / 腔隙性脑梗死患者	1. 水肿量、扰动系数及其变化趋势，重点监护水肿加重和居高不下 2. 脑梗死后出血
	大面积脑梗死患者	1. 水肿量、ICP 变化趋势及报警 2. 手术指征，正确掌握手术时机（排除影响颅内压监测的治疗因素：去骨瓣、低温治疗、床头抬高、镇痛、镇静及脱水药物使用） 3. 评价脱水药物疗效 4. 评价预后 5. 水肿高峰期持续时长>7d，预后不良概率较大；扰动系数<80，预后不良概率较大
其他疾病	脑积水患者	1. 水肿加重 2. 积水扩大
	闭合性颅脑损伤患者	1. 监测再出血 2. 水肿、颅内压变化趋势，重点在于水肿加重和居高不下 3. 手术指征，评价预后（扰动系数持续小于 90，预后不良概率较大）
	首发胶质瘤术后监护患者（全切除）	1. 再出血 2. 水肿、颅内压变化趋势，重点在于水肿加重和居高不下

六、基本结构及配套部件

无创颅内压监护仪通常由主机、供电电源、显示器、一个或多个生理参数功能模块和报警系统组成。

七、基本使用程序

【评估】

1. 患者准备　评估患者病情、意识、皮肤情况；监护对象头部备皮。
2. 环境准备　环境清洁，宽敞明亮，温度 22~26℃，必要时备屏风遮挡。
3. 用物准备　电源，颅内压监护仪。
4. 护士准备　操作前穿戴整齐，无长指甲，洗手，戴口罩。

【操作流程】

1. 粘贴电极片　步骤如下：

第一步：监护对象头皮准备。清理粘贴位置（图 3-5-1 虚线框处）的毛发。应保证清理干净，触之不扎手为度。乙醇脱脂备皮处 1~3 次。

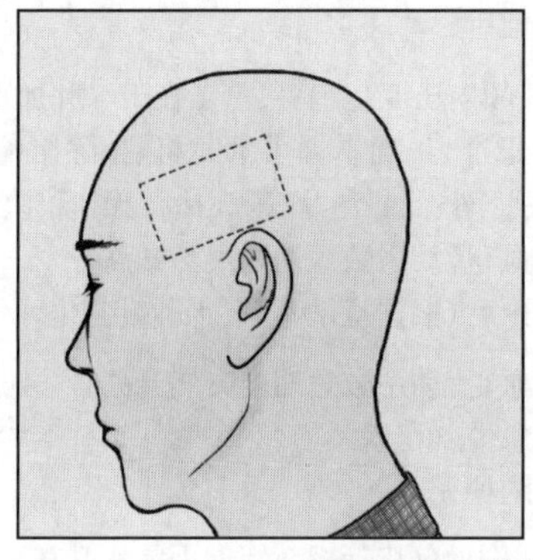
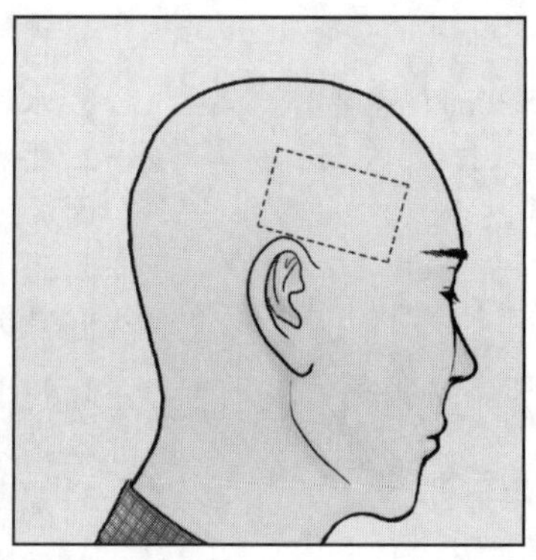

图 3-5-1　监护对象头皮准备

第二步：粘贴电极片。如图 3-5-2 所示，四个电极片左右对称。定位及粘贴方法：后侧电极片中心位于外耳道上方耳郭最高点，粘贴时使用电极片下缘与外眼角延长线重合，前侧电极紧贴后侧电极，并排粘贴。

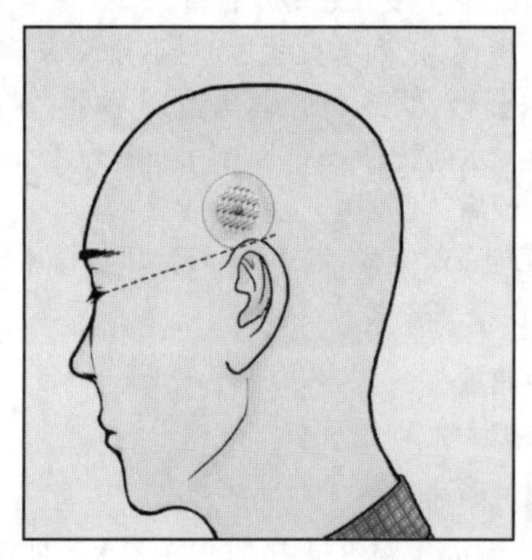
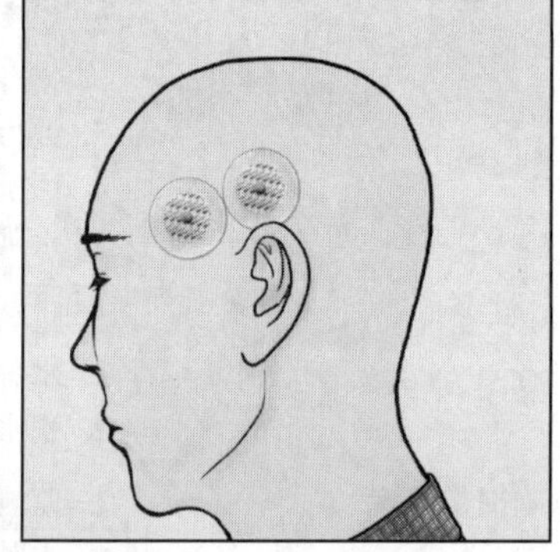

图 3-5-2　粘贴电极片

第三步：连接导联线。以患者体位为基准，从前至后连接，右侧：棕色绿色，左侧：黑色白色，如图 3-5-3 所示，等待 3~5min，开始监护。

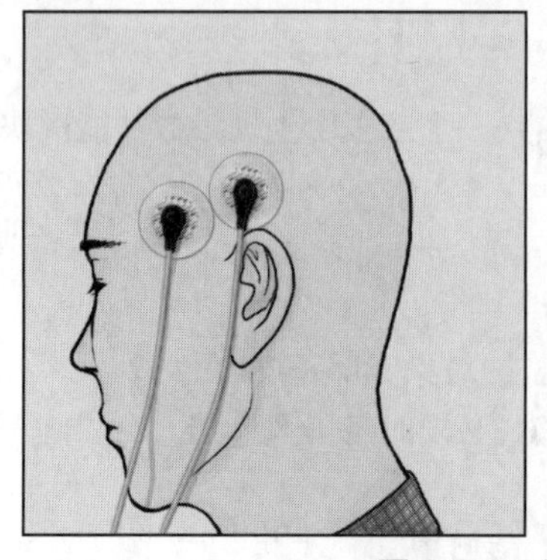
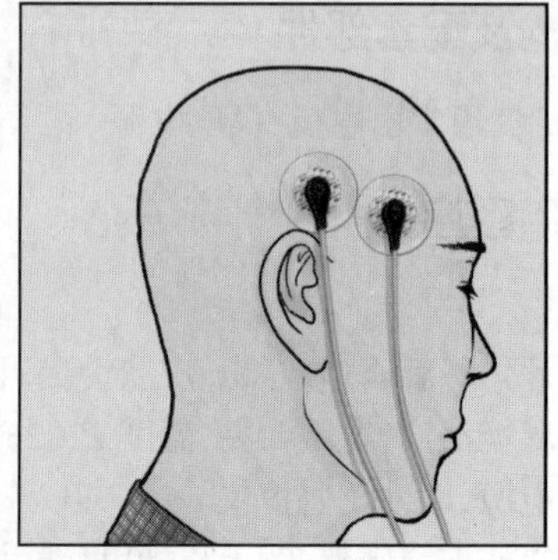

图 3-5-3　连接导联线

【注意事项】

1. 电极片一次使用时间不超过 4h。
2. 开封后电极片存放时间为 15~30d，过期电极片不能使用。
3. 去骨瓣后可能造成粘贴电极片困难，可待骨瓣还原，基本愈合后粘贴。
4. 微创穿刺引流术不影响电极片粘贴。

八、各项参数调节

设备一次监护时间默认 15min，可根据需要自行调整（最短 10min），建议每天监护 2~3 次，每次 10~15min；需要时如急性期可连续监护若干小时，每 4h 需更换电极片。患者入院到出院全过程监护，连续监护多天，才能判断预后。其他方式可根据需要安排监护时间及监护次数。

输入参数：使用设备前要求输入病灶体积和其他参数，如血肿体积、梗死体积、积水体积、萎缩程度等；录入数据的准确性将关系到输出数据的准确性，特别是水肿量和颅内压值。以下输入内容值得注意：必须输入脑血肿体积，输入脑萎缩等级。脑萎缩对扰动系数有影响，也关系到测量水肿量和颅内压值的准确性。脑萎缩分为轻度、中度、重度三个等级输入。必须输入梗死灶体积。发病后 40h 内的影像片有可能看不到梗死灶。如果不能输入梗死灶体积，将不会得到水肿和颅内压的值。

1. 梗死灶体积的计算方法　在 CT 片中找出最大面积梗死灶（含胞外胞内水肿）的图片。计算最大梗死灶的面积（规整化后梗死灶面积 = 长 × 宽）。输入最大梗死灶的面积、层高、层数，设备自动计算出该患者的梗死灶体积。

2. 脑积水体积的计算方法　在 CT 片中找出最大病变面积脑室的图片。计算最大病变脑室的面积（规整化后病变脑室面积 = 长 × 宽）。病变脑室体积 =（最大病变脑室面积 × 层高 × 层数）/2。脑积水体积 = 病变脑室体积 – 颅腔体积 ×2.5%。

3. 正确解读输出参数　扰动系数（R）是根据电磁场原理专门设计的参数。扰动系数绝对值变化区间：正常人扰动系数的正常范围为 115~155，扰动系数偏高或者偏低均属于异常。正常人的扰动系数值基本保持平稳，随时间监护的输出曲线基本为一条直线。数小时内扰动系数变化值大于 10 以上大都因病情急导致，如再出血、脑积水等。扰动系数能反映颅内病变如血肿、水肿、积水、脑萎缩、脑梗死等的大小和变化情况，扰动系数随水肿增加而下降，随血肿量增加而上升。扰动系数的变化，详见表 3-5-4。预后良好的患者，患者监护的扰动系数值变化缓慢而且平稳，不会在短期内急剧变化，因为血肿的吸收、水肿的减少都是缓慢发生的。

表 3-5-4　扰动系数的变化

扰动系数增高	扰动系数降低
1. 水肿的吸收会导致扰动系数缓慢增高	1. 水肿加重
2. 再出血会导致扰动系数急剧增高	2. 血肿的吸收都会导致扰动系数缓慢降低
3. 脑梗死引起的脑坏死	3. 去掉骨瓣，扰动系数下降约 40
4. 脱水药物如甘露醇，使用 1h 后扰动系数会不同程度增高	4. 血肿清除术
	5. 穿刺引流（血肿）术

4. 水肿量　大量临床数据证明，排除以下治疗导致的干扰外，其他情况下检测到的水肿量都是可信的：去骨瓣；低温治疗；引流术后，必须重新拍 CT，输入新的血肿量。

5. 颅内压值　大量临床数据证明，排除以下治疗导致的干扰外，其他情况下检测到的颅内压值都是可信的：去骨瓣；低温治疗；床头抬高，导致颅内压变化；镇痛、镇静；引流术后，必须重新拍 CT，输入新的血肿量。

九、参数报警及处理

1. 启用报警　激活生理报警。如果选定此选项，则监护仪会在超出设定的高压限值5s时发出报警的情况下，该选项会被选定并设置为20mmHg。

2. 关闭报警　关闭生理报警。如果该选项被选定，高压报警将会失效并不会发出高压报警。在这种模式下，状态栏中将显示颅内压报警已关闭。请注意在此选项下技术报警不能关闭。

3. 高压报警　确定激活报警的高压限值。在设定此限值时，通过按下箭头将压力值设定在-10~125mmHg。

4. 恢复默认设置　将高压限值恢复到出厂设置(20mmHg)，按下此按钮同时会激活报警按钮。

十、仪器设备使用相关并发症

因有创颅内压监测有感染的风险，应保持伤口处清洁干燥，1~2d换药一次。引流管接头处每日消毒1~2次。监护时间以3~4d为宜，时间过长会增加感染风险，个别监护时间较长者应每天隔数日及停止监护前做脑脊液培养及常规化验。若出现颅内感染，应立即停止监护。

颅内压力过高及监护时间过长可引发穿刺处的脑脊液漏，此时应首先封堵漏口立即通知医生进行穿刺处缝合换药，再查明原因，采取相应处理。

据文献报道出血率<15%，为避免出血，置管过程中勿反复穿刺，置管后应避免脑脊液引流过快或将颅内压降得过低。

十一、日常维护与管理

1. 清洁　可使用一块蘸有70%异丙醇溶液或温和医用清洁剂或杀菌剂的干净抹布清洁颅内压监视器和电缆。注意：请勿将监视器或电缆浸泡在任何液体中，或者使液体进入插头或线路。如果接头变温，请勿使用电缆，否则可能会出现异常结果。清洁前切记将监视器与电源断开。

2. 维护　除正常保护和操作之外，监视器无须维护。遵循以下预防措施：按照说明进行清洁，注意不要拉伸电缆。每次使用前，应检查设备表面和互连导线的完整性。如果表面或导线受损，请勿使用，并将设备进行维修。如果设备不能工作，请将设备进行维修。暴露在极端的转移和存储环境之后，应在使用之前使设备符合操作范围。请勿将监视器暴露在极端的转移和存储环境中超过15个星期。

3. 预防性维护　以下预防性维护计划必须由相应的合格技术人员每隔12个月执行一次。接地：最大电阻不得超过0.2Ω，接地漏电电流：最大漏电电流不得超过100μA；ICP通道漏电电流，最大漏电电流不得超过10μA。此外，还要检查以下事项：外部保险丝符合规定的值；外部设备标记保持清晰可读；机械状态良好；设备不带有可能影响设备安全性和性能的污垢或碎屑；充电电池已经充好电。如果发现监视器不符合规格，必须对其进行维护。

4. 消毒　请勿对监视器进行消毒，不要对电缆进行高压灭菌，只能使用环氧乙烷气体对缆线进行消毒。推荐的环氧乙烷消毒参数如下：温度54.4℃；暴露时间2h；在48.8℃下通风8h。注意：监视器的电源关闭后，上限和下限平均颅内压警报将会重置为默认值(上限=20mmHg)。要将电池完全充满电，监视器至少应与交流电电源连接12h。要使监视器充电电池保持最佳状态，需要执行以下操作：在完全放电之后的7d之内至少充电12h。如果不常使用设备，应该每6个月充电一次，充电时间至少为12h。当设备连接到交流电电源时，电池会自动充电。不按照上述步骤维护电池会导致电池寿命缩短。

（陈　华）

第二节　吞咽功能治疗仪

一、基本简介

吞咽功能治疗仪又叫神经和肌肉刺激理疗仪，适用于咽部非机械原因损伤引起的吞咽功能障碍治疗。它利用一定强度的电刺激，刺激咽部肌肉，诱发肌肉收缩运动，以此恢复肌肉或肌群的正常生理功能。吞咽功能治疗仪结合其他吞咽功能训练，对恢复患者吞咽功能起到积极促进的意义。

二、发展历史

第一代产品电刺激治疗仪由美国语言病理学治疗专家 Freed 经过多年临床实践，与物理治疗师合作，开发的一种专门针对吞咽障碍治疗的电刺激器。第一代吞咽功能治疗仪见图 3-5-4。

第二代产品吞咽障碍治疗工作站于 2007 年 5 月注册使用。

第三代产品于 2020 年在中国上市使用，第三代吞咽功能治疗仪见图 3-5-5。

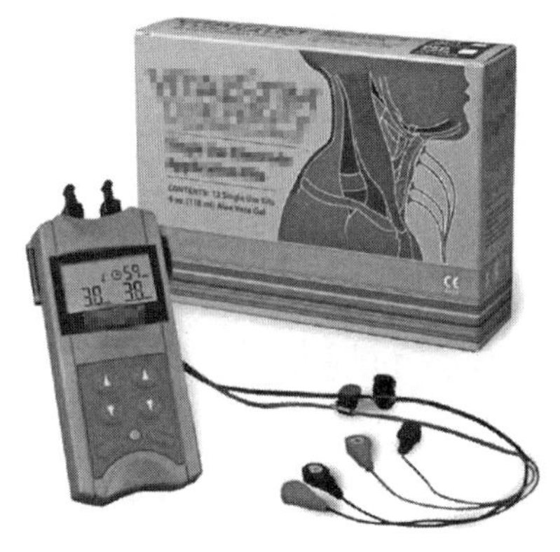

图 3-5-4　第一代吞咽功能治疗仪

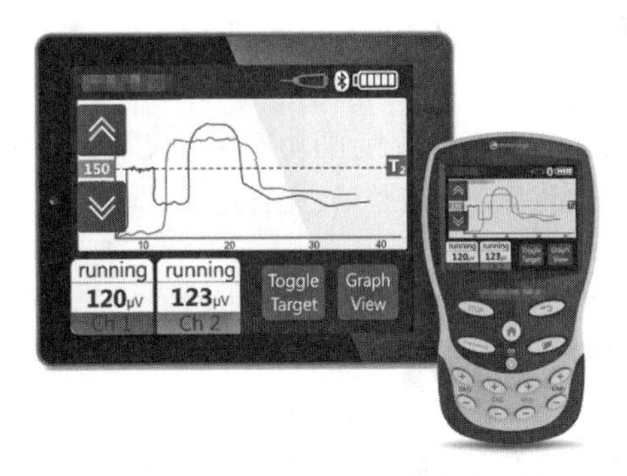

图 3-5-5　第三代吞咽功能治疗仪

三、基本分类

详见发展历史。

四、工作原理

吞咽功能治疗仪可能的作用机制：①由于中枢神经在结构和功能上具有一定的重组能力和可塑性，通过反复适当的康复训练和电刺激，可以刺激中枢神经系统建立起新的运动投射区，并且逐渐具备发放神经冲动的功能，使原来丧失的运动功能重新获得。②电刺激可加速相关吞咽肌肌力的恢复。③电刺激可促进中枢神经系统通路的恢复，修复损伤的神经细胞，改善吞咽功能。④电流可在神经进入肌肉的地方（肌神经接点或运动终板）产生外周运动神经的去极化，依次引起肌肉收缩，防止失用性萎缩。⑤反复的电刺激和吞咽训练可使处于休眠状态的突触被代偿。

五、临床适应证和禁忌证

1. 适应证　各种原因所致的神经性吞咽障碍；头、颈、肺癌症术后导致的吞咽障碍；面、颈部肌肉障碍；呼吸系统疾病并发的吞咽障碍；辐射产生的纤维化 / 狭窄；由于分娩、卒中、插管有关的缺氧损伤导致的失用。

2. 禁忌证　治疗区域出现癌病变；肿胀、感染、发炎区域或皮疹，如静脉炎、血栓、静脉曲张等；使用鼻饲管而严重反流的患者慎用；带有心脏起搏器、其他植入电极的患者慎用；不要在主动运动禁忌处使用；癫痫发作患者慎用；禁在颈动脉窦使用电极；严重痴呆和不停止赘言的患者；由于药物毒性导致的吞咽困难；携带严重感染性疾病；皮肤感觉迟钝或缺失的患者。

六、基本结构及配套部件

吞咽功能治疗仪是一个4通道理疗仪，由主机、操作控制手柄、台车和一套电极组成。以第二代产品为例，主机主要由前端检查窗、后端检查窗、用户界面组成。主机的侧面配置有患者数据卡和sEMG数据卡接口和多媒体卡（MMC）接口。

1. 前端检查窗　由前端检查窗系索、遥控操作手柄接口、患者中断开关接口、通道电极线接口组成。

2. 后端检查窗　由电源开关、技术维护端口、保险丝、电源线、后端检查窗盖组成。

3. 用户界面　由强度旋钮、开始按钮、暂停按钮、停止按钮、临床资料库按钮、主页按钮、返回按钮、用户设置和参数控制按钮组成。

七、基本使用程序

【评估】

1. 患者准备　患者保持舒适的体位。颈部皮肤暴露。
2. 环境准备　安静，光线充足。
3. 用物准备　电源，吞咽功能治疗仪及其附件，皮肤清洁剂。
4. 护士准备　着装整洁，无长指甲，洗手，戴口罩。

【操作流程】

1. 根据医嘱执行神经肌肉理疗仪治疗。
2. 将附件连接到设备。
3. 推治疗仪到患者床旁，和患者及家属做好解释工作。
4. 患者取平卧位或者半坐卧位，暴露颈部皮肤。
5. 连接电源。
6. 用专用酒精棉片清洁贴电极片处皮肤。
7. 贴电极（表面电极分别放于吞咽肌肉的表面，根据VFSS评定结果、患者的耐受程度及病情的变化选择电极片放置的位置。常用方式：①通道1的2个电极水平置于舌骨上方，通道2的2个电极置于面神经颊支，适用于口腔期吞咽障碍。②通道1的2个电极水平放置于舌骨上方，通道2的2个电极沿正中线垂直置于甲状软骨切迹，适用于吞咽期吞咽障碍。③4个电极片沿正中线垂直放置，适用于大多数患者）。
8. 开机，调节好各治疗参数。
9. 开始治疗。
10. 询问观察患者有无不适。
11. 治疗结束，安置患者，整理用物。
12. 记录。

【注意事项】

1. 治疗强度以患者能耐受为宜。
2. 对于怀疑或者诊断癫痫的患者，使用的时候要注意。
3. 对于怀疑或者诊断心脏疾病的患者，使用的时候要注意。
4. 出现下列的情况，使用的时候要注意：急性创伤或者骨折趋于出血的患者；近期经手术治疗的患者；月经或怀孕子宫；皮肤缺乏正常的感觉的区域；一些患者可能会出现皮肤的刺激性，或者由于电刺激或者导电介质所导致的过敏症。通过使用其他的导电介质或者放置电极，通常可以减少这些刺激性；仅使用制造商推荐使用的电极片和电极线；长期使用后，在电极放置的位置，个别情况可能会出现皮肤刺激。

八、各项参数调节（以第二代产品为例）

（一）治疗设置

1. 选择电极片放置位置　按下电极位置按钮查看电极放置位置的说明。

2. 编辑治疗参数　①选择通道：可以同时调节2个通道，只调节通道1，只调节通道2之间进行切换（默认同时设置2个通道）。②波宽设置：可以以20μs为增量在100~300μs进行调节。备注：默认设定为300μs。③治疗时间：可以以1min为增量，在1~60min内进行设置。④设置波形强度：通过旋转强度旋钮调整到合适的电流强度。强度旋钮顺时针增加强度，逆时针降低强度。

3. 开始治疗　按下开始按钮，开始治疗过程。

4. 暂停治疗　按下暂停按钮，暂停治疗过程，并且计时器也会暂停，如需恢复治疗，再次按下暂停按钮即可。

5. 停止治疗　如需停止治疗，按下停止按钮，治疗将会停止，并且将会显示完成之后的查看治疗屏幕。

（二）治疗模式

吞咽功能治疗仪设置了几种主要的治疗模式：sEMG（生物反馈）治疗、sEMG+Stim联合治疗。下面分别讲述不同治疗模式的参数设置：

1. sEMG（生物反馈）治疗　①一般信息：通过感知随意肌收缩和松弛循环过程中所产生的电脉冲，记录肌肉和肌肉组织的sEMG生物反馈活动。这些信号通过电极准确地传递到设备。②通过设定目标值，达到训练特定肌肉或肌肉组织的目的。③患者准备：参考电极片放置的建议部分。④选择模式：按下屏幕上的sEMG按钮。⑤查看描述文本：按下描述文本按钮，观察解释sEMG治疗的文本。⑥查看电极放置：按下电极放置按钮，查看治疗时最常用的电极放置位置。⑦编辑治疗参数：按下编辑按钮，进入参数编辑页面，编辑每个参数。⑧选择通道：按下通道按钮，直到图标显示需要使用的通道。可在通道1、通道2或2个通道之间进行选择。备注：默认设置为通道1。⑨开始sEMG（生物反馈）治疗：当患者进行肌肉收缩时，正在使用通道的纵坐标将开始从下到上填充。当达到目标值时会发出声音提示。⑩停止sEMG（生物反馈）治疗：按下停止按钮将会显示治疗完成页面。

2. sEMG+Stim联合治疗　①一般信息：sEMG+Stim联合治疗模式使用sEMG生物反馈结合神经肌肉电刺激，得到肌肉恢复训练的最大收益。②患者准备：参考电极片放置的建议部分。③选择模式：按下屏幕上的sEMG+Stim按钮。④查看描述文本：按下描述文本按钮，观察解释sEMG+Stim联合治疗的文本。⑤查看电极放置：按下电极放置按钮，查看治疗时最常用的电极放置位置。⑥编辑治疗参数：按下编辑按钮，进入参数编辑页面，编辑每个参数。⑦选择通道：按下通道按钮，直到图标显示需要使用的通道。可在通道1、通道2或2个通道之间进行选择。备注：默认设置为通道1。⑧设定sEMG目标值：有3种模式可以设定sEMG目标值，按下目标按钮可以在以下3种设定模式间切换：Max（最大值），捕获期间患者肌肉主动收缩的最大sEMG值；Avg（平均值），捕获期间患者肌肉收缩每个峰值间的平均sEMG值；Manual（手动），手动设置目标。⑨开始sEMG+Stim联合治疗：所有的参数设置完毕后按下开始联合治疗按钮。让患者主动进行肌肉收缩。⑩停止电刺激：按下停止联合治疗按钮，即可停止电刺激。

九、参数报警及处理

吞咽功能治疗仪参数报警及处理，见表3-5-5。

表 3-5-5　吞咽功能治疗仪参数报警及处理

错误类型	可能的原因	可能的解决方案
警告	电流过载	1. 检查电极和电极线。确保电极线没有被损坏并且正确地连接在系统上，确定导线正确地连接在电极上；并且正确地连接于治疗部位 2. 更换导线及电极，电极线
警告	电极线短路	1. 检查电极和电极线。确保电极线没有被损坏并且正确地连接在系统上，确定导线正确地连接在电极上；并且正确地连接于治疗部位 2. 更换导线及电极，电极线
警告	接触不良	1. 确定电极正确地接在治疗部位 2. 确定电极正确地接在电极上 3. 更换电极及电极线
警告	患者 ID 为空	正确填写患者的 ID
警告	方案名称为空	正确填写方案名称
警告	系统内存达到最大存储量 200 后再保存用户方案	删除一些用户方案
警告	访问方案时没有任何显示	用户方案没有被保存至系统
警告	1. 系统无患者数据卡 2. 使用一张无效的患者数据卡	1. 正确地插入数据卡至卡槽内 2. 使用能正常使用的患者数据卡 3. 确定正在被使用的是患者数据卡而不是表面肌电数据卡 4. 如果问题依然存在，请联系经销商
警告	1. 从患者数据卡里读取的治疗数据无效 2. 患者数据卡里没有数据 3. 数据卡插槽里找不到数据卡 4. 系统插入了不可识别的卡	1. 请使用一张已包含正确治疗数据的卡 2. 正确插入一张患者数据卡 3. 插入一张完好无损的数据卡 4. 如果问题依然存在，请联系经销商
警告	患者数据卡已满	删除一些患者数据
警告	患者治疗数据已被保存	1. 不能往数据卡里再次保存相同的数据 2. 使用一张新数据卡将数据再次保存 3. 擦除数据卡再次保存
警告	卡插槽没有数据卡存在	1. 采取正确的方法将卡插入 2. 插入的卡确认可以正常使用 3. 如果问题没有解决，请联系经销商
警告	没有可用的通道来进行治疗	1. 完成上一次的治疗再开始进行下一次 2. 将电源开关关上再打开重启系统
警告	1. 没有可用的 sEMG 通道来进行治疗 2. 没有 sEMG 安装或被系统发现	1. 等待当前治疗完成 2. 通过关闭再打开电源，来重启系统确定 sEMG 已经被正确安装 3. 换一张完好的卡 4. 如果问题仍没解决，请联系经销商
警告	sEMG 卡已满	1. sEMG 卡错误，请插入一张正常的卡 2. 如果问题仍没解决，请联系经销商
警告	控制板程序软件升级警告	升级控制主板软件到最新版本，联系经销商

续表

错误类型	可能的原因	可能的解决方案
警告	电刺激板主程序升级警告	升级电刺激主板程序到最新版本，联系经销商
警告	MMC 软件升级警告	升级 MMC 程序到最新版本，联系经销商
警告	主菜单上的患者数据卡键按下时系统没有安装数据卡，而且当前治疗没有被执行	正确地插入一张患者数据卡，启动并执行治疗，并且将治疗数据保存至数据卡

十、仪器设备使用相关并发症

如果出现电极错误放置的情况，在颈部的前面部分给予肌肉刺激，可能会引出喉头痉挛的风险和/或心动过缓。使用的刺激电极强度不得超过 2mA/cm^2。使用更小的电极或者针状电极可能导致电流的强度大于 2mA/cm^2。调整电流水平时，一定要特别小心。

十一、日常维护与管理

1. 治疗仪的清洁　将主机电源断开后，用消毒湿纸巾和抗菌肥皂对主机和台车进行清洗。如果需要清洁的地方较多，可以使用抗菌清洁器。不要将系统浸入水中，如果主机不小心掉进水里，不要使用湿的仪器，需经过认证的技术人员检测。

2. 液晶显示屏的清洁　使用抛光系统对智能电刺激仪显示屏进行清理。

3. 预防性维护计划　主机为机械性设计，因此需要对其产生磨损的构件进行润滑处理。建议制订计划定期对主机进行检测，对相应构件进行润滑或者更换。维护计划取决于使用频率和使用时间，当设备需要维修时，联系设备工程师。

（陈　华）

第三节　偏瘫治疗仪

一、基本简介

偏瘫治疗仪，又叫电脑偏瘫治疗仪，是结合我国传统中医与现代高科技而研制的一代新型治疗机。该产品用于医疗单位，对偏瘫、截瘫及后遗症的治疗，具有良好的疗效。它将低频脉冲涨落、中频理疗和调制的近红外巧妙地融为一体，同时输出，并配加与病症适应的药物，通过人体穴位调节作用，起到舒筋活血、通络化瘀、止痛消肿等多种作用，达到针灸、推拿、按摩、热敷、热疗、磁疗、离子透入等相同的治疗效果。

二、发展历史

随着康复专业的发展，偏瘫治疗仪自问世来，逐渐广泛应用于临床。1987 年，王应图等人设计了一种由电脉冲治疗的偏瘫治疗仪。随着科技水平的提升，研究人员将红外辐射、传感热温、生物反馈、中医理念等融入至偏瘫治疗仪的设计中，通过多种刺激手段作用于心脑血管疾病引起的偏瘫部位的有关穴位，从而促进康复。

三、基本分类

偏瘫治疗仪一般有以下几种型号和规格：

1. ST-B（Ⅰ） 两路输出，一路电疗和一路热疗。中文操作界面，液晶显示，操作简便快捷，工作报停时间 0~90min 任选。频率范围为 1~9.6kHz。机型有台式标准型、立式豪华型和电脑配置型，由治疗主机、治疗电极及电极保湿垫组成。

2. ST-B（Ⅱ） 四路输出，两路电疗和两路热疗。中文操作界面，液晶显示，操作简便快捷，工作报停时间 0~90min 任选。频率范围为 1~9.6kHz。机型有立式豪华型、电脑配置型，由治疗主机、治疗电极及电极保湿垫组成。

3. ST-B（Ⅲ） 两路输出，有电疗、热疗、磁疗，任选两路。中文操作界面，液晶显示，操作简便快捷，工作报停时间 0~90min 任选。频率范围为 1~9.6kHz。治疗帽一个，采用重复性经颅磁刺激交变电磁技术，具有 6 个电磁发生器，输出磁场强度 0~2.0mT，为小剂量弱磁场，安全性高，输出磁场能量密度大穿透力强，治疗效果好。对颅脑形成重复性电磁刺激和变频头部振动按摩，具有电磁刺激和按摩双重治疗功能。机型为推车型，底部装有万向轮，移动方便；由治疗主机、治疗电极、磁疗头及电极保湿垫组成。

4. ST-B（Ⅳ） 四路输出，有电疗、热疗、两路磁疗。中文操作界面，液晶显示。频率范围为 1~9.6kHz。治疗帽两个，用于磁疗。采用重复性经颅磁刺激交变电磁技术，具有 6 个电磁发生器，输出磁场强度 0~2.0mT，为小剂量弱磁场，安全性高，输出磁场能量密度大穿透力强，治疗效果好。机型为推车型，底部装有万向轮，移动方便；由治疗主机、治疗电极、磁疗头及电极保湿垫组成。

四、工作原理

偏瘫治疗仪采用最新集成电路，具有最佳波形脉冲、红外辐射、传感热温、药物离子的热渗透与电平导入等多项治疗功能，并与中医经络理论融为一体，通过人体穴位治疗再配用药液导入，加强了治疗效果，起到舒筋活血、通络化瘀、止痛消肿等多种作用，从而达到调节人体紊乱的生物平衡，改变局部微循环的效果。偏瘫治疗仪的电磁功能与人体组织细胞产生同步共振，促进生理代谢功能，增强代谢活动，改善微循环，故能减轻和消除疾病，从而大大提高机体的免疫力。

五、临床适应证和禁忌证

1. 适应证　上肢瘫痪、下肢瘫痪、面瘫、口眼歪斜、关节炎、关节肿痛、扭伤、挫伤、肩周炎、腰痛、变性关节病、腰椎病、骨质增生、肱骨外上髁炎、坐骨神经痛、神经炎、神经根炎肌纤维质炎、腱鞘炎、慢性神经炎、慢性盆腔炎、痛经、注射后硬结、瘢痕肥厚、慢性咽喉炎、声带肥厚、胃下垂、胃肠功能紊乱、习惯性便秘、术后肠粘连、周围神经损伤、面神经麻痹、闭塞性脉管炎、失用性肌萎缩、瘫痪，电按摩消除疲劳，功能性电刺激，输尿管结石，术后肠麻痹，术后尿潴留，促进乳房丰满，消除面部皱纹，头痛，消除双下巴，强化肌肉，快速增加肌肉力量，腹部、大腿、小腿、臀部减肥。

2. 禁忌证　结核活动期，严重肺心病，肿瘤，血液病，恶性高血压，孕妇。

六、基本结构及配套部件

偏瘫治疗仪由治疗主机和附件组成。附件包括：穴位器 2 付，弹性自粘绷带大、中、小各 2 条，电极套 6 只，电源线 1 根。

七、基本使用程序

【评估】

1. 患者准备　评估患者病情、意识、皮肤情况；对于清醒患者告知其偏瘫治疗仪的目的和方法，取得患者合作。

2. 环境准备　环境清洁，宽敞明亮，温度 22~26℃，必要时备屏风遮挡。

3. 用物准备　电源，偏瘫治疗仪，乙醇，纱布，根据需要选择导入药物、笔。

4. 护士准备　操作前穿戴整齐，无长指甲，洗手，戴口罩。

【操作流程】

1. 安装　将穴位器的接头对准治疗机输出线的接口后直接插入（同一付穴位器的接头插入同一组输出线的接口），拔出时往里按住穴位器旁边卡锁拔出即可；将电源线插入治疗机上的电源插口（位置在治疗机的后面），再将另一端插入已通过电的电插板上即可。注意：治疗机的电源插口里面有一个保险管，当电压超过治疗机最大负荷时，保险管将熔断开。保护其他组件不被烧坏，更换时只需将卡口撬出来换上新的保险管即可。

2. 治疗选择　该机有A、B两路输出，分左右两边，调节相同，互不影响，可任意选择。

3. 固定穴位器　用乙醇（也可以用清水）湿润棉纱电极套，套入塑料电极。在病灶部位的两端紧贴皮肤，缚上两个电极，用弹性自粘绷带固定。患者施用电极处的皮肤用乙醇消毒，同时擦去油脂，减低阻抗。

4. 开机　将仪器电源插入（220V ± 22V）交流电插座，然后按下仪器开关，开关上电源指示灯亮，整机进入工作状态。

5. 根据需要调节参数。

6. 观察和询问患者有无不适。

7. 治疗结束，关机，取下穴位器，安置患者，整理用物，记录。

八、各项参数调节

1. 模式选择　仪器自动进入“中频”治疗模式，液晶屏幕“处方”栏有文字显示。此时，可以按动处方栏“+”键或“–”键选择所需的模式：中频、低频、按摩、处方1、2、3、4、5……98、99（其中前10种为变频，后89种为混频）。注意：仪器处于治疗状态时，模式和处方号不能改变。

2. 治疗时间　开机设定的初始治疗时间为20min，液晶屏幕“时间”栏有文字显示。按“+”键或“–”键，可在1~59min内任意设定治疗时间。一般患者每天接受治疗1次，每次20~30min。注意：仪器处于治疗状态时，时间不能改变。

3. 能量调节　按动“启动”键，上方指示灯亮，治疗开始。能量初始设定为“0”级，液晶屏幕“能量”栏有文字显示此时可以按“+”键或“–”键选择所需的输出能量，能量分为64级。能量大小视患者的情况和耐受力由医生酌情决定，一般以患者自觉电麻感能忍受为限，如有明显电刺激肌肉活动表示电流可能过大。

能量增至49级，出现一级警示“！”；能量增至55级，出现二级警示“！！”；能量增至60级，出现三级警示“！！！”。治疗过程中，操作者可以调整能量大小，亦随时按“启动”键来中断治疗。停止治疗后，治疗机处于停机状态，输出变为0，剩余治疗时间复位。注意：仪器未处于治疗状态时，能量不能调节。

4. 频率调节　中频模式下，频率的初始设定值为1.5kHz，液晶屏幕“频率”栏有文字显示。按“+”键或“–”键，可在0.5~9.6kHz内选择。仪器在启动治疗前后，频率均可调节。低频模式下，频率的初始设定值为10Hz，液晶屏幕“频率”栏有文字显示。按“+”键或“–”键，可在1~20Hz内选择。仪器在启动治疗前后，频率均可调节。在按摩模式下，频率的初始设定值为1.5kHz，液晶屏幕“频率”栏有文字显示。按“+”键或“–”键，可在0.5~9.6kHz内选择。仪器在启动治疗前后，频率均可调节。处方模式下，液晶屏幕“频率”栏文字显示前10种变频，后89种为混频，频率不能调节。

5. 红外输出　操作者根据患者情况使用治疗的红外功能时，须将四层折叠的纱布浸透药液后，垫在穴位器与皮肤之间。然后按“加热”键，对应指示灯亮，治疗输出探头发出红外热，再按一下“加热”键，对应指示灯灭，红外输出关闭。

该仪器发出的近红外通过传递，可深入到患者皮下10mm内，可穿透其表皮、皮下结缔组织、血管和神经，还能被活组织吸收作为活化能而被利用，既为机体细胞活动提供了所必需的电磁能量，也能为缺乏能量的病损细胞提供活化能。因此，具有加速病体细胞康复的功效。

6. 处方应用　该机备有99种治疗处方，部分由专家提供，采用多波形、多载波的综合治疗程序，处方应用见表3-5-6。

表3-5-6　偏瘫治疗仪处方应用

病种	处方号	病种	处方号
1. 上肢瘫痪	1、3、12	21. 胃下垂、胃肠功能紊乱	32、33
2. 下肢瘫痪	2、10	22. 习惯性便秘	34
3. 面瘫	4、6	23. 术后肠粘连等	35
4. 口眼歪斜	5、7	24. 周围神经损伤、面神经麻痹	36、37
5. 关节炎、关节肿痛	8、9	25. 闭塞性脉管炎	38
6. 扭伤、挫伤	12、17	26. 失用性肌萎缩	39、40
7. 肩周炎	13	27. 瘫痪	41
8. 腰痛	14	28. 电按摩消除疲劳	42
9. 变性关节病	15	29. 功能性电刺激	43
10. 颈椎病	16	30. 输尿管结石	44
11. 腰椎病	17	31. 术后肠麻痹、术后尿潴留	45
12. 骨质增生	18、19	32. 促进乳房丰满	46
13. 肱骨外上髁炎	12、20	33. 消除面部皱纹	47
14. 坐骨神经痛	20、21	34. 头痛	48
15. 神经炎、神经根炎肌纤维质炎	22、23	35. 消除双下巴	49
16. 腱鞘炎	24	36. 强化肌肉，快速增加肌肉力量	50、51
17. 慢性神经炎、慢性盆腔炎	25、26	37. 腹部减肥	52
18. 痛经	27	38. 大腿减肥	53、54
19. 注射后硬结、瘢痕肥厚等	28、29	39. 小腿减肥	53、55
20. 慢性咽炎、喉炎、声带肥厚、声带麻痹等	30、31	40. 臀部减肥	56、57、58

九、参数报警及仪器故障处理

仪器出现不工作现象，应该检查电源是否插好或者电极是否与主机连接好。仍然不能解决时应当及时与医院设备科联系维修。

十、仪器设备使用相关并发症

1. 心律失常　医护人员在操作本仪器时切忌电极组横跨心脏或胎儿。不能与下列电子医疗器械一起使用：脉搏调节器等体内移植型医用电子器械；人工心脏、肺等维持生命用的电子器械；心电图、描记器、脑治疗仪等穿戴型的医用电子器械。

2. 烫伤　正常情况下使用红外输出是安全的，为防止在仪器温控线路损坏时红外温度过高，操作人员应在使用红外输出时注意每隔 5min 检查治疗输出的温度。

十一、日常维护与管理

1. 应由专人接管，只有经过专业培训的人员方可使用。

2. 治疗机不使用时，应切断电源，妥善存放于干燥、无灰尘、无腐蚀性气体和通风良好的室内。

3. 治疗机是精密电子设备，不能做比较大的动作，如重摔、重放，避免水淋、受潮。清洁时，要使用无腐蚀性清洁剂，清洁布要保持干燥。

4. 穴位器用酒精棉球擦拭消毒。

5. 在使用的过程中要遵循以下注意事项：①医护人员在操作仪器时切忌电极组横跨心脏或胎儿。②不能与下列电子医疗器械一起使用：脉搏调节器等体内移植型医用电子器械；人工心脏、肺等维持生命用的电子器械；心电图、描记器、脑治疗仪等穿戴型的医用电子器械。③治疗机工作可能会对附近的其他精密电子设备产生一定的干扰，尽量远离避免干扰。④在治疗结束或停止治疗后再取下电极（因为治疗时取开电极患者有不适感等）。⑤仪器插入电源，当开启电源按键仪器不能启动时，请检查插头，电压是否正确，保险管是否烧断，如烧断请更换 0.5~0.75A 保险管即可。⑥消毒：棉纱电极套、弹性自粘绷带可用 75% 乙醇或者 500mg/L 的含氯消毒剂擦洗或浸泡低温消毒。主机和穴位器只需擦洗消毒，不可浸泡。⑦治疗时输出板不能相接触，不宜强阳光暴晒，不可浸液。⑧勿随意打开机箱，如仪器出现故障，请找电工程师开箱检查维修，或请供应方提供维修支持。⑨正常情况下使用红外输出是安全的，为防止在仪器温控线路损坏时红外温度过高，使用人员应在使用红外输出时注意每隔 5min 检查治疗输出的温度。⑩治疗时，如果仪器或患者出现异常，立即停止使用。

（陈　华）

第六章　骨科设备

第一节　多功能牵引床

一、基本简介

牵引疗法是应用力学中作用力与反作用力之间的关系，通过专门的牵引装置达到治疗目的的一种康复治疗方法。多功能牵引床是一种集多种牵引装置于一体的骨科病床，主要通过床上的牵引装置对骨折、关节脱位患者进行复位和维持脱位后稳定，以及实现炎症肢体的制动、肢体挛缩畸形的矫治和功能锻炼；也可通过牵引对患者腰椎、颈椎等部位施加牵引力，拉宽椎间隙，减轻椎间压力，改善局部血液循环，实现腰椎、颈椎等骨骼功能的改善与转归。

二、发展历史

希波克拉底在公元前400年发明了促进骨折、脱臼患者康复的牵引床。作为一种非手术疗法，牵引床的发展与腰椎间盘突出症非手术治疗的进展息息相关。随着医学诊断水平的提高，人们对腰椎间盘突出症病理基础的研究不断深入，认识日渐清晰和完善，从而促进了牵引治疗的完善。

国外一直以慢速牵引治疗腰椎间盘突出症。近年来，国内外学者针对腰椎间盘突出症的发病机制提出了机械受压学说、化学神经根炎学说和自身免疫学说。1934年，Mixer和Ban首次提出通过手术切除突出物来治疗腰椎间盘突出症。1979年，山东省立医院推拿科主任张安医生提议，应设计一种快速牵引床，治疗腰椎间盘突出症，以减轻医生的体力劳动。在此基础上，山东省医疗器械研究所于1980年研制出国内第一台液压牵引床。1990年，山东省电力医院张吉林医生提出成角旋转牵引床的设想，并在1991年将此设想变成现实。1992年，张吉林医生开创了三维正脊疗法，研制出三维正脊仪，从而推动了三维多功能牵引床的诞生。三维多功能牵引床是一种在微机控制下，用机械完成三维手法操作的牵引床。随着科技的发展，多功能牵引床的功能愈加齐全，可以实现牵引、旋转、倾角、摆角等多项操作。目前医疗上普遍采用机械 - 电气控制模式的牵引床，此类牵引床有噪声大、误差大、设置复杂、驱动平稳性不高等缺陷。故有学者研究设计出智能型液压牵引床，如基于计算机闭环控制双液压缸驱动的液压型医用牵引床，弥补了上述缺陷，但市场上尚无成熟的液压牵引床产品，只取得一些相关专利，故液压牵引床存在很大的推广空间。

三、基本分类

目前骨科病房使用的多功能牵引床以三节床板牵引床（即骨折牵引床）为主，康复科病房和门诊则以分离床板牵引床（即颈腰椎一体床）为主。

1. 从功能上分类　颈椎牵引床、腰椎牵引床、颈腰椎一体床、骨折牵引床。
2. 从牵引的方向分类　一维牵引床、二维牵引床、三维牵引床、四维牵引床、超四维牵引床。
3. 从牵引速度分类　快速牵引床、慢速牵引床，快、慢调速牵引床。
4. 从操作方式分类　手动牵引床、数码牵引床、液晶牵引床、电脑牵引床。
5. 从床体不同分类　二节床板牵引床、三节床板牵引床、四节褥垫牵引床、分离床板牵引床。

四、工作原理

(一) 原理与效果

1. 骨折、脱位 应用作用力与反作用力的原理，对抗软组织的紧张与回缩，使骨折和脱位得以整复，预防和矫正畸形。

2. 腰椎、颈椎损伤

(1) 对腰部的相对固定和制动：在牵引作用力和反作用力的平衡作用下，受牵拉的腰部处于相对固定的正常列线状态，以利于减轻或消除局部的充血、渗出、水肿等炎性反应。

(2) 脊柱机械性拉长：该作用由脊柱椎体机械性分离引起，从而导致脊柱两侧肌肉伸展、放松，相应韧带和小关节囊牵张，椎间孔增宽，脊柱生理曲度变直，脊柱小关节滑动，椎间盘突出患者突出物缩小。此效应有时间依赖性，仅在牵引过程中的前 15min 有效。

(3) 椎旁肌肉的放松：适当的牵引力量可使脊柱两侧肌肉放松，伴随肌肉放松可缓解由于肌肉紧张或痉挛造成的疼痛，进一步增大椎间隙。

(4) 恢复腰椎正常列线：随着牵引时间延长，腰椎侧弯、患椎小关节旋转、扭曲、梯形变等各种不正常列线可得到逐步恢复。

(5) 改善突出物对脊神经根的压迫和刺激：牵引可使轻型或早期腰椎间盘突出症患者椎间隙逐渐被牵开，有利于突出物还纳。对于病程相对较长的患者，牵引可使粘连组织和挛缩的韧带、关节囊牵开，使椎间隙相应增宽，两侧狭窄的椎间孔也可同时被牵开，从而缓解对神经根的压迫与刺激。

(6) 缓解疼痛：牵引有助于改善局部血液循环，故可减轻椎间孔处硬脊膜、血管和脊神经根的压力，并可降低局部炎性刺激物的浓度，从而减轻疼痛。此外，牵引对软组织的机械牵张力量可使脊柱相应节段的活动增加，故可降低因活动受限或软组织损伤导致的肌肉紧张性疼痛。

(二) 根据治疗需求选择不同的牵引功能

1. 纵向牵引 作为牵引床最基本的功能，广泛适用于治疗腰椎间盘突出症状。

2. 对抗牵引 利用两个相反方向的牵拉力作用于腰椎，以腰部为中心，向两侧同时拉开，更好地解决由于单一方向牵拉造成的滑脱现象，进而达到增大椎间隙的目的。

3. 成角牵引 依据不同椎体对应的最佳牵引角度不同，通过 CT 成像等技术手段，确定病变椎体位置，从而选择角度进行牵引治疗，如背伸或者背曲角度。如图 3-6-1 所示。

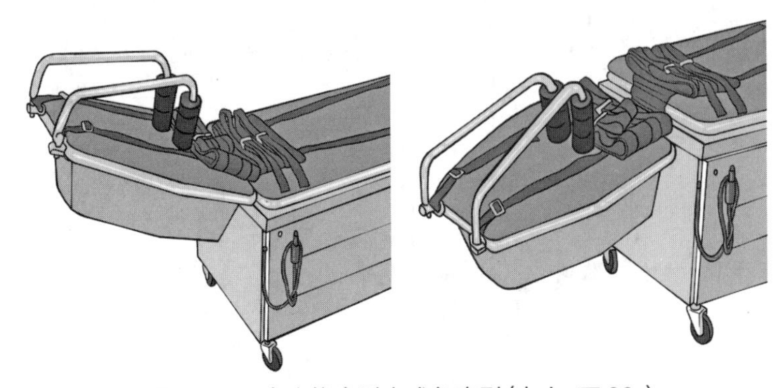

图 3-6-1 多功能牵引床成角牵引(向上、下 20°)

4. 摇摆牵引 在纵向牵引的同时，使用摇摆功能，以椎体为中心，进行左右的旋转动作，在增大椎间隙的同时产生负压，以恢复椎体的正常生理弧度，以及矫正小关节位置。此功能对小关节紊乱疗效显著，俗称三维旋转，该功能又分大三维(患者下半身旋转)和小三维(患者上半身旋转)。

5. 平摆牵引 根据中医斜板手法，通过观察 X 线检查，椎间孔距离偏向一侧，造成狭窄，压迫神经组织，这时对患者进行斜向拉伸，从而达到矫正的目的，恢复椎间孔距离，恢复正常的生理形态结构。

五、临床适应证和禁忌证

1. 适应证 不稳定性骨折、开放性骨折；骨盆骨折、髋臼骨折及髋关节中心性骨折；颈椎骨折与脱位；手术前准备，如人工股置换术等；关节挛缩畸形者；炎症肢体的制动和抬高；颈、腰椎间盘突出症；关节突关节紊乱；椎体神经根粘连；间隙神经根在腰神经通道内的卡压关节；胸腰椎压缩性骨折；滑膜嵌顿；腰椎假性滑脱；早期强直性脊柱炎。

2. 禁忌证 骨髓炎；原发性或转移性骨肿瘤；严重的骨质疏松；未加控制的高血压；牵引区骨折、炎症或开放性创伤污染；精神疾病；脊髓变性；全身明显衰弱的患者。除上述禁忌证之外，由于颈椎和腰椎的特殊解剖结构和生理特点，颈椎牵引和腰椎牵引又有各自特有的禁忌证。

(1) 颈椎牵引的禁忌证：椎基底动脉系统供血不足者，风湿性关节炎患者（是寰枢关节不稳的高危人群，应慎用颈椎牵引）。

(2) 腰椎牵引的禁忌证：急性腰扭伤、急性椎间盘突出症、中央型腰椎间盘突出症（患者双下肢疼痛、麻木、伴有大小便功能障碍及鞍区麻木）、腰椎结核、急性化脓性脊柱炎、腰椎峡部不连、严重腰椎滑脱、椎弓根断裂、重度骨质疏松、既往有腰椎手术史、股骨头坏死、孕妇及生理期妇女、活动性消化性溃疡、食管裂孔疝、大动脉动脉瘤、严重的痔疮，过度疲劳且伴有严重的心、肺、肝、肾疾病或有危险症候者。

六、基本结构及配套部件

(一) 三节床板牵引床

三节床板牵引床为骨科病房常用的多功能牵引床，主要由床板、护栏、床脚 / 床轮、床柱、拉手、滑轮、摇把、分体床垫等组成，如图 3-6-2 所示。

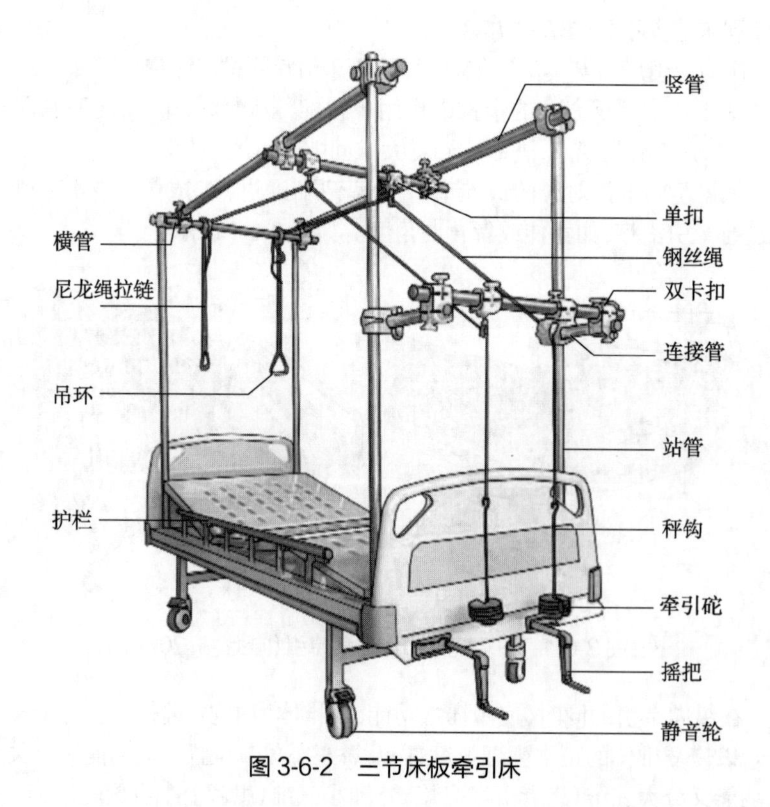

图 3-6-2 三节床板牵引床

1. 床板 外框多为铝合金，中间可为铝合金或者木质，床板分为靠背、床中、脚凳三节。靠背可抬高，脚凳分为左右两部分，可分别抬高。

2. 护栏　多为铝合金，可立起、放下，预防患者坠床。

3. 床脚 / 床轮　落于地面可保持床的稳定性。有床轮的牵引床，抬起床轮上的刹车，可将床灵活推动，方便患者外出检查。

4. 床柱　为冷轧钢板，上面配置吊环、滑轮、旋钮。松开旋钮可调节床柱高低、吊环位置。

5. 吊环　患者手拉吊环可借力，以抬高臀部，预防压力性损伤及进行上肢功能锻炼。

6. 滑轮　滑轮固定在床柱上，配有旋钮，拧松后可在床柱上根据牵引要求调节牵引角度，滑轮上有较深的沟槽，牵引绳可在槽内滑动而不脱出，便于牵引。

7. 摇把　位于床尾，拉出摇把可进行抬高 / 放平靠背、分别抬高 / 放平左右脚凳、抬高 / 降低床体等操作。不用时，可折叠收于床尾。

8. 分体床垫　一般为硬棕，与床板结构相似。

（二）手动颈腰椎牵引床

手动颈腰椎牵引床主要由牵引床体、手轮、颈部牵引装置和颈部、胸部、骨盆固定带组成。

1. 牵引床体　分为上下两部分，上半部分固定，下半部分可以纵向滑动分离，以此来达到牵引的目的。

2. 手轮　转动手轮可使上下床体分离，对颈椎、腰椎施加牵引力。

3. 颈部牵引装置　固定在床尾，配合使用颈部固定带，可实施坐位颈椎牵引。

4. 颈部、胸部、骨盆固定带　佩戴后可行卧位的颈椎、腰椎、骨盆牵引。

（三）电动颈腰椎牵引床

电动颈腰椎牵引床主要由牵引床体，颈部牵引装置，颈部、胸部、骨盆固定带和电子化操作系统及紧急制动装置组成，见图 3-6-3。

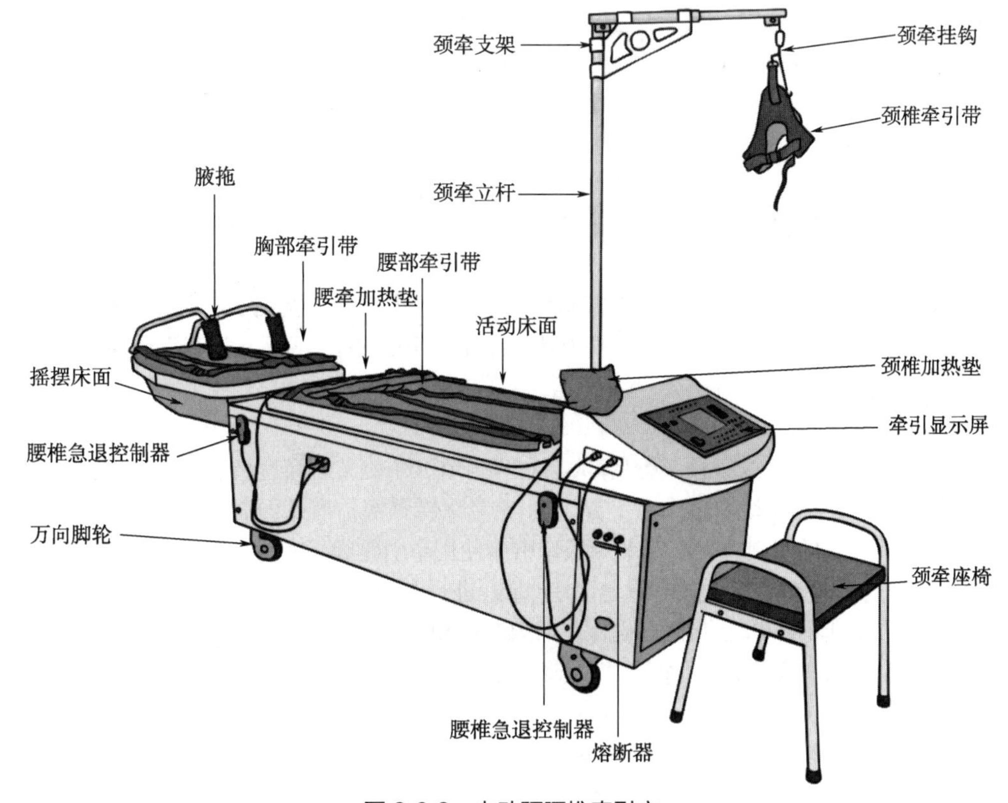

图 3-6-3　电动颈腰椎牵引床

1. 牵引床体,颈部牵引装置,颈部、胸部、骨盆固定带 同手动颈腰椎牵引床。

2. 电子化操作系统 通过设置、调节操作面板上的各项牵引参数,完成牵引。

3. 紧急制动装置 位于患者手边,若牵引时患者发生不适,可启动此装置,立即停止牵引。

七、基本使用程序

【评估】

1. 患者准备 评估患者病情、意识、皮肤情况及身高、体重;告知患者牵引的目的和方法,获得患者配合。

2. 环境准备 环境清洁、宽敞、明亮,温度 18~22℃,必要时屏风遮挡。

3. 用物准备 电源,牵引床,牵引带/牵引弓、牵引砣、牵引绳、牵引钩、小枕、棉垫。

4. 护士准备 操作前穿戴整齐,洗手,戴口罩。

【操作流程】

1. 携用物至床旁,核对患者姓名、ID 号,解释。

2. 牵引

(1)颈椎牵引

1)坐位牵引:患者背对颈椎牵引架,坐在牵引凳上,戴上颈椎牵引带,使患者颈部前倾 10°~30°。

2)卧位牵引:患者症状较重或体弱不耐久坐时,可采用仰卧位牵引。牵引时患者仰卧于床上,将颈椎牵引带固定于患者的枕部及下颌部,牵引绳穿过床头滑轮,调节滑轮位置,保持有效牵引,头侧床脚抬高 10cm。

(2)腰椎牵引

1)将患者置于仰卧位或俯卧位:患者仰卧位牵引时,双髋和双膝屈曲置于小枕之上,使腰大肌放松,腰椎变平;患者俯卧位牵引时,可将数个枕头置于患者腹部下面。

2)应用牵引带和反向牵引带:骨盆牵引带应该捆绑于患者骨盆之上,其上缘恰好处于患者髂前上棘;胸部牵引带系于患者下胸廓,用于避免患者顺牵引力量就势滑动。

3)系上牵引绳/固定皮带,胸部牵引带系于牵引床床头;骨盆牵引带双侧的固定皮带与床尾滑轮/牵引主机上的牵引绳相连;若应用单侧牵,仅将骨盆牵引带一侧固定皮带直接系于牵引绳。

4)检查患者是否处于合适的牵拉力线上。

(3)下肢骨折、脱位牵引

1)水平牵引:患者仰卧位,患肢佩戴合适的牵引带,拴上牵引绳,牵引绳穿过床尾滑轮,调节床尾滑轮的位置,保持有效牵引。

2)抬高牵引:患者仰卧位,膝部置于三节床板牵引床床中与床尾交界处,摇动床尾摇把,抬高患侧床尾,使床尾高于心脏水平,膝部屈曲,小腿水平放置在床尾。牵引弓上拴牵引绳,牵引绳穿过床尾滑轮,调节床尾滑轮的位置,保持有效牵引。

(4)骨盆悬吊牵引

1)患者仰卧,骨盆牵引带放于腰及臀后部,左右两侧牵引绳交叉后穿过牵引床上方的滑轮组。

2)调节滑轮的位置,置于牵引带中点上方,牵引重量以将臀部抬离床面 2~3cm 为准。

3. 遵医嘱给予合适的牵引重量。三节床板牵引床使用牵引钩、牵引重锤;手动颈腰椎牵引床通过手轮调节牵引重量;电动颈腰椎牵引床需设定牵引参数,进行牵引。使用电动颈腰椎牵引床的患者,需指导其在症状加重时启动紧急制动装置,以确保在需要时按动并获得帮助。

4. 观察患者牵引时的反应,记录牵引时间、牵引重量。

5. 在颈腰椎间歇牵引治疗结束时

(1)关闭牵引床的所有控制,参数全部回零。

(2)在患者起床前,应锁定牵引床的滑动分离部分。

(3)再次评估患者牵引后的症状、运动功能,并记录变化情况。

【注意事项】

1. 颈椎牵引注意事项

(1)患者需充分放松颈肩部及躯干肌肉。如有不适或症状加重应停止治疗,寻找原因。

(2)颈部固定带要松紧适宜,两侧吊带等长,作用力相等。枕带受力部位应集中在枕骨粗隆中下部,颌带应兜住下颌正下方。

(3)如牵引力过大,患者出现颞颌关节酸痛、牙痛或头痛、头晕,应停止牵引。停止牵引后,症状一般可自行缓解。

(4)枕颌吊带不宜太靠近耳朵和喉部,以免影响颈内动脉的血供,着力点要侧重于枕部。

(5)若患者在颈椎牵引过程中出现头痛、眩晕、恶心呕吐或晕厥等症状,应停止牵引,并进行及时处理。

(6)坐位牵引结束前应逐渐减轻牵引重量,嘱患者牵引结束后原位休息1~2min,活动颈部数次,再行离开。

2. 腰椎牵引注意事项

(1)治疗前的准备:向患者做好解释工作,嘱其牵引时不要用力对抗或屏气。对于进行三维牵引的患者,应详细了解病情,制订治疗方案。

1)根据患者体重,确定首次牵引重量。高龄或体质虚弱者适当减轻牵引重量。

2)除去患者皮带等影响牵引带放置的物品。

3)告知患者牵引过程中不应发生的情况,并演示发生这些情况时如何应对。

4)选择患者感觉最舒适和放松的体位。牵引时患者一般取屈髋、屈膝卧位,以减少腰椎前突,使腰部肌肉放松,腰椎管截面扩大,利于症状的缓解。

5)腰椎牵引应遵循医嘱,在医生指导下确定牵引姿势、牵引重量、牵引时间等具体项目后,方可进行。

6)最好在牵引前或牵引时进行腰部热疗,以增强疗效。

7)腰椎牵引一般应每日进行1次,至少隔日进行1次,间隔时间太长会影响疗效。在牵引过程中,应告诉患者注意自我防护,随时观察,以便在发生异常情况时及时采取措施。在牵引初期3~7d,有些患者可因体位问题发生头晕、腹胀、大便秘结等症状,习惯后可逐渐消失,一般无须中断牵引。

8)若牵引床长期不用,应将各关节部位加润滑油,切断电源,牵引装置在使用时不会对其他设备产生电磁干扰。但应避免在强电磁干扰的环境下安装使用牵引装置,以免造成牵引装置误动作或动作失灵而造成事故。

(2)治疗过程中:扎紧胸部固定带和骨盆固定带。应注意胸部固定带不要妨碍患者正常呼吸,同时防止卡压腋窝,可在腋窝处加以棉垫以免损伤臂丛神经。两侧牵引绳长度相等,松紧一致。

1)注意观察症状、体征的改变情况,为牵引体位、牵引力量和牵引时间的选择提供依据,保持疗效稳定。

2)及时发现不良反应。

3)在牵引一段时间后,症状可有所缓解,此时不应过早中止牵引。即使症状缓解或消失得较快,也不宜太早结束牵引,以减少复发可能。一旦症状加重或出现异常感觉,应立即中止治疗。

(3)治疗结束后:缓慢去除牵引带,嘱患者平卧休息数分钟后再缓慢起身。

1)不要急于去除牵引带。应在牵引力量逐渐降低、牵引绳完全放松所有控制回零且关机后,再去除牵引带。

2)在未锁定腰椎牵引床的滑动分离部分前,不要让患者起床,以免跌倒。

3)记录牵引是否有效或是否由于牵引治疗带来不适症状等问题时,特别要注意是否有疼痛加重、胸闷等症状,因为这些症状是改变牵引力量、治疗时间或中止治疗的依据。

4）若牵引后症状无明显改善，应及时向医生反映情况，以查明影响因素。

5）牵引后若出现疼痛加重现象，应暂停牵引，进一步查找原因。因为不同疾病对牵引的反应有所不同，而且腰椎间盘突出症可因不同的突出部位和不同的阶段而对牵引的反应不一致。

6）虽然牵引后有时疼痛症状会消失，但麻木感觉和肌力（如趾背屈肌肌力）低下的现象可能会延续一段时间。因此在牵引的同时应配合药物、理疗、体疗、针灸、按摩等其他疗法，以增强疗效。

3. 下肢牵引注意事项

(1) 观察患肢末梢血运，评估患肢的感觉、运动情况。如有异常，立即停止牵引，并向医生汇报。

(2) 保持有效牵引：保持牵引绳与患肢纵轴在一条直线上。牵引绳长度合适，牵引绳上禁止搭盖枕头、被单等物品。牵引砣保持悬空，不能着地。严禁自行加减牵引重量。

4. 骨盆悬吊牵引注意事项

(1) 臀部离床，密切观察患者的全身情况，因骨盆骨折患者可并发大出血。

(2) 关注患者的舒适度、骶尾部皮肤情况，每班做好交接。

八、各项参数调节

1. 三节床板牵引床　可以通过牵引床床尾的摇把对背部、脚部、床体的高度进行调节：背部升降 80° ± 5°；脚部升降 40° ± 5°；床体升降高度 500~750mm。

2. 手动颈腰椎牵引床　通过手轮来调节牵引重量，可摇动牵引床侧的手轮，调节牵引重量，颈椎牵引力范围 0~20kg，腰椎牵引力范围 0~80kg，牵引重量应由小到大，逐渐增加。

3. 电动牵引床　通过电脑面板上各参数设置设定牵引模式、治疗时间、牵引时间、牵引力量。

(1) 持续牵引设定方法：①按持续牵引键，确定牵引模式。②按牵引力键，在 3s 内按数字键中的数字 1~99kg 任意设定，在医嘱规定的牵引力范围内，由小到大，逐渐增加。③按治疗时间键，在 3s 内按数字键中的数字，任意设定，一般为 20~40min。④按开始键治疗开始。

(2) 间歇牵引设定方法：①按间歇牵引键，确定牵引模式。②按牵引力键，在 3s 内按数字键中的数字 1~99kg 任意设定，在医嘱规定的牵引力范围内，由小到大，逐渐增加。③按牵引时间键，在 3s 内按数字键中的数字，任意设定，一般为 30~60s。④按治疗时间键，在 3s 内按数字键中的数字，任意设定，一般为 20~40min。⑤按开始键治疗开始。

九、仪器故障处理

1. 手动牵引床常见故障及处理，见表 3-6-1。

表 3-6-1　手动牵引床常见故障及处理

常见故障	相关原因	处理
手轮不能摇动或摇动后牵引力不增加或减少	手轮轴承生锈 手轮被物体缠绕 手轮轴承滑丝	滴入润滑油 去除缠绕物 致电厂家寻求服务
摇把不能摇动或摇动后床的高度未改变	摇把轴承生锈 摇把被物体缠绕 摇把轴承滑丝	滴入润滑油 去除缠绕物 致电厂家寻求服务
床体 / 护栏松动	零件松动或脱落	拧紧零件 致电厂家寻求服务

2. 电动牵引床常见故障及处理，见表 3-6-2。

表 3-6-2 电动牵引床常见故障及处理

常见故障	相关原因	处理
开机指示灯不亮，仪器不运转	电源插座无电 保险丝烧断	使用其他设备检查电源插座是否有电 更换相同型号和规格的保险丝 若仍未解决问题联系工程师
开机后指示灯亮，但仪器不能设置参数	系统问题	重新按下 START/STOP 开关 若仍未解决问题联系工程师
开机设置好参数后仪器不运行	开始治疗前，牵引钢丝绳被动牵引着什么东西或地方 仪器的供电不足	关机重启 将牵引钢丝处于正常位置，不要被异常牵动 若不能解决，及时与工程师联系
开机，显示器有显示，但一片光屏、花屏、乱码	屏幕烧毁 程序出现错误 接线接触不良	检查接线是否紧密稳固 联系工程师，必要时更换显示屏
治疗过程中产生不正常的“吱吱”声响	上体板导轨和滚轮紧固件松脱、磨损 相关的活动件老化、无润滑	用专用扳手扭紧紧固件 若老化则更换相关部件 若连接位置干枯可适当加注润滑油
治疗过程中患者有“麻电”感	相关高压部件或电源火线漏电 牵引装置整机外壳接地装置接口松脱	更换部件 加固接地线
治疗过程中对某一个操作无响应，对其他操作响应正常	元件或电路板损坏	更换或维修电路板

十、仪器设备使用相关并发症

1. 下颌皮肤压力性损伤　原因：颈椎牵引时，颈椎牵引带易造成下颌皮肤的损伤。预防：在牵引时，牵引带内放入小的软毛巾或纱布，减小牵引带的压迫。

2. 髋部皮肤压力性损伤　原因：由于骨盆牵引带的包裹及牵拉过程中的剪切力，会造成髋部皮肤受压，发红甚至破溃。预防：保持患者皮肤的清洁，衣裤的平整；受压皮肤处给予适当衬垫；牵引带捆绑松紧度适宜，与皮肤间的空隙约 1 指。

3. 会阴部压力性损伤　原因：会阴部皮肤薄弱，血运丰富，长时间接触、牵拉易造成会阴部皮肤受损。预防：对于女性患者，可用敷料贴斜位粘贴在会阴部，不留气泡，必要时裁剪使用，可有效降低会阴部压力性损伤的发生率。对于男性患者，应注意将外生殖器牵向健侧，并用胶带等固定。

4. 神经受损　原因：过度牵拉、旋转、挤压可导致局部神经受损。预防：遵医嘱选择合适的牵引力量和角度。增加牵引力时，应由小逐渐加大，且不可随意改变牵引力量和角度；在神经受压处予适当衬垫，减轻受压程度；随时观察患者牵引时的反应，重视其主诉，发现异常，及时停止牵引。

5. 跌倒或坠床　原因：患者会阴以下身体完全悬空，且身体偏于患侧床边，存在坠床的风险；患者下床前牵引床滑动分离部分未固定，或者患者本身的病情导致患者下床时跌倒；牵引床手术患者术后搬运过程中若协作不当，易存在坠床风险。预防：对于牵引治疗患者，患者下床前将牵引床滑动分离部分固定牢固。牵引结束后，让患者躺数分钟再缓慢起身。患者下床时，需护士或家属陪伴在旁；对于使用牵引床进行手术患者，术后松解足托牵引固定后需转运到平车上；医生、护士、麻醉师应分工明确动作协调一致，否则易发生坠床。

十一、日常维护与管理

(一) 日常维护

1. "五防" 防热、防蚀、防潮、防尘、防震。

2. "三定一专" 定点放置、定期校正、定期检查维修、专人管理。

3. "两及时" 及时检查、及时消毒。

4. 牵引床应处于完好备用状态,在清洁或消毒之前需断开牵引床的电源线。

(二) 清理

1. 牵引床的表面可用不脱毛的湿布进行清洁,选择稀释温和的肥皂水,后用干布抹净,用1 000mg/L的含氯消毒剂擦拭。

2. 电动牵引床的显示屏可用温暖、潮湿的布和温和的肥皂水进行清洁,然后用75%乙醇擦拭。

3. 牵引床的牵引带可用1 000mg/L的含氯消毒剂进行浸泡,晾干备用,防止交叉感染。

4. 传染病患者使用过的牵引床、牵引带等按照传染病管理规范,可用2 000mg/L的含氯消毒剂擦拭牵引床表面,浸泡牵引带,最后用紫外线灯管照射消毒。

(陈 雁)

第二节 皮牵引装置

一、基本简介

牵引技术既有复位作用,又有固定作用,在骨科应用广泛,是一种简便有效的治疗技术。它是利用持续、适当的牵引力和对抗牵引力的作用,使骨折、脱位得以整复和维持复位,也可用于炎症肢体的制动和抬高、挛缩畸形肢体的矫正治疗等。临床常用的牵引技术有皮牵引、骨骼牵引、特殊牵引。近代也有学者将皮牵引细化分为非附着的皮牵引(如骨盆兜)、附着皮牵引(肢体皮牵引)。皮牵引,又称间接牵引,利用贴敷于患肢皮肤上的胶布条或包捆于患肢皮肤上的海绵牵引带与皮肤的摩擦力,通过滑轮装置及肌肉在骨骼上的附力点,间接将牵引力传递到骨骼,以达到复位及固定的目的。皮牵引的牵引力较小,适用于小儿股骨骨折、肱骨不稳定性骨折的牵引,以及成人下肢骨骼牵引的辅助牵引等。骨骼牵引,是通过圆针直接牵引骨骼,从而使骨折、脱位患者进行有效的复位和固定,常用于皮肤损伤、肿胀严重、创口感染或骨骼粉碎严重不宜行内固定的患者。特殊牵引,包括头颅带牵引、骨盆带牵引、骨盆悬带牵引、胸腰部悬带牵引等,也被称为非附着的皮牵引,适用于治疗颈椎病变、腰神经根刺激症状、骨盆骨折分离移位、胸腰椎椎体压缩性骨折的整复等。本章节主要介绍皮牵引装置。

二、发展历史

皮牵引治疗已有上百年的历史。1831年,Malgaigne发布了一系列治疗股骨骨折的牵引方法,在历史上首次系统阐述了皮牵引与骨牵引治疗骨折的方法。早期的皮牵引是用胶布粘于皮肤上,用绑带包裹固定后系于牵引装置进行骨折的复位、固定与肢体休息。因为其相对无创性及方便性,皮牵引在18世纪50年代的新英格兰得到了广泛推广。Buck进一步改良了皮牵引的方法,并将其引入股骨骨折治疗中,并且在美国南北战期间(18世纪60年代)广泛用于治疗骨折。除了治疗骨折,皮牵引还用于治疗髋关节结核病、婴幼儿髋关节先天性脱位等其他疾病。但是传统皮牵引使用普通胶布容易引起皮肤过敏,甚至造成皮肤破溃,加重患儿痛苦,影响牵引效果,延误骨折愈合,故临床多采用海绵牵引带,内侧海绵接触患儿皮肤,以木板为托板,外侧用普通胶布固定,制成改良式牵引带。对于枕颌带皮牵引,近年来有研究者对传统性枕颌带进行改良,发明了新型颈椎牵引弓,可以根据患者的舒适度调节枕颌带的宽度,避免了面部受枕颌带的挤压，减少耳郭的压迫，从而提高了患者舒适度。随着科学技术的发展，研究者对患者皮牵引的耐受性和副作用越来越关注，从而对皮牵引的体位、牵引材质做出了多方面的创新尝试，并取得了良好效果。

三、基本分类

（一）按牵引材质分类

1. 胶布牵引。
2. 海绵带牵引。
3. 皮牵引套牵引。

（二）按牵引类型分类

1. 双下肢悬吊皮牵引　也称 Bryant 牵引。小儿双下肢悬吊皮牵引，是指利用婴幼儿腘绳肌松弛，在屈髋 90° 的情况下，进行双下肢悬吊皮牵引。该牵引方式是将带扩张板的牵引套自胫骨结节下缘至足缘裹住患儿双下肢，粘贴均匀，不可交叉缠绕，用牵引绳垂直连接扩张板和牵引架，利用悬垂重量作为牵引力，患儿重量或对抗牵引带作为反作用力进行牵引，牵引重量以患儿骶部刚好离开床面为准，如图 3-6-4 所示。适用于 1 岁半以下小儿股骨干骨折、股骨近段骨折、先天性髋关节脱位、股骨头骺滑脱等。Bryant 牵引的优点是操作简单，便于护理，在临床治愈方面疗效良好。缺点是牵引患肢容易起水疱，牵引带压迫皮肤影响血运，长时间卧床易导致背部痱疖等感染，大小便的处理相对麻烦。故临床使用中只限于 4 岁以下患儿，避免因体重过重导致的肢体缺血风险。

2. 下肢水平皮牵引　是 Bryant 牵引的改良版。无架水平牵引是指在皮肤牵引胶布或海绵粘贴和牵引绳索安装后，患肢没有放在牵引支持架上，而是平放在床上，同时垫上 5~10cm 厚度的软质枕头，牵引绳通过与床尾的滑轮构成牵引系统。患肢髋关节外展 20°~30° 呈伸直自然位、屈膝 20°~30°。适用于儿童股骨干骨折且无短缩移位者。

3. Russell 牵引　为胶布牵引的另一种形式，是利用复合滑轮结构形成合力牵引，牵引重量一般 1~2kg，见图 3-6-5。适用于髋关节中心型脱位、股骨颈骨折、股骨粗隆间骨折、股骨干骨折、骨盆骨折、髋关节脱位术前准备。由于 Russell 牵引治疗高龄粗隆间骨折病死率较高，所以目前较少在临床应用。

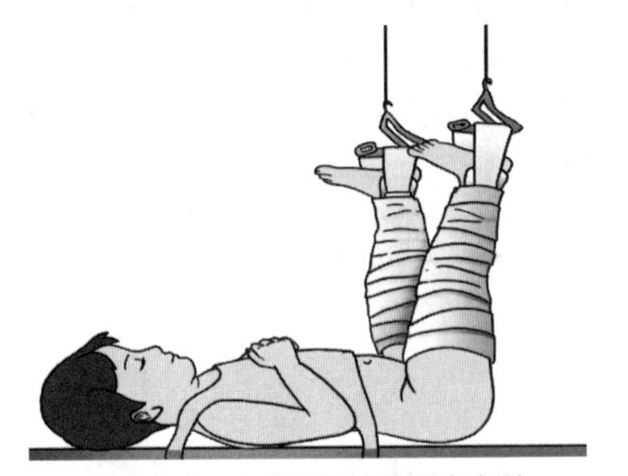

图 3-6-4　小儿双下肢悬吊皮牵引

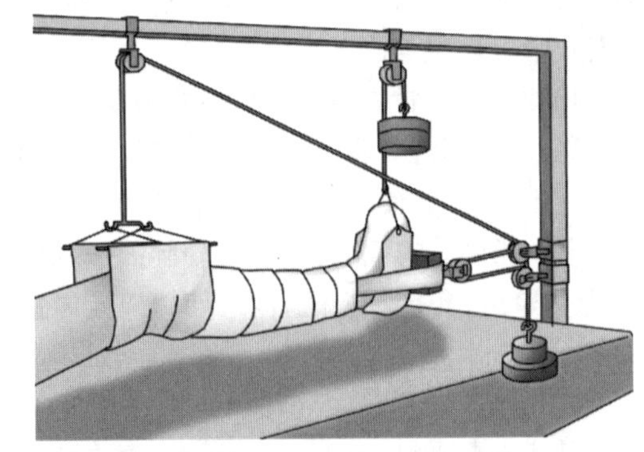

图 3-6-5　Russell 牵引

4. 上肢牵引术（Dunlop 牵引术）　用于肱骨骨折。上臂远端行骨牵引用于肱骨近段或中段骨折；前臂 90° 皮牵引用于肱骨髁上骨折或肘关节周围骨折。

5. 枕颌带牵引　用颌枕带托住下颌和后枕部，用牵引钩钩入颌枕带远端孔内，使两侧牵引带保持比头稍宽的距离；于牵引钩中央系一牵引绳，置于床头滑轮上加重量牵引。适用于轻度颈椎骨折或脱位、颈椎型颈椎病及神经根型颈椎病等。有两种牵引方法：一为卧床持续牵引，牵引重量一般为 2.5~3kg，其目的是利用牵引维持头颈固定休息，松弛颈部肌肉，使颈椎间隙松弛或骨质增生造成的水肿尽快吸收，使其症状缓解；二为坐位牵引，每日1次，每次20~30min，间断牵引，重量根据患者的具体情况，可增加到10kg左右，但须注意如颈椎有松动不稳者，不宜进行重量较大的牵引，以免加重症状。

6. 骨盆悬吊牵引　将兜带从后方包住骨盆，两侧各系一牵引绳，交叉至对侧上方滑轮上悬吊牵引，牵引重量以臀部抬离床面2~3cm为宜。对骨盆环骨折有向上移位者，同时配合两下肢的皮肤或骨牵引，可使骨盆骨折分离移位整复，待4~6周后解除牵引，进行石膏固定。适用于单纯性耻骨联合分离且较轻患者。禁用于开放性骨盆骨折、严重粉碎性骨盆骨折且伴有严重并发症者。

四、工作原理

牵引是利用力学作用与反作用的原理，缓解软组织的紧张和回缩，促进骨折和脱位复位，预防和矫正畸形，牵引多实施于肢体或脊柱。皮牵引是利用布带、海绵带或皮牵引套直接对皮肤施加牵引力，间接牵拉肌肉、骨骼的一种牵引术。

1. 促进骨折端复位及关节脱位复位，主要由于纵向肌群的收缩导致。在牵引状态下，纵向牵引力与肌群的纵向收缩力平衡，此种短缩必然随之消失，对于有外力所致的压缩性骨折亦具有同样复位效应。

2. 受损肢体得以休息及固定。临床研究结果显示，在任何创伤情况下，局部的制动与固定是其痊愈的基本条件之一。采用持续牵引的方式，使伤患部获得较长时间的“静”，不仅使早期的创伤反应迅速消退，且能促进后期损伤组织的修复。

3. 预防与矫正畸形。各种伤患，尤其是四肢邻近关节的伤患，因关节的挛缩、肌肉的废用、组织液的渗出及粘连的形成而引起或促使畸形的形成。通过牵引及牵引状态下功能锻炼，既有利于创伤的修复，又可避免长期的固定引起的畸形与关节僵硬等不良后果。

4. 缓解肌肉痉挛，并可减少局部压力(尤其是在脊柱部压力)对神经的干扰。

5. 患肢制动，保持功能位，减轻患者疼痛。

五、临床适应证和禁忌证

1. 适应证　小儿股骨干骨折。主要用于学龄前儿童及骨折移位不明显的学龄儿童；老年人股骨骨折(包括粗隆间骨折等)无明显移位者；成人下肢骨折经骨牵引后已临床愈合或纤维性连接，仅需维持牵引者；成年人轻度或小儿关节挛缩者；锁骨、肩胛盂或肱骨骨折(在合并胸、颅等开放伤时)需要卧床休息时可用皮肤牵引复位与固定；防止或矫正髋、膝关节屈曲、挛缩畸形；不需要较大牵引力的短期牵引；术前、术后的辅助治疗；骨关节感染疾病的制动以期达到止痛的作用；股骨头坏死的早中期治疗；单纯性耻骨联合分离且较轻患者；轻度颈椎骨折或脱位、颈椎型颈椎病及神经根型颈椎病等。

2. 禁忌证　皮肤有炎症或对胶布、粘膏过敏时；皮肤有擦伤或破溃时；骨折处严重缩短，牵引重量超过皮肤牵引能接受的范围；肢体有静脉曲张、血管硬化、慢性溃疡或其他血管病患者；骨折重叠移位较多，需要重力牵引；不能积极配合者(如精神异常患者等)。

六、基本结构及配套部件

皮牵引装置主要包括：牵引架、滑车、海绵牵引带或皮牵引套、牵引扩张板、牵引绳、牵引重锤和牵引砣、床脚垫或靠背架等。其他用品主要包括宽胶布、绷带数卷、棉纸或棉垫、剪刀、安息香酊、棉签等。

1. 牵引架　临床应用种类很多，包括托马斯支架、小腿附架等。

2. 滑车　滑车灵活，牵引绳可在槽内滑动而不脱出，便于牵引。

3. 海绵牵引带或皮牵引套　由全棉制品布类、海绵、锦纶带、尼龙搭扣、松紧带和金属环制成。

4. 牵引扩张板　主要用于皮牵引，可使两侧胶布在肢体远端撑开，以免夹伤肢体，扩张板的宽度可根据肢体粗细而定；木板中央有一圆孔，以备牵引绳用。

5. 牵引绳　以光滑结实的尼龙绳和塑料绳为宜。牵引绳的长短要合适，过短会使牵引重锤悬空过高,容易脱落砸伤患者;过长易接触地面,影响牵引效果。

6. 牵引重锤 用于承载牵引砣,在安放牵引砣的同时保证牵引砣始终处于悬空状态。

7. 牵引砣 铸铁涂层,常用规格 0.5kg、1.0kg、2.0kg,也可用同等重量的沙袋代替,根据病情和体重调整牵引的重量。

8. 床脚垫和靠背架 如无特制牵引床,可将普通病床床脚垫高,利用身体重量作为对抗牵引。为了便于患者侧卧和半卧位,可在头侧褥垫下放置靠背架,根据患者需要,调整靠背架支撑角度,还可使髋关节肌肉松弛,有利于骨折复位。

七、基本使用程序

【评估】

1. 患者准备 评估患者病情、意识、皮肤情况,告知患者及家属其牵引目的和方法,取得患者合作。

2. 环境准备 环境宽敞明亮,床单元平整,温度 22~26℃,必要时拉床帘遮挡。

3. 用物准备 牵引床及附属设备,海绵牵引带、棉垫、软枕、剪刀、牵引绳、棉签等。

4. 护士准备 操作前穿戴整齐,修剪指甲,洗手,戴口罩。

【操作流程】

1. 携用物至床旁,核对床号、姓名,解释操作目的及注意事项。

2. 皮肤准备 患者皮肤要用肥皂和清水擦拭干净,剃除毛发。

3. 安置牵引物

(1)医护共同合作,患者平卧,一人用双手牵拉固定患肢轻轻抬离床面约 10cm,另一人迅速将皮牵引套平铺于床上。

(2)调节好长度,牵引套上缘位于大腿中上 1/3 处,下缘至踝关节上 3 横指,暴露踝关节及膝关节。

(3)用两条毛巾包裹需牵引的患肢,轻轻放下,骨突部位外垫棉垫,再系好尼龙搭扣,松紧度以能伸进 1~2 指为宜。

4. 安装牵引架 将牵引架安置于牵引床上,根据患者的情况调整牵引架的高度与角度,固定牢靠。

5. 连接牵引绳 准备牵引绳,根据患肢的情况,取长度合适的牵引绳,放于牵引滑轮上,检查绳扣是否牢靠,挂上牵引重锤,保证牵引重锤悬空。

6. 牵引加重 根据骨折复位的要求调整滑车位置,根据患者病情按重量进行牵引,1~2h 后逐渐增加牵引重量,重量由小而大,循序渐进,一般不超过 5kg。

7. 体位调整 抬高床尾 10~15cm,下肢皮牵引一般保持外展中立位,保持牵引绳与患肢呈一条直线。

8. 检查牵引情况 检查牵引架的位置、角度、高度及牵引绳有无阻力等,随时调整。

9. 清洁、消毒、整理物品。

10. 洗手、记录 牵引开始的时间以及效果观察。

【注意事项】

1. 观察患者皮肤的完整性。

2. 皮牵引包缠不宜过紧或交叉,以免影响局部血液循环。

3. 切勿损伤腓总神经。下肢牵引时,胶布及绷带应避开腓总神经起点处,以防压迫,引起腓总神经麻痹。

4. 在牵引过程中必须每班检查,除按骨折复位要求检查牵引角度、牵引重量及力线等外,还要注意观察胶布有无滑脱,皮肤有无过敏反应及绷带有无松动等,及时发现,及时调整纠正。

5. 牵引绳不可受压,不可脱离滑轮,牵引绳要与患肢在一条轴线上。

6. 两侧牵引力量均衡。双侧牵引时,保持两侧的角度及长度平衡。

7. 如需松开牵引查看皮肤时，应有一人在远端给予牵引力，防止患肢再次脱位。

8. 牵引体位。为保持反牵引力，下肢牵引时应抬高床尾，一般皮牵引抬高床尾 10~15cm，牵引过程中注意保护骨突处皮肤，避免压力性损伤。

9. 牵引时间一般不宜过长，一般为 3 周左右，如果需要长时间牵引，可更换新的海绵条维持牵引，但不能超过 6 周。

10. 牵引重量开始稍轻，循序渐进，慢慢增加，一般不超过 5kg，否则牵引力过大，容易发生皮肤溃疡或水疱。

11. 密切观察患肢的血液循环，注意倾听患者主诉，如患者主诉麻木、疼痛，应注意观察，仔细检查，分析原因，排除血运障碍。

12. 牵引卧床期间，鼓励患者积极做适当的肌肉收缩和关节运动，防止肌肉萎缩和关节僵硬。

八、各项参数调节

1. 牵引架（图 3-6-6）　根据患者的情况，调整牵引架的高度，保持牵引绳悬空，维持有效牵引。

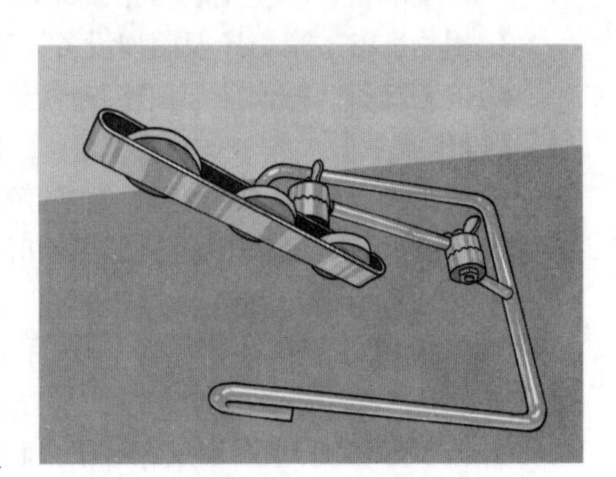

图 3-6-6　牵引架

2. 胶布　根据患者肢体粗细不同，将胶布裁剪成长度和宽度适中的胶布条。

3. 绷带　成人一般用 10cm，小儿则用 5cm 或 8cm。

4. 皮牵引套　根据患肢腿围选择合适型号的皮牵引套，大小松紧适宜。

5. 牵引扩张板　扩张板一般由厚约 1cm 的小木板制成，根据部位不同分为 6cm × 6cm、7cm × 7cm、8cm × 8cm 以及 10cm × 10cm 四种类型，中间钻一个直径为 0.3~0.5cm 圆孔，以便穿入牵引绳。

6. 牵引绳　应选择光滑结实的尼龙绳和塑料绳。牵引绳的长短应合适。

7. 牵引重锤　选择合适的牵引重锤，便于安放牵引砣的同时保证牵引砣始终处于悬空状态。

8. 牵引砣　牵引砣是根据患者体重及病情确定，不可随意增减，牵引亦不可随意去除，以防止加重损伤，牵引重量一般不超过 5kg。

9. 牵引周期　一般周期为 2~4 周，根据病情及医嘱动态调整。

10. 牵引体位　为保持反牵引力，下肢牵引应抬高床尾，一般皮牵引抬高床尾 10~15cm。

九、仪器故障处理

1. 胶布、绷带或牵引带松动脱落　加强观察，定期检查，及时调整。

2. 绷带包扎过松或过紧　包扎过松影响牵引效果，包扎过紧影响局部血液循环，注意观察患肢末端血液循环情况，若局部出现青紫、麻木、疼痛、发冷、运动障碍等，详细检查，汇报医生，及时松解。

3. 扩张板移位　定期检查，若出现移位，及时调整。

4. 牵引装置连接不正确　加强人员培训，定期考核，及时调整。

5. 牵引绳未在沟槽内或打结不牢固　加强观察，及时调整。

6. 牵引重锤未悬空　协助患者变换体位，保持牵引重锤悬空，牵引重量不可随意增减，亦不可随意去除牵引。

7. 牵引重量不正确　根据患者体重调整牵引重量，不可随意增减。

8. 牵引体位不当　告知家属及患者牵引期间，牵引方向应与身体纵轴呈一直线，若牵引时身体移位，抵住床头或床尾，及时调整，一般下肢牵引时抬高床尾 10~15cm，以达到有效牵引。

十、仪器设备使用相关并发症

（一）皮肤水疱、溃疡和压力性损伤

1. 原因　多因胶布牵引时粘贴不均匀、不牢固，或者粘贴面积太小，牵引重量过大，或者部分患者对胶布过敏所致。

2. 预防　对于胶布过敏患者，局部刺痒难忍时，可更换一次性皮牵引套，防止发生炎症。对于长时间牵引患者，应保持床单元整洁、平整、干燥，另外在骨突处外垫泡沫敷料减压，定时按摩，检查受压部位，以防压力性损伤的发生。定时松解皮牵引装置，按摩患肢及骨突部位的皮肤，放松30min再予以固定。密切观察，根据患者体重与疾病要求，遵医嘱调整牵引重量。

（二）血运障碍

1. 原因　若海绵带缠绕过紧，可压迫血管与神经，引起青紫、肿胀、发冷、麻木等感觉运动障碍。

2. 预防　每班必须加强观察，选择“5P”法观察患肢的血运：疼痛、苍白、感觉异常、麻痹、无脉。血运的评定标准如下：一级血运，患者疼痛较轻，甲床充盈时间正常，轻度肿胀，无麻木，可触及动脉搏动；二级血运，患者疼痛加重，甲床充盈时间延迟，肢端皮温偏低，肿胀明显，感觉迟缓，动脉搏动减弱；三级血运，患者疼痛剧烈，甲床充盈欠佳，皮肤青紫或苍白，高度肿胀，皮温冰冷，难触动脉搏动。注意倾听患者主诉有无肢体麻木加重等，及时汇报与处理。

（三）足下垂

1. 原因　膝关节外侧腓骨小头下方有腓总神经通过，位置比较表浅，故容易受压；可导致足背神经无力，发生足下垂。

2. 预防　牵引患者应避免牵引带直接压迫腓骨小头，在膝关节外侧加垫棉垫；防止被褥等物品压于足背，保持患者踝关节功能位。病情允许时，指导患者主动屈伸踝关节，如果患者因神经损伤或者肢体瘫痪，不能自主活动踝关节，则应指导家属做被动的足背伸活动，并制订活动计划。注意倾听患者主诉，加强巡视，定时按摩患处皮肤，防止腓总神经受压。

（四）失用性萎缩

1. 原因　患者长期固定不动，血液循环不畅，发生纤维粘连和软骨变性，导致关节活动障碍，使关节僵硬。

2. 预防　在患者牵引期间，除固定关节外，不被限制活动的关节要保持活动，适当鼓励和督促患者进行功能锻炼。

（五）坠积性肺炎

1. 原因　患者长期卧床不能活动，加之牵引时头低足高位，或者因疼痛而不敢有效咳嗽，容易发生坠积性肺炎。

2. 预防　在牵引过程中，应鼓励和指导患者进行深呼吸、有效咳嗽，并指导患者少量多次饮水，加强营养。

（六）便秘

1. 原因　牵引卧床期间，胃肠蠕动减慢，易发生便秘。

2. 预防　指导患者调节饮食结构，加强营养，并增加水果、蔬菜等富含维生素且易消化的饮食。鼓励患者多饮水，每天饮水量达到2 000ml。指导患者及家属顺时针腹部环形按摩，提肛肌收缩锻炼，增加肠蠕动。必要时遵医嘱口服缓泻剂或者进行开塞露灌肠。

十一、日常维护与管理

（一）日常维护

1. 做到“四定一专”“三及时”，即定点放置、定时清点、定期检查维修、定量供应、专人管理，及时检

查、及时消毒、及时补充。

2. 每日检查牵引位置和力线效果，包扎松紧是否合适及牵引重锤是否离地。

3. 牵引装置定时松解，放松 30min 后再给予固定，便于观察肢体末端血液循环情况。

4. 每日检查牵引处皮肤，定期擦洗患肢，用棉垫保护骨突部位，防止发生压力性损伤。

5. 注意观察患肢功能情况，定时按摩腓骨处皮肤，防止腓总神经受压，指导患者进行肌肉功能锻炼、关节活动，改善血液循环。

（二）日常管理

1. 牵引胶布、绷带、海绵牵引带或皮牵引带专人专用，用后弃于黄色医疗废物垃圾袋内。

2. 牵引床及附属设备可用 1 000mg/L 的含氯消毒剂擦拭干净，待干备用。

3. 牵引重锤、牵引砣、床脚垫和靠背架等可用 1 000mg/L 的含氯消毒剂擦拭干净，放于指定地点备用。

4. 传染病患者使用过的牵引装置，可用 2 000mg/L 的含氯消毒剂擦拭或浸泡，待干后放于房间一起进行紫外线灯照射消毒。

（陈　雁）

第三节　骨科牵引架

一、基本简介

传统的骨科牵引架包括托马斯支架、布朗式支架、双下肢悬吊牵引架等。2018 年，有学者通过总结和归纳，将牵开器、双反牵引快速复位器拉入牵引装置范畴。骨外固定技术简称骨外固定（external skeletal fixation，ESF），是指根据应力刺激组织再生与重建理论，在微创原则下，应用体外固定调节装置经皮穿针，通过骨针与骨构成的复合系统，治疗骨折、矫治骨与关节畸形和肢体组织延长的技术。用于骨外固定技术的机械装置称为外固定器（external fixation，EF），是现代最常用的骨科牵引装置。

二、发展历史

18 世纪以来，骨科领域出现了许多不同的肢体骨折牵引装置。19 世纪初期，骨科发展突飞猛进，各种骨科牵引支架如雨后春笋般出现，而托马斯支架和布朗式支架最为著名。托马斯支架最早用于治疗膝关节疾病，1875 年左右开始用于股骨骨折的治疗。传统的布朗式支架、托马斯支架不同程度地存在患肢固定后不便于调节、不利于关节活动以及容易诱发下肢深静脉血栓等缺点。对此，国内学者研制了多项骨牵引支架改进技术，一定程度上弥补了原始牵引架笨重、不便于关节活动、不能做到因人而异的缺点。现有改进后的牵引设备虽较原始的布朗式支架、托马斯支架有更多的优点，但不同程度上仍存在一定的缺陷，多数设备仍不具备牵引过程中运动关节以及防治下肢深静脉血栓形成的功效。

随着骨外固定技术的迅速推广应用，外固定支架已被用于治疗各种复杂骨折、骨缺损、骨不连及肢体的延长及畸形矫正等，且效果显著。外固定支架的出现，丰富了治疗手段，促进了治疗观念和方法的更新。

1840 年，法国医生 Malgaigne 在骨折端穿入钉子，外露的钉尾固定在金属带上，通过皮带调整骨折断端的位移，从而固定骨折，这是史上最早应用外固定的原理来治疗骨折。随后，他首次设计发明了髌骨骨折钳夹式固定器。19 世纪初，比利时的 Albin Lambotte 提出“外固定器”的概念，并自行设计了一种单边外固定装置，真正推动了骨外固定装置在临床的实用化。1932 年，Judet 首次将外固定针完全贯穿骨皮质两侧，同时提出预防感染的重要性。1938 年，Hoffmann 设计出一种被称为骨整复器的球状关节固定器，其便捷性和固定性得到广泛认可。由 Muller 设计出的 AO 管状外固定支架问世，此支架可以自由组装成多种构型,加大了临床应用的灵活性。1954 年,伊利扎诺夫(Ilizarov)教授提出"张力 - 应力法则"和"牵张成骨"的概念,设计并发明了多孔性全环式 Ilizarov 环形外固定架,解决了多平面、多方向穿针的难点,并且运用在肢体的矫形和创伤外科治疗方面,效果显著,使外固定支架治疗骨折成为一种公认的方法。20 世纪 70 年代后,骨外固定技术无论是生物学理论还是在外固定支架运用和适应证方面都有了突破性的进展,出现了种类繁多的外固定装置,如四边观皮质架、与环式相近的半环式架、AO 三角形结构,用于手、腕、足的小外固定器等,这些外固定器虽然形状迥异,但大多遵循了牵张成骨的力学原理。1994 年,Taylor 等美国学者基于 Ilizarov 外固定系统,设计出一种数字化的空间框架,并命名为泰勒空间框架,是首次由计算机软件参与完成的骨折复位支架,可通过计算机精确改变支架的空间结构,从此骨科外固定支架的发展又往前迈了一大步。

三、基本分类

(一) 传统牵引架

传统牵引架包括板式牵引架、多功能旋转可调式牵引架、布朗式支架、托马斯支架、悬吊牵引架。

(二) 现代牵引装置

1. 根据外固定支架固定节段分类　分为节段内固定式外固定支架和跨节段固定式外固定支架。

2. 根据外固定支架固定针的排列方式分类　分为平行排列式外固定支架、扇形排列式外固定支架、锥形排列式外固定支架、交叉排列式外固定支架。

3. 根据外固定支架的功能分类　分为单纯固定式外固定支架、加压固定式外固定支架、撑开固定式外固定支架、整复固定式外固定支架、骨延长外固定支架。

4. 根据外固定支架的构型分类　分为单边式外固定支架、双边式外固定支架、三边式外固定支架、四边式外固定支架、半环式外固定支架、全环式外固定支架。

四、工作原理

传统牵引架是牵引治疗中不可或缺的装置,是连接骨折端与外界牵引力的桥梁。它利用穿入骨内的克氏针(直径 0.75~2mm)、斯氏针(直径 4~6mm)外接牵引弓并系上牵引绳,另一侧绳端坠有牵引重锤,通过牵引架调节牵引侧肢体的立线,滑轮装置可固定牵引绳、维持有效牵引重量,达到将牵引力直接作用于骨或关节,对抗肌肉挛缩,纠正骨折重叠或关节脱位所造成的畸形的目的。

骨外固定支架固定是临床常见的骨折治疗方法,通过在骨折的近端与远端经皮穿放钢针,再用连接杆与固定夹把裸露在皮肤外的针端彼此连接起来,构成一个新的空间力学稳定体系,以起到骨端固定、牵拉、加压等作用。

五、临床适应证和禁忌证

(一) 传统牵引架

1. 适应证　成人肌力较强部位的骨折。例如:不稳定性骨折、开放性骨折;骨盆骨折、髋臼骨折及髋关节中心性骨折;颈椎骨折与脱位;手术前准备,如人工股骨头置换术等;关节挛缩畸形者;炎症肢体的制动和抬高。

2. 禁忌证　牵引处有炎症或开放性创伤污染严重者;牵引局部骨骼有病变或严重骨质疏松者。

(二) 骨外固定支架

1. 适应证　四肢开放性骨折及闭合性骨折伴严重软组织损伤;骨折伴烧伤、多发性骨折或需要分期处理的骨折;感染性骨折;各种不稳定性骨折;某些手术的辅助方法,如粉碎性骨折复位后克氏针固定尚不牢固者。

2. 禁忌证　内固定螺钉穿针部位皮肤感染;肢体严重多节段粉碎性骨折;合并严重骨质疏松症。

六、基本结构及配套部件

(一) 传统牵引架

1. 板式牵引架 适用于下肢骨折牵引固定,由可调式框架、肢托板及放置于肢托板上的配套海绵垫、牵引绳以及牵引重锤构成,肢托板可根据治疗目的做高度和曲度的任意调整。

2. 多功能旋转可调式牵引架 常用于跟骨牵引、颅骨牵引,由床架固定装置、万向滑轮、滑轮组、调节杆、牵引绳以及牵引重锤构成,见图 3-6-7。

3. 布朗式支架 多用于下肢、骨盆骨折牵引,如胫骨结节牵引、股骨髁上牵引等;另有改良式布朗式支架,是将支架远端延长,可用于跟骨牵引,并有滑轮组装置,由支架主体、滑轮组及牵引托布、牵引绳以及牵引重锤构成。

4. 托马斯支架 适用于下肢牵引、固定,如骨盆骨折;由配套的半环或全环、滑轮组套、牵引绳以及牵引重锤,15cm 宽的棉布带缝制架面以托起肢体,见图 3-6-8。

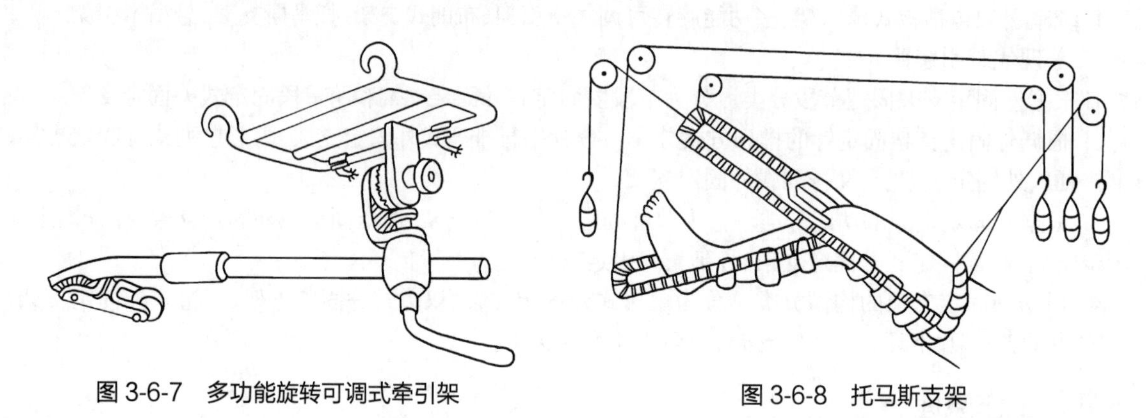

图 3-6-7 多功能旋转可调式牵引架　　图 3-6-8 托马斯支架

5. 悬吊牵引架 用于小儿下肢骨折的皮牵引,由支架主体、牵引绳以及牵引重锤构成,需配合皮肤牵引装置使用。

(二) 现代牵引装置

骨外固定支架基本构件见图 3-6-9。

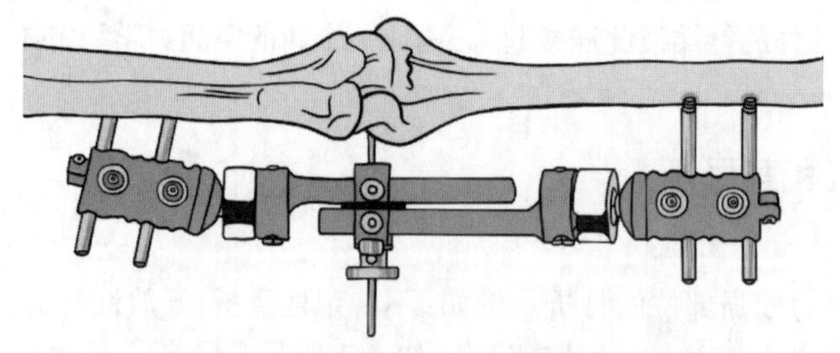

图 3-6-9 骨外固定支架基本构件示意图

1. 基本构件说明

(1) 内植物:置入体内、锚定骨骼并将骨骼与外固定架的其他部分相连接的装置,包括针(pin)、斯氏针、Schanz 针、螺钉。

(2) 固定夹钳:是一个用于连接内植物到连杆上的连接器,分为单一和组夹钳两种。单一夹钳将 1 枚内植物与连杆相连;组夹钳是将 2~3 枚为一组的内植物与连杆相连。

(3) 连杆:即连接杆,可由各种材质构成。

2. 常见的外固定支架

(1) Ilizarov 外固定架：呈全环包围整个患肢，多针以一定角度组成交叉固定，构成多平面，承受张力的克氏针可提供良好的力学稳定性。俄罗斯 Ilizarov 医生经过 15 年的研究，创造性地设计应用了环形固定器及微创技术用于矫形和创伤的治疗，尤其是骨缺损、骨不连、骨关节畸形的治疗。该固定支架具有全方位调节，去成角、去旋转、去侧方移位及符合生物力学要求的轴向加压作用。该支架的缺点为体积庞大、繁杂、笨重，且操作较复杂，骨针放置较多。

(2) 泰勒空间框架：美国查尔斯·泰勒医生改进了 Ilizarov 外固定系统，将六个可伸缩的延长杆倾斜地连接近端和远端环上，并在连接点处可以自由旋转，该环形外固定架称为"泰勒空间框架"。其优点为可精确地治疗多种骨折的移位、骨不连、畸形矫正等，缺点为需配套的计算机软件和培训，临床应用价格昂贵。

(3) Hoffmann 外固定架：Hoffmann 于 1951 年采用四边框式全针外固定支架治疗骨折，但其固定针需穿透肢体双侧，且肢体两侧均需安装连接杆，不便于肢体活动锻炼，因此临床多加以改良应用，以半针代替全针。改良 Hoffmann 外固定支架由连接杆、Schanz 螺钉和带有圆盘转动锁紧机构的夹具组成，夹具松开后可获得三个自由度，相对任意旋转。其缺点为力学稳定性低于多平面支架。

(4) Bastiani 外固定架（图 3-6-10）：是 Bastiani 等人于 1984 年设计出的一种单侧轴向加压外固定支架（unilateral axial dynamic fixation, UADF），固定针从肢体一侧穿入至对侧骨皮质，可行骨折复位、固定、延伸和加压。Bastiani 外固定架属于单边单平面式外固定支架。基本结构：主要由连接杆构成，持针夹在连接杆的两端，持针夹内有 5 条夹针的齿槽，连接杆中段为伸缩杆，可进行有限的牵伸或压缩。固定针用于半针固定，连接杆中段与一端持针夹借助万向关节连接，可用于矫正部分成角移位或少许侧方移位。其缺点为这种平行的固定方法不如其他方式稳定，单边构形造成的骨断端的受力为偏心受力，只能满足骨折冠状面上的加压，抗扭转、抗弯曲力差。

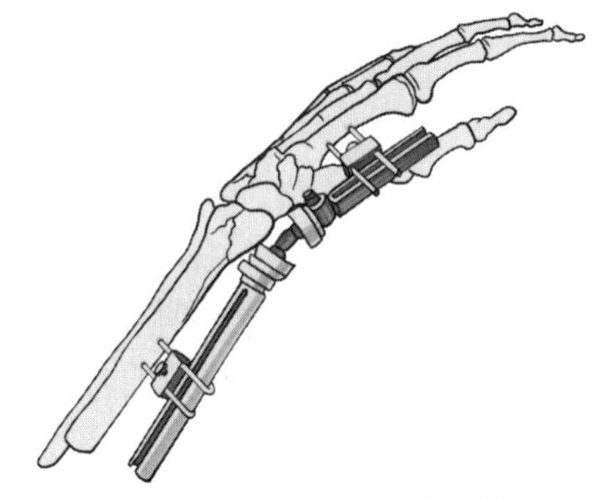

图 3-6-10　Bastiani 外固定架

(5) 钩槽式外固定支架（unilateral hooked-sulcated external fixator, UHSEF）：由槽式连接杆、固定螺栓、螺母、垫圈和骨圆针构成。固定螺栓和螺母可夹持直径 3.5~4.0mm 的钢针，并可随骨折复位和固定的需要进行各个方向和各种角度的调节。可矫正骨折缩短、分离、成角和侧方移位。外固定系统通过槽式连接杆和螺栓、螺母对钢针构成三点固定，稳定性好，不易滑动和松动。

(6) AO 外固定支架

1) 管状外固定支架（图 3-6-11）：1952 年由瑞士学者 Mutler 首先设计，1976 年开始广泛应用于临床。管状连接杆为不同长度（10~60cm）的钢管，直径 1.1cm，管壁厚 2mm，固定针有斯式针和 Schanz 针两种，Schanz 针尖端有螺纹，多为半针固定。固定夹钢管与固定针之间的连接装置，可在钢管上移动与旋转。AO 外固定支架属于典型的简单针外固定支架，可调式夹头可沿金属管冠状面与矢状面做 360° 旋转，使 Schanz 螺钉的位置选择不受限制，其多平面固定，能有效中和多方向弯曲和扭转应力，使多向移位的骨折连成整体呈中心型固定，通过元件的拆卸组装成单边单平面、双杆单边式、半环形等多种几何构型，固定稳定。

2) AO 螺纹杆外固定支架：由螺纹连接杆、固定夹、固定螺母、固定针、加压杆组成，固定夹通过在螺纹连接杆上的旋转可随意纵向移动。因螺纹杆的操作比较复杂，目前多为管状外固定支架所取代。

(7) 组合式外固定支架：1987 年问世，按治疗骨折、矫治骨与关节畸形和肢体延长的目的不同，分为三大系列：治疗骨折以固定功能为主；用于肢体延长的以牵伸功能为主；用于矫形的兼有固定、牵伸和加压功能。器械构成：固定夹、连接杆、半环弓、矫形垫、万向接头、连接杆固定夹，固定针（直径 2.5~5mm），除矫形垫由尼龙制成外，其余部件可分别采用铝合金、不锈钢或钛合金制成。

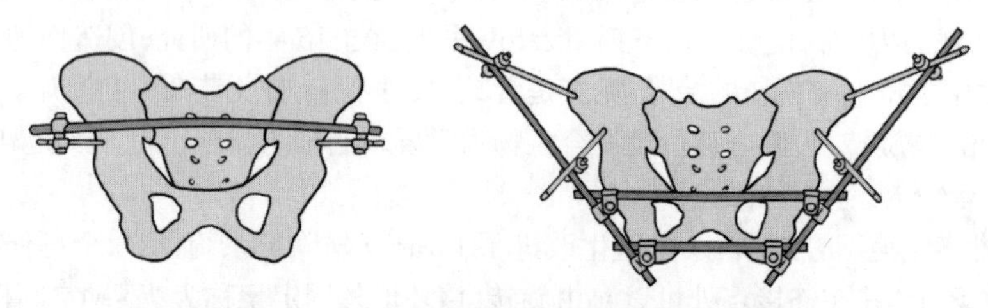

图 3-6-11　AO 外固定支架之管状外固定支架

(8) 无针式外固定支架（图 3-6-12）：常用的外固定支架都需使用固定针穿越髓腔，因此髓腔通过固定针与外界相通，增加了髓内感染的机会，而无针式外固定支架（pinless externl fixator，PEF）却无此弊端，无针式外固定支架是以固定钳代替固定针，固定钳在双侧骨皮质内钳夹后通过固定夹与固定杆相连完成骨折的外固定。主要用于复杂小腿骨折的临时固定，为后期进一步手术提供方便。目前主要用于：①灾难与战争中伤员的急救；②转运过程中的初始固定；③重危患者骨折的快速固定；④因软组织或骨折原因，无法初始使用内固定；⑤用持骨钳作为维持骨折复位的牵引器。

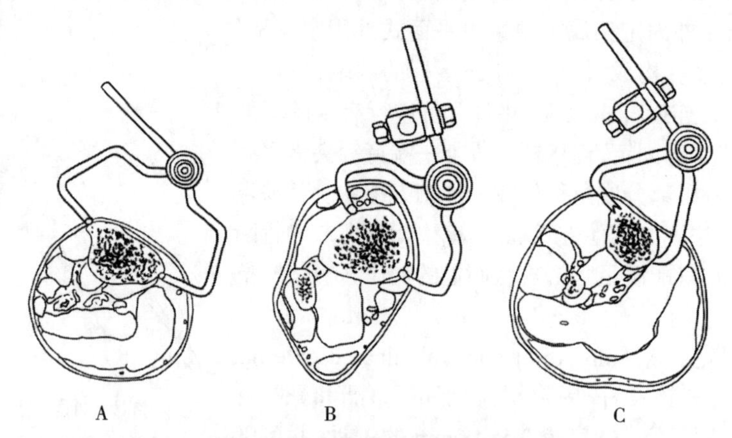

图 3-6-12　无针式外固定支架

A. 近侧干骺端使用一个大的对称固定钳；B. 远侧干骺端使用一个小的对称固定钳；C. 骨折两侧的骨干部各使用一个非对称（每个均有分叉和套管头）固定钳。

七、基本使用程序

因骨外固定支架的安装、调试均在手术室内由医生完成，故本节只介绍传统牵引架的基本使用程序。其中，布朗式支架为传统牵引架中的经典，沿用至今，其他牵引架因其局限性及现代牵引装置的发展已基本被淘汰。布朗式支架的安装和使用程序如下：

【评估】

1. 患者准备　脱去患者自身衣服，清洁皮肤、更换病服。

2. 环境准备　环境安全，光线明亮，温度适宜，注意保暖，拉隔帘保护隐私。

3. 用物准备　牵引弓、牵引绳、牵引重锤、牵引砣、布朗式支架、牵引托布、非抗生素安瓿、75% 乙醇、棉签、无菌纱布、血压计。

4. 护士准备　洗手、戴口罩、帽子，必要时戴手套。

【操作流程】

1. 备齐用物至床边,向患者解释操作目的及注意事项,取得患者主动配合。

2. 患者取平卧位,测量生命体征、评估患者病情,根据患者肿胀情况安装牵引托布,检查滑轮是否灵活。

3. 放置牵引架,需两人合作完成,一人站患者健侧双手平托抬起患肢,另一人站患侧放置布朗式支架。

4. 去除牵引针孔处纱布敷料,观察针孔处有无渗血、渗液,用75%乙醇消毒针孔处,注意无菌原则,如针孔处渗血明显需用无菌纱布包扎压迫止血。

5. 安装牵引弓,动作轻柔,两侧螺丝锁死,防止牵引弓滑动,牵引针两端套非抗生素安瓿,保护患者防止牵引针刺伤。

6. 安装牵引绳,牵引弓顶端圆环系牵引绳,绳结牢固防止滑脱,将牵引绳放入滑轮槽中,另一端系牵引重锤,调节长度,重锤底部距地面约20cm,检查牵引绳与患肢纵轴是否在一条直线上。

7. 放置牵引砣 根据骨折部位及患者体重计算牵引重量,放置牵引砣时应逐个放置,缓慢增加重量,动态评估末梢血运及动脉搏动,并询问患者有无麻木、刺痛等神经损伤症状。

8. 操作后评估末梢血运、动脉搏动以及足趾等关节活动情况,并询问患者有无麻木、刺痛等神经损伤症状,协助患者调整为正确牵引体位。

9. 整理床单位、记录。

【注意事项】

1. 牵引装置安装完成后,应首先观察患肢末梢血运,评估患肢的感觉、运动情况。

2. 维持牵引有效性。①保持牵引绳与患肢纵轴在一条直线上。②牵引绳长度合适,牵引绳及牵引架上禁止搭盖枕头、被单等所有物品。③牵引砣保持悬空,不能着地。④严禁自行加减牵引重量。

3. 颅骨牵引时,床头抬高15~30cm,形成反牵引力以对抗牵引;颈椎骨折、脱位伴小关节交锁牵引时,头稍呈屈曲位,利于复位,如颈椎骨折,需立即在颈部和两肩之下垫薄枕头,保持头颈稍呈伸展位,同时立即减轻牵引重量,改为维持性牵引。

4. 尺骨鹰嘴牵引时,伤肢前臂用布带吊起,保持肘关节屈曲90°。

5. 下肢牵引时,抬高床尾15~30cm;胫骨结节牵引术后2周内要定期测量伤肢的长度,并行X线检查,以便根据检查结果及时调整牵引重量。

八、各项参数调节

1. 牵引绳 使用坚固耐用的聚酯编织纤维或尼龙编织绳,使用完整的牵引绳,禁止使用打结牵引绳。

2. 牵引重锤 选择合适高度的牵引重锤,合适安放牵引砣的同时保证牵引砣始终悬空状态。

3. 牵引砣 铸铁涂层,常用规格1kg、2kg,根据重量进行配重。

4. 牵引重量计算 牵引所用的总重量根据患者体重和损伤情况决定。①尺骨鹰嘴牵引:牵引重量为2~4kg或体重的1/20。②股骨髁上牵引:骨盆骨折、股骨干骨折或髋关节脱位的牵引总重量,成人为体重的1/8~1/7,年老体弱者、肌肉损伤过多或有病理性骨折者,牵引重量为体重的1/9。③胫骨结节牵引:牵引总重量成人为体重的1/8~1/7,年老体弱者、肌肉萎缩、粉碎性骨折或有病理性骨折者,牵引重量为体重的1/9。④跟骨牵引:牵引总重量成人为体重的1/12~1/11。⑤颅骨牵引:牵引重量根据颈椎骨折和脱位情况决定,一般为6~8kg,如伴小关节交锁者,重量可加到12.5~15kg。

九、仪器设备使用相关并发症

传统牵引架与皮牵引类似,由于长期卧床,患者牵引制动,有呼吸系统、泌尿系统并发症,压力性损伤、关节僵硬、足下垂、便秘、深静脉血栓等相关并发症,其预防与皮牵引类似,在此不做赘述。本节主要讲述骨外固定支架相关并发症的预防及处理。

(一) 针道感染

针道感染是外固定支架固定最常见的并发症,感染的固定针可能会发生松动而失去固定功能,并且可能带来慢性骨髓炎。临床上一般将针道感染分为以下两种类型:针道无菌性炎症反应和细菌性感染。针道无菌性炎症反应表现为针道口肿胀、有渗液,但细菌培养阴性,不涉及深部软组织和骨组织。细菌性感染表现为针道分泌物增多,呈脓性,细菌培养呈阳性,针孔周围皮肤和软组织红肿、局部疼痛,进一步发展至深部,可造成骨髓炎或关节感染。

1. 原因　针道感染的诱发因素包括螺钉松动、骨急性感染、螺钉周围软组织过多活动和螺钉周围液体聚集等。

2. 预防　①术中皮肤切口不宜过小,利于引流。②钻孔和拧入固定针时要用软组织保护套筒,避免软组织损伤。③术后注意检查针道周围皮肤的张力,必要时扩大切口减张。④保持针道清洁,及时换药,去除干燥的血痂。⑤严格执行无菌操作,采用封闭式消毒法,即用75%乙醇消毒针孔皮肤后,用一次性无菌敷贴封闭针孔。有研究表明,封闭式针孔护理方法中患者的针孔感染率明显下降。⑥钢针周围皮肤形成的纤维性包裹,对防止针道感染有重要意义。护理过程中,切勿撕掉。在保持针孔皮肤清洁干燥的情况下,只需用一滴管吸取乙醇滴在针孔皮肤周围。

(二) 固定针并发症

固定针并发症包括固定针松动和固定针疲劳折断,是常见并发症,影响外固定系统的稳定性,导致骨愈合不良或继发感染。

1. 原因　固定针周围皮质骨吸收;固定针的抗扭转能力弱;骨折不稳定或过早负重;骨折间隙大。

2. 预防　每日检查外固定支架螺钉的松弛度,紧固螺钉,保持有效固定,适当延长患肢不负重的时间。

(三) 神经或血管损伤

1. 原因　手术穿针时,钢针紧贴神经或血管钻入,使之发生不同程度的热坏死或钢针缠绕导致损伤。在牵引或矫正成角畸形时,神经被过度牵拉损伤,引起感觉或运动异常。在穿刺过程中,直接刺伤神经或血管(较少见)。

2. 预防　术者熟知局部解剖位置,注意避开血管和神经,在针道可能经过血管和神经位置处,进针要缓慢和准确,避免使用高速电钻。

(四) 骨筋膜室综合征

1. 原因　穿刺针横行通过骨筋膜室,或皮肤切开后,损伤血管等组织引起骨筋膜室内压增高所致。

2. 预防　抬高患肢,高于心脏水平,鼓励患者在床上进行肌肉等长收缩及患肢远端的关节活动,密切观察肢体血运情况,做到早发现、早处理。肿胀明显时,遵医嘱消肿处理。若出现皮肤苍白、发凉、发绀、脉搏减弱或消失等骨筋膜室综合征表现,及早切开,避免造成严重后果。

(五) 骨折愈合延迟及成角畸形

1. 原因　与使用外固定支架的类型有关;与适应证的选择和使用技术是否得当有关;与患者的全身状况和损伤严重程度有关。

2. 预防　选择合适的外固定支架进行正确的固定,并进行早期功能锻炼。

十、日常维护与管理

(一) 牵引装置管理

1. 骨牵引架

(1) 牵引期间每班检查患者体位及牵引装置,下肢牵引侧肢体保持外展中立位;牵引的位置、力线是否正确,牵引重量是否准确,牵引重锤是否悬空,滑轮是否灵活。

(2) 观察牵引针孔处有无活动性出血,牵引针有无偏移,如向一侧偏移,应立即汇报医生,严禁随手将牵引针推送回去,防止带入细菌导致感染。

(3)牵引期间需监测肢体长度,根据骨折矫正情况及时调整,以防过度牵引影响骨折愈合。

(4)牵引装置保持清洁,有血渍或体液污染时用75%乙醇擦拭干净,终末消毒;牵引重锤及牵引砣无血渍或体液污染时可用75%乙醇擦拭,疑似污染时与牵引架一起可用1 000mg/L的含氯消毒剂擦拭,牵引绳如被污染应弃于黄色医疗垃圾袋。

2. 骨外固定支架

(1)观察固定效果,定时检查螺钉及螺丝有无松动,及时拧紧螺母以保证外固定支架的固定及稳定。

(2)外固定支架术后24h严密观察患肢有无瘀血、肿胀,术区周围肿胀有无进行性加重,针孔处有无活动性出血。

(3)外固定治疗下肢骨折时可使用下肢抬高海绵软垫垫于小腿下,保持膝关节屈曲20°~30°,以促进淋巴、静脉血液回流,减轻肿胀。

(4)外固定支架时刻保持清洁,有血液污染时及时用75%乙醇擦拭干净,外固定支架治疗结束后,内植物弃于利器盒中防止针刺伤,夹钳及连杆用1 000mg/L的含氯消毒剂擦拭后置于黄色医疗垃圾袋中送至消毒供应中心进行消毒灭菌处理。

(5)在不同阶段,配合医生适当调整外固定架的刚度,促进骨再生与重建。具体遵循以下原则:①在早期坚强固定,可使骨内外膜增生,新生血管长入,成骨细胞增生,形成新骨。②中期要加压固定,术后8周开始,适当加压,每10~15d调整螺母,加压一次,以刺激骨痂形成,加快骨折愈合。③晚期要轴向弹性固定,通过减少外固定架连接杆的数量或减小固定杆直径等方式,逐步减弱固定器刚度。

(6)通过正侧位X线检查、CT断层扫描及三维重建(环形及泰勒框架建议拆除连接杆后检查,拍片完毕后再固定)等方式确定骨折愈合情况,若达到临床愈合标准,可予以拆除。拆除前需要进行患肢外观及功能检查,注意拆除前后的对比,留存患肢负重行走的功能视频。拆除支架后需要使用夹板、石膏或支具保护患肢,患肢站立负重(一般为自身体重的1/2),禁止行走,观察4~6周后行X线检查无异常后可完全负重,逐步进行行走训练。

(二)日常护理

1. 观察针孔出入口、针道有无红肿、分泌物等感染征象,保持针孔处清洁干燥,每日用75%乙醇消毒2~3次。

2. 严密观察患肢血液循环,包括肢端皮肤颜色、温度、动脉搏动、毛细血管充盈情况及肢体感觉、运动情况。

3. 防止皮肤压力性损伤,每日检查皮肤完整性,尤其是下肢牵引、外固定支架患者,每2h翻身,防止骶尾部皮肤压力性损伤形成,足跟、外踝等骨突处予以软枕垫高或泡沫贴保护。

4. 下肢牵引患者早期可进行患肢肌肉等长收缩锻炼,在病情允许时可加强全身性活动,如扩胸运动、深呼吸、咳嗽、抬起上身等,以改善呼吸功能;外固定支架治疗患者术后早期可开始上、下关节的功能锻炼。

(陈 雁)

第四节 关节被动活动器

一、基本简介

关节被动活动器又称为持续被动运动(continuous passive motion,CPM)机,简称CPM机,是机电一体化技术在医学领域的新应用。它以持续被动运动理论为基础,在患者完全放松的情况下,通过模拟人体自然运动,使关节按照预先设计好的角度和速度,进行关节功能恢复的训练;能够达到改善局部组织的血液循环,减轻疼痛和肿胀,预防关节粘连、僵硬、挛缩,提高患者关节活动度,改善关节功能等效果。

二、发展历史

20世纪70年代,加拿大著名骨科专家Salter通过大量的实验首次提出了持续被动运动(CPM)这一概念,并于1978年应用于临床。1982年,Coutts等学者基于此概念,将CPM机应用在临床全膝关节置换术后患者的治疗中,取得了良好的效果。1992年,Mclnnes等学者针对CPM机进行了前瞻性随机对照研究,探讨了在不同情况下CPM的应用效果。目前,伴随着临床对于康复活动要求的不断提高以及科技的迅速发展,该技术受到了越来越多的关注,关于此技术的研究也越来越深入,应用范围得到了不断拓广。目前除了在膝关节中的应用,CPM机已经逐渐渗透到了髋、肩、肘、腕、手指等各个关节的领域,更好地满足了临床对于康复活动的需求。在实际应用中,CPM机常联合其他治疗方式,如中药熏洗、三步六法等,取得了良好效果。

三、基本分类

1. 按使用人群分类　成人CPM机、儿童CPM机。

2. 按康复训练姿势分类　①卧式CPM机:大部分下肢CPM机均为此类型。患者康复训练时,躺在病床上将腿部置于仪器上,便可在仪器带动下完成相应动作。②立式CPM机:多采用穿戴方式,可穿在患者下肢,与腿部紧密贴合,能够达到较精准的角度控制,康复训练时姿势较为灵活,站位、坐位、卧位均可以。但由于穿戴比较复杂,不太方便,临床应用较少。

3. 按部位分类　①上肢关节CPM机:肩关节CPM机、肘关节CPM机、手指CPM机。②下肢关节CPM机:膝(髋)关节CPM机、踝关节CPM机。

四、工作原理

关节被动活动器由电源、电控系统、动力传动系统、关节运动支架、手控开关等组成。机械部分主要通过电源、变压器、直流电机、丝杆等实现往复运动。控制部分主要通过对直流电机控制,配合位置传感器,实现对运动机构进行时间、速度、角度控制。以输出等速、等张收缩的方式,改善关节粘连、关节僵硬、肌肉萎缩的情况,刺激关节软骨的细胞增生,分泌和合成软骨基质,也可刺激软骨下骨组织中血液未分化细胞产生软骨样改变,避免创伤性关节炎的发生。

1. 刺激具有双重分化能力的细胞向关节软骨转化　骨膜和软骨膜源于中胚层组织,其未分化的骨原细胞具有成骨和成软骨的双重分化能力,持续被动运动可以刺激骨原细胞向关节软骨细胞分化。

2. 缓解滑膜关节损伤后的自身免疫性伤害　关节软骨损伤后,软骨与关节液反应产生抗体,形成抗原抗体复合物,进一步损伤关节软骨。持续被动运动引起的关节活动,可以增加关节液的代谢,有利于清除抗原抗体复合物,缓解该物质所引起的损伤。

3. 缓解关节损伤或者关节术后的疼痛　持续被动运动可以使关节进行平稳的运动,刺激周围神经中的粗纤维,通过闸门控制机制产生镇痛的作用。

4. 促进局部血液循环,改善关节软骨的营养和代谢　正常的滑膜和关节的血液循环对于软骨的生存至关重要,改善局部营养代谢,有利于软骨的修复和愈合。

5. 保持关节活动度　被动运动可温和而持久地牵伸关节组织,以防止纤维的挛缩和松解的粘连。

6. 减少血栓形成的可能　通过被动运动,恢复部分的踝泵及肌肉收缩的功能,促进静脉血液的回流,从而降低血栓形成的可能。

五、临床适应证和禁忌证

1. 适应证　膝关节置换术;骨折(膝盖骨、胫骨、股骨等);髋关节术,包括髋关节置换、髋关节固定、髋关节截骨术等;肢体关节囊切除、关节肌腱、韧带重建或修补术后;各种原因致关节粘连、挛缩、僵硬松解术后；各种原因所致的关节变形矫形术后、滑膜病变赘生物切除术后；烧伤后因瘢痕增生或制动引起的关节僵硬、肌力下降等。脑血管意外后遗症的康复。

2. 禁忌证 骨癌；不稳定性骨折；未受控制的感染；术后发现深静脉血栓；严重骨质疏松者；凝血功能障碍；麻痹性偏瘫。

六、基本结构及配套部件

以下肢关节被动活动器为例，基本结构由主机（底座、肢体支架）、手控器（显示器、按键）、绑带、脚套等四部分组成，见图 3-6-13，配套部件有卫生衬垫、手推车、塑料支架套等。

1. 主机 C 底座对整个 CPM 机起到一个支撑的作用，同时内部安装了电机、滚珠丝杆、位置传感器等。肢体支架包括小腿及大腿支架和脚板架。小腿及大腿支架起到支撑患侧肢体的作用，并可以根据患者患侧肢体的长度及活动情况调整支架的长度及角度，以达到有效的锻炼效果。脚板架上有机械连接，可以用于调整脚的背伸或背屈、外旋或内旋；并配有儿童模块脚板架，可根据患者的年龄进行选配。

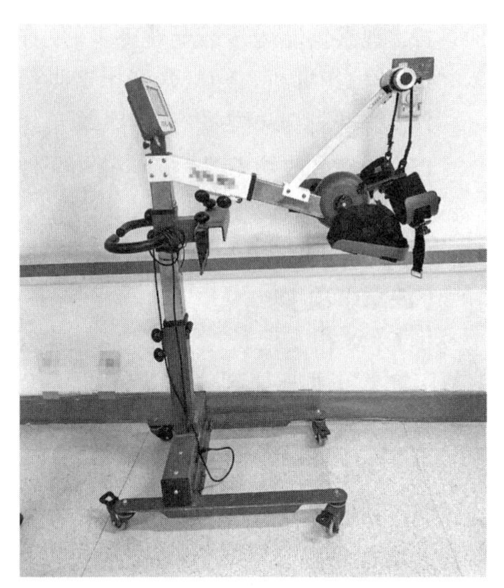

图 3-6-13 下肢关节被动活动器的基本结构

2. 手控器 液晶显示屏可显示两行 16 个字符，选择按键及仪器运转时均可实时显示当前的运行参数，仪器发生问题时也能出现相应提示。各类控制按键包括：启动键、停止键、伸展角度键、屈曲角度键、速度键、暂停键、定时键等，可根据康复锻炼的需求进行个性化的调整。

3. 绑带 固定于小腿及大腿支架处，起到支撑患侧肢体的作用，防止运行过程中患侧肢体滑落，同时增加患者舒适度。

4. 脚套 绑定在脚板架处，起到固定患侧脚的作用，防止仪器运行中脚部滑动。

5. 配套部件 卫生衬垫能够让患者患侧肢体全部置于衬垫上，快速适应，提高患者舒适度，确保卫生安全。手推车可根据临床需求进行配备，方便 CPM 机的转运。

七、基本使用程序（下肢 CPM 机）

【评估】

1. 患者准备 评估患者病情、意识状态、配合能力；清醒患者告知其使用 CPM 机进行功能锻炼的目的及注意事项等，取得患者和家属的配合；评估患者患侧肢体的皮肤、关节活动能力、肢体长度及肿胀情况、引流管情况等。

2. 环境准备 环境宽敞明亮，床单元整洁，温度 22~26℃，有可供使用的电源，必要时拉床帘遮挡。

3. 用物准备 电源，CPM 机（性能良好，关节复位到 0°），绑带，脚套、测量软尺。

4. 护士准备 操作前衣帽整洁，修剪指甲，洗手，戴口罩。

【操作流程】

1. 携带用物至患者床旁，核对床号、姓名，住院号，解释操作目的。

2. 将绑带及脚套分别固定于肢体支架及脚板架上。

3. 连接 CPM 机电源，检查电路是否通畅。

4. 测量患侧肢体长度，根据测量数值调节 CPM 机杆长度，并使中间关节处的角度为 0°~10°，拧紧各个旋钮。

5. 协助患者平卧位。

6. 将患侧肢体置于 CPM 机支架上，髋外展 10°~20°，足尖朝上中立位。

7. 将患侧脚置于脚板架上，用绑带固定大小腿及脚部，防止仪器运行过程中肢体产生移位。

8. 开机。

9. 根据医嘱并结合患者的耐受度调节仪器运动的角度、时间及速度。

10. 启动 CPM 机。

11. 协助患者取舒适位，将手控器交与患者，并交代注意事项。

12. 观察仪器运转情况及患者使用过程中的反应。

13. 停 CPM 机，查对，告知患者，将 CPM 机复位到 0°，关闭电源。

14. 解开脚套和绑带，整理床单元，协助患者舒适体位。

15. 整理和收纳 CPM 机电缆及配件。

16. 清洁、消毒、整理物品。

17. 记录开始和停止使用的时间。

【注意事项】

1. CPM 机支架长度的调整　仪器操作时，根据患者情况先调整好支架长度，确保患侧肢体脚到膝关节距离等于脚板架到仪器夹角的距离，并且患侧膝关节与仪器的夹角在同一水平面。肢体支架调整后应重新旋紧旋钮，避免支架在工作时发生移位。

2. CPM 机角度及速度的调整　调整好仪器肢体支架长度后，再进行角度的调整。根据患肢膝关节的屈曲度进行调整，起始角度一般为 0°~30°，循序渐进地每天增加 5°~10° 或以患者的耐受度为宜。患者刚开始增加角度时可能会有不适感，一般锻炼数分钟后可缓解。仪器运行的速度要由慢至快，以免过快引起伤口处出血。

3. CPM 机脚板架的调整　将患者患侧肢体放置于 CPM 机的支架上，患侧脚要与脚套固定良好，松紧约 2 指，并与水平线成 90°。

4. 引流管的管理　若患者携带引流管，应妥善固定，确保引流管长度利于 CPM 机的运转。在进行 CPM 机治疗前先夹闭引流管，避免造成伤口感染。

5. 手控器的管理　治疗前应向患者解释手控器的作用及使用方法。治疗期间手控器必须在患者手中，以便发生意外时，患者可及时暂停仪器运转。

6. 将患者患肢固定前，需要确认机器性能良好。可先观察机器运行两个来回后，感觉无异常再将患者患肢固定；并在运行过程中注意观察。

7. 调整 CPM 机的机械运动尽可能地接近解剖运动的轨迹，从而减少残余推移和剩余交替应力，确保肢体在真正休息状态进行持续被动运动。

8. 若仪器在运行的途中发生异常，必须先将其关机，让患者肢体脱离支架后再进行重新调整，以防意外的发生。

9. 在进行加速屈曲的 CPM 机时，避免患者的衣着过于紧绷，否则可能产生挤压性坏死。

10. 在应用 CPM 机锻炼期间，还应该配合一些主动运动，如伸膝、抬腿以及髋关节的屈伸运动等。

八、各项参数调节（下肢 CPM 机）

1. 角度参数　伸展角度参数：膝关节伸展角度的设定值范围在 -10°~115°。以患者不痛为原则进行个性化调整，目标使患者伸展角度达到 0°。屈曲角度参数：膝关节屈曲角度的设定值范围在 -5°~135°。根据患者的耐受度调整终止的角度，一般初始角度为 0°~30°，每天增加 5°~10°，直至患者所能达到的最大耐受程度，一般情况下设定目标为第 1 周弯曲度达到 90°，第 2 周达到 120°。

2. 运动速度参数　运动速度的设置共分为 5 挡，数值越大速度越快。运动速度遵循由慢到快的原则，一般从 2 挡开始。

3. 极限延迟参数设定　设定患者达到最大值或最小值时的停顿时间，可帮助肢体肌肉进行牵拉，巩固每个循环的治疗效果。若为膝关节伸展或者屈曲障碍的患者，可以在其最大和最小角度时暂停2~5min再运行。

4. 定时参数　设定患者每次进行被动运动持续的锻炼时间，一般为30~40min，到达设定时长，仪器会自动停止运行。根据患者的耐受情况进行动态调整。

九、仪器故障处理

CPM机故障的原因和处理，见表3-6-3。

表3-6-3　CPM机故障的原因和处理

常见故障	相关原因	处理
开机指示灯不亮，仪器不运转	1. 电源插座无电 2. 保险丝烧断	1. 使用其他设备检查电源插座是否有电 2. 更换相同型号和规格的保险丝 3. 若仍未解决问题联系工程师
开机后黄色指示灯亮，但仪器不运转	系统反应问题	重新按下START/STOP开关
开机后仪器不运行： 指示灯闪烁一次 指示灯闪烁两次 指示灯闪烁三次 指示灯闪烁四次 指示灯闪烁五次 指示灯闪烁六次	 1. 仪器角度测量的功能失败 2. 仪器不运动 3. 仪器产生了异常的消耗 4. 马达PCB供电但是马达功率为零 5. 仪器运行的累计时间超过2 000h 6. 仪器的供电不足	及时与工程师联系
手控器显示屏及控制按键均正常，但仪器不运转	1. 数据设计错误，后角度未大于前角度10°以上；未设置运行时间等 2. 电脑的芯片锁机	1. 重新设置数据 2. 间隔10s开机，反复3次 3. 仍未解决问题联系工程师
手控器显示屏正常，但控制不灵，按开机键无正常反应	1. 偶发故障 2. 仪器外壳漏电无法经地释放，外壳存在高压电，使系统受到强烈的干扰 3. 未使用随机配备的电源线 4. 地线扭折产生开路现象	1. 继续观察 2. 将仪器放在绝缘的木台，或者病床上使用 3. 使用随机配备的正规电源线 4. 若仍未解决及时联系工程师
开机，手控器显示一片光屏、花屏、乱码	1. 屏幕烧毁 2. 程序出现错误 3. 接线接触不良	1. 检查接线是否紧密稳固 2. 联系工程师，必要时更换显示屏

十、仪器设备使用相关并发症

（一）皮肤压红、擦伤

1. 原因　绑带过紧等。

2. 预防　保持患者皮肤的清洁，衣裤的平整。保持肢体衬垫的清洁、干燥，必要时进行更换。捆绑松紧度适宜，固定带与皮肤间的空隙约2指。

（二）疼痛

1. 原因　对骨折手术患者，麻醉药物失效后会产生剧烈的疼痛感；肌肉紧张，存在人机对抗现象，导致肌肉疼痛；CPM机设置角度与速度不当。

2. 预防 根据医嘱及患者实际状况，调节合适的训练角度及速度，遵循循序渐进的原则，避免角度过大或者速度过快引起患者疼痛不适。上机前对患肢先行按摩达10min，以放松肌肉组织。密切观察使用过程中患者疼痛情况，若主诉疼痛，及时评估，视情况停止CPM机使用，进行及时有效的处理。有条件者可使用镇痛泵。

（三）渗血

1. 原因 如手术取关节横切口或斜切口，或术后活动角度增加过快，可能使切口裂开；对于关节挛缩松解术后，若术后活动角度增加过快，还可使切口皮肤紧张，造成皮缘血供障碍。

2. 预防 根据医嘱，同时正确有效地评估患者的情况，循序渐进地增加训练的角度、速度及锻炼时间，避免角度过大、速度过快或时间过长，引起伤口出血。CPM机使用过程中，密切观察患者伤口情况，若发生渗血，视情况暂停CPM机的使用。

（四）肢体肿胀

1. 原因 患者引流管未及时夹闭，导致感染；对于关节挛缩松解术后，若术后活动角度增加过快，可使切口皮肤紧张，造成皮缘血供障碍。

2. 预防 在进行CPM机治疗过程中，若患者有引流管，应先夹闭引流管。密切观察治疗过程中的情况，若发生伤口渗血，应及时停止治疗，并进行必要处理。根据患者具体情况调整CPM机持续使用的时间。

十一、日常维护与管理

1. CPM机的日常维护 做任何清洁前，都应该先关闭CPM机，断开其电源。CPM机主机表面可使用湿抹布配合清洁剂进行轻轻擦拭。手控器部分以湿抹布进行擦拭，切勿将各种液体撒在屏幕表面。每次循环使用前要先清洗消毒衬垫，可以为每位患者准备一套新的衬垫。传染病患者使用过的CPM机，要按照传染病管理相关规范先进行清洁，然后用有效氯含量为2 000mg/L的含氯消毒剂进行消毒。CPM机运行满2 000h，需联系工程师重新进行润滑和保养维护。

2. CPM机日常管理 避免电磁的干扰。做到定点放置、定时清点、定期检修、定人管理。及时检查、及时消毒，确保CPM机处于良好备用状态。若处于非使用状态，可给予遮盖。不能在有易燃麻醉剂存在的环境下使用。

（陈 雁）

第七章　血液净化专科护理设备

第一节　血液透析机

一、基本简介

血液透析机是临床上对肾功能衰竭患者进行血液透析的重要仪器，可有效挽救肾衰竭患者的生命，对患者的血液进行净化，实现毒素清除和超滤除水等功能。血液透析机的构造较为复杂，其基本构成包括电路部分、水路部分、血路部分，电路部分和水路部分一般在机器内部，血路部分一般在机器外部，三个部分各司其职，紧密协作以完成患者的透析治疗，常见血液透析机见图 3-7-1。

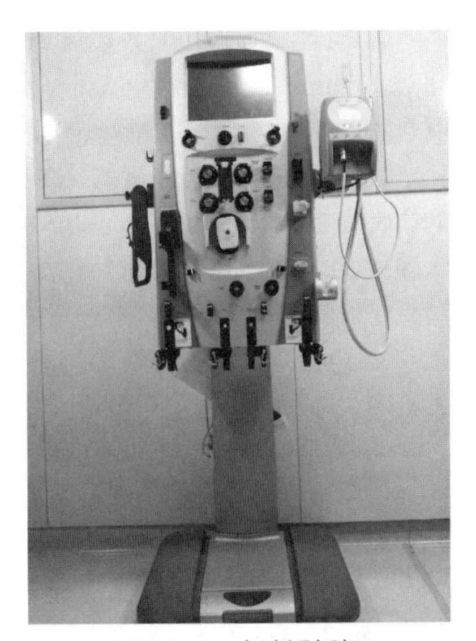

图 3-7-1　血液透析机

二、发展历史

1943 年，Willem Johan Kolff 发明了第一个透析系统——转鼓系统。转鼓系统是现代透析发展的重要里程碑，它是以 30~40m 的玻璃纸为半透膜，100L 的生理盐水为透析液，通过提高渗透压进行超滤但无法利用压力进行超滤。随后，Nils Alwall 改进了转鼓系统，使其能通过负压进行超滤。这是历史上首次将透析成功用于肾衰竭患者的抢救治疗。

随着血管通路技术的发展，动静脉内瘘在 1960 年出现，使慢性肾衰竭患者的透析变为可能，同样成为透析历史上的重要里程碑。1963 年，Albert Babb 发明第一台具有透析液配比系统的装置。1965 年，第一款带有透析液配比系统，能自动消毒，能连续监测电导度、温度、静脉压、透析液压以及漏血的透析机出现。1972 年，第一个具有容量控制超滤系统的透析机出现。

1977 年，随着计算机技术的高速发展，透析机的发展也得到了很大的推进，出现平衡腔、超滤单元、透析液反馈式配比等技术。同年，第一台使用平衡腔加超滤泵作为容量控制超滤系统的透析机出现。

现阶段各个新型透析机层出不穷，透析机的功能越来越丰富，包括血液温度检测仪、血液容量检测仪、尿素清除率等。

三、基本分类

血液透析机的分类没有成熟的标准，全球不同厂家生产的机器在核心技术上有不同，如按超滤单元使用的关键技术不同可分为容量控制型、流量控制型、压力控制型。目前血液透析机以容量控制型为主，其中较为典型的为平衡腔控制系统。

四、工作原理

血液透析是通过血液与透析液之间的溶液弥散和超滤来达到治疗目的，即溶质由浓度高的一侧向浓度低的一侧流动，而水分子由渗透压低的一侧向渗透压高的一侧流动。血液透析机工作时，透析用浓缩液和透析用水经过透析液供给系统配制成合格的透析液，通过血液透析器，与血液循环系统引出的患者血液进行溶质弥散、渗透和超滤等作用清除血液中的毒素和水分，透析后的患者血液通过血液监护警报系统返回患者体内，同时透析后的液体作为废液由透析液通路系统排出，不断循环往复，从而达到治疗的目的，完成整个透析过程。治疗过程中利用平衡腔或者复式泵系统，保证在血液透析过程中透析液的进出平衡和超滤的准确。利用漏血监测装置监测透析器漏血情况，当血液泄漏流入透析液时，透析液对光的吸收能力增强，监测装置上的光电管接收到的光照减弱，引起监测装置电压发生变化，发出报警。同理，空气检测也是利用光在空气和液体传播速率不同而引起光电传感器发生电压变化而产生报警。

五、临床适应证和禁忌证

(一) 适应证

1. 急性肾损伤　血尿素氮≥21.4mmol/L，24h 上升超过 14.3mmol/L。血肌酐≥442μmol/L，24h 上升超过 177μmol/L。血钾≥6.5mmol/L，24h 上升 1~2mmol/L。HCO_3^-<15mmol/L，24h 下降超过 2mmol/L。有明显水肿、肺水肿、恶心、呕吐、嗜睡、躁动或意识障碍。各种原因所致溶血且游离血红蛋白>12.4mmol/L。

2. 慢性肾衰竭　尿素氮>28.6mmol/L，血肌酐>707μmol/L 者需考虑血液透析治疗。药物不能控制的高钾血症，血清钾>6.5mmol/L 需行急诊透析。药物不能纠正的严重代谢性酸中毒。药物不能控制的水潴留、少尿、无尿、高度水肿并伴有心力衰竭、肺水肿、脑水肿等。出现中枢神经系统症状，如神志恍惚、嗜睡、抽搐、精神症状等。有严重的消化道症状，不能进食，营养不良。

3. 急性药物或毒物中毒　凡分子量小，不与组织蛋白结合的毒物，在体内分布比较均匀，且能通过透析膜被排出者，应尽早开始血液透析治疗。

4. 其他疾病　单纯的严重水、电解质和酸碱平衡紊乱，采用常规治疗无效者。肝性脑病或肝肾综合征、肝硬化顽固性腹水、高胆红素血症、高尿酸血症。难治性充血性心力衰竭和急性肺水肿的急救。

(二) 禁忌证

无绝对禁忌证。相对禁忌证包括：颅脑出血或颅内压增高；严重心律失常不能耐受体外循环者；精神病和拒绝接受透析治疗者；有严重出血倾向或呕血者；严重休克和心肌病变导致顽固性心力衰竭者。

六、基本结构及配套部件

血液透析机主要由透析液通路系统、体外血液循环系统、电路控制系统、人机交互设备组成。

(一) 透析液通路系统

1. 配液系统　该系统将 A 浓缩液（包含氯化钠、氯化钾、氯化钙、氯化镁、醋酸等的浓缩液）、B 浓缩液（碳酸氢盐浓缩液）与反渗水按一定比例混合，配制成离子浓度合适的透析液，混合比例由机器预先设定，一般为 1 : 34。只有使用与混合系统匹配的浓缩液才能获得透析液中正确的离子浓度。目前很多机器都采用陶瓷泵进行配比，陶瓷比例泵的活塞耐磨且排量精准可调，可准确控制混合比例。

2. 除气系统　包括除气泵、除气室、除气阀和管路。除气时利用负压和加热原理，一般除气负压设为 -550mmHg 左右，在负压和加热作用下，气体从水中分解形成气泡上浮并从顶端排走，以避免气泡对流量、温度、电导度的测量产生影响，或气泡聚集在透析膜的一边影响透析，造成患者安全隐患。除去气体的水从底端的出口流入下一级水路系统。

3. 温度控制系统　包括加热和温度监测两部分。正常透析时，一般将符合治疗标准的反渗透水加热至 36~40℃，与浓缩液混合后由温度传感器检测温度，监测系统控制加温使得透析液温度与设定的温度符合，一般透析液温度控制在 37℃左右，根据患者情况可适当调节。

4. 电导度监测系统　该系统通过电导度测量来反映透析液离子成分浓度，电导度监测模块监测到的电导度值传到 CPU 电路，与设定电导度相比较，进而控制浓缩液配制系统，使其配制出符合要求的透析液。由于电导度对温度较敏感,因而在每个电导度测量传感器旁都有一个温度传感器,对电导度进行温度补偿,实现电导度的精准测量。

5. 旁路阀装置　旁路阀是保证患者安全的重要控制组件,只有符合要求的透析液才能通过该阀流入透析器。当透析液电导度、温度、pH 等出现波动,超出允许范围时,该阀就会立即关闭通往透析器的通道,打开旁路口,将异常透析液从旁路排出,以保证患者安全。在单纯超滤、透析液压异常、漏血报警等情况下,旁路阀也会打开,使透析液经旁路流出。

6. 超滤控制系统　超滤控制系统位于透析液进入透析器之前和出透析器之后的一段透析液通路上,超滤的精准性是衡量透析机性能优劣的重要指标。目前市场上血液透析机的超滤控制系统主要可分为流量传感器系统和平衡腔系统两类。平衡腔系统采用的是容量控制方法,在透析过程中平衡腔可以保证透析液的进出平衡,而从透析液流出的废液端经超滤泵超滤掉患者体内多余的水分。

7. 漏血监测系统　血液透析过程中有时会发生透析器破膜现象,这时就会发生漏血,造成患者血液丢失,同时细菌也会进入人体导致感染,因此必须设有漏血监测装置。漏血监测装置一般采用光电比色的原理制成,当血液泄漏进入透析液中后,透析液对光的吸收能力增强,检测装置上的光电管接收到的光照减弱,检测装置的电压发生变化,发出报警。一台先进的设备不仅仅在于有良好的安全报警措施,而且还应有温度波动和元器件老化的补偿电路。

(二) 体外血液循环系统

1. 血泵　血液透析时,血泵用来克服体外血液循环管路和透析器的阻力,来推动血液流动,以维持血液透析治疗的顺利进行。血泵多采用蠕动泵,通过滚轴顶部压迫血液循环管路,再通过泵头的转动推动血液蠕动前进,血液透析机上没有血液流量检测装置,血液流量是通过检测血泵转速间接计算出来,血泵转速通过光耦传感器检测。

2. 肝素泵　由于患者的血液在体外循环,很容易发生凝血现象,因此必须向患者血液注入抗凝剂防止发生凝血。肝素泵相当于临床上应用的微量注射泵,用以持续向患者血液中注射肝素。肝素泵通常采用电动机推动注射器式,肝素泵的流量和起止时间由电脑控制。

3. 动静脉压监测器　动静脉压监测采用压力传感器检测,直接数字化显示,动静脉压监测系统直接反映了血液循环通路的畅通情况,是体外循环的重要监视装置。当血流不足时,动脉压负值就会降低,触发动脉压报警,血泵停转,减少血泵抽吸导致的红细胞破坏。当静脉回流管路扭曲、堵塞,静脉壶血栓形成,或回流针头发生堵塞时,静脉压就会升高;当透析器凝血或血栓形成、血流不足以及静脉血回流针头脱落时,静脉压就会下降;静脉压超过机器设置的报警范围,就会触发静脉压报警,提醒工作人员及时处理。

4. 空气监测及静脉管夹　血液管道连接不紧、穿刺针头松动、管路有细微的破损、从血泵前侧支补液等情况会造成空气进入血液管道,血泵转动造成的负压也可能会使血液中溶解的气体从血液中分离出来,当气泡进入人体后,会形成空气栓塞,导致患者死亡,因此必须有空气监测及静脉管夹装置,以防气泡进入人体。空气监测一般用超声波探测的原理,使用一套压电晶体器件,其中一个晶体作为超声发射器,另外一个晶体作为信号接收器。当静脉回路有气泡通过时,该装置可检测出气泡,机器发出警报,此时监测系统会驱动静脉管夹将血液静脉管路夹死;同时,血泵会停止转动,避免空气进入人体。

(三) 电路控制系统

电路控制系统主要作用是对体外循环系统、超滤控制系统、透析液供给系统等进行监控,保证透析治疗的安全有序进行。

(四) 人机交互设备

人机交互设备包括显示器、按键或旋钮、可触屏面板等,用来调节治疗参数;为方便医护人员,改善消毒隔离,目前各种透析机都配备了血压监测装置。同时,随着信息化的普及,透析机增加了数据采集端口进行数据的输出。

七、基本使用程序

【评估】

1. 患者准备　核对患者信息；评估患者病情，包括生命体征，有无出血征象，透析间期体重增加情况等；评估患者透析血管通路状况；告知患者透析的注意事项，取得患者配合。

2. 环境准备　环境清洁，宽敞明亮，温度适宜，减少人员走动。

3. 用物准备　电源，血液透析机，透析用体外循环管路，透析器，一次性使用无菌导管护理包或内瘘穿刺包，生理盐水，抗凝剂，手套等。

4. 护士准备　穿戴整齐，戴帽子，护目镜，做好手卫生，戴口罩。知晓血液透析机的使用方法。

【操作流程】

1. 开机前检查机器电源是否接通，水处理设备是否正常工作。

2. 按电源键开机，让机器进入自检程序，连接 A 液和 B 液。

3. 自检通过后，进入预冲模式，核对透析器和管路型号，有效期，有无潮湿、破损、漏气等，核对无误后安装管路和透析器进行预冲，充分排气，预冲过程中将管路各部分连接紧密，管路上侧支的夹子和帽子处于功能位置。

4. 预冲完成后，可动静脉管路对接进行密闭式循环，或停止血泵，遵医嘱输入患者治疗参数，如超滤量、治疗时间、温度、电导度、曲线功能等，按需要设置肝素泵推注速率，准备连接患者。

5. 穿刺患者内瘘或开启透析导管，注意严格无菌操作，按操作规范连接管路建立体外循环，将血泵速度增加至目标血流量，开启超滤按键、肝素泵按键等，开始治疗。

6. 治疗开始后检查管路各部位及传感器连接紧密，各监测功能正常启动，治疗参数准确无误，核对须双人进行。

7. 治疗过程中密切观察患者病情变化和机器运转情况，及时处理机器报警等异常情况，避免血泵停止时间过长。

8. 当机器提示治疗结束，按要求进行回血，将血泵转速调整至 50~100ml/L，推荐采用密闭式回血流程，回血完毕后，按要求进行废液排放，处理血路管。

9. 治疗结束后，根据机器提示还原 A 液、B 液装置，选择热化学消毒，使用 500mg/L 的含氯消毒剂湿巾进行机器表面擦拭，如有血渍应先使用高浓度消毒液湿巾去除，并做好机器的使用与消毒登记。

【注意事项】

1. 不同厂家的透析机操作流程和操作界面会有不同，在临床使用过程中应根据实际情况灵活掌握。

2. 上机前须认真评估患者透析血管通路功能状态，避免因患者血管通路血流量不足导致机器频繁报警，血泵停转，导致体外循环凝血等并发症的发生。

3. 上机后应妥善固定导管，检查各连接处连接紧密，严防漏血、进气、脱管等事件的发生。

4. 回血过程中，保持注意力集中，不离开患者，全程生理盐水回血，严禁空气回血，防止空气栓塞的发生；回血过程中严禁使用锤子、止血钳等工具敲打透析器。

八、各项参数调节

（一）血流量参数

血流量是指透析过程中血泵每分钟通过转动引出的血液容量，单位为 ml/min。它是透析机最基本和最常用的参数，血液透析时需要根据患者的实际情况设定。

1. 血泵是体外循环中最重要的动力元件，通过泵轮与泵体压紧泵管形成密闭的容积来实现流量输出。其输出是脉动性的，当泵管间隙变大会降低实际血流量。

2. 透析机一般都设置有血泵开启或停止专用键，以及调节血流量的专用按键或旋钮，方便医务人员

第一时间调节该参数。

3. 临床上根据患者的生命体征、心功能情况、透析需求、血管通路功能状态等设定该参数，一般情况下可设置为200~250ml/min。

（二）超滤量参数

超滤量参数的准确设定直接影响到患者的透析质量。

1. 建议患者透析间期体重增长为干体重的3%~5%，体重增长过少可考虑患者摄入不足，长期会引起患者营养不良；体重增长过多会引起透析过程中并发症的增加，如低血压、抽搐等，长期会导致患者心功能不全。

2. 该参数的设置一般是根据患者的透前体重减去干体重，得到患者该次透析治疗需要清除的水分重量，即为此次透析的超滤量，设定参数时需要增加患者透析过程中的输液或输血量，引血和回血时进入患者的生理盐水量等，保证患者下机后达到目标体重。

3. 对于首次透析的患者、干体重不明确的患者、生命体征不稳定患者、全身水肿严重患者等，需经医生细致评估后设置超滤量，并在治疗过程中密切观察患者生命体征和不良反应，及时调整超滤量。

（三）透析液流量参数

1. 血液透析机的透析液流量范围一般为300~800ml/min，流量越大，溶质清除得越快。

2. 临床上机器普遍预设的透析液流量为500ml/min，该透析液流速一般被认为可达到最佳的经济效益比。

3. 透析治疗过程中，可根据需要调节透析液流量，当患者需要低效清除溶质时，可将透析液设置为300ml/min；反之，可调节至700~800ml/min。

（四）电导度参数

透析电导度指透析液的导电性能，其单位为mS/cm，正常范围一般为13.5~14.5mS/cm，反映了透析液中电解质的浓度，其主要代表了透析液中钠离子浓度。因此，临床上常常通过调节钠离子溶度来调节电导度。

1. 在血液透析脱水过程中，提高钠离子溶度可维持血浆渗透压，有利于血管再充盈和血容量的维持，但长期高钠透析可增加患者的钠负荷，引起透析间期口渴、体重增长过多。因此，对于透析脱水过程中易发生低血压的患者，可使用可调钠透析模式，即钠曲线，在透析起始阶段将钠离子溶度提高至145~148mmol/L，透析结束阶段将钠离子溶度降至135mmol/L，可明显减低透析中低血压的发生率，同时减少高钠透析带来的副作用。

2. 对于透析中高血压患者或血清钠离子溶度偏高的患者，透析时可将处方钠离子溶度调低至133~135mmol/L，有助于患者降低血压，减少高血压用药。

（五）温度参数

1. 透析液只有加热至设定的温度才能供患者进行血液透析使用，一般机器可以设置的透析液温度范围为35~39℃。

2. 温度过低，患者会发冷、寒战，引起患者不适；温度过高，患者燥热。温度超过41℃可导致红细胞破坏而发生溶血。

3. 低温透析是指将透析液温度减低，间接地使回输血液降温。有研究证明，血液透析时将高血压患者透析液的温度根据透析前实测体温设定或在实测体温的基础上调低0.5℃，有利于透析中血压和心率的稳定，降低透析中并发症发生风险，提高患者透析的耐受性。

4. 有研究表明，室内自然温度与透析液菌落计数及不及格率成中度直线相关，在一定范围内，室内温度越高，透析液菌落计数越高，而控制透析液配制、存储、水处理间等室内温度在20℃以下，可以有效降低透析液染菌量，从而减少感染的发生。

（六）肝素泵参数

1. 不同的机型需要配合使用不同规格的注射器，准确设置泵入速度。

2. 对于能通用多种规格注射器的机型，上机时需注意选择注射器规格，并计算每小时推注容量，保证抗凝剂剂量推注的精确性。

(七) 动脉压参数

动脉压是反映患者血管通路流量状态最直观和敏感的指标，在实际工作中绝大多数情况下是负值。如果通路不好就会触发动脉压下限报警，动脉压负值偏低，会导致血泵实际流速低于设定值。

(八) 静脉压参数

静脉压的影响因素非常多，比如血管通路状态、穿刺针大小、体外循环凝血情况、患者血液黏度、管路固定状态、透析床单元高低、静脉壶液平面水平等，在实际工作中需要综合考虑，保持静脉压在合理的数值区间，同时将静脉压报警范围调节所需位置并使报警点居中。

透析机的静脉压数值显示区间一般为 0~500mmHg，报警下限一般为 10~20mmHg，报警区间范围可设置，或者机器自动居中调整。静脉压突然下降或快速上升都会触发报警点，以提醒工作人员及时处理。

(九) 跨膜压参数

跨膜压指跨过透析膜的压力，即膜内侧与膜外侧的压力差，用来反映中空纤维膜孔的通透性。

1. 跨膜压是一个计算值，跨膜压 = 血液侧压力 - 透析液侧压力。目前没有品牌把压力传感器装在透析器上面，故无法测得。血液透析时，通常用静脉压代替血液侧压力(偏小)，透析液压传感器数值作为透析液侧压力(偏大)，由此算出跨膜压(偏小)。

2. 跨膜压是描述透析器通透能力的参数，故在同等对流容量和膜面积情况下，高通透析器的压力值会小于低通透析器，即该值可反映透析器超滤系数的大小。

九、参数报警及处理

血液透析机参数报警及处理，见表 3-7-1。

表 3-7-1　血液透析机参数报警及处理

参数报警	报警原因	处理
静脉压高报警	1. 静脉穿刺处血肿 2. 动脉流量欠佳，无肝素透析或抗凝剂用量不足，引起静脉壶血栓形成，滤网堵塞，或穿刺针堵塞导致血液无法回流 3. 静脉管路受压、扭曲、打折，或在透析开始时，静脉穿刺针、静脉管路夹子未打开 4. 血流量过高，而静脉穿刺处血管过细、弹性欠佳或中心静脉狭窄导致血液回流不畅 5. 患者血红蛋白过高，血液高凝状态等引起的血液黏度增高 6. 静脉压范围设置不合理，静脉压数值超过高限	1. 检查静脉穿刺处有无肿胀，调整静脉针位置，必要时重新穿刺 2. 无肝素透析时，密切观察静脉压力变化，定期用生理盐水冲洗静脉管路以辨别凝血阻塞部位，及时更换管路 3. 检查静脉管路有无扭曲、折叠或受压；穿刺针及管路夹子是否打开 4. 若怀疑患者静脉回流狭窄，可行血管造影或彩色多普勒超声检查 5. 可适当提高抗凝剂用量，也可改用大一个型号的穿刺针穿刺并提高血流量 6. 将静脉压报警范围调整至合适位置
静脉压低报警	1. 静脉管路与穿刺针连接不紧密或穿刺针脱出 2. 动脉管路受压、扭曲、折叠 3. 患者血管通路功能不良，导管位置调整不到位，或动脉穿刺不当导致血流量不佳 4. 静脉压测定口夹子未打开，保护罩进水等导致压力无法测得 5. 静脉压范围设置不合理，静脉压数值低于低限 6. 透析器严重凝血	1. 检查管路与穿刺针连接是否紧密，穿刺针有无脱出 2. 检查动脉管路有无扭曲、折叠、受压 3. 上机前认真评估患者血管通路功能状态，选择流量充足的血管段穿刺动脉，若是中心静脉导管将流量调至最佳状态 4. 检查静脉压测定口夹子是否打开，检查保护罩是否进水 5. 将静脉压报警范围调整至合适位置 6. 可用生理盐水冲洗透析器，根据凝血分级更换透析器

续表

参数报警	报警原因	处理
空气报警	1. 血泵前管路破裂 2. 动脉端管路与穿刺针衔接不紧或动脉针滑出血管外 3. 经泵前侧支补液或输血时未及时关闭，或关闭不严导致空气进入体外循环 4. 动脉流量差，产生大量气泡 5. 静脉壶液面调节过低	1. 上机前检查血路管有无破损，若在透析过程中发现管路有破损应立即关泵更换管路 2. 空气报警时，停止血泵，立即查明原因，原因更正后使用低血流量，将体外循环中的空气从静脉壶缓慢排出，严禁让空气进入体内 3. 调整静脉壶液面高度，一般为整个静脉壶的三分之二以上，但不宜过满
漏血报警	1. 透析器破膜 2. 透析液管接口与透析器连接不紧密或预冲时旁路除气不良导致透析液中有大量气体形成假报警 3. 漏血探测器异常故障或有污物沉淀	1. 可先肉眼观察透析器动脉端透析液出口处透析液颜色有无变红，如若变红，则为破膜，应立即更换透析器 2. 观察空气及气泡产生位置，透析液进水管内大量气泡提示透析液除气不良 3. 如未见漏血、空气及气泡，则可能为漏血探测器有污物沉淀存在，患者应及时更换透析机治疗，立刻请技术人员维修
电导度报警	1. 浓缩液型号错误、浓缩液成分不正确，A 液、B 液吸液管接反或连接不紧 2. 浓缩液吸液管阻塞 3. 报警线设置过高或过低 4. 机器消毒、脱钙、冲洗不彻底 5. 浓缩液用完未及时更换 6. 机器的浓度配比系统故障，如浓缩液泵管老化、变形等	1. 检查浓缩液是否正确，连接是否正确，必要时重新更换一桶浓缩液 2. 提起吸液管观察浓缩液是否吸入，若不吸入，则需将吸液管滤网清洗排除杂质，或排除滤网内空气 3. 将电导度报警范围设置至合适区间 4. 可将机器还原重新消毒脱钙后再自检 5. 浓缩液用完及时更换 6. 若机器配比系统故障，应立即通知技术人员维修
透析液温度报警	1. 温度监控失灵导致透析液温度与设定值不符 2. 透析液温度报警范围设置过窄	1. 调整温度报警范围至合适区间 2. 若温度控制失灵，及时通知技术人员维修
透析液流量报警	1. 停水或透析用水水压不足 2. 透析机反渗水接口连接松动 3. 透析液流量控制系统故障，导致透析液流量不稳定	1. 检查透析用水供给有无异常 2. 检查透析机后面反渗水接口有无松脱，及时纠正 3. 若流量控制系统故障，立即通知技术人员维修
跨膜压报警	1. 跨膜压报警范围设置不合理，跨膜压波动时触及报警点 2. 在透析结束前 30min 内过多增减超滤量，使单位时间内超滤率过高或过低引起跨膜压过高或过低报警 3. 透析器内有血凝块使透析器部分或全部凝血 4. 透析液管道受压，折叠，有沉淀物或有异物进入堵塞管道 5. 透析器的快速接头漏气或连接不紧密 6. 透析液压力传感器损坏	1. 上机后将跨膜压报警点调整至居中位置 2. 透析结束前 30min 内不要过多地增减超滤量 3. 观察透析器颜色，必要时给予冲水，若透析器凝血应及时更换透析器 4. 检查透析液管道是否受压折叠，保持管道通畅 5. 检查快速接头是否连接紧密，有无漏气，如有损坏及时更换 6. 若透析液压力传感器故障等，应立刻请技术人员维修
肝素泵报警	1. 肝素泵未启用提醒 2. 肝素泵过载报警 3. 肝素注射完毕提醒	1. 对肝素泵未启用提醒可复位消除 2. 检查肝素注射管路夹子是否打开 3. 透析时肝素推注完毕可取下注射器，并将肝素泵复位
无法修复的仪器故障	电源故障、电路板故障、屏幕故障、按键故障重启无法修复	结束治疗，回血；保障患者安全，做好解释工作；更换仪器继续治疗；通知工程师维修

十、仪器设备使用相关并发症

(一) 失衡综合征

失衡综合征是血液透析机使用过程中一种常见的急性并发症，常见于严重高尿素氮血症的患者，表现为开始透析时头痛、恶心呕吐，血压偏高，抽搐，甚至昏迷。预防措施如下：

1. 掌握好透析时间，一般首次为2h，以后每次视情况增加0.5~1h。

2. 监测血压，每小时应测血压和脉搏一次，一旦发生失衡综合征可采用5%葡萄糖溶液40ml静脉滴注及应用镇静剂。

3. 采用高钠、碳酸氢盐透析。

(二) 空气栓塞或血液渗漏

空气栓塞或血液渗漏的发生跟血液透析管路的故障有关，也有可能跟血泵的加压及操作不当有关。血液透析管路故障主要表现为管路破裂、密闭性不佳或接触不良。预防措施如下：

1. 引血、进血、回血速度应减慢，并严格检查各管道连接密封是否完好。透析过程中严密观察患者和设备情况。

2. 设有空气监测及静脉管夹装置，以防气泡进入人体。

3. 在操作中，万一从静脉输进少量气体，不可惊慌，让患者左侧卧位，取头低足高位并严密观察病情变化。

(三) 体外循环凝血

体外循环凝血是由于多种原因使血液中纤维析出而阻塞了滤网的孔隙，使血液逐渐凝固。严重时可扩展到整个透析管道，从而危及生命。凝血的发生时间通常在透析开始1h后，表现为静脉压持续上升，通常大于100mmHg，关闭血泵后仍不缓解。预防措施如下：

1. 正确使用肝素。在透析整个过程应给予一定量的肝素，静脉动脉穿刺针需含一定量肝素，在冲洗管道时管道内也需含一定量肝素。对持续高凝状态患者，应找出凝血原因并调大肝素用量，对有出血倾向的患者达到体外肝素化。

2. 保证患者血流量在200ml/min左右，若血流量过低，积极查找原因。

3. 严格按正规操作冲洗管道，保证滤网通畅。

(四) 致热原反应

水处理设备是血透治疗的重要供水系统，透析用水要保证消除有害物质，不合格的透析用水会导致患者透析时出现致热原反应，在透析开始90min内会发生恶心、寒战、发冷、肌痛等症状。同时，透析液是进入透析机的最后水源。A液和B液、供水管路、水处理设备等任何环节污染都能最后影响透析液质量。而透析液的污染可直接导致患者发生感染和致热原反应。预防措施如下：

1. 定期维护与监测，检查反渗水的内毒素，定期进行细菌培养，做好消毒与记录工作。

2. 进行抽样电解质化验，当出现偏差时，及时查找原因并解决。

3. 可控制浓缩液、供水管路、水处理系统等室内温度在20℃以下，同时注意患者保暖。

十一、日常维护与管理

1. 机器表面清洁消毒　用500mg/L的含氯消毒剂或者双链季铵盐专用消毒湿巾清洁消毒擦拭机器物表。擦拭时机：上机建立体外循环后，即刻对机器表面接触部位清洁消毒擦拭。下机撤掉滤器、管路后，对机器全面清洁消毒擦拭。

2. 机器内部清洁消毒　每次透析结束，应对机器内部管路消毒，消毒方法应遵循透析机使用说明。每次消毒后应测定消毒剂残余浓度，消毒剂残余量应达到：甲醛<10mg/L；过氧乙酸<1mg/L；游离氯<0.5mg/L。如发生透析器破膜、传感器渗漏，机器故障维修后应及时对透析机进行消毒，方可再次使

用。机器如果超过 48h 不使用,应该定期对内部进行消毒,每周 2~3 次。如果长期闲置不用,应用消毒液充满内部管道,并定期更换消毒液,待到需使用时,要进行彻底消毒、冲洗后,检测合格后,方可使用。

3. 血液透析机的日常维护规程

(1)重要参数的检查校准:每台透析机的治疗参数保证达到显示与设定相符。

(2)维护后的记录:每台血液透析机建立独立的运行档案记录。

(3)普通易损配件的日常检查:管路、连接件、密封圈、传感器等。

(4)严格消毒并记录:连接件用柠檬酸和温水浸泡、清水冲洗;清洁空气通风滤网;清洁时用蘸 75% 乙醇湿布擦拭机器显示屏;机器表面用 500mg/L 的含氯消毒剂擦拭,有明显血液污染时,用 1 500mg/L 的含氯消毒剂擦拭,然后用清水或 500mg/L 的含氯消毒剂擦拭。要关注静脉压检测口的消毒处理,以避免交叉感染,并防止消毒液进入内部腐蚀传感器。

(5)高压空气吹干电路板并除尘。

(6)功能检查、性能校正和安全检查是否有漏液。

(7)检查空气过滤网的清洁度。

(8)检查水路是否渗漏。

(9)连接件是否有结晶。

(10)人工断电测试,检查备用电源。

(11)检查机器自检项目。

(12)检查静脉夹及光学传感器、血液监测、气泡监测、空气监测处应保持清洁明亮,以免误报警;检查漏血报警、空气报警、温度报警等功能完好性以及报警记录并及时排障。

(13)检查动静脉压力。

(14)检查超滤透析误差记录并实时调节。

(15)检查漏电 / 过压 / 雷电保护器。

(尹世玉)

第二节　血液透析滤过机

一、基本简介

血液透析滤过(hemodiafiltration,简称 HDF)是在血液透析的基础上,采用高通透性的透析滤过膜,提高超滤率,从血中滤出大量含毒素的体液,同时输入等量置换液的一种血液净化方法。血液透析滤过综合血液透析(hemodialysis,简称 HD)和血液滤过(hemofiltration,简称 HF)的优点,即通过弥散高效清除小分子物质和通过对流高效清除中分子物质。普通血液透析机由于对中分子毒素的清除不足,且可诱导新的毒素产生,引起的并发症较多,导致患者的生活质量降低,死亡率升高。而血液透析滤过功能能有效清除中分子物质,减少透析并发症,提高患者的生活质量,延长生存期,降低死亡率。血液透析滤过机与普通血液透析机相比,有更稳定的血流动力学状态,能有效清除中小分子尿毒症毒素,患者有较好的耐受性,透析中低血压、头痛和恶心呕吐等不耐受情况明显减少。

血液透析滤过与血液透析的区别见表 3-7-2。

表 3-7-2　血液透析滤过与血液透析区别

透析种类	清除溶质方式	清除溶质分子	选择透析器种类	透析膜孔径	置换液	价格(相对)
血液透析(HD)	弥散	小分子	低通量透析器	小孔径	不需要	低
血液透析滤过(HDF)	弥散和对流	中小分子	高通量透析器	大孔径	需要	高

二、发展历史

在血液透析机飞速发展的过程中，血液透析滤过的功能不断得到完善。目前无单独专用的血液透析滤过机，而是在血液透析机的基础上增加血液透析滤过的功能。因此，它实际上是血液透析机的一种，但和普通血液透析机相比，能更好地清除中分子毒素，减少并发症发生，提高透析患者的生活质量。有血液透析滤过功能的透析机应具备以下条件：能进行碳酸氢盐透析，具有足够的超滤能力，超滤率大于3kg/h。应增设置换液平衡系统，要求机器具有准确的容量超滤系统和置换液输入平衡系统，一般均安装置换液泵来控制置换液的输入量。

三、基本分类

血液透析滤过机与血液透析机的基本分类一样，按照置换液产生方式大致可以分为：挂袋式置换（off line）和机产式置换（on line）。

1. 挂袋式置换　使用袋装或瓶装的无菌无热源置换液，悬挂在机器上，通过置换液管连接到血路，由平衡秤或置换液泵控制输入。此种方式由于成本昂贵，较少在临床应用。

2. 机产式置换　也称内生式置换，即利用透析机的透析液供给系统，将配制好的透析液一部分通过能滤过细菌和致热原的滤器，在透析同时生成置换液直接使用，此时置换液成分及浓度与透析液相同。

四、临床适应证和禁忌证

（一）适应证

血液透析滤过治疗适用于急、慢性肾衰竭患者，特别是伴以下情况：

1. 顽固性高血压　药物和血液透析不能控制的顽固性高血压患者，应用血滤后，血压都恢复正常。可能与血滤时清除了血浆中某些加压物质有关。也可能与血滤时心血管系统及细胞外液比较稳定，减少了对肾素 - 血管紧张素系统的刺激有关。

2. 水潴留和低血压　对于水潴留伴有低血压的患者，不可能通过血透排除足够的水分，因为透析早期即出现低血压和虚脱。这些患者如果改换血液滤过的方式，循环障碍的症状则明显改善。血液透析滤过最主要的优点就是能清除大量的液体而不引起低血压。

3. 高血容量性心力衰竭　这类患者在血液透析时往往会加重病情，而血液滤过则可减轻或治疗这类心力衰竭，原因如下：血液滤过可迅速清除过多的水分，减轻心脏前负荷；虽脱水效果好，使血容量减少，但属于等渗脱水，使外周血管阻力增高，保持了血压稳定性；清除大量水分后，血浆白蛋白浓度相对升高，有利于周围组织水分进入血管内，减轻水肿；不需使用醋酸盐透析液，避免了由此引起的血管扩张和心脏收缩力抑制。由于上述种种优点，故对于利尿剂无反应的心功能不全患者，血液滤过是一个有效的治疗方法。

4. 严重继发性甲状旁腺功能亢进。

5. 尿毒症神经病变。血滤可有效清除中小分子毒素。

（二）禁忌证

颅内出血或颅内压增高药物难以纠正的严重休克。严重心肌病变并有难治性心力衰竭。活动性出血。精神障碍不能配合透析滤过治疗。

五、治疗方式与处方

（一）治疗方式

治疗方式主要有前稀释置换法、后稀释置换法及混合稀释法。临床上根据患者具体情况选择相应治疗方法，以后稀释置换法为主。

1. 前稀释置换法　置换液在滤器前输入，其优点是血流阻力小，滤过稳定，残余血量小和不宜形成蛋白覆盖层。但由于清除率低，要大量置换液，目前较少应用于临床。

2. 后稀释置换法　置换液在滤器后输入，减少了置换液用量，提高了清除率。目前普遍应用于临床。但由于后稀释置换液滤过模式为“先脱水后补水”，要注意管路凝血的发生。

3. 混合稀释置换法　置换液分别在前、后稀释液的位置同步输入，这样既有前稀释法滤器使用寿限高、抗凝剂用量小的优点，又具有后稀释法的高清除率，不失为一种优化稀释治疗法。

（二）处方

1. 常需较快的血流速度（建议>250ml/min）和透析液流速（500~800ml/min），以清除适量的溶质。

2. 置换液补充量后稀释置换法为15~25L，前稀释置换法为30~50L。为防止跨膜压报警，置换量的设定需根据血流速度进行调整。置换液量的计算方式如下：

$$前稀释置换液量 = 血流量 \times 50\% \times 240 - 超滤量$$

$$后稀释置换液量 = 血流量 \times 30\% \times 240 - 超滤量$$

六、基本使用程序

【评估】

1. 患者准备　核对患者信息；评估患者病情，包括生命体征，有无出血征象，透析期间体重增加情况等；评估患者透析血管通路状况；告知患者透析的注意事项，取得患者配合。

2. 环境准备　环境清洁，宽敞明亮，温度适宜，减少人员走动。

3. 用物准备　电源，血液透析机，透析用体外循环管路，透析器，一次性使用无菌导管护理包或内瘘穿刺包，生理盐水，抗凝剂，手套等。

4. 护士准备　穿戴整齐，戴帽子，护目镜，做好手卫生，戴口罩。知晓血液透析机的使用方法。

【操作流程】

（一）上机

1. A.B 吸杆插入 A.B 桶。

2. 开电源开关自检。

3. 自检完，接旁路，按 Prime 键，排空气。

4. select mode HDF？按 enter 键。

5. connect sub tubing？按 enter 键。

6. 显示 please wait！显示 open sub port！

7. 提升置换液端口锁，顺时间转动90°，显示 open pump door！

8. 插入置换液管路，提升置换液端口锁，接好置换液泵管，关好泵门，将Y型 safeline 出口端（白色夹子）与静脉滴液壶相连，打开白色夹子。

9. 显示 start filling sub tubing！按住 stop/start 键填充完 sub tube。

10. 使用↑和↓键选择 sub tubing full？按 enter 键。

11. 显示 enter sub.volume！按 volume 键，输入想要的置换量，按 enter 键。

12. 输入 UF 参数及肝素泵参数。

13. 引血，上机，进入 dialysis 状态，按置换泵上 stop/start 键进入 HDF。

14. 打开 UF 开关及肝素泵开关。

（二）下机

1. 显示 UF goal reached 按透析机上 start/reset 键，显示 Reinfusion？按 comfirm 键。

2. 置换泵上显示 Reinfusion with Nacl？按 enter 键。

3. 降低速度，按 start/reset 键回血。

4. 插入 A.B 吸杆，按 cleaning 键，再按 confirm 键热消毒血液透析机血容量监测器（BVM）。

（三）操作

1. 自检完后插入试管，接好透析机管路。

2. Prime 管路，BVM 自动校准，当出现 calibration finished 时，按 enter。

3. 设定治疗模式。

4. 输入控制极限值和最大超率值。

5. 开始引血，进入透析时，按 Benter 后开始自动取样。

6. 按 start/stop 键。

【注意事项】

1. 熟知透析机操作流程和操作界面。

2. 上机前须认真评估患者透析血管通路功能状态，避免因患者血管通路血流量不足导致机器频繁报警，血泵停转，引起体外循环凝血等并发症的发生。

3. 上机后应妥善固定导管，检查各连接处连接紧密，严防漏血、进气、脱管等事件的发生。

4. 回血过程中，注意力集中，不能离开患者，全程生理盐水回血，严禁空气回血，防止空气栓塞的发生；回血过程中严禁使用锤子、止血钳等工具敲打透析器。

七、仪器设备使用相关并发症

（一）反超滤

1. 原因　低静脉压、低超滤率或采用高超滤系数的透析器时，在透析器出口，血液侧的压力可能低于透析液侧，从而出现反超滤，严重可致患者肺水肿。临床不常见。

2. 预防　调整适当跨膜压差（100~400mmHg）及血流量（>250ml/min）。

（二）蛋白丢失

1. 原因　高通量透析膜的应用，使得白蛋白很容易丢失，在行血液透析滤过治疗时，白蛋白丢失增多，尤其是后稀释置换法。

2. 预防　有研究证明，增加透析剂量可以提高患者血清白蛋白浓度，On-line 血液透析滤过可以达到较高的透析剂量，从而改善透析患者的炎症状态，增加患者血清白蛋白合成。另有研究证明，血液透析滤过导致的白蛋白丢失并不引起透析患者的血清白蛋白降低，因为白蛋白丢失后，机体可通过增加合成和降低分解率来进行补偿，当机体有足够补偿能力时则不发生低白蛋白血症。

（三）缺失综合征

1. 原因　高通量血液透析能增加可溶性维生素、蛋白、微量元素和小分子多肽等物质的丢失。

2. 预防　在行血液透析滤过治疗时，应及时补充营养。

（四）寒战、高热反应

1. 原因　血液透析滤过过程中需要大量置换液，因此置换液的质量和无菌操作原则是关键因素。若此两种因素出现问题，患者很容易感染，发生寒战、高热等症状。

2. 预防　若置换液为内生式（临床常用），应定期更换滤器，定期对置换液进行细菌培养，若超标则及时查找原因，做出改进，并如实记录监测时间、结果和改进措施。每次透析结束后对机器内部和外部进行消毒处理。

（五）首次使用综合征

1. 原因　难以解释，可能与血液透析滤过的过程中同时清除了体内某些有用物质有关，如激素等，造成内环境紊乱，使少数患者首次进行血液透析滤过时，出现头昏、胸闷或全身不适等非特异症状。

2. 预防　可暂时减少血流量和置换量，以减轻患者症状。大多数患者在进行数次治疗后可适应。

八、参数报警及处理

同第七章第一节参数报警及处理。

九、日常维护与管理

同第七章第一节日常维护与管理。

（尹世玉）

第三节 连续性血液净化治疗机

一、基本简介

连续性血液净化（continuous blood purification，CBP）是指所有连续、缓慢清除水分和溶质的治疗方式的总称。由于其具有血流动力学稳定、有效清除中大分子、改善炎症状态、精确控制容量负荷、弱化炎症反应、调节免疫状态、改善血管内皮功能、增强氧合作用、提供营养治疗空间、支持多器官功能等多项优势，使其在临床医学救治中发挥了越来越重要的作用。随着连续性肾脏替代治疗（continuous renal replacement therapy，CRRT）技术的发展，其治疗范围不局限用以治疗急、慢性肾功能不全，还可用于多器官功能障碍综合征（MODS）、脓毒症（sepsis）、脓毒性休克（septic shock）、严重创伤、烧伤、化学中毒、暴发性肝功能衰竭、重症急性胰腺炎等各临床科室急危重症患者的抢救治疗。CRRT 一词已不能完全概括此项技术的实际内涵，故命名为 CBP 更符合临床实际。

CBP 机在临床常被称为 CRRT 机，是临床能顺利完成连续性静脉 - 静脉血液滤过（continuous veno venous hemofiltration，CVVH）、连续性静脉 - 静脉血液透析（CVVHD）、连续性静脉 - 静脉血液透析滤过（continuous veno venous hemodiafiltration，CVVHDF）、缓慢连续性超滤（slow continuous ultrafiltration，SUCF）、高容量血液滤过（high volume hemofiltration，HVHF）、连续性血浆滤过吸附（continuous plasma filtration adsorption，CPFA）、血液灌流（hemoperfusio，HP）、血浆置换（plasma exchange，PE）等治疗的一类重要设备。由控制和显示器系统（用户操作界面和显示屏）、完整的安全报警系统（漏血检测、压力检测、液面检测、气泡检测、液位监测、阻流夹）、液体平衡控制系统、泵系统（血泵、超滤泵、置换液泵、透析液泵、血泵前泵）以及与之相匹配的循环管路（滤器和管路）构成。不同的 CRRT 机型有不同的特点。

二、发展历史

1976 年，Burton 提出了“血滤”的概念。1977 年，Peter Kramer 首次开拓了连续性动脉 - 静脉血液滤过（CAVH）治疗模式，以动静脉压力差为体外循环动力，用超滤清除多余水分，以对流方式清除中、小分子溶质。在随后几年中，CAVH 技术以其持续性、简便性、稳定性和自限性的特点，在临床上广泛推广和应用。因为 CAVH 在很大程度上克服了传统间歇性血液透析（intermittent hemodialysis，IHD）存在的“非生理性”治疗缺陷，它的出现标志着连续性血液净化疗法（CRRT）的诞生。

1984 年，Geronemus 和 Schneider 创立了与 CAVH 非常相像的连续性动脉 - 静脉血液透析技术（CAVHD）。它使用低通量的透析膜与血液反向流动的透析液通过弥散方式来清除溶质。随着透析滤器的发展，在同一时期，Ronco 等使用高通量中空纤维血液透析滤器，创立了连续性动脉 - 静脉血液透析滤过（CAVHDF）技术，可同时使用弥散和对流模式完成透析和滤过治疗的目的，增加了清除小分子和中分子物质的能力。

动脉 - 静脉治疗技术因其体外循环的不稳定性的局限，大多数情况是由于继发于患者低血压之后的体外循环血流速下降，或者管路和滤器的凝血，导致频繁的治疗中断和失败；且动脉 - 静脉治疗技术因驱动力小，对高代谢患者清除毒素效果有限。在1980年后期，随着双腔静脉导管技术的进步以及能够满足连续性治疗的血泵技术的进步，CRRT技术的CAVH治疗被以血泵为驱动力的连续性静脉-静脉血液滤过（CVVH）和连续性静脉-静脉血液透析滤过（CVVHDF）治疗取代，逐渐成为CRRT治疗的金标准，并越来越多地应用于ICU治疗中。

CVVH促进了CRRT机自动血流速控制装置的进展，同时还根据需要配备了漏血检测器、压力报警器以及透析器压力下降值的检测装置，并促进智能化更高、监测精确度更高的CRRT机越来越多地应用于临床之中。

近年来，随着CRRT机的不断飞速发展，适合在非常规场所下使用的便携式CRRT机也应运而生，且展现出了良好的应用前景。

三、基本分类

目前CRRT机有多种，基本模式有三类，即血液透析（hemodialysis，HD）、血液滤过（hemofiltration，HF）和血液透析滤过（hemodiafiltration，HDF）。临床上一般将单次治疗持续时间<24h的RRT称为间断性肾脏替代治疗（intermittent renal replacement therapy，IRRT）；将治疗持续时间≥24h的RRT称为连续性肾脏替代治疗（CRRT）。

1. IRRT　间断血液透析；间断血液透析滤过；缓慢低效血液透析；脉冲式高流量血液滤过；短时血液滤过；其他。

2. CRRT　持续血液透析；持续血液滤过；持续血液透析滤过；缓慢连续超滤；其他。

四、工作原理

1. 弥散　溶质依靠浓度梯度差进行的转运方式称为弥散（diffusion）。弥散是清除小分子毒素的主要机制。影响弥散转运的主要因素包括：①溶质的分子量，分子量越大弥散作用越小，大分子溶质不易扩散；②溶质浓度梯度；③溶质蛋白结合率；④膜递阻力；⑤血液与透析流速；⑥其他，如温度、血液浓度等。

2. 对流（convection）　指溶质随溶液移动而产生的转运，不受分子量和浓度差的影响，其动力为膜两侧的压力差。人体的肾小球也是以对流的方式清除溶质和水分。血滤中影响对流转运的主要是溶液的超滤量。

3. 吸附（adsorption）　指在血液透析过程中，血液中的某些蛋白质、毒素、药物等被选择性地吸附于透析膜表面或者滤器中的活性炭及吸附树脂上，从而使这些致病物质被清除；分为全血吸附和血浆吸附。临床常用于血液灌流的治疗方法。吸附的清除率与溶质浓度关系不大，而与溶质和吸附物质的化学亲和力及吸附面积有关。

4. 超滤（hyperfiltration）　指液体在压力差作用下做跨膜运动，超滤量与透析器半透膜两侧的液体压梯度成正比。

五、临床适应证和禁忌证

（一）适应证

1. 肾脏疾病

（1）急性肾损伤（AKI）：伴血流动力学不稳定和需要持续清除过多水分和毒性物质，如AKI合并严重电解质紊乱、酸碱代谢失衡、心力衰竭、肺水肿、脑水肿、急性呼吸窘迫综合征、外科手术后、严重感染等。

（2）慢性肾脏病并发症：合并急性肺水肿、尿毒症脑病、心力衰竭、血流动力学不稳定等。

2. 非肾脏疾病　包括多器官功能障碍综合征（MODS）、脓毒血症或感染性休克、急性呼吸窘迫综合征、挤压综合征、乳酸酸中毒、重症急性胰腺炎、心肺体外循环手术、慢性心力衰竭、肝性脑病、药物或毒物中毒、严重容量负荷、严重的电解质和酸碱代谢紊乱、肿瘤溶解综合征、热射病等。

(二) 禁忌证

无绝对禁忌证,但存在以下情况时应慎用:无法建立合适的血管通路;难以纠正的低血压;恶病质,如恶性肿瘤伴全身转移。

六、CRRT 治疗的评估和相关选择

(一) 治疗前患者评估

患者是否需要 CRRT 治疗应由有资质的肾脏专科或 ICU 医师决定,筛选合适的治疗方案,以保证 CRRT 的有效性和安全性。

(二) 治疗时机

1. 出现危及生命的电解质紊乱、酸碱失衡或容量负荷过多(如急性肺水肿)时,应立即行 CRRT。

2. 当患者治疗所需要的代谢及容量需求超过肾脏能力,考虑进行 CRRT。

3. 对于重症 AKI 患者,根据 2012 年改善全球肾脏病预后组织(KDIGO)指南的分期,AKI 进入 2 期时可考虑进行 CRRT 干预。

4. 对于心脏术后合并容量负荷的 AKI 患者,可考虑 CRRT 的早期干预。

(三) 治疗模式和处方的选择

1. 治疗模式　临床上应根据病情严重程度以及不同病因采取相应的 CRRT 模式及设定参数。常用 CRRT 模式比较见表 3-7-3。SUCF(缓慢连续性超滤)和 CVVH(连续性静脉 - 静脉血液滤过)用于以清除过多液体为主的治疗;CVVHD(连续性静脉 - 静脉血液透析)用于高分解代谢需要清除大量小分子溶质的患者;CHFD(连续性高流量透析)适用于 ARF 伴高分解代谢者;CVVHDF(连续性静脉 - 静脉血液透析滤过)有利于清除炎症介质,适用于脓毒症患者;CPFA(连续性血浆滤过吸附)主要用于清除内毒素及炎症介质。

表 3-7-3　常用 CRRT 模式比较

	SUCF	CVVH	CVVHD	CVVHDF
血流量 /(ml·min^{-1})	50~100	50~200	50~200	50~200
透析液流量 /(ml·min^{-1})	–	–	10~20	10~20
清除率 /(L·d^{-1})		12~36	14~36	20~40
超滤率 /(ml·min^{-1})	2~5	28~25	2~4	8~12
中分子清除力	+	+++	–	+++
血滤器 / 透析器	高通量	高通量	低通量	高通量
置换液	无	需要	无	需要
溶质转运方式	无	对流	弥散	对流 + 弥散
有效性	清除液体	清除较大分子物质	清除小分子物质	清除中小分子物质

2. 治疗剂量　应依据患者治疗需求和残存肾功能水平选择治疗剂量。推荐采用体重标化的流出液容积作为剂量单位[ml/(kg·h)],治疗剂量建议为 20~25ml/(kg·h),若采用前稀释治疗模式时,治疗剂量可增加 5%~10%,至少每 24h 对 CRRT 的处方剂量和达成剂量进行统计,要求达成剂量至少大于 80%。当 CRRT 预计治疗时间不足 24h 时,需要通过增加治疗剂量达到治疗目的。

3. 滤过分数　是超滤量与经过滤器血浆流量的比值,一般要求控制在 25%~30%。对于 CVVH 和 CVVHDF 模式,置换液既可从血滤器前的动脉管路输入(前稀释),或从血滤器后的静脉管路输入(后稀

释),也可从动脉管路和静脉管路同时输入(混合稀释)。前稀释有利于降低滤过分数从而延长滤器寿命,而后稀释则具有更高的溶质清除效率。

(四) 血管通路的选择

1. 临时导管　常用的有颈内、股静脉及锁骨下静脉双腔留置导管,右侧颈内静脉及股静脉插管均可作为首选。股静脉留置导管长度建议 20~25cm,右侧颈内静脉留置导管长度建议 12~15cm,左侧颈内静脉留置导管长度建议 15~20cm。置管时应严格无菌操作。提倡在超声引导下置管,可提高成功率和安全性。

2. 带涤纶套的长期导管　并不推荐常规使用,若预计治疗时间超过 3 周,可使用带涤纶套的长期导管,首选右侧颈内静脉。

3. 不推荐采用动静脉内瘘或者人工血管作为 CRRT 的血管通路。

(五) 治疗前患者凝血状态评估和抗凝药物的选择

CRRT 治疗的常用抗凝剂包括肝素、低分子肝素、枸橼酸、阿加曲班等,当抗凝剂均存在使用禁忌时,也可采用无抗凝剂的方式。对于不合并血栓栓塞疾病及其风险的患者,推荐局部枸橼酸抗凝作为 CRRT 抗凝的首选方式,具有滤器管路寿命长、出血风险低等多方面的优势;而对于合并血栓栓塞疾病及其风险的患者,首选肝素类全身抗凝剂。目前尚未有一种抗凝方式适合所有的 CRRT 治疗人群,应个体化地选择抗凝方式。

1. 如果患者未合并出血风险及凝血功能障碍,并且未接受系统性抗凝药物治疗,推荐 CRRT 抗凝药物:只要患者无使用枸橼酸禁忌,建议使用枸橼酸抗凝,而不是肝素。如果患者存在使用枸橼酸禁忌,建议使用普通肝素或者低分子肝素抗凝,而不是其他药物。

2. 如果患者合并出血风险且未接受抗凝药物的治疗,CRRT 抗凝药物选择如下:只要患者无使用枸橼酸禁忌,建议使用枸橼酸抗凝,而不是无抗凝剂方式。存在使用枸橼酸禁忌且无严重肝功能衰竭的患者,建议使用阿加曲班。不建议使用局部肝素化(鱼精蛋白中和)的方式抗凝。

3. 对于合并肝素诱发血小板减少症的患者,推荐停用所有的肝素类药物,并推荐使用阿加曲班或枸橼酸制剂,而不是其他抗凝药物或无抗凝剂方式。

4. 局部枸橼酸抗凝　4% 枸橼酸钠溶液及含 3% 枸橼酸的血液保存液 A(ACDA)均可用于局部枸橼酸抗凝,其中以 4% 枸橼酸钠溶液较为常见。以 4% 枸橼酸钠溶液(ml/h)为例,常用处方为血流速度(ml/min)的 1.3 倍,维持体外循环中的枸橼酸浓度为 3~4mmol/L,滤器后的游离钙水平控制在 0.25~0.35mmol/L。外周血游离钙应尽量控制在 1.1~1.3mmol/L 的生理水平,在实际应用中需根据患者 CRRT 治疗前的基础游离钙水平进行调整。

(1) 采用局部枸橼酸抗凝,为避免滤过分数过高,推荐采用 CVVHDF 及 CVVHD 的治疗模式。若采用 CVVH,应尽量保证滤过分数控制在 30% 以内。

(2) 采用局部枸橼酸抗凝时,常采用无钙置换液,需要在静脉端持续泵入钙剂(10% 葡萄糖酸钙溶液或者 10% 氯化钙溶液),主要根据置换液使用量调整钙剂的补入速度,从而维持体内钙的平衡。为提高局部枸橼酸抗凝的易操作性,也可采用含钙置换液(1.5mmol/L)进行简化的枸橼酸抗凝,一般不需要常规静脉端补钙。

(3) 对于存在肝功能障碍、严重低氧血症、组织灌注差(乳酸大于 4mmol/L)及高钙血症的患者,应禁用局部枸橼酸抗凝。

5. 普通肝素　采用前稀释的患者,一般首剂量 15~20mg,追加剂量 5~10mg/h,静脉注射或持续性静脉输注(常用);采用后稀释的患者,一般首剂量 20~30mg,追加剂量 8~15mg/h,静脉注射或持续性静脉输注(常用);治疗结束前 30~60min 停止追加。抗凝药物的剂量依据患者的凝血状态个体化调整;治疗时间越长,给予的追加剂量应逐渐减少。可从静脉端管路采血检测活化凝血时间(ACT)评估抗凝治疗的有效性,控制 ACT 为正常值的 1.5~2 倍;从管路动脉端或患者静脉采血检测活化部分凝血活酶时间

（APTT），如APTT大于正常值的1.5~2倍，提示抗凝剂使用过量，患者存在出血风险，需要适当减少普通肝素的追加剂量。

6. 低分子肝素 不同低分子量肝素的成分分子量构成比、半衰期和生物活性方面均有较大差别，因此CRRT选择低分子肝素时，不同品牌抗凝效果存在差异。检测抗Xa水平可反映低分子量肝素的疗效，一般控制0.25~0.35U/ml。一般给予60~80U/kg静脉注射，每4~6h给予30~40U/kg静脉注射，治疗时间越长，给予的追加剂量应逐渐减少。

7. 阿加曲班 一般1~2μg/（kg·min）持续滤器前给药，也可给予一定的首剂量（250μg/kg左右），应依据患者凝血状态和血浆部分活化凝血酶原时间的监测，调整剂量。

8. 无抗凝剂 治疗前给予40mg/L的肝素生理盐水预冲、保留灌注20min后，再给予生理盐水500ml冲洗；CRRT装置、置换液、血流速度等因素均对凝血系统的多个环节产生影响，因此临床上即使采用无肝素CRRT治疗，仍应注意患者因凝血功能降低继发出血的危险性。

（六）血滤器或血透器选择

血滤器的优化选择格外重要，因为膜材是CRRT整体技术的核心部分，由于非选择性的高截止滤器存在白蛋白等重要物质的大量丢失，目前膜材更新的热点是局部抗凝功能、特异性吸附功能及抗氧化应激功能的实现。宜根据治疗方式和所使用的CRRT机型选择相匹配的血滤器或透析器，通常采用和CRRT机配套的高生物相容性透析器或滤器。

（七）置换液的选择

CRRT为持续的24h治疗，每天需大量的治疗液体，因此无菌、无热源的高质量液体是保证治疗安全的关键。置换液的质量标准一般参照静脉输液标准：内毒素<0.03EU/ml、细菌数$<1\times10^6$CFU/ml。目前国内使用的CRRT置换液主要包括以下三种：商品化的置换液、血液透析滤过机在线生产的online置换液及手工配制的置换液。推荐采用商品化置换液作为治疗的首选。

需要强调的是，手工配制置换液及置换液中添加药物时，必须在相对无菌的环境下进行无菌操作。如果患者在CRRT治疗过程中突然出现原因未明的寒战、抽搐及高热等情况，在排除其他原因后，需考虑到置换液污染的可能，应立即更换置换液，并对疑似污染的置换液进行细菌学检测。

1. 置换液的基本成分 置换液的电解质成分是影响CRRT治疗患者内环境的主要因素。为改善患者的内环境，置换液的溶质配方原则上要求与生理浓度相符。置换液中的溶质成分主要包括钠、钾、氯、碱基、钙、镁、磷及葡萄糖。

（1）钠：置换液中钠离子浓度波动较小，一般要求与生理浓度相似，在135~145mmol/L。然而，当患者合并严重高钠血症或低钠血症的情况时，常需根据患者的血钠水平调整置换液中钠离子的浓度，避免血液中钠离子浓度快速波动对机体带来的损害。

（2）钾：置换液中的钾离子浓度常根据治疗需求进行调整，置换液中钾离子水平一般控制在0~6mmol/L。但应注意的是，在使用较高或较低钾浓度置换液时，应严密监测钾离子水平，尽快使钾离子水平恢复到生理范围。

（3）氯：氯离子在置换液中的浓度相对恒定，一般控制在100~115mmol/L。

（4）碱基：目前临床常用的置换液碱基主要包括碳酸氢盐及乳酸盐两类，由于乳酸在肝功能衰竭、循环衰竭及严重低氧血症时代谢不充分会对患者带来治疗风险，目前临床推荐采用碳酸氢盐为置换液的基础碱基成分。当采用枸橼酸抗凝时，枸橼酸则成为置换液的主要碱基成分，在体内可代谢成为碳酸氢盐。

（5）钙：国内商品化置换液的钙离子浓度为1.5mmol/L，手工配制的置换液的钙离子浓度波动在1.25~1.75mmol/L。在使用枸橼酸抗凝时，置换液中通常不含钙离子，钙离子由单独的通道进行补充。

（6）镁：置换液中镁的浓度一般控制在0.5~0.75mmol/L。

（7）磷：虽然目前国内使用的置换液中均不含磷，但CRRT治疗过程中出现的低磷血症的问题越来越引起重视，并有研究发现低磷血症与预后成负相关。血浆磷浓度为1.0~1.5mmol/L，但由于部分磷和血浆蛋白结合形成复合物，可滤过离子状态的磷浓度实际为 0.9~1.0mmol/L，因此推荐置换液的磷浓度为 0.7~1.0mmol/L。

(8) 葡萄糖：早期手工配制的置换液含糖浓度较高，治疗患者常出现难以控制的高血糖。目前配方有所改进，推荐使用的商品化置换液或配制的置换液中葡萄糖的浓度应控制在 5~12mmol/L。

2. 置换液的常用配方

(1) 商品化置换液：总量 4 250ml。

国内使用的商品化置换液为基础置换液（A 液，4 000ml），其离子浓度（含 $NaHCO_3$）：Na^+ 113mmol/L，Cl^- 118mmol/L，Ca^{2+} 1.60mmol/L，Mg^{2+} 0.979mmol/L，葡萄糖 10.6mmol/L。根据需要加入 10% KCl，并配备相对应的 $NaHCO_3$（B 液）。置换液的终浓度（4L A 液 +250ml B 液）：pH 7.40，Na^+ 141mmol/L，Cl^- 110mmol/L，Ca^{2+} 1.5mmol/L，Mg^{2+} 0.75mmol/L，葡萄糖 10mmol/L，HCO_3^- 35.0mmol/L。

(2) 改良的 Port 配方，总量为 4 250ml。

A 液：0.9% NaCl 3 000ml+5% 葡萄糖溶液 170ml+ 注射用水 820ml+10% $CaCl_2$ 6.4ml+50% $MgSO_4$ 1.6ml。

B 液：5% $NaHCO_3$ 250ml。

终浓度：Na^+ 143mmol/L，Cl^- 116mmol/L，Ca^{2+} 1.4mmol/L，Mg^{2+} 1.56mmol/L，葡萄糖 11.8mmol/L，HCO_3^- 34.9mmol/L。

上述两种配方为目前临床最为常用的置换液配方，溶质的浓度接近于生理状态，但均未含磷，因此长时间的治疗易伴有低磷血症，需要从外周进行补充。

（八）治疗结束后封管液的选择

对于没有活动性出血或出血风险的患者，临时导管建议采用 10mg/ml 的肝素盐水按导管容积等容量封管；长期导管建议使用 50mg/ml 的肝素钠按导管容积等量封管。对于有活动性出血的患者，建议采用 4% 枸橼酸钠液等容量封管，每 12~24h 一次。

（九）停机时机的选择

接受 CRRT 治疗的 AKI 患者，如果患者生命体征稳定、血流动力学正常、肾脏之外重要器官功能恢复正常、水电解质和酸碱平衡紊乱以及容量负荷得以纠正，可以停用 CRRT。满足上述条件，但肾功能未恢复的患者可以改用间断性肾脏替代治疗（IRRT）。如果患者尿量可以满足营养治疗等容量负荷且肾功能逐渐恢复，可以暂停肾脏替代治疗。如果患者肾功能持续不恢复，可以继续血液透析或腹膜透析治疗，直到患者肾功能恢复或长期维持血液透析或腹膜透析治疗。

七、基本使用程序

【治疗前准备】

1. 操作者着工作服或隔离服，洗手，戴帽子、口罩。

2. 准备血液滤过器、体外循环管路、置换液、生理盐水、透析液以及穿刺针、注射器、无菌治疗巾、无菌纱布、碘伏和棉签等消毒物品、止血带、无菌手套等。

3. 检查并连接电源，打开机器电源开关以及机器显示屏开关，等待机器完成开机自检。如未通过自检，应通知技术人员对 CRRT 机进行检修。

4. 检查血液滤过器及体外循环管路外包装是否完好，有无破损；查看有效日期、型号。

5. 按照机器显示屏提示步骤，选择相应的治疗模式，逐步安装血液滤过器及体外循环管路，安放置换液袋，连接置换液、生理盐水预冲液及废液袋，打开各管路夹。

6. 按照机器显示完成机器自动预冲及自检。

7. 机器夹闭自检通过后，检查显示是否正常，发现问题及时对其进行调整。关闭动脉夹和静脉夹。

【治疗开始】

1. 准备连接体外循环

(1)准备治疗包、碘伏消毒棉签和医用垃圾袋。

(2)检查血管通路有无固定良好,敷料粘贴是否紧密无潮湿无松动,观察导管皮肤入口处有无红肿和渗出。

(3)打开治疗包并戴无菌手套,将治疗包内无菌治疗巾垫于静脉导管下。分别消毒导管皮肤入口处周围皮肤,再分别消毒导管和导管夹子将导管放于无菌治疗巾上。

(4)先检查导管夹子处于夹闭状态,再取下导管肝素帽。

(5)分别消毒导管接头。

(6)用10ml注射器回抽动、静脉导管内封管液各2ml左右,全部推注在纱布上检查是否有凝血块。如果导管回血流不畅时,认真查找原因,严禁使用注射器用力推注导管腔。

(7)生理盐水20ml脉冲式正压冲管,同时观察导管是否通畅,冲洗后夹闭动静脉夹。

(8)按照医嘱要求推注抗凝剂首剂进入静脉端。

(9)连接体外循环,打开管路和留置导管的动脉夹及静脉夹,按治疗键。

(10)用胶布妥善固定好管路,治疗巾遮盖好留置导管连接处。医疗污物放于医疗垃圾桶中。

2. 按照医嘱要求设置血流量、置换液流速、透析液流速、超滤液流速,抗凝剂输注速度等参数,此时血流量设置在100ml/min以下为宜。

3. 逐步调整血流量等参数至目标治疗量,查看机器各监测系统处于监测状态,整理用物。

【治疗过程中的监护】

1. 机器开始治疗后,立即测量血压、脉搏,询问患者的自我感觉,详细记录治疗单。

2. 自我查对

(1)按照体外循环管路走向的顺序,依次查体外循环管路系统各连接处和管路开口处,未使用的管路开口应处于加帽密封和夹闭管夹的双保险状态。

(2)根据医嘱查对机器治疗参数。

3. 双人查对　自我查对后,与另一名护士同时再次查对上述内容,并在治疗记录单上签字。

4. 专人床旁监测,观察各项生命征监测参数、管路凝血情况,以及机器是否处于正常状态;每小时记录一次治疗参数及治疗量,核实是否与医嘱一致。

5. 根据机器提示,及时更换置换液,倒空废液袋。必要时更换管路及透析器。

6. 发生报警时,迅速根据机器提示进行操作,解除报警。如报警无法解除且血泵停止运转,则立即停止治疗,手动回血,并速请维修人员到场处理。

【治疗结束】

1. 需要结束治疗时,准备生理盐水、输液器、无菌纱布、碘伏和棉签等消毒物品、无菌手套等物品。

2. 可提前将管路动脉端侧支与生理盐水用输液器连接以备紧急情况回血。正常回血时,按结束治疗键,将血流速减至100ml/min以下,夹闭动脉端同时打开连接生理盐水的侧支夹,开启血泵回血。

3. 回血开始后观察侧支处无微小血栓,再打开动脉夹双向密闭式回血。

4. 回血完毕停止血泵,夹闭管路动静脉端及留置导管的动静脉夹。

5. 戴无菌手套分离管路动静脉端与留置导管动静脉端。

6. 按照无菌操作原则,消毒留置导管管口,生理盐水冲洗留置导管管腔。

7. 按照要求注入封管液,包扎完好并妥善固定。

8. 根据机器提示步骤,卸下透析器、管路及各液体袋。关闭电源,擦净机器,推至保管室内待用。

八、各项参数调节

1. 液体流速可调节范围　血流量范围:0~400ml/min;置换液流量:0~10 000ml/h;透析液流量:0~8 000ml/h;滤过液流量:0~12 000ml/h;超滤速率:0~2 000ml/h。

2. 压力监测范围　动脉压监测：-450~+50mmHg；静脉压监测：-50~+500mmHg；跨膜压监测：0~+400mmHg；滤器前压力监测：0~+600mmHg。

3. 监测功能　空气监测：可检测≥0.025ml 气泡；漏血监测：可检测≥0.2ml/min 漏血（HCT 32%）。

4. 肝素泵　肝素泵注入流量：0~10ml/h，精度：≤±0.1ml/h；可大剂量给药：0.1~10.0ml/次。

不同的 CRRT 机型有各自不同的调节和监测范围，具体可参照机器显示屏按照需要调节。

九、参数报警及处理

CRRT 机常见的参数报警及处理，见表 3-7-4。

表 3-7-4　CRRT 机常见的参数报警及处理

项目	可能原因	处理
开机压力、平衡等报警	机器本身的参数漂移	联系工程师处理
静脉压低报警	1. 静脉管路分离	1. 连接好静脉管路和导管
	2. 血流速度太低	2. 增加血流速度或排除其他因素
静脉压高报警	1. 静脉管路受压、打折、夹闭	1. 解除管路受压、打折，松静脉夹
	2. 静脉管路堵塞	2. 清除凝血块，必要时更换管路
	3. 静脉压力传感器放置不妥	3. 检查压力传感器放置
动脉压低报警	1. 动脉导管紧贴血管壁	1. 调整导管位置 / 对换动静脉端
	2. 动脉端管路分离	2. 连接好动脉管路和导管
	3. 患者低血容量性状态	3. 监测患者血压
动脉压高报警	1. 动脉管路受压、打折、夹闭	1. 整理管路、松动脉夹
	2. 体位变化	2. 保持患者适当体位
高温报警	置换液温度超过报警范围	降低置换液温度、打开加热器阀门
空气报警	1. 管路中有空气	1. 按空气报警键、排除空气
	2. 静脉壶血液面低	2. 调整血液面水平
	3. 静脉管路未放好	3. 重新安放静脉管路
漏血报警	1. 漏血壶未到位	1. 正确放置漏血壶
	2. 漏血壶不清洁	2. 检查漏血壶是否清洁
	3. 有漏血存在	3. 检查压力情况、更换滤器
平衡报警	1. 液袋摆动、触碰侧面机架	1. 稳定液袋
	2. 管路打结、堵塞、夹闭	2. 整理管路、打开夹子
跨膜压报警	1. 滤器部分 / 全部堵塞	1. 必要时生理盐水冲管 / 更换滤器
	2. 打结、夹闭	2. 整理管路，打开夹子
	3. 血流速度与超滤液体不平衡	3. 调整血流和超滤速度

十、仪器设备使用相关并发症

（一）水电解质平衡失衡

1. 原因　液体配制或使用错误。

2. 预防 使用精确的容量控制系统，监测进出液体的总量；并定时监测患者电解质、酸碱平衡、血糖、代谢状态及抗凝指标是否正常。

(二) 管路连接不良

1. 原因 未仔细检查管路的密封性。

2. 预防 仔细检查，确保管路连接密闭完好。

(三) 空气栓塞

1. 原因 管道连接不严；忘记预充滤器及回路；动脉补液时液体输完未及时夹住；用空气回血操作失误等。

2. 预防 使用精确的监测和报警系统。在血液透析和血流灌注联合治疗过程中，可使用生理盐水进行回血。若发生空气栓塞，马上夹闭静脉管道，使患者采取头低脚高左侧卧位，进行进一步抢救处理。

(四) 低血压

1. 原因 患者自身血管调节能力差；血流量突然减少；超滤脱水量增加。

2. 预防 在进行连续性血液净化过程中，紧密监测患者的生命体征，及时发现异常；若发生低血压，立即停止超滤，及时调整患者体位至休克体位，遵医嘱补充生理盐水。

(五) 心律失常

1. 原因 建立体外循环时，增加了患者心脏负担，使心肌供血不足；透析间隔太长或水摄入量过多。

2. 预防 治疗前了解患者的病史，治疗中严密监测患者的生命体征，及时发现异常；若发生心率异常，及时协助医生查找病因。遵医嘱使用抗心律失常药物，并调整超滤率。

(六) 感染

1. 原因 治疗过程中长时间暴露于外环境，导致细菌、病毒等病原体侵入局部组织或输液通道而导致局部或全身炎症反应。

2. 预防 严格实行无菌操作，在无菌条件下封闭导管，按需调整封闭液的种类和剂量，预防体外循环或中心静脉置管引起的感染等。

(七) 凝血

1. 原因

(1) 危重患者通常会有骨髓抑制的现象，从而导致外周血液成分异常，同时伴有凝血激活、抗纤溶系统先激活后抑制，体内呈高凝状态。

(2) 严重创伤或术后大出血均会大量消耗血小板及其他凝血因子，患者处于高危出血状态，采用无肝素透析虽然可有效避免出血，但其最主要的并发症为凝血。

(3) 当患者出现低血压时，会导致低血流速度，易凝血。

2. 预防

(1) 护理人员在治疗前应对患者的凝血功能做出评估。

(2) 在建立体外循环前，先将滤器和管路用生理盐水和适量肝素进行预冲洗，并浸泡 30min，使其充分肝素化，再以生理盐水冲净。在预冲洗时防止气泡在管道和滤器的滞留。

(3) 治疗过程中应保证静脉与导管长轴处于平行状态，对导管进行妥善固定，防止患者躁动导致导管脱位。治疗结束后常规进行冲洗导管，并采用稀释肝素液进行封管。

(4) 进行体外抗凝护理。根据治疗时间选择肝素用量。若治疗时间短，可减少肝素用量或无肝素。若治疗时间长，可在管道和滤器充分肝素化的基础上，维持较高血流量，以减少凝血风险。

(5) 及时处理仪器报警情况，避免血泵长时间停止运行。同时密切监测动脉压、静脉压、跨膜压、滤器压和血流变化。注意观察患者凝血的先兆，如血液颜色变暗、滤器发黑、管路内血液分层等，发现异常及时处理。

十一、仪器日常维护与管理

(一) CRRT 机的日常维护

1.“五防”　防潮、防热、防蚀、防震、防尘。

2.“三定”　定点放置、定期检查维修、定专人管理。

3.“三及时”　及时更新行踪、及时清洁机器、及时反馈故障。

(二) CRRT 机的清洁和维护

在行 CRRT 治疗过程中，避免将生理盐水、碳酸氢钠溶液、血液等液体滴落在机器表面或感应器接头上。如有腐蚀性液体滴落在 CRRT 机表面上应及时擦干，机器表面有血液液滴或疑似血液时，应使用一次性消毒湿巾仔细擦拭干净。每次治疗结束后，使用一次性消毒湿巾将 CRRT 机按清洁到污染的顺序仔细擦拭一遍。待干后盖上有备用状态标志的防尘罩按要求放置在指定位置。

（尹世玉）

第八章　新生儿专科护理设备

第一节　新生儿听力筛查仪

一、基本简介

新生儿听力筛查仪是指通过耳声发射、自动听性脑干反应和声阻抗等电生理学检测新生儿听力的一种仪器。一般在新生儿出生后自然睡眠或安静的状态下进行筛查，具有客观、快速、无创，用时短（一般 5~10min 即可完成）等优点。其目的是筛查新生儿听力情况，早发现、早诊断有听力障碍的新生儿，并能给予及时干预，从而最大程度上对患儿实施治疗，减少对语言发育和其他神经精神发育的影响。根据检查结果，受试者分为通过筛查和未通过筛查两个群体。未通过筛查人群为可疑听力损伤人群，必须接受进一步的检查，最终确定是否真正存在听力损伤，以及听力损伤的程度和性质。

二、发展历史

20 世纪 60 年代，听力学家就指出了早期确认听力损失的重要性，并提倡开展小儿听力筛查工作，这为早期诊断和康复奠定了基础。20 世纪 70 年代，新生儿听力筛查在欧美国家发展起来。20 世纪 90 年代起，新生儿听力筛查由高危因素登记筛查转为使用电生理技术进行听力普遍筛查。1993 年，美国国立卫生研究院发表声明，提出所有新生儿在其出生后的 3 个月内进行听力筛查，即新生儿听力普遍筛查（universal newborn hearing screening，UNHS），并推荐将耳声发射（otoacoustic emissions，OAE）和自动听性脑干反应（automated auditory brainstem response，AABR）作为筛查方法，这是新生儿听力筛查由高危因素登记向普遍筛查模式转变的一个重要里程碑。

我国 1994 年颁布、自 1995 年 6 月 1 日起正式施行的《中华人民共和国母婴保健法》，提出要在全国逐步开展新生儿疾病筛查。2000 年新生儿听力筛查在我国普遍推行，2001 年卫生部在《关于开展第 2 次全国爱耳日宣传教育活动的通知》中明确提出了“开展新生儿听力筛查，早发现、早干预”的口号，指出实施早期干预工作对于防聋治聋的积极意义。2004 年 12 月，卫生部首次正式将“新生儿听力筛查技术规范”纳入《新生儿疾病筛查管理办法》，新生儿听力筛查工作在部分有条件的省、自治区、直辖市广泛展开。2009 年 6 月 1 日开始实施由卫生部颁发的《新生儿疾病筛查管理办法》，此后新生儿听力筛查在全国迅速展开，听力筛查仪广泛应用于临床。

三、基本分类

目前我国使用的听力筛查仪器，根据耳声发射、自动听性脑干反应、耳聋基因三种原理进行筛查而分为三种类型。筛查的结果都以“通过”或“未通过”表示。一般而言，OAE 和 AABR 的敏感度及特异度均可以达到 95% 以上，而 OAE 略低于 AABR。

（一）耳声发射

耳声发射通常是指声波传入内耳的逆过程，依据是否存在外界刺激声信号诱发，以及由何种声信号刺激诱发，将耳声发射分为两大类：

1. 自发性耳声发射　耳蜗不需任何外来刺激，持续向外发射机械能量，形式极似纯音，其频谱表现为单频或多频的窄带谱峰。

2. 诱发性耳声发射 通过外界不同的刺激声模式引起各种不同的耳蜗反应。依据由何种刺激诱发，又可进一步分为以下四类：

(1) 瞬态耳声发射：指耳蜗受到外界短暂脉冲声（一般为短声或短音，时程在数毫秒以内）刺激后经过一定潜伏期，以一定形式释放出的音频能量。由于有一定的潜伏期也被称为延迟性耳声发射，并且它能重复刺激声内容，类似回声，也称"Kemp 回声"。

(2) 畸变产物耳声发射：是耳蜗同时受到两个具有一定频率比值关系的初始纯音刺激时，由于基底膜的非线性调制作用而产生的一系列畸变信号，经听骨链、鼓膜，传入外耳道并被记录到的音频能量。

(3) 刺激频率诱发耳声发射：耳蜗受到一个连续纯音刺激时，会将与刺激声性质相同的音频能量发射回外耳道。这种耳声发射的频率与刺激频率完全相同。

(4) 电诱发耳声发射：对耳蜗施以交流电刺激能够诱发出与刺激电流相同频率的耳声发射，称为电诱发耳声发射。这种耳声发射只在动物身上进行。

（二）自动听性脑干反应

通过专用测试探头实现的快速、无创的检测方法。AABR 与 OAE 技术联合应用于筛查工作，全面检查新生儿耳蜗、听神经传导通路、脑干的功能状态。具有听力损失高危因素的新生儿出现蜗后病变的概率较大。如果单纯使用 OAE，可能会漏筛蜗后病变。因此具有听力损失高危因素的新生儿，最好采用 OAE 和 / 或 AABR 联合进行听力筛查，以免漏筛。

（三）耳聋基因筛查

耳聋基因筛查是指在新生儿出生时或出生后 3d 内进行新生儿脐带血或足跟血的采集来筛查聋病易感基因。随着新生儿听力筛查工作的广泛开展和临床经验的积累，逐渐发现在新生儿听力筛查中存在局限或缺陷，并不是所有的听力损失患儿均会在出生后立即表现出来。例如，有些新生儿通过了新生儿听力筛查，但随后出现 GJB2 或 SLC2A4 基因引起的迟发性听力损失；又如药物性致聋基因引起的听力损伤，出生时均可通过上述两项筛查。有研究表明全球范围内大约 60% 的耳聋患者与遗传因素有关，而遗传因素导致的听力损失在听力损失患者中高达 50%~60%。而基因筛查与传统的听力筛查相结合，对常规听力筛查不能发现的耳聋基因携带者具有预警作用，尤其是对一些药物致聋基因携带者，可使他们有效避免耳毒性药物的伤害，减少致残率。

四、工作原理

新生儿听力筛查仪的工作原理是利用畸变产物耳声发射，快速、无损伤地对耳蜗病理状况进行检查，是一种完全客观的测试方法。

畸变产物耳声发射是由于提供一系列纯音对而诱发产生的耳声发射。耳声发射是听力正常的耳朵的耳蜗内部产生的声音，是外毛细胞内部的一种主动生物力学过程。由于正常耳蜗能产生耳声发射，耳声发射的不存在就成为耳蜗功能异常的一个可靠标志，即它标志着听力损失。耳声发射测试探头，类似于鼓室压测试探头，包含有两个扬声器和一个传声器。耳塞头套在探头顶部，将耳道严密密封。两个探头扬声器向耳道送出声音，声音通过中耳进入耳蜗。耳蜗中的外毛细胞对此声音做出反应，产生并发射第三个声音。这第三个声音被称作畸变产物。它从耳蜗向外传送，通过中耳回到耳道，被探头传声器检测到。耳蜗发射出的声音，强度很低，同耳道中的其他生物声和环境声混合在一起。由于探头传声器检测到的是这些声音的混合体，仪器必须采用信号平均技术把耳声发射（信号）同其他声音（噪声）相分离，得出分析结果。

五、临床适应证和禁忌证

（一）适应证

1. 所有出生的正常新生儿。

2. 具有听力障碍高危因素的新生儿。听力高位因素包括：在新生儿重症监护病房住院超过5d；早产(小于26周)，或出生体重低于1 500g；儿童期永久性听力障碍家族史；病毒性或细菌性脑膜炎；有儿童期永久性感音神经性听力损失的家族史；颅面部畸形，包括小耳症、外耳道畸形、腭裂等；机械通气48h以上；母亲孕期曾使用过耳毒性药物；高胆红素血症达到换血要求；出生时有缺氧窒息史，新生儿评分(Apgar) 1min 0~4分或5min 0~6分；有感音神经性和/或传导性听力损失相关综合征的症状或体征者；孕母宫内感染，如巨细胞病毒、风疹病毒、疱疹病毒、毒浆体原虫(弓形虫)病等。

(二) 禁忌证

不宜进行新生儿听力筛查的情况如下：

1. 婴儿处于哭闹、饥饿、肢体搔抓等状态，不宜进行检查。

2. 如发现小儿感冒、鼻塞、流涕、咳嗽、喉鸣及呼吸音重等情形，建议先行治疗，等待症状好转后再进行复查，以免出现假阳性。

3. 如果小儿喉鸣及呼吸音较重，反复治疗效果不佳，又确实需要了解听力情况时，建议直接进行诊断性听力检查(如1 000Hz声导抗、听性脑干反应、多频稳态诱发电位等)。

六、基本结构及配套部件

新生儿听力筛查仪的基本结构由主机、输出设备(探头及校正腔)、输入设备(电极、耳塞套件、充电器、电池、打印电缆)等三部分组成。

七、基本使用程序

新生儿听力筛查模式包括两阶段和三阶段筛查。两阶段：瞬态耳声发射法初筛—自动听性脑干反应法复筛；三阶段：耳声发射法初筛—耳声发射法复筛—自动听性脑干反应法再筛。

新生儿听力筛查时间如下：

1. 初步筛查过程(初筛)　新生儿出生后3~5d住院期间的听力筛查。

2. 第二次筛查过程(复筛)　出生42d内的婴儿初筛没"通过"，或初筛"可疑"，初筛已经"通过"，但属于听力损失高危患儿需要进行听力复筛。

3. 新生儿听力筛查通过的儿童在6、12、24、36月龄各进行一次听力筛查。

【评估】

1. 新生儿及其家属准备

(1) 认真做好筛查前宣教工作，发放宣教资料，告知家属听力筛查的目的及方法，让家长知道筛查是无创、安全的，解除家长的紧张心理，取得同意，并签署知情同意书。

(2) 了解新生儿身体情况，是否有呼吸道感染、鼻塞等情况，以免影响检查效果。

(3) 评估新生儿的意识状态、合作程度，应选择新生儿沐浴后安静状态下或哺乳后婴儿的自然睡眠状态。

(4) 评估外耳道是否有耵聍或分泌物，家长可协助检查人员清洁新生儿外耳道分泌物，保持耳道的清洁通畅。

2. 环境准备　清洁安静，通风良好，设有检查专用隔声屏蔽室(噪声≤40dB)。

3. 用物准备　听力筛查仪(查看仪器是否完好，储存空间是否充足，测试前进行探头的校准和清洁)、一次性合适的耳塞。

4. 操作者准备　经岗前培训，取得合格证者方可操作，操作前穿戴整齐，无长指甲，洗手、戴口罩。

【操作流程】

1. 携用物至床旁，核对患儿床号、姓名，性别、出生日期、ID号。

2. 新生儿取侧卧位，测试耳朝上，保持室内和患儿安静。

3. 用棉签清洁外耳道后，根据耳道外孔大小选择合适的耳塞。

4. 放置探头和耳塞时应向外下方轻轻拉耳郭将耳塞轻轻放入外耳道，使其与外耳道形成密闭腔。

5. 检查时动作轻柔，连接探头的导线避免卷曲、打折，确保准确性。

6. 记录数据，仪器自动显示结果，如果未通过，需重置 2~3 次测试。

7. 告知受试者家属听力筛查结果，测试结果为“PASS”表示通过，说明在测试过程中耳蜗对通过探头提供的测试声音信号的响应良好；测试结果为“REFER”表示未通过，在排除了人为因素及环境因素后，可重复测试 2~3 次，或择日再做一次测试，仍未通过者，在出生后 42d 复查；未通过者，至出生后 3 个月建议到上级医院做脑干诱发电位检查，以确诊听力损伤的程度和类型；测试结果为“PEFER”表示转介，说明每个频率耳声发射响应点和噪声平台都很低，提示外毛细胞存在某种问题或中耳腔内有积液或耳道被耳垢堵塞，可查看或清洁后再进行复测。

8. 整理床单位，整理用物。

9. 清洁耳塞。

10. 洗手，记录。

【注意事项】

1. 听力筛查仪使用前需先进行自校准。

2. 注意预防新生儿交叉感染，筛查人员注意个人卫生，在不同新生儿筛查时，探头的头部需要用酒精棉球擦拭消毒，耳塞做到一人一耳塞。

3. 当耳声发射探头置入外耳时，可造成婴儿不适，引起婴儿哭闹、四肢搔抓等，家长需做好安抚工作。

4. 在筛查过程中，若发现婴儿有觉醒迹象，应暂时停止筛查，家长可轻拍婴儿身体、抚摸婴儿头部或摇动摇篮，使婴儿重归安静后再继续进行筛查。

5. 不同因素对筛查结果的影响

(1) 测试中如果出现伪迹 > 20%，有可能是因为环境噪声太大或者婴儿头转动、哭闹。在这种情况下，应检查测试条件并确保探头安放到位；同时还应观察新生儿听力筛查仪刺激声的稳定性，如果低于 80%，则探头有可能移位或没有在记录的点上，重新放置探头。无论出现上述哪种情况，或者两种情况同时出现，都不能达到伪迹 < 20%，稳定性 < 80%，就必须按暂停，重新测试。

(2) 婴儿出生时，羊水中的胎毛、脱落的胎儿细胞等吸附在外耳道内，阻断了耳声发射传出的信号，所以筛查前用少量生理盐水打湿小棉签清理外耳道。因为新生儿外耳道皮肤娇嫩，没有打湿的棉签容易损伤皮肤。

(3) 中耳腔内的羊水也是影响新生儿听力筛查的因素，因此新生儿出生后 42d 来院复查，此时羊水已被吸收，结果为“通过”。

(4) 筛查时新生儿烦躁、哭闹、打嗝，要停止检查。

(5) 新生儿患有感冒、新生儿吸入性肺炎、新生儿黄疸，应先积极治疗，等疾病治愈后再做检查。

八、各项参数调节

频率范围 1.5~9kHz（2~4kHz 预设）。刺激强度范围 40~65dBSPL。最大输出 90dBSPL。麦克风系统噪声 −15dBSPL@1kHz（1Hz BW）。刺激采样比 31.25Hz。电源交流 220V ± 22V，50Hz ± 1Hz；直流 5.0V ± 0.3V。电池寿命典型值 300 次。探头重量 300g（包括电池）。

九、仪器故障处理

新生儿听力筛查仪常见故障及处理见表 3-8-1。

表 3-8-1 听力筛查仪常见故障及处理

常见故障	故障原因	处理
转介(REFER)	耳道 / 探头被耳垢 / 异物堵塞	清理耳道,去除异物
噪声(NOISE)	室内噪声 婴儿哭声 耳塞头不配套	保持室内安静 婴儿睡着后测试 选择适合型号的耳塞头
失败(ABORT)	耳道 / 探头被耳垢 / 异物堵塞 探头位置不对 耳塞头密封问题,指示灯报警 金属线断裂 扬声器被异物堵塞,传输异常	清理耳道,去除异物 调节探头位置 选择合适的耳塞头 重新焊接 / 更换金属线 拆开探头,剔除异物
设备不能正常开机	电池松动或没电	查看电池 / 更换电池 / 充电

十、日常维护与管理

(一) 注意事项

1. 仪器放置在干燥、无尘、阴凉处保管,避免阳光直射、高温多湿的环境(存放温度:0~40℃,操作温度:5~35℃,相对湿度≤80%),严防水浸、火灾和被盗情况。

2. 仪器设备需定点放置、定时清点、定期检查维修、专人管理,建立仪器档案,包括使用 / 保养 / 维修登记表,每次仪器使用完毕后,均须按要求放入专用包内,防止振动、摔坏,并进行使用情况的记录。

3. 仪器使用说明书需妥善保管,操作者必须严格按照仪器使用说明书以及仪器操作规范流程实践进行操作。

4. 使用前充电,请根据各产品说明书按时充电,禁止长时间充电,供电电源:交流 220V,50Hz,保证仪器正常的使用寿命。

5. 根据仪器的使用频率,每半年或 1 年对仪器进行专业校验,粘贴合格证,并认真做好记录并妥善保管好仪器校准报告,保证测试的准确率。

6. 未经许可,任何人不得拆卸仪器,遇到仪器发生故障时,要及时报告并通知工程师维修。

7. 按仪器设备统一管理要求,将标识张贴在仪器设备的醒目处,内容包括统一编码、名称、型号、负责人等。

8. 建立仪器档案文件,并妥善保管好仪器有关的各种资料。

(二) 清理和消毒

1. 每次使用后均应对新生儿听力筛查仪进行清理和消毒,仪器可用紫外线照射消毒。

2. 新生儿听力筛查仪显示屏可以使用软布加清水擦拭,或软布浸入温水稀释的中性洗涤剂中,拧干水擦拭;注意擦拭时不能淋湿电源插头部分和有线多普勒探头的插头部分;无线多普勒探头擦拭前需盖紧电池盖。

3. 清洁后需再次使用软布加消毒剂擦拭消毒各部件;可以使用的消毒剂有戊二醛消毒液、苯扎氯铵消毒液、两性表面活性剂等。如使用其他消毒剂时参照产品说明书进行使用。

4. 为避免材料变质,一般情况下,不建议使用含有次氯酸钠、乙醇、过乙酸制剂、氢氧化钠等成分的消毒剂进行消毒。

5. 禁止使用高压蒸汽灭菌、环氧乙烷气体灭菌、紫外线灭菌。

(胡硕婷)

第二节　脑功能监护仪

一、基本简介

脑功能监护仪（cerebral function monitor，CFM）是通过头皮将脑部微弱的自发性生物电加以放大的波形，经过量化压缩后通过趋势图谱反映大脑功能状态的仪器。脑功能监护仪监测脑电生理活动，可用来判断新生儿脑功能发育情况和疾病状态下的脑电活动状况，对新生儿脑损伤的早期诊断及预后判断具有重要作用。目前临床上主要用于评估神经功能，具有无创、操作方便、受环境干扰少、图形直观容易分析、能长时间床边连续检测等优点。

二、发展历史

1875年，英国外科医师卡顿对动物暴露脑进行了电流直接记录，将电极直接插入猴头的颅内以检测脑内电流活动情况。1903年，德国医学家贝格尔受这些成就的启发，开始脑电流记录实验，取得了成功，他把记录人脑电图的方法命名为脑电图描记术，成为脑电图临床应用的开端。1934年，阿德里昂和马泰乌斯改进了脑电图描记术，从而使它可以诊断某些类型的癫痫及精神错乱症和肿瘤，以及进行颅内病变的检测和大脑病变的区域定位。20世纪40年代后，在临床诊断中得到了广泛的应用。1950年，波泽和舒伯弗里开始了脑电阻图的应用，这项检查主要用于脑血管病的辅助诊断。

自20世纪60年代开始，由Maynard首先设计，应用仪器来监测复苏后患者潜在的脑损伤以及手术麻醉下的成人脑电活动，并将这种仪器称为脑功能监护仪（cerebral function monitoring，CFM），其基本内容是振幅整合脑电图（aEEG）。1978年，瑞典和荷兰的科研人员开始将其应用于新生儿。自20世纪80年代开始，CFM/aEEG逐渐应用于新生儿领域。20世纪60年代末期，我国国产脑电图仪生产问世，为脑电图的普及提供了条件。

随着电子计算机和放大器等电子技术的不断发展，现代脑电图机基本上都是数字化脑电图机，机械性的老式走纸脑电图机逐渐被淘汰。而且数字化脑电图机也在不断更新换代。导联数由最初的8导联脑电图，逐渐升级为16导联、32导联、40导联、64导联、128导联和192导联等，甚至已经有256导联脑电图的出现。目前常用于新生儿检查的是12导联脑电图和19导联脑电图。

三、基本分类

（一）按脑电图检种类分类

1. 常规脑电图（routine EEG）　适用于常见各种疾病的检查，检查时间约半小时，癫痫患者阳性率最高约40%。

2. 睡眠脑电图（routine sleep EEG）　适用于婴幼儿、脑电图检查不合作者及睡眠中有发作性疾病等的患者，检查时间1~4h。

3. 动态脑电图　患者随身携带24h脑电图记录盒，记录24h内各阶段的脑电图变化，癫痫患者的阳性率最高约85%。

4. 视频脑电图　同步记录癫痫患者24h的脑电图与视频监测身体各部位的活动情况，在临床发作时，可观察到癫痫患者的发作类型与脑电图的表现。它的阳性率最高，约90%以上，是目前国内外脑电图诊断癫痫最主要的方法，对临床神经科医生的指导意义最大。

（二）按脑电图功能分类

1. 振幅整合脑电图　振幅整合脑电图将原始脑电波（EEG）时间的变化进行压缩，信号经过各种数学变换后反映大脑皮层脑电图的背景活动，用于监测重症患者一段时间的大脑功能状态，具体分类及形状见表 3-8-2。

表 3-8-2　振幅整合脑电图

分类（Hellstrom-Westas & Toet）	整合图电压 Voltage Definition（Al Naqeeb）	下边界（in μV）	上边界（in μV）
连续正常电压	正常（Type 1）	>5	>10
不连续正常电压	中度异常（Type 2）	<5	>10
暴发抑制	重度异常（Type 3）	<5	>10
连续低电压	重度异常（Type 3）	<5	<10
等电位线	重度异常（Type 3）	<5	<5

2. 相对频带能量（RBP）　相对频带功率谱百分比的形式将脑电波中的 α、β、θ、δ 波的比重以百分比的形式呈现，可以清晰直观地观察各时间段不同脑电活动的比重。

3. 频谱（SEN）　频谱来自脑电图，根据复苏阶段前额骨骼肌兴奋程度及大脑皮层的受抑制程度，反映患者昏迷镇静深度。

4. α 变异（alpha variability）　α 变异通过脑电的波幅和频率进行性变化检测脑皮层细胞缺血缺氧性变化，反映大脑血流量（CBF）的变化和神经元损伤程度，于临床症状之前发现以防止脑血管痉挛的发生，避免造成永久性脑损伤。

四、工作原理

CFM 以简化的形式采集并显示脑电波形（即 aEEG）。该仪器从双顶骨处采集脑电，信号经过放大、滤波、振幅压缩及整合，以 6cm/h 的速度输出在记录纸上。CFM 主要由信号采集、放大、滤波、振幅压缩、峰值检测及平滑、阻抗监测，以及波形显示等几个功能模块组成。

1. 信号采集　单导联 aEEG 信号由安放在双顶骨处的对电极获取。电极位置为国际标准 10~20 电极安放系统的 PP4（或 C_3~C_4），同时 F_z 点（前额中部）接地。

2. 放大脑电信号　经电极采集后输入隔离放大器，隔离放大器使受试者与仪器电源及“地”隔离开来，保证了受试者的安全。主放大器将从隔离放大器耦合而来的脑电信号逐级放大，以便后续处理。

3. 滤波　经过放大的脑电信号在滤波环节进行频率筛选（2~15Hz）及振幅补偿。滤波的主要目的是消除因流汗、肌肉活动、电干扰等引起的伪迹，同时使不同频率成分的脑电在传输过程中的衰减得到相应补偿。

4. 振幅压缩　振幅压缩环节是将放大后的脑电波形在幅度轴上按对数坐标显示，目的是缩小原始脑电波形幅度变化的动态范围，使其反映脑功能变化的 aEEG 波谱带能在一条较窄的图纸上显示出来。由于图形在时间轴上依然按照线性关系显示，因此这种作图方式称为“半对数压缩”。

5. 峰值检测与平滑　将压缩后的脑电波通过一个模拟整流模块，以提取出脑电波的包络（即峰值），并将这系列的峰值用平滑的曲线连接起来，使 aEEG 波形成为能反映原始脑电图的最大波动幅度（aEEG 波形的上边缘）以及最小波动幅度（aEEG 波形的下边缘）的波谱带。

6. 阻抗监测　作为监护仪器的 CFM，其信号获取需要保持长时间稳定可靠，而确保电极与头皮间的良好接触是保证信号质量的关键。当阻抗升高时，阻抗监测系统会提示电极接触不良，aEEG 波形不可靠，此时需要调整电极。

7. 波形显示　CFM 输出 aEEG 波形时，在时间轴方向将 aEEG 波形进行了压缩（时间轴尺度参考值：6cm/h）。由于时间压缩，aEEG 相邻波形相互叠加、整合，最终表现为宽窄相间的波谱带。时间压缩的目的是使长达几个小时的原始脑电波形能反映在 aEEG 非常短的一段波谱带中，便于医护人员从整体上观察患者的脑功能状态。

五、临床适应证和禁忌证

1. 适应证　低 Apgar 评分，出生后需要复苏或人工通气，肌张力 / 腱反射弱，新生儿缺血缺氧性脑病，筛查治疗对象及亚低温治疗，新生儿惊厥，早产儿脑成熟度的评估，胆红素脑病，颅内感染，心脏畸形，胎粪吸入，颅脑外伤，低血糖脑病，代谢性 / 中毒性脑病，颅内出血，严重血管痉挛，外科手术后，休克昏迷，动脉瘤破裂，肌肉松弛 / 神经肌肉阻滞。

2. 禁忌证　癫痫持续状态，头皮外伤。

六、基本结构及配套部件

脑功能监护仪的基本结构由主机、系统软件、显示器、处理器盒、扬声器、鼠标和键盘、电源线、打印机组成。

七、基本使用程序

【评估】

1. 患者准备　告知家属检查的目的及意义，征求家属同意并签署脑功能监测告知书。评估患儿一般情况(包括：胎龄、体重、Apgar 评分、检验结果)是否应用镇静、抗惊厥药物。评估头部皮肤情况，测量头围，检查前应清洗头发(建议用剃毛膏剔除毛发后，清水清洁头部皮肤)。

2. 环境准备　清洁安静，宽敞明亮，温度适宜，适合放置脑功能监护仪。

3. 用物准备　脑功能监护仪、磨砂膏、导电膏、电极、相符的电极帽(电极帽不适用于早产儿)、电动剃毛刀、生理盐水、无菌棉球等。

4. 护士准备　具有操作资质，穿戴整齐，无长指甲，洗手，戴口罩。

【操作流程】

1. 转抄医嘱，核对医嘱。

2. 携用物至床旁，核对床号、姓名、性别、出生日期、ID 号。

3. 开机　根据仪器设备要求，填写患者信息，核对无误，点击“确定”。

4. 建议使用清洁温水或磨砂膏清洁头部皮肤(毛发多时建议剃毛发，避免干扰)。

5. 进入记录器安装电极界面。

6. 再次核对患者信息，在“阈值”中选择 20.0kΩ；按照规范连接电极或安装电极帽，调节好松紧度；待全部电极转为绿色后可按下方“开始”键开始监测，监测时间根据医嘱设定。

7. 记录数据　按“记录”及“视频”按键，把摄像头对准监测者，调好焦距，调至最好的视觉效果。

8. 监测结束后按右上角“关闭”键，待视频保存好后，按正常关闭计算机方式关机。

9. 双人核对卸下脑电极帽后患儿头皮情况是否完整。

10. 整理床单位，整理用物，清洁导联线。

11. 洗手，记录。

【注意事项】

1. 第一次使用机器时应该设置好各项指标，注意主机和采集放大器等输入接口是否连接完好。把全部的电极都接在检查者头部后，再处理接触不良的电极，优先处理“REF、GND”这两个电极。

2. 由于监测大多数在暖箱或者新生儿重症监护病房(NICU)内进行，患儿身旁可能有仪器设备，脑电图监测可能会受到干扰，技术人员应随时判断、标记和尽量排除各种外源性干扰，建议脑电图监测设置单独房间。

3. 脑电图监护仪监测时长需按照医生医嘱执行，长时间监测患儿，护士需要 2~3h 检查一下阻抗。电极脱落或原始脑电不清晰时，也要检查阻抗。

4. 常用 12 导联和 19 导联脑电图监护仪，电极线极小，需要保护好每根电极线，避免折断，做好电极贴片清洁，切勿浸泡水中。

5. 要注意对电极帽电线的保护，避免对电线的损伤。操作完成后，先关主机，再关稳压器，切断电源。

八、各项参数调节

1. 操作环境参数　脑功能监护仪适合在下列范围内操作：温度 1~40℃；相对湿度 30%~75%（非凝结）；大气压 70~106kPa。

2. 脑电图电极放置位置　按 10-20 国际标准系统安放顺序见图 3-8-1。

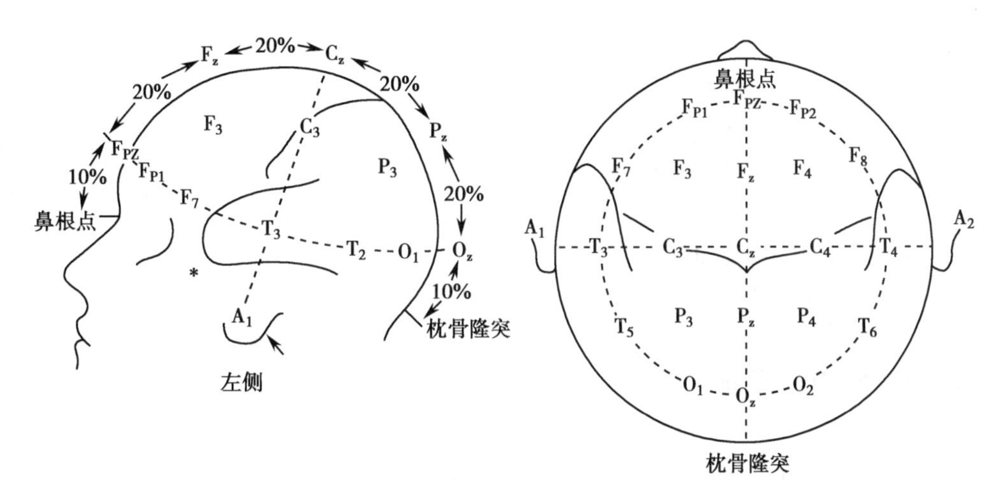

图 3-8-1　新生儿脑电图电极安放顺序

首先在头皮表面确定两条基线，一条为鼻根至枕骨隆突的前后连线为 100%，另一条为双耳前凹之间的左右连线为 100%。二者在头顶的交点为 C_z 电极的位置。

从鼻根向后 10% 处为 F_{PZ}（额极中线），从 F_{PZ} 向后每 20% 为一个电极的位置，依次为 F_z（额中线）、C_z（中央中线）、P_z（顶中线）及 O_z（枕中线）。O_z 与枕骨隆突的间距为 10%。

双耳前凹连线距左耳前凹 10% 处为 T_3（左中颞）电极位置，以后向右每 20% 放置一个电极，依次为 C_3（左中央）、C_z（中央中线）、C_4（右中央）和 T_4（右中颞）。T_4 距右耳前凹间距为 10%。

从 F_{PZ} 通过 T_3 至 O_z 的连线为左颞连线，从 F_{PZ} 向左 10% 为 F_{P1}（左额极），从 F_{P1} 沿左外侧向后每 20% 放置一个电极，依次为 F_7（左前颞）、T_3（左中颞）、T_5（左后颞）及 O_1（左枕），其中 T_3 为此线与双耳前凹连线的交点，O_1 距 O_z 为 10%。

F_{P2} 沿右外侧向后连线与此相对应，从前向后依次为 F_{P2}（右额极）、F_8（右前颞）、T_4（右中颞）、T_6（右后颞）及 O_2（右枕）。从 F_{P1} 至 O_1 和从 F_{P2} 至 O_2 各做一连线，为左、右矢状旁连线，从 F_{P1} 和 F_{P2} 直线向后每 20% 为一个电极位点，左侧依次为 F_3（左额）、C_3（左中央）、P_3（左顶）和 O_1（左枕），右侧依次为 F_4（右额）、C_4（右中央）、P_4（右顶）和 O_2（右枕）。在 10-20 国际标准系统中，A_1、A_2、F_{PZ} 及 O_z 不包括在 19 个记录位点内。

九、仪器故障处理

脑功能监护仪常见故障及处理，见表 3-8-3。

表 3-8-3　脑功能监护仪常见故障及处理

常见故障	故障原因	处理
啸叫	1. 声音太大 2. 探头表面耦合剂过多 3. 电量不足	1. 调小音量 2. 擦净探头表面 3. 充电
声音微弱	1. 音量太小 2. 未涂耦合剂 3. 电量不足	1. 调大音量 2. 加涂耦合剂 3. 充电
灵敏度低	1. 探头位置不对 2. 未涂耦合剂	1. 调整探头位置 2. 加涂耦合剂
声音沙哑	声音太大	调小音量
没有数字显示 数字显示不稳定	1. 探头位置不对 2. 未涂耦合剂	1. 调节探头位置 2. 加涂耦合剂

十、仪器设备使用相关并发症

偶有耦合剂皮肤过敏者。

十一、日常维护与管理

（一）注意事项

1. 存放于阴凉、干燥处保管仪器，避免阳光直射、高温多湿的环境。使用结束的脑功能监护仪应清洁后盖好防尘罩。

2. 仪器设备需专人管理，建立仪器档案，包括使用 / 保养 / 维修登记表，定期质检，粘贴合格证，检测时间：半年一次，仪器使用说明书需妥善保管。出现问题应即时登记、汇报、维修。

3. 脑功能监护仪应定点放置、定时清点、定期检查维修。脑功能监护仪应由受过医疗培训并合格的人员操作，未经培训或培训不合格人员不能擅自使用。

4. 电源专线专用，不要使用适配器插头。定期维护硬盘，重视系统软件和病历资料的备份。

（二）清理和消毒

1. 每次使用后均应对脑功能监护仪进行清理和消毒。清理前需用湿巾或软布擦净电极线，切勿对折和大力拉扯。

2. 定期清洁脑功能监护仪主机、放大器、LCD 显示屏、头盒、键盘、电缆线、打印机、鼠标等，外表均可以使用软布加清水擦拭，或软布浸入温水稀释的中性洗涤剂中，拧干水擦拭；注意擦拭时不能淋湿电源插头部分。清洁后需再次使用软布加消毒剂擦拭各部件；可以使用的消毒剂，如 3% 过氧化氢溶液、2% 戊二醛消毒液、0.5% 次氯酸钠溶液、苯扎氯铵消毒液、两性表面活性剂等。如使用其他消毒剂时参照产品说明书进行使用。

3. 为避免材料变质，一般情况下，不建议使用含有丙酮、次氯酸钠、乙醇、过乙酸制剂、氢氧化钠等成分的消毒剂进行消毒。禁用高压蒸汽灭菌器等超过 70℃的消毒和灭菌方法、环氧乙烷气体灭菌、紫外线灭菌。

（胡硕婷　彭　欢）

第三节　眼底成像仪

一、基本简介

新生儿眼病筛查是儿童眼病视力筛查的第一步，通过新生儿眼底普筛可以早期发现异常，对早期诊断和治疗有着重要的临床意义。眼底筛查仪是指使用眼底成像仪对视网膜疾病进行筛查的一种仪器。目前可用于新生儿视网膜病变诊断和分期、新生儿眼底病诊断的专业设备，常见的眼底成像仪见图 3-8-2。

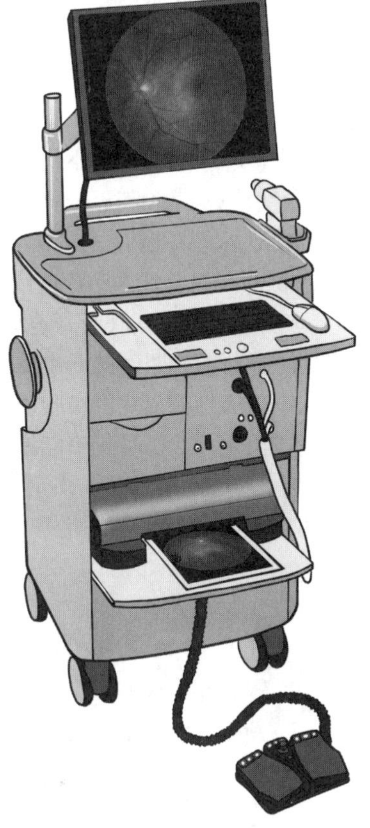

图 3-8-2　眼底成像仪

二、发展历史

德国 Helmholtz 在 1851 年研制了直接检眼镜。检眼镜的发明是眼科界一个划时代的进展，开创了眼科诊断、治疗的新纪元。现代眼底荧光血管造影技术在 20 世纪 60 年代就开始应用于临床，而吲哚青绿血管造影技术在 20 世纪 90 年代中期才开始应用。获得准确、清晰的眼底造影图像对眼底疾病的诊断及指导治疗都具有重要的意义。2003 年美国儿科学会明确强调眼部检查应在新生儿时期开始。随着我国围产医学和新生儿医学诊治水平的进步，为了提高新生儿眼病发病检出率，2003 年，卫生部下发《关于印发儿童及视力保健相关技术规范通知》中指出：将婴幼儿 0~3 岁视力筛查纳入儿童视力保健中。近年来，RetCam 眼底成像仪进入我国使用，为小儿眼科医学研究和发展提供有力依据，已经成为新生儿和小儿眼底检查的技术保障。

三、基本分类

1. 直接眼底镜　以双目间接眼底镜检查为主，漏检率较高，部分存在眼病的新生儿极易错过最佳的治疗时间，因此双目间接眼底镜在新生儿眼病筛查工作中具有一定的局限性。

2. 间接眼底镜　使用客观、无损伤、新型成像技术，操作简单快捷，通过眼底成像系统用来筛查或诊断新生儿眼底情况，有利于多种新生儿先天性眼疾和眼底病变的准确诊断，辅助治疗和预后评估。

3. 眼底照相。

4. 眼底血管造影。

5. 脉络膜造影。

四、工作原理

新生儿数字化广域眼底成像系统 RetCam 是目前国际上广泛使用的新生儿眼病诊疗设备。它是在保护新生儿眼底不受伤害的前提下，将适当的光通过狭小的孔径导入眼底，使眼底获得所需的均匀照明，从而呈现足以帮助诊断的清晰影像。它采用电脑图像采集软件，配合多种镜头，可实时采集眼底（包括视神经、视网膜）和眼前段（包括角膜、前房角、虹膜和晶状体）的动态和静态图像，可以为小儿眼病的分析和诊断提供更加方便和准确的方式。

五、临床适应证和禁忌证

(一) 适应证

1. 新生儿眼疾普查。

2. 早产儿低体重儿 早产儿胎龄越短,视网膜病变发生率越高。特别是伴有高浓度氧疗史、多胎妊娠儿、酸中毒、贫血、输血、高胆红素血症、试管婴儿、维生素E缺乏的早产儿,更应该进行规范的眼底筛查,排除早产儿视网膜病变这一致盲眼病的发生。早产的新生儿必须常规到医院进行眼底检查,因为早产的新生儿视网膜血管发育不成熟,出生后1个月内仍继续发育至完全血管化。有以下情况的早产儿或者低体重儿,其早产儿视网膜病变的发生率和严重程度更高:体重小于2 000g,胎龄小于32周,有明确的吸氧史。这三种情况下家长应当更加积极主动配合医师给孩子定期查眼底。首次检查应在患儿出生后4~6周,或矫正胎龄31~33周,检查可能需要数次,请严格遵照医师的医嘱给孩子复查眼底,直到视网膜发育成熟,以免延误治疗造成严重后果。

3. 新生儿窒息、呼吸窘迫综合征等高危儿 进行眼底检查排除缺血缺氧性视神经视网膜病变。

4. 进行蓝光照射的新生儿黄疸患儿 进行眼底检查,排除眼部晶状体及视网膜损伤。

5. 先天性梅毒及巨细胞病毒感染者 排除视神经视网膜病变,并可以帮助疾病诊断和预后判断。

6. 出生后2个月仍不能追光者 排除先天性白内障、青光眼及其他组织发育异常和功能异常。

7. 小儿脑性瘫痪 多有脑组织损伤或颅内出血,行眼底检查排除视神经萎缩及眼底出血。脑瘫患儿多要进行高压氧治疗,在高压氧治疗前进行眼底检查,排除视网膜出血及血管发育畸形等禁忌证。

(二) 禁忌证

1. 任何眼球贯通伤患者在伤口愈合前不应该使用RetCam接触检查。

2. 眼睛感染病例在抗感染治疗前如果有可能的话应该推迟使用RetCam。

3. 新生儿经专家认定为状态不稳定时不应该使用RetCam成像。

六、基本结构及配套部件

1. 显示器 系统标准平板显示器。控制面板:薄膜控制面板可以一键打开系统、控制光照强度、照相机焦点和快照(采集不连续图像或开始/停止录像)。

2. 手柄 包括照相机。重量轻、易定位,电线长易连接。使用可更换镜头片。

3. 手柄互联线束 包括3个独立电源线:用于受试者照明的光纤、照相机控制器电源线和对焦电动机电源线。

4. 底架 包括控制系统、接头和DVD刻录机。

5. 计算机电-光盒(CEO) 包括照明灯、控制电路、处理器和硬盘。

6. 脚踏开关 作为一种可选方法来控制照明强度、照相机对焦、视频或快照采集。

7. 存物抽屉 各单位有两个存物抽屉用于存放镜头片、工具和耗材。

8. 荧光素血管造影(FA)电源(可选) FA数字照相可以使用可选性的蓝色激发光源。手柄选择黄色吸收滤光片。只通过FA亮度控制就可以调节照明亮度。

9. 打印机 打印彩色图像和报告。

七、基本使用程序

【评估】

1. 患者准备 告知患儿家属检查的目的、意义以及检查过程中扩瞳药可能出现的情况,征求家属同意并签署同意书。询问病史,评估患儿意识状态、合作程度,请根据实际情况,给予镇静剂。

2. 环境准备　环境清洁，室内通风，光线适宜，有床帘可以遮挡阳光，符合操作要求。

3. 用物准备　眼底成像仪（检查镜片有无损坏、裂纹 / 毛边，如有问题请勿使用，需立即更换）、扩瞳药、表麻药、透明凝胶、75% 乙醇、纯净水 / 蒸馏水、清洁纱布、棉球、小儿开睑器、皮肤消毒液等。

4. 操作者准备　具有操作资质，穿戴整齐，无长指甲，洗手，戴口罩。

【操作流程】

（一）检查前准备

1. 核对医嘱，转抄医嘱。

2. 核对床号、姓名、性别、出生日期、ID 号。

3. 点扩瞳药（复方托吡卡胺）5 次，每 5min 滴一次，必要时可增加次数，点用瞳药约 1h，查看患儿瞳孔是否足够大（要求至少 6mm 或以上）。

（二）系统设置

1. 开启设备，连接电源线，打开设备背后电源开关，然后按下面板上的系统电源按钮，按钮上绿色指示灯变亮，软件开始初始化。

2. 开机默认照明灯会开启，按下照明灯按钮，可开启或关闭照明灯，建议长时间不用时关闭。

3. 手柄上安装镜头片，务必放置于安全的床面上安装，切勿悬空装卸镜头，不用时将手柄置于手柄托。

4. 录入用户名和密码，选择登录。

5. 单击所需的域完成登录。

6. 输入检查者资料。

（三）检查步骤

1. 携用物至床旁，固定患儿头部。

2. 点表麻药（盐酸奥布卡因）。

3. 安放开睑器。

4. 滴眼用凝胶作耦合剂。

5. 调节光亮度，调整焦距，进行眼底照相检查。

6. 检查顺序为先右眼后左眼，一般每眼检查不超过 2min。为了最大限度地获取视网膜照片文件，建议采集后极、颞侧视网膜、鼻侧视网膜、上方视网膜、下方视网膜 5 幅图像。

（四）检查后操作步骤

1. 拍摄完后，记录视网膜及视网膜血管的发育情况，以及有无病变，必要时可拍摄记录眼前节（角膜、房角、虹膜、瞳孔、晶状体）。

2. 检查完患者后，蘸取纯净水将镜头上的凝胶擦拭干净，再用 75% 乙醇溶液消毒，洗手。

3. 选择保存检查资料、完善记录信息、打印图片、书写检查报告。

4. 依同样的步骤依次检查其他患者，所有检查完毕后，备份当天所检查的资料。

5. 完成以上所有操作后，按住屏幕右下方红色按钮，关机并关掉电源总开关，确认手柄、缆线及电源线正确放置。

【注意事项】

1. 有极少的新生儿会对所使用的麻药产生过敏反应。部分新生儿检查后眼睛会发红，但会很快消失。

2. 检查前 1h 不要喂奶、喂水等，因新生儿检查时哭闹容易出现呛咳。

3. 如果镜头片存在可能损失眼睛的缺口、断裂、刮伤或表面粗糙，请勿使用。

4. 为了减少光线过量暴露的可能性，通常从最低光照强度开始，需要的话再增加，只使用所需的最短暴露时间，每眼不超过 5min。

5. 使用前请将缆线挂在颈肩部，以免手柄滑落损坏。镜头片正面严禁与硬物或尖物相接触，否则可能会损坏精密光学部件和密封件。

6. 移动设备须松开轮上的脚刹，进行检查时，最好把脚轮上的刹车锁住，以免设备意外移动损伤电缆。

7. 不成像时通常将手柄电缆缠在绕线器上，但是请勿缠紧以免损坏光纤，建议大圈缠绕，电缆线勿拖地。

八、各项参数调节

（一）镜头参数选择

镜头型号	应用	常规视野
D1300	早产儿	130°
B1200	正常婴儿	120°

（二）Range 功能参数调节

Range 功能开启，默认值是 50% 挡位。调整过 Range 挡位后，系统不会自动恢复为默认值，进行下一个检查时，请根据实际情况，选择合适的挡位。Range=0 时，深色周边部分不能看清楚。Range=50 时，成像效果最佳，亮度对比良。Range=100 时，图像噪声增大，画面泛白，影响中间部分细节。Range 功能适合在遇到明暗反差大的情况下使用，依次切换不同挡位，从而获得更理想的图像。并非所有检查都需要开启 Range，请根据实际情况选择使用。

九、仪器故障处理

眼底成像仪常见故障及处理，见表 3-8-4。

表 3-8-4　眼底成像仪常见故障及处理

常见故障	故障原因	处理
设备不能正常开机	电池没电 电源线未连接好或未充电	查看电池 / 更换电池 插电源充电
设备出现无线电干扰或中断附近设备运行	1. 设备接触不良 2. 设备间距小，引起干扰 3. 电压过高	1. 重新调整 / 改变接收装置位置 2. 增加设备间距 3. 将设备插在与其他设备不同的电路插座上 4. 联系厂商 / 设备科技术员以获取帮助
白屏、花屏	1. 主控板故障 2. 屏到主控板接线接触不良 3. 屏坏	更换显示器或检查主控板接线是否稳固

十、日常维护与管理

（一）日常管理

环境存放要求温度 15~35℃；湿度 10%~60%。不同患者使用前，清洗和检查镜头片。每周擦拭系统，每个月检查电线和连接线是否有磨损。灯泡如烧毁，更换照明灯泡。保险丝如熔断，更换系统保险丝。

（二）清洗操作

1. 清洗镜头片（接触患者区用后应立刻清洁以免耦合凝胶变硬）

（1）可使用干燥的软纸、棉球、棉片蘸取适量纯净水或蒸馏水清洗镜头表面多余耦合剂和碎屑，拧干后，轻轻地擦拭（严禁使用生理盐水或其他具有腐蚀性的液体清洁镜头），请务必确认棉球是否拧干，湿润的棉球会导致镜头金属环区域进水，可能造成镜头损坏。

（2）待凝胶除去后再使用棉球蘸取乙醇进行消毒，也可以使用浸有 70% 异丙醇的干净软布（如消毒纱布）轻轻擦拭镜头片前面，确保酒精棉球拧干，一定要特别注意接触镜头凹面，每次擦拭时镜头片必须用干净清洁的抹布擦拭至少 11 遍。可使用预先包装好的 70%~75% 异丙醇棉片来替代消毒纱布。

（3）用无菌注射用水彻底冲洗镜头表面，严禁将镜头片浸入任何液体或溶液中。必要时，可以将镜头片的末端 4mm 浸入其内，一定不要将连接处（磨光金属尖端与喷漆防护外套相连）浸入，因为很易受到腐蚀，镜头与手柄连接缝隙处勿进入水渍，水渍进入将会导致镜头无法修复。

（4）清洁消毒完毕，需将镜头风干，检查有无损坏。如果镜头有损坏、裂纹 / 毛边请勿使用。

（5）镜头每次使用完毕，应放置在镜头袋内并放置到镜头盒里。防止跌落以及灰尘进入镜头内侧无法清理。如镜头内侧有灰尘时，可用吹气球吹除，不要触碰到内部的镜片。

2. 镜头内侧有灰尘，可用吹气吹除，不要碰到内部的镜片。

3. 定期清洁手柄及镜头导光对接部位的环形光纤表面。建议每个月清洁一次（如图 3-8-3 所示发光的区域）。用脱脂棉签，蘸取少许 75% 乙醇（不能含有添加色）按单一方向绕圈擦拭环形光纤表面。

4. 光纤线缠绕保护。将光纤大圈缠绕至设备单侧绕线装置上，勿缠太紧，顺势放置缆线，避免光导纤维受折，勿将光纤拖地或卷入轮子下被压，避免外力挤压导致光纤受损。

5. 为保证仪器的正常运转，以及意外断电时应急供电，建议每周充电一次，充电时间不少于 4~8h。

6. 每 3 个月清洁风机一次，可用毛刷清洁。

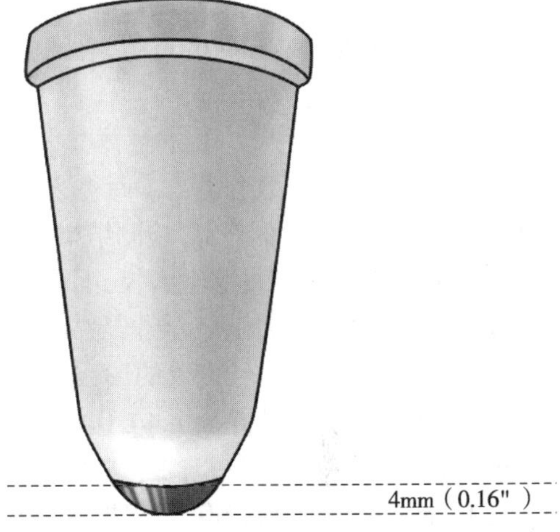

图 3-8-3　手柄及镜头导光对接部位的环形光纤表面

（胡硕婷）

第四节　经皮胆红素仪

一、基本简介

经皮胆红素仪是一种手持式的用于新生儿筛查的非侵入性医疗仪器，受皮肤色素沉着的影响小，易在床旁使用，提供迅速的测量，早期检测出黄疸对于预防新生儿出现核黄疸至关重要。美国儿科学会的指南表明，经皮胆红素（transcutaneous bilirubinometer，TcB）测量在诊断新生儿黄疸方面是准确的，可以减少对黄疸的需要血液取样，有助于黄疸的早期检测。常见的经皮胆红素仪见图 3-8-4。

二、发展历史

监测黄疸的方法由肉眼目测法、黄疸比色卡法发展至采血血清胆红素法和经皮测胆红素法。静脉血或微量血血清胆红素检测一直作为高胆红素血症诊断的“金标准”，但无法进行动态监控，而且会给新生儿带来一定痛苦和皮肤伤害，增加出血和感染的发生概率。随着科学技术的不断发展，新生儿黄疸问题越来越受到社会关注。因此，寻找更适合的检测方法具有重要临床意义。20 世纪 70 年代末，Hannemann 等报告了测量皮肤反射光线的能力，并从数学上将数据转化为胆红素值。80 年代，Minolta、Bili-Check 等研发并推出胆红素测量仪，Yamanouchi 等人将其引入临床实践。研究表明经皮胆红素仪不仅可以作为一种筛选设备，而且可以作为血清总胆红素检测的可靠替代方法。20 世纪 90 年代初，经皮胆红素仪陆续被引入国内临床使用，并开始在国内进行研发。利用经皮胆红素仪可快速测量新生儿皮肤内胆红素浓度，能够做到重复测量和动态监测，是一种对婴儿身体无伤害，测量结果直观明显的方法。其体积小，重量轻，测量快速方便，使用安全，便于医护人员携带，可作为初期普遍的筛选检查方法，可节省人力和时间，减少婴儿反复取血的痛苦；目前已成为常用的检测方法之一，被广泛应用于各级医疗机构的 NICU、PICU 和新生儿科等。

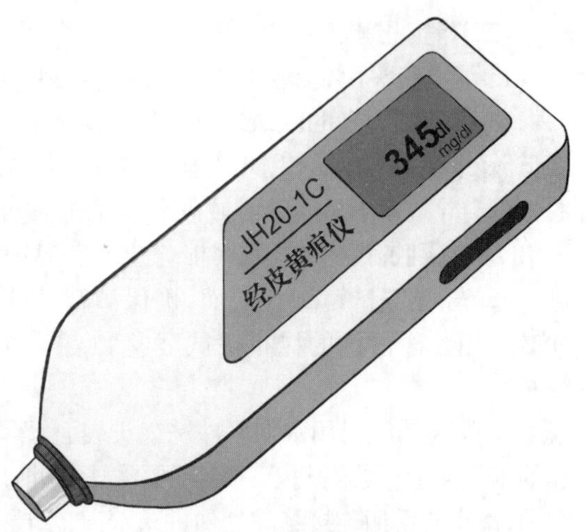

图 3-8-4　经皮胆红素仪

三、基本分类

1. 按主要技术参数分类　①间接读数：经皮胆红素仪测试的是皮肤色度，与血清胆红素浓度具有线性相关关系，间接读数的产品，检测结果需要查表进行数值逐一对照换算，增加了使用者的工作量。②直接读数：直接读数的经皮胆红素仪，不需要对照数据表查找，增加了数据的准确性和操作的简便性。但直接读数产品的价格较间接读数产品高。

直接读数的经皮胆红素仪的读数单位分为两种：mg/dl 和 mmol/L。经皮胆红素仪常用单位 mg/dl，但检验科生化设备用的是 mmol/L（国际单位），中间换算关系是 17 : 1，临床使用中，医护人员需自行换算，价格高一点性能稳定一点的经皮胆红素仪可以同时显示两种读数，不需查对照表换算，显示单位可在 mg/dl 和 mmol/L 中自行转换，可根据使用者习惯设置。

2. 按显示屏幕分类　① LED 显示（发光二极管）：采用 LED（发光二极管）显示读数，显示可读性不如液晶显示屏，并且因发热而耗费大量电能。②液晶显示屏幕：液晶屏幕的产品对人眼无刺伤，而且省电、美观，液晶显示读数清楚。由于经皮胆红素仪测试数据和电池电量也有很大的相关性，因此省电的产品测量的数据正确性也较高。

3. 按功能分类　①单一功能经皮胆红素仪。②多功能经皮胆红素仪：有储存记忆和回放功能、自检功能、电池指示功能、背光功能、直接与间接读数功能、平均值功能等。

4. 按结构分类　便携式经皮胆红素仪、台式经皮胆红素仪。

四、工作原理

通过测量婴儿皮下红细胞对蓝色光波（450nm 左右）和绿色光波（550nm 左右）两光波间的光波密度差和胆红素值相关的原理，来标定沉淀于婴儿皮肤组织下胆红素的浓度。使用这种方法，可以确保黑色素和皮肤成熟度的影响保持在最低水平的同时测量婴儿皮肤和皮下组织的黄色程度。

经皮胆红素仪运用相关光纤、光电技术和电子转化及数据处理技术。测量时，经皮胆红素仪应处于满电状态，将测试探头消毒后，再将测量探头轻压在婴儿的前额头或胸骨部位。整个测量过程应保证探头与婴儿皮肤全面接触，不留任何空隙。内置氙气灯闪烁，轻压电源键，氙光管发出的光线经玻璃纤维导引到皮肤表面，对皮下进行照射，光波在皮肤上被反复吸收与分散，最后返回玻璃纤维（传感器侧）。返回到纤维的光中，在皮下组织浅区分散的部分穿过纤维的内芯（短光路），而在皮肤组织深层中分散的部分穿过外核（长光路），分别到达相应的光电二极管。

通过计算得到皮肤组织内两波长之间的光密度差，从而得到相应的经皮胆红素浓度值。由于该光密度差异与血清胆红素浓度存在线性关系，经过转换计算，可得到婴儿体内的血清胆红素浓度值，并以数字方式表示，从而判断婴儿的黄疸情况。

五、临床适应证和禁忌证

1. 适应证　①溶血性黄疸：一般来说，如出生不满 3d 出现溶血性黄疸，必须同时测量血清胆红素的总浓度（仪器测量所得数值与血清胆红素的总浓度之间的相互关系会因生理因素而大幅度下降）。②早发性黄疸：如婴儿出现早发性黄疸病情（血型不合、溶血性黄疸），应频繁进行测量经皮胆红素或血清胆红素的总浓度（皮下组织中胆红素的浓度可能要比血清胆红素的总浓度上升得更为缓慢）。

2. 禁忌证　无。

六、基本结构及配套部件

经皮胆红素仪由主体、充电器装置、AC 适配器三部分组成。

1. 主体　①电源开关：此开关与重置按钮结合使用，可切换校验模式以及更改测量单位。②重置按钮：删除当前显示的测量值，为下一次测量做准备；按住此按钮可设置进行平均值测量的次数。③ READY（就绪）指示灯：指示灯亮起表明仪器可以进行下一次测量。④显示屏：显示测量值等。⑤测量探头：将测量探头贴住测量点以开始测量。⑥充电器触头：用于与充电器装置连接。⑦腕带导孔：将腕带系到仪器上。

2. 充电器装置　①充电器指示灯：指示灯亮起表明仪器当前已充电完毕。②充电器接口：用于与主体连接。③校验器：在校验模式下进行测量操作，用于校验仪器是否工作正常。④校验器的标准值：给出用于校验模式下的参考值。⑤校验器盖板。⑥ DC 接口：用于与 AC 适配器连接。

3. AC 适配器　包括 DC 插头、AC 电源线及 AC 电源线上的插头，用于与充电器的 DC 接口连接以及 AC 插座。

七、基本使用程序

【评估】

1. 婴儿准备　评估婴儿的诊断、体重、日龄、黄疸的程度和范围、黄疸消退情况、胆红素检查结果等；确认医嘱及治疗卡，核对婴儿床头卡及手圈上的床号、姓名；评估婴儿及家属的合作程度，取得家属配合。检查婴儿额头或胸骨处皮肤有无破损、红肿、瘢痕等。

2. 环境准备　清洁、安静，在空调病室内进行，室内湿度保持在 55%~65%，温度保持在 22~24℃，早产儿室内温度保持在 24~26℃。

3. 用物准备　酒精棉片，经皮胆红素仪 1 台，检查仪器性能良好，电量充足，处于备用状态。

4. 护士准备　知晓经皮胆红素仪的使用方法；着装整齐，摘掉胸卡及手表等，衣服口袋内避免有坚硬尖锐物，以免划伤婴儿；无长指甲，洗手，戴口罩。

【操作流程】

1. 从充电器中取出主体，携用物至床旁，核对床号、姓名，向婴儿家属解释操作目的及配合方法，取得理解与辅助。

2. 暴露婴儿胸骨上端。

3. 打开仪器电源开关，待 REDAY 指示灯变为绿色。

4. 用酒精棉片消毒测量探头。

5. 将测量探头垂直贴于婴儿皮肤，依次测量婴儿额头或胸骨。操作过程中注意遮挡婴儿眼睛，以防对婴儿视力的损伤。

6. 待 REDAY 绿灯亮起后重复测量。

7. 进行多次（次数预设定）测量得出本次测量的平均值。

8. 再次核对婴儿床号、姓名，整理婴儿包被及床单位。

9. 洗手，记录数值。

10. 按重置按钮进行下一个婴儿测量或关闭电源。

【注意事项】

1. 测量点　婴儿额头或胸骨处血流量丰富，必须在此处进行测量（血流量小以及皮下组织呈现角质化的区域可能出现皮下组织中胆红素浓度较低的情况）。

2. 进行测量时仪器会发出强烈的光线，可能造成眼部的损伤，故严禁将仪器发出的强光对准人眼。

3. 仪器闲置超过 60s，显示器背光和 REDAY 灯将熄灭，按重置按钮可以使仪器准备就绪。

4. 在环境光（面板灯、荧光灯、红外加热灯、太阳直射等）过强、受到其他电子设备（医疗设备、手机等电器）的电磁干扰时可能无法获得准确的测量数据。

5. 婴儿接受蓝光治疗期间，光照区域皮下组织中的胆红素浓度会在血清胆红素的总浓度之间下降。因此，只有在从婴儿后方使用蓝光治疗仪器或在额头或胸部上的测量点上覆盖一块阻光板时，才可以使用经皮胆红素仪。

6. 仪器的读数与皮肤光反射强度密切相关，因此测试时，探头务必紧贴皮肤，不要因漏光造成数值偏差。

7. 经皮测量血清胆红素受测试婴儿胎龄、体重影响。胎龄越小，体重越轻，仪器读数值高而反映的实际血清胆红素值相对低。日龄在 2 周内新生儿由于皮肤薄，毛细血管丰富，测试数据与血清胆红素值高度相关；日龄在 2 周以上婴儿皮肤因成熟会影响经皮测试准确度。要根据测试婴儿胎龄、日龄、体重综合判断仪器读数值。

8. 光疗中由于会“漂白”皮肤，仪器显示读数与血清胆红素缺乏线性相关，如果要在光疗中进行连续监测，建议针对光疗进行临床比对，得出相应的对照曲线关系。

9. 测量结果受操作人员测试时手法与力度；测试选择部位；各医院检验科测定血清胆红素方法、生化设备、试剂；婴儿血清白蛋白储量、血浆 pH、皮肤基础颜色、胎龄、日龄、血细胞比容、区域差异等多种因素影响。

10. 为减少操作系统误差，建议仪器由专人测试，并选定测试部位；有条件将仪器测试值与抽血测血清胆红素值做对照，建立抽血值与经皮值相关对应曲线，得到适合当地医院的针对足月儿和早产儿病理性黄疸的筛查读数值。

八、各项参数调节

（一）选择测量单位

1. 将电源开关打开，同时按住重置按钮。

2. 显示屏上显示“CHE”，此时仍然要按住重置按钮，15s 后，测量单位切换成功。

3. 查看测量单位是否已经成功切换。“CHE”消失，并且显示测量单位。当测量单位切换后，之前的测量单位将不会显示。

4. 松开重置按钮。READY（就绪）指示灯亮起，表明仪器已可以用于测量。

5. 关闭电源开关。

（二）平均值测量次数设置

仪器可进行“单次测量”，即每次测量的结果处理为测量值；也可进行“平均值测量”，即将 2~5 次测量的平均结果处理为测量值。必须依据测量点和测量状态设置要执行的测量次数。

1. 将电源开关打开或按重置按钮使仪器准备就绪。根据之前的测量设置,会显示“n-1~n-5”。

2. 按住重置按钮 5s,会按如下方式切换显示平均值测量次数。

3. 显示所需的平均次数后,松开重置按钮,将记录所显示的平均次数值。

n-1:单次测量,显示单次测量的结果作为测量值。

n-2~n-5:平均值测量,显示 2~5 次测量结果的平均值作为测量值。如果选中了“2”~“5”中的某一个,显示器的左上角会出现“AVG”。

九、仪器故障处理

经皮胆红素仪常见故障及处理见表 3-8-5,经皮胆红素仪显示屏错误信息原因及处理见表 3-8-6。

表 3-8-5　经皮胆红素仪常见故障及处理

常见故障	故障原因	处理
电源开关设置为 ON(打开)后,显示屏仍然为空白	电池电量耗尽 仪器闲置 60s 以上	将仪器放置在充电器上进行充电 按下重置按钮,使仪器准备好进行测量
测量期间显示屏突然变为空白	电池电量耗尽 仪器闲置 60s 以上	将仪器放置在充电器上进行充电 按下重置按钮,使仪器准备好进行测量
仪器已放置在充电器上,但充电指示灯未亮起	充电器装置和 AC 适配器未正确连接 AC 插座 仪器未垂直放置在测量点上	正确连接充电器装置和 AC 适配器 正确放置主体
无法进行测量	READY(就绪)指示灯未亮起 电池剩余电压低或电池电量耗尽	READY(就绪)指示灯亮起后再进行测量 将仪器放置在充电器上进行充电

表 3-8-6　经皮胆红素仪显示屏错误信息原因及处理

错误消息	错误原因	处理
Er 1 mg/dl	测量值异常。在平均值测量中,测量值波动过大	将测量探头垂直放置在额头或胸骨处并再次测量
Er 2 mg/dl Er 3 mg/dl Er 4 mg/dl Er 6 mg/dl	在平均值测量期间,可能发生了测量错误,或硬件发生故障	将电源开关设置为 OFF(关闭),等待 10s 或更长时间,将电源开关设置为 ON(打开) 若此警告仍然出现,报备后请厂家维修
Er 5 mg/dl	可能有充电不足的情况	将电源开关设置为 OFF(关闭),将仪器放置在充电器上进行充电
n-1 mg/dl	电池电量低	此警告出现后仍可继续进行 50 次测量,需尽早将仪器放置在充电器上进行充电
	电池电量耗尽	将仪器放置在充电器上进行充电

十、日常维护与管理

(一)维护要求

1.“五防”　防热、防蚀、防潮、防尘、防震。

2.“四定一专”　定点放置、定时清点、定期检查维修、定量供应、专人管理。

3.“三及时”　及时检查、及时消毒、及时补充。

4. 仪器应处于完好备用状态，在清洁或消毒之前需断开电源线。

(二) 清洁

用软布蘸取中性洗涤剂或清水擦拭仪器，然后用干燥的抹布小心擦拭。这种方式可确保仪器擦拭干净，切勿使用溶剂。清洁时，注意不要接触连接器端子，否则可能会损坏端子针脚，导致仪器故障或损坏。清洁测量探头时，使用酒精棉片进行擦拭。避免让液体或金属物进入仪器或充电装置，以免导致火灾或电击。

(三) 存放注意事项

不得将仪器放置在会接触到水的区域。不得将仪器放置在阳光直射、压力、温度、湿度、通风、阳光、灰尘、强磁场和 / 或含盐或含硫气体可能会影响到仪器的区域。不得将仪器放置倾斜或放置在可能受到振动或物理冲击的表面。不得将仪器放置在存放化学品或会产生气体的区域。仪器及其附件应彻底地清洁并妥善存放，以确保再次使用时不会出现故障。

(四) 使用注意事项

经皮胆红素仪属于精密仪器，应避免掉落，遭受到强烈振动或冲击，也不能在仪器上方放置重物。经皮胆红素仪不能防水 / 溅水，请勿在可能会接触到水的场合使用该仪器。务必要特别注意避免让血液或其他液体接触仪器。为避免仪器遭受大幅度冲击，应小心使用。严禁在有易燃或易爆气体(如麻醉气体、挥发汽油等)的场所使用仪器，否则可能导致火灾。

（胡　蓉）

第五节　婴儿培养暖箱

一、基本简介

婴儿培养暖箱是为新生儿尤其是早产儿提供一个温度和湿度相适宜、类似母体子宫的优良环境的设备，用于婴儿体温的复苏、输液、抢救、住院观察等场合，能够使婴儿体温维持稳定，用以提高未成熟儿的成活率，是新生儿接受治疗和护理的特殊场所。

二、发展历史

最早发明婴儿培养箱的是著名的法国妇产科专家 Stephane Tarnier 医生。1878 年，他参观法国巴黎动物园的家禽孵卵器后受到启发，萌生了婴儿培养箱的构想。他当初的设计，尽管按现在的标准衡量是粗糙的，但是婴儿死亡率的显著下降验证了他的想法基本上是成功的。此后，他的原始设计中将婴儿放在密封箱内的理念至今几乎没什么变动，但是箱内的加热、隔离方法和婴儿进出箱体等技术已经有了许多重大的改进和提高。第一台现代化婴儿培养箱是在第二次世界大战后问世的。其优点是具有更好的可视性，有高的氧浓度，温度和湿度可以精确控制。第二次世界大战后很受喜爱的市售婴儿培养箱是由 Charles chappell 博士开发的，它采用恒速风扇做空气的吸入和循环，同时也用于吸入过滤空气。这种分室设计方便了培养箱的清洁和维护保养。Chappell 博士开发的这种培养箱内的婴儿身体上很少或无须使用什么覆盖物，这样婴儿活动更自由，并能减少因更换尿布而造成的温度变化。

三、基本分类

1. 按结构分类　单开门婴儿培养暖箱，见图 3-8-5。双开门婴儿培养暖箱，见图 3-8-6。全开门婴儿培养暖箱，见图 3-8-7。

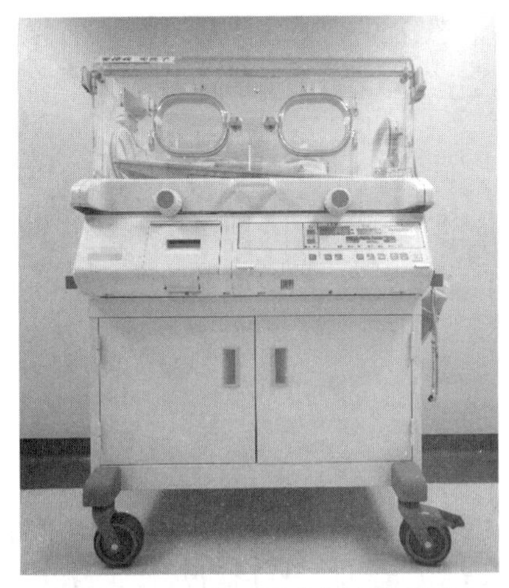

图 3-8-5 单开门婴儿培养暖箱

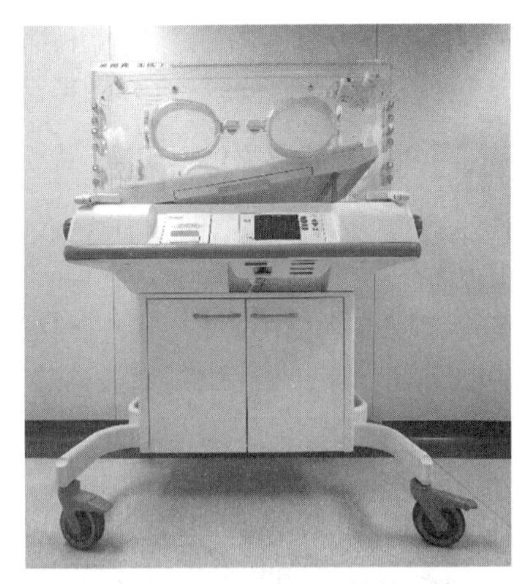

图 3-8-6 双开门婴儿培养暖箱

2. 按物理机构分类 单功能婴儿培养暖箱、多参数多功能婴儿培养暖箱。

3. 按功能分类 转运婴儿培养暖箱(图 3-8-8)、非转运婴儿培养暖箱。

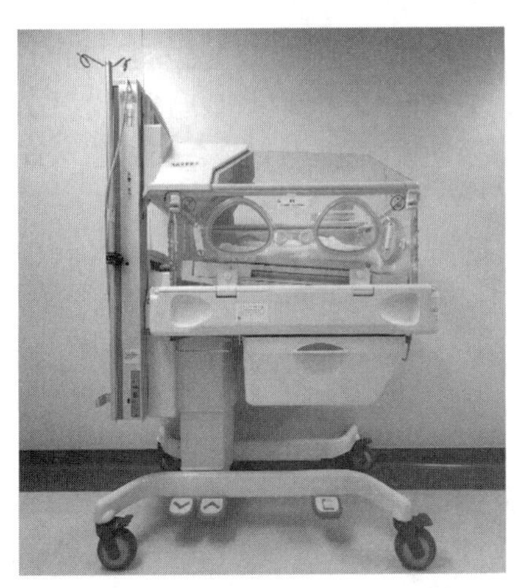

图 3-8-7 全开门婴儿培养暖箱

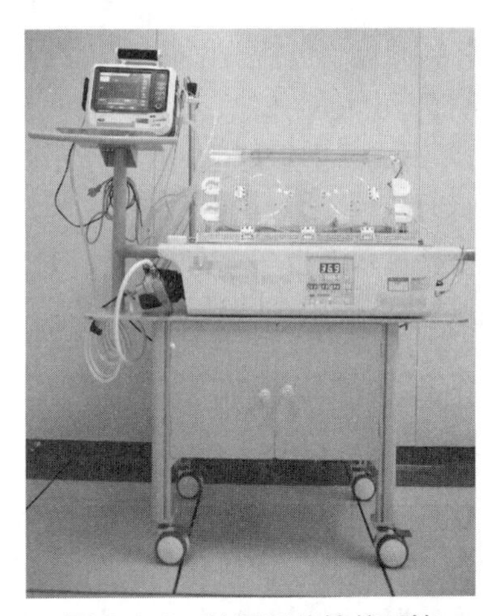

图 3-8-8 转运婴儿培养暖箱

四、工作原理

1. 对流热调节 婴儿培养暖箱采用强制对流方式,利用空气自然对流的原理,以空气微循环的方式进行导热,冷空气通过气体滤过装置并经加温,在涡轮的作用下将热气体送入婴儿培养暖箱舱内,使得舱内均匀、规律地升温。培养暖箱装有风机,可加快空气的循环流动;控温装置和自动变向装置,将热空气温度控制在安全范围内送至婴儿培养暖箱舱内各处,因舱内气压略高于舱外,故婴儿舱内气体可经舱壁上的小孔送出,而暖箱周围的空气则不会进入舱内,起到“反隔离”作用而形成独特的热幕帘效果。

2. 阶梯伺服温控 通过微量调节暖箱的箱温来维持婴儿的正常体温,双层内壁,双向风帘模式,温控精度小于 ±0.3℃,舱内温差小于 ±0.3℃。

3. 信号采集 通过传感器拾取人体生理参数信号,并转化为电信号。

4. 模拟处理 通过模拟电路对采集的信号进行阻抗匹配、过滤、放大等处理。

5. 数字处理 模数转换器把人体生理参数的模拟信号转化为数字信号。存储器存储操作程序、设置信息和临时数据(如波形、文字、趋势等)。微处理器接收来自控制面板的控制信息,执行程序,对数字信号进行运算、分析和存储,并控制输出,同时协调,检测整机各个部分的工作。

6. 信号输出 显示波形、文字、图形,启动报警。

五、临床适应证和禁忌证

1. 适应证 孕周小于37周的早产儿;出生体重低于2 000g的小于胎龄儿;因疾病需要在婴儿培养暖箱内保暖的婴儿;因疾病需要在婴儿培养暖箱内观察的婴儿;因疾病原因需要放婴儿培养暖箱实施暴露的婴儿;因疾病需要在婴儿培养暖箱中实施隔离的婴儿。

2. 禁忌证 新生儿出血性疾病;高热婴儿。

六、基本结构及配套部件

1. 主机 主机外部包括挤压式维护窗、HL台、支架、传感器模块、处置窗、处置窗锁定杆、处置窗开关爪、一键式维护窗、导管导入口、床垫、卧式台倾斜柄、X线暗盒口锁定爪、升降踏板、脚轮、抽屉、加湿槽、加湿装置、体温探头接口、传感器模块接口、体重显示器用连接器、控制面板用连接器、风扇盖、氧气接口、过滤器外盖、电源开关、电源装置(UPS)用连接器、电源线接口、血氧饱和度连接器接口。主机内部包括卧台、湿度传感器、温度传感器、X线暗盒托盘、体重显示器组件、体重显示器用卧台、体重显示器用托盘、卧台托盘、中床、加热器、风扇、婴儿防护部件。

2. 控制面板 包括操作显示部分、指示灯、警报灯、I/O端口(外部通信接口)、主机接口和LAN连接器。显示部分由旋转按钮、>37℃按钮、婴儿模式、手动模式、空气模式、升高风帘、升高温度/功率、降低温度/功率组成。指示灯由>37℃指示灯、婴儿模式指示灯、手动模式指示灯、空气模式指示灯、升高风帘指示灯组成。

3. 彩晶显示面板 含有帮助、定时器、趋势图、舒适区、设置/定制、电子秤、星期、时间、日期、婴儿信息、伺服氧气、湿度、选项等内容。

七、基本使用程序

【评估】

1. 婴儿准备 确认医嘱及治疗卡,核对婴儿床头卡及手圈上的床号、姓名,评估婴儿及家属的合作程度,取得家属配合。评估婴儿的孕周、出生体重、日龄、生命体征及一般情况、有无并发症等;婴儿穿单衣,裹尿裤,评估皮肤、黏膜有无破损、水肿等情况。

2. 环境准备 清洁、安静;调节室温保持在24~26℃,湿度55%~65%。暖箱避免放置在有阳光直射、有对流风或取暖设备附近。

3. 用物准备 经消毒出来后适合的婴儿培养暖箱(检查其性能是否完好,电线接头有无漏电、松脱)、温度表、湿度表,清洁/灭菌后的床单、鸟巢、枕巾,灭菌注射用水适量,尿裤数块,湿纸巾。

4. 护士准备 着装整齐、规范,摘掉胸卡及手表等,衣服口袋内避免有坚硬尖锐物,以免划伤婴儿;修剪指甲,洗手,戴口罩。

【操作流程】

1. 锁紧整机脚轮,防止婴儿培养暖箱工作时移动。

2. 告知家属使用婴儿培养暖箱的目的。

3. 铺好箱内床,准备箱内婴儿用品;卧台床头抬高15°~30°。

4. 将灭菌注射用水加入暖箱水槽中至水位指示线。

5. 接通电源,打开电源开关将暖箱预热至33~35℃,湿度55%~65%。

6. 婴儿培养暖箱使用前核对床号、姓名等。

7. 将婴儿放入暖箱内,根据病情需求更换尿裤,选择合适的体位,可置侧卧、俯卧和仰卧位。

8. 用湿纸巾擦拭婴儿局部皮肤上的胎脂或污垢，在婴儿上腹壁贴透明敷料，将肤温传感器探头置于婴儿皮肤之上，金属面向下，用胶布固定。

9. 选择伺服控制模式，根据婴儿实际情况和需求调节温湿度。

10. 检查箱内温湿度并记录。一切护理操作、治疗及检查从边门或袖孔伸入进行，尽量集中进行，避免过多搬动刺激婴儿，如需将婴儿抱出暖箱做治疗护理时，应注意保暖。

11. 密切观察婴儿生命体征变化，注意面色、呼吸、心率、体温等，并做好记录。

12. 密切观察箱温和暖箱使用情况，严格交接班，定时测量体温，根据体温调节箱温并记录。在婴儿体温未升至正常之前应每小时测量体温 1 次，升至正常之后可每 4h 测量 1 次。注意保持体温在 36~37℃，并维持相对湿度。

13. 婴儿病情温度、体温正常，符合出暖箱条件时，遵医嘱停用暖箱。

14. 核对婴儿腕带、床头卡，穿好单衣，包好棉被，戴帽子置于小床。

15. 记录婴儿出暖箱的日期、时间及生命体征等。

16. 切断暖箱电源，放掉水槽内的灭菌注射用水，整理用物，对暖箱进行终末消毒。

17. 检查暖箱功能，如有异常及时保修。

18. 保持清洁、干燥，使暖箱处于备用状态。

【注意事项】

1. 使用中的暖箱需保持其处于锁定位置状态，并避免放置在取暖器、排风口、风口及阳光直射处。打开、关闭暖箱门时避免导线被缠绕和受压。

2. 工作人员入箱操作、检查、接触婴儿前后，必须洗手，防止交叉感染。外出检查外，一切护理、诊疗操作尽量在箱内进行，避免过多开启箱门，造成箱内温度波动。操作中注意安全，每次操作后及时关闭暖箱门。

3. 严禁骤然提高箱温，以免婴儿体温突然上升造成不良后果。避免外界噪声干扰，如在暖箱内部和顶部放置嘈杂的设备。避免敲击、冲击或撞击使用中的暖箱。避免在暖箱旁大声说话，开、关暖箱门时应轻柔。避免室内光线过强。

4. 定时观察暖箱温度和湿度，有任何报警信号，应及时查找原因，妥善处理。用肤温探头来测量体温时，应注意探头是否位置正确，是否有松脱。更换肤温探头位置时，注意避免损伤皮肤表面。

5. 搬动或将婴儿移出暖箱时不要拔掉管路或插件。

6. 伺服温度的控制不低于 36.5℃。每 30min 至 1h 内空气温度调节不超过 0.5℃。

7. 环境相对湿度对未成熟儿不显性失水量有极为明显的影响。对超未成熟儿出生 2~3d 甚至要求相对湿度保持在 80%~90%，高湿度环境持续 3~7d 即应逐渐调低，见表 3-8-7。

表 3-8-7　不同环境湿度下胎龄 25~27 周早产儿的不显性失水

环境湿度	日龄				
	<1d	2d	3d	5d	7d
20%	205ml/(kg·d)	171ml/(kg·d)	105ml/(kg·d)	75ml/(kg·d)	63ml/(kg·d)
80%	53ml/(kg·d)	43ml/(kg·d)	26ml/(kg·d)	19ml/(kg·d)	15ml/(kg·d)

8. 注意为婴儿提供“鸟巢式”体位等体位支持，提供边界感，促进婴儿发育。进行护理操作过程中，应注意与婴儿交流，抚慰其情绪。

9. 严格遵守操作规程，定期检查有无故障、失灵现象，如暖箱发出报警信号，应及时查找原因，妥善处理。如有漏电，应立即拔除电源进行检修，保证使用安全。

八、各项参数调节

(一) 调节暖箱温度的方式

1. 人工手控　即通过预调箱内的空气温度，使箱温达到预定值，然后根据所测体温的具体情况判断预设值是否适宜，见表 3-8-8。这种方式的优点在于温箱波动小。

表 3-8-8　不同出生体重新生儿的适中环境温度

出生体重	黄疸治疗箱温度				相对湿度
	35℃	34℃	33℃	32℃	
1.0kg	出生 10d 内	10d 以后	3 周以后	5 周以后	55%~65%

2. 伺服控制　一种是通过预调婴儿皮肤温度来调节箱温，至传感器与婴儿某一部位(如上腹部)，并预调希望该婴儿皮肤达到的温度值，暖箱加热装置根据传感器所测得的皮肤温度与预定值的相差情况而供热。若实际皮肤温度明显低于预定值，则加热装置供热增加，使箱温上升；若皮肤温度已达到预定值，作为加热装置输出热量降低。一般将传感器置于上腹部，合适的上腹部温度，见表 3-8-9。当婴儿取俯卧位时可将传感器安放在上臂三角肌下方外侧或大腿外侧。必须使探头紧密接触皮肤。体温过低时应根据时间皮肤温度逐步提高至表中所示温度。存在的缺陷是婴儿若发热则箱温会降低，造成不发热的假象，对病情观察造成干扰。

表 3-8-9　暖箱伺服控制时预调上腹部的温度设定值

体重 /kg	温度 /℃
<1.0	36.9
~1.5	36.7
~2	36.5
~2.5	36.3
>2.5	36.0

另一种方法是传感器探头不与婴儿直接接触，而是放置在婴儿附近暖箱中央的位置，调定温度，这种方式箱温的波动范围小。暖箱的加热时间一般为 45min 左右达到预设温度，故可预热暖箱将其处于备用状态，以保证需要者能尽快进入接受治疗。

采用预调箱内温度方式控制箱温时，若暖箱壁是单层，而室温低于箱温时，此时婴儿舱内的“作用温度”并不是暖箱温度计所示温度，而是室温每低于暖箱温度 7℃，其“作用温度”应将测得的箱温减去 1℃。

对早产儿暖箱的箱温设置与胎龄、日龄有关，见表 3-8-10。

表 3-8-10　早产儿暖箱温度设置(相对湿度 ≥ 30%)

胎龄 / 周	出生后周龄 / 周						
	1	2	3	4	5	6	7
25	38.0	37.7	37.5	37.2	36.9	36.6	36.3
26	37.7	37.4	37.1	36.8	36.6	36.3	36.0

续表

胎龄/周	出生后周龄/周						
	1	2	3	4	5	6	7
27	37.3	37.1	36.8	36.5	36.2	35.9	35.7
28	37.0	36.7	36.4	36.2	35.9	35.6	35.3
29	36.7	36.4	36.1	35.8	35.5	35.3	35.0
30	36.3	36.0	35.8	35.5	35.2	34.9	34.6
31	36.0	35.7	35.4	35.1	34.9	34.6	34.3
32	35.6	35.4	35.1	34.8	34.5	34.2	34.0
33	35.3	35.0	34.7	34.5	34.2	33.9	33.6
34	35.0	34.7	34.4	34.1	33.8	33.6	33.3
35	34.6	34.3	34.1	33.8	33.5	33.2	32.9
36	34.3	34.0	33.7	33.4	33.2	32.9	32.6

(二) 婴儿培养暖箱的湿度调节

鉴于暖箱高湿度有利于“水生菌”繁殖而致感染，尤以铜绿假单胞菌感染最严重，一般主张暖箱内湿度不宜高。但患呼吸道感染的婴儿暖箱相对湿度过低时呼吸道黏膜干燥不利于分泌物排出，故以相对湿度保持在 50% 作用为宜。但胎龄小于 30 周的早产儿则要求暖箱相对湿度较高，见表 3-8-11，以减少其蒸发散热，并有利于体温的维持。

表 3-8-11 超低出生体重早产儿温箱的温度和湿度

日龄/d	温度/℃	湿度/%
1~10	35	100
11~20	34	90
21~30	33	80
31~40	32	70

九、参数报警及仪器故障处理

婴儿培养暖箱参数报警及处理，见表 3-8-12；婴儿培养暖箱常见故障及处理，见表 3-8-13。

表 3-8-12 婴儿培养暖箱参数报警及处理

类别	常见故障	故障原因	处理
温度	婴儿过热报警	温度设定值过高	调节设定适合的温度
		加热装置故障	停用，报备设备科维修
	婴儿过冷报警	温度设定值过低	调节设定适合的温度
	设定温度警报（伺服控制 ±1℃）	肤温偏离设定温度 1℃或以上	偏差维持在 1℃以下时，自动复位
	体温探头警报	体温探头电线断开或短路	更换体温探头
	肤温探头警报（伺服控制）	肤温探头未在婴儿身上	重新固定肤温探头
		肤温探头断线或短路	更换探头

续表

类别	常见故障	故障原因	处理
湿度	水槽脱离警报	水槽安装不正确	水槽正确安装
		加湿槽盖未关闭	关闭加湿槽盖
	无水警报	水槽中无水或水量过少	补充灭菌注射用水
	水槽警报	加湿加热器异常	移除加湿传感器
	湿度传感器警报	湿度传感器结露	移除加湿传感器,无结露时自动解除
	设置湿度警报	舱内湿度与设置湿度之间有差值	静音,当湿度差小于3%时自动解除
氧气	氧气传感器报警	未校正传感器	校正传感器
		无法校正传感器	报备设备科维修
	氧气温度报警	舱内氧气浓度与设置浓度之间有差异	当浓度差小于3%时,自动解除
	氧气流量报警	无法供应氧气	报备设备科维修
		氧气气体量不足	更换氧气罐
	血氧饱和度报警	超出上、下限值	检测值在限定值范围内时,自动解除
脉搏	脉搏数报警	超出上、下限值	检测值在限定值范围内时,自动解除
	传感器报警	传感器关闭或未连接	正确连接
		传感器异常	更换新的传感器

表3-8-13　婴儿培养暖箱常见故障及处理

常见故障	故障原因	处理
彩晶面板无显示	电源开关未开启	开启电源开关
	面板故障	报备设备科维修
控制面板不能正常工作	控制按钮损坏	报备设备科维修
断电报警	停电	连接IT电源
	供电电源线未连接	连接好供电电源线
	断路器跳闸	重置断路器
传感器报警	婴儿线缆无法被检测到	更换线缆
	传感器脱离设备	重新连接
系统故障报警	加热器电线断裂或短路	关闭电源,重开机后,如仍有报警,则停止使用,报备设备科维修
	内部CPU、控制板异常	报备设备科维修
挡板锁定组件障碍	锁定组件损坏	停止使用,报备维修
	挡板与卧台之间有异物	清除异物
体温探头报警	体温探头脱落	重新固定体温探头
	体温探头损坏	更换体温探头
	体温探头接口损坏	报备设备科维修
免提静音警报无法静音	环境光线过亮	调节环境光线亮度

续表

常见故障	故障原因	处理
升降台无法上升或下降	设置屏幕已禁用踏板	查看、更改设置
	踏板损坏	报备设备科维修
卧台倾斜装置无法锁定	倾斜球未嵌入手指沟槽闩锁	在保持闩锁处于打开状态的同时将卧台头部向下倾斜到底，然后关闭闩锁以捕获倾斜球
加湿器水槽有裂纹	灭菌	更换加湿器水槽
顶盖无法升高或降低	设置禁用	查看、更改设置
	踏板 / 按钮损坏	报备设备科维修
气流报警	气流通道有阻碍物	移除阻碍物
	暖箱舱体有裂纹或密封圈等零部件丢失	报备设备科维修，或重新配置零部件
	风扇叶轮不旋转	报备设备科维修

十、仪器设备使用相关并发症

1. 坠床　婴儿培养暖箱挡板固定牢靠，定期检查维修。进行护理或诊疗操作，不可远离婴儿培养暖箱；操作完成后，及时将挡板复位。

2. 继发感染　严格执行消毒隔离制度。操作前、后清洗双手或者用速干手消毒双手，防止交叉感染。每日用消毒液擦拭暖箱内外，更换水槽中蒸馏水，以免细菌滋长。长期使用暖箱的患者，每周更换一次暖箱并进行彻底消毒。使用过程中定期进行细菌学监测，每个月一次对暖箱进行微生物学检测。对出生体重<1 000g 的早产儿，箱内一切用物（布类）均需经过高压消毒。

3. 体温异常　根据婴儿出生胎龄、出生体重及体温情况选择最佳箱温，保持箱门关闭，密封良好，所有操作集中进行。请专业人员定期检修仪器各项性能是否良好，使用时注意观察各仪表值是否显示正常，出现报警及时查找原因并予以处理。使用中严格执行操作规程。每 4~6h 监测体温一次，根据患者体温及时调节箱温。暖箱应放置在 23~26℃室温中，避免放置在有阳光直射、对流风或取暖设备附件。

4. 脱水　根据婴儿出生胎龄、出生体重及出生日龄调节婴儿培养暖箱温度和湿度。暖箱水槽内及时添加蒸馏水，每天更换。

十一、日常维护与管理

（一）维护要求

1.“五防”　防热、防蚀、防潮、防尘、防震。

2.“四定一专”　定点放置、定时清点、定期检查维修、定量供应、专人管理。

3.“三及时”　及时检查、及时消毒、及时补充。

4. 处于完好备用状态，在清洁或消毒之前需断开电源线。

（二）清洁

1. 暖箱使用期间应每天用消毒液将暖箱内外擦拭。湿化器水箱内的灭菌注射用水每天更换，以免滋生细菌。机箱下面的空气净化垫应每个月清洗一次。每周或婴儿停用暖箱后进行终末消毒。

2. 用蘸有消毒液的软布擦拭暖箱内外、控制面板、风扇盖、调和槽等，避免用乙醇和丙酮，避免传感器沾水，或消毒液浸入。用干布擦拭液晶面板，需要消毒时，使用推荐的消毒液，注意不要让消毒液浸入到面板内部。液晶面板经特殊加工而成，请勿用硬物划擦，否则容易导致故障。

3. 水槽、导管导入密封圈、一键式维护窗用橡胶填充物、维护窗用盖、X线暗盒门填充物浸入到消毒液中清洗。待加湿槽和水温温度降低后方可进行清洗消毒，避免烫伤的可能。加湿槽内部有电子部件，请勿浸入消毒液中。加湿槽及水位传感器、气炉表面，不得用金属刷等坚硬的物体划擦，否则，可能导致故障。

4. 体温探头放置在容器内保管，应用干布轻轻擦拭；感热部位必须用蘸有消毒液的软布消毒。为放置材料硬化，在擦拭体温探头时，切勿使用乙醇。

5. 床垫表面是用乙烯基薄膜密封的特殊海绵制成，如果没有损伤，用蘸有消毒液的软布擦拭，不用担心内部污染。垫子、床单及棉包等采用臭氧消毒30min。

6. 定期进行细菌培养，如培养出致病菌应将暖箱搬出病房彻底消毒，避免交叉感染。

（三）检查维护

1. 检查维修项目　外观：主机及机罩有无破损或变形。连接螺栓：主机通过HL底座和连接螺栓牢固固定。挤压式维护窗盖：牢固安装在维护窗填充物上，且无破损或变形。一键式维护窗用填充物：正确安装在维护窗上。导管导入口：正确安装在机罩上，且无破损。传感器模块：没有破损或变形。处置窗开关爪：没有松动，可确实开关。婴儿挡：没有破损或变形。一键式维护窗：没有松动，可确实开关。倾斜装置：上升和下降均可顺利进行。电源开关：可实现开/关电源。液晶显示面板：波形、文字、图像显示清晰、无误。控制面板：控制面板上的固定件都已经牢固固定。脚轮：可顺利移动和固定。过滤器：无污染。体温探头：连接体温探头，手持探头前端时，显示正确的温度。探头接口：接口附近没有破损、污垢。体重秤：无误差，正确称重。风扇：外观无破损或变形，可正常工作。加热加温装置：可正常工作。有异常情况，及时发出警报。电源线及连接部位：插头有无变形，连接线无损伤。内置充电电池：断电情况下，提供短时间的电量供给。升降装置：无异常声响，可正常工作。警报动作确认：发生警报时，指示灯亮起，发出警报音。

2. 转运婴儿培养暖箱除上述部件外，还需对以下零部件进行检查维护。空/氧系统：储气罐固定妥善，有足量的气体，气罐有足够的压力，阀门开关正常，连接管无漏气或扭曲。氧气/脉氧仪：传感器无损坏，传感线无老化或损坏。

（胡　蓉　李映兰）

第六节　红外线辐射台

一、基本简介

红外线辐射台是辐射加热型开放式保育箱，可用于医院产房、新生儿病房和新生儿重症监护病房（NICU），配备有红外辐射装置用于向婴儿提供持续温暖，并有数字式皮肤温度传感器、远红外温度探测器，用以时刻监控护理过程中婴儿体表温度及床面温度，可在受控环境下为不能依靠自身生理能力进行热调节的新生儿提供红外加热；主要用于新生儿外科手术前后的加强监护，新生儿低温症的温度控制，新生儿室内的观察和检查，以及分娩后短时间内皮肤温度的降低等。

二、基本分类

1. 按结构分类　顶罩型红外线辐射台、沙漏型红外线辐射台。

2. 按功能分类　单功能红外线辐射台、多功能组合红外线辐射台。

3. 按照射方向分类　直照式红外线辐射台、斜照式红外线辐射台。

三、工作原理

1. 辐射热效应　远红外线是一种具有强热作用的放射线，物质经远红外线照射后，内部的分子产生不断的伸缩运动，分子间相互摩擦发热，促进血液循环，增进新陈代谢，增进生理氧化还原反应，运用物理共振律动效应和远红外线的电磁温热深入照射效应，能够将热能均匀渗透至人体深处，从而产生温热效果。

2. 信号采集　通过传感器拾取人体生理参数信号，并转化为电信号。

3. 模拟处理　通过模拟电路对采集的信号进行阻抗匹配、过滤、放大等处理。

4. 数字处理　模数转换器把人体生理参数的模拟信号转化为数字信号。存储器存储操作程序、设置信息和临时数据。微处理器接收来自控制面板的控制信息，执行程序，对数字信号进行运算、分析和存储，并控制输出，同时协调，检测整机各个部分的工作。

5. 信号输出　显示波形、文字、图形，启动报警。

四、临床适应证和禁忌证

1. 适应证　产房内对刚娩出的婴儿进行擦干身体、吸分泌物、量体重、脐部护理、复苏等护理或抢救操作；对婴儿做一些要暴露躯体的操作时（如抽血、腰穿等）；对危重新生儿进行抢救时。

2. 禁忌证　极低或超低出生体重儿的早期治疗、护理；对温湿度有较高需求的婴儿。

五、基本结构及配套部件

红外线辐射台的基本结构由主机、导管管理支柱和控制面板三部分组成（图 3-8-9）。

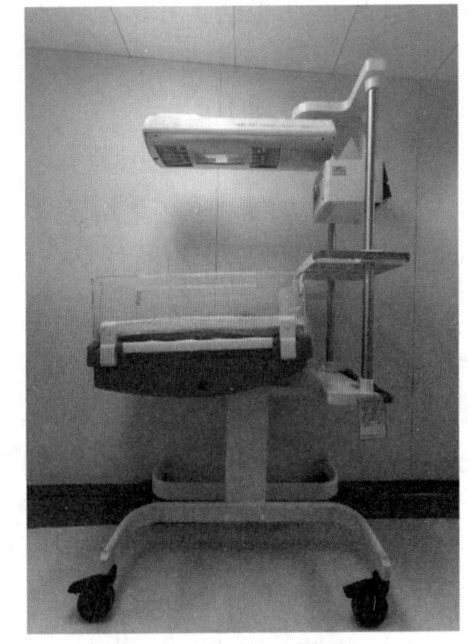

图 3-8-9　红外线辐射台

1. 主机　红外线辐射台主机包括：顶罩、照明灯、床垫、婴儿挡板、升降脚踏、脚轮、卧台、卧式台倾斜柄、导管导入口密封圈、控制面板、警报指示灯、加热器、顶罩固定螺丝、I/O 端口（外部通信接口）、断路器、UPS 连接器、交流电源接入端口、抽屉套件。为了便于操作，减少对婴儿的搬动、刺激，红外线辐射台可根据临床需求内置体重秤、血氧饱和度监测、人工呼吸器等，实现多功能的组合。

2. 导管管理支柱　红外线辐射台主控制板、电路、输入设备外部接口、控制面板、电源开关等设置于导管管理支柱上。主控制板包括微机系统中的运算器和控制器。输入设备包括肤温探头、血氧饱和度传感器、体重秤传感器。

3. 控制面板　人工手控、伺服控制、预热开关；人工手控、伺服控制、预热指示灯；加热器输出状态指示灯；设置温度、实际温度显示；C/F 单位切换开关。报警指示灯，如外部警报指示灯；主电源接通指示灯；电池工作指示灯；停电警报指示灯；系统警报指示灯；设定温度警报指示灯；肤温探头进步指示灯；婴儿检测警报指示灯；顶罩倾斜警报指示灯；警报静音指示灯。定时器，如计时器显示器、读秒计数器、计数器开关。其他，如加键、减键按钮，调光开关。

六、基本使用程序

【评估】

1. 婴儿准备　确认医嘱及治疗卡，核对婴儿床头卡及手圈上的床号、姓名，评估婴儿及家属的合作程度，取得家属配合。评估婴儿的孕周、出生体重、日龄、生命体征、有无并发症等；婴儿穿单衣，裹尿裤，评估皮肤、黏膜有无破损、水肿等情况。

2. 环境准备 清洁、安静，调节室温保持在26~28℃，湿度50%~60%。

3. 用物准备 红外线辐射台1台，接通电源，检查各配件、显示器是否正常，远红外床预热至36℃；新生儿床单1块，尿裤数块，湿纸巾。

4. 护士准备 着装整齐、规范，摘掉胸卡及手表等，衣服口袋内避免有坚硬尖锐物，以免划伤婴儿；修剪指甲，洗手，戴口罩。

【操作流程】

1. 锁紧整机脚轮，防止机器工作时移动。

2. 铺好床单，整理床单位；卧台床头抬高15°~30°，做好婴儿入箱准备。

3. 告知家属使用红外线辐射台的目的。

4. 红外线辐射台使用前核对床号、姓名等。

5. 洗手，将婴儿置于红外线辐射台上。

6. 用湿纸巾擦拭婴儿皮肤上的胎脂或污垢，在婴儿上腹壁贴透明敷料，将肤温传感器探头置于婴儿皮肤之上，金属面向下，用胶布固定。选择伺服控制模式，根据婴儿实际情况调节床温。

7. 将塑料薄膜覆于远红外挡板上，牢固放置远红外挡板。

8. 根据婴儿需求更换尿裤。

9. 各项治疗、护理操作集中进行，操作前将挡板上提向外翻下，操作后及时将挡板复位。

10. 密切观察婴儿生命体征变化，注意面色、呼吸、心率、体温等，并做好记录。

11. 停用红外线辐射台。关闭电源，整理床单位，清理用物。撤掉肤温传感器探头。

12. 婴儿根据实际情况转入新生儿暖箱，或用包被包裹置于小床。记录和停止使用时间。

13. 整理和收纳所有电缆及配件，进行终末消毒。

【注意事项】

1. 每次操作时，操作者不可与红外线辐射台距离过远，操作完毕后挡板需及时复位。卧台倾斜需确认是否牢固锁定，避免婴儿跌落。保持抢救台清洁，及时清除奶渍、葡萄糖渍等污物。婴儿衣服、床单等应使用纯棉制品，切勿使用易产生静电的面料。

2. 人工手控调节，即功率输出量由医护人员调节，只适用于为短时间的复苏、抢救提供保暖措施，需有专人监护。

3. 伺服控制模式无法识别皮肤较冷、深部温度高的状态（发热）和深部温度和皮肤温度均较低的状态。使用时，建议另行检测婴儿的深部温度。

4. 肤温传感器的金属面探头确保与婴儿皮肤紧密接触，防止脱落，每班更换固定位置，防止床温无限制加热，导致过热烫伤。有毯子、尿裤、婴儿手臂覆盖探头时，测得的温度会偏高；或被尿液、药液等沾湿时，测量值会偏低。

5. 不要过分信赖辐射保暖来防止热量丧失，应尽快将潮湿的婴儿擦干以减少蒸发失热。婴儿置辐射台时对流失热量较多，应避免将辐射台放置在通风处。辐射台上需覆盖一层透气性好且透明的薄膜，以减少对流辐射失热和不显性失水。用辐射台保暖时，婴儿不显性失水量较置新生儿暖箱者增加50%以上，应注意液体补充。

6. 由于婴儿置于辐射台保暖条件下通过对流、蒸发丧失热量较多，所以氧耗较高；并且婴儿体表得到的热分布不均，当婴儿情况允许置入新生儿暖箱保暖时应转入新生儿暖箱。

七、各项参数调节

红外线辐射台的参数设置主要为温度设置，见表3-8-14。

表 3-8-14　红外线辐射台预调上腹壁温度设定值

体重 /kg	温度 /℃
< 1.0	37.0
1.0~1.5	36.8
1.5~2.0	36.6
2.0~2.5	36.4
>2.5	36.2

八、参数报警及仪器故障处理

红外线辐射台参数报警及处理见表 3-8-15,红外线辐射台常见故障及处理见表 3-8-16。

表 3-8-15　红外线辐射台参数报警及处理

类别	常见故障	故障原因	处理
温度	婴儿检查警报	在人工手控模式下,每隔 15min 发出一次警报	按静音键解除
	设定热量警报（人工手控）	用人工手控模式监测肤温时,肤温超过 40℃	肤温降至 38℃或以下时,自动复位
	设定温度警报（伺服控制 ±1℃）	肤温偏离设定温度 1℃或以上	偏差维持在 1℃以下时,自动复位
	顶罩倾斜警报	顶罩从水平位置倾斜	将顶罩恢复水平位置
	肤温探头警报（人工手控）	肤温探头电线断开或短路	移除肤温探头
	肤温探头警报（伺服控制）	肤温探头未在婴儿身上	重新固定肤温探头
		肤温探头断线或短路	更换探头

表 3-8-16　红外线辐射台常见故障及处理

常见故障	故障原因	处理
控制面板无显示	停电	连接 IT 电源
	电源开关未开启	开启电源开关
	控制板故障	向设备科报修
停电报警	停电	连接 IT 电源
	供电电源线未连接	连接好供电电源线
传感器报警	婴儿线缆无法被检测到	更换线缆
	传感器脱离设备	重新连接
系统故障报警	加热器电线断裂或短路	关闭电源,重开机后,如仍有报警,则停止使用,向设备科报修
	内部 CPU、控制板异常	向设备科报修

续表

常见故障	故障原因	处理
挡板锁定组件障碍	锁定组件损坏	停止使用,向设备科报修
	挡板与卧台之间有异物	清除异物
温度探头报警	肤温探头脱落	重新固定肤温探头
	肤温探头损坏	更换肤温探头
	肤温探头接口损坏	向设备科报修
照明灯不亮	调光开光未开启	打开开关
	电源未连接	连接电源
	照明等损坏	更换照明灯

九、仪器设备使用相关并发症

1. 坠床　红外线辐射台挡板、卧台倾斜固定牢靠,定期检查维修。进行护理或诊疗操作,不可远离辐射抢救台;操作完成后,及时将挡板复位。

2. 体温高或体温不升　设定伺服控制模式自动调控婴儿体温。根据婴儿需求,设定合适的伺服温度。

3. 烫伤　使用透明敷料保护局部皮肤。及时更换肤温传感器位置。

十、日常维护与管理

(一) 维护要求

1. “五防”　防热、防蚀、防潮、防尘、防震。

2. “四定一专”　定点放置、定时清点、定期检查维修、定量供应、专人管理。

3. “三及时”　及时检查、及时消毒、及时补充。

4. 红外线辐射台应处于完好备用状态,在清洁或消毒之前需断开电源线。

(二) 放置要求

不能将此设备放置在湿气、灰尘较多及有热气的环境中。不能在可燃麻醉气体存在的环境下使用此设备。易受磁场干扰的设备不能放置在此设备附近使用。顶罩上禁止悬挂可燃物,避免火灾发生。

(三) 清洁

1. 清洁前,确保主电源线已与电源断开连接。将辐射抢救台移动到清洁室。降低升降底座,使其高度方便清洁。冷却后拆下全部辅助设备,清空抽屉,分离挡板、床垫、透明有机玻璃等。

2. 清洁时要确保清洁 / 消毒溶液不与任何电气部件接触。使用经过认可的清洁 / 消毒溶液。不要使用砂布、去垢剂、乙醇、丙酮等进行清洁和消毒,避免零件损坏。顶罩热反射板可使用乙醇擦拭,保持光泽状态。使用浸有清洁 / 消毒溶液的干净软布进行擦拭,勿使溶液渗入探头、电气接头或零部件之间的缝隙中。从主机上取下导管导入口密封圈,浸入消毒溶液中清洗。

3. 床垫表面由乙烯基薄膜密封的特殊海绵制成,如果没有损伤,则不用担心内部污染。

4. 依照与拆卸步骤相反的顺序,重新装回消毒后的零部件。把部件重新装入前,需仔细检查各部件是否有破损现象。如有破损,应及时予以更换。

5. 使用设备前,请确保完全干燥。

(四) 维护检查

1. 使用前检查　设备外观、电源线、电源连接、脚轮、婴儿挡板、卧台倾斜、探头接口、操作柄、反射板、顶罩倾斜机构、顶罩固定螺丝、停电警报、导管导入口密封圈等。如出现异常气味、异常声音、过热、异常振动或设备缺陷或功能障碍，请停止使用，及时报修或报废。

2. 开机后检查　主电源连接指示灯、高度调节装置、控制面板、肤温探头、各种开关、照明灯等。

3. 每 3 个月检查　伺服控制、设定温度警报、设定热量警报、婴儿检测警报等，出现故障时，停止使用，在设备上悬挂“设备故障”标识，及时报修。

4. 定期检查维修　随着时间的增长，设备零部件会逐渐变质、磨损，为保持设备的精度和性能，需进行更换。零部件的更换时间取决于设备使用频率和使用环境。

（胡　蓉　周金平）

第七节　黄疸治疗箱

一、基本简介

黄疸治疗箱是新生儿进行光照疗法（phototherapy，简称光疗）的实用精密医学仪器，为婴儿提供类似母体子宫环境，将婴儿体温控制在合适范围内，采用蓝光疗法降低新生儿血清中未结合胆红素的简单易行方法，是综合性医院、儿童医院及妇产科医院的重要医疗设备。新生儿黄疸治疗箱的安全性能与婴儿的人身安全直接相关，必须严格按要求执行预防性维护和质量控制。

二、发展历史

20 世纪 60 年代，英国两名儿科护士发现早产儿暴露在日光下的皮肤明显比被遮盖部位的肤色变浅，1958 年，Cremer 等首次报道日光或者可视光线可降低血清胆红素水平。近年来光照疗法的设备开始有了很大的发展。

三、基本分类

(一) 按物理机构分类

黄疸治疗箱按物理机构分为单面黄疸治疗箱、双面黄疸治疗箱。

(二) 按光源选择分类

黄疸治疗箱按光源选择分为荧光灯管、卤素灯、LED 光疗仪、光纤设备、发光二极管、家庭光疗。

(三) 按光源种类选择分类

1. 蓝光照射　目前国内最常采用的是蓝光照射，其疗效显著，波长范围 335~600nm（主峰为 425~475nm），如采用特殊蓝光，则波长范围为 420~480nm（主峰也是 420~480nm）。照射强度应大于 $5\mu W/cm^2$，一不超过 $9\mu W/cm^2$。

2. 白光照射　也含有蓝光波长，但效率低于蓝光。可将蓝光灯与日光灯混合应用。其优点是能有效降低胆红素而不会因蓝光而影响对患儿面色的观察。

3. 绿光照射　绿光波长为 510nm，近年来证实它与蓝光一样，对降低胆红素同样具有较好的疗效。体外实验证明较低波长光源（350~450nm）照射能引起培养细胞 DNA 的损伤，故认为 510nm 波长的绿光较为安全。

4. 白炽光或蓝光射灯　射灯的光线较强，但分布不够均匀，产生热量较高，不利于患儿的体温控温。危重患儿需辐射床保暖时，用该光疗法较适宜。

5. 光导纤维光疗毯　近年来，采用光导纤维将波长为 500nm 绿光源引入，分散于光导纤维毯上，此毯一般 11cm × 13cm 大小，含 2 400 股光纤。光疗时将该毯垫于或包裹于患儿躯干。其特点是光疗时患儿体温易于控制，不影响医疗及护理操作，对早产儿、体表面积相对较大者效果明显，也可适用家庭光疗。

光纤毯单位面积光照强度虽较大，但实际面积小，较常规光疗照射面积（730cm²）小 2/3。

6. 发光二极管光疗装置　采用发光二极管作为光源，有窄波长、高效率的特点。当同时用血红素氧合酶抑制剂（锡 - 原卟啉）治疗时，该光疗方法能避免金属卟啉发生光化学反应的副作用。可用于一般方法不能控制的高未结合胆红素血症。

四、工作原理

1. 对光红素的结构异构化　在光照作用下胆红素分子内发生环化作用，经过重新整理成新的结构异构体（光红素），可以从胆汁和尿液中排出。光红素比胆红素可溶性更强，更容易排泄到胆汁和尿液中，是光疗减少胆红素的主要机制。

2. 光异构化使胆红素变成毒性较低的胆红素异构体　光疗将胆红素稳定的 4Z，15Z 异构体转化成 4Z，15E 异构体。4Z，15E 异构体比 4Z，15Z 的形式更具有极性，而毒性更低。4Z，15E 异构体可排泄到胆汁，但不像结构异构化的光红素，4Z，15E 异构化反应是可逆的。由于 4Z，15E 异构体的清除是非常缓慢且光异构化反应是可逆的，一些在胆汁中的 4Z，15E 异构体还会转变回稳定的胆红素 4Z，15Z 异构体。因此，这一转变机制可能对血清胆红素值的下降影响不大。

3. 光氧化反应　胆红素（4Z，15Z 胆红素）分子吸收光源后产生短暂激活状态。这种短暂的中间状态被激活后胆红素与氧发生反应，光氧化反应将有极性的胆红素分子转化成无色极性化合物，主要从尿中排出。这是一个缓慢的过程，只能排除小部分的胆红素，对整体光疗时排出胆红素的作用较小。

五、临床适应证和禁忌证

1. 适应证　新生儿高胆红素血症、轻度溶血性疾病、胆红素代谢先天缺陷。

2. 禁忌证　新生儿胆红素脑病、先天性卟啉症、新生儿胆道闭锁、新生儿胃肠外营养相关性胆汁淤积症，有大量色素痣、恶性黑色素瘤危险因素的新生儿。

六、基本结构及配套部件

黄疸治疗箱的基本结构由上箱体［含上灯箱（光源为 LED 或灯管可选）、控制仪、婴儿床］及下箱体［含下灯箱（光源为 LED）、储物柜］组成。见图 3-8-10。输液架是黄疸治疗箱的一种支承件，用于悬挂输液瓶。上灯箱用于对婴儿进行高胆红素血症的正面光照治疗。黄疸治疗箱的光源有灯管和 LED 两种，光源为灯管时，其使用期限为 2 000h；光源为 LED 时，其使用期限为 5 000h。此装置运行时，必须给婴儿佩戴眼罩。控制仪是黄疸治疗箱的控温部件，用于热量输出的自动控制，具有箱温控制、肤温显示、关照治疗时间计时等功能。婴儿床是放置婴儿的装置，其最大承载重量为 10kg。侧门是对婴儿进行头部操作护理的窗口。操作门是婴儿进出黄疸治疗箱的通道。下灯箱用于对婴儿进行高胆红素血症的背面光照治疗。储物柜用于放置临床需要配套使用的一些辅助装置或物件。水箱用于箱内加湿，保持相对湿度的辅助装置。

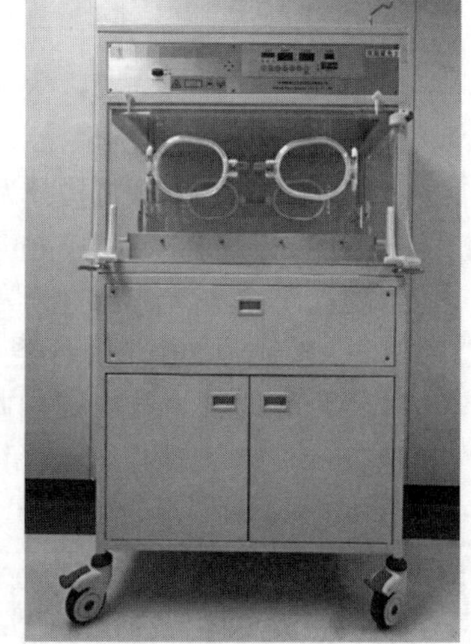

图 3-8-10　黄疸治疗箱

七、基本使用程序

【评估】

1. 婴儿准备　评估婴儿的诊断、体重、日龄、黄疸的程度和范围、黄疸消退情况、胆红素检查结果、生命体征、精神反应、出入量等资料；确认医嘱及治疗卡，核对婴儿床头卡及手圈上的床号、姓名；评估婴儿及家属的合作程度，取得家属配合。婴儿入箱前需要进行皮肤清洁，勿在皮肤上涂粉和油类，剪短指甲。

2. 环境准备　清洁、安静，在空调病室内进行，一般新生儿室内温度保持在22~24℃，早产儿室内温度保持在24~26℃，冬天注意保暖，夏天防止过热。

3. 用物准备　单面或双面黄疸治疗箱1台（检查黄疸治疗箱有无损坏、漏电、松脱，蓝光灯有无破损、灯管有无不亮；清洁光疗箱，特别注意清除灯管及反射板的灰尘、污物等）、遮光眼罩、一次性尿裤、治疗卡、笔。

4. 护士准备　着装整齐，摘掉胸卡及手表等，衣服口袋内避免有坚硬尖锐物，以免划伤婴儿；无长指甲，戴护目镜，洗手，戴口罩。

【操作流程】

1. 携带用物至婴儿床旁，核对床号、姓名。

2. 将黄疸治疗箱内水槽加入足够的水，接通电源，预热箱体，调节箱内温度30~32℃（早产儿32~36℃）、相对湿度55%~65%；灯管与皮肤距离33~50cm。

3. 告知家属光照疗法的目的、方法。

4. 入箱　将婴儿全身裸露，佩戴遮光眼罩，双足外踝处用透明薄膜保护性粘贴，更换尿裤以最小面积遮盖会阴部。放入已预热好的黄疸治疗箱中；清洁皮肤，腹部贴透明敷料，连接肤温探头；启亮蓝光灯管，记录开始照射时间及灯管开启时间。

5. 光疗　使婴儿皮肤均匀受光，每2h更换体位，可以仰卧、侧卧、俯卧交替，专人巡视，预防窒息。

6. 随时监测体温和箱温变化，每4h测量体温、脉搏、呼吸，一般超过38℃做降温处理。

7. 每3h喂乳，有补液者需要每小时记录入液量。

8. 观察病情变化，有无抽搐、呼吸暂停、烦躁、嗜睡、高热、皮疹、呕吐、拒乳、腹泻等情况发生，及时与医师联系，妥善处理。

9. 按时巡视，保持黄疸治疗箱的清洁。

10. 出箱护理　切断电源，测体温，摘下眼罩，更换尿裤，清洁全身皮肤，检查皮肤有无破损及炎症；给婴儿穿衣、包裹，核对床号、姓名。

11. 分类整理用物，清洁黄疸治疗箱，备用。

12. 洗手，记录光疗停止时间、体温、脉搏、呼吸及黄疸情况。

【注意事项】

1. 光疗效果　定期更换所用光源。光疗过程中，需注意婴儿在黄疸治疗箱中的位置，及时纠正不良体位。黄疸治疗箱一旦被汗水、呕吐物、大小便污染应立即擦拭干净，保持通透性，以免妨碍光线透过，影响治疗效果。为达到最佳的光照治疗效果，必须使婴儿完全处于有效表面之内。有效表面的大小与辐射光源的距离远近均影响胆红素总辐照度的平均值，因黄疸治疗箱辐照光源与有效表面的固定距离不变，故有效表面大则平均值小。

2. 皮肤损伤　婴儿易哭吵而抓伤、蹭伤皮肤，光疗前需修剪指甲，予以透明薄膜保护皮肤，必要时予以镇静。光疗可能产生一过性皮疹或红斑，进出箱前必须监测婴儿皮肤情况，观察有无皮疹及皮肤破损。及时更换婴儿尿裤，观察皮肤情况。

3. 体温异常　根据婴儿胎龄、体重调节黄疸治疗箱的温湿度。连接皮肤温度传感器，实时监测体温变化。传感器探头正确与婴儿皮肤接触，不可放置于婴儿的下方，不可在探头上覆盖毯子、尿裤等物体，避免影响测温的准确性。不能将黄疸治疗箱放置于有阳光直射或其他热源存在的额外场所中使用。不要使挡板或操作窗在长时间内处于开启状态。光照期间需要增加婴儿体温的监测。

4. 眼部、DNA损伤　强光线照射能够损伤视网膜，光疗时必须使用黑布或遮光眼罩，做好婴儿眼部保护。光能穿透薄的阴囊皮肤或卵巢，有引起生殖腺DNA损伤的可能，建议光疗期间用尿裤遮盖生殖腺。光照期间，操作者需要佩戴防护眼罩，勿直射或通过光学仪器直接观看光束。

八、各项参数调节

1. 温湿度　不同出生体重新生儿的适中温度，详见表 3-8-17。

表 3-8-17　不同出生体重新生儿的适中温度

出生体重 /kg	黄疸治疗箱温度				相对湿度
	35℃	34℃	33℃	32℃	
1.0	出生 10d 内	10d 以后	3 周以后	5 周以后	55%~65%
1.5	—	出生 10d 内	10d 以后	4 周以后	55%~65%
2.0	—	出生 2d	2d 以后	3 周以后	55%~65%
>2.5	—	—	出生 2d	2 周以后	55%~65%

2. 光照治疗时间　黄疸治疗箱有自主记忆功能，开启后自行进行光照时间计时，无须手动设置。

九、仪器故障处理

黄疸治疗箱常见故障及处理，见表 3-8-18。

表 3-8-18　黄疸治疗箱常见故障及处理

常见故障	故障原因	处理
显示器无显示	电源开关未开启	开启电源开关
断电报警	停电	连接 IT 电源
	供电电源线未连接	连接好供电电源线
超温报警	周围环境过高	远离热源或降低环境温度
	箱内处于高湿度环境	降低箱内湿度
	婴儿皮肤温度过高	检查婴儿皮肤温度
风机报警	风道堵塞	清理堵塞风道的物品
	散热风机出现故障	向设备科报修
	风道温度>40℃	检查环境
偏差报警	环境温度波动过大	检查环境
	前正门、侧门或窗未关闭	关闭各门或窗
	箱体附近有热源	远离热源
所有光源均不发亮	停电	连接 IT 电源
	供电电源线未连接	连接好供电电源线
上灯箱光源不发亮	上灯箱开关未开启	开启开关
	灯管损坏	更换灯管
下灯箱光源不发亮	下灯箱开关未开启	开启开关
	灯管损坏	更换灯管
传感器报警	治疗箱传感器内部发生短路、断路或连接不良	向设备科报修
	独立温度传感器内部发生短路、断路或连接不良	向设备科报修
	皮肤温度传感器内部发生短路、断路或连接不良	向设备科报修
	风道传感器内部发生短路、断路或连接不良	向设备科报修

十、仪器设备使用相关并发症

1. 发热或体温不升　由荧光灯的热能所致，用灯管光疗会发热，增加不显性失水，天热更容易产生此种现象；相反，在冬季或低出生体重儿，由于保暖不够，光疗时可引起体温不升。故在设计光疗装置时需考虑通风问题，实施光疗过程中加强巡视，监测体温变化。

2. 腹泻　亦常见，大便稀薄呈绿色，每日 4~5 次，最早出现于光疗开始后 3~4h，光疗结束后不久即停止。主要原因是光疗分解产物经肠道排出时，刺激肠壁引起肠蠕动增加。稀便可引起液体减少，应注意适量补充水分。

3. 皮疹　由于光疗的光可产生极微量的紫外线，有时会出现红斑或瘀点，可持续到光疗结束，这在血清胆红素高的情况下经常见到，常分布于面部、下肢、躯干，消退后不留痕迹，可能与光疗致血小板减少有关。绿光光疗时皮肤瘀点较蓝光光疗少见。

4. 青铜症　胆汁淤积性黄疸婴儿光疗后可使皮肤、血清及尿呈青铜色。青铜症原因尚不清楚，尽管仅发生于胆汁淤积的婴儿(但并非所有胆汁淤积者都发生)，可能与血浆中卟啉的积聚有关，通常很少有不良后果，光疗停止后，可逐渐消退，但时间较长。胆汁淤积可影响光疗产物经胆汁排泄，降低光疗疗效。当胆汁淤积的婴儿发生严重高胆红素血症，光疗不能迅速减低胆红素水平时，需考虑换血。

5. 皮肤破损　婴儿哭吵、活动等，易使肢体皮肤摩擦破损，因此光疗时需使用透明薄膜保护皮肤，及时安抚，必要时使用镇静药物，保持婴儿安静。

6. DNA 损伤　试验研究发现光疗可使体外培养细胞的 DNA 链断裂，当存在胆红素的情况下细胞被辐射时 DNA 链断裂增加，但在人体或动物中未得到证实。因为光能穿透薄的阴囊皮肤，甚至到达卵巢，虽然有限深度引起生殖腺 DNA 损伤的可能性极小，但建议光疗期间用尿裤遮盖生殖腺。

7. 眼　强光线照射能够损伤视网膜，结膜充血、角膜溃疡等，故光疗时必须使用黑布或遮光眼罩，只要做好保护，并无影响。

十一、日常维护与管理

(一) 维护要求

1. “五防”　防热、防蚀、防潮、防尘、防震。
2. “四定一专”　定点放置、定时清点、定期检查维修、定量供应、专人管理。
3. “三及时”　及时检查、及时消毒、及时补充。
4. 黄疸治疗箱应处于完好备用状态，在清洁或消毒前需断开治疗箱电源线。

(二) 放置要求

1. 不能将治疗箱放置于阳光直射或其他热源存在的场所中使用。不能将治疗箱放置于有易燃麻醉气体或其他易燃物质存在的场所中使用。不能将治疗箱放置于有较强电磁场产生的场所中使用。易受磁场干扰的设备不能放置在黄疸治疗箱附近使用。

2. 空气的快速流动会影响婴儿的热平衡，黄疸治疗箱应在干燥空气流动速率至少<0.3m/s 的场所中使用。

3. 为防止黄疸治疗箱侧翻，请避免横向移动黄疸治疗箱。

(三) 清洁

1. 清洁前，确保主电源线已与电源断开连接。清洁前拔下皮肤温度传感器；开启前正门，将婴儿床从床架上取出；取出水箱。

2. 清洁程序　清洁皮肤温度传感器；清洁婴儿床；清洁水箱；清洁侧门、前正门及上箱体内表面；清洁黄疸治疗箱外表面；清洁空气过滤器。

3. 一些化学清洁 / 消毒溶液可能会导电或留下一些残留物，从而导致产生会导电的灰尘或脏物积累。清洗时要确保这些溶剂不与任何电气部件接触,也不要把任何清洁 / 消毒溶剂撒在这些部件的表面。

4. 使用经过认可的清洁 / 消毒溶液。在清洁 / 消毒灯具外表面时,必须使用国家注册过的温和中性清洁 / 消毒溶液。用干净的布片或海绵蘸清洁 / 消毒溶液进行擦拭,避免溶液通过散热孔渗入治疗箱内部。为避免有机玻璃制品出现银丝裂纹,不能使用乙醇、丙酮或其他有机溶液进行清洁。

5. 对于过滤器中的空气净化材料,如果明显肮脏或超过 2 个月使用时间或已破损,必须进行更换。

6. 把部件重新装入黄疸治疗箱前,需仔细检查各部件是否有破损现象。如有破损,应及时予以更换。

7. 使用设备前,请确保黄疸治疗箱完全干燥。

(四) 维护

1. 内部可充电电池维护　黄疸治疗箱首次使用之前,或使用间隔期间,应对治疗箱内部可充电电池的状况进行检查。

2. 光源的更换　每季度至少一次由一位经过培训的、有足够知识和实践经验的专业人员对上、下灯箱进行胆红素总辐照度的测量。

3. 风叶的清洁　建议每隔半年对风叶进行清洁,风叶的清洁交由经授权的有资格的维修人员进行清洁。

（胡　蓉）

第九章　产科护理设备

第一节　胎儿监护仪

一、基本简介

胎儿监护仪是根据超声多普勒原理和胎儿心动电流变化，以胎心率记录仪和子宫收缩记录仪为主要结构，可描绘胎心活动图形的测定仪。胎儿监护仪是一台非侵入性测量的产前监护系统，通过波形和图表，显示出母亲腹部宫缩和胎儿心率，并且能够将数据记录在一个带状图表记录器上。该数据能够对胎儿分娩前期健康状况的评估提供帮助。常见的胎儿监护仪如图 3-9-1 所示。

二、发展历史

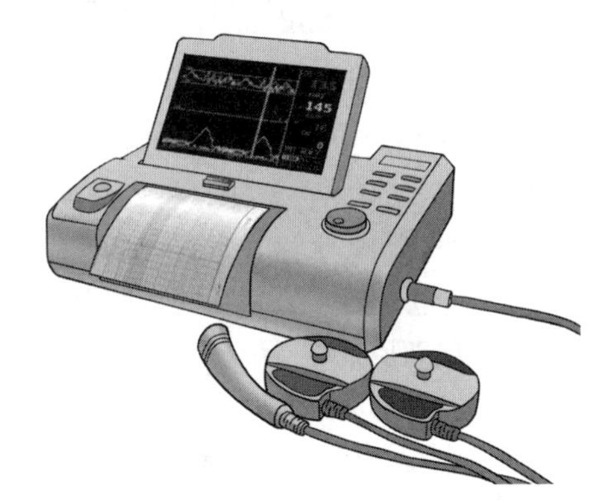

图 3-9-1　胎儿监护仪

1906 年，Gremer 首先经腹壁记录到胎儿心电，但未用于产科临床。1923 年，Schaeffer 用胎心音电子装置对产妇进行连续的胎心音观察。1957 年，Edward Hon 进行胎儿心电图的研究，阐述了胎心率变化与宫缩的关系，开创了以腹壁诱导胎儿心电法监测胎心率（fetal heart rate，FHR）的方法。1960 年以后，Edward Hon、Caldeyro-Barcia、Hammacher 等报告了有关胎心率图的研究。1964 年，超声多普勒效应被用于妇产科临床，在检测 FHR 方面取得成功，这为胎儿监护仪的普及提供了技术条件。1965 年，Edward Hon 应用胎儿头皮电极成功，成为胎儿直接心电监护（内监护）的先驱者，该方法为 FHR 监护的理论研究创造了科学条件。1968 年，第一次欧洲围产医学会在柏林召开，对胎儿监护（胎心率电子监护仪）进行讨论与肯定。1971 年及 1972 年分别召开胎儿监护仪规格化及用语统一化的国际会议，从此大批通用胎儿监护仪投入市场。20 世纪 70~80 年代，因集成电路及电脑技术的发展，使捡拾胎心信号的方法、自动分析及仪器的自动控制更加理想，且形成了一套完整的临床应用理论，胎心率电子监护逐步代替了传统的听诊方法。20 世纪 70 年代末，我国引进使用胎儿监护仪。20 世纪 90 年代中后期，功能强大的高档电脑引入胎心率监护后，过去难以处理的胎心率信号及难以实现的功能变得简单易行，胎儿监护焕然一新。借助电脑的巨大储存功能，可将长时间连续监护的资料永久保存起来，供随时调出选择打印记录，节约了以往靠连续走纸的消耗，使连续监护、动态观察成为可能。

三、基本分类

（一）按监测的途径分类

1. 外监护法　通过孕妇体表放置胎心探头（超声多普勒探头或心音麦克风）、腹部诱导电极及宫缩压力传感器获取胎心率及子宫壁收缩信息，达到监护的目的。

2. 内监护法　直接心电法是将电极通过宫颈置入或固定于胎儿头皮获取胎儿心电心率信息，将压力传感器直接放置于宫腔内测量子宫壁收缩信息，达到监护的目的。

（二）按监测的时间分类

1. 产前监护　一般在26~32孕周以后至临产前的胎心率监护为产前胎儿监护，目的是了解胎儿宫内生存状态和胎儿应激能力，结合超声显像检查和超声多普勒检查评估胎儿宫内状况。临床上产前胎心率监护技术包括胎动、宫缩应激试验、无应激试验、生物物理评分以及脐动脉多普勒血流检查等。

2. 产时监护　产时胎心监护的目的是评估分娩过程中胎儿是否缺氧。当胎儿低氧血症尚能通过宫内复苏和/或及时终止妊娠完全逆转时，能及时检测胎儿缺氧，从而达到预防胎儿低氧血症和细胞损伤、改善胎儿预后的目的。

四、工作原理

目前在临床工作中最常用的电子胎心监护方法为外监护法，通过在孕妇腹壁放置一个多普勒超声探头来记录胎心率，放置压力感受器记录子宫活动。外监护法是非侵入性的监护手段，无须破膜，但记录的胎心率及宫腔压力数据不如直接的内监护法准确。监护设备的多普勒超声探头通过弹力带固定在孕妇的腹壁上，把胎儿心脏瓣膜运动和心脏收缩期血液射出时反射的超声波信号转换成胎心率记录下来，并通过计算机校准收集到的信号，去除非胎心率的背景噪声，然后描记图形到图纸上或者电脑屏幕上。

五、临床适应证和禁忌证

（一）适应证

1. 低危孕妇　目前尚无明确证据表明对低危孕妇（无合并症及并发症的孕妇）常规进行产前胎心监护能够降低胎死宫内等不良妊娠结局的发生风险，因此不推荐低危孕妇常规进行胎心监护；当低危孕妇出现胎动异常、羊水量异常、脐血流异常等情况时，应及时进行胎心监护，以便进一步评估胎儿情况。

2. 高危孕妇　孕妇有妊娠期高血压疾病、妊娠合并糖尿病、母体免疫性疾病、有胎死宫内等不良孕产史等，或双胎妊娠、胎儿生长受限、羊水偏少、胎动减少、脐血流异常等，胎心监护可从妊娠32周开始；如病情需要，胎心监护最早可从妊娠28周开始。在妊娠28周以前，开始胎心监护的时间应以新生儿能存活且患者及家属决定不放弃新生儿抢救为前提，同时应告知患者及家属，这个时期胎儿胎心监护解读存在较大误差，由于胎儿神经系统发育尚不完善，胎心监护的特点与足月儿不同。

3. 产时胎心监护　目前没有研究证据表明，产程中持续胎心监护在改善围产儿预后方面优于间断胎心听诊。对于低危孕妇，推荐间断胎心听诊。对于高危孕妇，可根据情况适当增加听诊频率；而是否进行持续性胎心监护，应根据医疗机构情况及患者病情决定。值得注意的是，当进行间断听诊时，应至少听诊60s，并包括宫缩的前、中、后。如间断听诊发现异常，应立即进行胎心监护。

（二）禁忌证

死胎。

六、基本结构及配套部件

电子胎心监护仪的基本功能部分包括信息采集、信息处理和信息输出三部分，部分仪器还包括信息的智能化处理和报告系统。

（一）信息采集

信息采集主要包括三部分的信息采集：一是来自胎儿的信息采集；二是来自子宫的信息采集；三是其他的包括胎动、胎儿心电以及临床其他信息的采集。

1. 胎心音　一般有两种采集方法。①麦克风“拾取”：利用特制麦克风固定于孕妇腹壁胎心音最响处，直接“拾取”胎儿心跳的声音传至主机，经过放大处理后播放声音并以曲线的方式在显示屏上显示，结构及原理简单，对胎儿没有任何影响，但容易受外界声音及子宫收缩的干扰。②超声多普勒探测：利用超声多普勒的原理制作的探头，探测到胎心然后固定探头，根据超声多普勒原理，探头将探测到的心脏活动信息传回主机转换为多普勒信号，经过处理后播放声音并以曲线的方式在显示屏上显示。

2. 胎儿心电信号　胎儿心电信号的获取也分为两种：腹壁电极及胎儿头皮电极。腹壁电极直接固定于孕妇腹部。胎儿头皮电极多在人工破膜或自然破膜以后固定于胎儿头皮处。经胎儿头皮的电极可以记录清晰的胎儿心电信号，但可能损伤胎儿、诱发感染。

3. 子宫收缩　将压力传感器直接紧贴孕妇腹壁固定，将子宫壁收缩的信息经压力传感器传回主机与胎心率曲线同步显示于显示屏上；也有使用宫腔内压力传感器，即所谓的宫缩内监测法。

（二）信息处理

上述获取的信息处理由主机完成。它将各种方式检测来的胎心率、心电及宫缩信号通过特定的信息处理技术进行处理，经转换、纯化、比较，去除干扰和伪信息等，以使显示出来的胎心率及宫缩曲线清晰准确。现代化的处理器已经可以同时完成多个信息通道的信息同时处理、智能化比较、分析、存储获取信息、自动甄别危急信号并提供处理意见和联系医生；自动远程传输、接收处理结果也已经实现。

（三）信息输出

经主机处理、分析的结果有多种输出方式，常用的方式是以单幅（单机单孕妇信息）或多幅（多机多孕妇信息）显示于显示屏上，显示的主要内容包括宫缩曲线、胎心率曲线及其数值等，也可以打印纸质报告单和智能分析结果，或输送结果至医生工作站终端、远程医疗系统等。

现代胎心监护中心系统已经可以实现单机独立应用并同时向中心监护系统实现有线 / 无线信息传输、共享的功能，增加了多孕妇的智能化管理和结果分析，提高了监护效率和水平。

七、基本使用程序

【评估】

1. 孕妇准备　评估孕妇病情、意识、腹部皮肤情况；告知其监测的目的和方法，取得合作，孕妇如厕后检查。

2. 环境准备　环境清洁，宽敞明亮，温度 22~26℃，必要时备屏风遮挡。

3. 用物准备　电源，胎儿监护仪，腹带，耦合剂。

4. 护士准备　操作前穿戴整齐，无长指甲，洗手，戴口罩。

【操作流程】

1. 携用物至床旁，核对床号、姓名，解释。

2. 连接胎儿监护仪电源。

3. 将孕妇半卧位或左侧卧位。

4. 暴露孕妇腹部，行四步触诊法确定胎头的位置及固定情况，明确胎背位置，感触宫壁有无宫缩。

5. 确定胎心音最佳探测部位，一般位于胎背近头端处，避免用深压探头或用倾斜探头探测胎心，固定胎心探头前应注意观察一定的时间，获取胎心率曲线的稳定、没有波动或波动较小时即可固定探头。

6. 妥善固定探头　选取合适的腹带，腹带要有一定的宽度及弹性，太窄则探头容易脱落，太宽则影响孕妇活动。一定的弹性可以使腹带松紧适度，并能保持探头的稳定，也不使孕妇感到过于束缚。腹带绕过已经确定的胎心部位系好，然后将涂有耦合剂的多普勒探头滑进腹带下面。首先辨别声音是否最佳，曲线是否规整，如发现不良，可稍侧动探头，进一步探明声音捕捉是否良好。如仍有偏差，再调整移动探头。

7. 放置心电电极，确定胎儿心电最佳传导，确定胎位后在胎头位置放置阴极，胎臀位置放置阳极，无关电极置于两者之间。观察胎儿心电信号记录情况，必要时进行适当调整、比较后确定电极放置的准确位置，为保证良好的传导，应剔除放置电极部位毛发、拭去皮肤污物污渍后涂抹导电胶，再放置并固定心电电极。若使用直接电极，应严格规范操作，预防感染。

8. 放置外宫缩传感器　宫缩传感器应放置在孕妇腹部与宫壁直接接触的部位，在孕中晚期检查时以脐部周围较佳，如脐部左侧或右侧稍上方。母体脐部不平整以及子宫下段不能反映子宫真正的收缩变化，胎儿腹侧记录的曲线不规则、不稳定，均不宜放置宫缩传感器；探头放置过高时不能真实感应宫壁压力变化，曲线显示混乱，或由于子宫收缩、宫底降低而脱离子宫壁不能记录宫缩曲线。捆绑腹带时要保持一定压力并注意在宫缩间歇期调节仪器显示的压力回零复位，松紧适当，太紧会感到不适，过松则描不出宫缩压力变化。若使用内宫缩传感器，破膜后将导管充满生理盐水后由宫颈插入 15~20cm 深处，外端接于仪器的压力传感器上。同样，操作时要严格指征，严格规范，预防感染。

9. 将事件标记期交于孕妇，胎动时按压，每隔 5s 感知胎动可重复按压。

10. 过程中做好孕妇情况观察并做好监护记录情况。

11. 停监护，关闭电源。撤掉各种连接和束带。

12. 整理床单位，清理用物。

13. 整理和收纳所有探头、电缆及配件。仔细了解并记录孕妇情况，记录监护过程孕妇的感受，特殊情况应注意寻找原因并做相应的处理。

14. 分析记录结果，发现、分析异常记录，并及时做出应对处理。

【注意事项】

1. 孕妇监护时应选取左侧卧位或半坐位或者坐姿，舒适体位，避免体位性低血压的发生，造成急性胎儿窘迫。

2. 孕妇情况的观察　胎心率监护是安全的。但监护过程中仍需要随时了解孕妇的主观感受及心理状态，必要时要观察、记录孕妇的生命体征，对高危孕妇使用监护仪，随时应对特殊情况。

3. 监护记录情况　现代胎心监护仪都有自动识别、预警系统，记录的胎心率和胎心率曲线、子宫壁压力曲线异常或丢失时可以自动报警提醒操作者注意检查、分析寻找原因并予以恰当的处理。监护过程中由于胎儿或孕妇的活动、探头或压力传感器易位等导致记录信息异常时应注意随时调整，或重新定位、固定。调整处理的情况应及时同步记录。

八、参数报警及处理

胎儿监护仪参数报警及处理，见表 3-9-1。

表 3-9-1　胎儿监护仪参数报警及处理

参数报警	报警原因	处理
信号丢失报警	1. 绑带松垮，探头脱落 2. 探头移位 3. 输入端电缆线接口松动	1. 重新固定绑带，安置探头位置 2. 重新连接输入端电缆线接口
高胎心率报警	1. 孕妇感染发热 2. 孕妇甲状腺功能亢进，母体心率增快 3. 孕期有轻度贫血 4. 孕期选用阿托品类药物 5. 胎儿本身疾病，如室上性心动过速 6. 心理、社会因素（生活事件作为心理因素的应激源，对胎心率造成一定影响） 7. 脐带因素，如脐带绕颈、脐带扭转造成的脐带受压 8. 胎儿缺氧进一步发展到胎儿窘迫 9. 急性贫血，如发生胎盘早剥或前置胎盘出现血管破裂引起胎儿急性贫血，反应性出现胎儿心动过速	评估孕妇病情、意识、体温、脉搏等生命体征，用药史、胎心探头位置，确定胎心率异常排除误报警，如有异常及时报告医生进行处理

九、仪器设备使用相关并发症

1. 皮肤发红　选用适宜的耦合剂,注意防止皮肤过敏、发红。

2. 皮肤破损　保持皮肤清洁,粘贴及捆绑松紧度适宜。

十、日常维护与管理

1. 未使用时,将仪器关掉并盖好,避免灰尘、强震荡、强磁场、强高温、强低温、异常电压(超过 50Hz, 250V)。擦拭仪器用干布,不能用水,更不能用腐蚀性液体。

2. 探头要轻拿轻放,避免摔破,未使用时将它们插在仪器右侧插槽内。对于宫缩压力探头,如发现其表面覆盖的透明薄膜已破,请及时更换新的薄膜片。

3. 工作过程中切勿随意插拔电源,开机与关机时间间隔最好不要低于 30s。避免快速开关胎儿监护仪(<10s),因为这可能导致存储数据的丢失,如用户名、日期和时间可能会重置。

4. 胎心探头拿下后及时清除耦合剂后再放入插槽,压力探头请注意不要上涂耦合剂。

5. 将仪器盒、换能器、事件标记器、IUP 延长线等用浸湿肥皂或清洁剂溶液的布擦拭,去除水凝胶、血液、生理盐水等;再用干净的布擦干。如需消毒用 70% 乙醇进行消毒。对母体心电图导线进行消毒,用浸过 2% 戊二醛溶液的布擦拭。用一块干净的湿布擦拭心电图导线,再用干布擦干。

6. 外壳和换能器的唯一灭菌方法是使用环氧乙烷气体(最高 5.5bar)。

(邵乐文)

第二节　多普勒胎心监测仪

一、基本简介

多普勒胎心监测仪在临床上多应用于胎心监测,是由超声探头和主机组成,采用超声多普勒原理从孕妇腹部获取胎心运动信息的超声仪器。其一般由探头通过有线的方式与主机系统相连,通过主机上的液晶屏显示心率值,并通过扬声器将胎儿心跳声播放出来,适用于医疗单位对孕妇进行胎心的测量和监测。胎心音的监测对孕妇尤其是高危妊娠的孕妇,具有重要价值。多普勒胎心监测仪作为一种超声产品,有着便携易用、安全的特点,目前在产科临床中被广泛应用。常见的多普勒胎心监测仪如图 3-9-2 所示。

二、发展历史

一般医用多普勒胎心监测仪,仅具有听诊胎心音功能,而电子胎心监护仪比多普勒胎心监测仪在功能上增加了监测宫缩、信息存储功能,能实现长时间监测、存储资料、打印信息、分析结果、与远程服务端连接功能。从功能上而言,超声多普勒胎心监测仪从初期的大型、专业的仪器,到现在发展的更加小型化、便携式、多功能,未来随着科技的发展,可能会融合更多的高科技以使胎心监测仪功能更齐全。

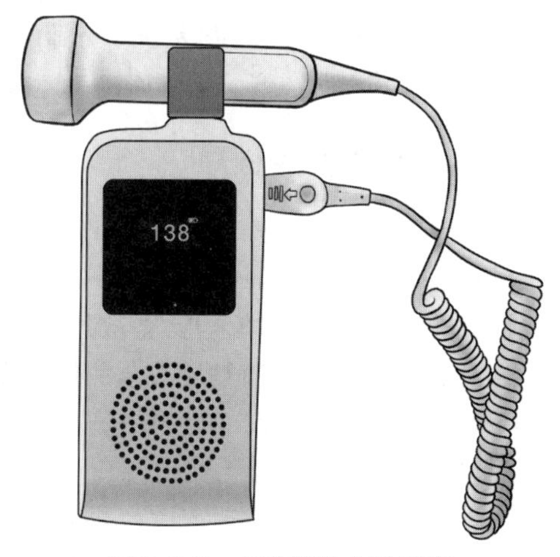

图 3-9-2　多普勒胎心监测仪

三、基本分类

1. 按适用范围分类　单探头多普勒胎心监测仪主要适用于孕早期到分娩期间胎心听诊。双探头多普勒胎心监测仪适用于孕早期到分娩期间胎心听诊;增设一灵敏度更高的多普勒探头，更适用于孕早期胎心听诊。

2. 按物理结构分类　有线多普勒探头胎心监测仪多普勒探头和主机之间有线连接。无线多普勒探头胎心监测仪多普勒探头和主机之间无线连接。

3. 按适用场所分类　医用多普勒胎心监测仪、家用多普勒胎心监测仪。

四、工作原理

1. 超声波的发射与接收　多普勒探头的内部具有超声波发射端和接收端。在发射端，产生的高频电压输送到发射晶片时，激荡超声晶片而产生超声波。产生的超声波经孕妇的腹壁发射到反射源（胎儿心脏）并产生反射波，此反射波被接收晶片接收后，在此转换成电气信号并进到接收端，经过放大后形成多普勒信号；再经过放大部处理后，可从扬声器或耳机监听。

2. 多普勒效应　声波等的运动因为声源和观测者之间存在相对运动，并且当运动物体（空气等）离开观测点的声源的传播途径方向速度的分量不超过运动速度时，可观测出与声源频率不同的频率。这种现象称为多普勒效应。

人体内的反射源（血流、心脏瓣膜或壁等）的反射波是根据反射源的运动而产生比原频率高或低的频率变化。根据接收的频率变化来检测出反射源的运动。超声波观察人体时因为反射源的运动速度比传播速度小，所以频率变化比也小。

3. 无线的信号　无线多普勒探头将监测的生物信号经处理后转换成数字信号传输到主机，利用2.4GHz频带的近距离无线通信规格进行无线传输。

五、临床适应证和禁忌证

1. 适应证　适用于孕早期到分娩期间的孕妇的胎心听诊。

2. 禁忌证　无。

六、基本结构及配套部件

多普勒胎心监测仪的基本结构由主机、输出设备（显示屏幕、扬声器等）、输入设备（多普勒探头）等三部分组成。

1. 主机主要组成部分是主机电路板，包括控制电路和放大电路等部分。

2. 输入设备　多数探头多采用有线的方式与主机连接，也有部分产品采用蓝牙无线的方式和主机连接。多普勒探头内含有超声波的发射端和接收端电路板。

3. 输出设备　LCD显示屏显示胎心率，部分多普勒胎心监测仪的LCD显示屏兼有触摸屏功能。音响监听多普勒胎心音。耳机连接口连接耳机收听胎心音。

七、基本使用程序

【评估】

1. 患者准备　评估孕妇的意识状态、合作程度、孕周大小、胎方位、胎动情况、腹部皮肤情况。

2. 环境准备　环境清洁，宽敞明亮，温度22~26℃，必要时屏风遮挡。

3. 用物准备　多普勒胎心监测仪，耦合剂，卫生纸，有秒表的手表，笔，记录纸等。

4. 护士准备　操作前穿戴整齐，无长指甲，洗手，戴口罩。

【操作流程】

1. 携用物至床旁，核对床号、姓名，解释。

2. 患者取仰卧位，适当暴露腹部，注意保护隐私。

3. 触清胎方位，判断胎背的位置。

4. 在宫缩间歇期将多普勒探头上涂抹适量耦合剂后置于适当位置，听到胎心搏动声，看表计数，一般可听 30s，异常时听诊 1min。

5. 记录数据。

6. 协助患者整理衣物，取舒适体位，告知患者听诊结果。

7. 整理床单位，整理用物。

8. 洗手，记录。

【注意事项】

1. 胎心在靠近胎背上方的孕妇腹壁上听得最清楚。因此，依妊娠周数、胎儿大小不同，听胎心音的部位也不同。妊娠早、中期在耻骨联合到脐部之间；可用触诊确认子宫的位置后，再寻找胎心。妊娠晚期胎心音的听诊部位随胎产式、胎位不同而不同。枕先露：位于孕妇脐部下方（左或右）。臀先露：位于脐部上方（左或右）。横位：位于脐部周围。

2. 测听胎心要及时准确，正常时每分钟为 110~160 次。听诊时注意胎心音的节律及速率，并注意与脐带杂音、腹主动脉搏动声相区别。

3. 多胎妊娠，不同部位可听到两个胎心，期间有“无音区”或同时听诊 1min，两个胎心率相差 10 次以上。

八、各项参数调节

目前市面上多普勒胎心监护仪一般没有设置胎心数值报警范围。

九、仪器故障处理

胎心监护仪常见故障及处理，见表 3-9-2。

表 3-9-2　胎心监护仪常见故障及处理

常见故障	故障原因	处理
啸叫	1. 声音太大 2. 探头表面耦合剂过多 3. 电量不足	1. 调小音量 2. 擦净探头表面 3. 充电
声音微弱	1. 音量太小 2. 未涂耦合剂 3. 电量不足	1. 调大音量 2. 加涂耦合剂 3. 充电
灵敏度低	1. 探头位置不对 2. 未涂耦合剂	1. 调整探头位置 2. 加涂耦合剂
声音沙哑	声音太大	调小音量
没有数字显示	探头位置不对	调节探头位置
数字显示不稳定	未涂耦合剂	加涂耦合剂

十、仪器设备使用相关并发症

皮肤过敏：对耦合剂过敏。

处理方法：选用合适的耦合剂，使用后及时清洁皮肤。

十一、日常维护与管理

(一) 日常维护和使用注意事项

1. 请在阴凉、干燥处保管仪器，避免阳光直射、高温多湿。定点放置、定时清点、定期检查维修。

2. 禁止使用的环境　高压氧疗舱；易燃性麻醉气体及高浓度氧空气环境；X 线室、MRI 室、图像处理室；高频手术刀等强烈高频电磁场环境；使用时为避免仪器运行错误，宜避开手机、无线电收发机、无线电遥控式玩具等。

3. 长时间不使用时注意事项　拔下电源插座上的电源线；充电电池不使用时也会自然放电，导致电量降低，请根据各产品说明书按时充电；无线多普勒探头为了防止电池漏液，请取出电池。

4. 胎心仪应处于完好备用状态，在清洁或消毒之前需断开胎心仪的电源线。

(二) 胎心仪的清理和消毒

1. 每次使用后均应对胎心仪进行清理和消毒。清理前需用湿巾或软布擦净探头上的耦合剂。

2. 胎心仪主机、多普勒探头、LCD 显示屏、电缆线外表均可以使用软布加清水擦拭，或软布浸入温水稀释的中性洗涤剂中，拧干水擦拭；注意擦拭时不能淋湿电源插头部分和有线多普勒探头的插头部分；无线多普勒探头擦拭前需要盖紧电池盖。

3. 清洁后需再次使用软布加消毒剂擦拭消毒各部件；可以使用的消毒剂：戊二醛消毒液、苯扎氯铵消毒液、两性表面活性剂等。如使用其他消毒剂，需参照产品说明书予以使用。

4. 为避免材料变质，一般情况下，不建议使用含有次氯酸钠、乙醇、过乙酸制剂、氢氧化钠等成分的消毒剂进行消毒。禁用高压蒸汽灭菌器等超过 70℃的消毒和灭菌方法、环氧乙烷气体灭菌、紫外线灭菌。

（邵乐文）

第三节　产后康复仪

一、基本简介

产后康复仪采用脉冲电刺激治疗原理，主要针对产后女性的泌尿生殖系统恢复、产后疼痛管理、乳腺管理、体型恢复及盆底各种功能性损伤进行康复治疗。全世界约有 28.6% 的妇女因产后恢复不良引起各种后遗症，对自身健康产生影响。一次完整良好的孕产过程，可以增加 10 年的免疫力，并推迟更年期的到来。产后妇女可能会出现多种产后并发症或妇科疾病，产后康复干预措施能降低或预防产后妇科疾病的发生率。

二、发展历史

生物反馈技术于 20 世纪 60 年代兴起。1962 年，Kamiya 发现人能自身调节脑电 α 波的节律。1963 年，Basmajian 通过实验证明，人可以控制单个运动单位的放电。1969 年，Miller 发表《内脏和腺体反映的学习》，阐明正常由自主神经系统控制的内脏和腺体，在某些情况下可由人的意识随意控制，提出自主神经系统操作条件反射理论。1971 年，Barber 和 Kamiya 在著作中正式使用生物反馈这一术语。生物反馈治疗仪——监视盆底肌肉的肌电活动，并将肌肉活动的信息转化为听觉和视觉信号反馈给患者，指导患者进行正确的、自主的盆底肌肉训练，并形成条件反射。随着妇产科医生对电生理技术的了解和掌握，电生理技术在妇产科领域得到更广泛的应用，如在辅助生殖科盆底仿生物电刺激干预治疗能够增加子宫内膜及内膜下血液循环，改善子宫内膜容受性。在产后康复方面，这项技术被医生引入产后整体康复的概念，从内在生殖器官的恢复扩展到盆底康复、盆腹动力、体型修复、缓解疲劳、解决疼痛等内外兼修的全方位康复，提高了产后女性的生活质量。

三、工作原理

（一）生物反馈技术

20 世纪 70 年代起，生物反馈开始作为一种重要的治疗方法用于盆底功能障碍的患者（包括盆底肌协同障碍、肌性盆底肌痛、盆腔器官脱垂等导致的慢性便秘、尿失禁、排便失禁以及盆底痛），但在治疗方法、疗效、疗程及远期效果评估等方面还没有形成统一的标准。生物反馈应用于临床包括两个方面：一方面通过患者进行自我放松，使其过度紧张状态放松，从而实现某种程度上的身心放松；另一方面在患者实现放松效果之后，再借助生物反馈治疗设备，使患者充分了解并熟知自己身体内生理功能改变的信号，进一步加强其对放松训练方法的熟练，直至形成某种操作性条件反射。

（二）低频电刺激技术

根据组织器官的电生理特性，通过皮肤电极、腔内电极、针式电极等予以脉冲电流达到调节神经肌肉的兴奋性、促进局部血液循环、镇痛等目的。

1. 低频电刺激的分类

（1）功能性电刺激（functional electrical stimulation，FES）：属于神经肌肉电刺激的范畴，是利用一定强度的低频脉冲电流，通过预先设定的程序来刺激一组或多组肌肉，诱发肌肉运动或模拟正常的自主运动，以达到改善或恢复被刺激肌肉或肌群功能的目的。

（2）经皮神经电刺激疗法（transcuataneous electrical nerve stimulation，TENS）：经皮神经电刺激疗法又称周围神经粗纤维电刺激疗法，是通过皮肤将特定的低频脉冲电流输入人体以治疗疼痛的电疗方法。TENS 疗法与传统的神经刺激疗法的区别在于：传统的电刺激，主要是刺激运动纤维；TENS 则是刺激感觉纤维。

2. 低频电刺激的作用

（1）低频电流作用下，细胞膜受刺激，离子通透性改变，形成动作电位发生兴奋，引起肌肉收缩反应。

（2）兴奋神经肌肉组织：①对运动神经和肌肉，1~10Hz，可引起肌肉单收缩；25~50Hz，可引起肌肉强直收缩；100Hz，引起肌肉收缩减弱或消失。②对感觉神经，50Hz，震颤感明显；100Hz，止痛。③对血管，1~20Hz，提高血管张力；50~100Hz，扩张血管。④对自主神经，4~10Hz，兴奋交感神经；20~40Hz，兴奋迷走神经；100~250Hz，抑制交感神经。

（3）止痛作用：即时镇痛作用与神经机制（闸门控制学说）、体液机制（电刺激可使人体释放一种有镇痛作用的类吗啡物质如脑啡肽与内啡肽）有关。多次治疗后的镇痛作用除上述因素外，与低频电流促进血液循环所产生的各种效应有关，如改善缺血，减轻酸中毒，促进致痛物质及病理代谢产物的排出，组织间、神经纤维间的水肿和张力减轻，营养功能与免疫功能的改善等。

（4）改善血液循环和抗炎消肿：低频电流通过轴突反射，引起局部充血，同时肌肉节律性收缩与舒张形成的“泵”作用，促进血液和淋巴液回流，减轻组织水肿，消除非特异性炎症。

四、基本分类

1. 盆底康复治疗仪（经阴道的盆底治疗仪）　采集盆底肌群的肌电，将生理信号放大，加工并提供反馈，将其转变为视听信号，以便于某些生理活动得到感知，然后通过学习和反复实践，待熟悉掌握这种生理变化后，反过来达到盆底活动的自我控制，以改善盆底功能。

2. 产后康复治疗仪　产后 42~50d 异常情况检出率前四位为生殖道炎症、盆底功能障碍、乳汁分泌不足、产后子宫复旧不良。产后康复仪设备用低频电刺激提高肌纤维运动能力，提高肌肉本体感受器敏感性，改善肌肉及盆腔组织内环境。

五、临床适应证和禁忌证

1. 适应证　产后康复仪的适应证见表 3-9-3。

表 3-9-3　产后康复仪的适应证

应用领域	适应证	应用领域	适应证
胃肠、肛肠系统	功能性便秘 特发性肛门直肠痛 术后排便功能恢复	小儿外科系统	小儿便秘 遗尿 先天性巨结肠术后功能恢复
妇产系统	产后盆底康复 尿失禁、尿潴留 轻中度盆腔脏器脱垂 阴道痛、性功能障碍 盆底术后功能重建	泌尿、男科系统	尿失禁、尿潴留 前列腺痛 慢性前列腺炎 性功能障碍 前列腺术后排尿功能恢复

2. 禁忌证　盆腔感染急性期、子宫及卵巢恶性肿瘤（相对禁忌证）、重度盆腔器官脱垂单纯康复治疗、产后 42d 内、恶露未干净、佩戴心脏起搏器、癫痫患者。

六、基本结构及配套部件

产后康复仪的基本结构由主机、系统软件、功能附件（专用电缆、专用神经肌肉电刺激电极和盆底功能训练探头）组成。

七、基本使用程序

【评估】

1. 患者准备　知晓治疗目的、操作过程及如何配合。

2. 环境准备　环境清洁，宽敞明亮，必要时备屏风遮挡。

3. 用物准备　电源，产后康复仪，探头或导联线（电极线）。

4. 护士准备　操作前穿戴整齐，无长指甲，洗手，戴口罩。了解仪器的基本原理等知识，熟悉康复治疗操作流程。

【操作流程】

1. 携用物至床旁，核对床号、姓名，解释。

2. 连接电源。

3. 患者可选择仰卧位或半卧位，叮嘱患者做深呼吸，将生物反馈肌肉刺激探测器插入阴道或肛门。

4. 打开主开关，打开软件。

5. 第一步新建患者病历。点击“病历”按钮，新建患者病历档案。点击“增加病档”按钮，输入患者基本信息。其中姓名为必填项，其他为选填项。建议备注：生育次数、生育方式、胎儿重量、有无产程延长、有无病史（如压力性尿失禁）等，保存密码为“888888”。如果是已建立档案的患者，直接进入评估或治疗界面。

6. 选定患者信息，点击“确定”按钮，进入“肌肉收缩学习模板”和“盆底肌筛查评估”模块。学习模板可以根据患者实际情况自行选择。评估模板中“标准肌电评估”是最常用的评估模式，可以自动推送方案。

7. 学习和评估过程中需要进行讲解，同时配合放松、休息、用力、保持等动作，以方便患者评估时可以根据语音提示正确收缩盆底肌肉。注意盆底探头需要涂上耦合剂，放入阴道时电极左右放置，绿色电缆线连接电极片，贴于髂骨上。B 通道正负极连接电极片（红、蓝连接电极片贴在腹直肌与腹斜肌上，需贴于同侧）。盆底康复治疗仪探头连接方法，见图 3-9-3。注意憋尿或者是提肛动作，注意腹部用力不参考，双手可以放于腹部感受，自动生成评估报告。

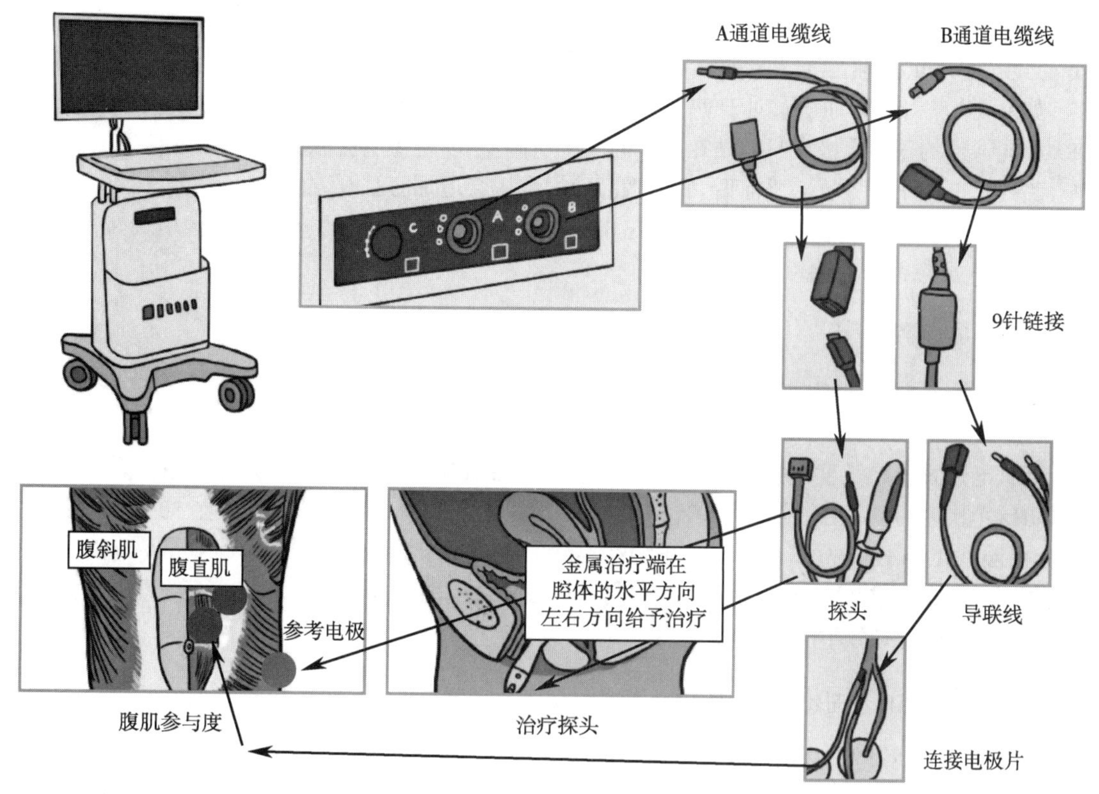

图 3-9-3 盆底康复治疗仪探头连接方法

评估报告需要对比 5 个阶段中的 2 组参数，一个是测量值，一个是参考范围。请注意“上”“下”箭头，分别代表有什么问题。医生可以根据评估报告“注释”部分自主选择方案，也可以根据评估方案自动推送的方案进行治疗。评估报告的是选择治疗方案，判断盆底肌群状态的关键。

8. 治疗方案选择 ①方法一：根据推送方案进行治疗，点击“治疗”按钮，选择需要治疗的患者后进入治疗界面。点击“自定义治疗”，右侧“待进行的课程”栏中为根据患者评估报告自动推送的治疗方案，医生可以根据实际情况自行删减，点击“开始治疗”，按顺序进行治疗也可以进入治疗界面后直接选择治疗方案进行治疗。②方法二：自主选择方案，根据患者自身情况选择最佳方案。神经肌肉电刺激转换成被动训练：用于治疗初期患者不能很好控制盆底肌肉时。肌肉触发电刺激转换成被动和主动训练相结合：适用于治疗中期。肌电反馈电刺激转换成从被动训练到主动训练：适用于治疗中期。场景训练转换成模拟现实场景、增大训练强度：适用于治疗后期。

9. 整理床单位，清理用物。

10. 记录和停止使用时间。

11. 清洁、消毒、整理物品。

【注意事项】

1. 在刺激期时，若无临床医师的医嘱，患者不得同时操作有潜在危险性的仪器设备。治疗期间使用时，不要将治疗系统与水或其他液体接触。

2. 虽然所有预期与人体接触的部分都经过生物学评价，生物学安全性符合标准要求，但极个别的人可能有过敏反应，对有过敏反应的患者应停止使用。

3. 取下或重贴电极前，必须先关闭仪器或将刺激暂停或刺激强度调为零。

4. 有少数情况，在长期放置电极的皮肤处会感到灼痛。这时，应停止使用，并适当敷药，选用不同的传导体或更换电极放置地方，会减少此种情况的发生。

5. 电子外科仪器与本治疗仪并用时，可能会导致电极燃烧，使治疗仪损坏。

6. 必须在医师或专业医务人员的督导下使用。若治疗有疼痛感或未达到应有治疗效果，应咨询医师。

7. 如果没有获得医生的医嘱，对于使用植入式电子装置（例如心脏起搏器）的患者不应使用本治疗系统。

8. 相同通道的正负电极片只能贴在肢体的同侧肌肉上，以避免电流流过心脏，给人体造成危险。

9. 治疗中电极不可置于心脏前后，靠近胸部使用电极会增加心脏纤颤的危险。

10. 在500Ω负载阻抗下，电极最大输出电流限值为50mA，过高的电流可能会引起皮肤不适、灼痛，此时医护人员应密切关注患者的生理变化。

八、各项参数调节

治疗画面及参数设置：用户在建立课程或者选择合适的治疗课程后，点击“进入治疗”按钮进入产后康复治疗。

系统肌电图肌电灵敏度范围2~2 000μV，误差应在±2μV或±10%中较大者范围。系统脉冲频率在1~400Hz范围内可调，误差应在±2Hz或±10%中较大者范围。系统脉冲宽度在50~1 000μs范围内可调，全程误差在±10μs范围内。治疗系统在500Ω的负载下，输出电流应在0~99mA范围内连续可调，误差应在±5mA或±10%中较大者范围内。负载阻抗范围为0~2.5kΩ。治疗系统以低于患者生理信号最小值运行可能导致不准确后果。

九、仪器设备使用相关并发症

皮肤过敏：对于乙醇引起的皮肤过敏者，可以外涂地塞米松软膏治疗局部皮肤刺痛。

十、日常维护与保养

1. 治疗仪的维护检查　使用治疗仪前，应进行如下检查工作：检查是否有任何机械性损坏。检查全部外露导线，插入部分和附件。检查全部可能用于患者的功能，并保证治疗仪处于良好的工作状态。确保治疗仪接地良好。注意当地的电网电压波动情况，如超出允许范围，建议增设稳压设备。如果发现能证明治疗仪功能有损坏的迹象，则不得使用本治疗仪在患者身上进行任何治疗。治疗系统的设计寿命为5年。在长期的使用过程中，必须每年（或根据医院的校验规程进行）对治疗仪进行一次校准。每年或在每次维修后，必须由合格的人员对治疗仪进行一次全面的检查，包括功能、安全性检查。如果电缆有损坏或变质的征象，禁止再使用。

2. 治疗仪的清洁和消毒　清洗之前必须关掉电源并断开交流电源。台车应保持无尘土。保持台车清洁，建议要清洁机壳外表面和显示屏幕。清洁机壳要用无侵蚀类清洁剂。台车表面可用医用乙醇擦拭，自然风干或用洁净、干爽的布清洁。不要让清洁液流入台车的连接插座，以防损坏仪器。清洁台车时，只擦拭连接器的外周，不要擦拭它的内部。大多数的清洁剂必须稀释才能使用。不要使用磨损材料。不要让任何液体进入治疗仪。不要让清洁液留在仪器的表面。不要将系统的任何部分浸泡在液体中。

3. 配件的清洁和消毒　第一次使用前使用温和的肥皂水清洗探测器以及导线和指示器，用清水充分漂洗干净后晾干，甩去多余的水分后晾干。切勿使用沸水清洗。每次使用后按上述过程清洗，漂洗干净并确保放回塑料袋前产品已经晾干。

4. 治疗仪的存放　存放的仓库应干燥，环境温度在-20~55℃，相对湿度10%~93%（非冷凝），室内应避免强烈日光及其他会引起腐蚀的气体，室内通风良好。

（邵乐文）

第十章 肿瘤科护理设备

第一节 化 疗 泵

一、基本简介

化疗泵是一种轻便、可随时携带的输液装置,能有效控制用药的浓度、速度、剂量和时间,适用于小剂量长时间静脉给药,可使高浓度的化疗药物在患者体内保持恒定的血药浓度,延长药物与肿瘤的接触时间,增强化疗药物的疗效。

二、发展历史

化疗泵由起初的弹性收缩式化疗泵,通过球囊对泵内化疗药物的弹性收缩控制药物的流速(药液越少,压力越小,流速和药液的多少成正比,速度不能恒定)发展到微电脑化疗泵(精确、恒定的流速)。

三、基本分类

根据工作原理分为弹性收缩式化疗泵、微电脑全自动化疗泵。

四、工作原理

1. 弹性收缩式化疗泵 利用化疗泵内储药囊的弹性收缩作用控制药物的输出速度,以持续弹性压力推动液体输入。

2. 微电脑全自动化疗泵 全自动注药式化疗泵采用蠕动泵的工作原理,由一组多个阀片,按照一定的顺序和规律挤压软性管道,达到将液体输送到预定位置的目的。控速装置由微型处理器控制,可恒速、均匀地泵入药物;执行与监控两个系统独立运行,软硬件多重保护;可以自主设置参数(时间、流速、总量等)。

五、临床适应证和禁忌证

1. 适应证 持续化疗:需要长时间保持一定的血药浓度,才能达到最佳疗效的化疗药物。精确化疗:需要准确地维持恒定的滴注速度的药物。

2. 禁忌证 对化疗药品及辅料过敏者;患者的重要器官,如心脏、肝脏、肾脏等有较严重的功能障碍或严重心血管疾病者,如用化疗会进一步造成损害者;患者的骨髓造血功能抑制,表现为白细胞减少,如白细胞$<3.5\times10^9$/L 或血小板$<50\times10^9$/L 或有出血倾向者;年老、体衰、营养状况差、恶病质者或生存期<2 个月者;有骨髓转移或曾广泛对骨髓照射而进行的放疗者;贫血及血浆蛋白低下者;先前放、化疗次数少,患者机体毒性反应大;机体有水痘、带状疱疹等严重感染性疾病;有栓塞性疾病史,如脑栓塞、肺栓塞、心梗等;有严重活动性溃疡(胃肠道、皮肤等)病及高热患者;曾接受过多程化疗或者放疗者;对妊娠及哺乳期妇女来说,大多数化疗药物禁用,少数慎用。

六、基本结构及配套部件

1. 弹性收缩式化疗泵 有一类为硅胶储药囊的弹性收缩式化疗泵。它的外部是一个硬塑外筒,奶瓶大小样，内有一个弹性储液囊，借微粒滤器与外连接管相连，顶端有一外填充口，主要是采用弹性储液囊输注药液，由无菌保护装置、过滤器、弹性储液囊、外壳及连接管组成，一次性使用不可重复(图 3-10-1)。

2. 微电脑全自动化疗泵　由驱动装置、输液装置、键盘三个部分构成，见图 3-10-2。驱动装置是重复使用装置，具有电脑控制、自主参数、精密驱动、全程监控、自动记录等功能和多重安全保护，全中文显示以及低功耗等特点。输液装置是贮液、输液至人体的一次性使用装置，经灭菌密封包装。电子注药泵驱动装置必须配用对应电子注药泵输液装置，严禁不同品牌的驱动装置或储药装置或输液管道混用。

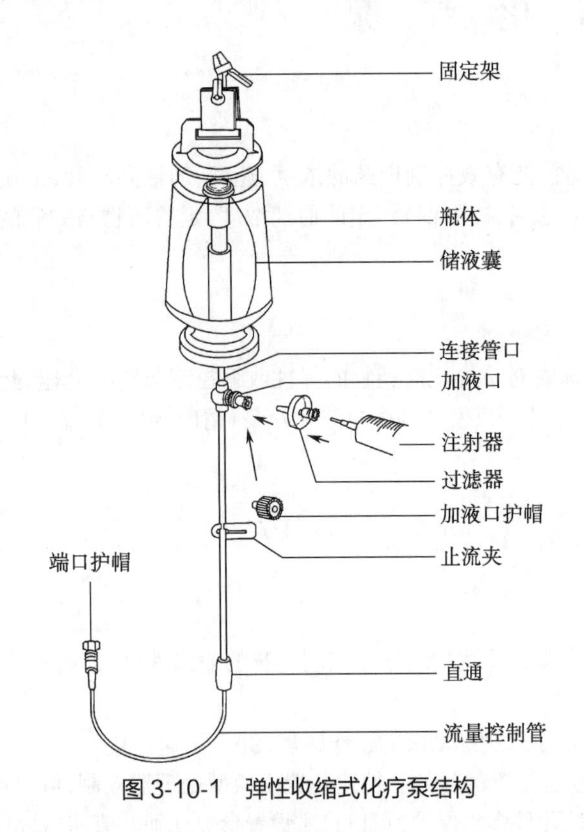

图 3-10-1　弹性收缩式化疗泵结构

图 3-10-2　微电脑化疗泵

七、基本使用程序(微电脑全自动化疗泵)

【评估】

1. 患者准备　评估患者病情，告知患者化疗的注意事项，取得患者配合。

2. 环境准备　环境清洁，宽敞明亮，必要时备屏风遮挡。环境温度 20~30℃，相对湿度 ≤ 70%。

3. 用物准备　化疗泵，根据医嘱配制药液，常规的急救药品。

4. 护士准备　操作前穿戴整齐，无长指甲，洗手，戴口罩；知晓化疗泵的使用方法。

【操作流程】

1. 加液　按照无菌操作规程用注射器将配制好的药液从圆锥接头处注入储液囊，从输液装置的背面检查储液囊里是否有气泡，如有气泡，必须用注射器将气抽尽后关紧管夹，即可待用。

2. 开机　打开驱动装置背后的电池盒盖，按电池盒内 “+” (正极)、“–” (负极)标识放入 2 节 5 号碱性电池，关上盒盖，按下键盘上的 “开” 键，显示屏上看到 “自检……” 字样，按 “+” 键为持续模式，按 “–” 键为分段模式，“请确认参数” 提示后，按 “确认” 键进入总量界面(一般采用持续输液模式，即按 “+” 键)。

3. 装夹　先将左耳子、右耳子打开至最大化，即拉至限位处，将驱动装置从输液装置开口处插入到位，到位后应看到圆弧面贴紧，将左耳子、右耳子关闭，将输液导管按指示方向连接，关闭管夹。

4. 设置参数　按照临床医嘱进行具体参数设置，通过键盘加减按键进行各项参数调节，调节完成后按确定键进行参数保存并进入下一菜单进行设置，由于本泵对上次运行设置的参数有记忆功能，本次运行前必须将参数逐项检查确认后再运行。记忆功能将持续到下次有效修改参数前，关机也不影响运行参数的记忆。

5. 排气　通过机器自带排气功能将延长管中空气排尽，化疗泵在非运行状态时，按住排气键（并保持），将进行排气或排液（排出的液量不在输出量和总量中计算和显示），显示器上有排气提示，延长管内充满液体后，松开按键，排气停止。

6. 运行 / 停止　参数设置完成后，将延长管连接至患者的输液管道后进行机器运行，按 "运行 / 停止" 键，机器开始运行工作，运行时同时长按 "+" 和 "–" 键设置键盘锁，设置后界面显示上锁标志，解锁方式同为长按 "+" 和 "–" 键，设置键盘锁可防止非医护人员对机器造成误操作，减少故障发生。

7. 关机　输液完成后，长按 "密码 / 关机" 键，约 3s 并伴有 "嘟……" 声，即关机。

【注意事项】

1. 使用前请阅读说明书，严格按照说明书操作。

2. 化疗泵应在医生、麻醉师或护士的指导下使用，药物用量、配合比例及各参数设置由临床医生提供，使用过程中密切观察患者对药物的反应，及时调整参数，适应病情变化，追求最佳治疗效果。

3. 如患者需脱离医护人员管理区使用，医护人员应培训、教育相关人员的相关使用操作技能和相关权限，禁止患者及非医护人员违反医嘱使用。患者在使用中发生问题或情况，应及时和医护人员联系，除紧急情况外，非医护人员不得擅自处理。

4. 化疗泵药液已加入，装置导管已连接（接入人体前），排气已结束，在泵未运行状态下，打开管夹，注意检查导管远端有无自流现象，如有液体滴出，则表示驱动装置和输液装置装夹不到位，必须重新装夹。

5. 注药精度偏差　该泵是以纯化水作为介质，在 23℃ ±2℃环境温度下检测注药精度，由于实际使用条件和检测条件的偏差，实际注药精度会有设定值 ±10% 以内的变化。发生下列情况时：如管路欠畅通，环境温度特低，药液黏稠度较大，血液凝块等物质对导管的不完全堵塞，药液过滤器的不完全堵塞对药液通过率的非正常影响，同一管道给药的其他器械和本泵的压力差，驱动装置和输液装置装夹没有完全到位等，都可能会使实际注药精度波动在 ±10%。

6. 关闭报警及设置静音　不应长期在关闭报警和设置静音状态下运行化疗泵。关闭报警及设置静音功能将不能及时发现潜在的运行风险，不能及时了解装置运行情况和及时处理、调整装置运行，关闭报警及设置静音功能需要仔细评估风险后才能采用。具备合适、可控制以及易于理解的报警功能是医疗器械安全性能的最基本要求。

7. 本泵输液装置为一次性使用耗材，不可重复使用，使用后需销毁。本泵输液装置出现包装破损、产品损坏、漏液、超过有效期等情况均不得使用。本泵驱动装置不可存放冰箱等冷藏设备中，以免损坏。

八、各项参数调节

（一）总量设置

1. 总量参数说明　使用时根据实际注入的药液量，在 "总量（ml）" 栏上设置，化疗泵运行中，总量显示为剩余量。

2. 设置方式　按 "+" 或 "–" 键，调至所需参数（该参数设置范围 0~500ml），按下 "确认" 键，总量被确认。同时进入首次量界面。

（二）首次量设置

1. 首次量参数说明　首次量即负荷剂量，根据医嘱进行设置。当首次量设置不为“0”时，运行化疗泵后优先将首次量按 50ml/h 的速度输入；首次量输入结束后，该参数即回“0”，但可以重复设置使用，其允许使用间隔时间受锁定时间参数限制，输出量受极限量限制。

2. 设置方式　按“+”或“–”键，调至所需参数（该参数设置范围 0~30ml/ 次），按下“确认”键，首次量被确认。同时进入持续输液量界面。

（三）持续输液量设置

1. 持续输液量参数说明　单位时间（h）内均匀地注入药液，即背景剂量。持续输液量为“0”时表示不采用持续给药功能。

2. 设置方式　按“+”或“–”键，调至所需参数（该参数设置范围 0~50ml/h），按下“确认”键，持续输液量被确认。同时进入极限量界面。

（四）极限量设置

1. 极限量参数说明　是单位时间（h）内允许首次量、持续输液量的最大综合输出量，是一种安全保护设置。极限量（ml/h）设置值：极限量（ml/h）= 首次量 + 持续输液量 +2ml，其作用是确保在安全剂量内用药。极限量的确定应顾及患者所需剂量的个体差异，药物本身的毒性和副作用，应由临床医生仔细评估后确定。

2. 设置方式　按“+”或“–”键，调至所需参数（该参数设置范围 1~100ml/h），按“确认”键。

3. 极限量被确认，同时进入运行查询界面，可查询时间及已输入量的参数。

（五）参数查询

1. 已输入量参数说明　从开始运行到查看时的总输出量，不包括排气功能作用下排出的液量。

2. 设置方式　此为装置显示的运行记录，无须设置。

（六）参数锁功能

参数锁定后，运行参数将不可更改，但不影响键盘各键功能。

1. 锁定　化疗泵非运行状态下，按“密码”键，显示器显示“密码 000”字样，即可通过“+”“–”键和“确认”键分别设 3 位数 0~9 密码。密码设好后再按“确认”键一次，显示器显示钥匙图形，参数锁定。

2. 解锁

（1）化疗泵非运行状态下，重复“参数锁定”操作，输入和密码相同的 3 位数后“确认”，显示屏钥匙图形消失，解锁成功。

（2）上述解密码操作中，输入厂家提供的万能解锁密码后“确认”，显示屏钥匙图形消失，解锁成功。

（七）键盘锁功能

键盘锁定后，自控给药按键正常使用，其他键按压无效，如需停机、关机等，需解开键盘锁后才可执行指令，防止患者误操作可锁定键盘。

1. 锁定　在运行状态中，同时按住“+”“–”键 2s 左右，在光标旁出现一锁状图标，为键盘锁定。

2. 解锁　出现锁状图标后，同时按住“+”“–”键 2s 左右，锁状图标消失即表示解除键盘锁。

（八）注意事项

每次设置或修改任何参数后，都必须按一下“确认”键，否则设置或更改无效。

九、参数报警及处理

化疗泵参数报警及处理，见表 3-10-1。

表 3-10-1　化疗泵参数报警原因及处理

报警显示	报警原因	处理
机器故障报警	1. 由于驱动装置自身故障或其他外部相关原因，发生"机器故障"报警 2. 发生报警后，有声音报警和显示器故障提示，化疗泵自动停止运行	1. 可以按"止鸣 / 排气"后，更换新电池或重新装夹电池后试机。如仍然报警就必须更换驱动装置 2. 故障驱动装置需返回生产厂家检修，不要擅自打开装置
堵塞报警	输液管道堵塞使液体不能输出引起报警，有声音和显示器提示，化疗泵自动停止运行	1. 检查各管道有无压迫、打折；导管开关、三通阀、多通阀等是否打开 2. 针孔是否有血凝块 3. 注射针或静脉留置管和血管的结合是否良好等
气泡或无液或未装夹到位或气泡报警	在输液管路中出现气泡、无液或未装夹到位均可发生报警，有声音报警和显示器提示，化疗泵自动停止运行	检查储液囊里有无药液及管路中是否有气泡，如有气泡立即排掉。驱动装置和输液装置如未装夹到位，请重新装夹
电池欠压报警	因电池电量不足或电池接触不良引起的报警，有声音报警和显示器提示，化疗泵自动停止运行	更换新电池或检查电池接触是否良好
极限量报警	由于参数设置等原因，使综合输出量大于或等于设置的极限量，出现报警，有声音报警和显示器提示，化疗泵自动停止运行	重新准确计算各参数，将极限量的设置值稍大于计算结果，重新设置后再运行
输液将结束报警	设置的总量运行至剩余≤5ml 时即报警；报警仅为提示，不影响泵工作	提示输液已将结束，请准备更换新输液装置或撤除化疗泵
输液结束报警	设置的总量运行至 0ml 时，泵将自动停止运行并报警	提示撤除化疗泵

十、仪器设备使用相关并发症

1. 导管阻塞所致的化疗泵堵塞　预防与处理措施：术中检查导管和化疗泵体的通畅性；术后定期（间隔半个月至 1 个月）用生理盐水肝素比为 100ml∶12 500U 的溶液冲泵。

2. 药物外渗，局部组织变形、坏死　预防与处理措施：采用专用针头或 5 号头皮针；确保针头全部刺入药泵腔内；缓慢匀速注入，可使用微量注射泵；当遇到化疗泵堵塞时，不能盲目加压注入；如药物外渗局部红肿，采用化疗泵体周围积液回抽，普鲁卡因封闭（可加用地塞米松 5mg）等治疗。

3. 化疗泵体固定不良　预防与处理措施：术中相同间距固定 3 点，保证化疗泵体在一个平面上。

4. 化疗泵体压迫皮肤导致皮肤坏死　预防与处理措施：术中安置化疗泵时要在皮肤与化疗泵体之间有薄薄的一层脂肪组织（0.3~0.5cm）。

5. 局部感染、积血或积液　预防措施：术中严格无菌技术，止血要彻底，局部消毒。

6. 导管破损、断裂导致药物渗漏　预防措施：术中检查导管有无破损、断裂、渗漏，及时处理。

7. 化疗泵导管压迫肠壁或长期注药使肠壁穿透导致肠穿孔　预防与措施：术中安置化疗泵时导管和肠道之间要有一定的距离；注药时要适当改变体位，及时对症处理。

十一、日常维护与管理

（一）日常维护

1. 清洁要求　本泵驱动装置设计上只允许采用下列方式进行清洁消毒：可用消毒湿巾擦洗，注意消毒液不可流入机内和电池仓。污染严重的驱动装置，应送回生产厂家处理，不可采用高温、蒸汽灭菌或浸泡消毒，否则将严重损坏设备。

2. 存放要求　驱动装置在不使用时要及时关机，取出电池，放置于干燥处，切忌摔打，不要放在高温、潮湿和日光直射的地方。

（二）管理

1. 驱动装置是重复使用器械，科室内使用时需妥善保管。

2. 机器使用一定期限后需由工程师进行维护检查，检查后以下类型驱动装置由工程师将机器返厂维修更换。需更换的驱动装置类型如下：长时间运行，累积运行 5 000ml 的驱动装置。外壳出现破损、耳夹断裂或者显示屏故障的驱动装置。运行时显示“机器故障”的驱动装置。驱动装置使用年限为 5 年，超过使用年限的机器需更换。

（张　虹　刘彩霞）

第二节　热灌注化疗仪

一、基本简介

热灌注化疗仪是将化疗和热疗结合应用治疗肿瘤的一种仪器设备。其原理是利用物理能量加热热效应好的化疗药物，灌注到肿瘤部位，使肿瘤组织温度上升到有效治疗温度，持续 60~120min，达到既破坏肿瘤细胞又不损伤正常组织的一种方法。

二、发展历史

1960 年后有人开始尝试对肿瘤用热疗合并化疗。1967 年，意大利医师 Cavaliers 报道了阻断股动脉后，用体外循环隔离灌注的方法将血液加热后灌注患者肝体，治疗下肢的骨肉瘤、滑膜肉瘤及黑色素瘤等取得较为满意的疗效。1974 年，Hall 报道了 35 例用 45℃热化疗灌注的方法治疗膀胱癌的研究。目前，腹腔灌注化疗已成为一个热点，热灌注加化疗治疗胃癌、直肠癌、卵巢癌及骨盆附近的软组织肉瘤也有较好的姑息疗效，膀胱热灌注治疗膀胱癌已有 20 多年，疗效是肯定的。其他部位的肿瘤也可应用热化疗，如食管癌、肝癌、软组织肉瘤等。

三、基本分类

热灌注化疗仪一般分为体腔热灌注治疗机、介入热化疗灌注系统、热化疗灌注机（外科专用）、热化疗灌注机（内科专用）。

四、工作原理

热灌注化疗仪运用热化疗灌注机的体外加热装置，将热效应好的化疗药物和盐水加热到一定温度，运用体外循环泵将其导入体腔内，并且持续循环加热，通过测温系统可以实时监测加热循环系统入水口、出水口温度和灌注循环系统的入体口、出体口温度，确保体腔内的温度维持一定的水平，并且持续一定的时间，以达到使肿瘤细胞凋亡并冲出体外的方法。此种方法亦可用于手术中，并且术后连续灌注确保杀灭种植癌灶。

五、临床适应证和禁忌证

1. 适应证　适用于人体腹腔转移癌，行腹腔热灌注化疗，包括来自胃肠道腺癌、结直肠癌、卵巢癌、腹膜间皮瘤，可合并用于术中，以及术后腹腔广泛性转移癌。

2. 禁忌证　有严重心肺功能障碍者，有凝血功能障碍者，有严重脑血管功能障碍者，肝肾功能异常不能耐受化疗者，白细胞计数、血小板计数、血红蛋白含量指标低下，不能耐受化疗者，全身恶病质患者胸腔禁用。

六、基本结构及配套部件

热灌注化疗仪的结构组成如下：

1. 泵头结构，见图 3-10-3。

2. 加热器结构，包括加热器，风扇 220V，波导加热腔。

3. 测温盒结构，包括传感器安装指示板，传感器插座，测温盒外壳。

4. 传感器类型，包括主控传感器；入体 1、2 传感器，出体 3、4、5 传感器。

5. 辅助结构，点滴架。

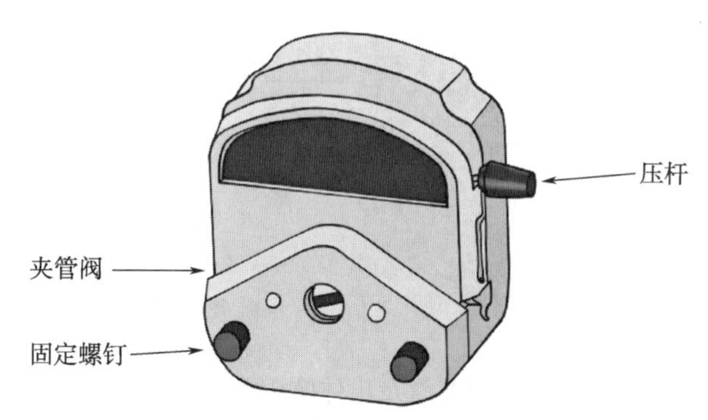

图 3-10-3　热灌注化疗仪泵头结构

七、基本使用程序

【评估】

1. 患者准备　患者按医嘱置腹腔灌注管，治疗前排尿，平躺。

2. 环境准备　环境温度 20~30℃，相对湿度 ≤ 70%，电源电压 AC 220V ± 22V，50Hz ± 1Hz，大气压力 86~106kpa。

3. 用物准备

(1) 药品：0.9% 生理盐水或 5% 葡萄糖注射液（根据化疗药物要求选择）、治疗所需的化疗药物、75% 乙醇、利多卡因、常规的急救药品。

(2) 医用物品：心电监护仪、敷贴、医用胶布、一次性引流袋、一次性手套、一次性口罩、体温计、5ml 注射器、20ml 注射器、无菌纱布、棉球、静滴处置盘（包括碘伏、棉签、止血带、镊子）、医用剪刀、护理车（配有医用托盘）、点滴架。

4. 护士准备　操作前穿戴整齐，无长指甲，洗手，戴口罩。知晓热灌注化疗仪的使用方法。

【操作流程】

1. 工作流程　加热泵将水袋药液输送到加热器加热，将加热液体送回水袋，循环加热，保证水袋药液始终保持治疗温度。如图 3-10-4 所示。

2. 灌注机操作流程　接通墙壁电源，打开仪器电源开关。进入操作系统，双击“热灌注图标”进入治疗界面。

3. 连接循环管路

(1) 打开包装，佩戴无菌手套将管路取出，放置于无菌区域内，将 U 形管同联按件连接并旋转锁紧；保护好 3 个端口。

(2) 把加热管用铝夹夹紧，插入设备加热腔内（蓝色管路靠近加热泵端），然后将测温筒装夹在加热腔上面的固定卡内。

(3) 与加热管连接的弹性管安装在加热泵中，吸水管在右端。

(4) 与入体管连接的弹性管安装在灌注泵中，吸水管在右端。

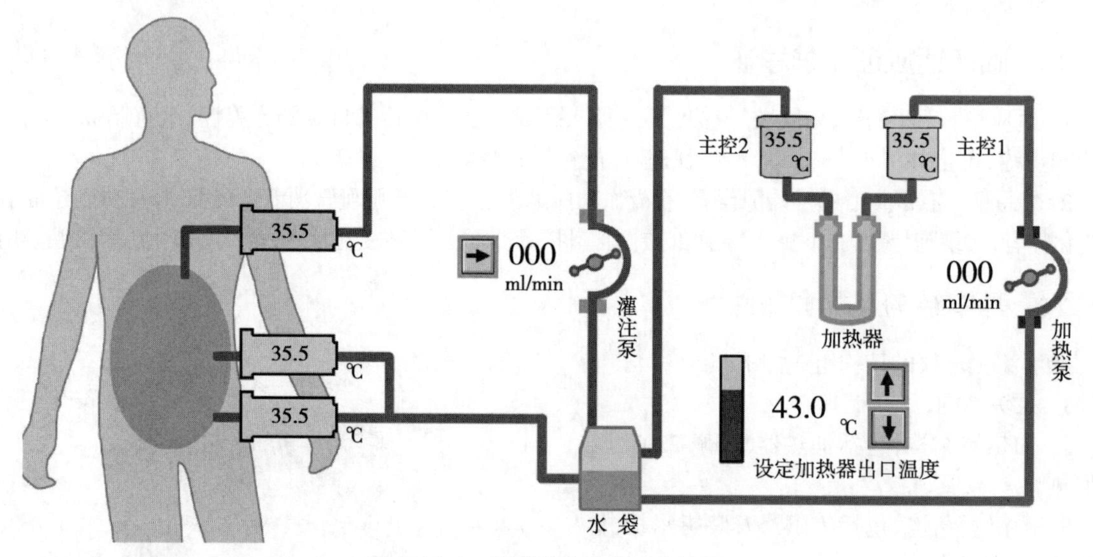

图 3-10-4　热灌注化疗仪工作流程

(5)将入体测温筒及出体测温筒安装在管路支臂的固定夹中。

(6)将 3 000ml 空液袋挂置在水袋架上。

4. 安插测温传感器

(1)主控 1(蓝色套管传感器)插入加热腔上部带蓝色标记的主测温筒中。

(2)主控 2(红色套管传感器)插入加热腔上部带红色标记的主测温筒中。

(3)入体 1 传感器分别插入机械臂上带红色标记的入体测温筒内。

(4)出体 3 传感器插入机械臂上带蓝色标记出体测温筒内。

(5)备用传感器在其他传感器损坏时替代。

5. 利用药液输入器向液袋内输注 1 000ml 生理盐水,启动热化疗灌注机,启动加热泵,让管路中充满生理盐水,检查管路是否漏液,如管路有损坏情况请更换管路,如管路无异常可向液袋中补充生理盐水至 3 000ml。

6. 调节加热泵流量　将其设定在 300~500ml/min 后启动,药液会在闭合的管路内进行循环流动。

7. 计算机医疗系统的操作　新建患者信息或在“患者信息窗体”用鼠标单击“全体人员”中要接受治疗的患者姓名,然后单击进行治疗键进入设备控制界面,在此界面设定加热器出水口温度,一般设定在 43℃(加热范围在 30~50℃),点击开始控温键,加热器开始加温,这时开始控温键变为停止控温键。

8. 当药液达到治疗温度后,将入体管和出体管路同人体相连接。

9. 设定灌注泵流量(一般从低速逐渐增加),设定治疗时间,可根据患者情况选取适当的时间挡(治疗时间在 15~150min 内固定分挡),点击开始画线键进行记录,治疗开始后设备会自动进入倒计时,系统将自动记录治疗曲线。

10. 退出系统　当到达所设定的治疗时间时,设备会自动停止加温,点击退出控制键,并确定,“设备控制窗体”将关闭,并返回到“患者信息界面”,单击此界面中的关闭系统退出治疗系统,如治疗过程中需暂停治疗,可单击停止控温键及停止画线键,不需退出治疗系统,如需中断治疗,可单击停止控温键及停止画线键,并确定,点击退出控制键并点击确定,即可将“设备控制窗体”关闭并返回到“患者信息界面”,单击此界面中的关闭系统退出治疗系统。

【注意事项】

1. 术前建立静脉通道。协助患者取合适的体位,暴露穿刺部位,体质虚弱者给予平卧位或半卧位,并加床挡。

2. 术中观察患者面色，有无咳嗽、喘憋、腹胀，腹腔引流液性状、颜色、量。有异常及时处理，必要时给予心电监护、吸氧。

3. 经体外加热的灌注液循环灌注于腹腔时，注意观察热疗机运作是否正常，期间应做好患者的心理护理及基础护理。

4. 术后密切观察穿刺部位情况，有无红肿、渗液、堵塞等，观察引流液性状、颜色、量。及时封闭腹腔留置引流管，并妥善固定。询问患者有无恶心、呕吐等不良反应，并遵医嘱及时准确采集患者各类标本，为诊疗收集资料。

八、各项参数调节

1. 主要参数　加热器输出功率 0～≤1 500W。测温范围 0～50℃。测温精度 ±0.2℃。控温范围 30～50℃。控温精度 ±1.0℃。灌注泵流量 0～300ml/min，误差 ±10%。加热泵流量 0～600ml/min，误差 ±10%。

2. 其他参数　药袋容积不小于 3 500ml。工作环境温度 5～40℃。最大输液压力 400kPa。采用一次性使用医用专用药袋，完全密闭无致热原，具有高精度温度传感器，计算机多点精确控温，保证治疗的安全。设有急停开关按钮、过热保护系统、关键步骤的操作提示等保障功能，保证患者安全。

3. 整机功能　包括加热功能、八路测温功能、控温功能、工作状态显示、病历档案、数据库、治疗时间设定、灌注功能、液体循环功能、超温报警功能。

九、参数报警及仪器故障处理

热灌注化疗仪参数报警及仪器故障处理，见表 3-10-2。

表 3-10-2　参数报警及仪器故障处理

参数报警及仪器故障	故障 / 报警原因	处理
加热泵转动，管路中液体不流动；加热泵启动，滚轮振动	加热泵的滚轮间隙不合适	见说明书中加热泵的调整
设备无法开机	1. 计算机损坏 2. 电路原因	1. 更换计算机 2. 检查电路
不加热	1. 加热源过载损坏 2. 加热源调节线路损坏 3. 控制板保护 4. 执行板接触不良	1. 更换加热源 2. 调节线路板 3. 重新启动电源 4. 重新焊接执行板
通信故障	1. 通信线损坏、脱落 2. 通信转换口损坏、脱落 3. 模块损坏、无电源	1. 检查通信线路 2. 更换转换器 3. 更换模块及电源
U 形管烧坏、漏液	1. U 形管连接处不牢固，波导夹块没有夹紧 2. U 形管内液体量少，热量多为传导给 U 形管，导致 U 形管变形开裂 3. 操作过程中 U 形管内存在空气 4. 主控传感器没有在液面下端	1. U 形管连接处要牢固 2. U 形管内液体量不能过少 3. 操作过程中需要排除 U 形管内空气，让液体循环流动后再加热；售后人员指导操作要到位，减少操作过程中的质疑事项，袋内药液不低于 1 000ml 4. 确保各传感器插入液面下端
药液袋重量不准	1. 需要定期清零 2. 称重传感器故障	1. 清零或者重新校秤 2. 更换称重传感器
测温不准	测温传感器存在问题	1. 重新校温 2. 若校温后测温仍不准确，更换测温传感器

十、仪器设备使用相关并发症

胸、腹腔内化疗的毒性反应主要由胸、腹腔灌注液中化疗药物的浓度过高造成。一般常见的毒性反应有骨髓抑制、急性肾功能衰竭、化学性腹膜炎、胃肠道反应，部分患者有乏力及全身不适感，但这些毒性反应多数可通过减少药物剂量加以避免。严重并发症为胸腔感染、吻合口瘘和肠穿孔，其次为胆瘘、胰腺炎、腹壁出血、伤口裂开等。

十一、日常维护与管理

1. 常规清洁指导　保持工作区清洁，使用真空吸尘器除去灰尘；用软抹布清洁机器外部的金属或塑料部件，不要破坏安全标签；使用含乙醇成分比较低的清洁剂；对于比较难清洁的部位不要使用锋利的工具；在清洁控制面板时要额外小心，不要使用研磨清洁剂；所有的清洁都需在关闭机器及切断电源的情况下进行。

2. 常规维护指南　在治疗前对测温系统进行温度校准。在治疗 5 000 人次后需要更换加热器。设备在停放时间超过 30d 时，要先通电运行 30min 以上，才能进行系统操作控制。

（张　虹　刘彩霞）

第三节　营　养　泵

一、基本简介

肠内营养泵是一种专门用于输注肠内营养制剂的小型输注设备，通过配套专用管路，将液态的肠内营养制剂输送到患者的消化道内，供给患者所需的营养。肠内营养泵具有克服输注阻力、定时定量地精准输送营养制剂的优势，具备速度可调节、自动预灌注、恒定均匀加温、自动校正速度、连续或间歇输注方式、监控报警等功能。在输注过程中可随时监控输注状态并及时提醒医护人员处理管路堵塞、输注完成等情况，为患者提供更准确可靠、多样的营养支持的手段，减轻了护士的工作负担，提高了医院的治疗水平。

二、发展历史

肠内营养治疗经历了约 50 年的发展历程。早期的肠内营养输注手段，是护士将营养制剂通过大体积的注射器推注进鼻饲管路中，由于推注的速度过快，大多数患者都不能耐受，会发生胃潴留、腹胀、腹泻等消化道反应，危重患者或围手术期患者甚至无法承受这种喂养方式。也有人将静脉输液器进行改造用于输注肠内营养制剂，肠内营养制剂比较黏稠并且颗粒较大，不能通过静脉输液器带有的过滤器，必须剪掉过滤器，静脉输液器软而细，与体内的鼻饲管路的接头不能匹配连接，这些因素都不适合输注肠内营养制剂。随着肠内营养专用的输注泵与配套专用管路的上市，这种局面得以改善。2009 年第一个国产加温型肠内营养输注泵的上市，为肠内营养治疗提供了更符合生理、更耐受的输注方式，将营养液加温至 37℃进行输注，缓解了患者不耐受发生腹泻的情况。

三、基本分类

1. 按照泵与配套管路结合的方式分类　可分成两大类型：一种是以转轮滚动软管的方式推动管路中的液体，另外一种是以履带挤压软管的方式推动管路中的液体。

2. 按照是否具备加温功能分类　可分为加温型营养泵与非加温型营养泵。加温型营养泵应选择由主机供电并具备多重温度控制功能的安全型加温装置，以避免火灾发生或者烫伤患者。

3. 按照工作环境分类　分为便携式和非便携式泵。便携式营养泵的特点是可以任意角度放置泵进行输注,一般体积比较小巧,可以在户外环境下随身携带使用;非便携式泵更倾向于在室内固定的环境下使用,当需要移动时,一般会将此类泵固定在输液架上,可短时间移动输液架同时进行输液。

四、工作原理

1. 安装配套管路　准备好营养泵和配套管路,营养泵配有管路滴斗和磁环结构的固定槽,将滴斗安装到滴斗固定槽,拉住硅胶管二通一端绕转轴半圈直到把二通磁环安放到二通固定位置。

2. 工作原理　在完成配套管路与营养泵的安装后,整个配套管路充满了气体,这些气体不应该输注到患者体内,可以通过营养泵的“灌注”功能,使配套管路充盈营养液,达到“排气”的目的。在这个过程中,设计人员已经根据管路的长度和输送的速度计算出了灌注的时间,可以使整个灌注过程近乎充满整条管路。当排气完成后,设置必需的参数,如速度、计划输注任务,然后按下运行键,营养泵的转轴会随着电机在内部电路的驱动下旋转,这样在转轴的带动下,安装在转轴上的小滚轴会单向地挤压硅胶管中的营养液,将营养液持续均匀地输送到患者体内。在正常的运行过程中,根据设置输送速度的不同,转轴停止的时间是不同的,但转轴每周期转过的角度是相同的,模拟了胃肠道的节律性蠕动,让患者更好地耐受肠内营养的输入。同时,营养泵配有液滴检测和转轴检测,一旦检测到异常,营养泵会给出声音和画面的报警提示,保证整个输注过程的安全顺畅。

五、临床适应证和禁忌证

(一) 适应证

主要用于精确控制肠内营养液输液速度,以改善患者营养状况,泵配套管路可以连接以下几种体内管路输注营养液:鼻胃管、鼻肠管、胃造口管、小肠造口管。在中华医学会肠外肠内营养学分会的临床营养指南中关于肠内营养泵的临床适应证给出了推荐意见:

1. 对危重症患者(如短肠综合征、炎性肠病、部分肠梗阻、肠瘘、急性胰腺炎等)、重大术后患者在刚开始接受肠内营养时,推荐使用肠内营养输注泵。

2. 对接受 2~3 周及以上肠内营养支持,或长期(6 个月或更长)采用经皮内镜下胃造口进行肠内营养的患者推荐使用输注泵输注优于重力滴注。

3. 血糖波动较大的患者(高渗非酮症性昏迷或低血糖反应及其他严重的代谢性并发症者)推荐使用肠内营养输注泵。

4. 对老年卧床患者进行肠内营养时,推荐使用肠内营养输注泵。

5. 对输入肠内营养液“速度”较为敏感的患者,推荐使用肠内营养输注泵。

6. 下述情况均推荐使用肠内营养输注泵:肠内营养液黏度较高(如高能量密度的肠内营养液),进行直接的十二指肠或空肠喂养时,需要严格控制输注速度时,输注大剂量、高渗透压的营养液时,家庭肠内营养支持。

(二) 禁忌证

1. 禁止用于动、静脉输液,禁止用于新生儿肠内输液。

2. 禁止用于不适合进行肠内营养的患者,如胃肠道功能衰竭、肠梗阻、胃肠道出血、急腹症等。

六、基本结构及配套部件

(一) 主机

主机包含主功能板、检测板、电机、转轴、可充电锂电池、输液夹、电源适配器接口、加温器接口等,常见的营养泵见图 3-10-5。

1. 主功能板　为肠内营养泵提供数据处理，实现预期用途等功能。内含高速处理器、高效率电源转换器、高精度 ADC 模块、电机控制器等芯片，是产品的核心组成部件。

2. 检测板　检测板为实时数据采集模块，为主功能板提供液滴检测，及泵轮泵管检测数据。

3. 电机及转轴　通过主功能板控制转动及停止，并带动外部转轴将营养管路中的营养液输注进患者体内。

4. 可充电锂电池　为肠内营养泵供电，并在关机后为内部时钟供电，使时间可以长久保持。该电池为可充电电池，且电池容量大，无外接电源情况下可单独工作 10h 以上。

5. 输液夹　可将肠内营养泵固定在病房输液架上使用，可避免营养泵倾斜影响患者正常输注等类似情况的发生。

6. 电源适配器接口　可连接外部电源适配器为肠内营养泵供电同时实现锂电池充电功能；并且在外部加温器插入后，为加温器供电。

7. 加温器接口　可连接外部加温器，加温器工作后可将营养液加热至 35~40℃后输入患者体内。

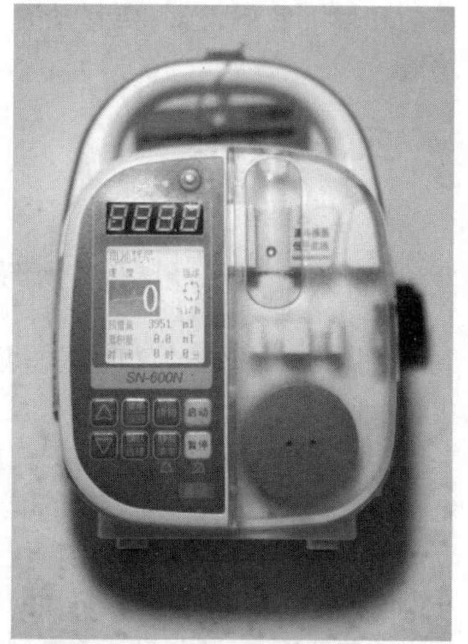

图 3-10-5　营养泵

（二）配套部件

1. 加温器　与主机、电源适配器共同使用，可起到为营养液加温的作用。本身自带温度保护装置，不会因为温度过热对患者产生不良影响。

2. 电源适配器　AC-DC，输入：100~240V，50~60Hz。

七、基本使用程序

【评估】

1. 患者准备　向患者解释肠内营养输注的目的与输注过程，可能出现的不良反应，取得患者的合作。

2. 环境准备　患者应采用坐姿输注肠内营养制剂，如果允许，卧床患者应将病床提高角度至 45° 以防止误吸。

3. 用物准备　准备肠内营养输注泵及配套管路、治疗巾、注射器、手消毒液、手套、营养制剂。

4. 护士准备　知晓营养泵的使用方法。洗手，戴手套，按医嘱配制营养制剂，营养制剂从冰箱中拿出应放置至室温再输注。

【操作流程】

1. 输注前，应检查鼻胃管的位置并确认鼻胃管畅通。

2. 将肠内营养泵固定在输液架，旋紧固定按钮，接上外部电源。

3. 将配制好的营养制剂连接或装入配套管路并悬挂在输液架上，将配套管路安装到营养泵上，设置营养泵输注的速度，任务量等参数。

4. 使用泵的灌注功能排出配套营养管路中的气体。

5. 将配套营养管路与鼻胃管连接。

6. 按下运行键开始运行。

7. 观察营养泵运行情况，观察整条管路是否顺畅。

8. 如输送过程中有报警异常，应及时处理报警情况。

9. 完成肠内营养输注后，关闭营养泵电源，清理现场。

10. 记录。

【注意事项】

1. 使用肠内营养泵前,检查鼻胃管在体外的长度,确认鼻胃管没有移动。
2. 使用前确保配套管路顺畅,每个开关卡都需要打开。
3. 营养泵运行前,再次核对输注速度和输注计划量与医嘱一致。
4. 长时间使用营养泵需接外接电源。
5. 配套管路应按医院规定定时冲洗,每根管路需 24h 更换。
6. 输注过程中,需定时关注患者的反应,如有消化道不适症状,应通知医生进行处理。

八、各项参数调节

1. 模式选择 按“模式”键后,液晶屏显示“连续”和“间歇”键,按“连续”键后进入连续模式,按“间歇”键后进入间歇模式。

2. 设置参数 ①设置速度。②按“设置”键后,选择“速度”键,进行速度值设定,按“移动”键可以使光标在个、十、百位移动,按“增加 / 减少”键可以使数值增减,达到需要的速度值后,按“确定”键。③设置任务:按“设置”键后,选择“任务”键,进行任务值设定,按“移动”键可以使光标在个、十、百、千位移动,按“增加 / 减少”键可以使数值增减,达到需要的速度值后,按“确定”键。④设置加温温度:按“温度”键,进行加温温度设定,温度值变化范围仅限制在 35~40℃。⑤设置间隔和次数(只有在间歇模式下才可设置的参数)。在间歇模式下,选择“间隔”键,进行间隔时间设定,按“增加 / 减少”键可以使数值增减,达到需要的速度值后,按“确定”键。在间歇模式下,选择“次数”键,进行次数设定,按“增加 / 减少”键可以使数值增减,达到需要的速度值后,按“确定”键。

3. 历史功能 按“历史”键,进入历史记录界面,按“增加 / 减少”键可以以 1h 为单位变化,液晶屏上将显示对应小时的累计输注总量。历史查询完成后,按“返回”键返回开机界面。

4. 语言功能 按“语言”键,进入语言选择界面,可在中文与英文操作系统间切换。

5. 清除总量功能 按“清除总量”键,将使屏幕上的总量数值归零。如果当前屏幕上显示的总量数值小于当前任务数值,按此键将无效,不能使总量归零。

6. 音量调节功能 按“设置”键,进入设置界面,选择“音量”键后可对当前音量进行调节,按“确定”键返回开机界面。

九、参数报警及仪器故障处理

营养泵常见参数报警及仪器故障处理,见表 3-10-3。

表 3-10-3 营养泵常见故障及处理

参数报警及仪器故障	故障 / 报警原因	处理
开机无显示	1. 电源插座无电或保险丝烧断 2. 电源板故障 3. 电池故障	应返厂维修
开机显示异常(白屏或花屏)	1. 主控板故障 2. 液晶屏到主控板接线接触不良 3. 液晶屏损坏	应返厂维修
开机系统错误	主控板有模块异常	应返厂维修

续表

参数报警及仪器故障	故障 / 报警原因	处理
灌注完成报警	自动灌注已经完成	属正常现象，可以返回主界面执行下一步操作
暂停超时报警	超过 15min 没有执行任何操作	属正常现象，可以根据显示屏提示返回主界面
空管或者堵管报警	1. 营养管路中已无液体 2. 营养管路中有开关卡没有打开 3. 营养管路堵塞 4. 滴斗内液面过高	检查管路中是否还有液体；检查管路是否顺畅
加温器故障报警	1. 主控板故障 2. 加温器故障	应返厂维修
转子故障报警	1. 转轴故障 2. 电机接线松动 3. 主控板故障	应返厂维修
泵管错误报警	运行中泵管脱落	重新把营养管路安装到营养泵上
电池低电量报警	电池电压过低	连接适配器
任务完成报警	当前输送任务已经完成	属正常现象，可以进行下一任务或关机

十、仪器设备使用相关并发症

常见并发症(输注失控)预防及处理如下：查找及排除营养泵故障，如保障电源无故障，机器运转正常。操作人员熟悉营养泵的性能及操作程序，按要求正确调节输注速度。选择配套营养泵输注管路，确保营养泵输注的灵敏度。

十一、日常维护与管理

1. 肠内营养泵在使用中应尽量避免液体洒落到泵体表面，如不小心发生洒落，应立即关闭电源开关，擦干泵体，然后放在通风处自然干燥。如液体已渗入泵内，请关闭电源并联络售后服务人员进行检修，如果仍继续使用可能会导致营养泵死机，内部电路板短路，更严重的可能会引起自燃等。若营养液大量流入营养泵中，可能会腐蚀主板、电机及其他电子器件，将会对营养泵造成不可逆的损坏。

2. 肠内营养泵只需要定期进行表面清洁维护，用软布蘸少量水清洁泵的表面，可用少量乙醇或肥皂水清洁比较顽固的污渍。

3. 如果泵超过 8h 不用，应将外部电源拔下。长时间不用时，用塑料袋将泵罩好存放，避免灰尘落入泵内影响电路性能。

4. 每次维护时应关闭电源开关并断开外部电源，严禁带电维护。

5. 每次使用电池后，最好使电池放电干净后再及时充电，充电时间应控制在 8~10h。

6. 避免将泵储存在过热、过冷、过于潮湿的环境中。

7. 加温器在使用过程中，应置于通风干燥的位置，并避免与人体接触。如果营养泵发生加温器报警，应立即拔出，禁止继续使用。加温器故障可能会导致加热温度过高，不但会对营养泵主机功能异常，同时也会对患者造成伤害。

8. 应使用营养泵自带的电源适配器及加温器，不同品牌的适配器或加温器由于参数上的不一致，会对营养泵造成损坏，严重时会使营养泵发生自燃等严重后果。

(张 虹　刘彩霞)

参考文献

[1] 刘华平, 李峥. 护理专业发展: 现状与趋势 [M]. 北京: 人民卫生出版社, 2016.
[2] 吴惠平, 罗伟香. 临床护理相关仪器设备使用与维护 [M]. 北京: 人民卫生出版社, 2010.
[3] 李雪梅. 院前心肺复苏 [M]. 昆明: 云南科技出版社, 2015.
[4] 周维星, 宋昱, 班启峰. ECG-1210 型数字式心电图机的维修及保养 [J]. 中国医学装备, 2019, 16 (11): 193-195.
[5] 李小寒, 尚少梅. 基础护理学 [M]. 6 版. 北京: 人民卫生出版社, 2017.
[6] 汪兴响. 医用高压氧舱的安全管理及维护 [J]. 中国医疗器械信息, 2019, 25 (15): 181-182.
[7] 安宇, 吴艳, 穆桂玲. 中心供氧装置氧气出口处污染情况及消毒效果监测 [J]. 中国消毒学杂志, 2018, 35 (8): 633-634.
[8] 梁秋怡, 聂柳斌. 注射泵工作原理和故障维修 [J]. 医疗装备, 2017, 30 (23): 90-91.
[9] 朱伟, 严郁, 成志标, 等. 基于 Wi-Fi 技术的输注工作站设计与研制 [J]. 中国医疗设备, 2017, 32 (4): 118-120
[10] 邵乐文, 胡晓蓉, 金爱云, 等. 113 例肿瘤患者 PICC 置管过程中导管异位的识别与复位 [J]. 中华护理杂志, 2018, 53 (4): 454-456.
[11] 薛广波, 张流波, 胡必杰. 医院消毒技术规范 [M]. 2 版. 北京: 中国标准出版社, 2017.
[12] 杨华明, 易滨. 现代医院消毒学 [M]. 3 版. 北京: 人民军医出版社, 2013.
[13] 董冰. 大面积烧伤患者使用翻身床的研究及分析 [J]. 中国医疗器械信息, 2018, 24 (8): 64-65.
[14] 韩芳, 彭媛媛, 孔丽, 等. 大面积烧伤患者使用翻身床的安全管理 [J]. 当代医学, 2017, 23 (12): 23-25.
[15] 刘杰, 朱凌云, 苟向锋. 多功能护理床发展现状与趋势 [J]. 医疗卫生装备, 2019, 40 (7): 94-98, 103.
[16] 芦铭. 一种医用监护床挡板的开发与研制 [J]. 中国医疗设备, 2018, 33 (11): 96-98.
[17] 张晓雯, 王燕萍, 沈丽梅. 综合护理管理在烧伤翻身床中的应用 [J]. 全科护理, 2017, 15 (25): 3157-3158.
[18] 毛冬平. 亚低温治疗仪在脑出血中枢性高热患者护理中的应用 [J]. 医疗装备, 2019, 32 (19): 156-157.
[19] 曹孙峰, 马士程, 王亚. 急诊呼气末二氧化碳监测专家共识 [J]. 中华急诊医学杂志, 2017, 26 (5): 507-511.
[20] 孟庆书, 马迎新, 李菁. 罗氏 COMBAS B221 血气分析仪常见的故障排除及维护保养 [J]. 医疗卫生装备, 2016, 37 (4): 157-158.
[21] 郑一宁, 李映兰, 吴欣娟. 针刺伤防护的护理专家共识 [J]. 中华护理杂志, 2018, 53 (12): 1434-1438.
[22] 中华医学会呼吸病学分会呼吸危重症医学学组, 中国医师协会呼吸医师分会危重症医学工作委员会. 成人经鼻高流量湿化氧疗临床规范应用专家共识 [J]. 中华结核和呼吸杂志, 2019, 42 (2): 83-91.
[23] 魏文举, 张强, 那海顺. 经鼻高流量氧疗在成人患者中的应用进展 [J]. 中华护理杂志, 2016, 51 (7): 853-857.
[24] 田家利, 袁军凤, 孙红, 等. 国内外成人急诊氧疗指南新进展 [J]. 解放军护理杂志, 2019, 36 (7): 73-75.
[25] 岳寿伟. 脊柱康复 [M]. 北京: 人民卫生出版社, 2019.
[26] 杨述华, 田伟, 王岩, 等. 骨科学教程 [M]. 北京: 人民卫生出版社, 2014.
[27] 丁淑贞, 丁全峰. 骨科临床护理 [M]. 北京: 中国协和医科大学出版社, 2016.
[28] 高小雁, 董秀丽, 鲁雪梅. 骨科用具护理指南 [M]. 北京: 人民卫生出版社, 2013.
[29] 中华护理学会血液透析专业委员会. 血液净化中心医院感染防控护理管理指南 [M]. 北京: 人民卫生出版社, 2016.
[30] 陈艳丽, 徐洁, 纪淑兴, 等. 新生儿眼底病变筛查及视网膜出血的影响因素 [J]. 国际眼科杂志, 2019, 19 (2): 326-328.
[31] 项道满, 贺平. 关于新生儿眼底筛查的专家共识 [J]. 中国斜视与小儿眼科杂志, 2018, 26 (3): 1-3.
[32] 宋树良, 郭晓辉. 实用胎儿电子监护学 [M]. 北京: 人民卫生出版社, 2016.

[33] 丁炎明. 伤口护理学 [M]. 北京: 人民卫生出版社, 2017.

[34] 龙村. ECMO: 体外膜肺氧合 [M]. 北京: 人民卫生出版社, 2016.

[35] 叶卫国, 朱英, 黄培, 等. Cardiohelp 心肺辅助泵在体外膜肺氧合治疗过程中的常见报警原因分析与护理对策 [J]. 医疗设备, 2020, 33 (19): 164-166.

[36] 中国心胸血管麻醉学会, 中华医学会麻醉学分会, 中国医师协会麻醉学医师分会, 等. 不同情况下成人体外膜肺氧合临床应用专家共识 (2020 版)[J]. 中国循环杂志, 2020, 35 (11): 1052-1063.

[37] 中国医师协会体外生命支持专业委员会. 成人体外膜氧合循环辅助专家共识 [J]. 中华医学杂志, 2018, 98 (12): 886-894.

[38] CHEN C, ZHAO X L, LI Z H, et al. Current and emerging technology for continuous glucose monitoring [J]. Sensors, 2017, 17 (1): 182.